Rückenschmerzen und Nackenschmerzen

Bedeutung des Rücken- und Nackenschmerzes

Tab. 1.1 Aktuelle bevölkerungsbezogene Studien zur Prävalenz von Rückenschmerzen

Autor (Jahr)	Studie/Region	N	Definition	Prävalenz (%)
Punktprävalenz				
Hüppe et al. 2003 [20]	Lübeck	2.441	Rückenschmerzen	Männer: 34,5 Frauen: 41,5
Hüppe et al. 2003 [20]	Lübeck	2.441	Rückenschmerzen Grad 3 (hohe Schmerzintensität, hohe Beeinträchtigung)	Männer: 7,6 Frauen: 12,7
Schmidt et al. 2007 [39]	DFRS-Studie West	9.387	Rückenschmerzen	Gesamt: 37,1 Männer: 35,3 Frauen: 38,8
7-Tages-Prävalenz				
Bellach et al. 2000 [3]	BGS´98	7.124	Rückenschmerzen	Männer: 31,4 Frauen: 39,4
Raspe et al. 2003 [35]	Lübeck[a]	4.327	Rückenschmerzen	Gesamt: 68,0
12-Monats-Prävalenz				
Bellach et al. 2000 [3]	BGS'98	7.124	Rückenschmerzen	Männer: 56,2 Frauen: 62,1
Hüppe et al. 2003 [20]	Lübeck	2.441	Rückenschmerzen	Männer: 73,4 Frauen: 74,3
Ellert et al. 2006 [13]	TelGes'04	7.341	Rückenschmerzen	Männer:: 57,5 Frauen: 65,6
Schmidt et al. 2007 [39]	DFRS-Studie West	8.313	Rückenschmerzen	Gesamt: 76,0 Männer: 74,5 Frauen: 77,4
Neuhauser et al. 2005 [31]	TelGes'03	8.313	*Chronische* Rückenschmerzen (Schmerzdauer ≥3 Monate in den letzten 12 Monaten)	Gesamt: 18,7
Ellert et al. 2006 [13]	TelGes'04	7.341	*Chronische* Rückenschmerzen (Schmerzen [nahezu] täglich, Dauer ≥3 Monate)	Männer: 14,8 Frauen: 21,6
Lebenszeitprävalenz				
Schmidt et al. 2007 [39]	DFRS-Studie West	9.387	Rückenschmerzen	Gesamt: 85,5 Männer: 85,3 Frauen: 85,7
Neuhauser et al. 2005 [31]	TelGes'03	8.313	*Chronische* Rückenschmerzen (Schmerzdauer ≥3 Monate in den letzten 12 Monaten)	Gesamt: 27,3
Ellert et al. 2006 [13]	TelGes'04	7.341	*Chronische* Rückenschmerzen (Schmerzen [nahezu] täglich, Dauer ≥3 Monate)	Männer: 23,0 Frauen: 31,5

[a] Studienteilnehmer: berufstätige Versicherte der Landesversicherungsanstalt Schleswig-Holstein aus Lübeck
DFRS-Studie Studie des Deutschen Forschungsverbundes Rückenschmerz (in Bochum, Göttingen, Heidelberg/Rhein-Neckar-Kreis, Lübeck, Marburg); *BGS'98* Bundesgesundheitssurvey 1998; *TelGes'03* Telefonischer Gesundheitssurvey 2002/2003; *TelGes'04* Telefonischer Gesundheitssurvey 2004

Die hohe Prävalenz von Rückenschmerzen spiegelt sich auch in der Inanspruchnahme medizinischer Leistungen wider, wie sie z. B. das ADT-Panel (Abrechnungs-DatenTransfer) Nordrhein des Zentralinstituts für kassenärztliche Versorgung dokumentiert. Das ADT-Panel ist eine geschichtete Zufallsstichprobe von 450 Praxen niedergelassener Ärzte aus 14 Arztgruppen, die quartalsweise abrechnungsrelevante Diagnosen von ca. 600.000 behandelten Patienten berichten. Rückenschmerzen (ICD-10-Code M54) waren im Jahr 2012 in Allgemeinarztpraxen der dritthäufigste und in orthopädischen Praxen der häufigste Behandlungsanlass [45]. Laut einer weiteren Studie zu Beratungsanlässen in Hausarztpraxen bei 31.524 Patienten waren im Jahr 2007 Rückenbeschwerden mit 6,9 %

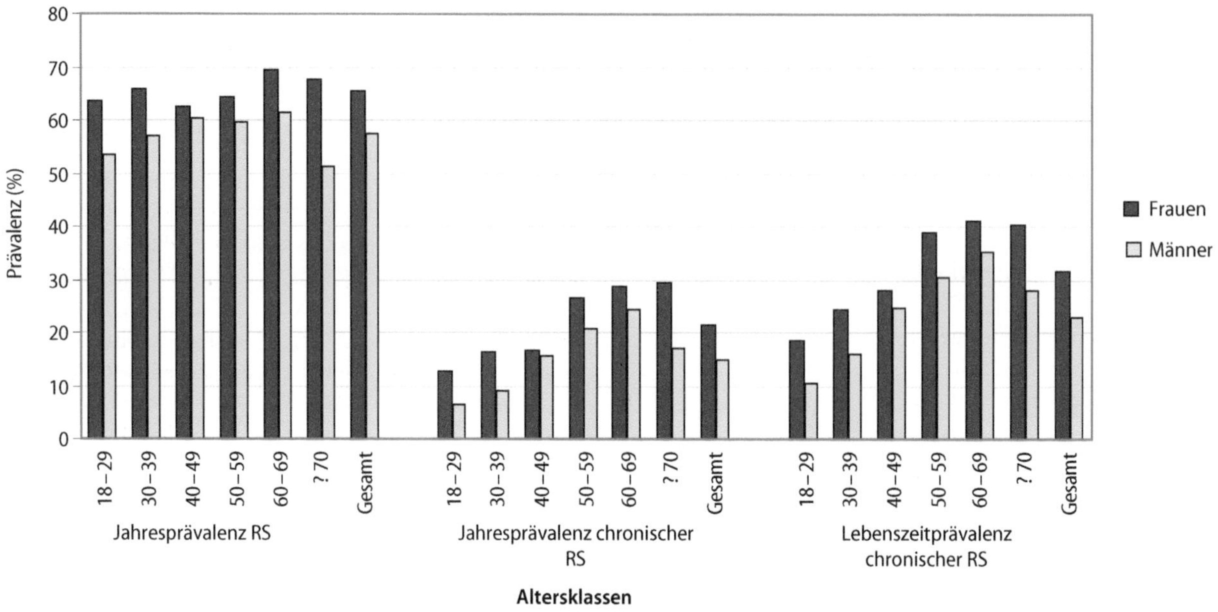

Abb. 1.3 Prävalenz von Rückenschmerzen (RS) und chronischen Rückenschmerzen in Deutschland bei Frauen und Männern nach Altersklassen. Daten aus dem telefonischen Gesundheitssurvey 2004 des Robert Koch-Instituts [13]

der zweithäufigste Beratungsanlass – nach Husten mit 7 % [26]. Diese Schätzungen entsprechen auch internationalen Angaben [21].

Rückenschmerzen treten bereits bei Kindern und Jugendlichen auf. Eine gute Quelle bildet der Kinder- und Jugendgesundheitssurvey (KiGGS) aus dem Jahr 2003, an dem ca. 17.600 Kinder und Jugendliche im Alter zwischen 3 und 17 Jahren teilnahmen. Die Daten zur Schmerzprävalenz bei Kindern im Alter zwischen 3 und 10 Jahren beruhten auf den Angaben der Eltern. Etwa 10 % gaben für ihre Kinder Rückenschmerzen als Hauptschmerz in den vergangenen 3 Monaten an. Damit lagen sie hinter Bauch-, Kopf-, Bein-, Hals- und Ohrenschmerzen auf dem 6. Rang. Bei den 11- bis 17-Jährigen stieg die 3-Monats-Prävalenz auf 13 %. Rückenschmerzen waren in dieser Altersgruppe nach den Kopfschmerzen (34 %) die zweithäufigste Schmerzart [14].

Im internationalen Vergleich unterscheiden sich die Rückenschmerzprävalenzen erheblich. Walker (2000) berichtete in seiner Übersichtsarbeit von Punktprävalenzen zwischen 12 % (Schweden) und 33 % (Belgien), Jahresprävalenzen von 22 % (Hongkong) bis 65 % (Dänemark) und Lebenszeitprävalenzen von 11 % (Thailand) bis 84 % (Kanada) [44]. Ähnliche Differenzen zeigten sich auch bei Schätzungen zur Prävalenz von Rückenschmerzen in Afrika. In der Übersichtsarbeit von Louw et al. [48] schwankte die Punktprävalenz bei Erwachsenen zwischen 16 % (Zimbabwe) und 59 % (Nigeria), mit einer durchschnittlichen Prävalenz von 32 %. Die durchschnittlichen Jahres- und Lebenszeitprävalenzen für Rückenschmerzen lagen bei 50 % bzw. 62 %. Inwieweit diese Prävalenzschätzungen tatsächliche Unterschiede zwischen den Ländern widerspiegeln, ist aufgrund großer methodischer Unterschiede der Studien nur schwer einschätzbar.

1.3 Verlauf

Die Mehrheit der akuten unspezifischen Rückenschmerzen klingt innerhalb weniger Wochen ab [32]. Etwa 70–90 % der Rückenschmerzpatienten kehren innerhalb eines Monats wieder zur Arbeit zurück [32]. Allerdings handelt es sich bei vielen Rückenschmerzepisoden um ein rekurrierendes Ereignis. Anhand der Übersichtsarbeiten von Hestbaek et al. [18] und Pengel [32] lässt sich der Verlauf der Rückenschmerzen folgendermaßen beschreiben:

- Reduktion der Schmerzintensität und Funktionsbeeinträchtigung innerhalb eines Monats um 12–84 %.
- 68–86 % der Patienten kehren innerhalb eines Monats zurück zur Arbeit, 93 % kehren innerhalb von 6 Monaten zurück.
- 42–75 % der Patienten mit Rückenschmerzen zu Beginn eines mindestens 12-monatigen Untersuchungszeitraums berichteten auch am Ende dieses Zeitraums über Rückenschmerzen.
- Bei durchschnittlich 26 % traten innerhalb von 3 Monaten Rückenschmerzen erneut auf, die Rekurrenz innerhalb von 12 Monaten lag bei 66–84 %.
- Bei 26–37 % traten erneute Phasen mit Arbeitsunfähigkeit auf.

Aktuelle Ergebnisse aus der multizentrischen Langschnittstudie des Deutschen Forschungsverbunds Rückenschmerz (DFRS-Studie) bestätigen diese Befunde. 68 % der Erwachsenen mit Rückenschmerzen innerhalb der letzten 3 Monate gaben nach 12 Monaten erneut Rückenschmerzen an.

1.4 Sozioökonomische Bedeutung

Rückenschmerzen belegen in den Statistiken zu Krankschreibungen, Fehlzeiten und gesundheitsbedingten Frühberentungen – trotz eines Rückgangs in den letzten 10 Jahren – weiterhin die vorderen Ränge und verursachen hohe direkte und insbesondere indirekte Kosten. Nach Angaben in der Krankheitsartenstatistik des Bundesverbands der Allgemeinen Ortskrankenkasse (AOK) waren Rückenschmerzen (ICD-10-Code M54) 2008 die häufigste Einzeldiagnose für Arbeitsunfähigkeit, gefolgt von akuten Infektionen der oberen Atemwege und depressiven Episoden. 2008 waren 1.080 Fälle je 10.000 AOK-Pflichtversicherten wegen dieser Einzeldiagnose durchschnittlich 13,9 Tage arbeitsunfähig krankgeschrieben [1]. Ebenso wie bei den Arbeitsunfähigkeitstagen ist bei den frühzeitigen Rentenanfängen ein kontinuierlicher Rückgang zu verzeichnen. Von den insgesamt 161.265 neuen Rentenzugängen wegen verminderter Erwerbsfähigkeit im Jahre 2008 wurden 5.108 Anträge (3,2 %) aufgrund von Rückschmerzen (ICD-10 Code-M54) bewilligt. Frühzeitig bewilligte Renten wegen Erkrankungen des Muskel-, Skelett- und Bindegewebes (ICD-10-Code M00–M99) stellten mit 16 % die zweithäufigste Ursache nach den psychischen Störungen und Verhaltensstörungen (35,6 %).

Die Krankheitskostenrechnung des Statistischen Bundesamtes zeigt – entsprechend den Rückgängen in den Fehlzeiten und Frühberentungen – auch bei der Anzahl der verlorenen Erwerbsfähigkeitsjahre für Dorsopathien (ICD-10-Code: M45–M54) einen Abwärtstrend von 336.000 auf 247.000 in den Jahren 2002–2008 [41]. Basierend auf den Bewertungsansätzen der AG Methoden der gesundheitsökonomischen Evaluation [25], belaufen sich die durch verlorene Erwerbstätigkeitsjahre entstandenen indirekten Kosten für 2006 auf etwa 6,8 Mrd. Euro. Die direkten Kosten für Dorsopathien sind laut der Krankheitskostenrechnung des Statistischen Bundesamts in den Jahren 2002–2008 von 7,9 auf 9,0 Mrd. Euro gestiegen. Schätzungen für die volkswirtschaftlichen Gesamtkosten schwanken erheblich zwischen 6,3 Mrd. Euro [46] und 48,9 Mrd. Euro [47].

Literatur

1. AOK-Bundesverband (2009) Krankheitsartenstatistik 2008. https://www.gbe-bund.de/gbe10/abrechnung.prc_abr_test_logon?p_uid=gast&p_aid=0&p_knoten=FID&p_sprache=D&p_suchstring=1741. Zugegriffen: 10. Juli 2015
2. Becker A, Niebling W, Chenot J-F, Kochen MM (2003) DEGAM-Leitlinie Nr. 3: Kreuzschmerzen. omikron publishing, Düsseldorf
3. Bellach B, Ellert U, Radoschewski M (2000) Epidemiologie des Schmerzes – Ergebnisse des Bundes-Gesundheitssurveys 1998. Bundesgesundheitsblatt Gesundheitsforschung Gesundheitsschutz 43:424–431
4. Berger-Schmitt R, Kohlmann T, Raspe H (1996) Rückenschmerzen in Ost- und Westdeutschland. Gesundheitswesen 58:519–524
5. Boersma K, Linton SJ (2005) How does persistent pain develop? An analysis of the relationship between psychological variables, pain and function across stages of chronicity. Behav Res Ther 43:1495–1507
6. Boersma K, Linton SJ (2005) Screening to identify patients at risk: profiles of psychological risk factors for early intervention. Clin J Pain 21:38–43
7. Bundesärztekammer (BÄK), Kassenärztliche Bundesvereinigung (KBV), Arbeitsgemeinschaft der Wissenschaftlichen Medizinischen Fachgesellschaften (AWMF) (2010) Nationale VersorgungsLeitlinie Kreuzschmerz – Langfassung. Version 1.X. http://www.leitlinien.de/nvl/kreuzschmerz/. Zugegriffen: 10. Juli 2015
8. Carroll LJ, Cassidy JD, Cote P (2004) Depression as a risk factor for onset of an episode of troublesome neck and low back pain. Pain 107:134–139
9. Chen SM, Liu MF, Cook J, Bass S, Lo SK (2009) Sedentary lifestyle as a risk factor for low back pain: a systematic review. Int Arch Occup Environ Health 82:797–806
10. Chou R, Fu R, Carrino JA, Deyo RA (2009) Imaging strategies for low-back pain: systematic review and meta-analysis. Lancet 373:463–472
11. Deyo RA, Rainville J, Kent DL (1992) What can the history and physical examination tell us about low back pain? JAMA 268:760–765
12. Dionne CE, Von KM, Koepsell TD, Deyo RA, Barlow WE, Checkoway H (2001) Formal education and back pain: a review. J Epidemiol Community Health 55:455–468
13. Ellert U, Wirz J, Ziese T (2006) Beiträge zur Gesundheitsberichterstattung des Bundes. Telefonischer Gesundheitssurvey des Robert-Koch-Instituts (2. Welle). Deskriptiver Ergebnisbericht. Berlin. https://www.gbe-bund.de/pdf/gstel04.pdf#page=1&zoom=auto,262,213. Zugegriffen: 8. Juli 2015
14. Ellert U, Neuhauser H, Roth-Isigkeit A (2007) Pain in children and adolescents in Germany: the prevalence and usage of medical services. Results of the German Health Interview and Examination Survey for Children and Adolescents (KiGGS). Bundesgesundheitsblatt Gesundheitsforschung Gesundheitsschutz 50:711–717
15. Geyer S, Hemstrom O, Peter R, Vagero D (2006) Education, income, and occupational class cannot be used interchangeably in social epidemiology. Empirical evidence against a common practice. J Epidemiol Community Health 60:804–810
16. Gourmelen J, Chastang JF, Ozguler A, Lanoe JL, Ravaud JF, Leclerc A (2007) Frequency of low back pain among men and women aged 30 to 64 years in France. Results of two national surveys. Ann Readapt Med Phys 50:640–649
17. Heneweer H, Staes F, Aufdemkampe G, van RM, Vanhees L (2011) Physical activity and low back pain: a systematic review of recent literature. Eur Spine J 20(6):826–845. doi: 10.1007/s00586-010-1680-7. Epub 2011 Jan 9.

18. Hestbaek L, Leboeuf-Yde C, Manniche C (2003) Is low back pain part of a general health pattern or is it a separate and distinctive entity? A critical literature review of comorbidity with low back pain. J Manipulative Physiol Ther 26:243–252
19. Hill JC, Dunn KM, Main CJ, Hay EM (2010) Subgrouping low back pain: a comparison of the STarT Back Tool with the Orebro Musculoskeletal Pain Screening Questionnaire. Eur J Pain 14:-83–89
20. Hüppe A, Müller K, Raspe H (2007) Is the occurrence of back pain in Germany decreasing? Two regional postal surveys a decade apart. Eur J Public Health 17:318–322
21. Jones GT, Johnson RE, Wiles NJ, Chaddock C, Potter RG, Roberts C, Symmons DP, Macfarlane GJ (2006) Predicting persistent disabling low back pain in general practice: a prospective cohort study. Br J Gen Pract 56:334–341
22. Kjaer P, Korsholm L, Bendix T, Sorensen JS, Leboeuf-Yde C (2006) Modic changes and their associations with clinical findings. Eur Spine J 15:1312–1319
23. Kjaer P, Leboeuf-Yde C, Korsholm L, Sorensen JS, Bendix T (2005) Magnetic resonance imaging and low back pain in adults: a diagnostic imaging study of 40-year-old men and women. Spine (Phila Pa 1976) 30:1173–1180
24. Koes BW, van Tulder MW, Thomas S (2006) Diagnosis and treatment of low back pain. BMJ 332:1430–1434
25. Krauth C, Hessel F, Klingelhofer HE, Schweikert B, Hansmeier T, Wasem J (2005) Gesundheitsökonomische Evaluation von Rehabilitationsprogrammen im Förderschwerpunkt Rehabilitationswissenschaften. Rehabilitation (Stuttg) 44:297–306
26. Kühlein T, Laux G, Gutscher A, Szecsenyi J (2007) Kontinuierliche Morbiditätsregistrierung in der Hausarztpraxis – Vom Beratungsanlass zum Beratungsergebnis. Die häufigsten 20 Beratungsanlässe – Content Jahreskontaktgruppe 2007. Urban & Vogel, München
27. Leboeuf-Yde C (2000) Body weight and low back pain. A systematic literature review of 56 journal articles reporting on 65 epidemiologic studies. Spine (Phila Pa 1976) 25:226–237
28. Linton SJ (2000) A review of psychological risk factors in back and neck pain. Spine 25:1148–1156
29. Modic MT, Obuchowski NA, Ross JS, Brant-Zawadzki MN, Grooff PN, Mazanec DJ, Benzel EC (2005) Acute low back pain and radiculopathy: MR imaging findings and their prognostic role and effect on outcome. Radiology 237:597–604
30. Muller G (2001) Problems of diagnostic assessment in low back patients. Schmerz 15:435–441
31. Neuhauser H, Ellert U, Ziese T (2005) Chronic back pain in the general population in Germany 2002/2003: prevalence and highly affected population groups. Gesundheitswesen 67:685–693
32. Pengel LH, Herbert RD, Maher CG, Refshauge KM (2003) Acute low back pain: systematic review of its prognosis. BMJ 327:323
33. Pincus T, Burton AK, Vogel S, Field AP (2002) A systematic review of psychological factors as predictors of chronicity/disability in prospective cohorts of low back pain. Spine 27:E109–E120
34. Ramond A, Bouton C, Richard I, Roquelaure Y, Baufreton C, Legrand E, Huez JF (2011) Psychosocial risk factors for chronic low back pain in primary care – a systematic review. Fam Pract 28:12–21
35. Raspe H, Hüppe A, Matthis C (2003) Theorien und Modelle der Chronifizierung: Auf dem Weg einer erweiterten Definition chronischer Rückenschmerzen. Schmerz 17:359–366
36. Raspe H, Matthis C, Croft P, O'Neill T (2004) Variation in back pain between countries: the example of Britain and Germany. Spine (Phila Pa 1976) 29:1017–1021
37. Schmidt CO, Chenot JF, Pfingsten M, Fahland RA, Lindena G, Marnitz U, Pfeifer K, Kohlmann T (2010) Assessing a risk tailored intervention to prevent disabling low back pain – protocol of a cluster randomized controlled trial. BMC Musculoskelet Disord 11:5
38. Schmidt CO, Moock J, Fahland RA, Feng YYS, Kohlmann T (2011) Rückenschmerz und Sozialschicht bei Berufstätigen. Ergebnisse einer deutschen Bevölkerungsstichprobe. Schmerz Ref Type 25(3):306-14. doi: 10.1007/s00482-011-1050-3. Zugegriffen: 10. Juli 2015
39. Schmidt CO, Raspe H, Pfingsten M, Hasenbring M, Basler HD, Eich W, Kohlmann T (2007) Back pain in the German adult population: prevalence, severity, and sociodemographic correlates in a multiregional survey. Spine 32:2005–2011
40. Statistisches Bundesamt (1998) Gesundheitsbericht für Deutschland. Metzler-Poeschel, Stuttgart
41. Statistisches Bundesamt (2010) Gesundheit – Krankheitskosten 2002, 2004, 2006 und 2008. Statistisches Bundesamt, Wiesbaden
42. Wai EK, Roffey DM, Bishop P, Kwon BK, Dagenais S (2010) Causal assessment of occupational bending or twisting and low back pain: results of a systematic review. Spine J 10:76–88
43. Wai EK, Roffey DM, Bishop P, Kwon BK, Dagenais S (2010) Causal assessment of occupational lifting and low back pain: results of a systematic review. Spine J 10:554–566
44. Walker BF (2000) The prevalence of low back pain: a systematic review of the literature from 1966 to 1998. J Spinal Disord 13:205–217
45. Zentralinstitut der Kassenärztlichen Versorgung (2009) Die 50 häufigsten ICD-10-Schlüsselnummern nach Fachgruppen. Basis aus dem ADT-Panel des Zentralinstituts; Jahr 2008. http://er-naehrungsdenkwerkstatt.de/fileadmin/user_upload/EDWText/TextElemente/PHN-Texte/Statistik-Berichte/Morbiditaet_50_haeufigsten_ICD_Diagnosen_2008_ZI_ADT_Panel.pdf. Zugegriffen: 10. Juli 2015
46. Damm O, Bowles D, Greiner W (2007) Krankheitskostenanalyse und gesundheitsökonomische Bewertung eines modellierten Gesundheitspfades Rückenschmerzen. Bertelsmann Stiftung, Bielefeld
47. Wenig CM, Schmidt CO, Kohlmann T, Schweikert B (2009) Costs of back pain in Germany. Eur J Pain 13:280–286
48. Louw QA, Morris LD, Grimmer-Somers K (2007) The prevalence of low back pain in Africa: a systematic review. BMC Musculoskelet Disord 8:105

Entstehungs- und Chronifizierungmechanismen des Rücken- und Nackenschmerzes

Anatomie, Physiologie und Pathophysiologie

H.-C. Scholle, C. Anders, T. Scholle

H.-R. Casser et al. (Hrsg.), *Rückenschmerzen und Nackenschmerzen*,
DOI 10.1007/978-3-642-29775-5_2, © Springer-Verlag Berlin Heidelberg 2016

In diesem Kapitel wird die Anatomie der Hals-, Brust- und Lendenwirbelsäule, insbesondere die der Wirbel und Gelenkverbindungen, der Bandscheiben, des Bandapparats, der Muskulatur, des Rückenmarks, der Spinalnerven, der spinalen Kompartimente und der Gefäßversorgung dargestellt. Des Weiteren werden Grundlagen der Physiologie des stabilisierenden Systems der Wirbelsäule erläutert, unterteilt in die Komponenten passives und aktives System sowie motorische Kontrolle. Funktionelle Aspekte der Rumpfmuskulatur während statischer und dynamischer Belastung werden im folgenden Abschnitt diskutiert. Kardinale Pathomechanismen, die zur Entstehung von akuten und chronischen Rücken- sowie Nackenschmerzen beitragen, werden in weiteren Abschnitten vermittelt.

2.1 Anatomie

Der segmentale **Aufbau der Wirbelsäule** kann zwischen 32 und 35 Wirbeln variieren. Lediglich bei 20 % der radiologisch untersuchten Menschen [15] existieren die üblicherweise genannten 7 zervikalen, 12 thorakalen und 5 lumbalen Wirbel sowie die 5 fusionierten, sakralen und die 4 kokzygealen Wirbel. Vor allem im lumbosakralen Bereich gibt es Übergangsanomalien. Aufgrund einer Sakralisierung von Lumbalwirbeln bzw. einer Lumbalisierung von Thorakal- oder Sakralwirbeln kann sich die Anzahl der freien Lendenwirbelkörper verändern.

2.1.1 Wirbel und Gelenkverbindungen

Mit Ausnahme des 1. Wirbels der Halswirbelsäule (HWS) besteht jeder Wirbel aus einem **Wirbelkörper (Corpus vertebrae)** und einem **Wirbelbogen (Arcus vertebrae)**. Die Höhe der einzelnen Wirbelkörper nimmt im Bereich der Halswirbelsäule (HWS), Brustwirbelsäule (BWS) und Lendenwirbelsäule (LWS) nach kaudal zu und nimmt sakral und kokzygeal wieder ab. Der Wirbelbogen besteht aus den paarigen Bogenwurzeln (Pediculi arcus vertebrae), die dorsal dem Corpus entspringen, und der paarigen Lamina arcus vertebrae (◘ Abb. 2.1). Der Wirbelbogen bildet mit der Wirbelkörperhinterkante die knöcherne Begrenzung des Spinalkanals. Dem Wirbelbogen entspringt seitlich beidseits je ein **Querfortsatz (Processus transversus)**. An der BWS artikulieren diese mit den Rippen, und an der Hals- und Lendenwirbelsäule dienen sie als Muskelansatz. Nach dorsal entspringen dem Wirbelbogen der **Dornfortsatz (Processus spinosus)** und in vertikaler Ausrichtung paarige Gelenkfortsätze, der Processus articularis superior und der Processus articularis inferior. Diese bilden eine echte gelenkige Verbindung der Wirbelkörper, das **Facettengelenk**.

Der **Atlas**, der 1. Wirbel der HWS, bildet ein Gelenk mit den Hinterhauptkondylen des Kopfs (**oberes Kopfgelenk/Articulatio atlantooccipitalis**), ebenso mit dem 2. Wirbel der HWS (Axis). Die letztere Verbindung wird als **unteres Kopfgelenk/Articulatio atlantoaxialis** bezeichnet. Zwischen dem 2. und 3. Wirbel der HWS besteht nur eine geringe Beweglichkeit, danach nimmt diese bis zum Übergang vom 5. zum 6. Wirbel wieder stetig zu (◘ Abb. 2.4). Lateral am Wirbelkörper bildet der Uncus corporis beidseits zwischen benachbarten zervikalen Segmenten eine Uncovertebralverbindung.

> **In den verschiedenen Wirbelsäulenetagen verändert sich der Winkel der Facettengelenkflächen [8]. In der HWS- und BWS-Region sind die Facettengelenkflächen mehr koronar ausgerichtet (erleichtert Rotationsbewegungen), in der LWS eher sagittal (erleichtert Flexions-/Extensionsbewegungen).**

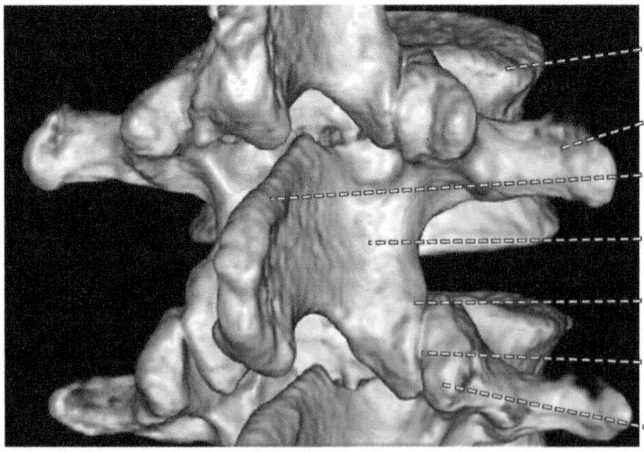

◘ **Abb. 2.1** CT-Ansicht eines Lendenwirbelkörpers mit seinen gelenkigen Verbindungen von dorsal (sekundäre VRT-Rekonstruktion aus Kollimation 64×0,625 mm; *VRT* Volume-rendering-Technik)

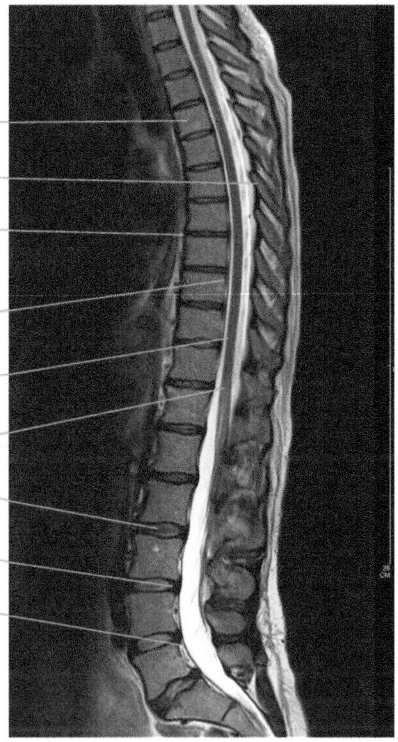

Abb. 2.2 Sagittale MRT-Ansicht der Brust- und der Lendenwirbelsäule (T2-TSE: TE 94 ms/TR 1.430 ms; *TSE* Turbospin-Echo; *TE* Echozeit; *TR* Repetitionszeit)

2.1.2 Bandscheiben

Die Bandscheiben, ein embryologischer Rest der Chorda dorsalis, bestehen aus einem gelatinösen **Gallertkern (Nucleus pulposus)**, der vom **Faserring (Anulus fibrosus)** und den Deckplatten der angrenzenden Wirbelkörper umgeben wird (Abb. 2.2; Abb. 2.4). Die Höhe aller Bandscheiben macht beim Gesunden 25 % der Gesamtheit der Wirbelsäule aus. Die axiale Lastaufnahme des Körpers wird durch die Bandscheiben gewährleistet. Die **Elastizität bzw. Anpassungsfähigkeit der Bandscheibe** an variierende Druckverhältnisse im Bandscheibenfach während Wirbelsäulenbewegungen hängt stark von ihrem Wassergehalt ab. Dieser nimmt im Laufe des Tages unter Belastung ab und nimmt in der Nacht unter Entlastungsbedingungen wieder zu. Der physiologische Wechsel des Bandscheibenwassergehalts in Abhängigkeit von der Belastung ist mit zunehmendem Alter vermindert. Eine vermehrte Dysfunktion des Wasserhaushalts der Bandscheibe wird auch als Ausdruck für degenerative Veränderungen gewertet. Die Versorgung der Bandscheiben erfolgt beim Erwachsenen nach Obliteration von kleinen, zentral penetrierenden Gefäßen um das 20. Lebensjahr herum ausschließlich über lymphatische Kanäle und über passive Zirkulation von Extrazellularflüssigkeit.

2.1.3 Bandapparat

Die passive Stabilisierung der segmentiert aufgebauten Wirbelsäule wird zusätzlich zu den kleinen ligamentären Zwischenwirbelverbindungen und Gelenkkapseln durch folgende große Bandstrukturen gewährleistet (Abb. 2.2; Abb. 2.3; Abb. 2.4):

- **Ligamentum longitudinale anterius**: Das vordere Längsband verläuft vom äußeren Vorderrand des Foramen magnum über die ventrale Fläche der Wirbelkörper/Bandscheiben nach kaudal bis zum Os sacrum.

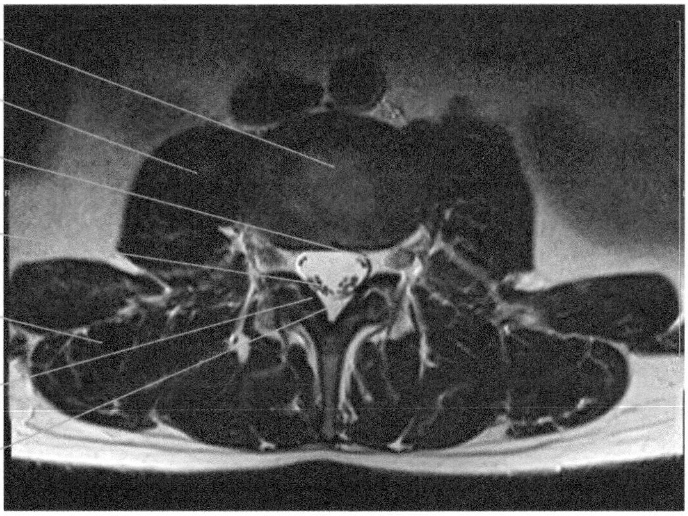

Abb. 2.3 Transversale MRT-Ansicht der Lendenwirbelsäule (T2-TSE: TE 96 ms/TR 1.900 ms)

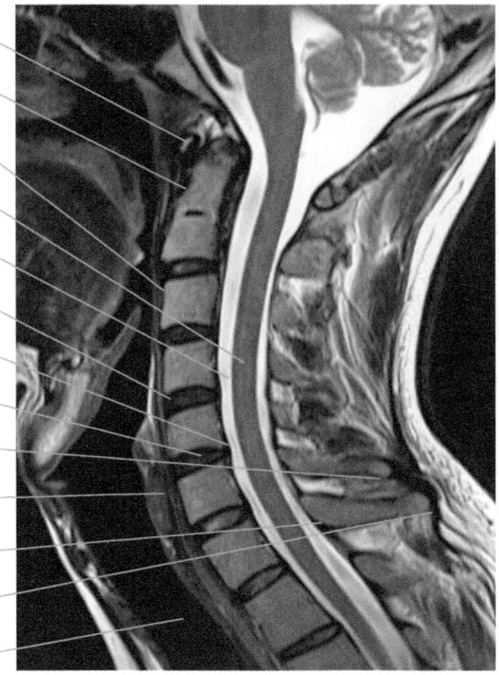

Abb. 2.4 Sagittale MRT-Ansicht der Halswirbelsäule (T2-TSE: TE 95 ms/TR 1.660 ms)

- **Ligamentum longitudinale posterius**: Das hintere Längsband bildet die vordere ligamentäre Begrenzung des Spinalkanals und erstreckt sich von der ventralen Innenfläche des Foramen magnum über die Wirbelkörperhinterflächen/Bandscheiben bis zum Os sacrum.
- **Ligamentum flavum**: Als elastische Verbindung zwischen 2 benachbarten Wirbelbögen begrenzt es den Spinalkanal nach lateral und dorsal. Eine Hypertrophie des Ligamentum flavum ist meist Ausdruck von degenerativen Veränderungen der Wirbelsäule.
- **Ligamentum supraspinale**: Das oberflächlich liegende Band zieht über die Dornfortsätze hinweg. Es setzt sich im Bereich der HWS als **Ligamentum nuchae** fort.
- **Ligamentum interspinale**: Diese Bandverbindung befindet sich zwischen benachbarten Dornfortsätzen und ist im HWS-Bereich gering ausgebildet.
- **Ligamenta alaria**: rechtes und linkes Band zwischen der Spitze des Dens axis, also des 2. Wirbelkörpers der HWS, und den ventromedialen Rändern der Hinterhauptkondylen am Rand des Foramen magnum. Der Winkel zwischen den Bändern beträgt etwa 170°.

2.1.4 Muskulatur

Neben der Hals-, Thorax- und Bauchwandmuskulatur gewährleistet zum einen die tiefe, autochthone Rückenmuskulatur (entwicklungsgeschichtlich primäre Rückenmuskeln), zum anderen die oberflächliche Rückenmuskulatur die aktive Stabilisierung der entwicklungsgeschichtlich primär kyphotisch gekrümmten BWS und der sekundär lordotisch gekrümmten HWS und LWS. Die oberflächliche Rückenmuskulatur wird entwicklungsgeschichtlich auch als sekundäre, aus der ventralen Rumpfmuskulatur und den Extremitäten eingewanderte Rückenmuskulatur bezeichnet (s. auch ► Abschn. 2.2.1).

Auf die primären Rückenmuskeln soll im Weiteren näher eingegangen werden. Diese werden von den Rami posteriores der Spinalnerven versorgt. Zusammengefasst häufig als **Musculus erector spinae** bezeichnet, unterteilt sich die autochthone Rückenmuskulatur im Bereich der HWS, BWS und LWS in 2 Gruppen: den medialen Trakt und den lateralen Trakt (Tab. 2.1; Tab. 2.2; s. auch Abb. 2.5).

2.1.5 Rückenmark und Spinalnerven

Im Laufe der körperlichen Entwicklung wächst die Wirbelsäule im Vergleich zum Rückenmark stärker. Dadurch verschieben sich Spinalnervenwurzeln und knöcherne Wirbelsäule relativ zum Rückenmark in longitudinaler Richtung nach kaudal.

Im Gegensatz zum Gehirn liegt die graue Substanz innerhalb der peripheren weißen Substanz des Rücken-

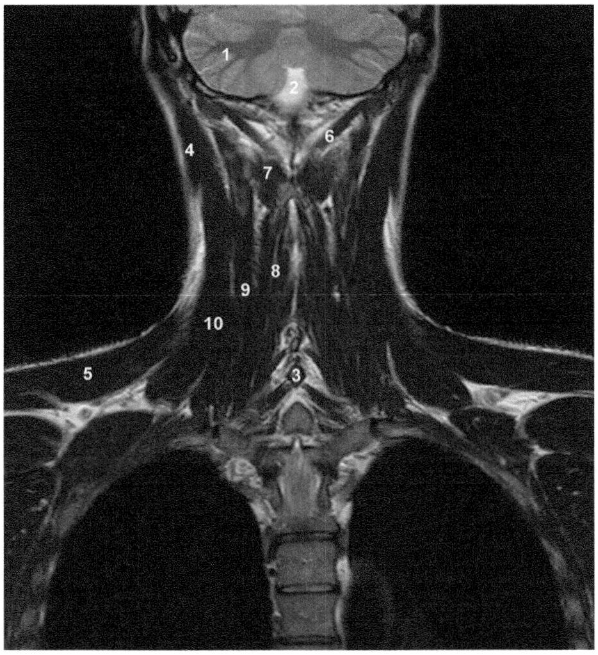

Abb. 2.5 Koronare MRT-Ansicht des Nacken-Schulter-Bereiches (T2-TSE: TE 93 ms/TR 1.650 ms). *1:* Cerebellum; *2:* Liquor cerebrospinalis; *3:* Processus spinosus; *4:* M. sternocleidomastoideus; *5:* M. trapezius; *6:* M. rectus capitis; *7:* M. obliquus capitis inferior; *8:* M. semispinalis cervicis; *9:* M. semispinalis capitis; *10:* M. levator scapulae

marks. Aufgrund der paarigen **Vorder- und Hinterhörner** entsteht eine **H- bzw. schmetterlingsförmige Konfiguration der grauen Substanz**. Der mit Ependym ausgekleidete Zentralkanal ist normalerweise bildmorphologisch kaum abgrenzbar. Die funktionelle Anatomie des Rückenmarks wird in der Abb. 2.6 zusammengefasst [2].

Beim Erwachsenen reicht das Rückenmark kaudal meistens bis auf die Höhe des Übergangs LWK1/2. Dort geht es als **Conus medullaris** in das **Filum terminale** über, das als nervenzellfreier Endstrang bis nach kokzygeal reicht. Aufgrund der relativ großen nervalen Versorgungsgebiete der Arme und Beine gibt es im Verlauf des Rückenmarks 2 Auftreibungen: in Höhe von HWK4 bis BWK1 die **Intumescentia cervicalis** und in Höhe von BWK10 bis 12 die **Intumescentia lumbosacralis** [16].

Unterhalb von LWK1/2 bilden die deszendierenden Spinalnervenwurzeln die **Cauda equina**. Jeder der 31 paarigen **Spinalnerven** entsteht innerhalb des Duralsacks aus der Vereinigung einer ventralen (efferent) und einer dorsalen Wurzel mit Spinalganglion (afferent). Im Gegensatz zu den zervikalen Spinalnerven verlassen die thorakalen und lumbalen Spinalnerven das **Neuroforamen (Canalis intervertebralis)** unterhalb des namentlich dazugehörigen Wirbelkörpers. Als anatomische Variante können 2 spinale Wurzeln den Spinalkanal gemeinsam durch ein Neuroforamen verlassen.

Tab. 2.1 Autochthone Rückenmuskeln – medialer Trakt (nach Schiebler et al. [16])

System	Muskel	Verlauf	Funktion an der Wirbelsäule
Transversospinales System	M. semispinalis thoracis, cervicis, capitis	Segmentübergreifend von Quer- auf Dornfortsätze der Wirbelkörper bzw. zum Hinterhaupt	Einseitig: Drehung zur Gegenseite, Lateralflexion zur selben Seite bei Wirkung über mehrere Segmente Beidseitig: Streckung
	Mm. multifidi	Segmentübergreifend vom dorsalen Os sacrum sowie von den Processus mamillares der LWS, Querfortsätzen der BWS bzw. Processus articulares der HWS zu den Dornfortsätzen	Einseitig: Drehung zur Gegenseite (außer LWS), Lateralflexion zur selben Seite bei Wirkung über mehrere Segmente Beidseitig: Streckung
	Mm. rotatores lumborum, thoracis, cervicis	Teilweise segmentübergreifend von Processus mamillares der LWS bzw. Querfortsätzen der BWS/HWS auf Dornfortsätze und Wirbelbögen	Einseitig: geringe Drehung zur Gegenseite (BWS, HWS), geringe Lateralflexion zur selben Seite, insbesondere bei Wirkung über mehrere Segmente Beidseitig: Streckung
Interspinales und spinales System	Mm. interspinales lumborum thoracis (fehlen oft), cervicis	Segmental zwischen Dornfortsätzen	Streckung, mit geringer Wirkung
	M. spinalis thoracis, cervicis, capitis (fehlen oft)	An Dornfortsätzen mehrere Segmente verspannend	Streckung, mit geringer Wirkung
	M. rectus capitis posterior major/minor	Dornfortsatz (Axis) bzw. Tuberculum posterius (Atlas) zum Hinterhaupt	Beidseitig: Streckung Einseitig: Drehung zur selben Seite (major)

Tab. 2.2 Autochthone Rückenmuskeln – lateraler Trakt (nach Schiebler et al. [16])

System	Muskel	Verlauf	Funktion an der Wirbelsäule
Intertransversales System	Mm. intertransversarii mediales lumborum	Intersegmental Processus mamillares et accessorii der LWS	Einseitig: Lateralflexion zur selben Seite Beidseitig: Streckung
	(Inkonstant) Mm. intertransversarii thoracis	Intersegmental Processus transversus der BWS	Streckung, Lateralflexion
	Mm. intertransversarii posteriores cervicis	Intersegmental zwischen den Querfortsätzen der HWS	Streckung, Lateralflexion
	M. obliquus capitis superior	Querfortsatz (Atlas) zum Hinterhaupt	Beidseitig: Streckung Einseitig: Lateralflexion zur selben Seite, geringe Drehung des Kopfs zur Gegenseite
Spinotransversales System	M. splenius cervicis, capitis	Segmentübergreifend in HWS/BWS, schräg verlaufend von Dorn- auf Querfortsätze der Wirbelkörper bzw. zum seitlichen Hinterhaupt	Einseitig: Drehung und Lateralflexion zur selben Seite Beidseitig: Dorsalflexion der HWS und im Atlantookzipitalgelenk
	M. obliquus capitis inferior	Vom Dornfortsatz des Axis zum Querfortsatz des Atlas	Drehung im Atlantookzipitalgelenk
Sakrospinales System und Mm. levatores costarum	M. iliocostalis lumborum, thoracis, cervicis	Segmentübergreifend von Crista iliaca, Os sacrum, Fascia thoracolumbalis und Angulus costae auf Angulus costae der Rippen bzw. auf Tuberculum posterius der Halswirbel	Einseitig: Lateralflexion zur selben Seite LWS, BWS, HWS Beidseitig: Streckung Exspiration, Inspiration
	M. longissimus thoracis, cervicis	Segmentübergreifend von Os sacrum, Dornfortsätzen (LWS) und Querfortsätzen (BWS) auf Querfortsätze BWS/LWS, Rippen und Tubercula posteriora der HWK	Einseitig: Lateralflexion zur selben Seite LWS, BWS, HWS Beidseitig: Streckung Teilweise Exspiration
	Mm. levatores costarum breves et longi	Von Querfortsätzen BWS, HWS auf tiefere bzw. übernächst tiefere Rippe	Einseitig: Lateralflexion zur selben Seite, geringe Drehwirkung in der unteren BWS Beidseitig: Streckung

2.1.6 Spinale Kompartimente

Der knöcherne Querschnitt des Spinalkanals ist in der HWS und BWS annähernd rund und in der LWS queroval. Der Inhalt des Spinalkanals wird in ein **extradurales, intradurales und intramedulläres Kompartiment** unterteilt (Abb. 2.3). Die **Dura mater** verläuft von intrakraniell über das Foramen magnum als Duralsack nach intraspinal und trennt dort den Epiduralraum von den intraduralen Kompartimenten. Der Duralsack reicht in der Regel bis zum zweiten Sakralwirbelkörper.

Der Dura ist innenseitig die **Arachnoidea spinalis** angeheftet. Diese füllt den Raum zwischen dem Duralsack und der **Pia mater,** die dem Rückenmark aufliegt. Dieser mit Liquor cerebrospinalis gefüllte Raum bildet die Fortsetzung vom intrakraniellen **Subarachnoidalraum**. Durch inkonstante Verbindungen zwischen Pia und Dura mater können insbesondere dorsal Pseudokompartimente des Subarachnoidalraums entstehen (Septum posticum). Eine bilddiagnostische Zuordnung z. B. einer Blutung in die spinalen Kompartimente kann dadurch erleichtert werden.

Der **Epiduralraum** ist zwischen Duralsack und den knöchernen Grenzen des Spinalkanals gelegen und vorwiegend mit Fett und venösen Gefäßen gefüllt.

Aufgrund seiner guten Gefäßversorgung ist der Epiduralraum bei hämatogen fortgeleiteten Prozessen (Entzündungen, Metastasen) häufig beteiligt.

2.1.7 Gefäßversorgung

Die arterielle Versorgung der ventralen Anteile des Rückenmarks erfolgt überwiegend aus der **Arteria spinalis anterior**, die kranial aus dem Zusammenfluss der Rami spinales der Aa. vertebrales entsteht. Die dorsalen Anteile

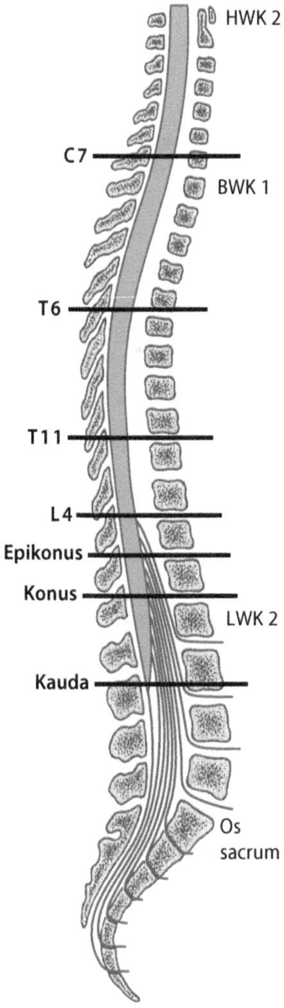

Abb. 2.6 Funktionelle Anatomie des Rückenmarks. (Aus Berlit [2])

des Rückenmarks, insbesondere die Hinterstränge, werden von den meist paarig angelegten **Aa. spinales posteriores** versorgt, die entweder aus den Aa. cerebellares posteriores inferiores oder ebenfalls aus den Aa. vertebrales entspringen.

Sowohl das ventrale als auch das dorsale arterielle System erhält zusätzlich weiter kaudal Zuflüsse aus paarigen **Segmentarterien** (Rami spinales der Aa. intercostales und lumbales), die über die Neuroforamina in den Spinalkanal eintreten. Die meisten Segmentarterien bilden sich jedoch nach der Fetalzeit im Verlauf der Entwicklung zurück. Beim Erwachsenen sind häufig nur 6–8 ventrale und 10–20 dorsale Segmentarterien festzustellen. Thorakal gibt es häufig linksseitig (73 %) eine dominierende Segmentarterie (nach Adamkiewicz benannt), die in 62 % der Fälle in Höhe von BWK9 bis BWK12 zu finden ist (lumbaler Ursprung in 26 % der Fälle) [15].

Cave: Das Rückenmark ist besonders in seinem zervikothorakalen Anteil ischämiegefährdet. Im kaudalen Anteil des Rückenmarks bestehen häufiger Anastomosen.

Die klappenlose, venöse Drainage aus dem Rückenmark erfolgt meistens über dorsale Venen zu einem **dorsolateralen Plexus der Pia mater**. Radikulomedulläre Venen verbinden diesen mit dem epiduralen Venenplexus. **Epidural** besteht ein **longitudinales System** aus paarigen anterioren Venen und posterioren Venen, die untereinander **zusätzlich transversale Anastomosen** ausbilden. Ebenfalls in diesen Plexus münden intravertebrale und basivertebrale Venen. Aus dem epiduralen Plexus fließt das venöse Blut nach extraspinal in lateral der Bogenwurzeln gelegene Venen, die thorakal in die **Vena azygos und hemiazygos** bzw. lumbal in die **Venae lumbales ascendentes** münden.

Cave: Änderungen der Druckverhältnisse zwischen Abdomen/Thorax und Spinalraum können eine venöse Stase bzw. sogar eine Umkehr der Flussrichtung nach intraspinal zur Folge haben. Dabei ist auf die Erregerausbreitung bei entzündlichen Veränderungen zu achten.

2.2 Physiologie

2.2.1 Das stabilisierende System der Wirbelsäule

Nach dem allgemein akzeptierten Konzept von Panjabi [11] umfasst das **stabilisierende System der Wirbelsäule** 3 Komponenten, die miteinander interagieren. Diese sind das passive und aktive System der Wirbelsäule sowie deren motorische Kontrolle. Das **passive System** umfasst Wirbelkörper, Zwischenwirbelscheiben, Bänder, Facettengelenke, Gelenkkapseln und die passiven mechanischen Eigenschaften der dazugehörigen Muskulatur. Das **aktive System** besteht aus Muskeln und Sehnen, die für die Wirbelsäulenstabilität essenzielle Bedeutung haben. Diese Muskeln werden über **motorische Kontrollsysteme** je nach funktionellen Notwendigkeiten geregelt. Hierfür sind Informationen von Bewegungs- und Spannungssensoren sowie weiteren Sensortypen notwendig, die sich in Muskeln, Sehnen, Bändern und Gelenken befinden. Damit sind auch Teile des passiven Systems eine notwendige Voraussetzung für motorische Kontrollprozesse, die auf das aktive System (Muskulatur) wirken.

Unter physiologischen Bedingungen garantieren die 3 Subsysteme die Stabilität des Wirbelsäulensystems und deren **funktionelle Anpassung** an verschiedene dynamische und statische Belastungssituationen. Die Eigenschaften des passiven Systems allein reichen nicht für eine angemessene Wirbelsäulenstabilität aus [11, 12], insbesondere wenn diese an aktuelle Haltungs- und Bewegungsprozesse angepasst werden muss. Dabei ist zu berücksichtigen, dass das aktive System nicht nur die wirbelsäulennahe Muskulatur umfasst. Eine Vielzahl elektrophysiologischer Studien hat gezeigt, dass in die Regelprozesse des aktiven Systems auch die **ventrale Muskulatur**, insbesondere der abdominale Teil, involviert ist. Letztlich gehören zum aktiven System alle **Hals-, Rumpf- und Beckenbodenmuskeln sowie das Diaphragma**.

Das passive und das aktive System der Wirbelsäule sowie deren motorische Kontrolle garantieren die Stabilität und funktionelle Anpassung der Wirbelsäule an dynamische und statische Belastungssituationen.

Die Regelprozesse des aktiven Systems wirken in Sinne des **»feedforward«** und des **»feedback«**. Es konnte demonstriert werden, dass in der Vorphase einer visuell initiierten willkürlichen Flexionsbewegung im Schultergelenk bereits kurz nach dem visuellen Signal die Muskelaktivität des M. transversus abdominis ansteigt [4], um die Körperhaltung für die Bewegung vorzubereiten (»feedforward control«). Die mit der eigentlichen motorischen Aufgabe verbundenen Aktivitäten, wie die des M. deltoideus, beginnen erst später nach einer weiteren Latenzphase. Die rückgekoppelten Regelprozesse (»feedback control«) verarbeiten Informationen über die Muskellänge, Muskellängenänderung, Muskelspannung, Bänderdehnung, Gelenkposition sowie weitere biomechanische Größen und ermöglichen dadurch über eine optimierte Ansteuerung des aktiven Systems die Anpassung der Wirbelsäulenstabilitätseigenschaften an aktuelle Bedingungen der Haltungs- und Bewegungsregulation. So konnte mittels Elektromyogramm (EMG) bei einer zunehmenden Dehnung des Ligamentum supraspinale eine anwachsende Aktivierung des M. multifidus festgestellt werden [18]. Diese Antwort des aktiven Systems demonstriert eine reflektorische Stabilisierungsreaktion im Wirbelsäulenbereich bei erhöhter Beanspruchung, um die Bewegungssegmente (s. nächsten Abs.) zu schützen. Derartige Reaktionen können auch über Rezeptoren anderer Strukturen des passiven und aktiven Systems ausgelöst werden.

Nach Bergmark in der Modifikation von Comerford u. Mottram [3] wird die **Muskulatur aus funktioneller Sicht** in das lokal stabilisierende, das global stabilisierende und das global mobilisierende Muskelsystem eingeteilt. Zum ersten Muskelsystem gehören z. B. der M. transversus abdominis und der M. multifidus (pars lumbalis), zum zweiten die Mm. obliqui abdominis, der M. glutaeus medius sowie der M. spinalis und zum dritten der M. erector spinae sowie der M. rectus abdominis [3]. Die **lokal stabilisierenden Muskeln** kontrollieren die **Bewegungssegmente der Wirbelsäule**. Das sind die kleinsten beweglichen Einheiten der Wirbelsäule, die aus 2 benachbarten Wirbelkörpern, einer Bandscheibe und den dazugehörigen Facettengelenken, Bändern, Muskeln, Nerven sowie Gefäßen bestehen. Während der Kontraktion der lokal stabilisierenden Muskeln kommt es zu keiner oder nur zu einer geringfügigen Muskellängenänderung. Die kontinuierliche Aktivität der lokal stabilisierenden Muskeln ist unabhängig von der Bewegungsrichtung der Wirbelsäule. Die **global stabilisierenden Muskeln** kontrollieren entsprechend dieser Muskeleinteilung das Bewegungsausmaß der Wirbelsäule. Dabei dominiert der exzentrische Muskelkontraktionstyp. Die Muskelaktivitäten haben einen diskontinuierlichen Verlauf, der von der Bewegungsrichtung abhängt. Die **global mobilisierenden Muskeln** erzeugen entsprechend der morphofunktionellen Einteilung die notwendige Kraft für die Bewegungen der Wirbelsäule. Es dominiert der konzentrische Kontraktionstyp. Die Muskelaktivitäten haben wiederum einen diskontinuierlichen Verlauf, der von der Bewegungsrichtung abhängt. Diese Einteilung der Muskulatur aus funktionell-morphologischer Sicht trifft nicht für alle Belastungsbedingungen der Wirbelsäule zu. Reaktionen der Muskeln auf verschiedene statische und dynamische Belastungen demonstrieren, dass eine aufgabenbezogene Aktivierung, die das oben dargestellte funktionsmorphologische Einteilungsprinzip nicht oder nur unzureichend reflektiert, dominierend werden kann (► Abschn. 2.2.2; ► Abschn. 2.3.2).

Die Muskulatur der Wirbelsäule wird aus funktioneller Sicht in das lokal stabilisierende, das global stabilisierende und das global mobilisierende Muskelsystem eingeteilt.

Die **neutrale Zone** [12] umfasst den physiologischen Bereich der Wirbelkörperbewegungen, der an der Neutralposition beginnt (die Wirbelsäulenposition, bei der die Beanspruchung der Wirbelsäule und der dazugehörigen Muskulatur minimal ist) und bis zum Auftreten eines stärkeren Bewegungswiderstands reicht. Danach folgt die elastische Zone, die den restlichen physiologischen Bereich (bei zunehmenden Bewegungswiderständen) charakterisiert. Die neutrale und die elastische Zone zusammen bestimmen den **»range of motion«** der Wirbelsäule. Unter physiologischen Bedingungen findet der Hauptteil der Regulationsvorgänge einer aufgabenbezogenen Anpassung der Wirbelsäulenstabilität im Bereich der neutralen Zone statt, d. h., diese Prozesse sind im Wesentlichen auch muskulär determiniert.

Aus **evolutionsbiologischer Sicht** sind die spezifischen Anpassungen des Rumpfs und des dazugehörigen Muskelsystems an die aufrechte Körperhaltung und die Bipedie des Menschen im Vergleich mit vierbeinigen Säugetieren eher geringgradig, d. h., wesentliche Eigenschaften des Rumpfs haben bereits bei vierbeinigen Säugetieren existiert. Damit erklärt die vielfach angenommene Einzigartigkeit des menschlichen Rumpfs nicht die Häufigkeit von Rückenproblemen des Menschen [17].

2.2.2 Funktion der Rumpfmuskulatur bei statischer und dynamischer Belastung

Die überwiegende Zeit aktiven Lebens befindet sich der Rumpf des Menschen in Neutralstellung, er wird entlang der Wirbelsäule nur durch die Gravitation belastet. Bereits ohne zusätzlich von außen wirkende Kraftvektoren muss die Wirbelsäule aufgrund ihrer Form in der sagittalen Ebene dabei aktiv stabilisiert werden. Die Sicherung eines Bewegungssegments (▶ Abschn. 2.2.1) erfolgt im Bereich der normalen Beweglichkeit durch die Vielzahl der kleinen, monosegmentalen (lokalen) Muskeln, die bereits **bei geringem Aktivitätsniveau permanent hohe Steifigkeiten** entwickeln [7]. Die Kompensation einwirkender Kraftvektoren sowie alle aktiven Bewegungen werden über die deutlich kräftigeren, mehrere Segmente überspannenden, weiter entfernt von der Wirbelsäule liegenden Muskeln übernommen. Die Funktion der Muskulatur kann in vivo mithilfe der **Elektromyografie (EMG)** evaluiert werden, wobei die tiefer liegenden Muskeln in der Regel nur invasiv mittels Nadel- oder Fine-wire-EMG, die oberflächlich liegenden Muskeln nicht invasiv mittels Oberflächen-EMG (OEMG) erfasst werden. Trotz der ableitungstechnisch bedingten Limitation eignet sich das OEMG sehr gut, um die Rumpfmuskelfunktion insbesondere an größeren Personengruppen zu untersuchen.

Generell gilt: Bewegungen resultieren aus einem Ungleichgewicht von einwirkenden und entgegenwirkenden Kräften. Im Fall **statischer Belastungssituationen** kann von einem Gleichgewicht dieser beiden Komponenten ausgegangen werden. Dafür kommen natürlicherweise vor allem über die Arme und Schultern eingeleitete Kombinationen vertikaler und horizontaler Kräfte infrage, z. B. beim Tragen von Lasten. Für die am häufigsten anzutreffende Situation von dorsal nach ventral gerichteten Kräften kommt der Rückenmuskulatur die Hauptfunktion zu, was auch leicht an ihrem Muskelquerschnitt zu erkennen ist, der den Querschnitt aller anderen Rumpfmuskeln deutlich übersteigt.

Wird die Rumpfmuskulatur beim ungestörten aufrechten Stehen untersucht, wird offenbar, dass die Muskeln bereits in dieser als fast frei von äußeren Störeinflüssen anzusehenden Position (allein die Gravitationskräfte wirken) permanent auf niedrigem Niveau aktiviert sind (◘ Abb. 2.7).

Die höchste Amplitude wird dabei regelmäßig über dem M. obliquus internus gemessen. Allerdings unterliegt diese Situation verschiedenen Einflüssen: Generell weisen Frauen höhere Amplitudenanteile für ihre Bauchmuskeln und demgegenüber geringere für die Rückenmuskeln auf, mit zunehmendem Alter nimmt der Anteil der Rückenmuskeln, aber auch der des M. obliquus externus auf Kosten des M. obliquus internus immer weiter zu. Das Beanspruchungsniveau der Rumpfmuskeln liegt dabei bei jüngeren Personen mit Ausnahme des M. obliquus internus bei Werten unter 5 % der maximalen Leistungsfähigkeit, das Niveau der Beanspruchung steigt jedoch mit zunehmendem Alter an und erreicht Werte von bis zu 15 %. Auch hier weist die Bauchmuskulatur von Frauen höhere Werte auf als die von Männern. Es wird somit deutlich, dass die Rumpfmuskulatur bereits beim ruhigen Stehen Kraftvektoren zu kompensieren hat, also permanent aktiv zur Sicherung der aufrechten Körperhaltung beiträgt. Der erstaunlich hohe Anteil des M. obliquus internus kann dabei nicht allein mit dem Zurückhalten der Bauchorgane begründet werden, denn zumindest für jüngere Personen wird mit steigendem BMI der Anteil des M. multifidus auf Kosten des M. obliquus internus erhöht. Die dabei anzunehmende ventrale Lasterhöhung führt also zu einer deutlich vom Lastvektor abhängigen Verschiebung der Aktivitätsanteile. Bei älteren Personen findet sich keinerlei derartiger Zusammenhang, was auf eine eingeschränkte funktionelle Anpassungsfähigkeit mit zunehmendem Alter hinweisen könnte. Demzufolge darf die Funktionalität der Rumpfmuskulatur selbst für äußerlich identische Bedingungen nicht als eine einheitlich definierbare Situation verstanden werden, sondern ist in unterschiedlichem Ausmaß alters-, geschlechts- und konstitutionsbedingten Einflüssen unterworfen.

Das zumindest phasenweise vorhandene Ungleichgewicht zwischen einwirkenden und entgegenwirkenden Kräften führt bei der Rumpfmuskulatur konsequenterweise zu dynamischen Belastungen des Rumpfs. Dabei ist die Frage von Bedeutung, ob die Störung erwartet oder unerwartet eintritt. Bei unerwarteten Störungen kommt der bereits vorhandenen Basisaktivität eine Schlüsselrolle zu: Die damit bestehende Grundsteifigkeit verhindert innerhalb bestimmter Grenzen weitere Auswirkungen der Störung [20], dies sogar ohne die Notwendigkeit einer reflektorischen Antwort. Hierbei ist vor allem die erreichte Auslenkungsgeschwindigkeit und weniger das Ausmaß der durch die Störung hervorgerufenen Dislokation von Bedeutung [20]. Jegliche willkürliche oder unwillkürliche (reflektorische) Antwort auf den einwirkenden Reiz birgt potenziell die Gefahr der Entstehung von Mikrotraumen; diesen kommt innerhalb der Pathogenese des Rücken-

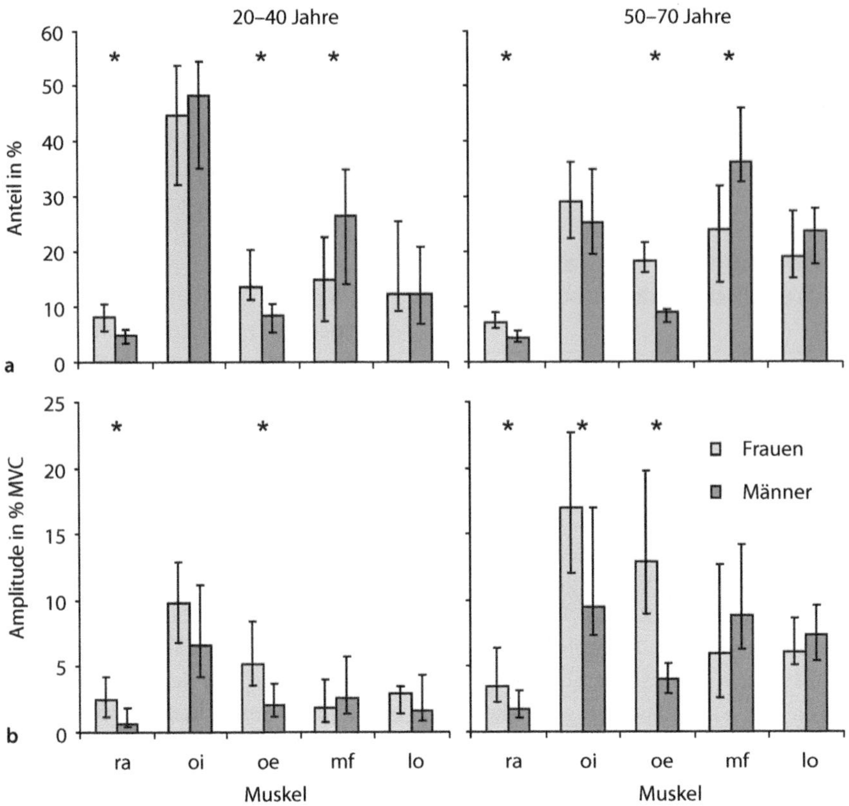

Abb. 2.7 Mittleres Amplitudenniveau (Median ± Quartilabstände) beim freien, ungestörten Stehen: **a** Amplitudenanteile der untersuchten Muskeln in %, **b** Amplituden in % der maximal erreichbaren Aktivierungsstärke (engl: »maximum voluntary contraction«, MVC). In der linken Spalte sind immer die Werte von Personen im Alter von 20 bis 40 Jahren, in der rechten Spalte die von Personen im Alter von 50 bis 70 Jahren dargestellt. Signifikante Unterschiede zwischen den Geschlechtern sind jeweils mit einem Sternchen über den Säulen markiert (p<0,05). *ra:* M. rectus abdominis, *oi:* M. obliquus internus, *oe:* M. obliquus externus, *mf:* M. multifidus, *lo:* M. longissimus thoracis

schmerzes eine entscheidende Bedeutung zu [13, 20] (► Abschn. 2.3.1), da die insgesamt zu berücksichtigende Refraktärzeit von ≥80 ms bereits ein erhebliches Schädigungspotenzial enthält. Anders verhält es sich mit erwarteten bzw. geplanten Einflüssen. Hier kann durch zeitgerechte Aktivierung [1] bzw. Voraktivierung [5] die Steifigkeit der Muskeln aktiv erhöht [6] und somit mögliche Schäden vermieden werden.

Eine der **häufigsten dynamischen Belastungssituationen** in unserem Alltagsleben ist die Lokomotion, d. h. die Fortbewegung. In Abb. 2.8 sind die mittleren Amplitudenverlaufskurven für unterschiedliche Gehgeschwindigkeiten von gesunden Männern und Frauen dargestellt. Es wird deutlich, dass neben den zu erwartenden generellen Amplitudendifferenzen und Unterschieden in der intermuskulären Koordination zwischen den Geschlechtern eine ganz klare Geschwindigkeitsabhängigkeit besteht. Dabei wird zunächst der erhöhten Anforderung mit steigender Gehgeschwindigkeit in Form sich dabei erhöhender Amplitudenwerte Rechnung getragen. Weiterhin verschiebt sich das Verhältnis der Amplitudenwerte zueinander, wobei zusätzlich eine zeitliche Anpassung insbesondere der Amplitudenspitzen der Rückenmuskeln erfolgt. Es handelt sich also, wie an diesem Beispiel illustriert, um eine komplexe Anpassung der Rumpfmuskelfunktion, die im Ergebnis eine situationsadäquate Funktionalität gewährleistet, die wiederum Voraussetzung für die Verhinderung von traumatischen Einflüssen auf die Wirbelsäule ist.

Die Rumpfmuskulatur reagiert selbst während identischer Bedingungen nicht einheitlich, sondern zeigt in unterschiedlichem Ausmaß alters-, geschlechts- und konstitutionsbedingte Abhängigkeiten.

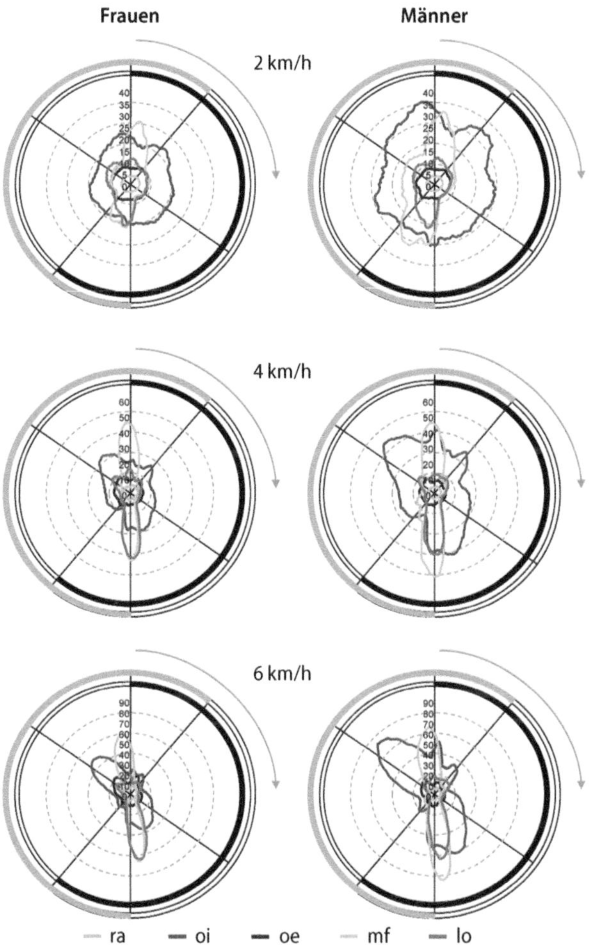

Abb. 2.8 Polardiagramme des mittleren Amplitudenverlaufs (µV) von 5 Rumpfmuskeln für Frauen *(linke Spalte)* und Männer *(rechte Spalte)* während des Gehens bei 2, 4 und 6 km/h auf einem Laufband. Die Muskeln beider Seiten wurden gepoolt. Beginn des normierten Schrittzyklus ist bei 12 Uhr, der Schrittverlauf ist im Uhrzeigersinn aufgetragen. Der normierte Schrittzyklus beginnt mit dem Aufsetzen des ipsilateralen Beins. Die umlaufenden farbigen Kreislinien kennzeichnen die Bodenkontaktzeiten der Füße; *schwarz:* ipsilateral, *grau:* kontralateral. *ra:* M. rectus abdominis, *oi:* M. obliquus internus, *oe:* M. obliquus externus, *mf:* M. multifidus, *lo:* M. longissimus thoracis

2.3 Pathophysiologie

2.3.1 Interaktion zwischen passivem und aktivem System sowie motorischer Kontrolle bei Rückenschmerz

Neben der Klassifizierung des Rückenschmerzes nach seinem zeitlichen Auftreten als akut, subakut und chronisch wird er auch in eine **spezifische** und eine **unspezifische (nichtspezifische) Form** eingeteilt (► Kap. 8; s. auch [23]). Eine wesentliche Unterscheidung zwischen diesen beiden Formen beruht darauf, dass der spezifische Rückenschmerz in der Regel pathoanatomisch begründbar ist, der unspezifische jedoch nicht und insofern letztlich eine Ausschlussdiagnose ist. Bereits in den 1930er Jahren wurden Resultate publiziert, die eine Korrelation zwischen Bandscheibenprolaps und Rückschmerz herstellten [10]. Diese Resultate haben viele Jahre die ärztliche Sicht geprägt. Neuere Resultate zeigen jedoch, dass **nur bei ≤15 %** der Patienten der Rückenschmerz als **spezifisch** klassifiziert werden kann, beim überwiegenden Teil der Patienten wird also ein unspezifischer Rückenschmerz diagnostiziert. Bei unter 10 % dieser Patienten kommt es zu einer **Chronifizierung der Rückenbeschwerden**. Davon spricht man ab einer Dauer von 12 Wochen, in denen die Rückenschmerzen entweder dauerhaft oder immer wiederkehrend auftreten. 30–50 % der Personen, die radiologisch ausgeprägte Protrusionen im Spinalkanal zeigen, geben in der Anamnese keine Rückenbeschwerden an. Wesentliche Mechanismen, die zu akutem und chronisch-unspezifischem Rückenschmerz führen können, gehören demnach zur funktionellen Ebene.

Es gibt bisher nur wenige Ergebnisse, die eindeutig belegen, welche Mechanismen der funktionellen Ebene bei akutem und chronisch-unspezifischem Rückenschmerz gestört sind. Ein Teil der Studien kann zeigen, dass die 3 Komponenten, die zur Stabilisierung der Wirbelsäule beitragen, d. h. das passive und aktive System sowie die dazugehörigen motorischen Kontrollsysteme, Dysfunktionen aufweisen. So stellte Panjabi [12] dar, dass die zunehmende Schädigung und Degeneration von Strukturen, die die Wirbelsäule stabilisieren, mit **Größenveränderungen der neutralen Zone** einhergeht. Er leitete daraus die **Instabilitätshypothese** ab. In einer späteren Publikation fokussierte Panjabi [13] die Aufmerksamkeit auf **»Subfailure-Schäden«** der Bänder der Wirbelsäule, der Bandscheiben sowie der Facettengelenkkapseln, die durch ein Einzeltrauma oder durch kumulative Mikrotraumen ausgelöst werden können. Die in diesen Strukturen befindlichen Mechanorezeptoren werden durch die Beanspruchung in ihrer Funktion gestört und führen durch die veränderten Afferenzen zur Fehlinformation der motorischen Kontrollsysteme; diese bewirken dadurch eine Veränderung der Ansteuerung des aktiven Systems, also der beteiligten Muskeln. Diese **Dysfunktion in der Muskelansteuerung** äußert sich in veränderten Muskelaktivitätsamplituden und Muskelkoordinationsmustern (s. auch ► Abschn. 2.3.2), die Fehlbeanspruchungen des stabilisierenden Systems der Wirbelsäule verursachen können. Die durch anhaltende Fehlbeanspruchungen ausgelösten Entzündungsprozesse und die eher schlechten Heilungstendenzen der traumatisierten Bänder, Bandscheiben und Gelenkkapseln können die Entwicklung von Schmerzsyndromen und deren Chronifizierung fördern, so vermutet der Autor. Hinweise für ein propriozeptives Defizit liefern auch Untersuchungen zur Rumpfpositionierung und zum Rumpfbewegungssinn.

Weitere pathogenetische Ansätze zur Entstehung von Rückenschmerz gehen ebenfalls von Änderungen muskulärer Aktivierungsprozesse aus, so das »**Pain-spasm-pain-Modell**« und das »**Pain-adaptation-Model**«. Ersteres Modell postuliert, dass eine akute Läsion im Wirbelsäulenbereich häufig von einer starken Kontraktion der umgebenden Muskulatur begleitet wird, die dann zu einer lokalen Minderdurchblutung der Muskulatur mit weiterer und zum Teil verstärkter Reizung von Schmerzrezeptoren führt. Das »Pain-adaptation Modell« besagt, dass Afferenzen von Schmerzrezeptoren, die spinal über Interneurone auf α-Motoneurone umgeschaltet werden, durch zentralnervöse Einflüsse, einschließlich solcher des Kortex, zu modulieren sind. Dadurch kann die Aktivität agonistischer Muskulatur bei Schmerz reduziert werden und die antagonistischer Muskulatur zunehmen. Dies bedeutet biomechanisch eine Verringerung der Bewegung im Wirbelsäulenbereich, die zu einer Verminderung der Reizung der peripheren Schmerzrezeptoren und damit des Schmerzes führt (s. auch ▶ Abschn. 2.3.2). Auf die im Rahmen der Chronifizierung des Rückenschmerzes wichtigen peripheren und spinalen Mechanismen sowie deren zerebrale Beeinflussung wird an anderer Stelle im Detail eingegangen (▶ Kap. 3, 4, 6).

2.3.2 Funktion der Rumpfmuskulatur bei Patienten mit akutem und chronischem Rückenschmerz

Biomechanische Überbeanspruchungen der Wirbelsäule (▶ Abschn. 2.3.1) bewirken in der Regel akut auftretende Schmerzereignisse, die reflektorisch zu einer Erhöhung des muskulären Tonus führen, um die Beweglichkeit des betroffenen Gebiets zu verringern und so weitere Schädigungen zu vermeiden. Bei Fortbestehen dieser Situation entstehen zusätzlich durch den lokal verminderten Perfusionsdruck bedingte Sauerstoffmangelzustände. Der daraus resultierende muskuläre Hartspann ist ebenfalls schmerzhaft (»pain-spasm-pain mechanism«, ▶ Abschn. 2.3.1). Ein weiterer pathogenetischer Weg (»pain-adaptation mechanism«, ▶ Abschn. 2.3.1) kann zu einer deutlichen Verschiebung der Aktivitätsrelationen zwischen agonistischer und antagonistischer Muskulatur im Rumpfbereich führen. Demzufolge ist bei allen genannten Mechanismen aufgrund des **Schmerzes** die **reguläre Funktionalität aufgehoben**, die durch eine tonische Anspannung der Muskulatur im betroffenen Gebiet gekennzeichnet ist [19].

Die eingangs erwähnten **biomechanischen Überlastungssituationen** sind immer **individuell** zu verstehen und somit nicht an definierte Einwirkungsintensitäten gekoppelt. Oft kommt es dabei vor, dass im Vergleich geringe Intensitäten erhebliche Schmerzen auslösen. Wenn das der Fall ist, kann auch das muskuläre System die Ursache für eine verringerte physiologische Reserve sein – entweder aufgrund einer mittlerweile vorhandenen generellen **Dekonditionierung** oder beispielsweise wegen temporärer **Verringerungen der muskulären Leistungsfähigkeit** – also **Ermüdungsphänomenen** –, die durch Zwangshaltungen ausgelöst wurden. Daneben müssen bei überstarken Schmerzreaktionen auch Sensibilisierungsmechanismen der Schmerzverarbeitung berücksichtigt werden (▶ Kap. 3). Weiterhin konnte beobachtet werden, dass zusätzlich zum bisher Gesagten bei akuten Rückenschmerzen bereits in Erwartung auftretender Schmerzen der reguläre **Aktivitätsverlauf von Rückenmuskeln beim Gehen deutlich variabler** ist als ohne Schmerzen [9]. Das weist auf eine akute Beeinträchtigung der motorischen Ansteuerung hin, die wiederum zu biomechanischen Fehlbelastungssituationen führen kann und somit potenziell die Schmerzen verstärkt. Möglicherweise sind **Veränderungen der motorischen Regulation**, die die Personen für die Entstehung von Rückenschmerzen prädestinieren, auch **bereits vor dem akuten Schmerzereignis** vorhanden.

Chronische schmerzbedingte Beeinträchtigungen der Rumpfmuskelfunktion betreffen vor allem 2 Ebenen der muskulären Funktionalität: Störungen der **Kraftleistungsfähigkeit** und Störungen der **muskulären Koordination**, die sowohl die intermuskuläre Ebene als auch die intramuskuläre Ebene betreffen können [19]. Das heißt, es können im Einzelfall entweder die Kraftleistungsfähigkeit, die muskuläre Koordination oder Kombinationen mit unterschiedlicher Ausprägung der beiden Störungsebenen auftreten. Das erschwert die individuelle Diagnostik nicht unerheblich, denn aus naheliegenden Gründen können in der überwiegenden Zahl der Fälle nicht alle Ebenen der muskulären Leistungsfähigkeit untersucht werden, um das spezifische Problem zu extrahieren. Das ist einer der wesentlichen Gründe für die diagnostischen Schwierigkeiten bei Rückenschmerzen, die oft in einen unvermeidlich erscheinenden Ablauf münden. Dieser Ablauf führt, beginnend mit multiplen Arztbesuchen, aufgrund der diagnostischen Leere zu einem therapeutischen Aktionismus und daraus resultierender psychischer Belastung der Patienten mit der Endstufe des therapeutischen Nihilismus.

Der Schwerpunkt der Störungen scheint sich im Bereich der koordinativen Funktion identifizieren zu lassen; deren diagnostischer Zugang gestaltet sich aber deutlich schwieriger als der der Identifikation der Kraftleistungsfähigkeit. Zur Analyse der koordinativen Funktionen ist der Einsatz des EMG meistens unerlässlich. Als einer der Hauptbefunde konnte nachgewiesen werden, dass die bereits erwähnte (▶ Abschn. 2.2.1; ▶ Abschn. 2.2.2) präpara-

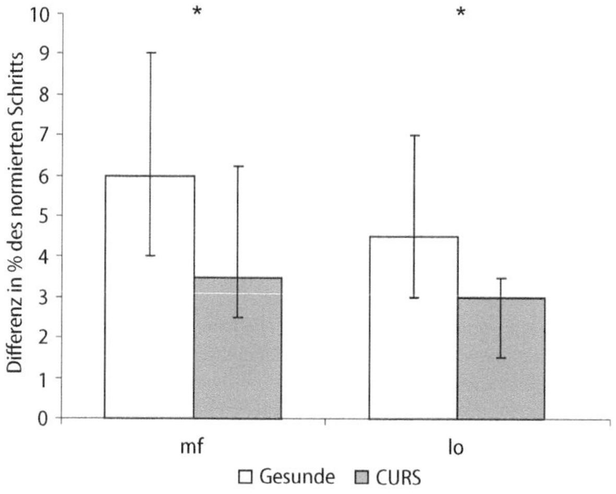

Abb. 2.9 Ausmaß der Änderung (Median ± Quartilabstände) des beim Gehen im EMG beobachtbaren Amplitudengipfels zum kontralateralen Fersenaufsatz von 2 km/h auf 6 km/h. *mf:* M. multifidus, *lo:* M. longissimus thoracis

torische Aktivierung der tiefen Bauchmuskeln bei chronischen Rückenschmerzpatienten vermindert bis aufgehoben ist [4]. Die Störung der intramuskulären Koordination zeigt sich unter anderem in einer beeinträchtigten Anpassung an veränderte äußere Bedingungen, so für die Rückenmuskeln: Die bei Gesunden beobachtete Vorverlagerung der beim Gehen erfolgten Amplitudenspitze zum kontralateralen Fersenaufsatz findet bei Patienten mit chronischen Rückenschmerzen in deutlich geringerem Ausmaß statt (Abb. 2.9).

Patienten mit akutem und chronisch-unspezifischem Rückenschmerz zeigen Dysfunktionen in der Ansteuerung der wirbelsäulenstabilisierenden Muskulatur. Es gibt Hinweise, dass bei Personen mit akutem Rückenschmerz diese Veränderungen bereits vor dem akuten Ereignis vorhanden sind.

2.3.3 Nackenschmerz

Der Nackenschmerz wird in der gültigen Leitlinie [21] als solcher definiert, wenn sich der **Schmerz in einer Region** befindet, die folgendermaßen markiert wird:

- **kranial** durch die Linea nuchalis superior (Knochenleiste am äußeren Hinterhaupt),
- **kaudal** durch den 1. Wirbelkörper der BWS und
- **lateral** durch die schultergelenknahen Ansätze des M. trapezius.

Wie beim Rückenschmerz wird eine **spezifische von einer unspezifischen Form** unterschieden, ebenso wie eine Klassifizierung nach seinem zeitlichen Auftreten in **akut, subakut** und **chronisch** erfolgt (s. auch ▶ Abschn. 2.3.1). Die **ätiopathogenetische Differenzierung** des Nackenschmerzes ist wie beim Rückenschmerz in der Regel problematisch. Objektive Verfahren wie solche aus der Radiologie, Elektrophysiologie oder Biomechanik können meistens die Ursachen und die Entstehung des Nackenschmerzes nicht sicher aufklären. Parallelitäten zwischen Rücken- und Nackenschmerz ergeben sich auch bei den jährlichen Kosten, die in den entwickelten Industrieländern sehr hoch sind.

Wie beim Rückenschmerz gibt es **verschiedene psychosoziale Einflussfaktoren,** die eine Chronifizierung von Nackenschmerzen fördern. Hierzu zählen Depressivität, Ängstlichkeit, vermindertes Selbstwertgefühl, ungünstige Bewältigungsstrategien (z. B. »Katastrophisieren«) sowie belastende Probleme in Familie und Beruf.

Ein wichtiger Teil von HWS-Beschwerden wird mit den Folgen von **Beschleunigungstraumata** in Verbindung gebracht [22], so beim Aufprall eines von hinten kommenden Fahrzeugs auf das Heck eines Vorderfahrzeugs. Der Hauptanteil der daraus resultierenden Beschwerden ist entsprechend der klinischen Klassifikation als leicht- bis mittelgradig einzuordnen. Da bei derartigen Syndromen auch versicherungsrechtliche Aspekte zu berücksichtigen sind, die erhebliche Kosten verursachen können, wurde immer wieder versucht, diese Kosten durch ein verbessertes Verständnis der Pathogenese des Beschleunigungstraumas zu senken. Dies ist bisher nicht gelungen. Die bereits 1964 auf der Grundlage von tierexperimentellen Untersuchungen aufgestellte **Theorie zur Hyperextension der HWS** [10], mit der bei einem Heckaufprall Schädigungen von Strukturen des Halses erklärt werden, wurde später modifiziert. Aber auch nach dieser Modifikation war und ist das pathogenetische Konzept nicht unstrittig. Es wird heute davon ausgegangen, dass kurz nach dem Heckaufprall (in den ersten 50 ms) der Kopf der betroffenen Person im angestoßenen Fahrzeug eine **Translationsbewegung** ausführt. Danach kommt es im Zeitbereich 50–75 ms zu einer **S-förmigen HWS-Verformung mit lokaler Extension der unteren HWS und kompensatorischer Flexion der oberen HWS.** In-vitro-Untersuchungen (ohne Berücksichtigung der komplexen Funktionen stabilisierender Muskeln) zeigten, dass 75 ms nach dem Fahrzeugaufprall maximale Extensionswerte in den unteren Abschnitten der HWS auftreten, die bei Überschreitung physiologischer Grenzwerte zu HWS-Läsionen führen können. Eine maximale Rückverlagerung des Kopfs wurde jedoch erst ca. 100 ms nach dem Aufprall beschrieben [14]. Weiterhin wird davon ausgegangen, dass eine Änderung der Geschwindigkeit von 10 km/h oder weniger beim betroffenen Fahrzeug in der Regel nicht ausreicht, um eine HWS-Verletzung zu bewirken. Das bedeutet, dass nur bei einem Aufprall ab einer bestimmten Stärke eine HWS-Verletzung wahrscheinlich wird und dass diese bereits in der Phase der S-förmigen HWS-Verformung mit lokaler Extension der unteren HWS und kompensatorischer Flexion der oberen HWS auftritt und nicht erst nach 100 ms während der maximalen Rückverlagerung des Kopfs. Gefährdet für Verletzungen sind demnach insbesondere die unteren Abschnitte der HWS.

Literatur

1. Anders C, Wenzel B, Scholle HC (2008) Activation characteristics of trunk muscles during cyclic upper body perturbations caused by an oscillating pole. Arch Phys Med Rehabil 89:1314–1322
2. Berlit P (2006) Klinische Neurologie, 2. Aufl. Springer, Berlin, S 459
3. Comerford MJ, Mottram SL (2001) Movement and stability dysfunction – contemporary developments. Man Ther 6:15–26
4. Hodges PW, Richardson CA (1996) Inefficient muscular stabilization of the lumbar spine associated with low back pain. A motor control evaluation of transversus abdominis. Spine 21:2640–2650
5. Hodges PW, Cresswell A, Thorstensson A (1999) Preparatory trunk motion accompanies rapid upper limb movement. Exp Brain Res 124:69–79
6. Hodges P, Kaigle Holm A, Holm S, Ekstrom L, Cresswell A, Hansson T, Thorstensson A (2003) Intervertebral stiffness of the spine is increased by evoked contraction of transversus abdominis and the diaphragm: in vivo porcine studies. Spine 28:2594–2601
7. Hoffer JA, Andreassen S (1981) Regulation of soleus muscle stiffness in premammillary cats: intrinsic and reflex components. J Neurophysiol 45:267–285
8. Hosten N, Liebig T (2006) Computertomographie von Kopf und Wirbelsäule, 2. Aufl. Thieme, Stuttgart, S 295–302
9. Lamoth CJ, Daffertshofer A, Meijer OG, Lorimer Moseley G, Wuisman PI, Beek PJ (2004) Effects of experimentally induced pain and fear of pain on trunk coordination and back muscle activity during walking. Clin Biomech (Bristol, Avon) 19:551–563
10. Mixter WJ, Barr JS (1934) Rapture of the intervertebral disc with involvement of the spinal canal. N Engl J Med 211:210–218
11. Panjabi MM (1992a) The stabilizing system of the spine. Part I. Function, dysfunction, adaptation, and enhancement. J Spinal Disord 5:383–389
12. Panjabi MM (1992b) The stabilizing system of the spine. Part II. Neutral zone and instability hypothesis. J Spinal Disord 5:390–396
13. Panjabi MM (2006) A hypothesis of chronic back pain: ligament subfailure injuries lead to muscle control dysfunction. Eur Spine J 15:668–676
14. Panjabi MM, Cholewicki J, Nibu K, Grauer JN, Babat LB, Dvorak J, Bär HF (1998) Biomechanik des Beschleunigungstraumas. Orthopäde 27:813–819
15. Ross JS (2006) Vertebral column, Discs and paraspinal muscle. In: Harnsberger HR, Osborne AG, Ross JS, MacDonald A (Hrsg) Diagnostic and surgical imaging anatomy – brain, head and neck, spine, chapter III. Lippincott Williams & Wilkins, Salt Lake City, Utah
16. Schiebler TH, Schmidt W, Zilles K (1995) Anatomie, 6. Aufl. Springer, Berlin, Heidelberg, New York, S 235–241
17. Schilling N, Arnold D, Wagner H, Fischer MS (2005) Evolutionary aspects and muscular properties of the trunk – Implications for human low back pain. Pathophysiology 12:233–242
18. Solomonow M, Zhou BH, Harris M, Lu Y, Baratta RV (1998) The ligamento-muscular stabilizing system of the spine. Spine 23:2552–2562
19. van Dieen JH, Selen LP, Cholewicki J (2003) Trunk muscle activation in low-back pain patients, an analysis of the literature. J Electromyogr Kinesiol 13:333–351
20. Wagner H, Puta C, Anders C, Petrovitch A, Schilling N, Scholle HC (2009) Chronischer unspezifischer Rückenschmerz – Von der Funktionsmorphologie zur Prävention. Manuelle Medizin 47: 39–51
21. Arbeitsgemeinschaft der Wissenschaftlichen Medizinischen Fachgesellschaften (AWMF) (2014) Leitlinie Nackenschmerzen. http://www.awmf.org/leitlinien/detail/ll/053-007.html. Zugegriffen: 3. Juni 2015
22. Arbeitsgemeinschaft der Wissenschaftlichen Medizinischen Fachgesellschaften (AWMF) (2015) Leitlinie Beschleunigungstrauma der Halswirbelsäule. http://www.awmf.org/leitlinien/detail/ll/030-095.html. Zugegriffen: 3. Juni 2015
23. Bundesärztekammer, Kassenärztliche Vereinigung, AWMF (2010) Nationale Versorgungsleitlinie Kreuzschmerz. http://www.leitlinien.de/nvl/kreuzschmerz. Zugegriffen: 3. Juni 2015

3.1.6 Chronischer Schmerz als eigene Entität

Die veränderte Genexpression der Phase 3 bildet die neurobiologische Basis für das Konzept, nach dem das nozizeptive System beim chronischen Schmerz andere Eigenschaften aufweist als beim Akutschmerz.

Aus entzündetem Gewebe wird vermehrt Nervenwachstumsfaktor (NGF) zum Spinalganglion retrograd-axonal transportiert. Hierdurch werden beim chronischen Entzündungsschmerz Substanz P, »calcitonin-gene-related peptide« (CGRP), der Capsaicinrezeptor TRPV1 und der Natriumkanal NaV1.8 hochreguliert, während sie beim chronischen neuropathischen Schmerz herunterreguliert sind, da der axonale Transport von NGF dort vermindert ist [68]. Beim neuropathischen Schmerz kommt es gleichzeitig zur Hochregulation eines anderen Natriumkanals (NaV1.3). Diese Veränderung der Natriumkanalexpression (weniger NaV1.8, mehr NaV1.3) führt nach Nervenverletzungen zu Spontanaktivität und gesteigerten Entladungsraten [63].

Spontane Generierung von Aktionspotenzialen in einem Neurom oder im Spinalganglion ist ein zentrales pathophysiologisches Konzept beim peripheren neuropathischen Schmerz [50]. Beim seltenen Krankheitsbild der Erythromelalgie wurde eine solche Spontanaktivität mittels Mikroneurografie nachgewiesen [34], ebenso beim Phantomschmerz mittels Einzelzellableitungen aus dem Thalamus [28]. Wenn diese Spontanaktivität auf einer veränderten Expression von Ionenkanälen beruht, benötigt sie möglicherweise eine Pharmakotherapie mit speziell hierfür entwickelten Kanalblockern [11]. Leider ist der Nachweis der Spontanaktivität im klinischen Alltag nicht möglich, da weder periphere Mikroneurografie noch Einzelzellableitungen aus dem Thalamus infrage kommen.

Chronischer Schmerz (Phantom-, Rückenschmerz) verändert die Repräsentation des betroffenen Körperteils im primären somatosensorischen Kortex [14, 15]. Das Ausmaß der kortikalen Reorganisation korreliert mit der Schmerzstärke [25]. Eine Reorganisation der rezeptiven Felder findet man auch im Thalamus [28]: Dort ist die Stumpfregion nach Amputationen überrepräsentiert. Diese Veränderungen der Somatotopie im ZNS wurden ursprünglich als spezifisch für den chronischen Schmerz angesehen; sie haben sich aber als Korrelate des schnellen somatosensorischen Lernens herausgestellt (▶ Abschn. 3.1.7).

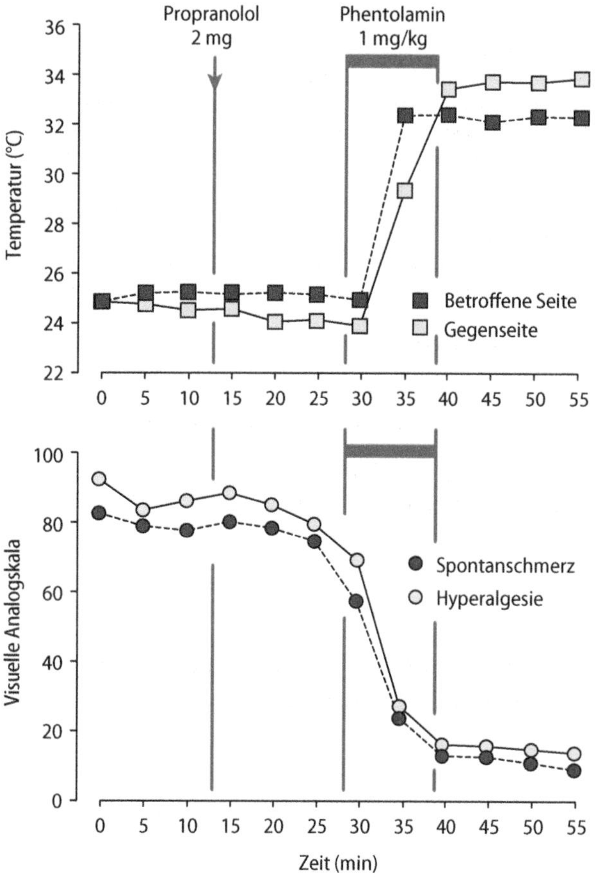

Abb. 3.2 Modulierbarkeit der Hyperalgesie beim chronischen Schmerz: Bei einer 40-jährigen Patientin mit komplexem regionalem Schmerzsyndrom vom Typ 1 (CRPS I) im rechten Bein wurde 1 mg/kgKG Phentolamin als Kurzinfusion über eine Armvene appliziert. Oben: Temperaturerhöhung in beiden Beinen aufgrund von Vasokonstriktorblockade durch den α-adrenergen Antagonisten. Unten: simultane Reduktion von Spontanschmerz und mechanischer Hyperalgesie um 75 %. (Aus Treede [53])

3.1.7 Chronischer Schmerz als persistierender Akutschmerz

Es besteht Konsens, dass chronischer Schmerz auf der Basis der Mechanismen der Signalverarbeitung kurzer phasischer Schmerzreize (Phase 1) nicht erklärbar ist. Wenn man jedoch die akute Plastizität des nozizeptiven Systems einbezieht (Phase 2), besteht die Möglichkeit, auch eine veränderte Schmerzempfindlichkeit (z. B. Allodynie) beim chronischen Schmerz zu erklären, ohne eigenständige neue Mechanismen (Phase 3) postulieren zu müssen. Der chronische Schmerz wäre dann zumindest teilweise ein persistierender Akutschmerz.

Wenn diese Hypothese stimmt, sollte sich die Hyperalgesie oder Allodynie schnell zurückbilden, sobald ein afferentes Eingangssignal aus der Peripherie, das die zentrale

Sensibilisierung dynamisch unterhält, eliminiert wird [26]. ◘ Abb. 3.2 zeigt ein solches Beispiel, in dem Schmerz und mechanische Hyperalgesie durch eine Sympathikusblockade mittels eines α-adrenergen Antagonisten zeitgleich gehemmt werden konnten [53]. Auch die Allodynie nach peripheren Nervenläsionen ließ sich in einigen Fällen durch gezielte diagnostische Nervenblockaden aufheben [19].

Von der Möglichkeit, mit diagnostischen Nervenblockaden die Quelle der Spontanaktivität einzugrenzen, wird wenig Gebrauch gemacht, da sich die entsprechende Blockadetechnik oft nicht zur dauerhaften Behandlung eignet. Sie bietet aber die Gelegenheit zu mechanismenbasierter Diagnostik beim neuropathischen Schmerz.

Die Reorganisation der somatotopischen Repräsentation im primären somatosensorischen Kortex ist mit Verfahren der klinischen Neurophysiologie gut erfassbar (▶ Abschn. 3.1.6). Nach Amputationen ist diese Reorganisation schon 10 Tage nach der Operation nachweisbar [64]. Experimentelle Lokalanästhesie führt sogar schon innerhalb von Minuten zu einer kortikalen Reorganisation [62]. Umgekehrt ist die kortikale Reorganisation beim Phantomschmerz unter Lokalanästhesie reversibel, sofern diese den Schmerz reduziert hatte [4]. Es handelt sich hierbei also vermutlich eher um die akute Reorganisation des somatosensorischen Systems im Zusammenhang mit Lernprozessen [8].

Ein weiteres Beispiel, das in diesem Zusammenhang gern diskutiert wird, ist die chirurgische Behandlung der chronischen Arthrose durch eine Endoprothese. Hier soll es durch die Operation trotz lange bestehender Schmerzsymptomatik zu einer sofortigen Schmerzlinderung kommen, sobald die postoperative analgetische Behandlung abgeschlossen ist. Leider liegen keine empirischen Daten vor, wie schnell der Gelenkschmerz nach einer Endoprothese gebessert ist; der Eingriff als solcher macht eine über mehrere Tage gehende, intensive Akutschmerztherapie erforderlich [62].

3.1.8 Konsequenzen für die praktische Schmerztherapie

Der Verlust der Warnfunktion des chronischen Schmerzes wird zwar in allen Konzepten zur Schmerzchronifizierung betont, ist jedoch nicht empirisch prüfbar und kann daher nicht als neurobiologisches Kriterium für das Vorliegen chronischer Schmerzen eingesetzt werden. Das Konzept, dass Schmerzmechanismen in 3 statt in 2 Phasen eingeteilt werden können, eröffnet aber die Möglichkeit, dass chronischer Schmerz auf einer chronisch persistierenden Plastizität des nozizeptiven Systems (Phase 2) beruhen kann, ohne dass eine potenziell irreversible Veränderung der Genexpression (Phase 3) postuliert werden muss. Der klinische Phänotyp gibt nach gegenwärtigem Kenntnisstand keine Auskunft darüber, welche Klasse von Mechanismen in einem gegebenen Fall vorliegt. Als diagnostische Maßnahme bietet sich an, die Reversibilität der Symptomatik zu prüfen. Hierzu kann die diagnostische Lokalanästhesie eingesetzt werden oder kurze Infusionstests.

Dynamische taktile Allodynie und mechanische Hyperalgesie sind Zeichen einer zentralen Sensibilisierung. Sie treten als Folge sowohl der akuten Modulation (Phase 2) als auch der länger dauernden Modifikation (Phase 3) des nozizeptiven Systems auf. Eine Reorganisation der Somatotopie im primären somatosensorischen Kortex gibt es beim chronischen Schmerz ebenso wie auch bei kurz dauernden Modulationen des nozizeptiven Eingangssignals.

Beim chronisch persistierenden Akutschmerz (Phase 2) geht man davon aus, dass dieser Zustand durch ein persistierendes nozizeptives Eingangssignal zum Rückenmark aufrechterhalten wird. Dieses Konzept eines spontanaktiven Fokus im nozizeptiven System kann durch diagnostische Nervenblockaden und durch Infusionstests klinisch überprüft werden. Eine solche mechanismenbasierte Diagnostik ist ein wichtiger Meilenstein zu einer mechanismenbasierten Schmerztherapie.

3.2 Schmerzgedächtnis

3.2.1 Einleitung

Der Begriff Schmerzgedächtnis kann mehrere Prozesse beschreiben, die jeweils klinisch relevant sind. Episodisches Gedächtnis bezieht sich auf das bewusste Erinnern selbst erlebter Schmerzen. Da diese Erinnerung ungenau ist, werden Schmerztagebücher »online« geführt. Neben dieser expliziten Form von Schmerzgedächtnis gibt es mehrere Formen des impliziten Gedächtnisses, die beim chronischen Schmerz relevant sind: Assoziatives Gedächtnis in Form von klassischer oder operanter Konditionierung ist an der Chronifizierung von Schmerz beteiligt und wird umgekehrt auch zur Behandlung chronischer Schmerzen eingesetzt. Nichtassoziatives Schmerzgedächtnis in Form von Sensibilisierung ist eine fundamentale Eigenart des nozizeptiven Systems.

Die Sensibilisierung der peripheren nozizeptiven Nervenendigungen erfolgt nach jeder Verletzung; die daraus resultierende Hyperalgesie gegen Hitzereize trägt zum akuten Entzündungsschmerz bei. Schon im Rahmen des Akutschmerzes kommt es auch zu einer zentralen Sensibilisierung der synaptischen Übertragung und in deren Folge zur Hyperalgesie gegen mechanische Reize. Die zentrale Sensibilisierung ist beim chronischen Schmerz besonders ausgeprägt.

3.2.2 Gibt es ein Schmerzgedächtnis?

Die phylogenetisch ältesten Formen von Lernen und Gedächtnis sind vermutlich mit dem Geruchssinn und dem Schmerzsinn verbunden. Olfaktorische Reize steuern einen Großteil des Appetenzverhaltens (z. B. bei Nahrungs- oder Partnersuche), während die Detektion noxischer Reize eine wichtige Steuerungsfunktion für Vermeidungsverhalten besitzt. Lernprozesse für beide Reizarten kann man bereits bei wirbellosen Tieren nachweisen [18, 42, 67]. Viele der klassischen Lernparadigmen zu Sensibilisierung oder zu emotionaler Konditionierung arbeiten mit noxischen Reizen als unkonditioniertem aversivem Reiz [39]. Gedächtnisforschung und Schmerzforschung bearbeiten also stark überlappende Themen, aber diese thematische Nähe wird nur selten explizit benannt [43, 51, 56, 69].

Lernen und Gedächtnis können nach der Zeitdauer in **Kurzzeit-** und **Langzeitgedächtnis** unterteilt werden (primäres und sekundäres Gedächtnis) und nach Inhalten und Mechanismen in **explizites** und **implizites Gedächtnis**. Explizites Gedächtnis wird auch als deklaratives Gedächtnis bezeichnet. Die Inhalte sind verbal beschreibbar und werden bewusst verarbeitet. Implizites Gedächtnis wird auch als nichtdeklaratives Gedächtnis bezeichnet. Hierbei geht es um unbewusstes, gelerntes Verhalten. Die Inhalte können aus einfachen Reflexen oder komplexen Verhaltensmustern bestehen.

Mit dem Begriff Schmerzgedächtnis wird oft die Vorstellung verbunden, dass es sich um implizites Gedächtnis für Schmerzverhalten handelt und dass dieses Gedächtnis beim chronischen Schmerz irreversibel konsolidiert sei. Die nachfolgenden Abschnitte sollen erläutern, dass dies eine zu enge Sicht auf das Schmerzgedächtnis darstellt. Gedächtnisprozesse sind an vielen Mechanismen des chronischen und akuten Schmerzes beteiligt.

3.2.3 Explizites, deklaratives Gedächtnis

Das explizite Gedächtnis wird unterteilt in semantisches Gedächtnis für Fakten (Wissensgedächtnis) und episodisches Gedächtnis für Ereignisse (u. a. autobiografisches Gedächtnis). Beide Gedächtnisarten spielen eine Rolle in der praktischen Schmerztherapie.

Inhalte des **semantischen Gedächtnisses** beeinflussen das Arzt-Patient-Verhältnis: Arzt und Patient besitzen jeweils eigene Vorstellungen über mögliche Schmerzmechanismen; dieses Vorwissen spielt eine Rolle bei der Anamnese, beim Untersuchungsgang und sogar für den Therapieerfolg [20, 66].

Eine zweite Form des expliziten Gedächtnisses ist das **episodische Gedächtnis** für Ereignisse. Hierzu gehört insbesondere auch das autobiografische Gedächtnis für selbst erlebte Schmerzen. Die Erhebung einer Anamnese setzt voraus, dass die Patienten sich hinreichend genau erinnern können. Gerade für die Schmerzqualitäten und ihre affektive Komponente wird jedoch allgemein angenommen, dass diese nur sehr ungenau erinnert werden [9].

Empirische Studien zum episodischen Schmerzgedächtnis haben sich auf die Erinnerung an die Intensität vergangener Schmerzen konzentriert; sie zeigten Ungenauigkeiten von ca. 10–20 %. Wenn Patienten am Ende einer prospektiven Studie die Schmerzlinderung einschätzen sollen, überschätzen sie diese häufig im Vergleich zur aus den Schmerztagebüchern berechneten Schmerzlinderung [10]. Unklar ist jedoch, ob diese Ungenauigkeit im Erinnerungsvermögen an Schmerzen größer ist als für andere Gedächtnisinhalte. Hier sind vergleichende Studien nötig. Pragmatisch setzt man heute Schmerztagebücher ein, in die tägliche Eintragungen vorzunehmen sind (teilweise auch elektronisch), und fragt zusätzlich am Ende der klinischen Studie (oder beim nächsten Besuch in der Praxis) noch nach der retrospektiven Einschätzung der Schmerzlinderung.

Vom expliziten Gedächtnis ist bekannt, dass dessen Inhalte schnell verblassen, wenn sie nicht durch Wiederholungen konsolidiert werden. Auch das Langzeitgedächtnis ist nicht resistent gegen das Vergessen, und nur wenige Inhalte gehen in das permanente Gedächtnis über (tertiäres Gedächtnis); hierzu gehört z. B. der eigene Name. Nicht alle Gedächtnisinhalte sind dem unmittelbaren Zugriff zugänglich. Wenn ein Gedächtnisinhalt aktuell nicht abgerufen werden kann, ist möglicherweise nur der Prozess des Erinnerns gestört. Mittels welcher Mechanismen Gedächtnisinhalte abgerufen werden, ist weniger gut untersucht als die Mechanismen des Lernens.

3.2.4 Implizites Gedächtnis: assoziatives Lernen

Zum assoziativen impliziten Gedächtnis gehören die klassische Konditionierung und die operante Konditionierung [22]. Beim assoziativen Lernen geht es um den Zusammenhang zwischen 2 Reizen (klassische Konditionierung nach Pawlow) oder zwischen einem Reiz und einem Verhalten (operationale Konditionierung nach Skinner). Beide Formen des assoziativen Lernens tragen zum chronischen Rückenschmerz bei [58].

Durch **klassische Konditionierung** können verschiedenartige Ereignisse von einem neutralen Reiz in einen konditionierten Schmerzreiz transformiert werden, wenn sie häufig mit einem nachfolgenden Schmerzerlebnis (unkonditionierter Reiz) gepaart auftreten. Dies gilt z. B. für Bewegungsmuster und nachfolgenden Rückenschmerz, aber auch für komplexe Reizsituationen oder sogar für Gedanken und Vorstellungen [12, 47]. Die Assoziation kann aufgehoben werden, wenn der ursprünglich neutrale Reiz häufig ohne nachfolgenden Schmerz erlebt wird. Diese Situation herzustellen ist eines der Ziele der aktivierenden Schmerztherapie.

Durch **operante Konditionierung** können Verhaltensmuster verstärkt werden, wenn ihnen regelmäßig eine Belohnung folgt. Dies gilt auch für das Erlernen funktionell ungünstiger Verhaltensmuster beim chronischen Schmerz: Einnahme von Medikamenten nach Bedarf und körperliche Schonung werden durch Schmerzlinderung belohnt, das Äußern von Beschwerden durch verstärkte Zuwendung der Angehörigen. Verhaltenstherapeutische Ansätze versuchen, diesen Lernprozess durch Umlernen zu durchbrechen, indem die positiven Verstärker für Schmerzverhalten entzogen und positive Verstärker für anderes Verhalten (z. B. körperliche Aktivität) aufgebaut werden [58].

Ein Spezialfall der klassischen Konditionierung ist die Furchtkonditionierung, bei der ein neutraler Sinnesreiz (z. B. ein Ton) mit einem aversiven Reiz gekoppelt wird (in Tierexperimenten meist ein elektrischer Reiz) und dann als konditionierter Reiz zu einer Schreckstarre führt (»freezing response«). Bei dieser Konditionierung spielt die Langzeitpotenzierung der synaptischen Übertragung in den Mandelkernen (laterale Amygdala) eine entscheidende Rolle.

Parallele Experimente auf molekularer Ebene und auf der Verhaltensebene zeigten, dass für die Konsolidierung der Furchtkonditionierung ins Langzeitgedächtnis die Transkription und Translation genetischer Information mit Synthese von mRNA und Proteinen nötig ist [45]. Extinktion der Furchtkonditionierung ist ein aktiver Prozess, bei dem die körpereigenen Endocannabinoide beteiligt sind [30].

Unter den psychosozialen Faktoren, die an der Chronifizierung von Rückenschmerz beteiligt sind, spielt die angstmotivierte Vermeidung von Bewegung und Belastung eine herausragende Rolle (**Fear-avoidance-Modell**). Angstvermeidungsüberzeugungen können mit entsprechenden Fragebögen erfasst werden [36]. Die kognitive Verhaltenstherapie hat das Ziel, die aus dem Angstvermeidungsverhalten resultierende Schmerzverstärkung rückgängig zu machen [60]. Es ist zu hoffen, dass die bisher eher auf den empirischen Sozialwissenschaften basierende Forschung zum Rückenschmerz eine neurobiologische Basis durch analoge Arbeiten zur Furchtkonditionierung erhält.

3.2.5 Implizites Gedächtnis: nichtassoziatives Lernen

Nichtassoziatives Lernen geschieht durch Reizwiederholung. Nach der Dual-process-Theorie der Plastizität werden hierdurch gleichzeitig 2 konkurrierende Prozesse aktiviert: **Habituation** und Sensibilisierung [39]. Habituation ist definiert als Abnahme einer Verhaltensantwort bei wiederholter Reizung. Habituation erfolgt früh im Signalweg, v. a. als Funktion der Anzahl der Reize und der Reizfrequenz. **Sensibilisierung** ist definiert als Zunahme der Verhaltensantwort bei wiederholter Reizung. Sensibilisierung erfolgt später im Signalweg und tritt insbesondere nach neuartiger, starker oder noxischer Reizung auf.

In den meisten sensorischen Systemen sind die Reizantworten selbst bei hoher Reizstärke nur initial für kurze Zeit gesteigert, während nach wenigen Reizwiederholungen die Habituation dominiert [40]. Wenn die Abnahme der Reizantworten bei Reizwiederholung vermindert ausfällt oder ganz fehlt, wird daraus indirekt auf eine Sensibilisierung geschlossen. Berichte über die Sensibilisierung des auditorischen Systems bei Gendefekten im Glyzinrezeptor oder bei Migräne beruhen auf solchen indirekten Schlussfolgerungen [38, 52].

Im nozizeptiven System ist dies anders. Unter experimentellen Bedingungen kann zwar auch hier eine Abnahme der Reizantworten bei Reizwiederholung beobachtet werden [2], nach einer Verletzung kommt es aber zu einer massiven Zunahme der Antworten auf nachfolgende nozizeptive Reize, d. h., die Sensibilisierung dominiert [54]. Dies liegt daran, dass sowohl die Signaltransduktion an den nozizeptiven Nervenendigungen im Gewebe als auch die Übertragungsstärke an den zentralen Synapsen durch akute Plastizität des nozizeptiven Systems leicht gesteigert werden können [7, 68].

Periphere Sensibilisierung der nozizeptiven Nervenendigungen kann man als »peripheres Schmerzgedächtnis« auffassen. Im Unterschied zur zentralen Sensibilisierung beruht sie nicht auf synaptischer Signalübertragung, sondern auf der peripheren Interaktion von Immunsystem und Nervensystem [46]. Wie lange diese Sensibilisierung anhält und ob sie durch wiederholte Verletzungen konsolidiert wird, ist bisher nicht beschrieben.

Zentrale Sensibilisierung der synaptischen Übertragung im Rückenmark ist der Prototyp eines zentralen Schmerzgedächtnisses. Sie wird nicht direkt durch eine periphere Verletzung ausgelöst, sondern indirekt durch die dadurch verursachte Erregung nozizeptiver Afferenzen [27]. Hochfrequente Erregung nozizeptiver Afferenzen

Tab. 3.1 Deutung einiger Schmerzphänomene als Gedächtnisprozesse

Phänomen	Prozess	Struktur	Gedächtnisform
Schmerzangaben in der Anamnese	Episodisches Gedächtnis	Assoziationskortex	Explizit
Schonhaltung	Furchtkonditionierung	Amygdala	Implizit, assoziativ
Hitzehyperalgesie	Periphere Sensibilisierung	Nozizeptive Nervenendigung	Implizit, nichtassoziativ (intrinsische Sensibilisierung)
Mechanische Hyperalgesie Dynamische taktile Allodynie	Zentrale Sensibilisierung Deszendierende Bahnung	Rückenmark Hirnstamm	Implizit, nichtassoziativ (extrinsische Sensibilisierung)
Phantomschmerz	Reorganisation taktiler rezeptiver Felder?	Primärer somatosensorischer Kortex	

durch chemische oder elektrische Reize ohne eine periphere Verletzung führt daher ebenfalls zu einer zentralen Sensibilisierung [24].

> **Nach einem einmaligen Ereignis dauert die zentrale Sensibilisierung ungefähr 24 h [35, 48].**

Die Mechanismen der zentralen Sensibilisierung weisen große Ähnlichkeit mit der Langzeitpotenzierung im Hippocampus auf [43, 56]. Da im Hippocampus auch stabile Formen der Langzeitpotenzierung bekannt sind, die über Monate hinaus anhalten können [1], wird spekuliert, dass das spinale Schmerzgedächtnis auch in eine chronische Form übergehen kann.

In der Gedächtnisforschung wird zwischen intrinsischer und extrinsischer Sensibilisierung unterschieden [39]. Bei der **intrinsischen Sensibilisierung** stammen auslösender Reiz und Testreiz aus derselben Modalität und vom selben Ort. Experimente zur Langzeitpotenzierung in Schnittpräparaten des Rückenmarks entsprechen einer intrinsischen Sensibilisierung. Die **extrinsische Sensibilisierung** wird durch einen Extrareiz ausgelöst, der von einem anderen Ort oder aus einer anderen Modalität stammt als die Testreize. Dies ist bei der sekundären Hyperalgesie in der Umgebung einer Verletzung der Fall [29].

Auch die kortikale Reorganisation der rezeptiven Felder im primären somatosensorischen Kortex beim Phantomschmerz entspricht vermutlich einer extrinsischen Sensibilisierung, denn es wurde experimentell gezeigt, dass die taktilen rezeptiven Felder durch einen nozizeptiven Reiz moduliert werden können [6]. Auf welche Weise Änderungen der taktilen Repräsentation einen chronischen Schmerz auslösen können, ist unbekannt, aber empirisch besteht eine hohe Korrelation zwischen der Stärke des Phantomschmerzes und dem Ausmaß der Reorganisation im primären somatosensorischen Kortex [25].

> **Insgesamt betrachtet, spielt die extrinsische Sensibilisierung als nichtassoziativer Lernmechanismus eine große Rolle beim akuten und chronischen Schmerz.**

3.2.6 Konsequenzen für die praktische Schmerztherapie

Das explizite episodische Gedächtnis für selbst erlebte Schmerzen wird in jeder Anamnese und bei allen Schmerzfragebögen angesprochen (Tab. 3.1). Wegen Ungenauigkeiten in der Erinnerung an vergangene Schmerzen werden sowohl in klinischen Studien als auch in der Praxis Schmerztagebücher eingesetzt, in die täglich Eintragungen der subjektiven Schmerzstärke gemacht werden. Solche Tagebücher stehen auch bereits in elektronischer Form zur Verfügung.

Das **implizite assoziative Schmerzgedächtnis** steht im Mittelpunkt verhaltenstherapeutischer Konzepte zum chronischen Schmerz. Schmerzverhalten kann sowohl durch klassische als auch durch operante Konditionierung im Alltag verstärkt werden. Therapieziel ist die Durchbrechung dieser Konditionierung durch Umlernen. In Analogie zu Tierexperimenten zur Furchtkonditionierung könnte die Extinktion gelernten Schmerzverhaltens in Zukunft evtl. auch pharmakologisch unterstützt werden. Zur Prävention chronischer Schmerzen gehört nach dem Fear-avoidance-Modell die Vermeidung von unerwünschten Kontingenzen (z. B. Medikamenteneinnahme nach Bedarf und Schmerzlinderung, Aufmerksamkeit im sozialen Umfeld nur bei Schmerzäußerung etc.). Auch hier wäre eine medikamentöse Unterstützung vorstellbar, aber als Nebenwirkung muss mit allgemeiner Behinderung von Lernprozessen gerechnet werden.

Zum **impliziten nichtassoziativen Lernen** gehört die Sensibilisierung bei wiederholter Reizung. Sensibilisierung ist im nozizeptiven System besonders ausgeprägt und findet nach jeder banalen Verletzung statt. Die Sensibilisierung der peripheren nozizeptiven Nervenendigungen wird durch Entzündungsmediatoren ausgelöst; die daraus resultierende Hyperalgesie gegen Hitzereize trägt zum akuten Entzündungsschmerz bei. Schon im Rahmen des Akutschmerzes kommt es auch zu einer zentralen Sensibilisierung der synaptischen Übertragung im Rückenmark und in deren Folge zur Hyperalgesie gegen mechanische Reize.

Wenn Sensibilisierung durch einen intervenierenden Reiz ausgelöst wird, der aus einer anderen Modalität oder von einem anderen Ort stammt als die Testreize, spricht man von **extrinsischer Sensibilisierung**. Diese Art der Modulation liegt der dynamischen mechanischen Allodynie und der Reorganisation der rezeptiven Felder im primären somatosensorischen Kortex zugrunde. Zentrale Sensibilisierung und kortikale Reorganisation sind beim chronischen Schmerz anscheinend besonders ausgeprägt.

In Analogie zu anderen Lernprozessen muss man davon ausgehen, dass auch das Schmerzgedächtnis verblasst, wenn es nicht durch wiederholte Ereignisse konsolidiert wird. Die Verhinderung der Konsolidierung des Schmerzgedächtnisses ist daher eines der Ziele einer rationalen Schmerztherapie.

In Analogie zu anderen Gedächtnisformen ist es unwahrscheinlich, dass eine Extinktion des Schmerzgedächtnisses a priori unmöglich ist. Die Förderung der Extinktion des Schmerzgedächtnisses ist daher ein weiteres rationales Therapieziel in der Behandlung von Patienten mit chronischen Schmerzen.

Literatur

1. Abraham WC (2003) How long will long-term potentiation last? Philos Trans R Soc London Ser B 358:735–744
2. Adriaensen H, Gybels J, Handwerker HO, van Hees J (1984) Suppression of C-fibre discharges upon repeated heat stimulation may explain characteristics of concomitant pain sensations. Brain Res 302:203–211
3. Azad SC, Zieglgänsberger W (2003) Was wissen wir über die Chronifizierung von Schmerz? Schmerz 17:441–444
4. Birbaumer N, Lutzenberger W, Montoya P, Larbig W, Unertl K, Töpfner S, Grodd W, Taub E, Flor H (1997) Effects of regional anesthesia on phantom limb pain are mirrored in changes in cortical reorganization. J Neurosci 17:5503–5508
5. Buschmann T, Martinvillalba A, Kocsis JD, Waxman SG, Zimmermann M, Herdegen T (1998) Expression of Jun, Fos and ATF-2 proteins in axotomized explanted and cultured adult rat dorsal root ganglia. Neuroscience 84:163–176
6. Calford MB, Tweedale R (1991) C-fibres provide a source of masking inhibition to primary somatosensory cortex. Proc R Soc London Ser B 243:269–275
7. Cervero F, Laird JMA (1991) One pain or many pains? A new look at pain mechanisms. News Physiol Sci 6:268–273
8. Elbert T, Pantev C, Wienbruch C, Rockstroh B, Taub E (1995) Increased cortical representation of the fingers of the left hand in string players. Science 270:305–307
9. Erskine A, Morley S, Pearce S (1990) Memory for pain: a review. Pain 41:255–265
10. Feine JS, Lavigne GJ, Thuan Dao TT, Morin C, Lund JP (1998) Memories of chronic pain and perceptions of relief. Pain 77: 137–141
11. Fischer TZ, Waxman SG (2010) Familial pain syndromes from mutations of the NaV1.7 sodium channel. Ann NY Acad Sci 1184:196–207
12. Flor H (2000) The functional organization of the brain in chronic pain. In: Sandkühler J, Bromm B, Gebhart GF (Hrsg) Nervous system plasticity and chronic pain, progress in brain research. Elsevier, Amsterdam, S 313–322
13. Flor H, Fydrich T, Turk DC (1992) Efficacy of multidisciplinary pain treatment centers: a meta-analytic review. Pain 49:221–230
14. Flor H, Elbert T, Knecht S, Wienbruch C, Pantev C, Birbaumer N, Larbig W, Taub E (1995) Phantom-limb pain as a perceptual correlate of cortical reorganization following arm amputation. Nature 375:482–484
15. Flor H, Braun C, Elbert T, Birbaumer N (1997) Extensive reorganization of primary somatosensory cortex in chronic back pain patients. Neurosci Lett 224:5–8
16. Fordyce WE, Roberts AH, Sternbach RA (1985) The behavioral management of chronic pain: a response to critics. Pain 22: 113–125
17. Gallar J, Pozo MA, Rebollo I, Belmonte C (1990) Effects of capsaicin on corneal wound healing. Invest Ophthalmol Vis Sci 31:1968–1974
18. Gillette R, Huang RC, Hatcher N, Moroz LL (2000) Cost-benefit analysis potential in feeding behavior of a predatory snail by integration of hunger, taste, and pain. Proc Natl Acad Sci USA 97:3585–3590
19. Gracely RH, Lynch SA, Bennett GJ (1992) Painful neuropathy: altered central processing, maintained dynamically by peripheral input. Pain 51:175–194
20. Jensen MP, Romano JM, Turner JA, Good AB, Wald LH (1999) Patient beliefs predict patient functioning: further support for a cognitive-behavioural model of chronic pain. Pain 81: 95–104
21. Ji RR, Woolf CJ (2001) Neuronal plasticity and signal transduction in nociceptive neurons: Implications for the initiation and maintenance of pathological pain. Neurobiol Disease 8:1–10
22. Kandel ER, Schwartz JH, Jessell TM (2000) Principles of neural science, 4. Aufl., Kap. 62: Learning and memory. McGraw-Hill, New York, S 1225–1246
23. Kim HS, Neubert JK, Miguel AS, Xu K, Krishnaraju RK, Iadarola MJ, Goldman D, Dionne RA (2004) Genetic influence on variability in human acute experimental pain sensitivity associated with gender, ethnicity and psychological temperament. Pain 109:488–496
24. Klein T, Magerl W, Hopf HC, Sandkühler J, Treede RD (2004) Perceptual correlates of nociceptive long-term potentiation and long-term depression in humans. J Neurosci 24:964–971
25. Knecht S, Henningsen H, Elbert T, Flor H, Höhling C, Pantev C, Taub E (1996) Reorganizational and perceptional changes after amputation. Brain 119:1213–1219
26. Koltzenburg M, Torebjörk HE, Wahren LK (1994) Nociceptor modulated central sensitization causes mechanical hyperalgesia in acute chemogenic and chronic neuropathic pain. Brain 117: 579–591

27. LaMotte RH, Shain CN, Simone DA, Tsai E-FP (1991) Neurogenic hyperalgesia: psychophysical studies of underlying mechanisms. J Neurophysiol 66:190–211
28. Lenz FA, Garonzik IM, Zirh TA, Dougherty PM (1998) Neuronal activity in the region of the thalamic principal sensory nucleus (ventralis caudalis) in patients with pain following amputations. Neuroscience 86:1065–1081
29. Magerl W, Fuchs PN, Meyer RA, Treede RD (2001) Roles of capsaicin-insensitive nociceptors in pain and secondary hyperalgesia. Brain 124:1754–1764
30. Marsicano G, Wotjak CT, Azad SC, Bisogno T, Rammes G, Cascio MG, Hermann H, Tang J, Hofmann C, Zieglgänsberger W, Di Marzo V, Lutz B (2002) The endogenous cannabinoid system controls extinction of aversive memories. Nature 418:530–534
31. Merskey H, Bogduk N (1994) Classification of chronic pain, 2. Aufl. IASP Press, Seattle, S 1
32. Milinkeviciute G, Gentile C, Neely GG (2012) Drosophila as a tool for studying the conserved genetics of pain. Clin Genet 82: 359–366
33. Nagasako EM, Oaklander AL, Dworkin RH (2003) Congenital insensitivity to pain: an update. Pain 101:213–219
34. Ørstavik K, Weidner C, Schmidt R, Schmelz M, Hilliges M, Jørum E, Handwerker H, Torebjörk E (2003) Pathological C-fibres in patients with a chronic painful condition. Brain 126:567–578
35. Pfau DB, Klein T, Putzer D, Pogatzki-Zahn EM, Treede RD, Magerl W (2011) Analysis of hyperalgesia time courses in humans after painful electrical high-frequency stimulation identifies a possible transition from early to late LTP-like pain plasticity. Pain 152:1532–1539
36. Pfingsten M (2004) Angstvermeidungs-Überzeugungen bei Rückenschmerzen. Schmerz 18:17–27
37. Pfingsten M, Hildebrandt J, Leibing E, Franz C, Saur P (1997) Effectiveness of a multimodal treatment program for chronic low-back pain. Pain 73:77–85
38. Plappert CF, Pilz PKD, Becker K, Becker CM, Schnitzler HU (2001) Increased sensitization of acoustic startle response in spasmodic mice with a mutation of the glycine receptor alpha1-subunit gene. Behav Brain Res 121:57–67
39. Prescott SA (1998) Interactions between depression and facilitation within neural networks: updating the dual-process theory of plasticity. Learning Memory 5:446–466
40. Quiroga RQ, Luijtelaar ELJM (2002) Habituation and sensitization in rat auditory evoked potentials: a single-trial analysis with wavelet denoising. Int J Psychophysiol 43:141–153
41. Raspe H, Hüppe A, Matthis C (2003) Theorien und Modelle der Chronifizierung: auf dem Weg zu einer erweiterten Definition chronischer Rückenschmerzen. Schmerz 17:359–366
42. Roayaie K, Crump JG, Sagasti A, Bargmann CI (1998) The G alpha protein ODR-3 mediates olfactory and nociceptive function and controls cilium morphogenesis in C. elegans olfactory neurons. Neuron 20:55–67
43. Sandkühler J (2000) Learning and memory in pain pathways. Pain 88:113–118
44. Sandkühler J (2009) Models and mechanisms of hyperalgesia and allodynia. Physiol Rev 89:707–58
45. Schafe GE, Nader K, Blair HT, LeDoux JE (2001) Memory consolidation of Pavlovian fear conditioning: a cellular and molecular perspective. TINS 24:540–546
46. Schaible HG, Del Rosso A, Matucci-Cerinic M (2005) Neurogenic aspects of inflammation. Rheum Dis Clin North Am 31:77–101
47. Schneider C, Palomba D, Flor H (2004) Pavlovian conditioning of muscular responses in chronic pain patients: central and peripheral correlates. Pain 112:239–247
48. Simone DA, Baumann TK, LaMotte RH (1989) Dose-dependent pain and mechanical hyperalgesia in humans after intradermal injection of capsaicin. Pain 38:99–107
49. Snider WD, McMahon SB (1998) Tackling pain at the source: New ideas about nociceptors. Neuron 20:629–632
50. Sukhotinsky I, Ben Dor E, Raber P, Devor M (2004) Key role of the dorsal root ganglion in neuropathic tactile hypersensibility. Eur J Pain 8:135–143
51. Tan AM, Waxman SG (2012) Spinal cord injury, dendritic spine remodeling, and spinal memory mechanisms. Exp Neurol 235:142–151
52. Thomas E, Sandor PS, Ambrosini A, Schoenen J (2002) A neural network model of sensitization of evoked cortical responses in migraine. Cephalalgia 22:48–53
53. Treede RD (1998) Pathophysiologie und Diagnostik von sensiblen Störungen bei Patienten mit sympathikusabhängigen Schmerzen. Schmerz 12:250–260
54. Treede RD, Meyer RA, Raja SN, Campbell JN (1992) Peripheral and central mechanisms of cutaneous hyperalgesia. Prog Neurobiol 38:397–421
55. Treede RD, Handwerker HO, Baumgärtner U, Meyer RA, Magerl W (2004) Hyperalgesia and allodynia: taxonomy, assessment, and mechanisms. In: Brune K, Handwerker HO (Hrsg) Hyperalgesia: molecular mechanisms and clinical implications, Vol 30. IASP Press, Seattle, S 1–15
56. Treede RD, Klein T, Magerl W (2006) Pain memory and central sensitization in humans. In: Flor H, Kalso E, Dostrovsky JO (Hrsg) Proceedings of the 11th World Congress on Pain. IASP Press, Seattle, S 251–267
57. Treede RD, Müller-Schwefe G, Thoma R (2010) Kodierung chronischer Schmerzen im ICD-10. Der Schmerz 24:207–208
58. Turk DC, Flor H (1984) Etiological theories and treatments for chronic back pain. II. Psychological models and interventions. Pain 19:209–233
59. Turner JA, Calsyn DA, Fordyce WE, Ready LB (1982) Drug utilization patterns in chronic pain patients. Pain 12:357–363
60. Vlaeyen JWS, Linton SJ (2000) Fear-avoidance and its consequences in chronic musculoskeletal pain: a state of the art. Pain 85:317–332
61. Von Korff M, Miglioretti DL (2005) A prognostic approach to defining chronic pain. Pain 117:304–313
62. Waberski TD, Gobbelé R, Kawohl W, Cordes C, Buchner H (2003) Immediate cortical reorganization after local anesthetic block of the thumb: source localization of somatosensory evoked potentials in human subjects. Neurosci Lett 347: 151–154
63. Waxman SG, Dib-Hajj S, Cummins TR, Black JA (1999) Sodium channels and pain. Proc Natl Acad Sci USA 96:7635–7639
64. Weiss T, Miltner WHR, Huonker R, Friedel R, Schmidt I, Taub E (2000) Rapid functional plasticity of the somatosensory cortex after finger amputation. Exp Brain Res 134:199–203
65. Weng HH, Fitzgerald J (2006) Current issues in joint replacement surgery. Curr Opin Rheumatol 18:163–169
66. Williams DA, Thorn BE (1989) An empirical assessment of pain beliefs. Pain 36:351–358
67. Wittenburg N, Baumeister R (1999) Thermal avoidance in Caenorhabditis elegans: An approach to the study of nociception. Proc Natl Acad Sci USA 96:10477–10482
68. Woolf CJ, Salter MW (2000) Neuronal plasticity: increasing the gain in pain. Science 288:1765–1769
69. Woolf CJ, Walters ET (1991) Common patterns of plasticity contributing to nociceptive sensitization in mammals and aplysia. TINS 14:74–78

70. Wurmthaler C, Gerbershagen HU, Dietz G, Korb J, Nilges P, Schillig S (1996) Chronifizierung und psychologische Merkmale – Die Beziehung zwischen Chronifizierungsstadien bei Schmerz und psychophysischem Befinden, Behinderung und familiären Merkmalen. Z Gesundheitspsychol 4:113–136
71. Zhuang ZY, Gerner P, Woolf CJ, Ji RR (2005) ERK is sequentially activated in neurons, microglia, and astrocytes by spinal nerve ligation and contributes to mechanical allodynia in this neuropathic pain model. Pain 114:149–159

Myofasziale Schmerzentstehung

S. Mense

H.-R. Casser et al. (Hrsg.), *Rückenschmerzen und Nackenschmerzen*,
DOI 10.1007/978-3-642-29775-5_4, © Springer-Verlag Berlin Heidelberg 2016

Muskelschmerz unterscheidet sich stark vom Hautschmerz. Bei Muskelschmerz treten keine Flexorreflexe auf, und die zentrale Verschaltung der Afferenzen von Muskelnozizeptoren ist anders. Muskelnozizeptoren werden durch Bradykinin und Prostaglandine sensibilisiert, die bei Muskelläsionen freigesetzt werden. Die Folge ist das Auftreten von Schmerzen bei leichten Reizen. Eine starke Aktivität von Muskelnozizeptoren führt zu einer Sensibilisierung von Hinterhornneuronen. Die Neurone reagieren dann verstärkt auf periphere Reize. Ein Merkmal von Muskelschmerzen ist die Übertragung der Schmerzen. Übertragung bedeutet, dass die Schmerzen entfernt von der Muskelläsion empfunden werden. Das Konzept, dass Muskelschmerz zu Spasmen im schmerzenden Muskel führt, ist überholt. Ein schmerzender Muskel wird zentralnervös abgeschaltet. Beim nichtspezifischen Rückenschmerz scheint die Fascia thoracolumbalis eine wichtige Rolle als Schmerzquelle zu spielen.

4.1 Einleitung

Myofaszial bedingte Rückenschmerzen werden zu den sog. nichtspezifischen Rückenschmerzen gerechnet. Die Ursache für die Schmerzen sind strukturelle oder funktionelle Störungen in den Weichteilen des Rückens. Der etwas unglückliche Begriff »nichtspezifisch« könnte daher durch »myofaszial« ersetzt werden. Bisher wurde die Ursache des nichtspezifischen Rückenschmerzes primär in der Muskulatur des Rückens gesehen, neuerdings rücken die Fascia thoracolumbalis und die anderen ligamentären und faszialen Strukturen des Rückens mehr in das Zentrum des Interesses. Über die Schmerzentstehung in der Muskulatur liegen umfangreichere Daten vor als über die Schmerzhaftigkeit von Faszien. Daher werden in diesem Kapitel zu Beginn muskuläre Schmerzmechanismen dargestellt.

4.2 Unterschiede zwischen Muskel- und Hautschmerz

Der Muskelschmerz unterscheidet sich in vielen Aspekten vom Hautschmerz. Einige wichtige Unterschiede wurden bereits 1942 von Thomas Lewis [10] erwähnt. Er beschrieb, dass Hautschmerz mit Reflexbewegungen und Pulsanstieg verbunden ist, während Schmerzen von Muskeln, Gelenken, Faszien und Periost eher Pulsabfall, Schwitzen und Übelkeit auslösen.

Der starke Trend zur Übertragung bei Muskelschmerz ist einer der wichtigsten Unterschiede zum Hautschmerz (▶ Abschn. 4.5). Ein weiterer Unterschied besteht im Fehlen eines Flexorreflexes beim Muskelschmerz. Der fehlende Flexorreflex ist teleologisch sinnvoll, denn wenn die Schmerzursache im Muskel selbst liegt, führen Reflexbewegungen nicht zur Entfernung der Extremität vom Schmerzreiz. Diese Unterschiede zeigen, dass die mit der Vermittlung von Muskelschmerz befassten Neurone im Zentralnervensystem (ZNS) anders verschaltet sind als die entsprechenden Strukturen für den Hautschmerz. Die Mechanismen des Hautschmerzes dürfen daher nicht ohne Weiteres auf den Muskelschmerz übertragen werden.

4.3 Periphere Mechanismen des myofaszialen Schmerzes

Der Grund für myofasziale Schmerzen liegt meist in einer Erregung von Nozizeptoren durch einen Schmerzreiz. Nozizeptoren sind freie Nervenendigungen, die über marklose oder dünn markhaltige Nervenfasern mit dem ZNS verbunden sind. Im Muskel werden diese Nervenendigungen durch starke mechanische Reize wie Traumen oder mechanische Überlastung sowie durch eine Vielzahl von Reizsubstanzen wie z. B. endogene Entzündungsmediatoren (u. a. Bradykinin [BK], Serotonin, Prostaglandin E2 [PGE2]) sensibilisiert und erregt. Für den Muskelschmerz sind einige chemische Reize besonders bedeutsam, nämlich Protonen (H+-Ionen), Adenosintriphosphat (ATP) und Nervenwachstumsfaktor (NGF [13]). Protonen (Gewebsazidose) und ATP spielen für die Auslösung von Hautreiz praktisch keine Rolle.

4.3.1 Protonen

Eine pH-Absenkung im Gewebe ist wahrscheinlich einer der wichtigsten Auslöser für Muskelschmerz, denn viele schmerzhafte Störungen des Muskels sind mit einer Gewebsazidose verbunden. Schwach saure Lösungen (pH 6–5) sind effektive Reizstoffe für Muskelnozizeptoren. Solche pH-Senkungen treten bei einer Vielzahl von schmerzhaften Störungen der Muskelfunktion auf, z. B. bei erschöpfender Muskelarbeit, tonischen Fehlhaltungen, unkoordinierten Kontraktionen unter Stress, reflektorischen Spasmen und Entzündungen.

4.3.2 Adenosintriphosphat (ATP)

ATP kommt in allen Körperzellen vor und wird bei jeder Gewebsverletzung freigesetzt. In Muskelzellen ist ATP besonders hoch konzentriert, weil es für die Beendigung der Kontraktion erforderlich ist. Muskelnozizeptoren von Ratten wurden durch Injektionen von ATP in einer Konzentration, wie sie in Muskelzellen vorkommt, erregt

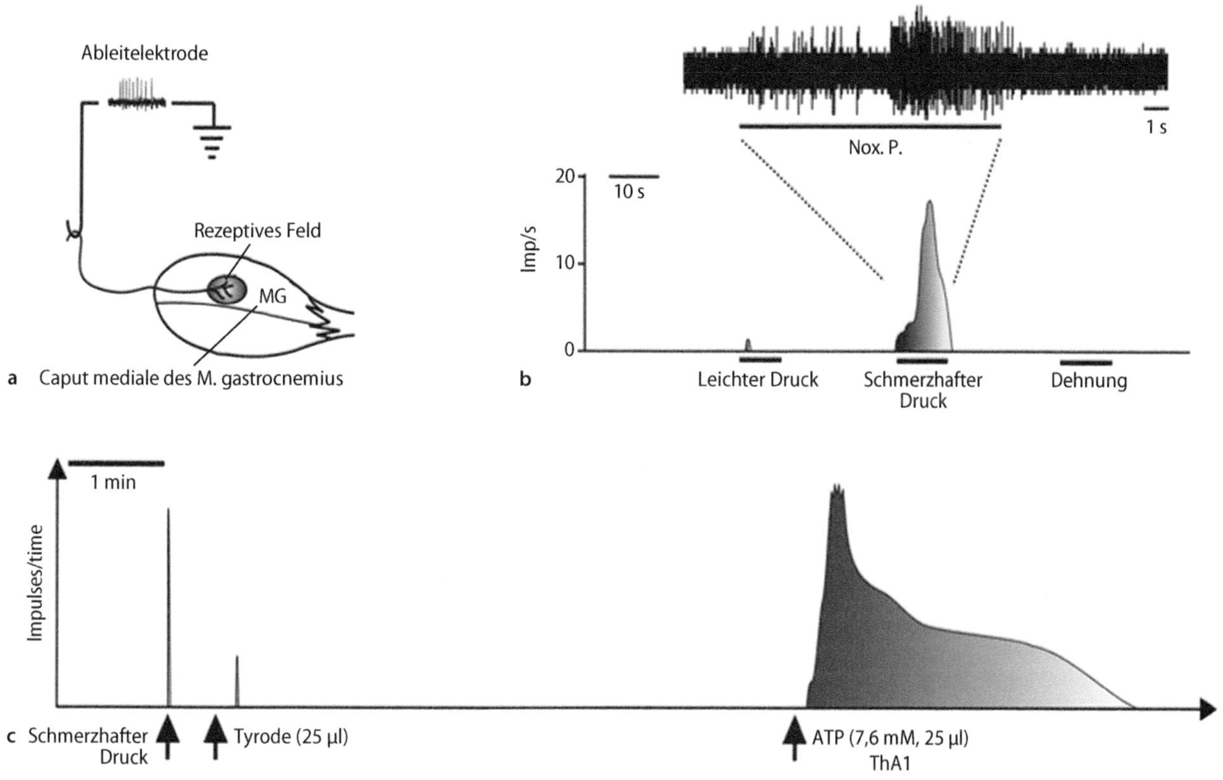

Abb. 4.1 Identifizierung eines Nozizeptors im M. gastrocnemius-soleus der Ratte und seine Erregung durch ATP. *A* Registrierung der Aktionspotenziale von Einzelfasern des GS-Muskelnerven; *RF* rezeptives Feld der nozizeptiven Endigung im GS-Muskel. Durch Druck auf dieses Gebiet im Caput mediale *des M. gastrocnemius* konnte der Rezeptor aktiviert werden. *B* Identifizierung des Rezeptors als Nozizeptor. Er reagierte nicht auf Dehnung des Muskels und auf schwachen Druck, sondern benötigte schmerzhaften Druck für seine Aktivierung. Auf der Ordinate ist die Impulsfrequenz des Rezeptors aufgetragen gegen die Zeit auf der Abszisse. Das obere Teilbild zeigt die Originalregistrierung der Antwort auf den starken Druckreiz; jeder vertikale Strich ist ein Aktionspotenzial. Darunter die geglättete Wiedergabe der Computeraufzeichnung. *C* Antwort des Nozizeptors auf ATP i.m.; die Pfeile unter der Abszisse geben den Zeitpunkt der Reizung bzw. Injektion an. Tyrode war das Lösungsmittel für ATP. (Aus Mense [14])

(Abb. 4.1). Da alle Körperzellen ATP enthalten, wird es oft als universeller Schmerzreiz angesehen [3]. ATP kann bei Muskeltraumen, bspw. einer Prellung oder einem Muskelfaserriss, und anderen pathologischen Alterationen des Muskels, wie etwa einer nekrotisierenden Myositis, als Schmerzfaktor wirken.

4.3.3 NGF (»nerve growth factor«)

NGF hat eine enge Beziehung zum Muskelschmerz: NGF wird im Muskel synthetisiert und erregt einen besonderen Typ von Muskelnozizeptoren, nämlich solche, die über tetrodotoxinresistente (TTX-resistente) Nervenfasern mit dem ZNS verbunden sind. In einem pathologisch alterierten Muskel ist die NGF-Synthese gesteigert.

4.3.4 Neuropeptide

Viele Nozizeptoren des Muskels enthalten Neuropeptide, u. a. Substanz P (SP) und »calcitonin gene-related peptide« (CGRP). Diese Peptide werden bei Aktivierung der Endigung freigesetzt und verursachen durch Dilatation und Permeabilitätserhöhung der Gefäße eine lokale Durchblutungssteigerung bis hin zum Ödem. Die Neuropeptide werden auch bei der Kompression von Spinalnerven oder Hinterwurzeln freigesetzt. Bei dieser Form der Rückenschmerzen entstehen Aktionspotenziale an der Kompressionsstelle, die sich erstens in Richtung ZNS ausbreiten und Schmerzen auslösen und zweitens in die nozizeptive Endigung einlaufen und hier die vasoaktiven Neuropeptide SP und CGRP freisetzen. Auf diese Weise entwickelt sich eine periphere neurogene Entzündung mit Hyperämie, Ödem und Synthese von Entzündungsmediatoren [12]. Dadurch werden die neuropathischen Schmerzen verstärkt.

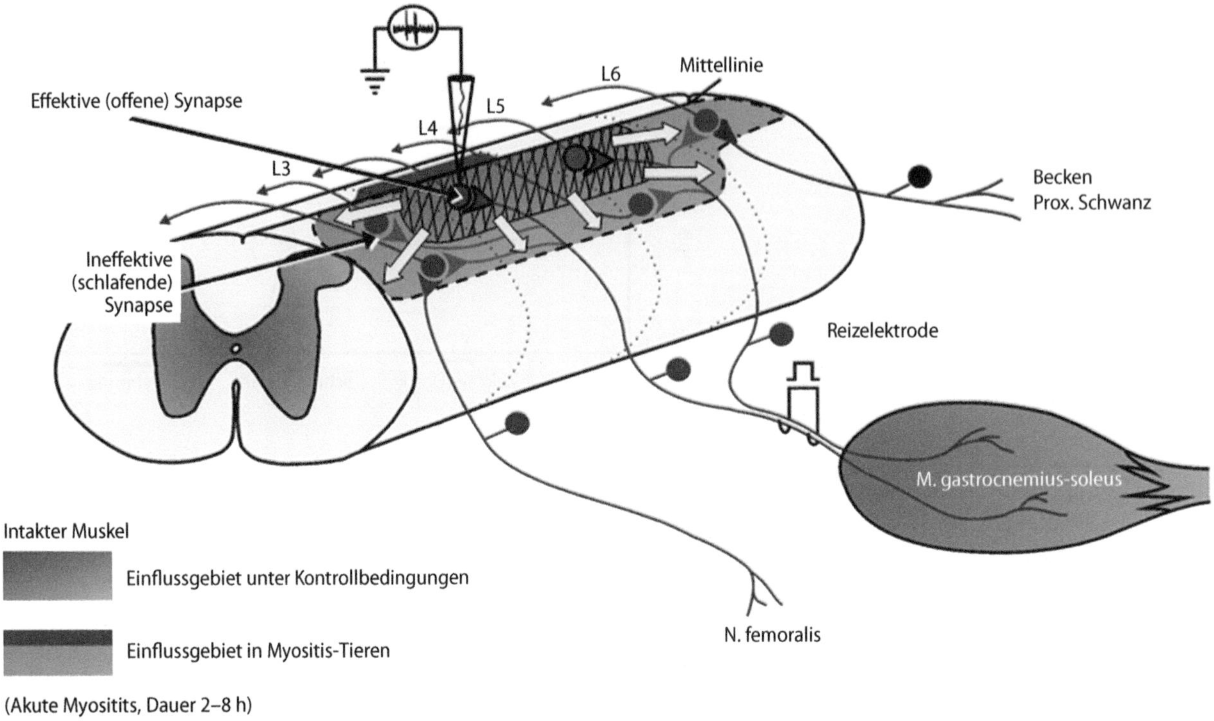

Abb. 4.2 Ausbreitung einer läsionsbedingten Erregung in Neuronenpopulationen im Rückenmark der Ratte. Der karierte Bereich im Segment L4 und L5 gibt das normale Einflussgebiet des GS-Nerven wieder (hier können Rückenmarkneurone durch Aktivität im GS-Nerv erregt werden). Die gestrichelte Linie markiert das vergrößerte Gebiet 2–8 h nach der Auslösung einer Entzündung im GS-Muskel. Die schwarz umrandeten Synapsen sind effektiv, d. h., präsynaptisch einlaufende Informationen werden an höhere Zentren weitergeleitet. Die grauen Synapsen im gestrichelten Gebiet sind ineffektiv und lösen postsynaptisch nur unterschwellige Potenziale aus, die nicht weitergeleitet werden. Unter dem verstärkten Impulseinstrom aus dem entzündeten Muskel werden die ineffektiven Synapsen aktiv und erregen nun Neurone in den Segmenten L3 und L6, was in Tieren ohne Muskelentzündung nicht der Fall war

Muskelschmerz unterscheidet sich subjektiv und bezüglich der zentralnervösen Verschaltung grundlegend vom Hautschmerz. So löst Muskelschmerz im Gegensatz zu Hautschmerz keine Flexorreflexe aus, und die Muskelnozizeptoren werden effektiv durch Gewebsazidose und ATP erregt.

4.3.5 Klinische Folgen der Nozizeptoraktivierung im Muskel

Die Sensibilisierung der Muskelnozizeptoren durch BK, PGE2 und andere Entzündungsmediatoren ist einer der Gründe für die Druckschmerzhaftigkeit und den Bewegungsschmerz bei Patienten mit nichtspezifischem Rückenschmerz. Die Sensibilisierung manifestiert sich klinisch in 2 Phänomenen: Normalerweise schmerzlose Reize werden schmerzhaft (Allodynie), und Schmerzreize erzeugen stärkere Schmerzen (Hyperalgesie). Der Hauptmechanismus für **Allodynie** und **Hyperalgesie** ist aber in der Übererregbarkeit von nozizeptiven Neuronen im ZNS zu sehen.

4.4 Zentralnervöse Chronifizierungsmechanismen

Dieser Abschnitt behandelt nur solche Mechanismen, die von besonderer Bedeutung für nichtspezifische Rückenschmerzen sind. Ein Impulseinstrom von Muskelnozizeptoren ins Rückenmark bewirkt eine stärkere Erregbarkeitssteigerung in sensorischen Hinterhornneuronen als ein nozizeptiver Einstrom von der Haut [17]. Eine anhaltende Aktivierung von Muskelnozizeptoren durch eine experimentelle Myositis des M. multifidus führte im Rückenmark von Ratten innerhalb weniger Stunden zu einer Vergrößerung der Neuronenpopulation, die durch Aktionspotenziale aus dem entzündeten Muskel erregt werden konnte [5] (Abb. 4.2).

4.4.1 Sensibilisierung durch niederfrequente postsynaptische Potenziale

Im Gegensatz zu früheren Annahmen ist keine hochfrequente Aktivierung der Hinterhornneurone für deren

Sensibilisierung notwendig. Aktionspotenziale geringer Frequenz oder sogar unterschwellige postsynaptische Potenziale in den Zellen reichen aus, um sie zu sensibilisieren [7]. Der Impulseinstrom von Muskelnozizeptoren ins Rückenmark führt offenbar dazu, dass ursprünglich ineffektive (»schlafende«) Synapsen effektiv werden. Eine stumme Synapse löst im nachgeschalteten Neuron keine Aktionspotenziale aus, sondern nur unterschwellige synaptische Potenziale. Diese Potenziale werden nicht an höhere Zentren weitergeleitet, können aber spinale Neurone sensibilisieren.

Auch Gliazellen (besonders Mikroglia) können durch Freisetzung von Substanzen wie Tumornekrosefaktor-α (TNF-α) zur Sensibilisierung von zentralen Neuronen beitragen, die Antrieb von Muskelnozizeptoren erhalten [12].

4.5 Übertragung von Muskelschmerzen

Muskelschmerz hat im Gegensatz zum Hautschmerz eine starke Tendenz zur Übertragung. **Schmerzübertragung** bedeutet, dass die Patienten die Schmerzen nicht (nur) am Ort der Muskelläsion empfinden, sondern unter Umständen in großer Entfernung davon. Ein möglicher Mechanismus für die Schmerzübertragung besteht in der Ausbreitung der durch die Muskelläsion bedingten Erregung im Rückenmark [5] (◘ Abb. 4.2). Sobald die Erregung nozizeptive Hinterhornneurone erreicht, die nicht das Gebiet der ursprünglichen Muskelläsion, sondern eine andere Region versorgen, empfindet der Patient übertragene Schmerzen in dieser anderen Region. Die Schmerzübertragung ist demnach Ausdruck einer veränderten Verschaltung im Rückenmark und – im Gegensatz zum projizierten Schmerz – nicht an das periphere Innervationsgebiet eines Spinalnerven gebunden. In dem in ◘ Abb. 4.2 gezeigten Beispiel wurde die Erregungsausbreitung im Rückenmark durch eine Entzündung des M. gastrocnemius-soleus ausgelöst, sie tritt aber auch bei einer Entzündung des M. multifidus auf.

4.5.1 Myofasziale Triggerpunkte (MTrPs)

Die MTrPs sind palpable lokale Verhärtungen im Muskelgewebe, die bei Bewegungen und Palpation schmerzhaft sind. Sie liegen meist im Verlauf eines verspannten Muskelfaserbündels, dem »taut band«. Auch in Rückenmuskeln kommen MTrPs vor. Die integrierte Hypothese der Entstehung von MTrP [14] postuliert, dass durch eine Muskelläsion (z. B. Überlastung) die neuromuskulären Endplatten so geschädigt werden, dass durch überschießende Freisetzung von Acetylcholin (Ach) kleine Kontraktionsknoten unterhalb der Endplatte entstehen. Die Knoten komprimieren Kapillaren, was eine lokale Ischämie mit Freisetzung von sensibilisierenden Substanzen bewirkt. Diese Hypothese ist allerdings nicht in allen Schritten gesichert und lässt noch viele Fragen offen. Eine alternative Erklärung besteht in der Bildung von Lecks in der Muskelzellmembran nach einer Überlastung. Durch die Lecks kann Ca++ (extrazelluläre Konzentration etwa 2 mM) in die Zelle eindringen und zu lokalen Kontraktionen unter dem Leck führen. Für die Kontraktion sind intrazelluläre Ca++-Konzentrationen von unter 0,02 mM ausreichend.

Die von einem MTrP ausgelösten – u. U. in weiter Entfernung vom Triggerpunkt auftretenden – übertragenen Schmerzen führen oft zu einer Fehllokalisation der Schmerzen durch den Patienten. Der Therapeut muss die eigentliche Schmerzquelle durch Palpation der Muskulatur aufsuchen und behandeln.

Beispiele von MTrP-bedingten übertragenen Schmerzen im Rücken zeigt ◘ Abb. 4.3. Wenn man die mehr oder weniger konstanten Übertragungsmuster kennt, kann man durch Druck auf den vermuteten Ort des MTrP die übertragenen Schmerzen auslösen und so die Diagnose bestätigen.

> **Schmerzübertragung kommt oft bei Muskelschmerz vor. Übertragene Schmerzen sind Ausdruck von spinalen Umschaltvorgängen und führen zu Fehllokalisationen der Schmerzquelle durch den Patienten.**

4.6 Tonusveränderungen der Muskulatur als Schmerzursache

Muskelverspannungen und Spasmen kann man als länger anhaltende, unwillkürliche Kontraktionen eines Muskels definieren (die zentralnervös bedingte Spastizität wird hier nicht behandelt).

4.6.1 Das Schmerz-Spasmus-Schmerz-Fehlkonzept

Das weitverbreitete Circulus-vitiosus-Konzept der Spasmusentstehung postuliert, dass Muskelschmerz zu Spasmen führt, die wieder Muskelschmerz verursachen. Dieses Konzept muss als obsolet angesehen werden. Die meisten Studien zeigen bei Muskelschmerz eine verminderte – und nicht gesteigerte – Erregbarkeit der α-Motoneurone, die den schmerzenden Muskel versorgen [9]. Das Circulus-vitiosus-Fehlkonzept ist heute weitgehend durch das »Pain-adaptation-Modell« von Lund und Kollegen ersetzt. Es geht davon aus, dass ein schmerzender Agonist gehemmt und gleichzeitig der Antagonist über-

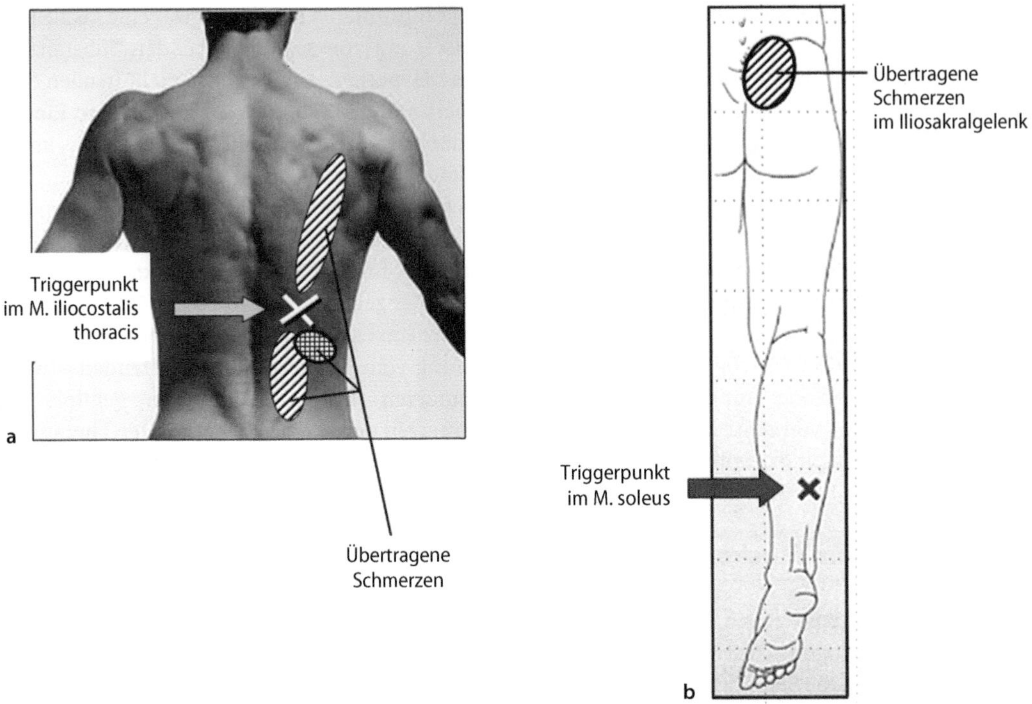

Abb. 4.3 Von myofaszialen Triggerpunkten (MTrPs) ausgehende übertragene Schmerzen im Rücken. *A* Der MTrP im M. iliocostalis thoracis ist nur mit geringen Schmerzen am Ort des MTrP verbunden, führt aber zu übertragenen Schmerzen im gesamten Rücken. *B* Der MTrP im M. soleus verursacht ebenfalls nur geringe lokale Schmerzen; der Patient empfindet die stärksten Beschwerden im Iliosakralgelenk

aktiv ist, sodass es zu Kokontraktionen beider Muskeln kommt [11]. Die Kokontraktion erklärt die klinische Beobachtung, dass die Kraft eines schmerzenden Muskels verringert und der Bewegungsablauf verlangsamt ist. Dies gilt der Schonung des schmerzenden Muskels.

Muskelverspannungen und Spasmen sind meist nicht die Ursache, sondern die Folge von Schmerzen. Die Spasmus auslösenden Schmerzen haben ihren Ursprung nicht in dem verspannten Muskel, sondern in einer schmerzhaften Läsion eines anderen Muskels oder eines benachbarten Gelenks.

Ein schmerzender Muskel wird nicht kontrahiert, sondern zentralnervös gehemmt. Muskelspasmen haben ihre Ursache meist nicht im Muskel selbst, sondern in schmerzhaften Veränderungen anderer Muskeln oder benachbarter Gelenke.

4.7 Die Bedeutung der Fascia thoracolumbalis für den nichtspezifischen Rückenschmerz

In der Literatur steht meist die mechanische Funktion der Fascia thoracolumbalis (FTL) im Vordergrund. Sie verbindet den M. latissimus dorsi und einige der flachen Bauchmuskeln mit der Wirbelsäule und der Crista iliaca. Die FTL setzt sich kranial bis zum Schädel und kaudal bis zur Faszie des Beins fort. Die Faszie verbindet den M. latissimus dorsi mit den Glutäalmuskeln und koppelt so funktionell den Arm mit dem (kontralateralen) Bein [16].

Erst in den letzten Jahren ist die FTL als Quelle für nichtspezifische Rückenschmerzen in der Diskussion. Die Faszie besitzt eine dicke Schicht von kollagenen Faserbündeln, die als Aponeurose für Rücken- und Bauchmuskeln dienen und so zur Beweglichkeit des Rumpfs beitragen [2]. In körperlicher Ruhe dient sie zusammen mit den anderen Bändern der Wirbelsäule der mechanischen Stabilität des Rückens. Wird die Faszie bei Fehlhaltungen chronisch falsch belastet, werden Umbauprozesse in den kollagenen Faserbündeln ausgelöst, d. h., die Faszie passt sich plastisch den neuen Anforderungen an. Sind die Belastungen zu groß, kommt es zu Einrissen in der Faszie mit Entstehung einer sterilen Entzündung und Sensibilisierung von Nervenendigungen.

Für die Schmerzforschung besonders wichtig ist die Frage nach der Innervation des Fasziengewebes. Die wenigen publizierten Arbeiten zu diesem Thema widersprechen sich: So konnten Bednar und Mitarbeiter [1] keine rezeptiven Nervenendigungen in der Faszie von Rückenschmerzpatienten finden, während andere Gruppen (z. B. [18]) zeigten, dass die FTL innerviert ist. Die für

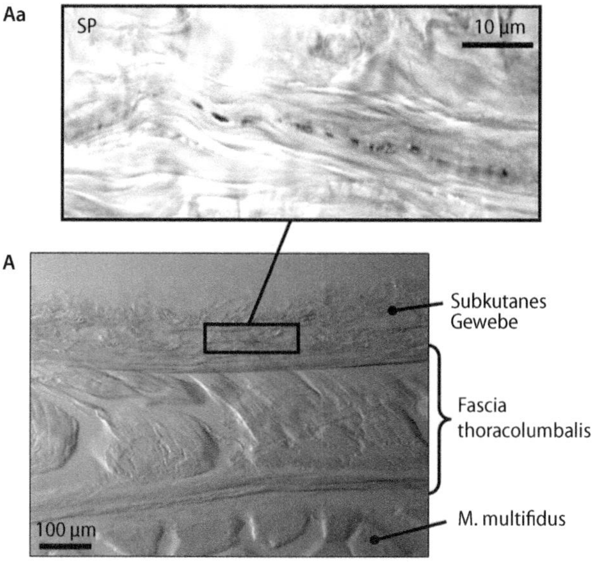

Abb. 4.4 Freie Nervenendigung am Übergang der Subkutis zur oberflächlichen Faszie in der kaudalen Fascia thoracolumbalis der Ratte. Die Endigung wurde mit Antikörpern gegen SP dargestellt (Einsatzbild) und ist daher vermutlich ein Nozizeptor, dessen Axon SP enthält

den Schmerz relevanten freien Nervenendigungen wurden aber damals nicht dargestellt.

Auch für andere Bänder der Wirbelsäule ist eine Innervation beschrieben worden. Allgemein kann man davon ausgehen, dass alle Faszien und Bänder innerviert sind.

4.7.1 Innervation der Fascia thoracolumbalis der Ratte

Schon mit einer Universalfärbung aller neuronalen Strukturen konnten wir ein dichtes Netzwerk von Nervenfaserbündeln in der Faszie nachweisen. Der Einsatz von Antikörpern gegen CGRP und SP machte eine große Zahl von freien Nervenendigungen sichtbar. Die SP-positiven Endigungen werden allgemein als Nozizeptoren angesehen [8] (Abb. 4.4), dies gilt auch für einen Teil der CGRP-positiven und freien Endigungen ohne Peptide.

Interessant war der hohe Anteil an sympathischen Fasern, von denen viele Netzwerke um Gefäße bildeten. Diese Fasern sind wahrscheinlich Vasomotoren, d. h., sie können die Muskulatur der Blutgefäße zur Kontraktion bringen und so eine schmerzhafte Ischämie in der Faszie erzeugen. Dieser Befund könnte erklären, warum Patienten mit nichtspezifischem Rückenschmerz über eine Verstärkung ihrer Schmerzen berichten, wenn sie unter psychischem Stress stehen [4].

Vorläufige Ergebnisse von Biopsiepräparaten des Menschen sind weitgehend identisch mit denen, die an der Faszie der Ratte erhoben wurden. Auch hier waren sowohl CGRP- als auch SP-positive freie Nervenendigungen nachweisbar, und der Anteil der sympathischen Fasern und war auffallend hoch.

4.7.2 Spinale Verarbeitung neuronaler Information der Fascia thoracolumbalis

Eigene Ergebnisse von Neuronen im lumbalen Rückenmark der Ratte konnten zeigen, dass Neurone, die auf die Reizung der Faszie reagierten, eine starke Antriebskonvergenz aufwiesen. Dies bedeutet, dass ein und dieselbe Zelle nicht nur von Nozizeptoren der Faszie, sondern auch von dem darunterliegenden M. multifidus und von der Haut erregt werden konnte. Darüber hinaus erhielt sie auch Antrieb von nichtnozizeptiven Nervenendigungen. Dies ist die Verschaltung einer »Wide-dynamic-range-Zelle (WDR-Zelle), eines nozizeptiven Neurons. Möglicherweise ist diese Antriebskonvergenz aus verschiedenen Geweben der Grund für die schlecht lokalisierbare Natur des nichtspezifischen Rückenschmerzes [15].

Neurone, die durch Reizung der Faszie in Höhe des Wirbelkörpers (WK) L5 erregt wurden, lagen nicht im Segment L5, sondern im Segment L2 und höher. In den Segmenten L5, L4 und L3 wurden keine Neurone mit Antrieb von der kaudalen FTL gefunden. Bei einer experimentellen Entzündung des M. multifidus in Höhe von WK L4/L5 kam es zu einer Ausbreitung der FTL-induzierten Erregung auch in das Segment L3. Neurone im Segment L3, die normalerweise keinen Antrieb von den Rezeptoren der FTL erhielten, waren bei Tieren mit einer Muskelentzündung nun durch die Reizung der Faszie erregbar [6]. Solch ein Vorgang könnte bei Patienten mit nichtspezifischem Rückenschmerz das Gefühl einer Schmerzausbreitung hervorrufen.

Die Fascia thoracolumbalis weist eine dichte Innervation mit nozizeptiven und sympathischen Fasern auf. Auch die zentralnervöse Verarbeitung der Impulsaktivität der Faszienrezeptoren spricht für die Faszie als mögliche Schmerzquelle für den nichtspezifischen Rückenschmerz.

Literatur

1. Bednar DA, Orr F, Simon G (1995) Observations on the pathomorphology of the thoraco-lumbar fascia in chronic mechanical back pain. A microscopic study. Spine 20:1161–1164
2. Bogduk N, Macintosh JE (1984) The applied anatomy of the thoracolumbar fascia. Spine 9:164–170
3. Burnstock G (2006) Purinergic P2 receptors as targets for novel analgesics. Pharmacol Ther 110:433–54

4. Chou R, Shekelle P (2010) Will this patient develop persistent disabling low back pain? JAMA 303:1295–1302
5. Hoheisel U, Koch K, Mense S (1994) Functional reorganisation in the rat dorsal horn during an experimental myositis. Pain 59:-11–18
6. Hoheisel U, Taguchi T, Treede RD et al (2011) Nociceptive input from the rat thoracolumbar fascia to lumbar dorsal horn neurones. Eur J Pain. doi: 10.1016/j.ejpain.2011.01.007
7. Hoheisel U, Unger T, Mense S (2007) Sensitization of rat dorsal horn neurones by NGF-induced subthreshold potentials and low-frequency activation. A study employing intracellular recordings in vivo. Brain Res 1169:34–43
8. Lawson SN, Crepps BA, Perl ER (1997) Relationship of substance P to afferent characteristics of dorsal root ganglion neurones in guinea-pig. J Physiol 505:177–191
9. Le Pera D, Graven-Nielsen T, Valeriani M et al (2001) Inhibition of motor system excitability at cortical and spinal level by tonic muscle pain. Clin Neurophysiol 112:1633–1641
10. Lewis T (1942) Pain. MacMillan, London (facsimile edition 1981)
11. Lund JP, Donga R, Widmer CG (1991) The pain-adaptation model: a discussion of the relationship between chronic musculoskeletal pain and motor activity. Can J Physiol Pharmacol 69:683–694
12. Marchand F, Perretti M, McMahon SB (2005) Role of the immune system in chronic pain. Nat Rev Neurosci 6:521–32
13. Mense S (2009) Algesic agents exciting muscle nociceptors. Exp Brain Res 196:89–100
14. Mense S (2010) Peripheral mechanisms of muscle pain: response behavior of muscle nociceptors and factors eliciting local muscle pain. In: Mense S, Gerwin RD (Hrsg) Muscle Pain: Understanding the mechanisms. Springer Berlin, Heidelberg
15. Simons DG (2004) Review of enigmatic MTrPs as a common cause of enigmatic musculoskeletal pain and dysfunction. J Electromyogr Kinesiol14:95–107
16. Taguchi T, Hoheisel U, Mense S (2008) Dorsal horn neurons having input from low back structures in rats. Pain 138:119–129
17. Vleeming A, Pool-Goudzwaard AL, Stoeckart T et al (1995) The posterior layer of the thoracolumbar fascia. Its function in load transfer from spine to legs. Spine 20:753–758
18. Wall PD, Woolf CJ (1984) Muscle but not cutaneous C-afferent input produces prolonged increases in the excitability of the flexion reflex in the rat. J Physiol 356:443–358
19. Yahia L, Rhalmi S, Newman N et al (1992) Sensory innervation of human thoracolumbar fascia. An immunohistochemical study. Acta Orthop Scand 63:195–207

Körperliche Aktivität und biomechanische Mechanismen der Schmerzchronifizierung

M.I. Hasenbring, H. Plaas

H.-R. Casser et al. (Hrsg.), *Rückenschmerzen und Nackenschmerzen*,
DOI 10.1007/978-3-642-29775-5_5,

In der Therapie von Kreuz- und Nackenschmerzen ist die rasche Wiederherstellung der körperlichen Aktivität im Alltag ein vorrangiges Ziel für den individuell Betroffenen wie für die Gesellschaft. Der vorliegende Beitrag beleuchtet die Schwierigkeit, ein »normales« Maß an Aktivität zu definieren, da sowohl Inaktivität als auch Formen von Überaktivität mit einem erhöhten Risiko chronischer Schmerzen einhergehen. Basierend auf neurobiologischen Grundlagen sowie auf klinischer Forschung wird aufgezeigt, welche Mechanismen die Beziehung zwischen körperlicher Aktivität und Schmerz vermitteln und welche Rolle Lebenskontexte (u. a. Beruf/Hausarbeit, Freizeit/Sport) auf der einen Seite, individuelle Muster der Schmerzverarbeitung auf der anderen spielen. Die Autoren empfehlen für verschiedene therapeutische Settings (z. B. Physiotherapie, Rehabilitation, Psychotherapie) individualisierte Maßnahmen, die zur Verbesserung der Flexibilität zwischen körperlicher Belastung und Erholung beitragen.

5.1 Einleitung

Aktuelle evidenzbasierte Leitlinien zur Diagnostik und Behandlung von Kreuzschmerzen, bei denen sich keine Hinweise auf »red flags« ergeben, empfehlen eine möglichst weitgehende Beibehaltung normaler körperlicher Aktivität im Fall akuter Schmerzen sowie auch eine möglichst rasche Wiederaufnahme körperlicher Aktivität bei subakuten oder chronischen Schmerzen (NVL [33]). Eine Unterbrechung körperlicher Aktivität, z. B. in Form von Bettruhe, wird bis auf wenige Ausnahmen trotz kurzfristiger analgetischer Wirkung abgelehnt, da sich nachweislich mittel- und langfristig negative Konsequenzen einstellen können. Ähnliche Empfehlungen gelten ebenso für den Nackenschmerz (DEGAM [8]). Obwohl die Bedeutung körperlicher Aktivität in der Behandlung von Rücken- und Nackenschmerzen grundsätzlich anerkannt ist und die Wiederherstellung normaler Aktivität in der Behandlung des chronischen Schmerzes ein entscheidendes Ziel darstellt [39], kommt es bei der Umsetzung dieser Empfehlungen in der ärztlichen Praxis zu erheblichen Problemen in der Compliance – sowohl auf der Seite der Behandler wie auch auf der Seite der Patienten [28].

Ursächlich ist damit zu rechnen, dass die sehr komplexe Beziehung zwischen körperlicher Aktivität und Schmerz, das lückenhafte Wissen um diese Zusammenhänge sowie widersprüchliche Befunde zu einer Verunsicherung von Betroffenen wie von Behandlern selbst führen. In dem vorliegenden Kapitel wollen wir einen Überblick über das aktuelle empirische Wissen zum Zusammenhang von körperlicher Aktivität und Schmerzen des Muskelskelettsystems geben – mit Schwerpunkt Rücken- und Nackenschmerz – und dabei versuchen, einige Widersprüche aufzulösen und aufzeigen, wie diese Erkenntnisse therapeutisch genutzt werden können.

5.2 Beziehung zwischen körperlicher Aktivität und Schmerz

Bis heute ist die Beziehung zwischen körperlicher Aktivität und Rücken- sowie Nackenschmerz kaum vollständig verstanden. Körperliche Aktivität ist einerseits als Risikofaktor für das Auftreten von muskuloskeletalen Schmerzen bekannt, andererseits auch als präventiver oder therapeutischer Faktor [1]. Ebenso ist aber auch körperliche Inaktivität als Risikofaktor für muskuloskeletale Beschwerden bekannt [23]. Für eine Klärung dieser scheinbaren Widersprüche ist es dabei zunächst sinnvoll, die Methode zu reflektieren, mit der körperliche Aktivität bzw. deren Beeinträchtigung gemessen wird [37].

5.2.1 Selbstberichtsdaten zur Beeinträchtigung

Für Patienten mit Rücken- oder Nackenschmerzen steht neben der eigentlichen Schmerzempfindung die schmerzbedingte Beeinträchtigung alltäglicher Aktivitäten im Vordergrund. Die Betroffenen beklagen, dass sie in der Ausübung ihrer beruflichen Tätigkeit, aber auch in Hausarbeit und Freizeit eingeschränkt sind. Dies betrifft rein körperliche Aktivitäten als auch die sozialen Interaktionen. Empirische Untersuchungen zum Zusammenhang von Schmerzintensität und subjektiv eingeschätzter Beeinträchtigung bestätigen zwar einen positiven linearen Zusammenhang, allerdings konnten schon Crombez et al. [7] eindrucksvoll zeigen, dass dieser Zusammenhang vergleichsweise gering ausfällt. Das subjektive Empfinden schmerzbedingter Beeinträchtigung hängt in höherem Maß mit der emotionalen und gedanklichen Verarbeitung der Schmerzen zusammen als mit dem Schmerz selbst: Menschen mit erhöhter Angst vor Aktivitäten, die Schmerzen auslösen könnten, sowie der Neigung, Schmerzen als bedrohlich zu interpretieren, zu »katastrophisieren«, geben im Fragebogen eine deutlich höhere Beeinträchtigung an als Menschen mit geringen Angstwerten.

5.2.2 Objektive Aktivitätsmessung und Schmerz

Zahlreiche Studien, die in den letzten 10 Jahren körperliche Aktivität durch Accelerometer objektiv über ein bis mehrere Tage aufgezeichnet haben, konnten dagegen überwiegend keinen Zusammenhang zwischen dem Ausmaß körperlicher Aktivität und Rückenschmerz nachweisen [21]. Patienten mit chronischem Rückenschmerz zeigten – oft trotz hoher subjektiver Beeinträchtigung – nicht weniger Aktivität im Alltag als gesunde, rückenschmerzfreie Personen, und das Ausmaß von Rückenschmerz in Patientenstichproben korrelierte nicht mit dem Ausmaß objektiver Parameter [36].

Erste Befunde deuten an, dass viele Patienten mit »chronic lower back pain« (CLBP) charakteristische Schwankungen über den Tag hinweg zeigen. So berichten Huijnen et al. [25], dass Patienten mit Rückenschmerzen tagsüber ein höheres Maß an körperlicher Aktivität als Gesunde zeigten, abends dagegen deutlich weniger. Patienten mit solchen Schwankungen berichteten zudem über stärkere Beeinträchtigung als Patienten ohne Schwankungen. In einer interessanten prospektiven Längsschnittstudie fand die Arbeitsgruppe um Janine Verbunt in den Niederlanden keine Korrelation zwischen dem aktuellen Ausmaß an objektiv gemessener körperlicher Aktivität und der subjektiv eingeschätzten Beeinträchtigung, weder im Quer- noch im Längsschnitt [3]. Patienten, die im Lauf eines Jahres nach Ersterhebung eine deutliche Schmerzreduktion erlangt hatten, zeigten erwartungsgemäß einen Anstieg in ihrem Aktivitätsniveau, allerdings genauso wie Patienten, die im selben Zeitraum über keine Linderung berichteten. Die Änderung des Aktivitätslevels war darüber hinaus unabhängig von verschiedenen Parametern allgemeiner körperlicher Fitness. Die subjektive Beeinträchtigung korrelierte interessanterweise signifikant mit dem erlebten Rückgang körperlicher Aktivität seit Beginn der Rückenschmerzen. Die Autoren diskutieren die Möglichkeit, dass die subjektiv erfasste Beeinträchtigung tatsächlich primär auf der individuellen Bewertung der eigenen Aktivität beruht. Das könnte bedeuten, dass ein Teil der Patienten vor Beginn der Rückenschmerzen ein überdurchschnittlich hohes Maß an körperlicher Aktivität gezeigt haben (in der Studie nicht erfasst), sodass sie den Rückgang zu einem »normalen« oder durchschnittlichen Level als deutlich beeinträchtigend erleben. Die Befunde der Accelerometerstudien machen insgesamt deutlich, dass Patienten mit chronischen Rückenschmerzen hinsichtlich des Ausmaßes an körperlicher Aktivität keine in sich homogene Gruppe darstellen und dass Subgruppen mit sehr hohem, aber auch sehr niedrigem Aktivitätslevel zu unterscheiden sind.

Körperliche Aktivität und Schmerz: eine U-Funktion?

Mit dem systematischen Review über den Zusammenhang von körperlichem Training und Rückenschmerz von Campello und Mitarbeitern aus dem Jahr 1996 sowie mit nachfolgenden Publikationen (Campello et al. 1996, zit. nach [1]) wurde die Hypothese einer nichtlinearen, U-förmigen Beziehung aufgestellt, der zufolge sowohl ein sehr geringes als auch ein sehr hohes Aktivitätsniveau mit stärkeren Rückenschmerzen einhergehen soll (◘ Abb. 5.1).

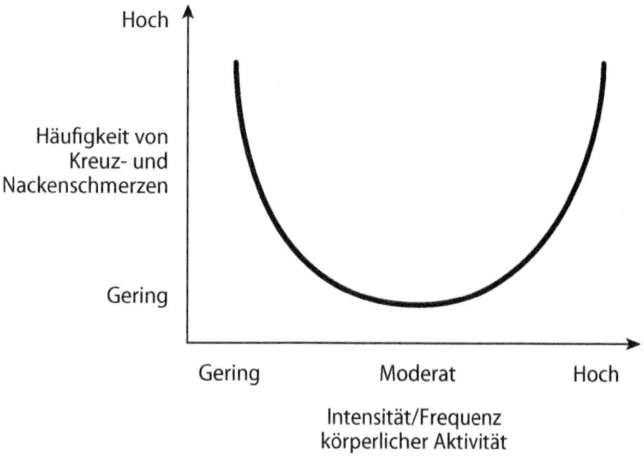

◘ **Abb. 5.1** U-Funktion. Theoretische Beziehung zwischen körperlicher Aktivität und Kreuz-/Nackenschmerz. (Mod. nach Abenhaim et al. [1]; mit freundl. Genehmigung)

Im Jahr 2009 wurde dieser Zusammenhang erstmals im Rahmen einer populationsbasierten holländischen Kohorte von 3.364 Personen nachgewiesen, die per Zufall aus 8.000 Personen ausgewählt wurde [20]. Über einen Fragebogen wurden verschiedene Aktivitätsparameter aus den Bereichen der täglichen Routine (Beruf, Haushalt), Freizeit sowie Sport erhoben. Im Einzelnen zeigten sowohl Personen mit überwiegend sitzender Tätigkeit als auch solche mit körperlich anstrengender Tätigkeit häufiger chronische Rückenschmerzen, während moderate sportliche Aktivität (1–2,5 h/Woche) mit der geringsten Rate an chronischen Beschwerden einherging. Bei Verwendung eines Overallscores der körperlichen Aktivität bestätigte sich ebenfalls die angenommene U-Funktion, ein Zusammenhang, der besonders bei Frauen in der Altersgruppe 25–45 Jahre sowie für den Bereich der sportlichen Betätigung ausgeprägt war.

> **Die Beziehung zwischen körperlicher Aktivität und Rückenschmerz wird am ehesten durch eine U-Funktion beschrieben: Sehr geringe wie auch sehr hohe Aktivitätslevel erhöhen das Risiko von Rückenschmerzen.**

5.3 Bedeutung von Kontextfaktoren für die Definition gesundheitsfördernder Aktivität

Die Erkenntnis, dass sowohl Patienten mit sehr hohem als auch mit sehr niedrigem Aktivitätslevel verstärkte Schmerzen angeben, macht das Auffinden und Definieren eines

»normalen« Aktivitätsniveaus außerordentlich schwierig. Die Verwendung ungenauer Formulierungen wie »Beibehaltung normaler Aktivität« sollten daher ersetzt werden durch evidenzbasierte Empfehlungen zur Beibehaltung oder Stärkung »gesundheitsförderlicher körperlicher Aktivität« [11].

Die internationale Task Force on Back Pain [1] macht darauf aufmerksam, dass es für den Versuch einer Definition empfehlenswerter körperlicher Aktivität in der Behandlung von Rückenschmerz zunächst wichtig ist, die Vielfalt möglicher Kontextfaktoren zu berücksichtigen. Sie empfiehlt eine Klassifikation in die Bereiche

1. Mobilität und Aktivitäten im Alltag,
2. regenerative und sportbezogene Aktivitäten,
3. berufliche Aktivitäten.

Operationale Definitionen gesundheitsförderlicher Aktivität sollten für diese Bereiche getrennt entwickelt werden.

5.3.1 Körperliche Aktivität im alltäglichen Leben

Zu den Aktivitäten des alltäglichen Lebens zählen nach Abenhaim et al. [1] Aspekte der allgemeinen Mobilität mit den Zuständen des Gehens, Stehens, Sitzens und Liegens sowie Alltagsaktivitäten wie z. B. Körperpflege, das Essverhalten, alltägliche Hausarbeiten. Will man der Frage nachgehen, welche qualitativen oder quantitativen Aspekte mit mehr oder weniger Rücken- oder Nackenschmerz assoziiert sind, um so einer Definition gesundheitsfördernder Aktivität näher zu kommen, wird deutlich, dass es wiederum an Messinstrumenten mangelt. Zum Einsatz kommen meist die oben genannten, auf Selbstbeurteilung basierenden Methoden, wie z. B. der Oswestry-Fragebogen, die die subjektiv wahrgenommene schmerzbedingte Einschränkung in diesen Aktivitäten erfassen. Ein hohes Maß an Beeinträchtigung kennzeichnet dabei den Schweregrad einer Rücken- oder Nackenschmerzerkrankung, ein Rückgang der Beeinträchtigung den Erfolg jeweiliger Therapiemaßnahmen. Wie in ► Abschn. 5.2 aufgezeigt, entspricht dies nicht dem objektiven Aktivitätsmuster. Es existieren zahlreiche Ansätze, um das Ausmaß eines klinisch relevanten Therapieerfolgs zu bestimmen, eine Definition eines normalen Aktivitätslevels liefert jedoch bis heute keine dieser Studien [1, 35]. Erste Ansätze zu einer Quantifizierung gibt es zu Teilaspekten wie der der Mobilität. Abenhaim et al. [1] analysieren 6 klinische Studien zum Liegen mit der Quantifizierung des einen Extrems von Mobilität, der Bettruhe. Verglichen wurde Bettruhe unterschiedlicher Dauer (z. B. 2 oder 6 Tage) oder Bettruhe zusammen mit anderen Therapieelementen. Patienten mit weniger Bettruhe erholten sich schneller von den Schmerzen und kehrten rascher an die Arbeit zurück als diejenigen, denen längere Bettruhe empfohlen worden war. Interessanterweise fanden allerdings z. B. Wiesel et al. [41] in einer Stichprobe von 80 Militärsoldaten, dass diejenigen, denen Bettruhe verboten war, sich schlechter erholten als eine Gruppe, der dies erlaubt wurde, und beleuchteten somit ebenfalls mögliche Kontextfaktoren.

Einige Studien an Patienten mit Rückenschmerz erfassten die Häufigkeit bestimmter Alltagsaktivitäten, z. B. Sich-vornüber-Beugen, längeres Gehen oder Stehen, und fanden, dass diese mit einem Schmerzanstieg einhergingen, andere hingegen, z. B. Sichhinlegen oder Ein-heißes-Bad-Nehmen, mit einem Schmerzrückgang [29]. In einer bevölkerungsbasierten Querschnittstudie zeigte sich ein positiver Zusammenhang zwischen alltäglichen körperlichen Aktivitäten, quantifiziert nach leichter, moderater und hoher Anstrengung, und Rückenschmerz [42]. Weitere Studien weisen auf die prädiktive Bedeutung aktivitätsabhängiger Rückenschmerzen hin [26, 5], d. h., Patienten, die angaben, dass ihre akuten Rückenschmerzen bereits bei einfachen Aktivitäten stärker wurden, gaben nach 6 oder 12 Monaten eher chronische Beschwerden an.

Insgesamt muss man festhalten, dass die Studienlage zum Zusammenhang von Aktivitäten im Alltag und Rücken- oder Nackenschmerz keine allgemeingültigen Hinweise für ein empfehlenswertes Maß an Aktivität geben, weder hinsichtlich der Qualität möglicher Aktivitäten noch hinsichtlich quantitativer Aspekte. Erschwerend ist im Bereich der Alltagsaktivitäten das hohe Maß an Variabilität möglicher schmerzverstärkender Aktivitäten. Man kann mit Vorsicht sagen, dass sich ebenfalls ein U-förmiger Zusammenhang andeutet mit mehr Beschwerden bei längerer Bettruhe einerseits, aber auch bei bestimmten Alltagsaktivitäten wie Vornüberbeugen, längerem Gehen oder Stehen oder auch Arbeiten in und am Haus, die mit einem höheren Anstrengungsniveau einhergehen.

5.3.2 Körperliche Aktivität im beruflichen Alltag

Im Kontext beruflicher Aktivitäten werden vor allem spezifische, körperlich belastende Aktivitäten im Zusammenhang mit Rücken- oder Nackenschmerz untersucht. Die Auswahl spezifischer Berufsgruppen, wie z. B. die Altenpflege, LKW-Fahrer oder Straßenbauarbeiter, ermöglicht es in gewissem Ausmaß, relevante Aktivitätsmuster zu standardisieren. Hier zeigt sich, dass Arbeiten, die ungünstige Rückenpositionen beinhalten (z. B. vornübergebeugte Hebeleistungen in der Altenpflege, langes vornübergebeugtes Sitzen im LKW), zum Teil gepaart mit starken Vibrationen (Straßenbau) oder dem Heben schwerer Lasten, mit einer erhöhten Inzidenz akuter

Rückenschmerzen einhergehen und mit der Stärke der Schmerzen bei chronischem Leiden positiv korrelieren [1, 38]. Zu den zentralen biomechanischen Risikofaktoren für Nackenschmerzen zählen neben sitzender beruflicher Tätigkeit vor allem repetitive und Präzisionsarbeiten, die mit lang anhaltenden Phasen ununterbrochener Muskelaktivität einhergehen [10].

Physisches Overload mit lang anhaltenden unphysiologischen Körperhaltungen sowie häufigen Wiederholungen finden sich als Risikofaktoren für muskuloskeletale Schmerzen vor allem auch im Hochleistungsbereich, z. B. bei professionellen Musikern [4] oder im Leistungssport (► Abschn. 5.3 und ► Kap. 47). Ein besonderes Augenmerk liegt in diesen Berufsgruppen auf der Pausengestaltung, um akuten Beschwerden vorzubeugen oder die Genesung nach eingetretener Schädigung zu fördern. Während in der allgemeinen Arbeitsmedizin 5-minütige Pausen jeweils 1-mal pro Stunde empfohlen werden [27], sollten Musiker in den Übungszeiten alle 25 min eine 5-minütige Unterbrechung einhalten. In der Folge einer akuten muskuloskeletalen Schädigung werden für eine optimale Heilung des Gewebes klare Empfehlungen ausgesprochen (► Abschn. 5.5). Chan u. Ackermann [4] beklagen allerdings, dass es für Musiker nicht, wie z. B. für Hochleistungssportler, standardisierte Behandlungsangebote gibt, die unmittelbar nach Eintreten akuter Schmerzen angeboten werden. Musiker sind hier sehr viel mehr auf sich selbst gestellt, da sie individuell entscheiden, ob und wann sie eine ärztliche und/oder physiotherapeutische Behandlung aufsuchen. Dies gilt in ähnlicher Weise für alle Berufstätigen, wobei sich gezeigt hat, dass nur etwa 19 % der Berufstätigen bei Auftreten akuter Beschwerden unmittelbar den Arzt aufsuchen [27].

5.3.3 Körperliche Aktivität im Sport

Wie sich bereits in der erwähnten Studie von Heneweer et al. [20] (► Abschn. 5.2.2) zeigte, gilt eine U-förmige Beziehung zwischen körperlicher Aktivität und Rücken- oder Nackenschmerzen vor allem auch für sportliche Aktivitäten. In ihrer populationsbasierten Studie fanden die Autoren, dass weniger als 1 h sportlicher Tätigkeit pro Woche, aber auch mehr als 2,5 h eher mit Schmerzen einhergingen als ein dazwischen liegender Trainingsumfang. Daher ist es nicht überraschend, dass die Prävalenz chronischer Rückenschmerzen bei Hochleistungssportlern mindestens genauso hoch ist wie in der Allgemeinbevölkerung, vor allem in Sportarten, die mit spezifischen, den Rücken oder Nacken betreffenden Belastungshaltungen einhergehen (► Kap. 47).

Sportliche Aktivitäten spielen für die allgemeine Fitness, Gesunderhaltung und Lebensqualität zunächst einmal eine sehr zentrale Rolle. Für Gesunde existiert bereits eine Reihe empirisch basierter Empfehlungen, die verschiedene Aktivitäten, begonnen beim Gehen über leichte oder schwerere Hausarbeiten bis zu verschiedenen sportlichen Aktivitäten, über sog. MET (»metabolic equivalents«) entsprechend der aufzuwendenden Energie quantifiziert [2]. So entspricht 1 MET dem ruhigen Sitzen, Gehen auf hartem Untergrund 3 METs und Laufen/Jogging etwa 5 METs. Leichte Intensitäten entsprechen <3,0 METs, moderate 3,0–6,0 METs und starke Intensitäten entsprechen >6 METs. Wenn eine Person für 30 min mit etwa 5 km/h (ca. 3,3 METs) zu Fuß geht, hat sie ca. 99 MET-min aufgewandt (3,3 MET x 30 min = 99 MET-min), wenn sie für 20 min bei etwa 8 km/h (8 METS) joggt, kommt sie auf 160 MET-min. Die Empfehlungen sehen eine wöchentliche Aktivität von etwa 500 MET-min als Minimum für »intentionale« körperliche Aktivität vor, die bewusst und zielgerichtet neben der normalen, durch Beruf und Haushalt geforderten Aktivität aufgebracht wird. Eine Übertragung auf Personen mit bereits eingetretenen Rücken- oder Nackenschmerzen ist allerdings nicht ohne Weiteres möglich, da die zugrunde liegenden Untersuchungen lediglich an Gesunden durchgeführt wurden [19]; sie lieferten daher keine Erkenntnisse darüber, ob spezifische sportliche Aktivitäten bei Rücken- oder Nackenschmerz eher schmerzlindernd wirken als andere und welche Intensitäten zur Schmerzlinderung beitragen.

Sportliche Aktivitäten spielen dennoch in der Therapie vor allem von subakuten oder chronischen muskuloskeletalen Schmerzen eine zentrale Rolle, sie werden im ► Kap. 19, »Physiotherapie«, beschrieben. Einige wenige randomisierte Interventionsstudien zeigen dabei, dass gezieltes gerätegestütztes Training gleichermaßen schmerzreduzierend wirkt wie individuelle physiotherapeutische Maßnahmen oder aber die Teilnahme ein einem Aerobic-Kurs [31]. Erste experimentelle Studien zeigen auch, dass z. B. aerobe sportliche Aktivität, wie das oben genannte 30-minütige Laufen, zu einer Anhebung der individuellen Schmerzschwellen führt – gemessen über experimentelle Druckschmerzreizung. Dies gilt für Gesunde und nach dem bisherigen Kenntnisstand auch für Patienten mit wenig beeinträchtigenden Rückenschmerzen. Allerdings wurde auch gezeigt, dass bei schwer chronifizierten muskuloskeletalen Schmerzen, wie etwa der Fibromyalgie, dieser Effekt ausbleibt oder dass es sogar zu einer Senkung der Schmerzschwellen und damit einer Intensivierung der Schmerzen kommt [34].

Die Definition von gesundheitsfördernder Aktivität hängt von Kontextfaktoren wie Beruf/Haushalt, Freizeit oder Sport ab.

5.4 Aktivität und Mechanismen der Schmerzverstärkung

Ein charakteristisches Merkmal sog. nichtspezifischer Rücken- oder Nackenschmerzen ist ihr häufig schleichender Beginn sowie die zeitliche Verzögerung zwischen einer möglichen körperlichen Fehlbelastung und dem Auftreten der Schmerzen [6]. Die Schmerzen sind einerseits nicht eindeutig einem Auslöser zuzuordnen, andererseits ist häufig keine physische Struktur eindeutig so geschädigt, dass dies in der ambulanten ärztlichen Praxis zuverlässig entdeckt werden könnte. Bei körperlicher Inaktivität wie auch bei Überaktivität ist davon auszugehen, dass die ablaufenden Prozesse, begonnen bei einem spezifischen Verhalten über dadurch ausgelöste anhaltende oder repetitive physiologische Prozesse bis hin zu einer Schädigung und dem Auftreten von Schmerzen, in einem Zeitfenster ablaufen, das das Erkennen dieser Kontingenzen sehr erschwert.

Im Fall körperlicher Inaktivität wie z. B. bei zu langer Bettruhe, aber auch bei dauerhaftem Verzicht auf ehemals ausgeübten Sport bis hin zum Verzicht auf jegliche Bewegung, z. B. Spazierengehen oder Treppensteigen, kommt es über längere Zeiträume hinweg zu einer Verringerung der muskulären und kardiovaskulären Fitness. Eine atrophierte Muskulatur reagiert aufgrund neurophysiologischer Sensibilisierungsprozesse bei normaler Belastung vorschnell schmerzhaft (s. auch ▶ Kap. 3), was einen Circulus vitiosus auslöst und unterhält.

Im Fall körperlicher Überaktivität weisen dagegen zahlreiche Studien auf die Bedeutung langanhaltender körperlicher Belastung von geringerer Intensität hin, die Muskeln, Bänder, Faszien, Gelenke und Bandscheiben affizieren (▶ Kap. 2; ▶ Kap. 4) können. Diese Belastungshaltungen wurden dabei nicht nur als Risikofaktoren für Rücken- oder Nackenschmerzen nachgewiesen, sondern auch für Müdigkeit, die als sog. »low force fatigue« wiederum selbst als Risikofaktor für arbeitsbedingte Verletzungen und nachfolgende Schmerzen aufgezeigt wurde (Hagberg 1984, zit. nach [6]).

Ein charakteristisches Merkmal sog. nichtspezifischer Rücken- oder Nackenschmerzen ist ihr häufig schleichender Beginn und die zeitliche Verzögerung zwischen einer körperlichen Fehlbelastung und dem Auftreten von Schmerzen.

5.4.1 Müdigkeit, Schmerz und Motorik

Müdigkeit wird definiert als die Reduktion funktionaler Kapazität, z. B. Kraft und Ausdauer eines Muskels, hervorgerufen durch anhaltenden oder repetitiven Gebrauch des Muskels [6] und vermittelt über zentrale oder periphere Mechanismen. Im Laufe anhaltender oder repetitiver »low-force tasks« im experimentellen Setting kommt es zu einer erhöhten wahrgenommenen Anstrengung sowie zu einer Reduktion an Maximalkraft. In der Elektromyografie motorischer Einheiten zeigen sich ein Anstieg der Amplitude sowie ein Abfall in der Frequenz. Eine physiologische Hypothese, bekannt geworden als Cinderella-Effekt, besagt, dass niedrigschwellige Typ-1-Muskelfasern, die während einer »low-force task« als Erste rekrutiert werden, für lange Zeit aktiviert bleiben [22] und schließlich bei Überlastung verletzt werden. Ein anderer Effekt anhaltender Belastung ist die zunehmende Kokontraktion agonistisch-antagonistischer Muskelpaare. In einer Serie laborexperimenteller Studien konnten u. a. Cote u. Hoeger Bement [6] zeigen, dass z. B. bei anhaltendem Hämmern oder Sägen eine geringer werdende Amplitude am Ellbogen durch einen Anstieg im Bereich des Rumpfs kompensiert wurde. Kompensationsleistungen distaler Muskelareale waren bei Patienten mit Schulterschmerzen ausgeprägter als bei Gesunden. Die globale Aufgabenstellung sowie die vorgegebene Dauer wurden dabei aber von allen Probanden eingehalten.

Wird im Verlauf dieser Tätigkeiten experimentell, z. B. pharmakologisch, Schmerz induziert, kommt es in verstärktem Maß zu kompensatorischen motorischen Aktivitäten, wobei chronische Schmerzpatienten eine deutlich reduzierte Variabilität in ihrem motorischen Antwortverhalten zeigen im Vergleich zu Gesunden [43]. Die Autoren gehen davon aus, dass sich ein Kreislauf schließt zwischen andauernden/repetitiven körperlichen Aktivitäten von geringerer Intensität, nachfolgender muskulärer Müdigkeit, umfangreichen Kompensationsleistungen durch Koaktivierung antagonistischer Strukturen sowie allmählich einsetzenden geringfügigen Verletzungen muskulärer und angrenzender Strukturen. Schmerzen treten somit deutlich zeitverzögert auf und sind in der subjektiven Wahrnehmung nur schwer spezifischen Tätigkeiten zuzuordnen. Hodges u. Smeets haben diese Zusammenhänge in einem multifaktoriellen Adaptationsmodell zusammengefasst: Es bringt zum Ausdruck, dass zahlreiche motorische Programme, die kurzfristig Entlastung mit sich bringen und so die Vollendung einer spezifischen Aufgabe ermöglichen, langfristig zu Schädigungen im Muskelskelettsystem führen können [24].

5.4.2 Individuelle Schmerzverarbeitung und körperliche Aktivität

Diese neurophysiologischen Adaptationsprozesse, die kurzfristig zum Ziel haben, ermüdete oder verletzte physische Strukturen zu schützen, stehen unter dem Einfluss zahlreicher kognitiv-affektiver und behavioraler Prozesse, die bewusst oder unbewusst ablaufen können. In kognitiv-behavioralen Modellen der Schmerzverarbeitung, wie z. B. den verschiedenen Versionen des Fear-avoidance- Modells oder im Avoidance-endurance-Modell (AEM; s. auch ▸ Kap. 17) [12], wird zunächst beschrieben, wie – vermittelt über Prozesse des klassischen Konditionierens – mit Furcht assoziierte Warnsignale präventiv Adaptationsprozesse im motorischen Apparat auslösen können, und zwar auch schon, bevor Schmerzen aufgetreten sind [18]. Das motorische System kann hier reflektorisch reagieren (z. B. beim Gehen einen Schongang entwickeln), Menschen können aber auch bewusst und planmäßig solchen motorischen Aktivitäten aus dem Weg gehen, von denen sie annehmen, dass sie Schmerzen auslösen. Langfristig kann es dazu kommen, dass ein Patient mit anhaltenden Rücken- oder Nackenschmerzen alle möglichen Aktivitäten meidet, wie z. B. Sport, spezifische berufliche Tätigkeiten oder auch nur das einfache Spazierengehen, um keine Schmerzen aufkommen zu lassen. Zunehmende körperliche Inaktivität führt langfristig zu verschiedenen Facetten eines Disusesyndroms mit atrophierter Muskulatur und mangelnder Fitness [40] und einer daraus resultierenden verminderten körperlichen Belastbarkeit (vgl. ▸ Abschn. 5.4).

Das AEM beschreibt darüber hinaus aber auch die gegenläufige suppressive Verhaltenstendenz, trotz Schmerzen spezifische körperliche Aktivitäten aufrechtzuerhalten. Ein suppressiver Umgang mit Schmerzen zeigt sich einerseits in sog. automatischen Gedanken (Durchhalteappell), indem der Betroffene versucht, Gedanken, die durch den Schmerz ausgelöst werden (»Du solltest eine Pause machen«, »Ich kann nicht mehr«), oder aber die Schmerzempfindung selbst zu unterdrücken (»Du kannst heute Abend ausruhen«, »Stell dich nicht so an«). Im Verhalten zeigt sich ein suppressiver Umgang, indem Aktivitäten trotz Müdigkeit und Schmerzen weitergeführt werden, ggf. durch ein Medikament gelindert, häufig bis »es nicht mehr geht«, wobei dies bedeutet, dass bereits eine weitgehende oder völlige Erschöpfung eingetreten ist. Wenn dieses Verhaltensmuster dazu führt, dass »low force activities« andauernd oder repetitiv trotz starker Schmerzen – und evtl. trotz starker Müdigkeit – aufrechterhalten werden, ist zu erwarten, dass es zu Mustern »suboptimaler motorischer Kontrolle« [24] kommt; diese blockieren zum einen Heilungsprozesse nach Eintreten akuter Schmerzen und können zum anderen weitere Schädigungen im motorischen Apparat nach sich ziehen. Das AEM nimmt darüber hinaus an, dass ein adaptives Schmerzverhalten einen ausgewogenen und flexiblen Wechsel zwischen Be- und Entlastungshaltungen umfasst, der Heilungsprozesse im Positiven fördert. Die Maladaptivität ausgeprägten Vermeidungs- oder suppressiven Schmerzverhaltens gegenüber adaptivem Verhalten konnte in ersten prospektiven Studien an Patienten mit akuten/subakuten Rücken- oder Beinschmerzen belegt werden [13, 16].

In einer Reihe von Accelerometerstudien konnte darüber hinaus gezeigt werden, dass Patienten 6 Monate nach Operation eines primären Bandscheibenvorfalls deutlich mehr körperliche Belastungshaltungen bei mehr Schmerzen zeigten (häufigeres Sitzen oder Stehen in gerader oder vornübergebeugter Haltung), wenn sie Zeichen einer suppressiven Schmerzverarbeitung aufwiesen – dies im Vergleich zu Patienten mit adaptiver Verarbeitung. Patienten mit einer ausgesprochen ängstlich-meidenden Verarbeitung zeigten dagegen hochsignifikant weniger Belastungshaltungen [15, 36]. Das Aktivitätsniveau von Patienten mit adaptiver Schmerzverarbeitung lag in einem mittleren Bereich zwischen den genannten Extremgruppen, ebenso das Niveau der Schmerzen. Die subjektiv wahrgenommene Beeinträchtigung (»disability«) war dagegen bei diesen Patienten am geringsten ausgeprägt. Patienten mit adaptiver Verarbeitung zeichnen sich psychologisch durch moderate Ausprägungen im Vermeiden wie auch im Durchhalteverhalten aus. Das AEM geht davon aus, dass diese Patienten relativ flexibel mit körperlicher Be- und Entlastung auf ihre Schmerzen reagieren und dadurch einen zu erwartenden Heilungsprozess befördern.

Individuelle Muster der Schmerzverarbeitung, z. B. rigide Formen von ängstlichem Meiden oder forciertem Durchhalten, gehen mit zu geringer oder zu hoher körperlicher Aktivität einher.

5.5 Wechsel zwischen körperlicher Belastung und Erholung

Psychische Flexibilität im Umgang mit Schmerzen im Alltag wird in der Schmerzforschung mehr und mehr als ein zentral bedeutsamer, gesundheitsförderlicher Aspekt angesehen [32]. Patienten, die eher flexibel reagieren und sowohl Schmerzvermeidung als auch suppressive Schmerzverarbeitung in einem moderaten Ausmaß zeigen, entwickeln weniger chronische Schmerzen im ambulanten Setting [16] und nach stationärer Behandlung [15, 36] als Patienten mit rigiden maladaptiven Verarbeitungsformen.

Der Wechsel körperlicher Be- und Entlastung sowie speziell das Bewusstsein für die Notwendigkeit von Erholungspausen ist vor allem für Tätigkeiten mit anhaltender und/oder repetitiv ablaufender körperlicher Aktivität gegeben. Es geht darum, Übermüdung, nachfolgenden Verletzungen und Schmerzen vorzubeugen. Am eindeutigsten zu identifizieren sind solche Aktivitäten in Bereichen wie dem Hochleistungssport, bei professionellen

Musikern sowie in der allgemeinen Arbeitsmedizin. Im Leistungssport und beim aktiven Musizieren gehören konstante statische Körperhaltungen und/oder repetitive Bewegungsabläufe zum alltäglichen Training, um höchstmögliche Leistung bzw. Perfektion in den muskulären Abläufen selbst zu erbringen. Im Arbeitsalltag erfordern eine Reihe von Berufen spezifische Belastungshaltungen (u. a. LKW-Fahrer, Arbeiten am PC) oder Bewegungsabläufe (u. a. am Fließband, Arbeiten am PC), die einer bestimmten Aufgabenstellung dienen und ebenfalls oft unter Leistungsanforderungen stehen. In all diesen Bereichen sind entsprechende motorische Abläufe prinzipiell der Außenbeobachtung zugänglich und damit quantifizierbar und messbar.

Tipp

In der Therapie sollte die Fähigkeit zu einem flexiblen Wechsel zwischen Belastung und Erholung gefördert werden.

Ziel der Erarbeitung einer Pausengestaltung ist dabei die Optimierung der zu erbringenden Leistung bei gleichzeitiger Vermeidung von Verletzungen und dadurch bedingten Schmerzen. Ist es bereits zu schmerzhaften Verletzungen gekommen, geht es um eine Optimierung des Heilungsprozesses, d. h. um eine schnellstmögliche, aber auch vollständige Ausheilung affizierter Strukturen. So führen z. B. Chan u. Ackermann [4] eine Reihe von Untersuchungen an, die zeigen, dass Musiker in ihren alltäglichen Übungseinheiten einen Wechsel des aktiven Musizierens von etwa 25 min und einer 5-minütigen Pause einhalten sollten. Die Pausengestaltung sollte sich dabei an die Dauer und den individuellen Schwierigkeitsgrad anpassen: Die Häufigkeit dieser kurzen Pausen sollte bei ansteigendem Schwierigkeitsgrad erhöht werden, bei längeren Übungssequenzen sollten auch die Pausenzeiten verlängert werden (z. B. 10- bis 15-minütige Pausen bei einer Übungsdauer von 45 bis 60 min). Eine besondere Aufmerksamkeit mit veränderter Relation zwischen Be- und Entlastung kommt darüber hinaus der Zeit nach einer Verletzung zu. Es wird empfohlen, je nach Verletzungsschwere Ruheperioden zwischen 3 und 7 Tagen einzuhalten, während derer vorsichtige, allmählich sich steigernde Bewegungsübungen wieder aufgebaut werden, um einer Gewebeatrophie vorzubeugen. Wird mit dem Spielen wieder begonnen, werden sehr kurze Wechsel von z. B. einem 5 min langem Spiel und einer 5-minütigen Pause empfohlen. Mit zunehmender Gewebeheilung werden die aktiven Phasen des Spiels wieder verlängert. Es geht somit zentral darum, eine Balance zu finden, bei der einerseits weitere Gewebeschädigungen vermieden werden, andererseits einer Gewebeatrophie vorgebeugt wird.

Im allgemeinen arbeitsmedizinischen Bereich liegen dagegen nur bruchstückhaft entsprechende Empfehlungen für die Pausengestaltung vor. So werden für den normalen Alltag in Berufen mit langen Phasen repetitiver Tätigkeit 5-minütige Pausen pro Stunde empfohlen, um übermäßigem physischen Stress für die Muskulatur vorzubeugen [27]. Für die Zeit nach einem Reha-Aufenthalt und längerem Arbeitsausfall sind Formen stufenweiser Wiedereingliederung möglich. Diese beziehen sich jedoch in der Regel auf die gesamte Arbeitszeit pro Tag und/oder Woche und weniger auf die Pausengestaltung im Arbeitsablauf.

5.6 Individualisierung der Empfehlungen zu Be-und Entlastung im Alltag

In den meisten Berufen sind die erforderlichen Bewegungsabläufe nicht so normiert wie etwa am Fließband oder beim Führen eines Lastkraftwagens. Dies gilt in noch größerem Maß für nicht erwerbstätige Menschen, deren Alltag primär von Hausarbeit geprägt ist. Lange Zeiten, in denen Menschen konstante körperliche Belastungshaltungen (langes Stehen oder Sitzen vor allem in vornübergebeugter Haltung) und/oder repetitive Bewegungen ausführen, sind hier wahrscheinlich eher durch individuelle, habituell verankerte Verhaltensmuster bedingt – wie die oben genannten Schmerzverarbeitungsformen – als allein durch objektive Vorgaben.

Der individuelle Umgang mit körperlichen Aktivitäten bei Eintreten von Schmerzen hängt in starkem Maße von operanten Lernvorgängen ab. Positive Konsequenzen (u. a. Lob, Anerkennung) sowie das Ausbleiben oder die Verringerung negativer Konsequenzen (z. B. die Verringerung oder das Ausbleiben von Furcht/Angst vor Schmerzen einerseits, von Tadel, Strafen andererseits) führen dazu, dass ein entsprechendes Verhalten als erfolgreich erlebt wird und mit zunehmender Häufigkeit gezeigt wird. Das Vermeiden von potenziell schmerzauslösenden Aktivitäten wird daher häufig dadurch negativ verstärkt, dass Furcht vor Schmerz oder der Schmerz selbst verringert wird. Patienten mit suppressiver Schmerzverarbeitung haben häufig in stärkerem Maß Angst vor negativen Konsequenzen z. B. im beruflichen oder privaten Umfeld, sollten sie wegen ihrer Schmerzen bestimmte Aktivitäten nicht ausführen können (Angst vor Tadel vom Vorgesetzten, Angst, keine »gute Hausfrau« zu sein). Es entstehen positive (unbedingt »gute« Leistungen erbringen zu wollen) oder negative Motivationslagen (Furcht vor Tadel, Misserfolg), aus denen heraus körperliche Aktivitäten weitergeführt werden, auch wenn sie bereits Müdigkeit oder Schmerz auslösen [18].

Diese Zusammenhänge machen deutlich, dass die Untersuchung von Prozessen der Schmerzverarbeitung nicht damit auskommt, den Schmerz selbst als einzigen Fokus für individuelles Denken und Handeln anzusehen. Das Auftreten von Schmerzen im Alltag steht immer in Konkurrenz mit gerade aktuellen Alltagsanforderungen in Beruf, Haushalt oder Freizeit. Müdigkeit und Schmerzen erfordern eine zumindest kurzfristige Unterbrechung der Aktivitäten, insbesondere wenn diese selbst schmerzauslösend oder verstärkend sind. Demgegenüber beansprucht die Erfüllung von Alltagsanforderungen ihre unmittelbare Fortsetzung. Menschen lernen in unterschiedlicher Weise, mit diesen Konfliktlagen umzugehen [9].

Tipp

In der ärztlichen, physio- oder psychotherapeutischen Praxis empfiehlt sich eine Individualisierung der Maßnahmen, basierend auf einem Screening individueller Schmerzverarbeitung.

In Lebensbereichen, in denen eine Pausengestaltung nicht sinnvoll objektiv normiert werden kann, empfiehlt sich daher eine zunehmende Individualisierung. Ein erster Zugang bietet sich gegenwärtig mit der Feststellung individueller Muster der Schmerzverarbeitung: Patienten mit einem ausgeprägt ängstlich-meidenden Schmerzverhalten sollten Zeiten der körperlichen Aktivität deutlich erhöhen, dabei dennoch bewusst die Pausengestaltung erlernen. Patienten mit einem rigiden suppressiven Muster sollten Zeiten der körperlichen Belastung verkürzen und häufiger kurze Pausen einhalten. Kognitiv-verhaltenstherapeutische Prinzipien, die auf dieser Form der Individualisierung aufbauen, haben sich in ersten randomisierten Studien als sehr effektiv dabei erwiesen, die Schmerzbelastung zu reduzieren und einer Chronifizierung vorzubeugen [14]. Ein weiterer Schritt der Individualisierung besteht in der Abschätzung der habituellen Verankerung eines ungünstigen Schmerzverhaltens. Wir können davon ausgehen, dass die oben beschriebenen Prozesse der klassischen und operanten Konditionierung bei Patienten mit chronischen, zum Teil langjährigen Schmerzen zu einer außerordentlichen Stabilisierung und damit Löschungsresistenz des Verhaltens geführt haben. Änderungsversuchen stellen sich vielfältige kognitiv-affektive Barrieren entgegen [44], die sehr wahrscheinlich nur durch individuelle und langzeitlich durchzuführende kognitiv-behaviorale Therapien beeinflussbar sind. In frühen Stadien einer Schmerzchronifizierung dagegen ist damit zu rechnen, dass diese Muster noch relativ leicht durch geeignete Aufklärung und Edukation verändert werden können. Als Zugang bieten sich hier edukative Interventionen an, basierend auf einem Screening der individuellen Schmerzverarbeitung, die sowohl in die ärztliche Praxis als auch z. B. in physiotherapeutische Behandlungen integriert werden können. Eine solche Konzeption wurde bereits 2001 umfangreich diskutiert [30], erste positive Erfolge zeigen sich im Rahmen randomisierter Studien in der Allgemeinmedizin [17]. Aktuell fehlen hier vor allem gut kontrollierte Studien an großen Patientenzahlen sowohl im primärärztlichen als auch im physiotherapeutischen Setting.

Literatur

1. Abenhaim L, Rossignol M, Valat JP et al (2000) The role of activity in the therapeutic management of back pain. Report of the International Paris Task Force on Back Pain. Spine 25:1–31
2. Ainsworth B, Haskell WL, White MC et al (2000) Compendium of physical activities: an update of activity codes and MET intensities. Med Sci Sports Exerc 32(S):498–504
3. Bousema EJ, Verbunt JA, Seelen HAM et al (2007) Disuse and physical deconditioning in the first year after the onset of back pain. Pain 130:279–86
4. Chan C, Ackermann B (2014) Evidence-informed physical therapymanagement of performance-related musculoskeletal disorders in musicians. Front Psychol 5:706
5. Coste J, Delecoeuillerie G, Cohen de Lara A, Le Parc JM, Paolaggi JB (1994) Clinical course and prognostic factors in acute low back pain: An inception cohort study in primary care practice. BMJ 308:577–80
6. Cote JN, Hoeger Bement MK (2010) Update on the relation between pain and movement: consequences for clinical practice. Clin J Pain 26(9):754–762
7. Crombez G, Vlaeyen JW, Heuts PH, Lysens R (1999) Pain-related fear is more disabling than pain itself: evidence on the role of pain-related fear in chronic back pain disability. Pain 80: 329–339
8. Deutsche Gesellschaft für Allgemeinmedizin und Familienmedizin (2009) Nackenschmerz, DEGAM-Leitlinie Nr. 13. Düsseldorf, Omicron Publishing
9. Goschke T, Dreisbach G (2008) Conflict-triggered goal shielding: response conflicts attenuate background monitoring for prospective memory cues. Psychol Sci 19(1):25–32
10. Hanvold TN, Waersed M, Veiersted KB (2012) Long periods with uninterrupted muscle activity related to neck and shoulder pain. Work 41:2535-2538
11. Hasenbring MI, Pincus T (2015) Effective reassurance in primary care of low back pain: what messages from clinicians are most beneficial at early stages of LBP? Clin J Pain 31(2):133–136. doi: 10.1097/AJP.0000000000000097
12. Hasenbring MI, Verbunt JA (2010) Fear-avoidance and endurance-related responses to pain: new models of behavior and their consequences for clinical practice. Clin J Pain 26:747–53
13. Hasenbring M, Marienfeld G, Kuhlendal D, Soyka D (1994) Risk factors of chronicity in lumbar disc patients. A prospective investigation of biologic, psychologic, and social predictors of therapy outcome. Spine 19(24):2759–2765
14. Hasenbring M, Ulrich HW, Hartmann M, Soyka D (1999) The efficacy of a risk factor based cognitive behavioral intervention and EMG-biofeedback in patients with acute sciatic pain: an attempt to prevent chronicity. Spine 24(23):2525–2535
15. Hasenbring MI, Plaas H, Fischbein B, Willburger R (2006) The relationship between activity and pain in patients 6 months after lumbar disc surgery: do pain-related coping modes act as moderator variables? Eur J Pain 10:701–709

16. Hasenbring MI, Hallner D, Klasen B, Streitlein-Böhme I, Willburger R, Rusche H (2012) Pain-related avoidance versus endurance in primary care patients with subacute back pain: psychological characteristics and outcome at a 6-month follow-up. Pain 153(1):211–217
17. Hasenbring MI, Hallner D, Klasen BW, Streitlein-Böhme I, Willburger R, Rusche H (2012) Pain Risk-Screening-based cognitive-behavioral approaches (PARIS-CBA) for subacute LBP: results from a randomized controlled trial using »Graded Balance«. Poster presented at the 14th World Congress on Pain, Milan, Italy
18. Hasenbring MI, Chehadi O, Titze C, Kreddig N (2014) Fear and anxiety in the transition from acute to chronic pain: there is evidence for endurance besides avoidance. Pain Manag 4(5): 363–374
19. Haskell WL, Lee I-M, Pate RR, Powell KE, Blair SN, Franklin BA, Macera CA, Heath GW, Thompson PD, Bauman A (2007) Physical Activity and Public Health: Updated Recommendation for Adults from the American College of Sports Medicine and the American Heart Association. Med Sci Sports Exerc 39(8):1423–1434
20. Heneweer H, Vanhees L, Picavet HSJ (2009) Physical activity and low back pain: a U-shaped relation? Pain 143:21–25
21. Heneweer H, Staes F, Aufdemkampe G et al (2011) Physical activity and low back pain: a systematic review of recent literature. Eur J Pain 20:826–845
22. Hgg G (1991) Static work loads and occupational myalgia – a new explanation model. In: Anderson PA, Hobart DJ, Danhoff JV (Hrsg) Electromyographical Kinesiology. Elsevier, Amsterdam, S 141–144
23. Hildebrandt VH, Bongers PM, Dul J, van Dijk FJ, Kemper HC (2000) The relation between leisure time, physical activities and musculoskeletal symptoms and disability in worker populations. Int Arch Environ Health 73:507–518
24. Hodges PW, Smeets RJ (2015) Interaction between pain, movement and physical activity: Short-term benefits, long-term consequences, and targets for treatment. Clin J Pain 31(2):97–107
25. Huijnen IPJ, Verbunt JA, Roelofs J et al (2009) The disabling role of fluctuations in physical activity in patients with chronic low back pain. Eur J Pain 13:1076–1079
26. Infante-Rivard C, Lortie M (1997) Relapse and short sickness absence for back pain in the six months after return to work. Occup Environ Med 54:328–334
27. Kennedy C, Amick B, Dennerlein J, Brewer S, Catli S, Williams R et al (2010) Systematic review of the role occupational health and safety interventions in the prevention of upper extremity musculoskeletal symptoms, signs, disorders, injuries, claims and lost time. J Occup Rehabil 20:127–162
28. Linke SE, Gallo LC, Norman GJ (2011) Attrition and adherence rates of sustained vs. intermittent exercise interventions. Ann Behav Med 42(2):197–209
29. Linton S (1985) The relationship between activity and chronic back pain. Pain 21:289–294
30. Main CJ, George SZ (2011) Psychologically informed practice for management of low back pain: future directions in practice and research. Physical Therapy 91:820-824
31. Mannion AF, Müntener M, Taimela S, Dvorak J (1999) A randomized clinical trial of three active therapies for chronic low back pain. Spine (Phila Pa 1976) 24(23):2435–2448
32. McCracken LM, Vowles KE (2007) Psychological flexibility and traditional pain management strategies in relation to patient functioning with chronic pain: An examination of a revised instrument. J Pain 7:700–707
33. Bundesärztekammer (BÄK), Kassenärztliche Bundesvereinigung (KBV), Arbeitsgemeinschaft Wissenschaftlich Medizinischer fachgesellschaften (AWMF) (Hrgs) (2013) Nationale Versorgungsleitlinie Kreuzschmerz. http://www.leitlinien.de/nvl/kreuzschmerz/. Zugegriffen: 20. März 2015
34. Nijs J Kosek E, Van Oosterwijck J, Meeus M (2012) Dysfunctional endogenous analgesia during exercise in patients with chronic pain: to exercise or not to exercise? Pain Physician 15(3):ES 205–213
35. Perruchoud C, Buchser E, Johanek LM, Aminian K, Paraschiv-Ionescu A, Taylor RS (2014) Assessment of physical activity pf patients with chronic pain. Neuromodulation 17:42-47
36. Plaas H, Sudhaus S, Willburger R, Hasenbring MI (2014) Physical activity and low back pain: the role of subgroups based on the Avoidance-endurance model. Disabil Rehabil 36(9):749–755
37. Prince SA, Adamo KB, Hamel ME, Hardt J, Gorber SC, Tremblay M (2008) A comparison of direct versus self- report measures for assessing physical activity in adults: a systematic review. Int J Behav Nutr Phys Act 5:56
38. Shaw WS, Pransky GS, Main CJ (2012) Work-related risk factors for transition to chonic bachk pain and disability. In: Hasenbring MI, Rusu AC, Turk DC (Hrsg) From acute to chronic back pain: risk factors, mechanisms, and clinical outcomes. Oxford University Press, S 377–388
39. Tulder MW van, Koes BW, Bouter LM (1995) A cost-of-illness study of back pain in the Netherlands. Pain 62:233–240
40. Verbunt JA, Seelen HA, Vlaeyen JWS, Heijden GJ van der, Heuts PH, Pons K, Knottnerus JA (2003) Disuse and deconditioning in chronic low back pain: concepts and hypothesis on contributing mechanisms. Eur J Pain 7:9–21
41. Wiesel SW, Cuckler JM, Deluca F, Jones F, Zeide MS, Rothman RH (1980) Acute low-back pain: An objective analysis of conservative therapy. Spine 6:324–330
42. Wright D, Barrow S, Fisher AD, Horsley SD, Jayson MIV (1995) Influence of physical, psychological and behavioural factors on consultations for back pain. Br J Rheumatol 34:156–161
43. Madeleine P, Farina D (2008) Time to task failure in shoulder elevation is associated to increase in amplitude and to spatial heterogeneity of upper trapezius mechanomyographic signals. Eur J Appl Physiol 102:325–333
44. Andrews NE, Strong J, Meredith PJ, Gordon K, Bagraith KS (2015) «It's very hard to change yourself": an exploration of overactivity in people with chronic pain using interpretative phenomenological analysis. Pain 156(7):1215–1231. doi: 10.1097/j.pain.0000000000000161

Risikofaktoren und psychobiologische Mechanismen der Chronifizierung

M. Pfingsten

H.-R. Casser et al. (Hrsg.), *Rückenschmerzen und Nackenschmerzen*,
DOI 10.1007/978-3-642-29775-5_6, © Springer-Verlag Berlin Heidelberg 2016

Die Chronifizierung von Schmerzen ist ein großes Problem, ihre Verhinderung daher anzustreben. Prinzipiell ist davon auszugehen, dass die Chronifizierung von Rückenschmerzen durch ein komplexes Zusammenwirken zahlreicher Einflussgrößen aus sehr unterschiedlichen Merkmalsbereichen zustande kommt. Es liegt für den individuellen Fall vermutlich eine Summation von Risikofaktoren aus verschiedenen Bereichen vor, sodass ihre frühzeitige individuelle Identifikation einen besonders großen Stellenwert hat. Ziel ist es, Personen mit einem hohen Chronifizierungsrisiko durch psychosoziale Faktoren frühzeitig zu identifizieren und sie ggf. einer spezifischen Behandlung zuzuführen, um damit das Risiko eines langwierigen, komplizierten und kostenintensiven Krankheitsverlaufs abzuwenden.

6.1 Einleitung

Im epidemiologischen Kapitel dieses Buchs (▶ Kap. 1, »Vom akuten zum chronischen Schmerz«) ist es ausführlich dargestellt: Rückenschmerzen treten häufig auf und sind für die Betroffenen, für das medizinische System aber auch für die Volkswirtschaft ein erhebliches Problem [51, 15]. Die epidemiologischen Daten zeigen, dass Rückenschmerzen häufig nicht auf eine Einzelepisode beschränkt bleiben, sondern rezidivierend auftreten. Bei einem Teil der Patienten nimmt die Krankheit sogar einen chronischen Verlauf, d. h., Schmerz und Beeinträchtigung bleiben länger bestehen. Die phänomenologischen Merkmale des chronischen Schmerzes betreffen dabei die gesamte Person, es bestehen Auswirkungen auf das nozizeptive System, auf die Erlebens- und Verhaltensanteile sowie auf die Lebensbezüge des Betroffenen inkl. seiner Partizipationsfähigkeit. Es sind verschiedene Ebenen betroffen (vgl. [43]):

- Auf der **somatischen Ebene** finden wir eine erheblich eingeschränkte körperliche Leistungsfähigkeit sowie insgesamt eine erhöhte psychophysische Reagibilität mit weiteren, oftmals nicht spezifischen, organisch nicht erklärbaren Beschwerden wie Gastritiden, Schwindel etc.
- Auf der **kognitiven und emotionalen Ebene** besteht oftmals ein Mischbild aus Angst und depressionstypischen Symptomen. Die Patienten zeigen ungünstige Kognitionen und Bewältigungsstrategien und weisen oftmals eine tiefe Verunsicherung bzgl. der weiteren Entwicklung auf.
- Auf der **Verhaltensebene** findet man eine häufige Inanspruchnahme des Gesundheitssystems, lange Arbeitsunfähigkeitszeiten (AU-Zeiten) und oftmals eine ausgesprochene Einschränkung des gesamten Verhaltensspielraums.

An Schmerzzeichnungen von betroffenen Patienten lässt sich der deutliche Unterschied zwischen akuten und chronischen Schmerzen gut darstellen (◘ Abb. 6.1): Eines der hervorstechendsten Merkmale ist die lokale Ausweitung der schmerzhaften Körperregionen, die mit zunehmender Schmerzdauer eine immer größere Körperfläche einnehmen.

Chronischer Schmerz ist deutlich schwerer behandelbar und verursacht hohe Kosten. Chronizität beginnt in den meisten Fällen ursprünglich mit einem akuten Schmerz, sodass es naheliegend ist, nach Möglichkeiten zu suchen, die Entwicklung chronischer Verläufe bereits im Akutfall zu verhindern. Niemand wird als Chroniker geboren, daher muss es bestimmte Voraussetzungen und Mechanismen geben, die diese Chronifizierung vorantreiben. Die Identifizierung von Risikofaktoren, die als charakteristische Merkmale mit einer solchen Chronifizierung verbunden sind, ist daher eine vordringliche Aufgabe. Idealerweise sollten diese Risikofaktoren dann mit geeigneten und gezielten Maßnahmen beeinflusst werden, um eine Chronifizierung zu verhindern.

6.2 Wissenschaftliche Evidenz zu Risikofaktoren

Eine der ersten Studien zu den Risikofaktoren von chronifizierten Rückenschmerzen ist die Arbeit von Hasenbring aus dem Jahr 1999 [21]. Die Autorin und ihre Arbeitsgruppe konnten an einer Gruppe von Patienten mit Rückenschmerzen zeigen, dass eine gezielte therapeutische Intervention im Sinne eines kognitiv-behavioralen Trainings langfristige Krankheitsverläufe verhindern konnte. Dieses Training war auf spezifische Risikofaktoren bezogen, die im Vorfeld durch ein Fragebogenscreening identifiziert wurden. Die Untersuchung bezog sich zwar auf eine Patientengruppe mit subakuten radikulären Schmerzen, die stationär konservativ behandelt wurden – und darüber hinaus umfasste sie nur eine kleine Stichprobe –, doch war der gewählte Ansatz bereits damals sehr vielversprechend.

Die Grundlage der Verhinderung von Chronifizierung ist die Identifikation derartiger Risikofaktoren. In den letzten Jahren sind dazu zahlreiche Studien aufgelegt wurden. Leider unterscheiden sie sich sowohl in Bezug auf die Definition der Zielgrößen (z. B. Rückenschmerzen sowohl mit als auch ohne ärztliche Behandlung) wie auch in Art und Umfang der einbezogenen, potenziell erklärenden Variablen. Insofern ist es nicht verwunderlich, dass für viele der einbezogenen Parameter keine konsistenten Ergebnisse gefunden wurden; allerdings ergeben sich für eine Reihe von Risikofaktoren auch konsistente Ergebnisse. Als zusammenfassende Übersicht ist eine Liste relevanter

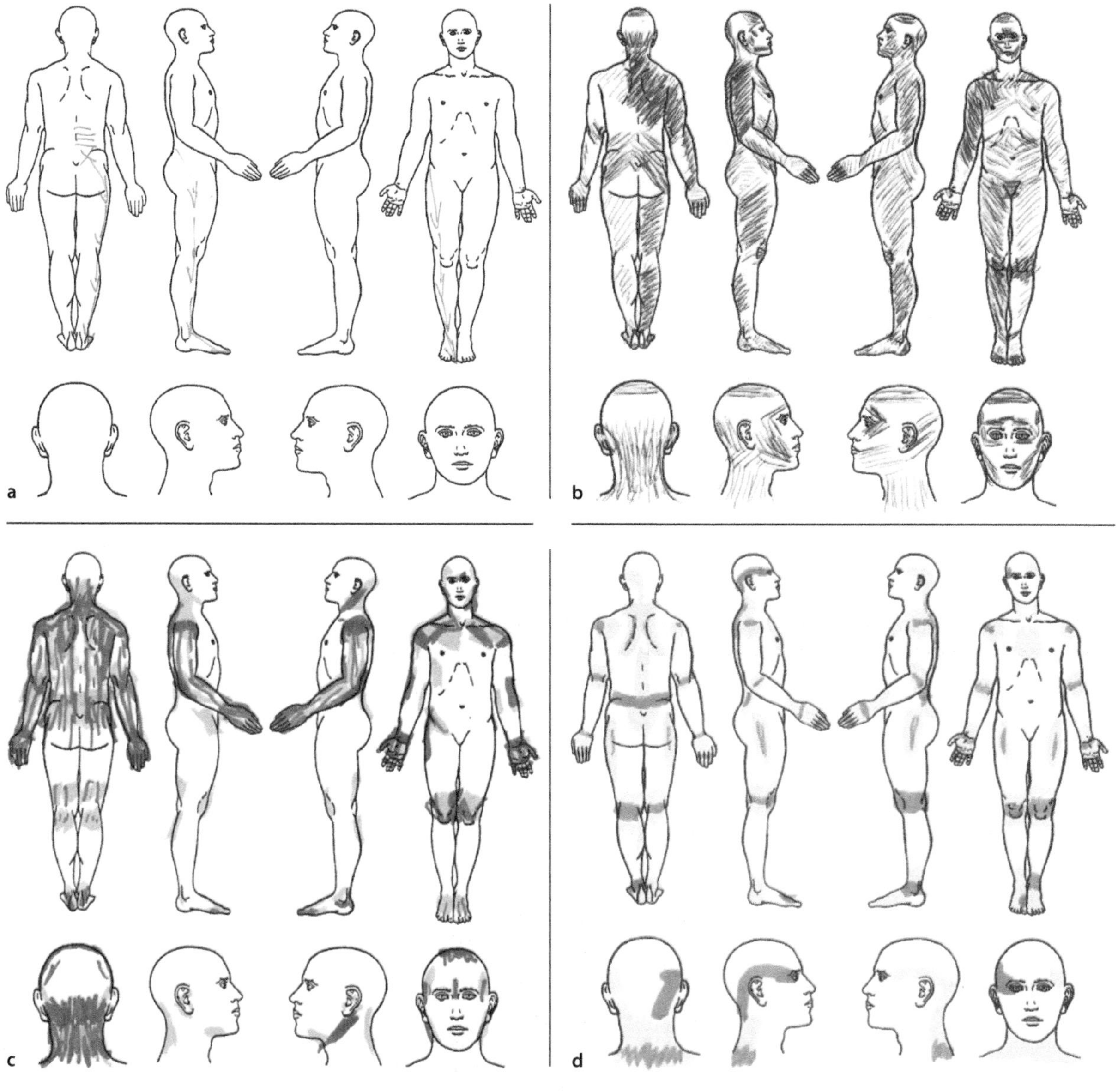

Abb. 6.1a–d Schmerzzeichnung. **a** Akute Schmerzen, **b–d** chronische Schmerzen

Bevölkerungsstudien, in denen seit 1995 die genannten Risikofaktoren prospektiv untersucht wurden, in Fahland et al. [15] dargestellt.

In Studien untersuchte Risikofaktoren (u. a.)
- Früheres Auftreten von (Rücken-)Schmerzen
- Andere körperliche Beschwerden
- Soziodemografische und sozioökonomische Merkmale
- Lebensstilfaktoren
- Arbeitsplatzmerkmale
- Psychosoziale Faktoren

6.2.1 Geschlecht

Statistisch gering ausgeprägte Zusammenhänge werden immer wieder in Bezug auf das **Geschlecht** gefunden (Frauen haben häufigere und intensivere Rückenschmerzen und andere körperliche Beschwerden). Früher wurde diesbezüglich oftmals über ein bei Frauen gesteigertes Bewusstsein bzw. eine gesteigerte Aufmerksamkeit für körperliche Symptome bei gleichzeitig höherer Bereitschaft, medizinische Leistungen in Anspruch zu nehmen, diskutiert. Mittlerweile gelten aber neben den geschlechtsspezifischen Bewältigungsstrategien insbesondere Unterschiede der biologischen Mechanismen der Schmerzverarbeitung als weitere mögliche Erklärung. Die heute favorisierten Modelle gehen von einem komplexen Zusammenspiel biologischer, psychologischer und sozialer Faktoren aus [58].

6.2.2 Sozioökonomischer Status

Bezüglich des **sozioökonomischen Status** wird in mehreren Studien ein inverser Zusammenhang zum Auftreten von Rückenschmerzen belegt. Personen mit niedrigem Bildungsniveau, geringerem Einkommen und einem niedrigeren Berufsstatus haben ein bis zu doppelt erhöhtes Risiko für anhaltende Rückenschmerzen als Personen mit hohem Sozialstatus. Dieser Zusammenhang konnte in einer Metaanalyse von 24 Studien gut belegt werden [14]. Dabei sagen die Risikowahrscheinlichkeiten primär nichts über eine Kausalität aus; es sind die mit diesem soziografischen Merkmal verbundenen spezifischen Charakteristika, die für das erhöhte Risiko verantwortlich sind. Diskutiert werden in diesem Zusammenhang schichtspezifische berufliche Besonderheiten wie die Exposition an Stressbelastungen und eine geringe Variabilität/Flexibilität am Arbeitsplatz (► Abschn. 6.2.3), erschwerte Zugänge zum medizinischen Versorgungssystem, aber auch schichtspezifische Verhaltensfaktoren (z. B. gering ausgeprägtes Gesundheitsverhalten).

Studien zur Untersuchung der Einwirkung des individuellen sozialen Umfelds auf Rückenschmerzen stehen weitgehend aus. Offensichtlich haben verheiratete Menschen ein etwas geringeres Risiko für Rückenschmerzen als ledige Menschen oder Geschiedene [18]. Mit Sicherheit aber ist nicht der sozialrechtliche formale Status hier das entscheidende Bindeglied, sondern andere zwischenmenschliche Faktoren, wie z. B. gegenseitige Unterstützung in sozialen Netzwerken, die in modernen Gesellschaften vom sozialrechtlichen Status unabhängig sein kann.

6.2.3 Berufliche Situation und Arbeitsplatz

Die Untersuchung von Zusammenhängen zwischen Rückenschmerzen und Merkmalen der **beruflichen Situation und des Arbeitsplatzes** hat international eine lange Tradition. Aus (naiv)biomechanischer Sicht besteht zunächst ein plausibler kausaler Zusammenhang zwischen Arbeitsplatzbedingungen und dem Auftreten von Rückenschmerzen. Für mehrere Faktoren des Arbeitsplatzes bzw. der Arbeitsbewegungen konnte dies auch nachgewiesen werden (körperliche Schwerstarbeit, ständiges Einnehmen von Zwangshaltungen, Vibrationsstress); insgesamt sind die Ergebnisse aber sehr heterogen (s. auch [53]). Selbst wenn nachgewiesen ist, dass Menschen mit größerer mechanischer Arbeitsbelastung mehr Rückenschmerzen haben, so muss dies nicht notwendigerweise allein auf die physikalischen Belastungen im Sinne einer biomechanischen Einwirkung auf den Körper zurückzuführen sein, sondern kann durch andere – nicht physikalische – Unterschiede der Arbeitsorganisation, der Arbeitszufriedenheit oder der individuellen kompensatorischen Möglichkeiten erklärt werden.

Bereits die Ergebnisse älterer Publikationen, wie z. B. die ausführliche Metaanalyse von Bigos et al. [6], lassen erhebliche Zweifel an einem direkten Zusammenhang zwischen objektiver Arbeitsbelastung und dem Auftreten von Rückenschmerzen aufkommen. Gäbe es einen solchen eindeutigen Zusammenhang, dann hätte aufgrund der Erleichterungen bei mechanisch belastenden Arbeitsplatzbedingungen der negative Trend ansteigender Prävalenzen von Rückenschmerzen in den Industrienationen in den letzten Jahrzehnten gebremst werden müssen. Dies war aber nicht der Fall: Die nachhaltigen Bemühungen um eine Verbesserung der ergonomischen Situation am Arbeitsplatz haben zwar enorme Kosten verursacht, jedoch konnten sie das Auftreten von Rückenschmerzen nicht eindämmen. Mehrere Studien insbesondere aus dem skandinavischen Raum zeigen dagegen übereinstimmend, dass Unzufriedenheit am Arbeitsplatz, das Erleben von Konflikten (insbesondere Mobbingsituationen) sowie die Beurteilung, dass die Arbeit zu schwer und belastend sei, in engerem Zusammenhang mit Arbeitsunfähigkeit durch Rückenschmerzen stehen als biomechanische Stressoren [5, 36, 41]. Das Gefühl der Betroffenen, körperlich zu stark belastet zu sein, kann die objektive Einschätzung der wirklichen physischen Belastung dabei deutlich beeinflussen. In einem sehr aktuellen systematischen Review zum Einfluss physischer Aktivität am Arbeitsplatz auf die Entwicklung von Rückenschmerzen sind 99 Studien zu diesem Thema analysiert worden [34]. In keiner einzigen dieser Studien konnte eine strenge Evidenz dafür gefunden werden, dass irgendeine körperliche Aktivität am Arbeitsplatz mit Rückenschmerzen in einem kausalen Zusammenhang steht.

Im Review von Ramond et al. [49] zeigten sich heterogene Ergebnisse bzgl. des Zusammenhangs von Arbeitszufriedenheit und chronischen Rückenschmerzen, wobei qualitativ hochwertige Studien sowohl für einen solchen Zusammenhang sprachen als auch dagegen. Ein ähnlich heterogenes Ergebnis konnten die Autoren dafür finden, ob Arbeitnehmer einen Versicherungsanspruch (Kompensations- oder Rentenzahlungen, Versicherungsleistungen) geltend machen oder nicht.

Bei Rückenschmerzpatienten mit niedriger Schulbildung und schlechter beruflicher Qualifikation besteht generell eine geringere Wahrscheinlichkeit, ins Berufsleben reintegriert zu werden (s. oben). Dies liegt u. a. daran, dass körperlich gering belastende Tätigkeiten bzw. Teilzeitbeschäftigungen auf dem Arbeitsmarkt selten angeboten werden, womit bereits beeinträchtigten (rückengeschädigten) Patienten der Zugang zum Arbeitsmarkt erschwert wird. Bereits 1996 haben Keel et al. [32] auf Summationseffekte verschiedener Risikofaktoren hingewiesen: In einer Studie über die Behandlungseffektivität eines multidimensionalen Programms in der Schweiz erwiesen sich ausländische Arbeitnehmer (Italiener und Jugoslawen) als die Patientengruppe mit den schlechtesten Ergebnissen. Spezifische kulturelle Faktoren sieht Keel für die Behandlungseffektivität als weniger bedeutsam an; es sei vielmehr eine Akkumulation negativer Faktoren innerhalb dieser Patientenklientel (körperliche Schwerstarbeit, geringes Ausbildungsniveau und geringe Arbeitszufriedenheit), die letztlich in einer individuellen Gemengelage für den negativen Effekt verantwortlich ist. Eine durch hohes Alter, niedriges Bildungsniveau oder Rückenvorschädigung bedingte geringe »Arbeitsplatzzugänglichkeit« ist vermutlich für einen erheblichen Prozentanteil der »Chronizität« von Rückenschmerzen und des Verbleibens in der Krankenrolle verantwortlich. Da dem Begriff »Arbeitslosigkeit« eine negativere Bedeutung zukommt als dem Begriff »Krankheit« und das Sozialsystem im Krankheitsfall größere Sicherungen bietet als im Fall der Arbeitslosigkeit, ist die Präferierung von Krankheit zur notwendigen Sicherung der Versorgung verständlich [44].

Zusammenfassend muss festgestellt werden, dass es auch in diesem Bereich vermutlich zu einer komplexen Interaktion aus verschiedenen Risikobereichen kommt, wobei sowohl physikalische Stressoren (überwiegend körperliche Schwerarbeit, überwiegend monotone Körperhaltung, überwiegend Vibrationsexposition) als auch die Konsequenzen einer geringen beruflichen Qualifikation (geringere Flexibilität am Arbeitsplatz), berufliche Unzufriedenheit und Kränkungserlebnisse am Arbeitsplatz (Mobbing) sowie der (drohende) Verlust des Arbeitsplatzes vermutlich eine komplizierte Interaktion in Bezug auf die Entwicklung, Beibehaltung oder schlechte Prognose von Rückenschmerzen eingehen.

6.2.4 Lebensstilfaktoren

Bei **Lebensstilfaktoren** wie Rauchen oder übermäßiges Trinken von Alkohol gibt es wenig Evidenz für einen Zusammenhang mit dem Auftreten oder der Chronifizierung von Rückenschmerzen. Wenn man sich das Freizeitverhalten anschaut, dann mag es allerdings überraschen, dass eine geringe körperliche Aktivität in Freizeit und Alltag nicht als relevanter Risikofaktor für Rückenschmerzen identifiziert werden konnte [27, 10]. Für Körpergewicht gilt Ähnliches, wobei hier sicher kein *primärer* Zusammenhang im Sinne eines vermehrten Risikos aufgrund der Gewichtsbelastung auf körperliche Strukturen gegeben ist. Vielmehr drückt sich im Übergewicht ein Lebensstilfaktor im Sinne eines passiven, wenig gesundheitsbewussten Verhaltens aus. Die z. T. sehr heterogenen Ergebnisse bzgl. dieses Zusammenhangs können auch durch die Art der Datenerhebung bedingt sein, wobei Selbstauskünfte in diesen Bereichen in starkem Maße Aspekten der sozialen Erwünschtheit unterliegen.

6.2.5 Psychologische Faktoren

Die Beteiligung psychologischer Faktoren bei Schmerzerkrankungen ist sowohl im Hinblick auf den Einfluss in der akuten Situation als auch in Bezug auf die Beibehaltung und insbesondere die Chronifizierung der Beschwerden unbestritten. In zahlreichen Laborexperimenten konnte eindrucksvoll gezeigt werden, dass bereits das akute Erleben von Schmerzen durch Prozesse der Aufmerksamkeit und Bewertung stark modulierbar ist [29]. Bei chronischen Erkrankungen ist dies noch deutlicher bzw. umfassender der Fall, da im Verlauf der Krankheitsgeschichte die ursprünglich krankheitsauslösenden Faktoren in den Hintergrund treten und der Umgang mit der Erkrankung (Krankheitsbewältigung) maßgeblich den weiteren Verlauf bestimmt (»transition from acute to chronic«). Der Einfluss psychischer Prozesse, wie z. B. Aufmerksamkeit, Lernen, kognitive Bewertung, emotionale Aktivierung etc., auf das Schmerzgeschehen ist dabei äußerst komplex und vermutlich interindividuell sehr unterschiedlich [45].

Die am häufigsten zitierte Arbeit ist in diesem Zusammenhang die Publikation von Linton aus dem Jahr 2000 [37]. Risikofaktoren wurden hier nicht nur in Bezug auf Rücken-, sondern auch auf Nackenschmerzen betrachtet. Nach der Analyse von 37 prospektiven Studien zeigte sich eine Level-A-Evidenz dafür, dass psychosoziale Variablen eindeutig mit dem Übergang von akutem zu chronischem Schmerz zusammenhängen und dass diese Variablen mehr Bedeutung für die Entwicklung chronischer Schmerzzustände haben als medizinische oder biomechanische Faktoren. Für folgende Merkmale liegt demnach eine Level-A-Evidenz vor:

Merkmale mit Level-A-Evidenz (nach Linton [37])

- Depressivität, Angst, Distress (vor allem arbeitsbezogen)
- Schmerzbezogene Kognitionen (im Sinne automatischer Gedanken): z. B. Katastrophisieren, Hilf- und Hoffnungslosigkeit
- Metakognitionen wie z. B. »fear-avoidance-beliefs«
- Passives Schmerzverhalten (z. B. Vermeidungsverhalten)
- Subjektive Wahrnehmung stark beeinträchtigter Gesundheit

Keine ausreichende Evidenz wurde für die Merkmale körperlicher und/oder sexueller Missbrauch und Persönlichkeitsmerkmale gefunden. Linton kommt zu dem Schluss, dass es ausreichende Hinweise für eine klare Beziehung zwischen psychologischen Faktoren und Nacken- bzw. Rückenschmerzen gibt; dabei fand er nicht nur Beziehungen zum Erstauftreten, sondern auch zur Beibehaltung und Chronifizierung dieser Schmerzen. Linton schlussfolgert in seinem Review, dass psychologische Faktoren für Nacken- und Rückenschmerzen relevant sind, wenn sie auch nur einen Teil der Gesamtvarianz abbilden.

Eine weitere wichtige Arbeit zu dieser Fragestellung ist das systematische Review von Pincus et al. [46] aus dem Jahr 2002, das sich explizit auf Rückenschmerzen und die Frage nach ihrer Chronifizierung bezieht. Die meisten der identifizierten Arbeiten konnten die von ihm angesetzten methodologischen Kriterien nicht erfüllen, sodass nach der Literaturrecherche nur 6 Arbeiten zur weiteren Auswertung blieben: Für psychologischen Distress (als Belastung im weitesten Sinn), Depressivität und (etwas geringer ausgeprägt) Somatisierung konnte ein Zusammenhang mit der Chronifizierung von Rückenschmerzen nachgewiesen werden. Ein schwacher Zusammenhang ergab sich noch für das kognitive Merkmal »Katastrophisieren«. Für Aussagen über weitere Zusammenhänge war die Datenbasis jedoch nicht ausreichend.

In einer prospektiven Studie an fast 1.000 Patienten mit akuten Rückenschmerzen in England konnten Jones et al. [31] zeigen, dass Betroffene mit passiven Bewältigungseinstellungen ein 3-mal so hohes Risiko haben, 3 Monate nach Erstauftreten noch anhaltende Schmerzen zu erleiden, als Personen, die zur aktiven Bewältigung tendieren.

Interessanterweise ließ sich für aktives Bewältigen kein protektiver Wert ermitteln, allein der negative Trend bei passiver Bewältigung war statistisch zu sichern.

Im Jahr 2010 legten Chou u. Shekelle [11] eine umfassende systematische Analyse zur Frage der Chronifizierungsfaktoren bei Rückenschmerzen vor. Anhand von 20 Studien mit insgesamt mehr als 10.000 Patienten ermittelte die Autorengruppe folgende Faktoren, die mit einem schlechten Verlauf von Rückenschmerzen (1 Jahr nach Erstauftreten) verbunden waren:

- Vorhandensein sog. nichtorganischer Zeichen in der körperlichen Untersuchung,
- starke Ausprägung passiver Bewältigungsstrategien,
- starke Ausprägung von Angst-/Vermeidungsüberzeugungen,
- starke Funktionsbeeinträchtigung in Alltagsaktivitäten,
- psychiatrische Komorbidität,
- schlechter allgemeiner Gesundheitszustand.

Als positive Faktoren, die zu einem guten Verlauf beitragen, identifizierten sie

- ein geringes Ausmaß an Angst-/Vermeidungsüberzeugungen,
- eine geringe Funktionsbeeinträchtigung in Alltagsaktivitäten.

Parameter der beruflichen Situation oder die Schmerzintensität bei Erstauftreten der Schmerzen zeigten dagegen keinen klaren Zusammenhang zum Verlauf.

Die in dieser Studie identifizierten sog. nichtorganischen Zeichen aus der körperlichen Untersuchung sind auf einen Ansatz von Waddell et al. aus dem Jahr 1980 [55] zurückzuführen. Bei diesen Zeichen handelt es sich um qualitativ beurteilte Hinweise aus den Reaktionen des betroffenen Patienten bei der körperlichen Untersuchung (wie z. B. Übertreibung, Reaktion auf Schmerzreize), die auf eine hohe psychische Beteiligung hinweisen könnten. Das Konzept ist umstritten und bildet im Wesentlichen die persönliche Einschätzung des untersuchenden Arztes ab, dass die Schmerzen eines Patienten durch ein hohes Ausmaß psychischer Faktoren mitbestimmt sein könnten (s. unten).

Das neueste systematische Review in Bezug auf psychosoziale Risikofaktoren für Rückenschmerzen wurde 2011 von Ramond et al. aus Frankreich mit Daten aus der allgemeinärztlichen Behandlung vorgelegt [49]. Die psychologischen Faktoren Depression, psychologische Belastung, passive Bewältigungsstrategien und Angst-/Vermeidungsüberzeugungen erwiesen sich als Risikofaktoren für einen schlechten Verlauf, während für die meisten sozialen Variablen und Merkmale der Arbeitsplatzsituation kein stringenter Zusammenhang feststellbar war (► Abschn. 6.2.3). Interessant ist in dieser Studie das Ergebnis, dass die initiale Überzeugung der betroffenen Patienten bzw. ihres behandelnden Arztes über das vermeintliche Risiko einer Chronifizierung die konsistenteste Prädiktion des wirklichen Verlaufs ermöglichte (s. oben) [30]. Bei Patienten, die von ihrem behandelnden Arzt als wahrscheinlicher Risikofall für eine Chronifizierung eingeschätzt wurden, ergab sich eine bis zu 10-mal höhere Wahrscheinlichkeit für ein schlechtes Behandlungsergebnis zur 12-Monats-Katamnese.

Zu den wichtigsten Merkmalen, die bzgl. der Chronifizierung von bewegungsbezogenen Schmerzen in den letzten 15–20 Jahren diskutiert wurden, gehören Angst-/Vermeidungsüberzeugungen im Rahmen des Fear-avoidance-Modells [54].

Besonders in Studien aus skandinavischen Ländern haben sich Angst-/Vermeidungsüberzeugungen konsistent als Prädiktorvariable für anhaltenden und chronischen Schmerz erwiesen (Zusammenfassung bei [35]). Die Ergebnisse sind aber nicht konsistent: Während [37] z. B. einen engen Zusammenhang festgestellt haben will, wird dieser durch die Ergebnisse der Studie von Pincus et al. [46] nicht bestätigt. Letztere Autorengruppe legte im Jahr 2006 ein weiteres Review zu dieser Fragestellung nach, in dem sie insbesondere die Bedeutung der Angst-/Vermeidungsüberzeugungen für eine negative Prognose des Verlaufs von Rückenschmerzen fokussierte: Die Analyse ermöglichte keine klaren Schlussfolgerungen mit Ergebnissen, die sowohl für einen solchen Zusammenhang sprachen als auch einen solchen Zusammenhang nicht herstellen konnten. In einer prospektiven Kohortenstudie an Patienten mit subakuten Rückenschmerzen in den Niederlanden konnten auch Henneweer et al. [24] keinen direkten Zusammenhang der Faktoren Katastrophisieren und Angst/Vermeidungsüberzeugungen mit der Chronifizierung von Rückenschmerzen nachweisen. Der einzige prädiktive Faktor für spätere Chronifizierung war ein hohes Ausmaß an Schmerzintensität 8 Wochen nach Beginn der Schmerzsymptomatik.

Ein Grund für diese heterogenen Ergebnisse kann darin liegen, dass der Begriff der Angst/Vermeidungseinstellungen eine gewisse Unschärfe aufweist: Während er von einigen Autoren eng gefasst ist und nur den direkten Überzeugungszusammenhang zwischen Schmerz und Bewegung beinhaltet, wird er von anderen Autoren weiter gefasst und schließt demnach Mechanismen der Katastrophisierung sowie der Schmerzangst mit ein. Diese Unschärfe macht die Interpretation der Ergebnisse zur Relevanz der Angst-/Vermeidungsüberzeugungen für die Chronifizierung der Rückenschmerzen schwierig.

Die Ergebnisse lassen sich dennoch zusammenfassend so interpretieren, dass kognitive Variablen wie Katastrophisierung, Angst vor Schmerzen, die Überzeugung, einen ernsthaften Schaden an der Wirbelsäule zu haben, und passive Behandlungserwartungen eine Voraussetzung für negative Verhaltenskonsequenzen (Schonverhalten, sozialer Rückzug) wie auch für eine gesteigerte Aufmerksamkeit für Schmerz sind, was wiederum den Chronifizierungsprozess befördert.

Ein weiterer Grund für die heterogenen Ergebnisse könnte darin liegen, dass schmerzbezogene Angst nicht immer und nicht automatisch zu ausgeprägtem Vermeidungsverhalten führt, sondern dass Schmerzen und Angst auch mit verschiedenen Formen suppressiver Schmerzverarbeitung beantwortet werden. Hierzu zählen gedankliche Formen der Unterdrückung von Schmerz und den damit verbundenen unangenehmen Empfindungen (»thought suppression«) wie auch eine ausgeprägte Tendenz im Verhalten, trotz Schmerzen gerade anstehende Alltagsaktivitäten in jedem Fall fortzusetzen, d. h. mit ausgeprägten Durchhaltestrategien zu reagieren. Eine Reihe von prospektiven Längsschnittstudien an Patienten mit bandscheibenassoziierten Schmerzen [20] wie auch an Patienten mit nicht spezifischem Rückenschmerz [21] weist diese Formen der Schmerzverarbeitung ebenfalls als chronifizierungsfördernd aus. In einer jüngeren Metaanalyse zu Querschnittsanalysen an Patienten mit chronischem Rückenschmerz wurde ebenfalls gezeigt, dass »task persistence« trotz Schmerz positive Zusammenhänge mit klinischen Schmerzratings aufweist [60]. Einen theoretischen Rahmen für die Maladaptivität von ängstlichem Vermeidungsverhalten gegenüber forcierter suppressiver Schmerzverarbeitung bietet das Avoidance-endurance-Modell (AEM) [59].

Auch wenn die Studien zu den psychologischen Faktoren für die Chronifizierung von Rückenschmerzen z. T. heterogene Ergebnisse erbringen, so entsteht dennoch der Eindruck, dass sie in eine ähnliche Richtung zielen. Bei einem erheblichen Teil der betroffenen Patienten kann demnach ein gemeinsamer Mechanismus unterstellt werden, der kognitive wie Verhaltensaspekte einschließt und speziell mit ungünstigen Erwartungen, maladaptiven Bewältigungsstrategien und passivem Krankheitsverhalten verbunden ist.

6.2.6 Iatrogene Faktoren

Die oben beschriebenen kognitiven Faktoren und die problematischen Laientheorien der Patienten werden durch das medizinische Versorgungssystem oftmals noch unterstützt, indem immer noch vorrangig ein Modell des »lokalen Schadens« als normales pathologisches Modell vorausgesetzt wird [50]. Durch aufwendige Diagnostik, die leichtfertige Verschreibung hochpotenter Medikamente (Opiate) sowie die Anwendung einer Vielzahl z. T. nicht evidenzbasierter, z. T. invasiver Maßnahmen werden diese Laientheorien unterstützt und die Patienten in ihren Somatisierungstendenzen bedient. In einer französischen Studie konnte z. B. gezeigt werden, dass Angst-/Vermeidungsüberzeugungen bei Patienten mit Rückenschmerzen insbesondere dann stark ausgeprägt waren, wenn ihre behandelnden Ärzte ebenfalls erhöhte Werte für diese Annahmen aufwiesen [48]. Man muss davon ausgehen, dass Einstellungen und Überzeugungen der Therapeuten einen unmittelbaren Einfluss auf a) die Wahl ihrer diagnostischen und therapeutischen Interventionen haben und b) damit das Krankheitskonzept des betroffenen Patienten auch ungünstig beeinflussen können.

Durch eine mangelhafte Respektierung der multikausalen Genese, den übertriebenen Einsatz diagnostischer Maßnahmen, die Überbewertung somatischer bzw. radiologischer Befunde, durch lange, unreflektierte Krankschreibung und durch die Förderung passiver Therapiekonzepte werden zwar die Rollenerwartungen von Arzt und Patient erfüllt, sie können aber dazu führen, dass unkomplizierte, nichtspezifische Rückenschmerzen nicht mehr den normalen kurzen Heilungsverlauf nehmen, sondern durch die Chronifizierung zu einem schwierigen und erst recht relevanten Problem werden.

Aufwendige Diagnostik ist hier eines der Hauptprobleme: Die Bildgebung hat ohne starke Hinweise aus Anamnese oder körperlicher Untersuchung auf eine spezifische strukturelle Störung keinen therapiesteuernden Nutzen [12]. Vor allem dann, wenn der radiologische Befund allein zur Bestimmung des weiteren Vorgehens herangezogen wird, besteht die Gefahr einer falsch angelegten Behandlung. Patient und Arzt werden für eine somatische Pathologie sensibilisiert und in einem somatischen Krankheitskonzept bestärkt. Dadurch wird das Risiko erhöht, dass relevantere, im psychosozialen Umfeld liegende Ursachen vernachlässigt werden.

Wenn sich Patienten Sorgen über den »Schaden an ihrer Wirbelsäule« machen, kann dies gravierende Konsequenzen für ihr weiteres Verhalten nach sich ziehen und die Chronifizierung nachhaltig befördern. Aufgrund dieser Erkenntnisse empfehlen die zur Verfügung stehenden Leitlinien beim Erst- oder Neuauftreten von Rückenschmerzen eine Limitierung weiterführender Diagnostik und beschränken sich auf die Arbeitsdiagnose »unkomplizierte« oder »nichtspezifische« Rückenschmerzen

Dieses Konzept ist allerdings nicht immer leicht vermittelbar und kann den Wunsch einer kausalen Abklärung sowohl aufseiten der Ärzte als auch aufseiten der Patienten oftmals nicht befriedigen und das therapeutische Bündnis gefährden.

6.3 Berücksichtigung in Leitlinien

Die Bedeutung psychosozialer Risikofaktoren verdeutlicht sich auch an ihrem Stellenwert innerhalb aktueller Behandlungsleitlinien für Rückenschmerzen [1, 2, 13].

In der Literaturrecherche der Nationalen Versorgungsleitlinien für Kreuzschmerzen wurden die oben genannten Ergebnisse weitgehend bestätigt [3]. Insbesondere zeigte sich eine hohe Evidenz für Depressivität/Distress sowie für spezifische Aspekte der Schmerzverarbeitung.

Eine starke Evidenz besteht für die Merkmale:

- Depressivität, Distress (vor allem berufs-/arbeitsbezogen),
- schmerzbezogene Kognitionen, z. B. Katastrophisieren, Hilf-/Hoffnungslosigkeit, Angst-/Vermeidungsverhalten (»fear-avoidance-beliefs«),
- passives Schmerzverhalten, z. B. ausgeprägtes Schon- und Vermeidungsverhalten.

Eine moderate Evidenz liegt vor für:

- schmerzbezogene Kognitionen: Gedankenunterdrückung (»thought suppression«),
- überaktives Schmerzverhalten: beharrliche Arbeitsamkeit (»task persistence«), suppressives Schmerzverhalten,
- Neigung zur Somatisierung.

Begrenzte bzw. nicht ausreichende Evidenz besteht für Persönlichkeitsmerkmale und psychopathologische Störungen.

In der Leitlinie wird empfohlen, bereits in der Primärversorgung von Rückenschmerzen Sensibilität für relevante Risikofaktoren aufzubringen. Der erstbehandelnde Arzt sollte die Risikofaktoren möglichst in der Beratung bzw. bei der weiteren Behandlung der Betroffenen berücksichtigen.

Eine gezieltere Erfassung von Risikofaktoren ist ab einem Zeitpunkt von 4 Wochen nach dem Erstauftreten der Schmerzen vorgesehen, wobei im Einzel- bzw. Zweifelsfall auch eine zusätzliche Diagnostik bei einem schmerztherapeutisch versierten, psychotherapeutisch tätigen Kollegen (ärztliche oder psychologische Psychotherapie) durchgeführt werden sollte. Bei länger als 12 Wochen anhaltenden Schmerzen soll neben der weitergehenden somatischen Diagnostik auch eine umfassende Diagnostik psychosozialer Einflussfaktoren möglichst im Rahmen eines inter-/multidisziplinären Assessments erfolgen. Gegen eine solche Forderung steht jedoch die bisher fehlende Verfügbarkeit entsprechend ausgebildeter Experten und entsprechender Einrichtungen.

6.4 Fazit

Generell sind sich die meisten Autoren darüber einig, dass Personen mit erhöhten psychischen Belastungen häufiger Rückenschmerzen entwickeln [57]. Die Spezifität dieser Belastungen ist allerdings unterschiedlich, was ihre Erfassung schwierig macht. Prinzipiell ist davon auszugehen, dass die Chronifizierung von Rückenschmerzen durch ein komplexes Zusammenwirken zahlreicher Einflussgrößen aus sehr unterschiedlichen Merkmalsbereichen zustande kommt. Es liegt für den individuellen Fall vermutlich eine Summation von Risikofaktoren aus verschiedenen Bereichen vor, sodass ihre frühzeitige individuelle Identifikation einen besonders großen Stellenwert hat. Ziel ist es, Personen mit einem hohen Chronifizierungsrisiko durch psychosoziale Faktoren frühzeitig zu identifizieren, sie ggf.

einer spezifischen Behandlung zuzuführen, um damit das Risiko eines langwierigen, komplizierten und kostenintensiven Krankheitsverlaufs abzuwenden.

Rückenschmerzen sind ein in der gesamten erwachsenen Bevölkerung verbreitetes Phänomen, dem in den meisten Fällen eine multifaktorielle Genese zugrunde liegt. In einem biopsychosozialen Verständnis sind heterogene Protektiv- und Risikofaktorkonstellationen relevant. Psychosoziale Faktoren spielen dabei mit hoher Wahrscheinlichkeit eine größere Rolle als bisher nachweisbare biomedizinische oder biomechanische Ursachen. Präventive und therapeutische Interventionsmaßnahmen sollten deshalb darauf abzielen, insbesondere auch psychosoziale Belastungsfaktoren zu identifizieren und gezielt in das Behandlungsvorgehen einzubauen. Hierzu gibt es erste vielversprechende diagnostisch-therapeutische Ansätze, deren Effektivitätsnachweis aber noch aussteht.

Es gibt aber auch noch erhebliche Erkenntnislücken, und es ist eine vordringliche Aufgabe, die Wirkmechanismen von Risikofaktoren für die Entstehung und Chronifizierung von Rückenschmerzen näher zu bestimmen und in ihren Auswirkungen möglichst genau zu quantifizieren. Dabei ist fraglich, ob solche Faktoren als zeitstabile Elemente wirken. Es ist vielmehr anzunehmen, dass sie in einem komplexen und dynamischen Prozess über die Zeit und je nach Situation ganz unterschiedliche Ausprägungen haben können oder nur im Rahmen eines »Wenn-dann-Prozesses« mit individuellen Voraussetzungen funktionieren. Die Komplexität des menschlichen Organismus, seiner Erlebens- und Reaktionsanteile ist mit linearen Modellen (auch wenn sie multivariat geprägt sind) vermutlich nicht adäquat abbildbar. Bidirektionale Beziehungen und gegenseitige Abhängigkeiten – noch dazu im Zeitprozess – erfordern kluge Modelle und eine aufwendige, i. d. R. prospektive Prüfung.

Literatur

1. Airaksinen O, Brox JI, Cedraschi C, Hildebrandt J, Klaber Moffett J, Kovacs F, Mannion AF, Reis S, Staal JB, Ursin H, Zanoli (2006) Guidelines for chronic low back pain. Chapter 4. European guidelines for the management of chronic non-specific low back pain. Eur Spine J 15(Suppl 2):192–300
2. Arzneimittelkommission der deutschen Ärzteschaft (AkdÄ) (2007) Empfehlungen zur Therapie von Kreuzschmerzen, 2. Aufl. 2007. http://www.akdae.de/35/91,Kreuzschmerzen2000, 2.Auflage.pdf
3. Bundesärztekammer (BÄK), Kassenärztliche Bundesvereinigung (KBV), Arbeitsgemeinschaft der Wissenschaftlichen Medizinischen Fachgesellschaften (AWMF) (2011) Nationale VersorgungsLeitlinie Kreuzschmerz – Langfassung. Version 1.2. http://www.versorgungsleitlinien.de/themen/kreuzschmerz/pdf/nvl_kreuzschmerz_lang.pdf. Zugegriffen: 19. April 2013
4. Bigos SJ, Battie MC (1987) Acute care to prevent back disability. Clin Orthop 8:212–221
5. Bigos SJ, Battie MC, Spengler DM (1991) A prospective study of work perceptions and psychosocial factors affecting back injury. Spine 16:1–6
6. Bigos SJ, Holland J, Webster M (1998) Reliable science about avoiding low back problems. Springer, New York
7. Boersma K, Linton SJ (2005) How does persistent pain develop? An analysis of the relationship between psychological variables, pain and function across stages of chronicity. Behav Res Ther 43:1495–1507
8. Boersma K, Linton S (2006a) Expectancy, fear and pain in the prediction of chronic pain and disability. Europ J Pain 10: 551–557
9. Boersma K, Linton S (2006b) Psychological processes underlying the development of a chronic pain problem. Clin J Pain 22: 160–166
10. Chen SM, Liu MF, Cook J, Bass S, Lo SK (2009) Sedentary lifestyle as a risk factor for low back pain: a systematic review. Int Arch Occup Environ Health 82:797–806
11. Chou R, Shekelle P (2010) Will this patient develop persistent disabling low back pain? JAMA 303:1295–1302
12. Chou R, Fu R, Carrino JA, Deyo RA (2009) Imaging strategies for low-back pain. Lancet 373:463–72
13. DEGAM, Deutsche Gesellschaft für Allgemeinmedizin und Familienmedizin (2003) Kreuzschmerzen. DEGAM-Leitlinie Nr. 3. Omikron puplishing, Düsseldorf. http://leitlinien.degam.de/index.php?id=71. Zugegriffen: 23. Mai 2013
14. Dionne CE, Korff M v, Koepsell TD, Deyo RA, Barlow WE, Checkoway H (2001) Formal education and back pain: a review. J Epidemiol Community Health 55:455–468
15. Fahland R, Schmidt CO, Raspe H, Feng YS, Kohlmann T (2011) Bedeutung des Rückenschmerzes. In: Hildebrandt J, Pfingsten M (Hrsg) Rückenschmerzen und Lendenwirbelsäule. Urban u. Fischer, München, S 3–13
16. Flor H (2011) Neurobiologische und psychobiologische Faktoren der Chronifizierung. In: Kröner-Herwig B, Frettlöh J, Klinger R, Nilges P (Hrsg) Schmerzpsychotherapie, 7. Aufl. Springer, Heidelberg, S 89–104
17. Gatchel RJ, Polatin PB, Kinney RK (1995) Predicting outcome of chronic back pain using clinical predictors of psychopathology: A prospective analysis. Health Psych 14:415–420
18. George C (2002) The six-month incidence of clinically significant low back pain in the Saskatchewan adult population. Spine 27:1778–1882
19. Grotle M, Vollestad NK, Brox JI (2006) Screening for yellow flags in first-time acute low back pain: reliability and validity of a Norwegian version of the Acute Low Back Pain Screening Questionnaire. Clin J Pain 22:458–467
20. Hasenbring M, Marienfeld G, Kuhlendahl D, Soyka D (1994) Risk factors of chronicity in lumbar disc patients. A prospective investigation of biologic, psychologic, and social predictors of therapy out-come. Spine (Phila Pa 1976) 19:2759–2765
21. Hasenbring MI, Hallner D, Klasen B, Streitlein-Böhme I, Willburger R, Rusche H (2012) Pain-related avoidance versus endurance in primary care patients with subacute back pain: psychological charac-teristics and outcome at a 6-month follow-up. Pain 153:211–217
22. Hasenbring M, Ulrich HW, Hartmann M, Soyka D (1999) The efficacy of a risk factor based cognitive behavioral intervention and electromyographic biofeedback in patients with acute sciatic pain. Spine 24:2525–2535
23. Hazard RG, Haugh LD, Reid S, Preble JB, MacDonald L (1996) Early prediction of chronic disability after occupational low back injury. Spine 21:945–951

24. Heneweer H, Aufdemkampe G, Tulder MW van, Kiers H, Stappaerts KH, Vanhees L (2007) Psychosocial variables in patients with (sub)acute low back pain. Spine 32:586–592
25. Hurley DA Dusoir TE, McDonough SM, Moore AP, Baxter GD (2001) How effective is the acute low back pain screening questionnaire for predicting 1-year follow-up in patients with LBP? Clin J Pain 17:256–263
26. Hill JC, Dunn KM, Main CJ, Hay EM (2010) Subgrouping low back pain: a comparison of the STarT Back Tool with the Orebro Musculoskeletal Pain Screening Questionnaire. Eur J Pain 14:83–89
27. Hoogendoorn WE, Poppel MN van, Bongers PM, Koes BW, Bouter LM (1999) Physical load during work and leisure time as risk factors for back pain. Scand J Work Environ Health 25:385–386
28. Hurley DA Dusoir TE, McDonough SM, Moore AP, Baxter GD (2001) How effective is the acute low back pain screening questionnaire for predicting 1-year follow-up in patients with low back pain? Clin J Pain 17:256–263
29. Hüppe M, Klinger R (2011) Akuter Schmerz. In: Kröner-Herwig B, Frettlöh J, Klinger R, Nilges P (Hrsg) Schmerzpsychotherapie, 7. Aufl. Springer, Heidelberg, S 77–88
30. Jellema P, Horst HE van der, Vlaeyen J, Stalmann WA, Bouter LM, Windt DA van der (2006) Predictors of outcome in patients with acute low back pain differ across treatment groups. Spine 31:1699–1705
31. Jones GT, Johnson RE, Wiles NJ, Chaddock C, Potter RG, Roberts C, Symmonds DPM, Masfarlane GJ (2006) Predictig persistent disabling low back pain in general practice. Br J Gen Pract 56:334–341
32. Keel P, Perrini C, Schütz-Petitjean B (1996) Chronifizierung von Rückenschmerzen, Schlussbericht des Nationalen Forschungsprogramms Nr. 26B. Eular-Verlag, Basel
33. Kendall NA, Linton SJ, Main CJ (1997) Guide to assessing psychosocial yellow flags in acute low back pain. Accident Rehabilitation & Compensation Insurance Corporation of New Zealand and the National Health Committee, Ministry of Health. Wellington (NZ)
34. Kwon BK, Roffey DM, Bishop PB, Dagenais S, Wai EK (2011) Systematic review: occupational physical activity and low back pain. Occup Med, online first Doi: 10.1093/occmed/kqr092
35. Leeuw M, Goossens M, Linton S, Crombez G Boersma K, Vlaeyen J (2007) The fear-avoidance-model of musculoskeletal pain: current state of evidence. J Behav Med 30:77–94
36. Lindström I, Öhlund C, Nachemson A (1994) Validity of patient reporting and predictive value of industrial physical work demands. Spine 19:888–893
37. Linton SJ (2000) A review of psychological risk factors in back and neck pain. Spine 25:1148–1156
38. Linton SJ, Boersma K (2003) Early identification of patients at risk of developing a persistent back problem. Clin J Pain 19:80–86
39. Linton SJ, Hallden K (1998) Can we screen for problematic patients? Clin J Pain 14:209–214
40. Main CJ, Wood PLR, Hollis S, Spanswick CC, Waddell G (1992) The distress and risk assessment method: A simple patient classification to identify distress and evaluate the risk of poor outcome. Spine 17:42–52
41. Morlock M, Bonin V, Hansen I, Schneider E (1998) Statistische und biomechanische Untersuchung. In: Radandt S, Grieshaber R, Schneider W (Hrsg) Prävention von arbeitsbedingten Gesundheitsgefahren. Monade, Leipzig, S 364–395
42. Neubauer E, Zahlten-Hinguranage A, Schiltenwolf M, Buchner M (2006) Multimodal therapy patients with chronic cervical and lumbar pain. Results of a comparative prospective study. Schmerz 20:210–218
43. Pfingsten M, Korb J, Hasenbring M (2011a) Psychologische Mechanismen der Chronifizierung. In: Kröner-Herwig B, Frettlöh J, Klinger R, Nilges P (Hrsg) Schmerzpsychotherapie, 7. Aufl. Springer, Heidelberg, S 115–134
44. Pfingsten M, Müller G, Chenot J (2011b) Vom Symptom zur Krankheit. In: Hildebrandt J, Pfingsten M (Hrsg) Rückenschmerz und Lendenwirbelsäule. Urban & Fischer/Elsevier, München, S 55–65
45. Pfingsten M, Eich W (2011) Psychologie und Psychosomatik. In: Hildebrandt J, Pfingsten M (Hrsg) Rückenschmerz und Lendenwirbelsäule. Urban & Fischer/Elsevier, München, S 299–318
46. Pincus T, Burton AK, Vogel S, Field AP (2002) A systematic review of psychological factors as predictors of chronicity/disability in prospective cohorts of low back pain. Spine 27:109–120
47. Pincus T, Vogel S, Burton AK, Santos R, Field AP (2006) Fear avoidance and prognosis in back pain. Arthritis and Rheumatism 54:3999–4010
48. Poiraudeau S, Rannou F, Le Henanff A (2006) Outcome of subacute low back pain: influence of patients' and rheumatologists' characteristics. Rheumatology 45:718–23
49. Ramond A, Bouton C, Richard I, Roquelaure Y, Baufreton C, Legrand E, Huez JF (2011) Psychosocial risk factors for chronic low back pain in primary care. Fam Pract 28:12–21
50. Raspe HH (1994) Das erwerbsbezogene Leistungsvermögen. Gesundheitswesen 56:95–102
51. Schmidt CO, Raspe H, Pfingsten M, Hasenbring M, Basler HD, Eich W, Kohlmann T (2007) Back Pain in the German Adult Population. Spine 32, 2005–2011
52. Schmidt CO, Chenot JF, Pfingsten M, Fahland RA, Lindena G, Marnitz U, Pfeifer K, Kohlmann T (2010) Assessing a risk tailored intervention to prevent disabling low back pain. BMC Musculoskelet Disord 11:5
53. Schneider W (2004) Rückenschmerz und Arbeitsplatz. In: Hildebrandt J, Müller G, Pfingsten M (Hrsg) Die Lendenwirbelsäule. Urban & Fischer, München, S 40–55
54. Vlaeyen JW, Kole-Snijders AM, Boeren RG, vanEek H (1995) Fear of movement/(re)injury in chronic low back pain. Pain 62:363–372
55. Waddell G, McCulloch JA, Kümmel E, Venner RM (1980) Nonorganic physical signs in low-back pain. Spine 5:117–125
56. Waddell G (1998) The back pain revolution. Churchill Livingstone, Edinburgh
57. Young Casey C, Greenberg MA, Nicassio PM, Harpin RE, Hubbard D (2008) Transition from acute to chronic pain and disability: A model including cognitive, affective, and trauma factors. Pain 134:69–79
58. Zimmer-Albert C, Pogatzki-Zahn E (2010) Schmerz und Geschlecht. In: Kröner-Herwig B, Frettlöh J, Klinger R, Nilges P (Hrsg) Schmerzpsychotherapie, 7. Aufl. Springer, Heidelberg, S 225–242
59. Hasenbring MI, Verbunt JA (2010) Fear-avoidance and endurance-related responses to pain: new models of behavior and their consequences for clinical practice. Clin J Pain 26:747–53
60. Andrews NE, Strong J, Meredith PJ (2012) Activity pacing, avoidance, endurance, and associations with patient functioning in chronic pain: a systematic review and meta-analysis. Arch Phys Med Rehabil 93:2109–2121

Genetik

I. Cascorbi

H.-R. Casser et al. (Hrsg.), *Rückenschmerzen und Nackenschmerzen*,
DOI 10.1007/978-3-642-29775-5_7,

Die Kenntnisse über die genetische Variabilität und daraus folgende molekularbiologische Prozesse der Nozizeption erlauben ein zunehmend besseres Verständnis sowohl der Entstehung des Schmerzes als auch der analgetischen Therapie. So tragen genetische Faktoren zum Risiko der Bandscheibendegeneration mit bis zu 35 % bei, sind jedoch nur zu einem kleinen Teil auch mit Rückenschmerzen assoziiert. Zu Rückenschmerzen liegen für Varianten der GTP-Cyclohydrolase 1 die stärksten belastbaren Daten vor. Für die analgetische Wirkung von Opioiden und NSAIDs dagegen bestehen eindeutige Assoziationen zu genetischen Varianten jedoch nur in wenigen Fällen. Ein Beispiel ist der polymorphe Metabolismus von Codein. Für die personalisierte Therapie des Schmerzes bedarf es vielmehr eines systempharmakologischen Ansatzes, der genomweite Daten, Medikation und die Charakterisierung des individuellen Phänotyps einschließt.

7.1 Einleitung

Frühe Erkenntnisse zur Variabilität der Ansprechrate auf Analgetika gehen auf phänotypische Unterschiede zurück, wie sie z. B. bei der Anwendung von Codein beobachtet wurden. Hier zeigte sich, dass ca. ein Zehntel der Patienten überhaupt keine analgetische Wirkung nach Codeingabe zeigte. Im Wissen über Aktivierung von Codein zu Morphin konnte erklärt werden, dass dieser über das Leberenzym Cytochrom P450 2D6 vermittelte Demethylierungsschritt offenbar einem Teil der Bevölkerung nicht möglich ist [15]. Die genetische Charakterisierung des Metabolismus und Membrantransports von Analgetika wie auch von ihren Targets hat weitere Erkenntnisse erbracht, die im Weiteren nach Pharmakokinetik und -dynamik zusammengefasst sind. Die zunehmende Aufklärung von Varianten im gesamten humanen Genom erlaubt es aber auch immer besser, interindividuelle Unterschiede der Nozizeption sowie Ursachen schmerzhafter Erkrankungen mit genetischen Merkmalen zu assoziieren und spezifische Risikogene zu identifizieren [7].

7.2 Genetische Ursachen von Rückenschmerz

Bislang wurde angenommen, dass chronischer Rückenschmerz auf lumbalen Bandscheibendegenerationen beruhe, die durch Alter, psychische und mechanische Faktoren verursacht wurden. In den letzten Jahren mehren sich aber die Hinweise, dass die Bandscheibendegeneration eine multifaktorielle Erkrankung ist, an der auch genetische Faktoren mit 30–45 % [3] beteiligt sind. Jüngere Zwillingsstudien zeigten jedoch, dass Rückenschmerz und lumbale Bandscheibendegeneration nur etwa 13 % gemeinsame genetische Ursachen haben [6].

Genetische Varianten betreffen mechanische Strukturen, die die Stabilität der Bandscheiben gewährleisten, wie Kollagene, die Knorpelproteine Aggrecan und CILP

Tab. 7.1 Genetische Ursachen des chronischen Rückenschmerzes (Übersicht)

Struktur	Gen	Krankheit	Referenz
Kollagen Typ I, alpha-1	COL1A1	Lumbale Bandscheibendegeneration	Tilkeridis et al. 2005 [19]
Kollagen Typ IX, alpha-3	COL9A3	Bandscheibenerkrankung	Paassilta et al. 2001 [11]
Kollagen Typ XI, alpha-1	COL11A1	Lumbale Bandscheibenhernien	Mio et al. 2007 [9]
Kollagen Typ XI, alpha-2	COL11A2		Tegeder u. Lötsch 2009 [17]
Aggrecan	AGAN	Bandscheibendegeneration	Solovieva et al. 2007 [14]
»Cartilage intermediate layer protein«	CILP	Bandscheibendegeneration	Seki et al. 2005 [12]
Vitamin-D-Rezeptor	VDR	Bandscheibendegeneration	Yuan et al. 2010 [20]
Metalloproteinsase-3	MMP3	Bandscheibendegeneration	Yuan et al. 2010 [20]
Metalloproteinsase-9	MMP9		Tegeder u. Lotsch 2009 [17]
Thrombospondin-2	THBS2	Lumbale Bandscheibenhernien	Hirose et al. 2008 [22]
Interleukin-1 alpha	IL1A	Inflammation	Solovieva et al. 2004 [13]
Interleukin-1	IL1B	Inflammation	Solovieva et al. 2004 [13]
Interleukin-1-Rezeptor	IL-1RN	Inflammation	Solovieva et al. 2004 [13]
Interleukin-6	IL6	Inflammation	Heffner et al. 2011 [4]

(»cartilage intermediate layer protein«) sowie indirekt an der Knorpelbildung beteiligte Faktoren wie der Vitamin-D-Rezeptor und Metalloproteinasen (◘ Tab. 7.1). Darüber hinaus ist bekannt, dass inflammatorische Prozesse am Rückenschmerz beteiligt sind. So konnten Varianten in Interleukin 1 (IL-1) und im Interleukin-1-Rezeptor sowie in IL-6 mit dem Auftreten von Rückenschmerz assoziiert werden.

7.3 Genetische Ursachen verminderter Nozizeption

Die Strukturen und Signalwege der Nozizeption sind komplex. Es gibt nur wenige Extrembeispiele, in denen Mutationen in Nozizeptoren, sog. Kanalopathien, zu einem erblich bedingten Verlust der Sensitivität führen. Die völlige Abwesenheit von Schmerz konnte mit raren Mutationen in der α-Untereinheit des spannungsabhängigen Natriumkanals $Na_V1.7$ in Verbindung gebracht werden [1]. Weitere sehr seltene hereditäre sensorische und autonome Neuropathien (HSAN) beruhen auf Mutationen in weiteren Strukturen (◘ Tab. 7.2). Diese Mutationen sind auf wenige Familien begrenzt und tragen nicht zur Variabilität der Schmerzempfindung im Allgemeinen bei.

7.4 Genetische Ursachen der Schmerzmodulation

Anders als die sehr seltenen genetischen Erkrankungen, die mit einer verminderten Schmerzsensibilität einhergehen können, führen genetische Varianten in Signalwegen der Nozizeption zu einer Modulation (Zu- oder Abnahme) in Abhängigkeit bestimmter Schmerzreize. Die GTP-Cyclohydrolase 1 ist essenziell für die Synthese von Tetrahydrobiopterin, einem Schlüsselmodulator für peripheren neuropathischen und entzündlichen Schmerz [18]. Ein Haplotyp des GCH1-Gens, der eine Häufigkeit von 15,4 % in der kaukasischen Bevölkerung aufweist, ist in einer Studie mit signifikant vermindertem Schmerz nach Diskektomie von Patienten mit chronischem Rückenschmerz assoziiert.

Weitere genetische Modulatoren der Nozizeption sind die Katechol-O-Methyltransferase (COMT), der μ-Opioidrezeptor (OPMR1), der Melanokortin-1-Rezeptor (MC1R) sowie Transient-receptor-potential-Kanäle (TRP-Kanäle) wie TRPA1 und TRPV1. Für diese Modulatoren liegen jedoch weniger belastbare Daten vor. Für einen bestimmten Haplotyp des COMT-Gens konnte ein signifikant verbesserter ODI-Index (ODI: »oswestry low back pain disability«) bei Patienten, die sich einem chirurgischen Eingriff wegen degenerativer Bandscheibenerkrankungen unterzogen hatten, nachgewiesen werden.

◘ Tab. 7.2 Hereditäre Kanalopathien, die mit einer erblichen Insensitivität gegenüber Schmerz einhergehen (Übersichtsartikel [7])

Erkrankungsname	Gen
Congenital insensitivity to pain	SCN9A
HSAN-I	SPTLC1
HSAN-II	HSN2
HSAN-III	IKAP
HSAN-IV, CIPA	TRKA/NGF
HSAN-V	NGFB

7.5 Modulation der Pharmakodynamik durch genetische Varianten

Die besten Daten zur interindividuellen Variabilität der Pharmakodynamik von Analgetika liegen für Effekte von Opioiden am μ-Opioidrezeptor OPRM1 vor. Dieser Rezeptor ist hochpolymorph, allerdings sind die meisten Varianten sehr selten. Am besten untersucht ist eine mit 15 % häufige Variante 118A>G, die für einen Asn40Asp-Austausch kodiert. Hierdurch wird eine extrazelluläre Glykosilierungsstelle deletiert, wodurch es zur verminderten Rezeptorexpression [21] bzw. zu einem verminderten Signaling [10] kommen könnte. Zahlreiche experimentelle Ansätze wie auch klinische Studien konnten zeigen, dass OPRM1 118A>G die Pharmakodynamik von Opioiden beeinflusst. So konnte postoperativ ein erhöhter Dosisbedarf für Alfentanil und Morphin nachgewiesen werden (s. Übersichtsarbeit [17]). In der Praxis eignet sich diese Variante aber nicht zur Vorhersage der Schmerzmitteldosis, da diese inter- wie auch intraindividuell aufgrund der Toleranzbildung stark variiert.

Einige Studien weisen darauf hin, dass eine Variante im Gen des μ-Opioidrezeptors – OPRM1 118A>G – den Opioidbedarf moduliert.

Weitere genetische Faktoren, die die Pharmakodynamik von Analgetika beeinflussen können, sind die COMT (s. oben) sowie möglicherweise Varianten im Prostaglandinendoperoxidsynthase-2-Gen (PTGS2-Gen), das für die Cyclooxygenase 2 (COX2) kodiert. Hier besteht aber nur geringe Evidenz, und belastbare Daten bei der Behandlung chronischer Rückenschmerzen liegen nicht vor.

7.6 Genetische Unterschiede der Pharmakokinetik von Analgetika

7.6.1 NSAIDs

Nichtsteroidale Antiphlogistika wie Diclofenac werden teilweise über das polymorphe CYP2C9 metabolisiert. Es sind distinkte Unterschiede bei gesunden Freiwilligen nachgewiesen worden, der Unterschied bezüglich der analgetischen und antiphlogistischen Wirkung erscheint in klinischen Studien aber nicht relevant bzw. konnte bislang nicht nachgewiesen werden. Auch besteht keine eindeutige Assoziation des Ausmaßes unerwünschter Wirkungen wie gastrointestinaler Blutungen mit genetischen Varianten von CYP2C9 [2].

7.6.2 Opioide

- **Codein**

Das Prodrug Codein ist kaum analgetisch, sondern antitussiv wirksam. Erst die Demethylierung des Moleküls zu Morphin ermöglicht die Bindung des Moleküls am μ-Opioidrezeptor und entsprechende analgetische Wirkung. Da nur ca. 10 % dieses Prodrugs in den aktiven Metaboliten Morphin umgewandelt werden, wird Codein als eher schwaches Analgetikum der WHO-Gruppe II betrachtet. Die Demethylierungsreaktion wird durch das polymorphe Cytochrom P450 2D6 (CYP2D6) katalysiert (■ Abb. 7.1). Circa 8 % der deutschen Bevölkerung sind sog. CYP2D6-Poor-Metabolizer (PM), die keine CYP2D6-Aktivität aufweisen. Entsprechend können diese Individuen Codein nicht in Morphin umwandeln.

Neben dem Verlust der Aktivität weist CYP2D6 auch in 2–3 % der deutschen Bevölkerung Genduplikationen auf. Die Folge ist eine verstärkte Proteinexpression mit hoher Enzymaktivität, die mit dem Phänotyp des Ultrarapidmetabolisierers (UM) einhergeht. UMs können mehr Morphin als erwünscht bilden, es besteht die Gefahr einer Atemdepression; über einzelne fatale Verläufe ist berichtet worden [16].

> **Codein wird von ca. 10 % der Bevölkerung nicht in das analgetisch wirksame Morphin demethyliert (Poor-Metabolizer). 2–3 % bilden dagegen größere Mengen Morphin (Ultrarapidmetabolisierer). Hier besteht ggf. die Gefahr der Atemdepression.**

- **Tramadol**

Tramadol wird ebenfalls durch CYP2D6 in der Leber in einen aktiven Metaboliten überführt. Der Metabolit O-Desmethyltramadol hat eine 200-fach stärkere Wirkung am μ-Opioidrezeptor OPRM1 als die Muttersubstanz, die

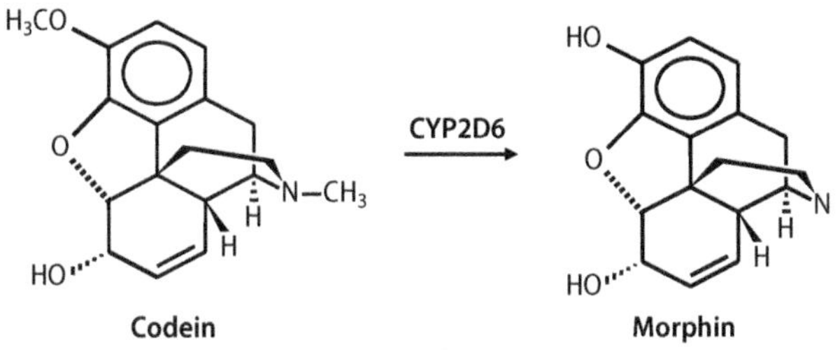

■ **Abb. 7.1** Circa 10 % des nicht analgetisch wirksamen Prodrugs Codein werden durch CYP2D6 zu Morphin demethyliert

die Wiederaufnahme der Neurotransmitter Noradrenalin und Serotonin hemmt und damit koanalgetische Eigenschaften aufweist. CYP2D6-PMs weisen eine signifikant geringere Analgesie auf und benötigen häufig eine »Rescuemedikation« bei Nichtansprechen auf die Tramadoltherapie. Obwohl die agonistische Wirkung von O-Desmethyltramadol am μ-Opioidrezeptor schwächer als die des Morphins ist, ist auch bei Tramadol eine schwere Atemdepression bei einem Patienten beobachtet worden, der eine CYP2D6-Genduplikation und gleichzeitig eine Niereninsuffizienz aufwies. In einer Studie an freiwilligen Probanden hatten CYP2D6-UMs eine höhere Schmerzschwelle, litten aber auch zu 50 % unter Übelkeit [5].

- **Oxycodon und Hydrocodon**

Auch die Opioide werden teilweise durch CYP2D6 metabolisiert. Es bilden sich die (aktiven) Metaboliten Oxymorphon und Hydromorphon. Die Unterschiede zwischen CYP2D6-Normalmetabolisierern und -PM sind ausgeprägt, belastbare Daten zur Pharmakodynamik in Abgängigkeit vom CYP2D6-Genotyp liegen bislang aber nicht vor.

> **Tramadol ist ein CYP2D6-Prodrug. CYP2D6-PMs benötigen häufiger eine »Rescuemedikation«, bei CYP2D6-UMs ist über einzelne Fälle von Atemdepression berichtet worden, insgesamt gilt das Medikament aber als sicher.**

7.6.3 Arzneistofftransporter

Opioide sind Substrate von ABC-Effluxtransportern. Hierbei ist ABCB1 (MDR1, P-Glykoprotein) von besonderer Bedeutung für die meisten Opioide. Das die Darmmotilität hemmende Loperamid, das normalerweise nicht die Blut-Hirn-Schranke überwindet, dringt bei Hemmung von P-Glykoprotein (z. B. durch Verapamil) in den Liquorraum und entfaltet zentrale Effekte wie Miosis und Sedation.

Eine Beobachtungsstudie an ambulanten Patienten weist darauf hin, dass der Opioidbedarf bei Trägern der

3435T-Variante signifikant geringer ist als bei Trägern des Wildtyps [8]. Diese Variante wird mit veränderter P-Glykoproteinexpression bzw. Proteinformierung in Verbindung gebracht.

Die hohe inter- und intraindividuelle Variabilität der Expression von P-Glykoprotein trägt jedoch mehr zur Modulation der Bioverfügbarkeit von Opioiden bei, als dies einzelne genetische Varianten vermögen. Die genetischen Varianten von ABCB1 erlangen somit keine prädiktive Bedeutung.

Mit Ausnahme von Mutationen im Nav1.7-Gen, die zu einem Verlust der Schmerzperzeption führen, gibt es nur wenige genetische Varianten, die eine Assoziation zum akuten Schmerzempfinden aufweisen. Die analgetische Wirkung typischer Schmerzmittel wie NSAIDs oder Opioide lässt sich anhand genetischer Varianten kaum vorhersagen. Die Ausnahme ist Codein – der prädiktive Nutzen einer eigens dafür durchgeführten pharmakogenetischen Untersuchung erscheint aber zweifelhaft, da wesentlich zuverlässigere Alternativmedikamente für Codein zur Verfügung stehen.

7.7 Zusammenfassung

Die zunehmenden Kenntnisse über die genetische Variabilität und tiefer gehendes Verständnis der molekularbiologischen Prozesse der Nozizeption erlauben eine zunehmend bessere Abschätzung der Bedeutung der Genetik sowohl für die Entstehung des Schmerzes als auch für die analgetische Therapie. Eine eindeutige Assoziation besteht jedoch nur in wenigen Fällen. Für die personalisierte Therapie des Schmerzes bedarf es aber eines multimodalen Ansatzes genomweiter Daten in Verbindung mit der genauen Charakterisierung des individuellen Phänotyps.

Literatur

1. Cox JJ, Reimann F, Nicholas AK, Thornton G, Roberts E, Springell K, Karbani G, Jafri H, Mannan J, Raashid Y, Al Gazali L, Hamamy H, Valente EM, Gorman S, Williams R, McHale DP, Wood JN, Gribble FM, Woods CG (2006) An SCN9A channelopathy causes congenital inability to experience pain. Nature 444:894–898
2. Estany-Gestal A, Salgado-Barreira A, Sanchez-Diz P, Figueiras A (2011) Influence of CYP2C9 genetic variants on gastrointestinal bleeding associated with nonsteroidal anti-inflammatory drugs: a systematic critical review. Pharmacogenet Genomics 21:357–364
3. Hartvigsen J, Nielsen J, Kyvik KO, Fejer R, Vach W, Iachine I, Leboeuf-Yde C (2009) Heritability of spinal pain and consequences of spinal pain: a comprehensive genetic epidemiologic analysis using a population-based sample of 15,328 twins ages 20–71 years. Arthritis Rheum 61:1343–1351
4. Heffner KL, France CR, Trost Z, Ng HM, Pigeon WR (2011) Chronic low back pain, sleep disturbance, and interleukin-6. Clin J Pain 27:35–41
5. Kirchheiner J, Keulen JT, Bauer S, Roots I, Brockmoller J (2008) Effects of the CYP2D6 gene duplication on the pharmacokinetics and pharmacodynamics of tramadol. J Clin Psychopharmacol 28:78–83
6. Livshits G, Popham M, Malkin I, Sambrook PN, Macgregor AJ, Spector T, Williams FM (2011) Lumbar disc degeneration and genetic factors are the main risk factors for low back pain in women: the UK Twin Spine Study. Ann Rheum Dis 70: 1740–1745
7. Lotsch J, Geisslinger G, Tegeder I (2009a) Genetic modulation of the pharmacological treatment of pain. Pharmacol Ther 124: 168–184
8. Lotsch J, von Hentig N, Freynhagen R, Griessinger N, Zimmermann M, Doehring A, Rohrbacher M, Sittl R, Geisslinger G (2009b) Cross-sectional analysis of the influence of currently known pharmacogenetic modulators on opioid therapy in outpatient pain centers. Pharmacogenet Genomics 19:429–436
9. Mio F, Chiba K, Hirose Y, Kawaguchi Y, Mikami Y, Oya T, Mori M, Kamata M, Matsumoto M, Ozaki K, Tanaka T, Takahashi A, Kubo T, Kimura T, Toyama Y, Ikegawa S (2007) A functional polymorphism in COL11A1, which encodes the alpha 1 chain of type XI collagen, is associated with susceptibility to lumbar disc herniation. Am J Hum Genet 81:1271–1277
10. Oertel BG, Kettner M, Scholich K, Renne C, Roskam B, Geisslinger G, Schmidt PH, Lotsch J (2009) A common human micro-opioid receptor genetic variant diminishes the receptor signaling efficacy in brain regions processing the sensory information of pain. J Biol Chem 284:6530–6535
11. Paassilta P, Lohiniva J, Goring HH, Perala M, Raina SS, Karppinen J, Hakala M, Palm T, Kroger H, Kaitila I, Vanharanta H, Ott J, Ala-Kokko L (2001) Identification of a novel common genetic risk factor for lumbar disk disease. JAMA 285:1843–1849
12. Seki S, Kawaguchi Y, Chiba K, Mikami Y, Kizawa H, Oya T, Mio F, Mori M, Miyamoto Y, Masuda I, Tsunoda T, Kamata M, Kubo T, Toyama Y, Kimura T, Nakamura Y, Ikegawa S (2005) A functional SNP in CILP, encoding cartilage intermediate layer protein, is associated with susceptibility to lumbar disc disease. Nat Genet 37:607–612
13. Solovieva S, Leino-Arjas P, Saarela J, Luoma K, Raininko R, Riihimaki H (2004) Possible association of interleukin 1 gene locus polymorphisms with low back pain. Pain 109:8–19
14. Solovieva S, Noponen N, Mannikko M, Leino-Arjas P, Luoma K, Raininko R, Ala-Kokko L, Riihimaki H (2007) Association between the aggrecan gene variable number of tandem repeats polymorphism and intervertebral disc degeneration. Spine (Phila Pa 1976) 32:1700–1705
15. Somogyi AA, Barratt DT, Coller JK (2007) Pharmacogenetics of opioids. Clin Pharmacol Ther 81:429–444
16. Stamer UM, Stuber F (2008) Codeine induced respiratory depression in a child. Paediatr Anaesth 18:272–273
17. Tegeder I, Lötsch J (2009) Current evidence for a modulation of low back pain by human genetic variants. J Cell Mol Med 13:1605–1619
18. Tegeder I, Costigan M, Griffin RS, Abele A, Belfer I, Schmidt H, Ehnert C, Nejim J, Marian C, Scholz J, Wu T, Allchorne A, Diatchenko L, Binshtok AM, Goldman D, Adolph J, Sama S, Atlas SJ, Carlezon WA, Parsegian A, Lotsch J, Fillingim RB, Maixner W, Geisslinger G, Max MB, Woolf CJ (2006) GTP cyclohydrolase and tetrahydrobiopterin regulate pain sensitivity and persistence. Nat Med 12:1269–1277

19. Tilkeridis C, Bei T, Garantziotis S, Stratakis CA (2005) Association of a COL1A1 polymorphism with lumbar disc disease in young military recruits. J Med Genet 42:e44
20. Yuan HY, Tang Y, Liang YX, Lei L, Xiao GB, Wang S, Xia ZL (2010) Matrix metalloproteinase-3 and vitamin d receptor genetic polymorphisms, and their interactions with occupational exposure in lumbar disc degeneration. J Occup Health 52:23–30
21. Zhang Y, Wang D, Johnson AD, Papp AC, Sadee W (2005) Allelic expression imbalance of human mu opioid receptor (OPRM1) caused by variant A118G. J Biol Chem 280:32618–32624
22. Hirose Y, Chiba K, Karasugi T, Nakajima M, Kawaguchi Y, Mikami Y, Furuichi T, Mio F, Miyake A, Miyamoto T, Ozaki K, Takahashi A, Mizuta H, Kubo T, Kimura T, Tanaka T, Toyama Y, Ikegawa S (2008) A functional polymorphism in THBS2 that affects alternative splicing and MMP binding is associated with lumbar-disc herniation. Am J Hum Genet 82:1122–1129

Spezifischer, nichtspezifischer, akuter/subakuter und chronischer Rückenschmerz: Definition

H.-R. Casser

H.-R. Casser et al. (Hrsg.), *Rückenschmerzen und Nackenschmerzen*,
DOI 10.1007/978-3-642-29775-5_8, © Springer-Verlag Berlin Heidelberg 2016

Rückenschmerz ist ein Symptom, aber keine Diagnose. Die Versuche, den Rückenschmerz zeitlich oder anatomisch zu erfassen, sind unbefriedigend und werden der Multidimensionalität des Rückenschmerzes nicht gerecht. Eine Einteilung in nichtspezifische und spezifische Rückenschmerzen ermöglicht eine pragmatische Ersteinschätzung. Es besteht erheblicher Fortbildungsbedarf bei der differenzierten Erfassung und der individuellen Therapieplanung akuter und chronischer Rückenschmerzen.

Rückenschmerzen stellen keine medizinische Diagnose dar, sondern sind ein Symptom unterschiedlichster Ursachen. Anatomisch umfassen sie den Kreuzschmerz, der als Schmerz unterhalb des Rippenbogens und oberhalb der Gesäßfalten, mit oder ohne Ausstrahlung in die Beine definiert ist [2], und den oberen Rückenschmerz in der Umgebung der Brustwirbelsäule bis zum Nacken. Die Hauptbeschwerden befinden sich im unteren Rücken, d. h. im Lenden- und Kreuzbeinbereich, ohne dass die Beschwerden immer vertebragen anzusehen sind. Bekannterweise können auch Bauch- oder Beckenorgane Beschwerden im »tiefen« Rücken auslösen.

Die Abklärung der Ursache von Rückenschmerzen ist häufig schwierig und, wenn überhaupt, nur im Verlauf zu beurteilen.

Eine pragmatische Unterscheidung in nichtspezifischen (nicht klassifizierten) und spezifischen (klassifizierten) Kreuzschmerz, wie sie in der Nationalen Versorgungsleitlinie Kreuzschmerz [2] vorgenommen wird, ist der Versuch, eine erste Übersicht zu schaffen und das weitere Vorgehen zu strukturieren.

Definition Rückenschmerz [1]
- Ein Symptom, keine Diagnose
- Ausdruck eines multifaktoriellen Geschehens mit verschiedenen Erklärungsmodellen
- Differenzierung zwischen spezifischen und nichtspezifischen Rückenschmerzen [2]
  - Spezifische (klassifizierte) Rückenschmerzen: eindeutiger diagnostischer Nachweis mit entsprechender Therapie
  - Nichtspezifische (nicht klassifizierte) Rückenschmerzen: kein sicherer kausaler Zusammenhang zwischen Beschwerdeangabe, klinischem Befund und bildgebender Diagnostik

Beim nichtspezifischen Kreuzschmerz lässt sich im Vergleich zum spezifischen Kreuzschmerz keine eindeutige Ursache erkennen. Als spezifische Ursachen gelten die sog. »red flags« (► Kap. 9, Versorgungspfade akuter/subakuter Schmerz; s. oben, Definition), die eine klare pathoanatomische Abgrenzung aufweisen, wie z. B. Fraktur, Tumor und Infektion sowie neurologische Defizite.

Folgt man der Definition, beträgt der Anteil der »red flags« maximal 15 % der Rückenschmerzursachen [4], was bedeutet, dass 80–90 % der Rückenschmerzen nichtspezifisch sind und damit eine nicht gesicherte pathoanatomische Entität besitzen [7].

Anderseits ist bekannt, dass ein Großteil der Ursachen des Rückenschmerzes Funktionsstörungen sind, die nur durch klinische und in der Regel nicht oder nur unzureichend durch bildgebende Verfahren nachweisbar sind, wie z. B. das Iliosakralgelenksyndrom (ISG-Syndrom), das Facettensyndrom oder muskuläre Dysbalancen. Sie werden vom Patienten unterschiedlich wahrgenommen und rufen eine wechselnde klinische Symptomatik hervor. Schwierig ist auch die Einordnung von degenerativen Veränderungen, die durch die fortgeschrittene bildgebende Diagnostik detailliert nachgewiesen werden können: Sie sind einerseits als typische Alterserscheinungen zu werten, anderseits erlangen sie durch Aktivierung Krankheitswert, wie z. B. die aktivierte Spondylarthrose. Ein anderes Beispiel ist die Spinalkanalstenose, die in den Befunden der kernspintomografischen Untersuchung beim älteren Patienten häufig erwähnt wird, deren Krankheitswert aber allein durch die klinische Diagnostik inklusive der neurologischen Beurteilung zu erfassen ist.

Gerade die zahlreichen degenerativen Veränderungen der Wirbelsäule mit ihrem potenziellem Krankheitswert [6], aber auch mit Funktionsstörungen der Gelenke und der Muskulatur, die heute neuroanatomisch und neurophysiologisch durchaus nachvollziehbar sind, lassen sich häufig in ihrer klinischen Bedeutung nur schwer einschätzen.

Als neurophysiologische Ursachen des nichtspezifischen Kreuzschmerzes im peripheren Nervensystem wie im Muskel gelten zunächst die Sensibilisierung von Nozizeptoren praktisch aller Wirbelsäulenstrukturen und der spastische Hypertonus der Muskulatur als Antwort auf Noziafferenzen, ggf. unter Ausbildung von Tendomyosen und Triggerpunkten. Weitere Gründe sind die im zentralen Nervensystem übertragenen Schmerzen infolge Konvergenz durch Nozizeption aus Organen, die nicht der Wirbelsäule zuzurechnen sind, als auch Schmerzen, die durch Funktionsstörungen zentralnervöser schmerzhemmender Systeme entstehen [9, 10].

Befunde, wie z. B. die manualmedizinische »Blockierung«, erfordern eine hohe Expertise, da sie eine bestimmte, z. B. manualmedizinische Vorgehensweise nahelegen, deren Evidenz derzeit umstritten ist. Hinzu kommt die große Verantwortung des Erstbehandlers, dem Patienten ein realistisches und praktikables Erklärungsmodell seiner Beschwerden zu vermitteln, das einer unberechtigten Beunruhigung des Patienten entgegenwirkt und seine Motivation fördert, eigenständig sekundärprophylaktisch tätig zu werden. Einerseits sollte bei unklarer Erstdiagnose eine diagnostische und therapeutische Überstrapazierung des Patienten mit der Gefahr einer iatrogenen Chronifizierung vermieden werden, anderseits sollte keine Verharmlosung prognostisch ungünstiger struktureller wie auch funktioneller Veränderungen stattfinden. Die vorschnelle Delegation unklarer Beschwerden auf psychosoziale Ursachen genauso wie deren Nichtberücksichtigung im Behandlungsmodell des Patienten sind gefährliche Einschränkungen, die dem anerkannten biopsychosozialen Schmerzmodell nicht entsprechen.

Die zeitliche Unterteilung des Rückenschmerzes in akut, subakut und chronisch mit Begrenzung des akuten Schmerzes auf eine Dauer von 6 Wochen, des subakuten auf 6–12 Wochen und mit Festlegung des chronischen Schmerzes auf über 12 Wochen ist unzureichend.

Als geeigneter haben sich Definitionen bewährt, die sich am Vorkommen des Rückenschmerzes in einem Zeitraum von mindestens ½–1 Jahr orientieren [8]:

- **Akut** – das heißt neu aufgetreten bei einer Dauer bis zu 12 Wochen bzw. ohne Rezidiv innerhalb der letzten 12 Monate.
- **Mittelfristig** oder **subakut** – wenn die Rückenschmerzen an weniger als der Hälfte der Tage des zurückliegenden Halbjahres auftraten.
- **Chronisch** – wenn sie an mehr als der Hälfte der Tage des zurückliegenden Jahres bestanden.
- **Rezidivierend** – wenn die Rückenschmerzen nach einem mindestens 6 Monate andauernden, symptomfreien Intervall erneut auftreten [3].

Aufgrund des typischen chronisch-remittierenden Verlaufs von Rückenschmerzen und des unterschiedlichen Charakters ist eine rein zeitliche Definition nicht in der Lage, der Dynamik des Schmerzgeschehens, d. h. des prognostisch äußerst relevanten Übergangs vom akuten zum chronischen Schmerz, ausreichend gerecht zu werden.

Inhaltlich wird der **chronische** bzw. chronifizierte Rückenschmerz besser durch die Charakterisierung seiner **Multidimensionalität** erfasst [5], und zwar:

- auf der physiologisch-organischen Ebene durch Mobilitätsverlust und Funktionseinschränkung,
- auf der kognitiv-emotionalen Ebene durch Störung von Empfindsamkeit und Stimmung sowie durch ungünstige Denkmuster,
- auf der Verhaltensebene durch schmerzbezogenes Verhalten,
- auf der sozialen Ebene durch Störung der sozialen Interaktion und Behinderung der Arbeit.

Die Multidimensionalität des Symptoms Rückenschmerz erfordert eine sehr verantwortungsbewusste und vorurteilsfreie Abklärung mit differenziertem und dosiertem Einsatz diagnostischer und therapeutischer Maßnahmen. Weder Polypragmatismus noch fatalistisches Abwarten werden dem Patienten gerecht.

Literatur

1. Baron R, Koppert W, Strumpf M, Willweber-Strumpf A (Hrsg) (2013) Praktische Schmerzmedizin. Springer, Heidelberg
2. Bundesärztekammer (BÄK), Kassenärztliche Bundesvereinigung (KBV) und Arbeitsgemeinschaft Wissenschaftlich Medizinischer Fachgesellschaften (AWMF) (Hrgs) (2013) Nationale Versorgungsleitlinie Kreuzschmerz. http://www.leitlinien.de/nvl/kreuzschmerz/. Zugegriffen: 9. September 2015
3. Deutsche Gesellschaft für Allgemeinmedizin und Familienmedizin (DEGAM) (2003) Kreuzschmerzen, DEGAM-Leitlinie Nr. 3. http://www.degam.de/files/Inhalte/Leitlinien-Inhalte/Dokumente/DEGAM-S3-Leitlinien/LL-03_Kreuz_mod-007.pdf. Zugegriffen: 9. September 2015
4. Deyo RA, Rainville J, Kent DL (1992) What can the history and physical examination tell us about low back pain? JAMA 268(6):760–765
5. Diener HC (1997) Schmerzbegriff. In: Diener HC, Meier CH (Hrsg) Das Schmerztherapiebuch. Urban & Schwarzenberg, München
6. Fanuele JC, Birkmeyer NJ, Abdu WA, Tosteson TD, Weinstein JN (2000) The impact of spinal problems on the health status of patients: have we underestimated the effect? Spine 25(12):1509–1514
7. Koes BW, Tulder MW van, Thomas S (2006) Diagnosis and treatment of low back pain. BMJ 332:1430–1434
8. Korff M v (1994) Studying the natural history of back pain. Spine 19:2041–2046
9. Locher H, Casser HR, Strohmeier M (2011) Spezielle Schmerztherapie der Halte- und Bewegungsorgane. Thieme, Stuttgart
10. Mense S (2005) Neurobiologie des unspezifischen Rückenschmerzes. In: Hildebrandt J, Müller G, Pfingsten M (Hrsg) Die Lendenwirbelsäule, 1. Aufl. Elsevier, München

Versorgungspfade

Akuter/subakuter lumbaler Rückenschmerz

J.-F. Chenot, A. Becker, R. Baron, H.-R. Casser, M. Hasenbring

H.-R. Casser et al. (Hrsg.), *Rückenschmerzen und Nackenschmerzen*,
DOI 10.1007/978-3-642-29775-5_9, © Springer-Verlag Berlin Heidelberg 2016

Akute Kreuzschmerzen bedürfen einer differenzierten Beurteilung mit entsprechend abgestimmter Behandlung. Bei Hinweisen für »red flags« ist unverzüglich eine weiterführende Abklärung in einem spezialisierten Zentrum zu veranlassen. Liegen spezifische Rückenschmerzen vor, sollten weiter gehende diagnostische Schritte eingeleitet werden und eine Überweisung zum Fachspezialisten erfolgen. Ergibt sich anamnestisch als auch klinisch kein Hinweis für eine nachweisbare Pathologie oder einen gefährlichen Verlauf, sollte von weiteren diagnostischen Maßnahmen abgesehen werden und stattdessen der weitere Verlauf nach eingehender Beratung und Unterstützung eigener Aktivitäten kurzfristig kontrolliert werden. Spätestens nach 6 Wochen therapieresistenter Beschwerden sollte ein interdisziplinäres Assessment erfolgen, um ggf. ein multimodales Therapieprogramm einzuleiten.

Fallbeispiel

Der 35-jährige Bankangestellte M. stellt sich zum zweiten Mal in einem Jahr wegen Rückenschmerzen vor, die in die Vorderseite des rechten Oberschenkels ausstrahlen. Die Schmerzen sind am Abend vorher beim Aufstehen aus dem Sessel plötzlich aufgetreten. Auch wenn die letzte Episode nur eine Woche gedauert hat, drängt er auf eine Klärung der Ursache.

9.1 Diagnostische Strategie

Lumbale Rückenschmerzen sind eine Volkskrankheit und gehören in der hausärztlichen Praxis zu den häufigen Konsultationsanlässen. Die für den hausärztlichen Bereich geltende S3-Leitlinie Kreuzschmerzen der Deutschen Gesellschaft für Allgemeinmedizin und Familienmedizin (DEGAM) von 2003 wurde 2010 durch die interdisziplinäre Nationale Versorgungsleitlinie »Kreuzschmerz« (NVL) abgelöst [1]. In der Hausarztpraxis steuern hauptsächlich Anamnese und körperliche Untersuchung das therapeutische Vorgehen. In der Primärversorgung von Patienten mit akuten Beschwerden im LWS- oder HWS-Bereich bestimmen 3 klinische Leitfragen das weitere Vorgehen:

- Liegt den Schmerzen eine Störung der Wirbelsäule und ihrer diskoligamentären Strukturen oder eine »extravertebrale« Ursache zugrunde?
- Liegen ein akuter, chirurgisch behandlungsbedürftiger Notfall, eine radikuläre Symptomatik oder Hinweise auf eine spezifische Ursache der Beschwerden vor (»red flags«)?
- Liegen psychosoziale Risikofaktoren für eine Chronifizierung vor (»yelllow flags«)?

Um die Belastung für den Patienten und das Gesundheitssystem gering zu halten, wird eine gestufte Diagnostik durchgeführt, bei der die Verlaufsbeobachtung der Symptomatik wesentlich das weitere Vorgehen steuert. Dies trägt sowohl der hohen Spontanheilungsrate bei Kreuzschmerzen als auch dem insgesamt seltenen Vorliegen spezifischer Pathologien in der ambulanten Versorgung Rechnung.

Eine Erfassung der ICD-Diagnosen bei Hausärzten wie auch bei Orthopäden zeigt, dass bei beiden Arztgruppen der Rückenschmerz eine dominierende Rolle einnimmt. Dabei wird der Orthopäde sowohl als primärer Ansprechpartner für Rückenschmerzen angesehen als auch als Konsiliarius nach Erstbehandlung durch den Hausarzt. Insbesondere bei unklarer Ursache bzw. Therapieresistenz der Rückenschmerzen erfolgt die Überweisung des Patienten vorzugsweise zum Orthopäden, Neurologen oder Rheumatologen zur weiteren Abklärung.

Fortsetzung Fallbeispiel

Herr M. hat keine relevanten Vorerkrankungen, er ist in einem guten Allgemeinzustand, und die Schmerzen sind typisch bewegungsabhängig, sodass eine extravertebrale Ursache unwahrscheinlich ist. Nicht nur wegen der Ausstrahlung der Schmerzen ins rechte Bein führt der Hausarzt eine kurze körperliche Untersuchung durch, auch wenn eine radikuläre Ursache der Schmerzen bei Ausstrahlung nur in den Oberschenkel unwahrscheinlich ist. Nach einer unauffälligen Kraft- und Reflexprüfung, einem negativen Lasègue-Test und einem negativen Femoralisdehnungszeichen, bei dem nur Schmerzen im Lendenbereich durch die damit verbundene Entlordosierung bzw. Hyperlordosierung auftreten, werden die Beinbeschwerden als funktionell (Schmerzübertragung in den Oberschenkel) eingeordnet. Eine Untersuchung der Hüfte und des Iliosakralgelenks ist ebenfalls unauffällig. Einen Hinweis auf eine spezifische Ursache findet der untersuchende Arzt nicht. Nach einer gründlichen Anamnese und der körperlichen Untersuchung kann der Patient überzeugt werden, auf eine Bildgebung zu verzichten. Der Arzt fragt ihn nach seiner Krankheitsvorstellung. Gemeinsam erarbeiten sie, dass Herr M. seit ca. 5 Jahren keinen Sport treibt und eine überwiegend sitzende Tätigkeit mit geringer körperlicher Belastung ausübt. Mit einer wissenschaftlich sicher zu bezweifelnden Erklärung einigen sich Arzt und Patient, dass eine unzureichende Bauch- und Rückenmuskulatur am ehesten Ursache der Beschwerden ist.

9.1.1 Hinweise auf eine »extravertebrale« Ursache

Die Mehrheit der Beschwerden im LWS-Bereich ist muskuloskeletal bedingt und kann ätiologisch nicht abschließend geklärt werden. Über die Häufigkeit extravertebraler Ursachen für Kreuzschmerzen in der Primärversorgung gibt es keine zuverlässigen epidemiologischen Daten. Sie sind insgesamt eher selten und werden in der Primärversorgung auf weniger als 2 % geschätzt [6]. Der anatomisch nicht korrekte Begriff »extravertebral« bezieht sich auf Ursachen für Rückenschmerzen, die nicht primär durch eine Erkrankung der Wirbelsäule und ihrer diskoligamentären Strukturen oder der umliegenden Muskulatur bedingt sind. Eine routinemäßige Ausschlussdiagnostik ist angesichts der niedrigen Wahrscheinlichkeit extravertebraler Ursachen und wegen der Vielzahl der Differenzialdiagnosen nicht sinnvoll. Die Indikation für weiterführende Diagnostik wie Labor Bildgebung oder Krankenhauseinweisung ergibt sich aus den anamnestischen Hinweisen, der körperlichen Untersuchung sowie dem Verlauf der Symptome (► Übersicht). Die meisten Fälle von extravertebralen Rückenschmerzen sind anhand der Symptomkonstellation klinisch leicht zu erkennen [3].

Symptome, die auf »extravertebrale« Rückenschmerzen hinweisen können
- Ungewöhnliche Schmerzlokalisation und Ausbreitung
- Kolikartige Schmerzen
- Fieber
- Schwitzen
- Kreislaufprobleme
- Bewegungsunabhängige Ruheschmerzen
- Keine Einschränkung der Beweglichkeit
- Nächtliche Schmerzen

9.1.2 Hinweise auf einen akuten, chirurgisch behandlungsbedürftigen Notfall, radikuläre Symptomatik oder spezifische Ursachen (»red flags«)

Da lumbale Rückenschmerzen häufig und schwere Pathologien in der ambulanten Versorgung selten sind, ist es notwendig, weiterführende Diagnostik rational einzusetzen. Eine breite Ausschlussdiagnostik ist aus epidemiologischen und ökonomischen Gründen in der Primärversorgung weder möglich noch sinnvoll. Durch Anamnese und körperliche Untersuchung kann in einer »diagnostischen Triage« die Wahrscheinlichkeit, dass bestimmte Pathologien vorliegen, verringert werden. Zusätzliche Untersuchungen wie z. B. Bildgebung haben ohne klinische Hinweise keinen diagnostischen Nutzen bei akuten Beschwerden [4]. Dazu wurde von der Clinical Standards Advisory Group in den 1990er Jahren das Konzept der »red flags« entwickelt. Es wurde mit Variationen von allen nationalen und internationalen Leitlinien wie auch der aktuellen NVL übernommen (◘ Tab. 9.1). Das Konzept der »red flags« beruht hauptsächlich auf klinischen Überlegungen und ist epidemiologisch nicht gut validiert. Was genau zu den »red flags« zählt, wird in den Leitlinien sehr unterschiedlich definiert. ◘ Tab. 9.1 zeigt eine Auswahl, die aus mehreren Leitlinien zusammengestellt wurde.

Ein Beispiel für ein problematisches »red flag« sind die Kriterien »Alter unter 20 Jahre« und »Alter über 50 Jahre«. Der klinische Hintergrund ist, dass bei Kindern z. B. Entwicklungsstörungen vorliegen könnten und bei Erwachsenen mit zunehmendem Alter die Wahrscheinlichkeit für Metastasen oder osteoporotische Frakturen zunimmt. Eine häufige Fehlinterpretation ist, dass das Vorliegen einer »red flag« automatisch zu weiterführender Diagnostik bzw. Überweisung führen sollte. Rückenschmerzen sind sowohl bei Kindern als auch älteren Erwachsenen sehr häufig, daher ist Alter allein als Kriterium zur Indikation weiterführender Diagnostik ungeeignet. Die Leitlinien empfehlen daher bei »red flags« keinen Handlungsautomatismus, sondern nur eine erhöhte Aufmerksamkeit. Die Wertung der Befunde und Konsequenzen daraus bleiben der individuellen ärztlichen Expertise überlassen.

Schwere Traumen oder gravierende Paresen werden in Deutschland im Regelfall sofort in spezialisierten Zentren behandelt. Manche der Red-flag-Pathologien sind in der ambulanten Versorgung so selten, dass die meisten Hausärzte diese kaum oder nie sehen. Für das Cauda-equina-Syndrom wird eine Inzidenz (Neuerkrankungsrate) von 1,5–3,4:1.000.000 geschätzt [10]. Nur bei Verdacht macht es Sinn, nach Mastdarm- und Blasenfunktionsstörungen zu fragen oder auf eine Reithosenanästhesie zu achten, die jeweils als oligosymptomatische Ausprägung auch isoliert vorhanden sein können. Sind diese »red flags« vorhanden, ist allerdings eine sofortige neurologische/neurochirurgische Abklärung erforderlich. Diese beinhaltet eine weiterführende klinisch-neurologische Untersuchung (z. B. Hinweise auf ein Querschnittsyndrom, Identifikation der betroffenen Nervenwurzel) und eine bildgebende Untersuchung zur Diagnosesicherung (MRT). Bei Lähmungserscheinungen an den Extremitäten, Blasen-/Mastdarmlähmung, Querschnittsyndrom und beim Konus-Kauda-Syndrom ist eine schnelle operative Dekompression bei bildgebendem Nachweis von entsprechend großen Bandscheibenvorfällen oder raumfordernden Prozessen notwendig.

Bei älteren Patienten mit Rückenschmerzen nach Traumen muss berücksichtigt werden, dass auch Bagatelltraumen zu Frakturen führen können, wenn die Patienten unter Osteoporose leiden.

Die häufigste spezifische Pathologie in der Primärversorgung ist die ankylosierende Spondylarthritis mit einer Inzidenz von ca. 6–7:100.000 (► Kap. 10, »Chronischer

Tab. 9.1 Warnhinweise – »red flags« – auf spezifische Rückenschmerzen in der Primärversorgung

Pathologie	Klinische Hinweise	Epidemiologie
Nervenkompression		
– Bedeutender lumbaler Bandscheibenvorfall	– Schmerzausstrahlung in die Beine – Lähmungen – Reflexabschwächung im Seitenvergleich (Sensitivität 50 %, Spezifität 60 %) – Dermatomale Sensibilitätsstörungen – Positiver Lasègue-Test (Sensitivität 80 %, Spezifität 40 %) – Positives Femoralisdehnungszeichen	≈ 1–2 %
– Lumbale Spinalkanalstenose	– Alter >70 Jahre – Schmerzausstrahlung in beide Beine – Symptombesserung beim Vorbeugen	≈1–5 % >70 Jahre
– Cauda-equina-Syndrom	– Schlaffe Parese – Reithosenanästhesie – Mastdarmschwäche – Blasenschwäche	<0,1 ‰
Metastase/Tumor	– Tumorerkrankung in der Anamnese (Sensitivität 55 %, Spezifität 98 %) – Querschnittssymptomatik – Nachtschmerz, Ruheschmerz – Unerklärter Gewichtsverlust (Sensitivität 15 %, Spezifität 94 %) – Alter >50 Jahre (Sensitivität 84 %, Spezifität 69 %)	<1 ‰
Infektion	– Anhaltendes Fieber in der Anamnese (Sensitivität 0 %, Spezifität 99 %) – Intravenöser Drogenmissbrauch – Immunsuppression – Operation an der Wirbelsäule	<1 ‰
Rheumatisch entzündliche Wirbelsäulenerkrankung	– Morgensteifigkeit, Besserung mit Bewegung – Schmerzen >3 Monate – Extravertebrale Begleiterkrankungen (z. B. Uveitis, Psoriasis, Colitis ulcerosa) – Alter <40 Jahre (in Kombination mit anderen Hinweisen) – Gutes Ansprechen auf NSAR	<1 %
Fraktur	– Trauma – Bekannte Osteoporose – Länger dauernde systemische Steroideinnahme (>3 Monate) – Alter >70 Jahre	<1 ‰
Weniger wichtige »spezifische« Diagnosen (keine »red flags«)		
– Osteochondrose	– Kein Zusammenhang von Bildgebung und Beschwerden	Altersabhängiger Normalbefund
– Spondylolisthese	– Hyperlordose – Schmerzen im Sitzen gebessert – Geringer Zusammenhang von Bildgebung und Beschwerden	3–4 % der Bevölkerung 80 % Grad I–II nach Meyerding sind völlig bedeutungslos
– Facettengelenkarthrose	– Kann auch invasiv nicht sicher diagnostiziert werden – Kein Zusammenhang von Bildgebung und Beschwerden – Keine zuverlässigen klinischen Symptome – Eher Ältere >50 Jahre	Altersabhängiger Normalbefund ≈ unklar
– Diskogener Rückenschmerz	– Kann nur invasiv mit Diskografie diagnostiziert werden (umstritten) – Indikation zur invasiven Diagnostik umstritten	<1 %
– Iliosakralgelenkaffektion	– Funktionelle Diagnose – Kann nicht mit Bildgebung diagnostiziert werden – Schmerz bewegungsabhängig im Gesäßbereich	0–30 % Eher Jüngere
– Fehlstatik, Wirbelblockade	– Funktionelle Diagnose – Kann nicht mit Bildgebung diagnostiziert werden – Schmerz bewegungsabhängig	0–30 % Eher Jüngere

◘ Tab. 9.2 Körperliche Untersuchung bei Rückenschmerzen

Basisuntersuchung bei Kreuzschmerzen *ohne* Begleitsymptomatik	
Inspektion	Allgemeinzustand, körperliche Beeinträchtigung, Schmerzerleben, Haltung, Beckenstand, Deformitäten, Verletzungszeichen, Haut
Palpation	– Schmerzhaftigkeit und Verspannung der lokalen Muskulatur und der begleitend betroffenen Muskulatur – Lokaler Druck- oder Klopfschmerz (Fraktur)
Beweglichkeitsprüfung	Ante-, Retro-, Lateroflexion
Nervendehnungstest	Lasègue-Test (evtl. ergänzend Bragard-Test)
Fakultative Untersuchung bei Kreuzschmerzen *ohne* Begleitsymptomatik	
– Finger-Boden-Abstand	
– Schober-Zeichen	
Ergänzende Basisuntersuchung bei Kreuzschmerzen *mit* Begleitsymptomatik	
Ergänzende Anamnese	– Muskuläre Schwäche – Gefühlsstörungen in den Beinen sowie Blasen- und/oder Mastdarmlähmung/-entleerungsstörung
Neurologische Basisdiagnostik	– Muskelkraft: Dorsalextension der Zehen und Plantarflexion des Fußes (L5 bzw. S1) sowie Knieextension (L4), Hüftadduktion (L3) und Hüftflexion (L1–2), Hüftabduktion (L5), Hüftstreckung (S1) – Dermatombezogene Sensibilitätsprüfung – Muskeleigenreflexe: Achillessehnenreflex (ASR), Patellarsehnenreflex (PSR), und Tibialis-posterior-Reflex
Fakultative Untersuchung bei Kreuzschmerzen *mit* Begleitsymptomatik	
Beweglichkeit in der Hüfte	– Patrick-Test (Faber-Test) – Innen-, Außenrotation und Beugung der Hüfte
Untersuchung des Sakroiliakalgelenks	Anwendung mehrerer Schmerzprovokationstests, z. B. Patrick- oder Faber-Test, Gaenslen-Test, positiver Posterior-Pelvic-Pain-Provocation-Test (P4-Test)

Rückenschmerz). Die Häufigkeit von Radikulopathien oder Myelopathien in der Primärversorgung ist unbekannt, da eine sichere diagnostische Abgrenzung insbesondere von pseudoradikulären Beschwerden mit Beschwerden in den Extremitäten in epidemiologischen Studien nicht trennscharf gelingt.

In Leitlinien wird pragmatisch neben den pathophysiologisch relativ gut abgrenzbaren Ursachen wie Fraktur, Entzündung, Neoplasie und Verdacht auf eine radikuläre Symptomatik auf eine weitere Subklassifizierung verzichtet. Zum einen gelingt die Subklassifizierung nicht zuverlässig, zum anderen lassen sich daraus keine evidenzbasierten spezifischen Handlungsempfehlungen ableiten. Zur körperlichen Untersuchung gehören im Sinne eines Minimalstandards die Inspektion, Palpation, Bewegungsprüfung und der Lasègue-Test. Bei Hinweisen auf radikuläre Symptome (Ausstrahlung ins Bein oder muskuläre Schwäche) wird die Untersuchung um eine Kraft-, Reflex- und Sensibilitätsprüfung erweitert (► Kap. 12, »Untersuchungstechniken«) (◘ Tab. 9.2). Bei entsprechender Ausbildung und Erfahrung sind differenziertere funktionelle Untersuchungen möglich, wie z. B. die Untersuchung des Iliosakralgelenks.

Bei auffälligen Befunden muss eine weitere Diagnostik je nach Dringlichkeit im ambulanten oder stationären Bereich veranlasst werden.

Spezialärztliche Untersuchungen

Bei spezialärztlichen Untersuchungen, insbesondere durch den **Orthopäden**, sollten spezifische und funktionelle Ursachen differenziert werden. Neben der Basisuntersuchung beim Rückenschmerz (◘ Tab. 9.2) sollte auch manualmedizinische Diagnostik und ggf. auch Therapie erfolgen. Die körperliche Untersuchung dient dazu, spezifische und nichtspezifische Ursachen zu erkennen, mögliche anamnestische Hinweise und Vorbefunde anhand der aktuellen körperlichen Situation zu überprüfen und zu bewerten sowie anhand der Untersuchung im Gespräch mit dem Patienten weitere Informationen zu erhalten. Insbesondere aus schmerztherapeutischer Sicht ist die Überprüfung der Oberflächensensibilität von Rumpf, Armen und Beinen bedeutend, um z. B. den Nachweis von Hyperalgesien und Allodynien zu führen.

Neben der Basisuntersuchung ergänzen insbesondere Muskeluntersuchungen zur Erfassung von Muskelverkürzungen, Muskeldysbalancen oder Tonusveränderungen die Befundung. Dazu gehören Muskeltests, z. B. zum Nachweis einer Verkürzung der Ischiokruralmuskulatur, des M. rectus femoris bzw. des M. psoas, eine differenzierte segmentale Wirbelsäulenuntersuchung (Hypo- oder Hypermobilität) bei den betroffenen Wirbelsäulenregionen sowie Tests zur Tiefenstabilität.

Einschränkungen der körperlichen Untersuchungen ergeben sich durch die begrenzte Zugänglichkeit der Strukturen und die geringe Trennschärfe vieler Tests. Durch Kombination ergänzender Untersuchungen (Testkombinationen) lässt sich eine Verbesserung der Aussagekraft erreichen.

Besondere Bedeutung kommt bei der körperlichen Untersuchung des Kreuzschmerzes der Erfassung von Funktionsstörungen zu, d. h. in erster Linie muskulärer Insuffizienzen, Dysbalancen, Instabilitäten und Gelenkdysfunktionen.

Der somatisch-funktionelle Befund besitzt eine große Bedeutung für die individuelle Therapieplanung. So unterscheidet O'Sullivan [16] beim »nichtspezifischen Rückenschmerz« ein »movement impairment« von einem »control impairment«. Befundkonstellationen mit einem massiven, plötzlichen Beschwerdebeginn, eingeschränkter segmentaler Bewegung in die schmerzhafte Richtung, Bewegungsvermeidung, hoher Schmerzerwartung sowie überschießender Muskelreaktion und auffällig kontrollierten Bewegungen mit hoher Gewebespannung werden dem »movement impairment« zugerechnet. Das »control impairment« hingegen zeichnet sich aus durch einen oft schleichenden Beginn ohne eingeschränkte segmentale Bewegung in die schmerzhafte Richtung sowie Vermeidung von schmerzhaften Aktivitäten, geringe Wahrnehmung von Schmerzauslösern bei schlechter lumbopelviner Propriozeption und fehlender muskulärer Gegenreaktion [16]. So empfiehlt sich bei Patienten mit »movement impairment« eine Förderung der Beweglichkeit und ein Abbau von Bewegungsangst, bei Patienten mit »control impairment« zunächst nur eine schrittweise aufzubauende segmentale Stabilisierung [15].

Aufgrund der eingeschränkten Aussagekraft eines einzelnen körperlichen Tests darf das Einzelergebnis eines Untersuchungszeichens nicht isoliert betrachtet werden, sondern nur in Kombination mit anderen klinischen Tests unter Berücksichtigung anamnestischer und weiterer diagnostischer Befunde (Labor, Bildgebung).

Bedeutend für die klinische Untersuchung des Rückenschmerzes sind die Inspektion mit Erfassung statischer wie dynamischer Beeinträchtigungen und Haltungsveränderungen, die Palpation der Haut und der Muskulatur (Hautsensibilität, Hyperalgesie, Allodynie, Muskeltonus) und die Erfassung von Druck- und Klopfschmerzhaftigkeit (traumatische Veränderungen der Wirbelsäule, osteoporotische Frakturen, Nierenlager). Hinzu kommt die Beweglichkeitsprüfung sämtlicher Wirbelsäulenabschnitte mit Dokumentation des Ablaufs und der Ausführung und ihres jeweiligen Einflusses auf das Schmerzgeschehen sowie die manualdiagnostische Untersuchung mit Erfassung möglicher Blockierungen in den Facettengelenken bzw. dem Iliosakralgelenk oder den Ligamentosen im Becken-Bein-Bereich sowie muskulärer Dysfunktionen.

Eine orientierende neurologische Untersuchung mit Nachweis möglicher Nervenkompressionszeichen bzw. Sensibilitätsstörungen, Paresen und Reflexdifferenzen ist zum Ausschluss neurologischer Symptome obligat. Bei anamnestischen Hinweisen bzw. Symptomen ist eine weitergehende neurophysiologische Differenzialdiagnostik indiziert.

Die körperliche Untersuchung kann durch die Kombination verschiedener somatischer Befunde, insbesondere der aussagekräftigen Provokationstests, unter Einbeziehung extravertebraler Strukturen, z. B. der Hüft- und Rippengelenke, weitere bildgebende Verfahren vermeiden helfen bzw. auch einer Verunsicherung durch bildgebende Befunde entgegenwirken – vorausgesetzt, es bestehen keine Hinweise für »red flags«. Andererseits ermöglicht es die klinische Untersuchung, die weiterführende Diagnostik mit konkreter Fragestellung gezielter einzusetzen, so z. B. Röntgen, CT, MRT, aber auch Laboruntersuchungen. Dazu gehören auch exakt definierte Infiltrationen zur weiteren Abklärung lokaler körperlicher Befunde wie ISG- oder Facettensyndrome, vorzugsweise mit geringdosierten und kurzwirksamen Lokalanästhetika, z. B. exakt platziert unter Bildwandlerkontrolle.

Während vertebragene Ursachen häufig beim Rückenschmerz überschätzt werden, geraten extravertebrale Differenzialdiagnosen trotz ihrer z. T. schwerwiegenden Folgen schnell in den Hintergrund. Hierunter versteht man Rückenschmerzen, die durch benachbarte Organe ausgelöst werden, die wiederum nicht unmittelbar zu den knöchernen, muskulären oder diskoligamentären Strukturen der Wirbelsäule gehören [1].

Bildgebende Diagnostik

Aufgrund möglicher Nebenwirkungen und der Gefahr einer Chronifizierung durch »Überdiagnostik« sind bildgebende Verfahren streng zu indizieren. Bei Vorliegen von »red flags« ist in der Regel eine bildgebende Abklärung erforderlich. Bei Fraktur- und Infektionsverdacht oder auch Radikulopathien ist die MRT die sensitivste diagnostische Maßnahme und aufgrund der fehlenden Strahlenbelastung der Computertomografie vorzuziehen. Dies gilt auch bei Frakturen, deren exakte Lokalisation, Klassifikation und Alter (osteoporotische Fraktur) von Bedeutung ist. Die nativradiologische Untersuchung ist bei der Erstdiagnostik einer Fraktur indiziert sowie bei vermuteten oder bekannten Destruktionen zur Beurteilung der Wirbelsäulenstatik und als Basis der Verlaufskontrolle. Insbesondere die Röntgenfunktionsaufnahmen ermöglichen eine dynamische Beurteilung der Wirbelsäule, was sowohl bei Destruktionen als auch bei Funktionsstörungen von Bedeutung ist. Ansonsten orientiert sich die Auswahl des bildgebenden Verfahrens nach Verfügbarkeit und Kosten [1].

Bei **akuten** Rückenbeschwerden ohne anamnestische oder klinische Hinweise für spezifische Ursachen ist zunächst keine bildgebende Diagnostik erforderlich. Sollte sich eine akute Verschlechterung der Symptomatik ergeben oder sollten seit 6 Wochen therapieresistente Beschwerden vorliegen, ist eine bildgebende Untersuchung indiziert (NVL KS 2010). Sollten die Rückenbeschwerden über 12 Wochen therapieresistent anhalten, ist bei **chronischem** Rückenschmerz eine Bildgebung indiziert. Sie sollte aber bei Nachweis psychosozialer Chronifizierungsfaktoren kritisch eingesetzt werden, um eine Fixierung des Patienten auf mögliche radiologische Befunde zu vermeiden (NVL KS 2010).

Bildgebende Befunde bedürfen auf jeden Fall einer abschließenden Beurteilung und Besprechung mit dem Patienten, und zwar durch den Behandler, der sowohl bildgebende Befunde kompetent erheben kann als auch die Anamnese und den klinischen Befund des Patienten detailliert kennt.

Laboruntersuchungen

Laboruntersuchungen sind ohne klinischen oder anamnestischen Verdacht nicht indiziert. Bestehen Hinweise für eine entzündliche Erkrankung, z. B. Spondylitis, oder für eine rheumatische Erkrankung, insbesondere eine axiale Spondyloarthritis, sind Entzündungsparameter (CRP/BSG sowie Blutbild) zu bestimmen und ggf. rheumatologische Untersuchungen vorzunehmen (u. a. HLA-B 27).

Bestehen sowohl in einer sorgfältig durchgeführten Anamnese als auch bei einer umfassenden körperlichen Untersuchung keine Hinweise für wesentliche Pathologien oder gefährliche Verläufe, sollte von einer weiteren (apparativen) Diagnostik abgesehen werden, der Rückenschmerz als nichtspezifisch (nichtklassifiziert) angesehen und der weitere Verlauf abgewartet werden.

Die NVL Kreuzschmerzen 2010 [1] empfiehlt, nach spätestens 6 Wochen Schmerzdauer und alltagsrelevanten Aktivitätseinschränkungen (Unfähigkeit zu arbeiten bzw. Alltagsaktivitäten durchzuführen) trotz leitliniengerechter Versorgung bei Nachweis von Risikofaktoren zur Chronifizierung (»yellow flags«) die Indikation zu einer multimodalen Therapie möglichst durch ein interdisziplinäres Assessment zu prüfen. Nach 12 Wochen anhaltenden Beschwerden sollte dies generell anhand eines umfangreichen interdisziplinären Assessments erfolgen.

Fortsetzung Fallbeispiel

Herr M. erhält eine Arbeitsunfähigkeitsbescheinigung für 3 Tage. Trotzdem soll er sich so gut wie möglich weiter bewegen. Damit das leichter gelingt, rät ihm sein Arzt, zumindest für die nächsten Tage regelmäßig Ibuprofen einzunehmen. Erfahrungsgemäß bessern sich die meisten akuten Kreuzschmerzen innerhalb von 1 bis 2 Wochen. Herr M. stellt sich erst wieder im Herbst wegen einer Erkältung vor. Er hatte noch eine weitere Schmerzattacke gehabt, die er selber bewältigen konnte. Das hat ihn motiviert, wieder 1-mal pro Woche zu einem Lauftreff zu gehen.

9.1.3 Therapie der akuten nichtspezifischen Rückenschmerzen

Die Basistherapie besteht aus Aufklärung des Patienten und seiner Motivierung, so weit wie möglich körperlich aktiv zu bleiben, um Bewegungsängste und eine Dekonditionierung zu vermeiden. Die Verordnung von Physiotherapie oder speziellen Bewegungsübungen ist in der Akutphase nicht effektiv. Ein wichtiger Grund für die Inanspruchnahme ärztlicher Hilfe ist die Arbeitsunfähigkeit. Bei der Bewertung der Arbeitsfähigkeit müssen die Anforderungen am Arbeitsplatz und die funktionelle Beeinträchtigung berücksichtigt werden. Diskrepanzen zwischen der objektiven und subjektiven Belastung am Arbeitsplatz sind nicht selten und können vom Hausarzt oft nur schwer eingeschätzt werden. Auch arbeitsunfähigen Patienten sollte nicht zu Schonung oder Bettruhe geraten werden, da diese die Rekonvaleszenz verzögern kann. Um Aktivität möglich zu machen oder zu fördern, ist eine unterstützende Schmerztherapie sinnvoll. Dazu werden Paracetamol oder orale nichtsteroidale Antirheumatika (NSAR) empfohlen (► Kap. 18, »Medikamente«). Diese sollten zumindest initial möglichst regelmäßig und nicht nur nach Bedarf eingenommen werden. Opiate und Muskelrelaxanzien sollten bei akuten Rückenschmerzen nur in begründeten Einzelfällen verordnet werden. Injektionstherapien (sowohl die lokale Applikation von Lokalanästhetika als auch die Injektion von Schmerzmitteln mit und ohne Kortikoide) sollten wegen mangelnden Wirkungsnachweises, der damit verbundenen Iatrogenisierung als auch wegen möglicher Komplikationen nicht durchgeführt werden. Es konnte gezeigt werden, dass Patienten, die eine schriftliche Aufklärung zur Injektion von NSAR erhalten hatten, auf eine Injektion verzichteten [11]. Für eine am vermuteten Schmerzmechanismus orientierte spezifische medikamentöse Therapie des nichtspezifischen Rückenschmerzes fehlt derzeit die Evidenz.

Optional kann bei entsprechender Qualifikation eine manuelle Therapie angewandt werden. Studien zur Auswahl von Patienten, die am ehesten von manueller Therapie profitieren, haben sich allerdings nicht reproduzieren lassen [7]. Die Applikation lokaler Wärme ist schmerzlindernd, sollte aber als passive Maßnahme nicht zur langfristigen Schonung führen. Lokale Kälte wirkt bei Rückenschmerzen nicht schmerzlindernd. Auch für andere physikalische Maßnahmen, z. B. Kurzwellendiathermie, fehlt die Evidenz, sodass die NVL diese nicht empfiehlt.

Tipp

Bei anhaltenden Beschwerden (>6 Wochen) oder häufigen Rezidiven kann eine Rückenschule, die sowohl Bewegungselemente, Schulungen und Entspannungsverfahren einschließt, zur Unterstützung empfohlen werden.

9.1.4 Risikofaktoren (»yellow flags«) und Prävention der Chronifizierung von Rückenschmerzen

Jeder chronische Schmerz hat als akuter Schmerz begonnen. Da die Behandlung von chronischen Rückenschmerzen schwierig und teuer ist, liegt es nahe, eine Verstärkung des Krankheitserlebens durch Ärzte und unnötige Untersuchungen (iatrogene Somatisierung) zu vermeiden und die bekannten psychosozialen Risikofaktoren (»yelllow flags«) möglichst frühzeitig schon in der Primärversorgung zu erfassen [2].

Der Einsatz von Therapiemaßnahmen ist zurückhaltend und orientiert sich am Schmerz und dem aktuellen Funktionsstatus des Patienten. Bezüglich der nichtmedikamentösen Therapiemaßnahmen ist bei akutem Kreuzschmerz Bewegungstherapie nicht wirksamer als die Beibehaltung der normalen Aktivität. Schonung und Bettruhe haben nachgewiesenerweise keinen Effekt oder führen gar zu einer Verstärkung der Schmerzen bzw. zu Verzögerung der Wiederaufnahme täglicher Aktivitäten. Bei Vorliegen psychosozialer Risikofaktoren soll bei subakutem nichtspezifischen Kreuzschmerz, d. h. bei Schmerzen über 6 Wochen, eine auf das individuelle Risikoprofil bezogene kognitive Verhaltenstherapie angeboten werden [1].

Hausärzte, die das soziale und familiäre Umfeld der Patienten sowie die lokalen Strukturen oft gut kennen, haben für die Erfassung psychosozialer Risikofaktoren gute Voraussetzungen. Für deren systematische Erfassung wurden international und national mehrere Fragebögen entwickelt (▶ Kap. 13, »Psychosoziale Diagnostik«). Ein flächendeckender Einsatz solcher Instrumente hat sich aber außerhalb von spezialisierten Zentren in der Primärversorgung bisher nicht durchgesetzt. Da die Mehrheit der Patienten mit Rückenschmerzen in der Primärversorgung relativ rasch wieder arbeitsfähig wird, ist ein systematisches Screening aller Patienten mit Rückenschmerzen mit einem solchen Instrument aus testtheoretischen Überlegungen nicht sinnvoll (▶ Kap. 57, »Leitlinien für die Primärversorgung: vom runden Tisch zur realen Praxis«). Die Alternative ist ein sog. »case finding«, d. h., die Anwendung der Instrumente wird gezielt auf eine Gruppe von Patienten mit bestimmten Merkmalen beschränkt, was sowohl die Aussagekraft der Teste verbessert als auch eine rationale Nutzung der zur Verfügung stehenden Ressourcen erlaubt. Ein solches Merkmal ist nach der NVL vor allem die Schmerzdauer, es könnte auch die Konsultationsfrequenz herangezogen werden. Die NVL empfiehlt, die Risikofaktoren spätestens nach 4 Wochen anhaltender Beschwerden allgemein zu erfassen (◘ Abb. 9.1). Diese Kriterien wurden im Konsensverfahren entschieden, da für den Zeitpunkt, die Art und die Wirksamkeit des Screenings derzeit noch die wissenschaftlichen Grundlagen [13] fehlen. Weiterhin fehlen flächendeckende Strukturen, um im Falle eines positiven Screenings Behandlungskonsequenzen zu ziehen und präventiv auf Risikofaktoren für Chronifizierung einzugehen (▶ Kap. 57). Es gibt insbesondere eine Versorgungslücke für niederschwellige Angebote, die in der Intensität zwischen der einfachen Beratung und der intensiven Rehabilitation liegen. In der Entwicklung sind psychosozial determinierte primärärztliche und physiotherapeutische Beratungsangebote [14] (▶ Kap. 26, »Psychologische Verfahren«). Pragmatisch müssen Hausärzte das lokal verfügbare Angebot, wie Sportangebote, Reha-Sport, Rückenschulen, Beratungsstellen der Rentenversicherer, kennen und in ihr Therapiekonzept integrieren. Wichtigste behandelbare psychosoziale Chronifizierungsfaktoren sind eine depressive Verstimmung, eine suppressive Schmerzverarbeitung, teils bei hohen Selbstansprüchen und Angst-/Vermeidungsüberzeugungen. Hier können neben der Behandlung der Depression z. B. die progressive Muskelrelaxation oder eine kognitive Verhaltenstherapie angeboten werden. Nicht alle bekannten Risikofaktoren, wie niedrige Bildung, Unzufriedenheit am Arbeitsplatz oder sozioökonomische Faktoren (▶ Kap. 6, »Risikofaktoren und psychobiologische Mechanismen der Chronifizierung«, die auch als »blue flags« bzw. als »black flags« bezeichnet werden, können durch therapeutische Maßnahmen beeinflusst werden. Dennoch ist die Erfassung dieser Faktoren wichtig, um die individuellen Zusammenhänge zu verstehen und unnötige Therapien zu vermeiden. Bei der Betreuung von Angestellten in größe-

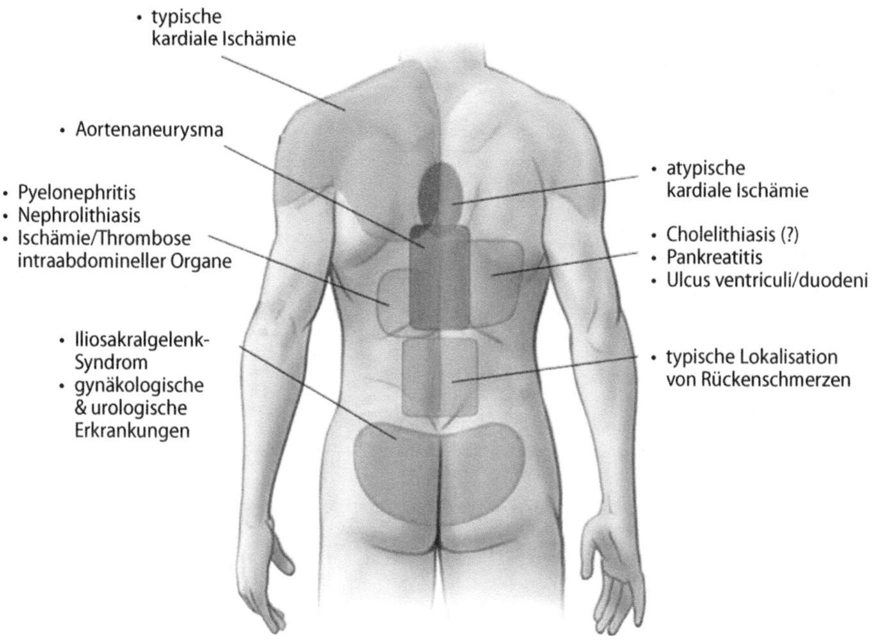

Abb. 9.1 Schematische Übersicht über Schmerzlokalisation und mögliche Ursachen. (Mod. nach Chenot [3]; mit freundl. Genehmigung)

ren Betrieben besteht oft auch die Möglichkeit zur Kooperation mit Betriebsärzten.

Bei anhaltenden Beschwerden mit fehlender Besserung oder sogar Verschlechterung muss die Klassifizierung der Schmerzen (nichtspezifisch/spezifisch) überprüft werden, damit je nach Bedarf eine spezifische Therapie, Rehabilitation oder spezielle Schmerztherapie veranlasst werden kann.

Die NVL (Abb. 9.2) schlägt dazu ein interdisziplinäres Assessment vor, das die Indikation für eine multimodale Therapie prüft, z. B. in Reha-Einrichtungen oder Schmerzkliniken. Die Umsetzung der Empfehlung ist schwierig, da entsprechende Strukturen in der Versorgungsrealität nicht ausreichend etabliert sind (► Kap. 57, »Leitlinien für die Primärversorgung: vom runden Tisch zur realen Praxis«).

Literatur

1. ÄZQ, BÄK, KBV, AWMF (Hrsg) (2011) Nationale Versorgungsleitlinie Kreuzschmerzen 2010. http://www.versorgungsleitlinien.de/themen/kreuzschmerz/pdf/nvl_kreuzschmerz_lang.pdf. Zugegriffen: 26. Februar 2016
2. Boersma K, Linton SJ (2005) Screening to identify patients at risk: profiles of psychological risk factors for early intervention. Clin J Pain 21:38–43
3. Chenot JF (2009) Extravertebrale Ursachen von Rückenschmerzen. Z Allgemeinmed 85:508–512
4. Chou R, Fu R, Carrino JA, Deyo RA (2009) Imaging strategies for low-back pain: systematic review and meta-analysis. Lancet 373:463–472
5. Cook CE, Wilhelm M, Cook AE, Petrosino C, Isaacs R (2011) Clinical tests for screening and diagnosis of cervical spine myelopathy: a systematic review. J Manipulative Physiol Ther 34:539–546
6. Deyo RA, Weinstein JN (2001) Low back pain. N Engl J Med 344:363–370
7. Hallegraeff JM, de Greef M, Winters JC, Lucas C (2009) Manipulative therapy and clinical prediction criteria in treatment of acute nonspecific low back pain. Percept Mot Skills108:196–208
8. Henschke N, Maher CG, Refshauge KM (2007) Screening for malignancy in low back pain patients: a systematic review. Eur Spine J 16:1673–1679
9. Henschke N, Maher CG, Refshauge KM (2008) A systematic review identifies five »red flags« to screen for vertebral fracture in patients with low back pain. J Clin Epidemiol 61:110–118
10. Podnar S (2006) Epidemiology of cauda equina and conus medullaris lesions. Muscle Nerve 35:529–531
11. Rosemann T, Joos S, Koerner T, Heiderhoff M, Laux G, Szecsenyi J (2006) Use of a patient information leaflet to influence patient decisions regarding mode of administration of NSAID medications in case of acute low back pain. Eur Spine J 15:1737–1741
12. Windt DA van der, Simons E, Riphagen II et al (2010) Physical examination for lumbar radiculopathy due to disc herniation in patients with low-back pain. Cochrane Database Syst Rev; 2:CD007431. doi: 10.1002/14651858.CD007431.pub2
13. Windt D van der, Hay E, Jellema P, Main C (2008) Psychosocial interventions for low back pain in primary care: lessons learned from recent trials. Spine 33:81–89
14. Craik RL (2011) A convincing case: For the psychologically informed physical therapist. PhysicalTherapy 91:606–608
15. Nagel B, Casser HR (2011) Zielgerichtete multimodale Therapie. In: Locher H, Casser HR, Strohmeier M, Grifka J (Hrsg) Spezielle Schmerztherapie der Halte- und Bewegungsorgane. Thieme, Stuttgart, S 227–239
16. O'Sullivan P (2005) Diagnosis and classification of chronic low back disorders maladaptive movement and motor control impairments a underlying mechanism. Man Ther 10:242–255

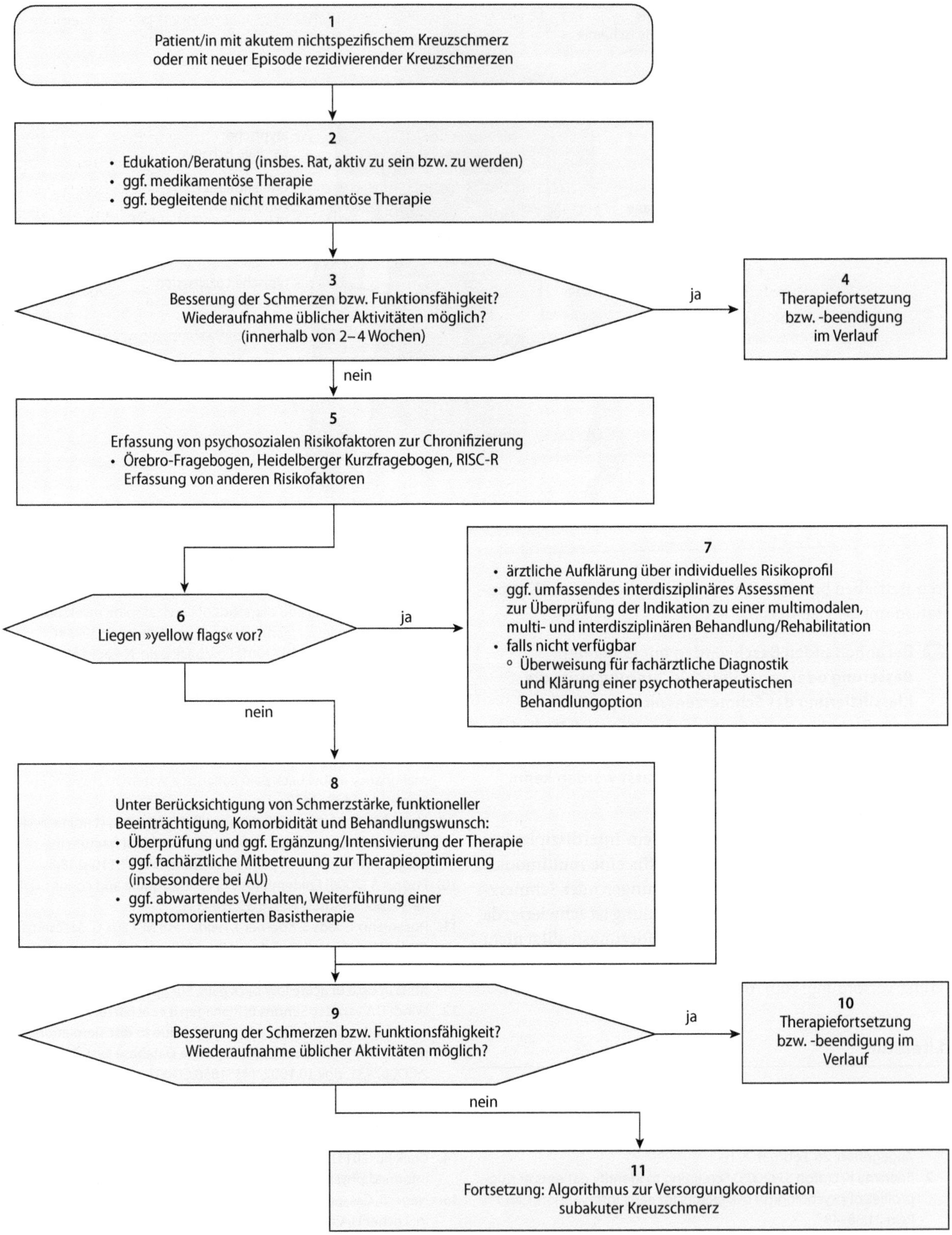

Abb. 9.2 Algorithmus der nationalen Versorgungsleitung zur Versorgung akuter Rückenschmerzen. (© ÄZQ, BÄK, KBV und AWMF [1]; mit freundl. Genehmigung)

Chronischer Rückenschmerz

A. Becker, J.-F. Chenot, H.-R. Casser, R. Baron, M. Hasenbring

H.-R. Casser et al. (Hrsg.), *Rückenschmerzen und Nackenschmerzen*,
DOI 10.1007/978-3-642-29775-5_10, © Springer-Verlag Berlin Heidelberg 2016

Chronische bzw. chronifizierte Rückenschmerzen sind charakterisiert durch ihre Multidimensionalität, d. h. auf der physiologisch-organischen Ebene durch Mobilitätsverlust und Funktionseinschränkung, auf der kognitiv-emotionalen Ebene durch Störung von Empfindlichkeit und Stimmung sowie durch ungünstige Denkmuster, auf der Verhaltensebene durch schmerzbezogenes Verhalten und auf der sozialen Ebene durch Störung der sozialen Interaktion und Behinderung der Arbeit. Dieses multifaktorielle Geschehen erfordert eine sehr verantwortungsbewusste und vorurteilsfreie Abklärung mit differenziertem Einsatz diagnostischer und therapeutischer Maßnahmen. Eine enge Zusammenarbeit zwischen Hausarzt und Fachspezialisten ist erforderlich. Dabei steht nicht die ständige, in der Regel unergiebige apparative Abklärung chronischer Rückenschmerzen im Vordergrund, sondern vielmehr eine eingehende Untersuchung möglicher schmerzunterhaltender Faktoren. Dabei treten häufig psychosoziale Konflikte in den Vordergrund. Die Anbindung chronischer Schmerzpatienten an den vertrauten Arzt ist für den weiteren Verlauf entscheidend, um sich wiederholende Diagnose- und Therapiemaßnahmen, ggf. auch invasive Behandlungen, zu vermeiden. Dies setzt eine fachlich kompetente und vertrauensvolle Führung voraus, um ein Ärzte-Hopping mit frustranem Ausgang zu verhindern.

10.1 Primärversorgung/Allgemeinmedizin

A. Becker, J.-F. Chenot

Fallbeispiel

Frau P., eine 68-jährige Patientin, kommt erstmals in eine hausärztliche Sprechstunde. Sie habe den Arzt wechseln wollen, da sie sich nicht mehr ausreichend versorgt fühle. Sie berichtet, ständig unter Rückenschmerzen zu leiden. Auf die anamnestische Frage nach etwaigen Vorerkrankungen seufzt sie und erzählt eine ausführliche Krankheitsgeschichte mit multiplen, zumeist muskuloskeletalen Beschwerden. Viele Ärzte habe sie schon gesehen. Schlussendlich sei sie beim Rheumatologen in Behandlung gewesen. Alles habe man dort untersucht, aber kein Rheuma feststellen können. Den Bericht hat sie in die Sprechstunde mitgebracht. Daraus ist zu erfahren, dass vor mehreren Jahren die Diagnose eines Bandscheibenvorfalls gestellt worden ist, der konservativ behandelt wurde; darüber hinaus sind multiple Osteoarthrosen und degenerative Gelenkveränderungen dokumentiert. Eine Erkrankung des rheumatischen Formenkreises sei ausgeschlossen worden. Auf die Frage, was sie derzeit gegen ihre Schmerzen unternähme, berichtet die Patientin, dass sie bei einem Orthopäden Akupunktur bekäme. Schmerzmittel nähme sie zurzeit keine ein, habe aber Ibuprofen bei Bedarf. Eine Psychotherapie habe sie schon mit 13 Sitzungen absolviert, würde aber keinen Effekt spüren. Man habe ihr auch schon einmal Citalopram verordnet, aber irgendwie habe sie es nicht weiterverfolgt und nicht mehr eingenommen.

10.1.1 Anforderungen und Ziele

Der obige Fall von Frau P. zeigt die relativ typische Karriere einer chronischen Rückenschmerzpatientin. Viele der Patienten haben wie Frau P. einen langen Leidensweg hinter sich, der geprägt ist von häufigen Konsultationen, zahlreichen Diagnosen und vielfältigen Therapien. Frau P. wirkt geradezu getrieben von der Aussicht, über einen erneuten Arztwechsel die Lösung ihrer Probleme zu finden. In ihrer Geschichte finden sich sehr viele gute Therapieansätze, die sie aber jederzeit bereit ist aufzugeben, wenn ein neuer Arzt ihr Hoffnung auf Heilung gibt. Sämtliche Probleme, die Ausdruck ihres Gesundheitszustands sein könnten, sprudeln aus ihr heraus, und ihr neuer Arzt fühlt sich überwältigt von der Vielzahl der Behandlungs- und Aktionsbedürfnisse, die ihm präsentiert werden.

Eine solche Behandlungssituation ist auf Dauer sowohl für die Patienten als auch für die behandelnden Ärzte unbefriedigend. Das Getriebensein von Frau P. führt einerseits zum »Doktor-Hopping« und zu unkoordinierten Behandlungsversuchen, andererseits verhindert es, dass sich ein Vertrauensverhältnis zwischen Patientin und Arzt bildet und Frau P. sich ganz auf eine Behandlung einlassen kann. Seitens des Arztes entsteht leicht das Gefühl einer Erwartungshaltung. Er glaubt, sich das Vertrauen von Frau P. »verdienen zu müssen«, und beantwortet ihre suchende Aufmerksamkeit mit »neuen« Tests und Maßnahmen, die das Krankheitsverhalten von Frau P. verstärken und zur Progredienz der Beschwerden beitragen.

Im Umkehrschluss lassen sich aus dem Beispiel die Anforderungen an die Behandlung chronischer Rückenschmerzpatienten ableiten. Ziel muss sein, unnötige Diagnostik zu vermeiden, abwendbar gefährliche Verläufe aber dennoch zu erkennen, eine suffiziente Schmerztherapie zu gewährleisten, Chronifizierungsprozesse rückgängig zu machen bzw. eine Progredienz der Beschwerden in Richtung zunehmender Funktionseinschränkungen und Alltagsbeeinträchtigungen zu vermeiden und eine ausreichende Lebensqualität der Patienten zu gewährleisten.

Behandlungsziele »chronischer Rückenschmerz«

- Erkennen abwendbar gefährlicher Verläufe
- Rückgängigmachen oder Verhindern der Progredienz von Chronifizierungsprozessen
- Früherkennung psychischer Komorbidität
- Verbesserung oder Erhalt von Funktionsfähigkeit, sozialer Eingebundenheit und Lebensqualität

10.1.2 Aktuelle Versorgungssituation

An der Versorgung chronischer Rückenschmerzen sind viele Fachgruppen beteiligt. Nach einer Studie von Carey et al. [1] in North Carolina suchen 76 % chronischer Schmerzpatienten einen Hausarzt auf und etwa 50 % einen Orthopäden oder Neurologen, gefolgt von Physiotherapeuten und Chiropraktikern. Eine Anzahl von 1 bis 11 Therapeuten ist laut dieser Studie in das Behandlungsgeschehen jedes Patienten involviert bei durchschnittlich 21,2 Gesamtkontakten eines Patienten pro Jahr [1]. Eine Befragung von Patienten in deutschen schmerztherapeutischen Einrichtungen zeigte ein ähnliches Bild: Mehr als ein Drittel der befragten Patienten haben im Vorfeld ihrer Konsultation mehr als einen Therapeuten wegen ihrer Schmerzen aufgesucht, darunter meist Hausärzte und niedergelassene Orthopäden, aber auch Neurologen, Radiologen, Neurochirurgen und Psychotherapeuten [2].

Das Spektrum aktiver und passiver, nichtinvasiver und invasiver Maßnahmen in der Behandlung chronischer Rückenschmerzpatienten ist groß und korreliert neben der Schwere der Beschwerden mit der Anzahl der aufgesuchten Therapeuten. Es kommen sowohl evidenzbasierte als auch nicht evidenzbasierte Maßnahmen zum Einsatz. Gerade dort, wo aufgrund der Komplexität der Versorgungssituation ein gut aufeinander abgestimmtes Vorgehen der Leistungserbringer notwendig wäre, scheint die unzureichende Kooperation verschiedener Fachgruppen zu den Hauptbarrieren der Umsetzung aktueller Empfehlungen zu gehören [3]. Widersprüchliche Informationen für die Patienten und unterschiedliche Behandlungsstrategien, der unzureichende Austausch zwischen Fachgruppen sowie ein Mangel an schmerztherapeutischen Einrichtungen und Psychotherapieplätzen beeinflussen das Überweisungsverhalten und führen zu Schnittstellenproblemen [3–5] (► Kap. 57, »Leitlinien für die Primärversorgung: vom runden Tisch zur realen Praxis«).

Die Versorgung chronischer Rückenschmerzpatienten ist geprägt von einer Vielzahl von Leistungserbringern verschiedener Berufsgruppen, die oft unkoordiniert diverse evidenzbasierte und nicht evidenzbasierte Therapien anbieten.

10.2 Die Sicht des Hausarztes

A. Becker, J.-F. Chenot

Für viele Patienten ist der Hausarzt die zentrale Vertrauensperson im Versorgungsgeschehen. Er steht für Kontinuität und Individualität [6]. Die Mehrzahl seiner Patienten hat er über Jahre auf ihrem Lebensweg begleitet. So ist er mit den gesundheitlichen Problemen seiner Patienten vertraut, kennt ihre persönlichen Eigenschaften, ihr soziales und berufliches Umfeld sowie ihr Gesundheits- und Krankheitsverhalten. Er ist Ansprechpartner für alle Beschwerden unabhängig vom Fachgebiet und stellt für viele die Schnittstelle zur Sekundärversorgung dar. Über diese erlebte Anamnese und Kontinuität der Beziehung ist es ihm möglich, die Risiken für einen ungünstigen Verlauf der Beschwerden frühzeitig zu erkennen oder Patienten mit hohem Chronifizierungsrisiko früher zu identifizieren als Kollegen anderer Fachgruppen (»yellow flags«) und gezielt einer intensivierten Therapie zukommen zu lassen (► Abschn. 9.1, Primärversorgung akuter/subakuter Rückenschmerz). Gerade bei chronischen Patienten hat der Hausarzt vor allem eine begleitende Funktion, wenn laut aktuellen Empfehlungen keine weitere Diagnostik notwendig ist und abgesehen von intervallartigen Intensivbetreuungen die Patienten in ihrem Schmerzgeschehen von ihm dauerhaft betreut werden.

10.2.1 Patientenspektrum

Die Behandlung chronischer Schmerzpatienten gehört zu den häufigsten Aufgaben eines Hausarztes [2, 7]. In einer Erhebung in 40 hausärztlichen Praxen gaben 23 % der Patienten an, unter Schmerzen von mehr als 3 Monaten Dauer zu leiden. Die meisten der Patienten litten unter multilokulären Schmerzen, wobei in 50 % der Fälle die Lumbalregion angegeben wurde. Obwohl die Mehrzahl der Patienten ihre Schmerzen als moderat einstufte (44 %), litt doch etwa jeder Fünfte unter schweren Schmerzen mit teils starken Einschränkungen im Alltag (22–26 %) und mehr als 6 Wochen anhaltender Beeinträchtigung der üblichen Aktivitäten (12 %) [8].

Typisch für die hausärztliche Praxis ist das hohe durchschnittliche Alter chronischer Rückenschmerzpatienten im Vergleich zur Allgemeinbevölkerung [8]. Bedingt dadurch und durch den hohen Prozentsatz von Patienten mit Schmerzen höheren Schweregrads ist der Hausarzt mit zahlreichen psychischen und somatischen Komorbiditäten seiner Patienten konfrontiert. So erschweren Multimorbidität und die damit verbunden Polypharmazie die medikamentöse und auch nichtmedikamentöse Schmerztherapie [9]. Einerseits sprechen häufige kardiale Erkrankungen oder Leber- oder Nierenfunktionsstörungen gegen eine hochdosierte und langfristige Therapie einzelner Substanzklassen (z. B. nichtsteroidale Antirheumatika bei kardialen Erkrankungen, Opioide bei Sturzgefährdung), andererseits steigt mit der Kombinationsbehandlung die Rate unerwünschter Arzneimittelnebenwirkungen und Interaktionen (► Kap. 48, »Ältere Patienten«).

10.2.2 Aufgaben der hausärztlichen Versorgung

Das langfristige Betreuungsverhältnis und die Kenntnis der individuellen Situation des Patienten sind spezifische Chancen und Herausforderungen für die Versorgung chronischer Rückenschmerzpatienten.

Spezifika hausärztlicher Versorgung von Rückenschmerzpatienten
- Kontinuierliche strukturierte Versorgung des Patienten
- Aufklärung und Motivierung zu gesundheitsförderlichem Verhalten
- Schnittstellenmanagement zur Spezialisten- und Krankenhausversorgung

Kontinuierliche strukturierte Versorgung

Während sich chronisch kranke Patienten bei den meisten Spezialisten nur kurzfristig zur Durchführung spezifischer Diagnostik und Therapie oder konsiliarisch vorstellen, betreuen Ärzte der Primärversorgungsebene ihre Patienten kontinuierlich, teils ein Leben lang. Hausärzte erleben die Schmerzerkrankung ihrer Patienten in ihren Höhen und Tiefen, dem episodischen Verlauf des chronischen Schmerzgeschehens folgend. Sie können auch die Erfahrungen, die ein Patient z. B. während einer schmerzpsychotherapeutischen Behandlung macht, optimal begleiten, dies vor allem, wenn sie beide die gleichen biopsychosozialen Krankheits- und Genesungsmodelle teilen.

Sofern nicht beide, Hausarzt und Patient, die Beschwerden des Patienten als ein chronisches Schmerzsyndrom begreifen, dessen Ziel nicht die Heilung, sondern der Erhalt der Lebensqualität trotz Schmerzen ist, können selbst intensivierte Maßnahmen und die Kooperation mit anderen Berufsgruppen als wenig hilfreich und frustrierend erlebt werden (▶ Kap. 57, »Leitlinien für die Primärversorgung: vom runden Tisch zur realen Praxis«).

Wie auch für andere chronische Erkrankungen mehrfach gefordert und teils umgesetzt, sollte die Betreuung chronischer Schmerzpatienten proaktiv gestaltet werden (▶ Kap. 36, »Chronic-Care-Management«) [10]. Ein reaktives Vorgehen würde bedeuten, dass Frau P. immer erst dann vorstellig wird, wenn sie das Gefühl hat, ihre Schmerzen nicht mehr bewältigen zu können. Jedes Gespräch wäre geprägt vom akuten Schmerzgeschehen. Im Gegensatz dazu bedeutet eine proaktive Vorgehensweise: regelmäßige Konsultationen nach einem festen Zeitschema, die es ermöglichen, Warnhinweise für psychosoziale Risikofaktoren oder abwendbar gefährliche Verläufe frühzeitig zu erkennen und mit den Patienten über versorgungsrelevante Fragen zu sprechen (z. B. Vermittlung einer sozialrechtlichen Beratung oder einer Rehabilitation). Aktive Bewältigungsstrategien lassen sich auf diese Weise besser vermitteln, als wenn der Patient an einer akuten Verschlechterung seiner Problematik leidet.

Die DEGAM hat in ihrer S1-Leitlinie »Chronischer Schmerz« [12] eine Empfehlung zur strukturierten Versorgung der Patienten herausgebracht. In viertel- bis halbjährigem Abstand sollten das Wohlbefinden, die Alltagsfunktion, Aktivität, Sozialleben, Schlaf und der Medikamentenkonsum der Patienten erfragt werden. Die daraus abzuleitende Therapie orientiert sich an einem Behandlungsziel, das mit jedem Patienten individuell auszuhandeln ist.

Aufklärung und Motivierung

Die Betreuung chronischer Rückenschmerzpatienten ist in vielerlei Hinsicht eine kommunikative Herausforderung. So ist es für die Begleitung einer Patientin wie Frau P. wichtig, eine gute Vertrauensbasis zu haben, die es dem Hausarzt ermöglicht, einerseits zu therapieren (z. B. in Form einer medikamentösen Schmerztherapie), anderseits aber auch verhaltenssteuernd einzugreifen – indem er Frau P. verständlich macht, dass weitere Diagnostik bzw. invasive Therapien nicht sinnvoll sind. Diese Mischung aus wertschätzender Anerkennung der Beschwerden der Patientin und gleichzeitiger Zurückweisung eines hilfesuchenden Aktionismus ist schwierig und ein Balanceakt, der viel Erfahrung und kommunikatives Geschick verlangt.

Ebenfalls schwierig ist es, das Augenmerk des Patienten auf eine psychologische Komponente der Beschwerden zu lenken, um eine psychotherapeutische Mitbehandlung einzuleiten. Die Patienten fühlen sich von ihrem Arzt nicht ernstgenommen und bei nicht vorhandener Organpathologie abgeschoben. Frau P. hat bereits eine Psychotherapie begonnen. Ihr Kommentar, die Therapie sei nicht wirksam und sie würde sie besser abbrechen, sowie der Abbruch der medikamentösen antidepressiven Therapie lassen darauf schließen, dass sie an einen Kausalzusammenhang von psychosozialen Faktoren und Rückenschmerz nicht glaubt und nicht davon überzeugt ist, auf diesem Weg eine Kontrolle ihrer Beschwerden erreichen zu können. Noch ist sie auf der Suche nach dem Behandler, der es schafft, die Ursache der Schmerzen und Müdigkeit zu finden, um ihr vollständige Heilung zu verschaffen. Arzt und Patientin müssen unbedingt Einigkeit über das Ziel der Behandlung erzielen (Heilung versus Erhalt von Lebensqualität trotz Schmerzen).

Im Fall von Frau P. wird die erste Konsultation der Patientin dazu dienen, eine Anamnese und klinische Untersuchung durchzuführen, um die Schmerzausprägung zu erfassen, psychosoziale Risikofaktoren zu erheben und

Warnhinweise zu überprüfen. Liegen psychosoziale Risikofaktoren vor, sollte ein einfaches biopsychosoziales Basismodell (▶ Abschn. 17.2.1) genutzt werden, um der Patientin eine rationale und nachvollziehbare Vorstellung davon zu vermitteln, wie ggf. Stress oder eine ungünstige Schmerzverarbeitung die Beschwerden aufrechterhalten oder verstärken. Langfristig wird der Hausarzt mit der Patientin ihr Selbstmanagement besprechen müssen, d. h., er wird mit ihr nicht nur über die Bedeutung körperlicher Aktivität für den Heilungsprozess sprechen und sie dahingehend motivieren müssen, sondern er wird mit der Patientin besprechen, inwieweit es ihr gelingt, z. B. Stressfaktoren oder ungünstige Schmerzverarbeitung im Alltag zu verändern. Dabei ist die kontinuierliche langfristige Betreuung durch den Hausarzt unerlässlich, um im Sinne der motivierenden Gesprächsführung (▶ Kap. 16, »Gesprächsführung«) patientenzentriert vorgehen zu können.

Schnittstellenmanagement

Ein Ziel evidenzbasierter Leitlinien und Empfehlungen ist es, unnötige Diagnostik und Therapien vor allem in Form bildgebender Verfahren und invasiver Maßnahmen zu reduzieren, um einer iatrogenen Somatisierung und schädigendem Krankheitsverhalten keinen Vorschub zu leisten. Diese Strategie entspricht einer Vorgehensweise, die im primärmedizinischen Bereich für die meisten Beschwerdeanlässe als sinnvoll erachtet wird. Der Hausarzt arbeitet im Bereich der Niedrigprävalenz: Gefährliche Erkrankungen bzw. abwendbar gefährliche Verläufe sind extrem selten und stehen einer Häufung unkomplizierter Beschwerden gegenüber. Gegenüber der zweiten Versorgungsstufe übt der Hausarzt eine Filterfunktion (Gatekeeping) aus, indem er unkomplizierte Beschwerdebilder nicht weiterweist.

Ein gut funktionierendes Netzwerk der an der Versorgung von Rückenschmerzpatienten beteiligten Berufsgruppen ist für die ambulante Betreuung der Patienten unerlässlich. Mit dem Ziel, die Lebensqualität des Patienten zu erhalten, sind unterstützende medizinische Maßnahmen zum Erhalt der Funktionsfähigkeit und zur Reduktion von Beeinträchtigungen im Alltag notwendig. Dies ist nur möglich in einem kooperierenden Netz nicht nur ärztlicher Kollegen, sondern auch von Angehörigen anderer Berufsgruppen wie Physiotherapeuten, Ergotherapeuten oder Psychologen, die für den Patienten gut erreichbar sind. Dabei hilft die erlebte Anamnese des Hausarztes, der optimalerweise den Patienten in seiner Individualität und in seinem sozialen Umfeld kennengelernt hat und ihn bei individuellen Entscheidungen unterstützen kann.

Tab. 10.1 Graduierung der Schmerzschwere nach Korff et al. [17]

Grad 0	Keine Schmerzproblematik
Grad 1	Geringe Schmerzintensität und geringe schmerzbedingte Beeinträchtigung
Grad 2	Hohe Schmerzintensität und geringe schmerzbedingte Beeinträchtigung
Grad 3	Moderate schmerzbedingte Beeinträchtigung unabhängig von der Schmerzintensität
Grad 4	Hohe schmerzbedingte Beeinträchtigung unabhängig von der Schmerzintensität

10.3 Die Sicht des Orthopäden

H.-R. Casser

Bei Vorstellung eines chronischen Rücken- oder Nackenschmerzpatienten ist eine umfassende Beschäftigung mit der Vorgeschichte unumgänglich – unterstützt, aber nicht ersetzbar durch einen Fragebogen. Sie nimmt Bezug auf den Verlauf des Schmerzes, seinen Charakters, seine Lokalität und Ausdehnung, die bisherigen Behandlungsmaßnahmen, aber auch auf die möglicherweise vorhandenen Komorbiditäten. Hierzu eignet sich der Deutsche Schmerzfragebogen [16], der diese Aspekte unter Einschluss psychometrischer Tests als Vorbereitung für ein vertiefendes Gespräch umfasst.

Bei chronischen Schmerzen hat sich die Erfassung der Schmerzschwere international durchgesetzt (Graded Chronic Pain Status, GCPS [17]). Dabei ermöglichen Angaben zu Schmerzintensitäten und zur schmerzbedingten Funktionseinschränkung eine Einteilung in 4 Schweregradstufen (Tab. 10.1). Die Daten dazu werden von numerischen Ratingskalen bzgl. der Schmerzintensität der letzten 3–6 Monate und der Beeinträchtigung der Alltagsaktivitäten gewonnen.

Bei länger bestehenden, chronischen Kreuzschmerzen ist die Erfassung des Chronifizierungsstadiums von Bedeutung. Hier werden neben dem zeitlichen Schmerzverlauf die Schmerzlokalisation, die Medikamenteneinnahme und die Inanspruchnahme des Gesundheitswesens erfasst (MPSS) [18] (Abb. 10.1). Aus den sich ergebenden Summenscores wird eine aktuelle Zuordnung des Chronifizierungsgrads in Form der 3 Gesamtstadien möglich (Tab. 10.2), eine Verlaufsbeurteilung jedoch nicht.

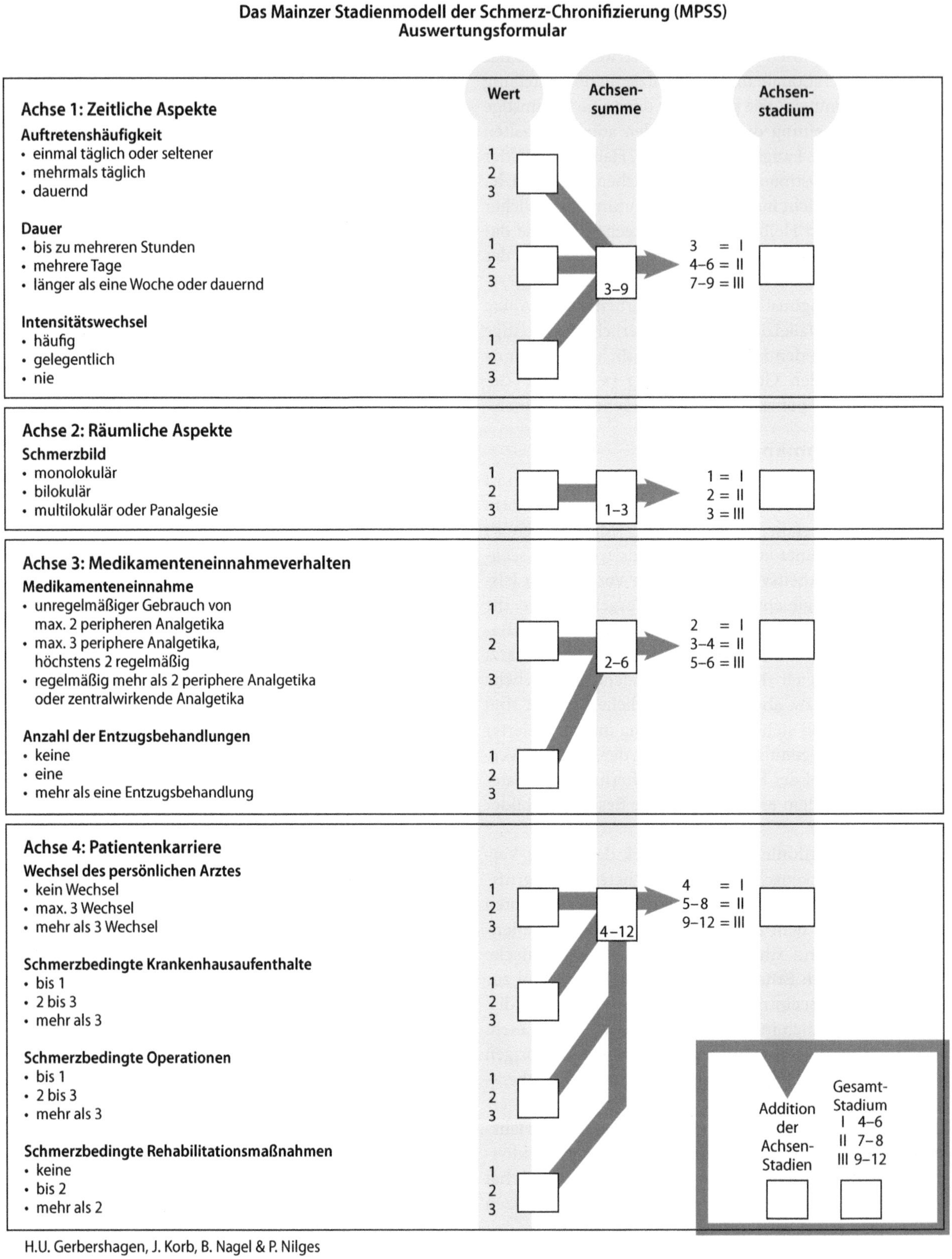

Abb. 10.1 Mainzer Stadienmodell der Schmerzchronifizierung nach Gerbershagen. Auswertungsformular (Aus Casser und Kaiser [19])

Tab. 10.2 Chronifizierungsstadien des MPSS (Mainzer Pain Staging Score) [19]

Stadium I	Schmerz intermittierend, wechselnde Intensität, umschriebene Lokalisation, angemessene Medikation, seltener Arztwechsel, stabile Bewältigungsstrategie, adäquate Krankheitskontrolle
Stadium II	Schmerz kontinuierlich, wenig wechselnd, zunehmende Ausbreitung, meist unangemessene Medikation (Missbrauchgefahr), häufiger Arztwechsel, Störung der Bewältigungsstrategien, psychosoziale Auswirkungen
Stadium III	Dauerschmerz, mehr als 70 % der Körperoberfläche, Medikamentenmissbrauch, zielloses »Doctorhopping«, mehr als 3 stationäre Behandlungen, komplette Hilflosigkeit, Versagen in Familie, Partnerschaft und Beruf

10.3.1 Mehrdimensionale Messverfahren

Im deutschsprachigen Raum wird überwiegend die Schmerzempfindungsskala verwandt, die auch Bestandteil des Schmerzfragebogens der Deutschen Gesellschaft zum Studium des Schmerzes (DGSS) ist. Sie umfasst 5 Dimensionen des Schmerzerlebens, die als affektive (allgemein affektive Schmerzangabe, Schmerzangabe der Hartnäckigkeit) und sensorische (Rhythmik, lokales Eindringen, Temperatur) Schmerzkomponenten zusammengefasst werden. Diese werden mithilfe einer Adjektivliste erfasst, die in Anlehnung an die Originalliste um die sensorischen Qualitäten »pulsierend«, »ziehend«, »drückend« und »dumpf« erweitert wurde, um die für die Kopfschmerzpatienten typischen Schmerzqualitäten mit zu berücksichtigen. Es wird davon ausgegangen, dass der Anteil des affektiven Schmerzgeschehens teilweise sowohl auf Faktoren des Gesamtschmerzgeschehens (z. B. schmerzbedingte psychische Beeinträchtigung) als auch auf schmerzunabhängige Faktoren wie etwa dispositionelle Neigung zu depressiven Verstimmungen, Krankheitsbesorgtheit oder Klagsamkeit zurückgeführt werden kann. Die Schmerzempfindungsskala kann nach ihrer Auswertung Aufschluss über Leidensdruck und Art der Verarbeitung auf emotionaler und kognitiver Ebene geben.

Selbstbeurteilungsskalen zur Messung der Schmerzintensität liegen in mehrdimensionaler Form (SES) [20] und als Intermodalitätsvergleichsskalen (numerisch, visuell) vor. Sie haben ihre Bedeutung in der klinischen Anwendung zur Einschätzung von Leidensdruck und Therapieverlauf. Entscheidend für die Verfahren der Schmerzmessung ist die genaue Instruktion. Es sollte dem Anwender verdeutlicht werden, dass es um seine individuelle Einschätzung unabhängig von einer äußeren Norm geht und dass zur Beurteilung der intrapersonelle Vergleich entscheidend ist. Es ist zu bedenken, dass die Erfassung der Schmerzstärke in Einschätzskalen nur einen Teilaspekt des Schmerzerlebens abbildet.

Gerade beim rezidivierenden, chronischen Rücken- und Nackenschmerz ist es Aufgabe des orthopädischen Facharztes, in Zusammenarbeit mit Neurologen und Rheumatologen bei therapieresistenten Verläufen ein Update somatischer Befunde durchzuführen, um sich ändernde oder neu auftretende körperliche Symptome nicht zu übersehen. Dazu gehört eine Reihe bekannter Syndrome, die auf körperlichen und radiologischen Befunden beruhen, denen aber ein sicherer Zusammenhang zwischen Beschwerdeangabe, klinischem Befund und bildgebender Diagnostik fehlt. Entsprechende Zurückhaltung besteht in der Veranlassung invasiver, diagnostischer und therapeutischer Maßnahmen (Tab. 10.3).

Bei spezifischen Kreuzschmerzen besteht ein Nachweis pathoanatomischer Zusammenhänge einzeln oder kombiniert bei Kompression neuraler Strukturen, Entzündung von Gelenken und struktureller Instabilität einer oder mehrerer Bewegungssegmente mit entsprechender Symptomatik. Diagnostische (und kausale) Therapiemaßnahmen sind einzuleiten (Tab. 10.4).

Bei Schmerzen an den Bewegungsorganen, insbesondere beim Rücken, kommt es zu einer umfangreichen Vermischung von verschiedenen diagnostischen und befundtechnischen Kategorien. Darüber hinaus werden Röntgen-, MRT- oder CT-Diagnosen, Laborbefunde, klinische Diagnosen und psychosoziale Faktoren oft unkritisch vermischt. Nicht selten werden schlichte Befundbeschreibungen als Diagnosen behandelt.

Wie von H. Locher [21] empfohlen wird, eignet sich aufgrund der Multidimensionalität von Schmerdiagnosen die sog. 3-Ebenen-Diagnose, die in der Ebene A die Beschwerden des Patienten, das subjektive Erleben und die zeitlichen und räumlichen Faktoren beschreibt, in der Ebene B eine möglichst präzise Beschreibung der somatischen Ursachen der Beschwerden einschließlich funktioneller Befunde gibt und in der Ebene C die damit zusammenhängenden biografischen, beruflichen und wirtschaftlichen Aspekte beinhaltet. Anstatt Formulierungen wie »chronische Lumboischialgie« oder »chronisches LWS-Syndrom« zu verwenden, ließe sich so eine für das weitere Vorgehen nützlichere Diagnosebeschreibung einsetzen [21], z. B.:

A. chronisch-rezidivierende lumbosakrale belastungsabhängige Schmerzen (NRS, PDI) mit pseudoradikulärer Ausstrahlung,

Tab. 10.3 Rückenschmerz mit körperlichen und radiologischen Befunden ohne sicheren Kausalzusammenhang [19]

Syndrom	Befunde	Bewertung/Vorgehen
1. Degeneratives Bandscheiben-syndrom (»diskogener« RS)	*Klinisch:* – Keine radikuläre Symptomatik – Überwiegend lokale WS-Schmerzen – Geleg. Pseudoradikuläre Ausstrahlung *Radiologisch:* – BS-Verlagerung: Prolaps, Protrusion, Sequester – Nukleus-pulposus-Befunde – Endplattenveränderungen (Modic I–III) – High Intensity Zone (HIZ)	– Fragliche klinische Relevanz – Bei Modic-I-Zeichen konsequente konservative Therapie, ggf. intradiskale Intervention – Evtl. OP
2. Facettensyndrom	*Klinisch:* – Unterschiedliche Symptomatik – Bewegungsabhängige Beschwerdeangabe – Lokaler Druckschmerz – Reklination schmerzhaft – Injektionstest positiv – Manualdiagnostisch ggf. »Blockierung« *Radiologisch:* – Röntgenologisch unauffällig oder fortgeschrittene Spondylarthrose – MRT: Synovitis bei aktivierter Arthrose	– Differenzierung erforderlich zwischen Funktionsstörung (»Blockierung«) sowie stummer und aktivierter Arthrose – Weitere Abklärung und Therapie durch Manualmedizin und Facetteninjektion – DD: axiale Spondyloarthritis
3. Iliosakralgelenksyndrom (ISG/SIG-Syndrom)	*Klinisch:* – ISG-Symptomatik und pos. Provokationszeichen – Injektionstest *Radiologisch:* – Unauffällige Befunde bis zu Arthrose-/Arthritis-Zeichen (»buntes Bild«)	– Häufige Funktionsstörung bei muskulärer Dysbalance und/oder Beinlängendifferenz – DD: axiale Spondyloarthritis
4. Myofasziales Schmerz-syndrom	*Klinisch:* – Muskuläre Triggerpunkte: lokaler Schmerz mit peripherer Schmerzausbreitung (Übertragung) – Periphere und zentrale Sensibilisierung *Radiologisch:* – Fraglicher Nachweis in MRT und Biopsie	– Pathogenese und Nachweisverfahren noch nicht sicher geklärt – Unterschiedl. Intra- und Interrater-Reliabilität – Lokale Behandlung und Physiotherapie
5. Funktionelle Instabilität	*Klinisch:* – »Durchbrechgefühl« – Dekonditionierungszyklus – Bewegungsschmerz mit ggf. sensomotorischen Ausfällen (reversibel) – Statomuskuläre Insuffizienz und Dysbalance – Störung der Tiefenstabilität *Radiologisch:* – Keine direkten Zeichen	– Unsichere Pathogenese und Definition – Manualmedizinische und physiotherapeutische Stabilisierung – Cave: OP

B. bei lumbosakraler Spondylarthrose, Hyperlordose und Adipositas, muskulärer Dekonditionierung und Bewegungsmangel,
C. exazerbiert nach Hilfe beim Umzug der geschiedenen Tochter.

Die Durchgängigkeit und Variabilität des Rückenschmerzes wird in folgendem Versorgungsschema besonders deutlich. Neben der wichtigen Erstversorgung des akuten bzw. subakuten Schmerzes muss davon ausgegangen werden, dass ein Großteil der wegen »akuten« Rückenbeschwerden in der Praxis und Klinik vorstellig werdenden Patienten letztlich bereits an einem chronischen bzw. chronisch rezidivierenden Rückenschmerz leidet. So gab unter den sich erstmals beim Hausarzt wegen »akuten« Rückenschmerzes vorstellenden Patienten nur ein Drittel an, bisher nie oder selten Rückenschmerzen gehabt zu haben [22]. Der hier vorgestellte Algorithmus ist sowohl für den akuten als auch chronischen Rückenschmerzpatienten anwendbar (Abb. 10.2).

Das Experten-Panel Rückenschmerz [23] hat diesen Behandlungspfad entwickelt, der auf dem Therapiealgorithmus

Tab. 10.4 Spezifischer Rückenschmerz mit erforderlicher weiterer Diagnostik (außer »red flags«) [19]

Krankheitsbild	Befunde	Weiteres Vorgehen	Therapie
1. Radikulopathie (haupts. L_5 und S_1)	– Dermatombezogene beinbetonte Lumboischialgie, ggf. mit sensomotorischen Defiziten – Positive Nervendehnungszeichen – Reflexdifferenzen	– Bildgebende Diagnostik (DD: Prolaps-Stenose-Tumor) – Ggf. Röntgen, CT – Fachneurologische/ elektrophysiologische Abklärung	In Abhängigkeit vom klinischen Befund: *Konservativ:* – Medikamentös-analgetisch – Physiotherapie – Wurzelblockade *Operativ:* – OP, insbes. bei motorischen Defiziten
2. Spinalkanalstenose/ degenerative Instabilität	– Syndrom der spinalen Enge, Gehstreckenverminderung, beinbetonte Syndrome bds. – Ggf. sensomotorische Defizite – Rumpf-Flexions-Fehlhaltung	– Bildgebende Diagnostik: MRT (Röntgen, CT) – Fachneurologische/ elektrophysiologische Abklärung	In Abhängigkeit vom klinischen Befund: *Konservativ:* – Schmerztherapie – Physiotherapie – Interventionen: (SS)PDA, Sakralblockade *Operativ:* – Dekompression – Fusion
3. Axiale Spondyloarthritis (axiale SpA)	– Syndrom des entzündl. Rückenschmerzes: Beginn <45 J., RS >3 Monate, Morgensteifigkeit >30 min, Besserung bei Bewegung, Nachtschmerz – ISG-Syndrom – Enthesitis (Ferse)	– Bildgebende Diagnostik: Röntgen, MRT (ISG) – Labordiagnostik: HLA B 27	Fachrheumatol. Vorstellung: – Basistherapie – Schmerzbehandlung – Physiotherapie
4. Skoliose: – idiopathisch – sekundär: strukturell, neuromyopathisch, Bindegewebserkrankung	– Familienanamnese – Seitabweichung bei Rumpfflexion – Rippenbuckel Lendenwulst	– Früherkennung bei Kindern! – Bildgebende Diagnostik: Bending-Röntgen, MRT (sek. Skoliose)	Abhängig von Alter, Ursachen und Ausmaß: – Physiotherapie – Korsettversorgung – Operative Korrektur
5. Osteoporose: – primär – sekundär	– Akute und chronische Rückenschmerzen bei Frakturen und WK-Deformierungen – Iliokostales Syndrom (12. Rippe)	– Erfassung der Risikofaktoren – Bildgebende Diagnostik: Röntgen, MRT, Osteodensitometrie (T-Score) – Labordiagnostik	*Konservativ:* – Schmerztherapie – Basistherapie – Physiotherapie – Aktiv. Korsett *Operativ:* – Vertebro-/Kyphoplastik *Prävention:* – Ca, Vit. D – Körperl. Aktivität
6. Neuropathie Schmerzsyndrom: – peripher – zentral Insbesondere beim RS: – Herpes zoster u. postzosterische Neuralgie – Engpass-Syndrom – Trauma – Polyneuropathie (PNP) – Radikulopathien (s. oben)	– Brennender Spontanschmerz – Einschießende Schmerzattacken – Evozierte Schmerzen (Allodynie, Hyperalgesie) – Plus-Minus-Symptome – »Mixed pain« – Dermatombezogener Hautausschlag (Zoster)	– Fachneurologische Abklärung – Elektrophysiologie – Ggf. Laboruntersuchung (Blut, Liquor)	– Medikamentöse Behandlung – Physiotherapie – Interventionelle Verfahren

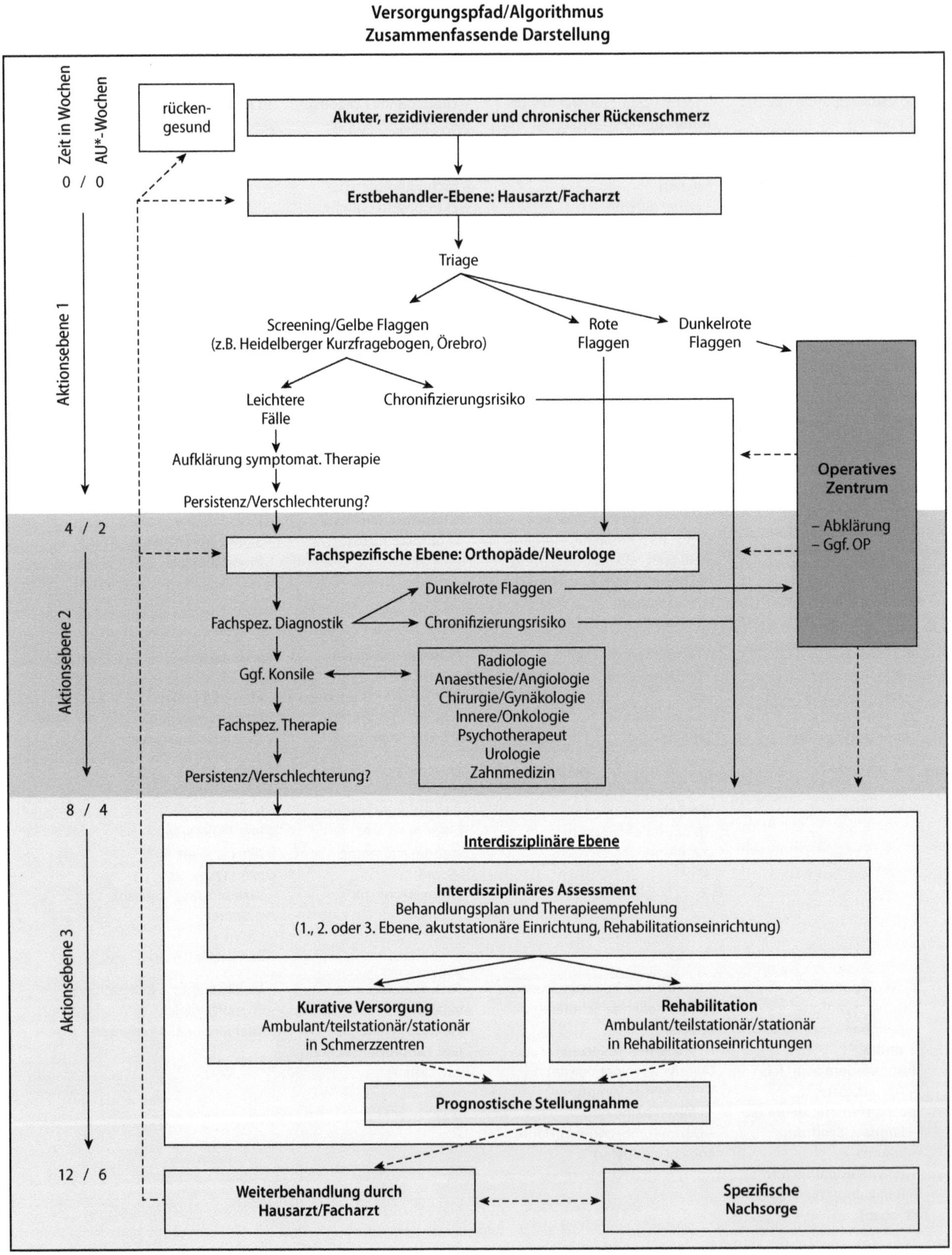

* AU = Arbeitsunfähigkeit

Abb. 10.2 Versorgungspfad akuter, rezidivierender und chronischer Rückenschmerz (Aus Casser und Kaiser [19]) der IGOST (Interdisziplinäre Gesellschaft für Allgemeine, Orthopädische und Unfallchirurgische Schmerztherapie) beruht [24]. Er umfasst sämtliche Formen des Rückenschmerzes und beinhaltet ein 3-Ebenen-Konzept. Bereits in der Primärversorgung wird eine schweregradorientierte Zuteilung der Rückenschmerzpatienten verlangt, so auch die direkte Zuweisung chronifizierungsverdächtiger Patienten mit psychosozialen Risikofaktoren in die interdisziplinäre Ebene zum Assessment (◘ Abb. 10.3).

In der Erstbehandlerebene (Haus- oder Facharzt) wird eine Differenzierung vorgenommen von Notfällen (»dark red flags«) mit einer Überweisung in ein operativ ausgerichtetes Wirbelsäulenzentrum, eine Erfassung spezieller Wirbelsäulenleiden (»red flags«) mit Vorstellung beim Fachspezialisten (Ebene 2) und der Selektion komplexer Rückenschmerzen mit psychosozialen Auffälligkeiten anhand des Heidelberger Kurzfragebogens (HKF-R 10) [25] oder des Örebro Kurzfragebogens [26] mit Weiterleitung in ein interdisziplinäres Schmerzzentrum zum Assessment (Ebene 3). Bei fehlender Besserung der Beschwerden bzw. Verschlechterung ist eine Überweisung des Patienten in die nächsthöhere Ebene spätestens nach 4 Wochen bzw. bei anhaltender Arbeitsunfähigkeit vorzunehmen.

Während in der ersten Ebene neben dem oben genannten Screening leitliniengerecht eine ausführliche Aufklärung des Patienten, ggf. symptomatische Therapiemaßnahmen stattfinden, erfolgen in der fachspezifischen Ebene (2. Ebene) weiterführende Diagnostik und Therapie, ggf. auch unter konsiliarischer Hinzuziehung weiterer Fachärzte. Bei psychosozialen Risikofaktoren (s. HKF-R 10) oder fehlender Beschwerdebesserung über 8 Wochen bzw. bei über 4 Wochen Arbeitsunfähigkeit gehört der Patient in die interdisziplinäre schmerztherapeutische Ebene, wo zunächst ein umfassendes Assessment stattfindet. Daraus ergibt sich ggf. ein ambulantes, teilstationäres oder stationäres multimodales Therapieprogramm mit abschließender Evaluation und prognostischer Stellungnahme zur Weiterbehandlung und Arbeitsfähigkeit. Der Algorithmus macht ebenfalls deutlich, dass auch nach Abschluss der Behandlung in der interdisziplinären Ebene eine Weiterbehandlung durch den Hausarzt/Facharzt bzw. Schmerztherapeuten in der Regel erforderlich ist, individuell unterschiedlich in seiner Intensität und Dauer.

Das deutschlandweit durchgeführte Pilotprojekt des IGOST/FPZ-IV Rückenschmerzversorgungs-Algorithmus umfasste im untersuchten Zeitraum 2006–2008 9.455 Patientendaten mit 1.220 teilnehmenden Ärzten, 123 Netzwerke in Zusammenarbeit mit 27 unterschiedlichen, überwiegend regionalen Krankenkassen.

Die Auswertung der Daten bestätigte die Praktikabilität des 3-Ebenen-Modells. Die Schnittstellendefinitionen, insbesondere die Überweisung der Patienten mit psychosozialen Risikofaktoren (»yellow flags«) anhand des HKF-R 10 an die dritte interdisziplinäre Ebene, wurden in 82 % befolgt bei einem Patientenanteil von 40 %, die anhand des HKF-R 10 für ein interdisziplinäres Assessment selektioniert wurden. Allein dieser hohe Anteil chronifizierter bzw. chronifizierungsgefährdeter Patienten spricht für den hohen Anteil chronischer Rückenschmerzpatienten bei der Erstvorstellung. Insgesamt konnte anhand der numerischen Ratingskala bei allen Patienten eine Reduktion der Schmerzintensität um 2–3 Punkte nachgewiesen werden, bei zunehmender Aktivität. Defizite zeigten sich in der nicht ausreichenden Handlungsfähigkeit der 3. Ebene (der interdisziplinären Ebene), die im ambulanten Bereich nicht über ausreichende Strukturen und Honorierungen verfügt.

10.4 Die Sicht des Neurologen

R. Baron

Chronische Rückenschmerzerkrankungen sind für die Neurologie aus folgenden Gründen eine besondere Herausforderung: Zur Erschließung des spezifischen somatischen Ursachenspektrums ist weiterhin eine sorgfältige Syndromevaluation nach rein klinischen Gesichtspunkten von entscheidender Bedeutung. So führt z. B. das Erscheinungsbild einer Claudicatio spinalis als Indiz für eine lumbale Spinalkanalstenose zu ganz anderen Schlussfolgerungen als die Identifikation eines monosymptomatischen radikulären Ausfallmusters (z. B. als Residualzustand nach mehrfachen Bandscheibenoperationen). Auch die Feststellung einer Zweiterkrankung, z. B. im Sinne einer radikulären Postzosterneuralgie, einer sensiblen Schwerpunktneuropathie bei Diabetes mellitus, einer Rückenmarkerkrankung oder einer schmerzhaften Polyneuropathie, evtl. maskiert durch das entstandene chronische Schmerzsyndrom, kann im Einzelfall den Ansatzpunkt für eine wichtige Therapieerweiterung oder Umstellung liefern.

Außerdem sind in den letzten Jahren bei der Erforschung neuropathischer Schmerzsyndrome wichtige Zusatzerkenntnisse entstanden. Chronische Rückenschmerzen können an verschiedenen anatomischen Lokalisationen mit Verletzungen nozizeptiver Nerven einhergehen. Dies ist besonders evident bei chronischer radikulärer Kompression, aber auch bei Läsionen nozizeptiver Fasern in der degenerierten Bandscheibe und im Rahmen postoperativer Narbenbildung. Durch sehr unterschiedliche Neuroplastizitätsvorgänge im peripheren und zentralen Nervensystem kann es zu einer zusätzlichen Entwicklung neuropathischer Schmerzkomponenten kommen; dies auch, wenn die Entstehung, Charakteristik und das topische Ausbreitungsmuster – unter Berücksichtigung der erfolgten Zusatzdiagnostik – zunächst eine primäre Nozizeptorvermittlung auf der Basis einer muskuloskeletalen

Fehlfunktion annehmen lässt. Entsprechend wird in zunehmender Weise das neurologische »Handwerkszeug« benötigt, um anhand des bestehenden Symptomprofils eine neuropathische Mitverursachung von chronischen Rückenschmerzen identifizieren zu können, auch wenn primär eine entsprechende Genese nicht offensichtlich ist. Zur Identifizierung einer neuropathischen Komponente bei Rückenschmerzen sind validierte Screeningfragebögen entwickelt worden (z. B. painDETECT).

Daraus resultiert, dass sich bei vielen Patienten eine Erweiterung der algesiologischen Therapieoptionen um den Behandlungsalgorithmus für neuropathische Schmerzen auch dann als sinnvoll und hilfreich erweisen kann, wenn sich aus den Einzelbefunden keine direkten Nervenschädigungen im Gefolge der chronischen Rückenschmerzerkrankung schließen lassen. Folglich wird es für eine erfolgreiche Betreuung chronisch kranker Rückenschmerzpatienten in der Zukunft von entscheidender Bedeutung sein, die neurologischen Wissensansätze in die alltägliche Versorgungspraxis wesentlich konsequenter als bisher einfließen zu lassen.

10.5 Die Sicht der Psychologin

M. Hasenbring

Bei leitliniengerechter Behandlung von Patienten mit chronischen Rückenschmerzen werden vorliegende psychosoziale Risikofaktoren (»yellow flags«) erfasst. Gehen wir einmal davon aus, dass z. B. bei der Patientin Frau P. positive Eindrücke aus der Anamnese oder auch positive Werte in einem standardisierten Screeningfragebogen vorliegen. Es zeigen sich z. B. eine erhöhte depressive Stimmungslage und Hinweise auf eine depressiv-suppressive Schmerzverarbeitung. Der Hausarzt hat ihr diese Befunde auf der Basis eines einfachen biopsychosozialen Basismodells (▶ Abschn. 17.2.1) erläutert, ihr deutlich gemacht, dass ihre niedergedrückte Stimmung bei dem Schmerzverlauf zwar absolut verständlich ist, aber die Beschwerden weiterhin ungünstig beeinflusst. Dass sie offensichtlich eine Neigung hat, bei einer Schmerzverstärkung mit Gedanken des Durchhalteappells zu reagieren (»Stell dich nicht so an!« oder »Reiß dich zusammen!«), einmal begonnene Aktivitäten im Haushalt (z. B. Gemüse putzen) erst einmal zu beenden und sich ggf. erst abends eine Pause zu gönnen. Die Patientin hat sich in ihrem Alltagsverhalten sehr gut wiedererkannt und kann nachvollziehen, dass diese Gewohnheiten ihre Schmerzen verstärken. So wie beschrieben verlaufen die meisten ihrer Tage, sodass ihr keine Zeit und auch keine Energie für gesundheitsfördernde Aktivitäten wie z. B. Sport, Schwimmen oder längere Spaziergänge bleiben.

Frau P. hat nach Aufklärung und Beratung durch ihren Hausarzt die Zusammenhänge nachvollziehen können und kann sich jetzt etwas besser vorstellen, wodurch ihre Rückenschmerzen aufrechterhalten und zeitweise auch verstärkt werden. Trotz mehrfacher Gespräche darüber muss sie sich jedoch eingestehen, dass sie diese bereits seit vielen Jahren bestehenden Gewohnheiten nicht allein ändern kann bzw. nicht weiß, wie sie sie ändern soll. Zudem ist ihre Stimmung seit dem Tod ihres Mannes dauerhaft sehr gedrückt, sodass ihr der Antrieb fehlt.

Für den Hausarzt ist dies der Punkt, an dem er selbst seiner Patientin eine spezielle schmerzpsychotherapeutische Behandlung empfehlen kann. War die Patientin nach ihren Erfahrungen des ersten unspezifischen Psychotherapieversuchs noch sehr skeptisch, da sie keinerlei Idee hatte, wo eine solche Behandlung ansetzen sollte, kann sie nun mit mehr Einsicht und mehr Zuversicht eine speziell auf die Schmerzverarbeitung ausgerichtete Behandlung angehen.

Der Hausarzt, ggf. Facharzt sowie der Schmerzpsychotherapeut sollten, basierend auf möglichst übereinstimmenden Krankheitsmodellen, die Behandlung Hand in Hand weiterführen. Der Schmerzpsychotherapeut wird zunächst die Screeningdiagnostik durch eine eingehende Untersuchung möglicher schmerzunterhaltender Faktoren (▶ Kap. 13, »Psychosoziale Diagnostik«) weiterführen. Hierzu gehört auch die erste Abschätzung psychopathologischer Komorbiditäten wie z. B. Angst- oder depressive Störungen von eigenständigem Krankheitswert.

Fortsetzung Fallbeispiel

Bei Frau P. zeigen sich keinerlei Hinweise auf eine psychopathologische Störung. Sie weist in standardisierten Testverfahren eine erhöhte depressive Stimmungslage auf, die aber dem Grad einer milden Depression entspricht. Ein verhaltensanalytisches Interview ergibt Hinweise darauf, dass diese Stimmungslage einerseits im Zusammenhang mit einer komplizierten Trauerreaktion auf den Tod ihres Mannes sowie auf den Auszug ihrer beiden erwachsenen Kinder steht. Andererseits ist bekannt, dass ihre Neigung zu einer depressiv-suppressiven Schmerzverarbeitung an der Aufrechterhaltung und Verstärkung negativer, gedrückter Stimmungslagen beteiligt ist. Dies wird durch auffällige Werte in Fragebogenverfahren zur Schmerzverarbeitung bestätigt. Im Rahmen von 5 50-minütigen probatorischen Sitzungen erkennt Frau P. Ansatzpunkte für Änderungen, die in weiteren schmerzpsychotherapeutischen Sitzungen bearbeitet werden können. Frau P. hat nun eine positive Motivation entwickelt, gemeinsam mit ihrem Therapeuten sowie unterstützt von ihren Haus- und ggf. Facharzt Verhaltensänderungen zu erarbeiten, die zu einer deutlichen Schmerzlinderung sowie einer Erhöhung ihrer Lebensqualität beitragen können. Es wird eine spezielle Schmerzpsychotherapie (Schwerpunkt kognitiv-verhaltenstherapeutisch) mit zunächst 25 Stunden Dauer beantragt.

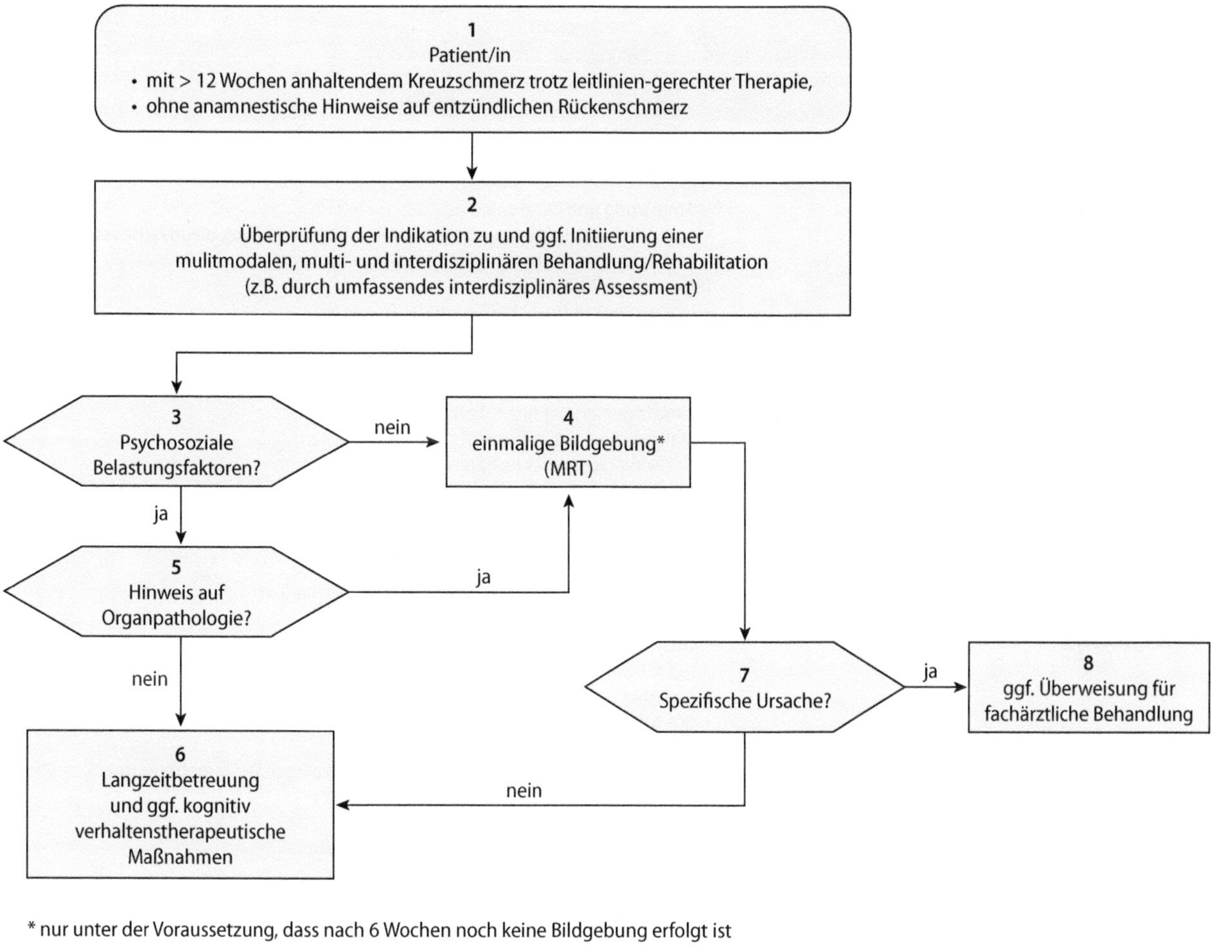

Abb. 10.3 Versorgung beim Übergang zum chronischen nichtspezifischen Kreuzschmerz. (© ÄZQ, BÄK, KBV und AWMF [11]; mit freundl. Genehmigung)

An der Schmerzverarbeitung orientierte kognitiv-verhaltenstherapeutische Verfahren haben sich sowohl im Einzelsetting [13] wie auch im Gruppensetting [14, 15] als sehr effektiv dabei erwiesen, zur Linderung von chronischen muskuloskeletalen Schmerzen beizutragen, wieder Alltagsaktivität herzustellen sowie Lebensqualität zu erhöhen (▶ Kap. 26, »Psychologische Verfahren«).

10.6 Empfehlungen zur Versorgungskoordination

A. Becker, J.-F. Chenot

Die Koordination der Versorgung chronischer Kreuzschmerzpatienten ist komplex. Die biopsychosoziale Betrachtungsweise verlangt eine enge Abstimmung unterschiedlicher Leistungserbringer, die verschiedenen Berufsgruppen angehören. Einerseits wird zur frühzeitigen Intervention bei Vorliegen von »red flags« oder »yellow flags« geraten, andererseits schadet Überdiagnostik und unnötige Therapie dem Patienten. Die beispielhafte Darstellung der Sichtweisen von Hausärzten (▶ Abschn. 10.2), Orthopäden (▶ Abschn. 10.4), Neurologen (▶ Abschn. 10.3) und Psychologen (▶ Abschn. 10.5) zeigt, wie unterschiedlich die Perspektiven der beteiligten Akteure sind. Drei Versorgungsebenen sind in die Behandlung involviert: die hausärztliche Behandlung [1], die ambulant fachärztliche Behandlung [2] und die ambulante oder stationäre, speziell fachärztliche Schwerpunktbehandlung in Zentren, Kliniken, Rehabilitationseinrichtungen [3, 11]. Soll aus diesen Voraussetzungen ein umfassendes und für den Patienten optimales Versorgungspaket geschnürt werden, muss es einen Hauptansprechpartner geben, der als Koordinator oder Lotse den Patienten durch das Versorgungsgeschehen leitet und Schnittstellen identifiziert bzw. die Übergänge zwischen den unterschiedlichen Akteuren gestaltet. Der Gemeinsame Bundesausschuss (G-BA) hat 2014 die

Langzeitversorgung

- kontinuierliche Aufklärung und Motivation zu einer gesunden Lebensführung, die regelmäßige körperliche Aktivität einschließt
- Vermeidung chronifizierungsfördernder medizinischer Verfahren

Klinische Situation	**Erforderliche Handlungen**
Veränderung des Beschwerdebildes	• Aufklärung und Beratung, • unter Berücksichtigung vorliegender Befunde Bewertung diagnostischer Maßnahmen und therapeutischer Interventionen
Einnahme von Medikamenten gegen* Kreuzschmerz *>4 Wochen	regelmäßige Prüfung von: • Notwendigkeit der Fortführung der Therapie, • Nebenwirkungen, • Wechselwirkungen mit anderen Medikamenten, • adäquate Dosierung, • Einsatz geeigneter nichtpharmakologischer Maßnahmen, z. B. psychosoziale Interventionen, • Notwendigkeit einer fachärztlichen Abklärung/ Kontrolle bestehender oder neu eingetretener Komorbiditäten, • Notwendigkeit einer speziellen schmerztherapeutischen bzw. einer rehabilitativen Maßnahme, • Notwendigkeit einer sozialrechtlichen Beratung
Entlassung* aus ambulanter/stationärer *schmerztherapeutischer Intervention oder Rehabilitation	• Beurteilung der Angemessenheit und Umsetzbarkeit der empfohlenen Therapiemaßnahmen, • Unterstützung bei der Initiierung und Abstimmung der Maßnahmen • ggf. Überwachung der Umsetzung (z. B. Sportangebote oder Funktionstraining) • stufenweise Wiedereingliederung am Arbeitsplatz • ggf. Initiierung und Koordination einer weiterführenden psychotherapeutischen Behandlung • ggf. Koordination einer notwendigen fachärztlichen Weiterbetreuung, • ggf. Förderung und Kooperation von/mit Nachsorgeprogrammen • ggf. Beobachtung der sozialrechtlichen Situation
weiterhin bestehende Risikofaktoren* und/oder nachweislich *eingetretene psychosoziale Folgen des Kreuzschmerzes	• Terminvergabe zur Behandlung nach festem Zeitschema/Vorstellung »bei Bedarf« nur für Notfälle, • psychosomatische Grundversorgung, • ggf. Initiierung und Koordination einer weiterführenden psychotherapeutischen Behandlung • evtl. sozialrechtliche Beratung oder Initiierung derselben
***symptomunterhaltende oder -verstärkende Komorbiditäten* (Bsp. affektive Störungen wie Angst, Depression oder somatoforme Störungen)**	• Terminvergabe zur Behandlung nach festem Zeitschema/Vorstellung »bei Bedarf« nur für Notfälle, • psychosomatische Grundversorgung, • Einleitung und Koordination einer störungsspezifischen Behandlung

Abb. 10.4 Maßnahmen in der Langzeitbetreuung. (© ÄZQ, BÄK, KBV und AWMF [11]; mit freundl. Genehmigung)

Beratung zu einem strukturierten Behandlungsprogramm Rückenschmerz (Disease-Management-Programm, DMP) aufgenommen. Ob durch die Einführung eines DMP Rückenschmerz die Versorgungskoordination verbessert und die Behandlungsqualität gesteigert werden kann, bleibt zu prüfen.

In der »NVL Kreuzschmerzen« [11] wurden in einem interdisziplinären Expertenteam Empfehlungen für die Kooperation der Behandelnden ausgesprochen. Abb. 10.3 stellt diese Versorgungswege im Überblick dar. Demnach wird empfohlen, bei Patienten, deren Beschwerden mehr als 12 Wochen anhalten, erneut zu prüfen, ob es sich um nichtspezifischen Kreuzschmerz handelt und inwiefern der Patient ein erhöhtes Risiko für die Entwicklung chronischer Schmerzen aufweist. Eine bildgebende Diagnostik ist indiziert, wenn bislang keine Bildgebung erfolgt ist, keine psychosozialen Risikofaktoren für einen chronischen Verlauf vorliegen oder Hinweise auf eine spezifische Ursache der Beschwerden vorhanden sind. Bei allen Patienten sollte die Indikation für eine multimodale Therapie überprüft werden [11].

Für die Langzeitversorgung chronischer Patienten wurden Situationen definiert, für die in der Primärversorgung besondere Maßnahmen ergriffen werden sollten. Abb. 10.4 fasst diese zusammen.

Literatur

1. Carey TS, Freburger JK, Holmes GM, Castel L, Darter J, Agans R et al (2009) A long way to go: practice patterns and evidence in chronic low back pain care. Spine (Phila Pa 1976) 34(7):718–724
2. Chrubasik S, Junck H, Zappe HA, Stutzke O (1998) A survey on pain complaints and health care utilization in a German population sample. Eur J Anaesthesiol 15(4):397–408
3. Chenot JF, Scherer M, Becker A, Donner-Banzhoff N, Baum E, Leonhardt C et al (2008) Acceptance and perceived barriers of implementing a guideline for managing low back in general practice. Implement Sci 3:7
4. Schulte E, Hermann K, Berghofer A, Hagmeister H, Schuh-Hofer S, Schenk M et al (2010) Referral practices in patients suffering from non-malignant chronic pain. Eur J Pain 14(3):308.e1-308.e10
5. Becker A, Breyer R, Kölling W, Sönnichsen A, Donner-Banzhoff N (2007) Kreuzschmerzen in der Praxis: Was tun Allgemeinärzte und was Orthopäden? Z Allg Med 83:1–7
6. Gensichen J, Muth C, Butzlaff M, Rosemann T, Raspe H, de Cornejo GM et al (2006) The future is chronic: German primary care and the Chronic Care Model – The comprehensive principles in the proactive treatment of the chronically ill. Z Arztl Fortbild Qualitatssich 100(5):365–374
7. Breivik H, Collett B, Ventafridda V, Cohen R, Gallacher D (2006) Survey of chronic pain in Europe: prevalence, impact on daily life, and treatment. Eur J Pain 10(4):287–333
8. Hensler S, Heinemann D, Becker MT, Ackermann H, Wiesemann A, Abholz HH et al (2009) Chronic pain in German general practice. Pain Med 10(8):1408–1415
9. Basler HD, Hesselbarth S, Kaluza G, Schuler M, Sohn W, Nikolaus T (2003) Comorbidity, multiple medication, and well-being in elderly patients with chronic pain. Schmerz 17(4): 252–260
10. Gerlach FM, Beyer M, Muth C, Saal K, Gensichen J (2006) New perspectives in the primary care of the chronically ill –against the »tyranny of the urgent«. Part 1: chronic diseases as a challenge for primary care. Z Arztl Fortbild Qualitatssich 100(5):335–343
11. ÄZQ, BÄK, KBV, AWMF (Hrgs) (2010/2013) Nationale Versorgungsleitlinie Kreuzschmerz – Langfassung. http://www.leitlinien.de/nvl/kreuzschmerz/. Zugegriffen: 25. März 2015
12. Becker A, Becker M, Engeser P (2013) DEGAM S1-Handlungsempfehlung Chronischer Schmerz. http://www.degam.de/files/Inhalte/Leitlinien-Inhalte/Dokumente/S1-Handlungsempfehlung/S1-HE_Chronischer%20Schmerz_Langfassung.pdf. Zugegriffen: 21. Oktober 2015
13. Hasenbring M, Wolfram UH, Hartmann M, Soyka D (1999) The efficacy of a risk factor-based cognitive behavioral intervention and electromyographic biofeedback in patients with acute sciatic pain: an attempt to prevent chronicity. Spine 24(23):2525
14. Lamb SE, Hansen Z, Lall R, Castelnuovo E, Withers EJ, Nichols V, Potter R, Underwood MR on behalf of the Back Skills Training Trial Investigation (2010) Group cognitive behavioural treatment for low-back pain in primary care: a randomised controlled trial and cost-effectiveness analysis. Lancet 375 916–923
15. Morley S (2011) Efficacy and effectiveness of cognitive behaviour therapy for chronic pain: progress and some challenges. Pain 152:S99–106
16. Casser HR, Hüppe M, Kohlmann T et al (2012) Deutscher Schmerzfragebogen (DSF) und standardisierte Dokumentation mit KEDOQ-Schmerz. Schmerz 26:168–175
17. Korff M von et al (1992) Grading the severity of chronic pain. Pain 50:133–149
18. Gerbershagen HU (1996) Das Mainzer Stadienkonzept des Schmerzes. In: Klinger D et al (Hrsg) Antidepressiva als Analgetika. Aarachne-Verlag, Wien, S 71–95
19. Casser HR, Kaiser U (2013) Schmerzen in der Wirbelsäule. Rückenschmerz. In: Baron et al (Hrsg) Praktische Schmerzmedizin, 3. Aufl. Springer, Berlin
20. Geissner E (1996) Die Schmerzempfindungsskala (SES). Hogrefe, Göttingen
21. Locher H, Casser HR, Strohmeier M (2011) Spezielle Schmerztherapie der Halte- und Bewegungsorgane. Thieme, Stuttgart
22. Becker A, Kögel K, Donner-Banzhoff N et al (2003) Kreuzschmerzpatienten in der hausärztlichen Praxis: Beschwerden, Behandlungserwartungen und Versorgungsdaten. Z Allg Med 79: 126–131
23. Bertelsmann Stiftung (Hrsg) (2007) Expertenpanel »Rückenschmerz« (2007a) Gesundheitspfad Rücken. Innovative Konzepte zur Verbesserung der Versorgung von Patienten mit Rückenschmerzen. Leitfaden für Entscheider und Gestalter. http://www.bertelsmann-stiftung.de/fileadmin/files/BSt/Publikationen/GrauePublikationen/IN_Gesundheitspfad_Ruecken_2007.pdf. Zugegriffen: 1. März 2016
24. Casser HR (2008) Der chronische untere Rückenschmerz. Nervenheilkunde 4:251–263
25. Neubauer E, Junge A, Pirron P, Seemann H, Schiltenwolf M (2006) HKF-R 10-Screening for predicting chronicity in acute low back pain (LBP): a prospective clinical trial. Eur J Pain 10(6):559–566
26. Linton SJ (2003) Early identification of patients at risk of developing a persistent back problem: the predictive validity of the Orebro musculosketetal pain questionnaire. Clin J Pain 19:80–8

Diagnostik

Diagnostik der Schmerzintensität

H.-D. Basler

H.-R. Casser et al. (Hrsg.), *Rückenschmerzen und Nackenschmerzen*,
DOI 10.1007/978-3-642-29775-5_11, © Springer-Verlag Berlin Heidelberg 2016

Die Schmerzintensität kann durch den Selbstbericht, durch Verhaltensbeobachtung und eingeschränkt als Stressreaktion auch durch physiologische Parameter bestimmt werden. Der Selbstbericht stellt den Goldstandard dar. Er soll nur dann verlassen werden, wenn er aufgrund entwicklungspsychologischer oder kognitiver Bedingungen nicht möglich ist. – Skalen für den Selbstbericht sind die visuelle Analogskala (VAS), die verbale Ratingskala (VRS) und die numerische Ratingskala (NRS). Letztere weist die meisten Vorteile auf. – Kinder können ab dem 8. Lebensjahr Skalen für Erwachsene anwenden. Vom 4. Lebensjahr an kann die Faces Pain Scale eingesetzt werden. Bei noch jüngeren Kindern ist eine Verhaltensbeobachtung erforderlich (z. B. mithilfe der KUSS-Skala). Auch bei Neugeborenen ist eine Beobachtung des Schmerzverhaltens möglich. – In der Geriatrie sollte bei leichter kognitiver Beeinträchtigung die VRS eingesetzt werden. Bei starker Einschränkung oder Demenz und fehlender verbaler Kommunikationsfähigkeit muss auf Beobachtungsverfahren zurückgegriffen werden (z. B. BESD). – Bei verbal nicht kommunikationsfähigen Patienten auf der Intensivstation sollen ebenfalls Beobachtungsverfahren eingesetzt werden (z. B. Behavioral Pain Scale). Werden die Patienten beatmet und sediert, muss die Sedierungstiefe bei der Interpretation der erzielten Werte berücksichtigt werden.

11.1 Schmerzintensität und Schmerzdiagnostik

Dieser Beitrag beschäftigt sich mit einem Aspekt des Schmerzes, nämlich mit der Schmerzintensität. Aus der Definition der International Association for the Study of Pain (IASP), in der vom Schmerz als einem unangenehmen Sinnes- und Gefühlserleben gesprochen wird, geht hervor, dass Schmerz ein komplexes Phänomen ist. Sensorische, affektive und kognitive Komponenten des Schmerzes werden unterschieden und formen in ihrem Zusammenwirken das Schmerzerleben. Wenn ein einziger Aspekt aus diesem Erleben herausgegriffen wird, so ist dieses notwendigerweise ein reduktionistisches Vorgehen. Vergleichbar wäre es mit dem Versuch, Musik ausschließlich durch ihre Lautstärke zu beschreiben.

Schmerz ist mehr als Schmerzintensität!

Dennoch sprechen einige Gründe dafür, der Messung der Schmerzintensität eine gesonderte Abhandlung zu widmen. Aus didaktischer Sicht erscheint es angemessen, in jedem der vorliegenden Kapitel zur Schmerzdiagnostik (▶ Kap. 11–14) unterschiedliche Schwerpunkte zu setzen und diese abschließend im Rahmen eines Beitrags zum multimodalen Assessment (▶ Kap. 14) zu würdigen. Aus inhaltlicher Sicht gibt es in der Medizin zahlreiche Situationen, in denen die Konzentration auf die Schmerzintensität von großem Nutzen ist. Es handelt sich vorwiegend um solche Situationen, in denen Patienten durch medizinische Interventionen Schmerz erleiden oder in denen es darum geht, akut vorhandenen Schmerz zu lindern und den Erfolg der Schmerzlinderung zu überwachen.

Die Diagnostik der Schmerzintensität kann als globaler Indikator für einen Interventionsbedarf angesehen werden.

Diesem Sachverhalt wird durch Qualitätssicherung der Schmerztherapie Rechnung getragen, wobei Struktur-, Prozess- und Ergebnisvariablen unterschieden werden. Zu den Strukturmerkmalen gehört es, über geeignete Instrumente zur Messung der Schmerzintensität zu verfügen und sich mit ihrer Anwendung vertraut zu machen. Messung und Dokumentation des Schmerzes hingegen sind Prozessmerkmale. Eine Verbesserung der Prozessqualität führt nicht automatisch zu einer Verbesserung der Ergebnisqualität [13]. Soll diese nachhaltig verbessert werden, muss sichergestellt werden, dass der Schmerzmessung und Dokumentation auch adäquate therapeutische Interventionen folgen, deren Erfolg kontrolliert wird.

Die in diesem Beitrag beschriebenen Verfahren zur Messung der Schmerzintensität können sowohl bei akutem als auch bei chronischem Schmerz eingesetzt werden. Bei chronisch Schmerzkranken müssen sie allerdings durch andere Messverfahren ergänzt werden, die in ▶ Kap. 13, »Psychosoziale Diagnostik«, beschrieben werden.

11.2 Forderungen an Skalen zur Schmerzmessung

Zur Diagnostik der Schmerzintensität werden sowohl beim akuten als auch beim chronischen Schmerz Messskalen eingesetzt. Außer für besondere Patientengruppen, die später in diesem Beitrag berücksichtigt werden, gelten die folgenden Forderungen:

Messskalen sollen schnell und einfach anzuwenden sein, Schmerzintensitäten und ihre Veränderungen präzise abbilden, für den Patienten leicht verständlich sein, möglichst für alle Patienten unabhängig von kognitivem Status oder Sprechvermögen einzusetzen sein und den Gütekriterien der psychologischen Testkonstruktion entsprechen.

Zu den Gütekriterien gehört, dass die Skalen tatsächlich Schmerz messen (Validität), dass sie sensitiv sind für Veränderungen des Schmerzes (Sensitivität), dass sie genau messen (Reliabilität) und dass unterschiedliche Anwender zum gleichen Messergebnis kommen (Inter-Rater-Reliabilität und Objektivität).

Es werden vorwiegend 3 Skalen eingesetzt, deren Vor- und Nachteile abzuwägen sind. Skalenübergreifend gilt, dass sie möglichst ereignisnah (also zeitlich an das augenblickliche Erleben gekoppelt) eingesetzt werden sollen. Die retrospektive Einschätzung des Schmerzes ist nicht valide, da sie von dem augenblicklich erlebten Schmerz beeinflusst wird. Nach der Wahl einer Skala soll diese bei allen Wiederholungsmessungen beibehalten werden.

11.3 Gebräuchliche Skalen zur Schmerzmessung

11.3.1 Visuelle Analogskala (VAS)

Die VAS besteht aus einer 10 cm langen horizontalen Linie mit den Endpunkten »kein Schmerz« (0) und »stärkster vorstellbarer Schmerz« (100) (■ Abb. 11.1).

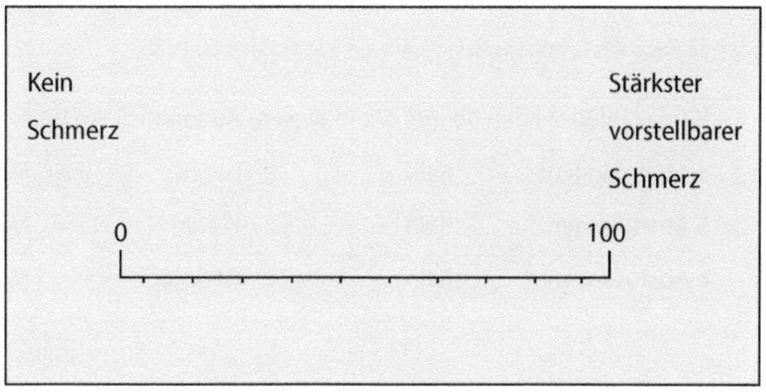

■ **Abb. 11.1** Visuelle Analogskala (VAS). Instruktion des Patienten: »Mit der Skala soll versucht werden, Ihren Schmerz zu messen. Ein Messwert von 0 bedeutet, dass Sie gar keine Schmerzen haben. Ein Messwert von 100 stellt den stärksten vorstellbaren Schmerz dar. Bitte kennzeichnen Sie mit einem senkrechten Strich auf der Linie zwischen 0 und 100, wie stark Ihr Schmerz im Augenblick ist.«

Es wäre ein Fehler, das Maximum als »unerträglicher Schmerz« zu kennzeichnen, da hierdurch sensorische und affektive Schmerzqualitäten vermischt würden.

Die Patienten werden gebeten, auf der Linie einen Punkt zu markieren, der ihrer augenblicklichen Schmerzstärke entspricht. Anschließend wird mit einem Lineal ausgemessen, wie groß die Entfernung der Markierung vom Nullpunkt entfernt liegt. Der Messwert in Millimetern entspricht der erlebten Schmerzintensität. Falls entlang der Linie zusätzlich in bestimmten Abständen zur Beschreibung der Intensität Zahlen aufgeführt sind, wird von einer grafischen Ratingskala gesprochen.

Die VAS gilt als sehr gut untersucht und hat sich als valides und zuverlässiges Messinstrument herausgestellt. Aufgrund der Skala, die Messwerte von 0 bis 100 ermöglicht, wird der Schmerz sehr differenziert erfasst und ist daher besonders sensitiv für Veränderungen. Für wissenschaftliche Studien ist es bedeutsam, dass die Messwerte auf einer Rationalskala abgebildet werden, was die Anwendung von statistischen Testverfahren mit hoher Testpower erlaubt.

Anekdotisch soll angemerkt werden, dass bei Chinesen die Fehlerhäufigkeit zunahm, wenn die Skala statt vertikal horizontal vorgegeben wurde, während sich das bei Personen aus dem westlichen Kulturkreis genau andersherum verhielt. Die gewohnte Leserichtung beeinflusst offensichtlich die Genauigkeit der Einstufung.

Zur Ermittlung der Schmerzstärke werden mitunter zusätzlich auch Hilfsmittel wie der »Schmerzschieber« angewendet. Hier wird über eine Scheibe aus Pappe oder Plastik in einer Schiene ein Schieber geführt, der über der gesamten VAS-Skala beweglich ist und dessen Zeiger auf denjenigen Wert fixiert werden kann, der der augenblicklich erlebten Schmerzstärke entspricht. Der Punkt der Fixierung kann anschließend auf der Rückseite als ein Zahlenwert zwischen 0 und 100 abgelesen werden. Hierdurch erübrigt sich das Ausmessen mit dem Lineal. Die Erfahrung zeigt allerdings, dass bei wiederholtem Gebrauch die Mechanik an Präzision verliert, wodurch fehlerhafte Werte abgelesen werden.

Gegen den Einsatz aller VAS-Skalen wird der Einwand vorgebracht, dass Patienten weit weniger Abstufungen der Schmerzintensität vornehmen können, als es die Skalen vorgeben, dass also eine fiktive Genauigkeit postuliert wird. In Studien zeigte sich, dass Patienten für die Einstufung im Regelfall Abstufungen in 5er- oder 10er-Schritten vornehmen, sodass die Vorgabe von 101 Einstufungen (0–100) in der Praxis auf 11 Einstufungen (0–10) reduziert wird.

Weiterhin ist die Skala zwar einfach anzuwenden, aber wegen des Einsatzes eines Lineals umständlich auszuwerten. Zudem erscheint es anspruchsvoll, einen erlebten Schmerz grafisch zwischen 2 Polen einzuordnen, weshalb die Skala für kognitiv eingeschränkte Patienten nicht empfohlen wird.

11.3.2 Verbale Ratingskala (VRS)

Für kognitiv eingeschränkte Personen oder solche, die ein Verständnis für visuelle oder numerische Skalen nicht aufbringen können, ist die verbale Ratingskala (VRS) besser geeignet (■ Tab. 11.1). Hier werden den Patienten zur Einschätzung der Schmerzstärke Begriffe vorgelegt, wobei unterschiedlich viele Abstufungen zwischen den Polen »kein Schmerz« und »sehr starker Schmerz« gewählt werden können, z. B. geringer – mäßiger – mittlerer – starker Schmerz bei einer 6-stufigen Skala.

Tab. 11.1 Beispiele für verbale Ratingskalen (VRS)

Bitte wählen Sie den Begriff, der in diesem Augenblick am besten Ihren Schmerz beschreibt:						
4 Abstufungen:	Kein	Leicht	Mäßig	Stark		
5 Abstufungen:	Kein	Wenig	Mittel	Stark	Sehr stark	
6 Abstufungen:	Kein	Gering	Mäßig	Mittel	Stark	Sehr stark

Tipp

Bei der Wahl der VRS ist erneut darauf zu achten, dass diese nur sensorische, nicht aber affektive Beschreibungen des Schmerzes enthält.

Auch für die VRS konnte, z. B. im Vergleich mit der VAS, die Validität nachgewiesen werden. Angaben in der VRS sind allerdings nicht direkt in VAS-Werte zu übertragen, da z. B. ein mäßiger Schmerz in der VAS von unterschiedlichen Patienten mit unterschiedlichen Zahlenwerten beschrieben wird. Die verwendeten Begriffe haben somit für die Patienten unterschiedliche Bedeutungen. Zudem zeigt sich bei einem Vergleich der von den Patienten auf beiden Skalen parallel vorgenommenen Einstufungen, dass die Abstände zwischen den Kategorien der VRS nicht gleich groß sind.

Werden somit den Schmerzkategorien Zahlenwerte zugeordnet (0 = kein Schmerz, 1 = mäßiger Schmerz, 3 = mittlerer Schmerz etc.), so ist für wissenschaftliche Studien von Bedeutung, dass diese auf einer Rangskala abzubilden sind. Das bedeutet, dass nonparametrische statistische Verfahren mit relativ geringer Testpower eingesetzt werden müssen.

Wegen der im Vergleich zur VAS nur geringen Differenzierung der VRS ist diese weniger sensitiv für Veränderungen. Ihre leichte Verständlichkeit wird allerdings von vielen Patienten geschätzt. Die Anwendung findet dort ihre Grenzen, wo die Patienten kein ausreichendes Sprachverständnis für die vorgegebenen Kategorien besitzen. Außerdem ist bei einer Übersetzung in andere Sprachen zu beachten, dass sich der semantische Gehalt der verwendeten Begriffe verändert.

11.3.3 Numerische Ratingskala (NRS)

Hier wird den Patienten eine Zahlenreihe im Regelfall von 0 bis 10 zur Einschätzung der Schmerzintensität angeboten, wobei 0 erneut »kein Schmerz« und 10 »stärkster vorstellbarer Schmerz« bedeuten (**Abb. 11.2**). Die vom Patienten gewählte Zahl entspricht der erlebten Schmerzintensität. Die Skala kann schriftlich vorgegeben oder dem Patienten ausschließlich mündlich erläutert werden.

Keine Schmerzen	1	2	3	4	5	6	7	8	9	10	Stärkste vorstellbare Schmerzen

Abb. 11.2 Numerische Ratingskala (NRS). Instruktion des Patienten: »Mit der Skala soll versucht werden, Ihren Schmerz zu messen. Ein Messwert von 0 bedeutet, dass Sie gar keine Schmerzen haben. Ein Messwert von 10 stellt den stärksten vorstellbaren Schmerz dar. Bitte kreuzen Sie das Kästchen an, das der Stärke Ihres Schmerzes in diesem Augenblick am ehesten entspricht.« (Aus Büttner et al. [2] mit freundl. Genehmigung)

Die Validität der NRS ist gut belegt. Ihr besonderer Vorteil ist darin zu sehen, dass ihre Anwendung in Vorgabe und Auswertung ohne Hilfsmittel auskommt und sie daher universell, sogar telefonisch einsetzbar ist. Im Gegensatz zur VAS kann sie auch bei sehbehinderten Personen angewendet werden. Sie ist kaum fehleranfällig und weist eine sehr gute Inter-Rater-Übereinstimmung auf. Ebenso ist die Sensitivität gegenüber Veränderungen des Schmerzes nachgewiesen worden. Durch die Konzentration auf 11 Abstufungen (0–10) für die Schmerzintensität wird im Gegensatz zur VAS eine Scheingenauigkeit der Messung vermieden. Außerdem ist ihre Akzeptanz bei den professionellen Anwendern sowie bei kognitiv nicht beeinträchtigten Patienten hoch.

Gegenüber der verbalen Ratingskala hat sie zudem den Vorteil, dass die Messwerte auf einer Intervallskala abzubilden sind und somit parametrische statistische Testverfahren eingesetzt werden dürfen. Die Übereinstimmung der Messwerte mit Werten, die zeitgleich mit der VAS erhobenen wurden, ist hoch. Wegen der einfacheren Anwendung ist sie allerdings der VAS vorzuziehen.

11.3.4 Schmerztagebücher

Sowohl für die Diagnostik als auch für die Erfolgskontrolle therapeutischer Interventionen ist es von Bedeutung, nicht nur 1-Punkt-Messungen vorzunehmen, sondern den zeitlichen Verlauf des Schmerzes zu dokumentieren. Hierzu werden Schmerztagebücher eingesetzt, die von den Patienten geführt werden. Je nachdem, wie variabel der Schmerz ist und wie präzise der Verlauf abgebildet werden

Schmerz im Gespräch

Schmerztagebuch 1

Tagesprotokoll Datum: ______ Alle Angaben beziehen sich auf die letzten 24 Stunden.

1 Wie stark waren Ihre Schmerzen durchschnittlich in den letzten 24 Stunden?
(Wenn Sie gar keine Schmerzen hatten, kreuzen Sie bitte »O« an.)

0 1 2 3 4 5 6 7 8 9 10

keine Schmerzen **maximal denkbare Schmerzen**

2 Haben Sie in den letzten 24 Stunden Schmerzmittel genommen? ja nein

Wenn ja, welche Medikamente oder Spritzen? ______

Haben Sie heute wegen Ihrer Schmerzen einen Arzt aufgesucht? ja nein

Wenn ja, wen? ______

3 Haben Sie heute, außer durch Medikamente, selbst Einfluss auf Ihre Schmerzen nehmen können?

0 1 2 3 4 5 6

sehr gut **gar nicht**

Wenn ja, wie? ______

4 Wurden Sie heute durch Ihre Schmerzen in Ihren Tätigkeiten und Bedürfnissen eingeschränkt?

0 1 2 3 4 5 6

gar nicht beeinträchtigt **sehr stark beeinträchtigt**

5 Haben die Schmerzen heute Ihre Stimmung beeinträchtigt?

0 1 2 3 4 5 6

gar nicht beeinträchtigt **sehr stark beeinträchtigt**

6 Wie wohl haben Sie sich heute gefühlt?

0 1 2 3 4 5 6

sehr wohl **gar nicht wohl**

Abb. 11.3 Schmerztagebuch

soll, können unterschiedlich viele Zeitfenster zur Dokumentation der Schmerzintensität gewählt werden, wobei eine der oben erwähnten 3 Skalen konstant über den gesamten Beobachtungszeitraum eingesetzt werden soll. Im Regelfall wird nicht nur die Schmerzintensität dokumentiert, sondern auch Art und Zeitpunkt eventueller therapeutischer Interventionen sowie die Stimmung und die Beeinträchtigung durch den Schmerz (Abb. 11.3).

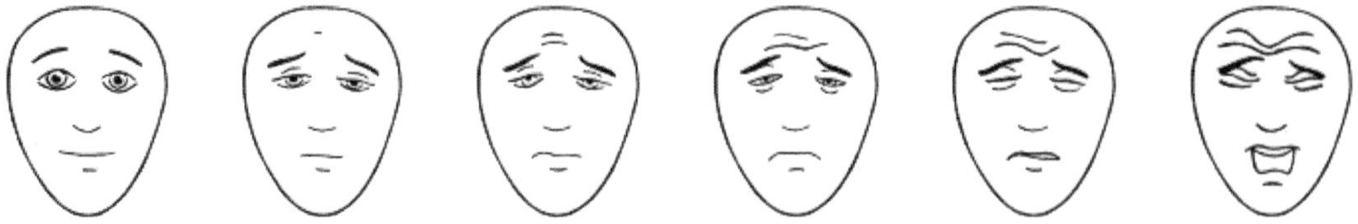

Abb. 11.4 Faces Pain Scale – revidiert. Instruktion des Patienten: »Diese Gesichter zeigen, wie weh etwas tun kann (wie sehr etwas schmerzen kann). Dieses Gesicht hier *(auf das Gesicht ganz links zeigen)* zeigt, dass es gar nicht wehtut (schmerzt). Die anderen Gesichter zeigen, dass es mehr und mehr wehtut (schmerzt) *(auf die Gesichter der Reihe nach zeigen)*, bis hin zu diesem Gesicht, das zeigt, dass es ganz stark wehtut (schmerzt). Zeig mir mal das Gesicht, das am besten zeigt, wie sehr es dir (gerade) wehtut (wie stark deine Schmerzen [gerade] sind).« (Aus Hicks et al. [6] mit freundl. Genehmigung)

Tipp

Die Bereitschaft der Patienten zum regelmäßigen Führen der Tagebücher sollte durch motivationsfördernde Maßnahmen gestützt werden.

Hierzu gehört, dass dem Patienten der Sinn des Tagebuchs erläutert wird und zudem betont wird, dass die für das Ausfüllen benötigte Zeit 2 min nicht überschreiten sollte. Außerdem soll der Patient regelmäßig Rückmeldung zu seinen Aufzeichnungen erhalten, wobei deutlich werden soll, dass die Aufzeichnungen für Diagnostik und Therapie auch tatsächlich verwendet werden. Im Regelfall soll ein Tagebuch nicht länger als 2–3 Wochen ohne Pause geführt werden, da bei längerer Zeitdauer die Sorgfalt beim Ausfüllen nachlässt.

11.4 Schmerzmessung in der Pädiatrie

11.4.1 Ältere Kinder

Goldstandard der Schmerzmessung ist bei Kindern ebenso wie bei Erwachsenen die Selbstauskunft. Die meisten Kinder verfügen im Alter von 8 Jahren über einen Entwicklungsstand, der ihnen ein Verständnis der quantitativen Bedeutung von Zahlen erlaubt. Aus diesem Grund werden von diesem Alter an die gleichen Skalen wie bei Erwachsenen eingesetzt.

Für entwicklungsverzögerte oder jüngere Kinder ab 4 Jahren wird die Faces Pain Scale in ihrer revidierten Form empfohlen [6] (Abb. 11.4). Hierbei sucht das Kind aus einer Reihe von 6 Gesichtern, die unterschiedliche Schmerzzustände in aufsteigender Reihenfolge darstellen, das Gesicht heraus, das dem eigenen Schmerzerleben am ehesten entspricht. Zur Überführung in eine Metrik werden vom ersten Bild mit dem Wert 0 in Zweierschritten bis zum letzten Bild mit dem Wert 10 Zahlen zugeordnet. Eine schmerztherapeutische Intervention sollte spätestens ab Messwert 4 erfolgen.

In älteren Gesichterskalen werden an den Endpunkten der Skala jeweils ein lächelndes Gesicht und ein weinendes Gesicht mit Tränen in den Augen dargestellt. Diese Form der Darstellung hat sich nicht bewährt.

Ein Gesicht mit Tränen kann von jüngeren Kindern zwar mit hoher Schmerzintensität verknüpft werden, ältere Kinder aber wollen mitunter trotz hoher Schmerzen nicht weinen und wählen deshalb fälschlicherweise ein Bild aus, das auf geringere Schmerzen hinweist. Ein lachendes Gesicht hingegen wird auch von zu diesem Zeitpunkt schmerzfreien Kindern mitunter deswegen nicht gewählt, weil ihnen trotz fehlender Schmerzen nicht zum Lachen zumute ist.

Tipp

Um validere Ergebnisse zu erhalten, wird empfohlen, die Kinder – falls möglich – bereits im schmerzfreien Zustand mit der Ratingskala vertraut zu machen. An hypothetischen Situationen soll geprobt werden, was eine angemessene Einstufung ist (z. B.: »Was für ein Gesicht machst du, wenn du auf einen spitzen Nagel trittst? – … wenn du dein Geburtstagspaket aufmachst?«).

11.4.2 Kleinkinder

Für Kleinkinder unter 4 Jahren ist die Gesichterskala nicht valide. Hier muss die Selbstauskunft verlassen und auf Beobachtung des Schmerzverhaltens zurückgegriffen werden. Im englischsprachigen Raum wird häufig die Children's Hospital Eastern Ontario Pain Scale (CHEOPS) eingesetzt [12]. In Deutschland allerdings hat sich die Kindliche Unbehagens- und Schmerzskala (KUSS) durchgesetzt, um den Schmerz bei Säuglingen und Kleinkindern zu beurteilen [2] (Tab. 11.2).

5 Parameter (Weinen, Gesichtsausdruck, Rumpfhaltung, Beinhaltung und motorische Unruhe) werden 15 sec

Tab. 11.2 Kindliche Unbehagens- und Schmerzskala (KUSS). (Aus [2] mit freundl. Genehmigung)

Beobachtung	Bewertung	
Weinen	– Gar nicht – Stöhnen, Jammern, Wimmern – Schreien	0 1 2
Gesichtsausdruck	– Entspannt, lächelt – Mund verzerrt – Mund und Augen grimassieren	0 1 2
Rumpfhaltung	– Neutral – Unstet – Aufbäumen, Krümmen	0 1 2
Beinhaltung	– Neutral – Strampelnd, tretend – An den Körper gezogen	0 1 2
Motorische Unruhe	– Nicht vorhanden – Mäßig – Ruhelos	0 1 2
	Summe	

Instruktion der Patienteneltern: »Beobachten Sie das Kind über insgesamt 15 sec. Bewerten Sie nur das, was Sie innerhalb dieses Zeitraums beobachtet haben.«

lang beobachtet und dann jeweils mit 0–2 Punkten bewertet, sodass für maximalen Schmerz wiederum ein Punktwert von 10 erzielt werden kann. Eine therapeutische Intervention wird bei Werten >2 empfohlen.

11.4.3 Neugeborene

In der Neonatologie sind vorwiegend für die Forschung Skalen entwickelt worden, die physiologische Parameter berücksichtigen, z. B. die CRIES-Skala [8], ein Akronym für Parameter, die Schmerzerleben vermuten lassen (C – »crying, R – »requires increased oxygen administration«, I – »increased vital signs«, E – »expression«, S – »sleeplessness«). In neueren Studien kommt die Neonatal Pain, Agitation and Sedation Scale (N-PASS) zum Einsatz [7], ebenfalls eine Kombination aus Beobachtungen des Verhaltens und physiologischer Parameter (Schreien/Irritabilität, Verhaltenszustand, Mimik, Extremitätentonus, Vitalzeichen: HF, RR, BP, SaO_2).

In einer AWMF-Leitlinie wird darauf hingewiesen, dass die physiologischen Parameter durch Müdigkeit, Erschöpfung oder sedierende Medikamente, aber auch durch die Unreife bei Frühgeborenen in ihrer Intensität herabgesetzt sein können und dadurch auch die Funktionalität der eingesetzten Skalen einschränken [10].

Die physiologischen Parameter weisen keine Schmerzspezifität auf, sodass durch sie lediglich Stressreaktionen beurteilt werden, die auf Schmerz hinweisen können; daher sollten sie durch Verhaltensparameter ergänzt werden. Im deutschsprachigen Raum findet der Berner Schmerzscore für Neugeborene zunehmend auch im Alltag Verwendung (Abb. 11.5). Er umfasst die Parameter Schlaf, Weinen, Beruhigung, Hautfarbe, Gesichtsmimik (Abb. 11.6), Körperausdruck und Atmung, die jeweils auf einer 4-stufigen Ratingskala von 0 bis 3 beurteilt werden sollen. Ab einem Gesamtwert von 9 sollte eine Intervention erfolgen. Zusätzlich können auch Herzfrequenz und O_2-Sättigung berücksichtigt werden [5]. Die bisherige Evaluation zeigt eine gute Inter- und Intra-Rater-Reliabilität sowie Konstruktvalidität. Die Kriteriumsvalidität konnte durch den Vergleich mit Messinstrumenten ähnlichen Inhalts belegt werden.

11.5 Schmerzmessung in der Geriatrie

11.5.1 »Underreporting of pain«

Experten gehen davon aus, dass Schmerz im Alter generell unterdiagnostiziert ist und deshalb auch zu wenig behandelt wird. Seit vielen Jahren bereits wird darauf hingewiesen, dass viele ältere Menschen Schmerz für ein normales Phänomen des Alters halten und daher weniger spontan als jüngere darüber berichten (»underreporting of pain«). Diese Auffassung wird auch von vielen Ärzten geteilt, die sich daher nicht spontan nach dem Schmerz der Patienten erkundigen.

Das Phänomen ist sowohl aus ärztlichen Praxen als auch aus Alten- und Pflegeheimen bekannt. Befragungen der Bewohner ergeben durchweg eine höhere Prävalenz von Schmerzen als Befragungen von Pflegepersonen oder Ärzten zu den Schmerzen der Bewohner. Die in einem Altenheim erhobene Schmerzdiagnose ist stark von der Methode der Befragung abhängig.

Verlässt sich der Untersuchende auf den spontanen Bericht der Bewohner, werden deutlich seltener Schmerzdiagnosen gestellt, als wenn gefragt wird »Leiden Sie an Schmerzen?«. Noch häufiger sind Schmerzdiagnosen bei Einsatz einer standardisierten Messskala.

Das Problem der Unterdiagnostizierung von Schmerz verstärkt sich mit zunehmender kognitiver Beeinträchtigung und Demenz. Epidemiologische Studien in Europa zeigen Prävalenzzahlen für Demenz, die sich mit zunehmendem Alter alle 5 Jahre nahezu verdoppeln. Bei den 60- bis 64-Jährigen ist nur 1 % von Demenz betroffen, während diese Krankheit bei nahezu einem Drittel aller Menschen

Name:

Berner Schmerzscore für Neugeborene					Datum / Zeit						
Parameter	**0**	**1**	**2**	**3**							
Schlaf	Ruhiger Schlaf oder Phase physiologischer Wachheit	Oberflächlicher Schlaf mit Augenblinzeln	Erwacht spontan	kann nicht einschlafen							
Weinen	Kein Weinen	Kurze Weinphase (weniger als 2 Min.)	Vermehrtes Weinen (mehr als 2 Min.)	Vermehrtes und schrilles Weinen (mehr als 2 Min.)							
Beruhigung	Keine Beruhigung notwendig	Weniger als 1 Min. zur Beruhigung	Mehr als 1 Min. zur Beruhigung	Mehr als 2 Min. zur Beruhigung							
Hautfarbe	Rosig	Gerötet	Leicht blass evtl. marmoriert	Blass marmoriert, zyanotisch							
Gesichtsmimik	Gesicht entspannt	Vorübergehendes Verkneifen des Gesichts	Vermehrtes Verkneifen des Gesichts und Zittern des Kinns	Dauerhaftes Verkneifen des Gesichtes und Zittern des Kinns							
Körper-ausdruck	Körper entspannt	Vorwiegend entspannt, kurze Verkrampfung	Häufige Verkrampfung, aber auch Entspannung möglich	Permanente Verkrampfung							
Atmung	Normal und ruhig (Ausgangswert)	Oberflächlich, Zunahme der Frequenz um 10 bis 14 inner-halb von 2 Min. und/oder thorakale Einziehungen	Oberflächlich, Zunahme der Frequenz um 15 bis 19 inner-halb von 2 Min. Vermehrte thorakale Einziehungen	Oberflächlich und unregelmäßig, deutliche Zunahme der Frequenz um gleich oder mehr als 20 innerhalb von 2 Min. und/oder starke thorakale Einziehungen							
Kein Schmerz: 0–8 Punkte **Schmerz: ≥ 9 Punkte**		**total subjektive Indikatoren**									
Herzfrequenz	Normal (Ausgangswert)	Zunahme von 20 bpm oder mehr vom Ausgangswert mit Rückgang zum Ausgangs-wert innerhalb von 2 Min.	Zunahme von 20 bpm oder mehr vom Ausgangswert mit Rückgang zum Ausgangs-wert innerhalb von 2 Min.	Zunahme von 30 bpm oder mehr vom Ausgangswert oder vermehrt Bradykardien innerhalb von 2 Min.							
Sauerstoff-sättigung	Senkung von 0% bis 1,9%	Senkung von 2% bis 2,9%	Senkung von 3% bis 4,9%	Senkung von 5% und mehr							
Kein Schmerz: 0–10 Punkte **Schmerz: ≥ 11 Punkte**		**totale Gesamtskala**									
Punktetotal für subjektive Indikatoren: 21; Punkte total für Gesamtskala: 27											

Abb. 11.5 Berner Schmerzscore für Neugeborene (BSN). (Mit freundl. Genehmigung von Dr. Eva Cignacco)

im Alter von 90 Jahren diagnostiziert werden kann. Aus Pflegeheimen wird berichtet, dass Schmerzdiagnosen bei Demenzpatienten nur halb so häufig oder noch seltener gestellt werden als bei kognitiv unbeeinträchtigten Personen. Zudem ist auch die Verordnung von Analgetika bei Demenzpatienten deutlich seltener. Dies gilt unabhängig von der Art der Analgetika (Opioide, Nichtopioide) und der untersuchten Population (Heimbewohner, in Familien Lebende, Akutpatienten).

Die zunächst angenommene Erklärung, dass die neurodegenerative Erkrankung zu einer Abschwächung des Schmerzerlebens führe, konnte durch neuere laborexperi-

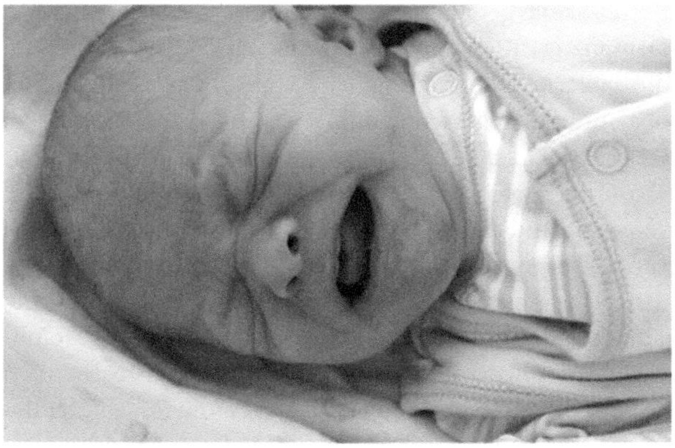

Abb. 11.6 Mimik eines Neugeborenen mit »verkniffenem« Gesicht, das auf Schmerzerleben hindeutet. (Mit freundl. Genehmigung von Prof. Dr. Erich Kasten)

mentelle Befunde [9] nicht bestätigt werden. Die spezifische Mimik, mit der Schmerz ausgedrückt wird, bleibt bei den Patienten erhalten und weist eindeutig auf ein Schmerzerleben hin. Entgegen der Erwartung zeigte sich sogar, dass Demenzpatienten im Vergleich zu kognitiv gesunden Personen in Schmerzsituationen mimisch stärker reagierten. Zudem konnte eine signifikant stärkere schmerzkorrelierte Aktivierung von Hirnarealen, die zur bekannten Schmerzmatrix gehören (Gyrus cinguli, SI, SII, Insula), beobachtet werden. Bei Demenzpatienten könnten nozizeptive Prozesse sogar verstärkt auftreten.

Wahrscheinlich leiden Personen mit Demenz unter dem Schmerz stärker als kognitiv Gesunde, ohne dieses – aufgrund ihrer Erkrankung – verbal kommunizieren zu können.

11.5.2 Subjektive Ratingskalen

Auch im Alter bleibt der verbale Selbstreport mithilfe standardisierter Messskalen der Goldstandard der Schmerzmessung.

Tipp

Werden visuelle Analogskalen oder numerische Ratingskalen bei der Schmerzmessung eingesetzt, so sollte auf die Darbietung in großen Schriftzügen bei guter Beleuchtung geachtet werden.

Mit zunehmender kognitiver Beeinträchtigung erweisen sich allerdings verbale Ratingskalen bzw. Bilder von Gesichtern (Faces Pain Scale – Revised) als besser geeignet.

Tipp

In der Geriatrie sollte in jedem Fall versucht werden, einen verbalen Selbstbericht zum Schmerzerleben zu erhalten und dazu die Skalen trotz der zuvor beschriebenen methodischen Nachteile auf wenige Kategorien zu begrenzen (z. B. kein Schmerz, leichter Schmerz, mäßiger Schmerz, starker Schmerz), ehe auf Fremdberichte und Beobachtungsverfahren zurückgegriffen wird.

Wenn bei einem Patienten die Entscheidung für die Nutzung einer bestimmten Skala gefallen ist, so sollte diese Skala auch bei zukünftigen Messungen beibehalten werden, um den Verlauf abbilden zu können.

Das Problem von Fremdratings durch Pflegepersonen sowie von Beobachtungen des Schmerzverhaltens besteht in der geringen Übereinstimmung des beobachteten Ausdrucksverhaltens mit dem subjektiv erlebten Schmerz. So ist der übereinstimmende Varianzanteil beider Messverfahren bei verbal kommunikationsfähigen Personen mit kognitiver Beeinträchtigung nur gering, wobei Fremdverfahren im Vergleich zu Selbstratings den erlebten Schmerz unterschätzen.

11.5.3 Beobachtungsskalen

Ist die Demenz so weit fortgeschritten, dass auch die verbale Kommunikationsfähigkeit beeinträchtigt ist, ist der Diagnostiker auf die Beobachtung des Schmerzverhaltens angewiesen. Zu diesem Zweck sind verschiedene Beobachtungsskalen entwickelt worden, die sich u. a. in der Frage unterscheiden, ob der Beobachter mit dem Patienten vertraut sein muss, weil auch Verhaltensänderungen über die Zeit erfasst werden, oder ob er den Schmerz unabhängig vom vorherigen Umgang mit dem Patienten beurteilen kann.

Konsens besteht darüber, dass die folgenden Beobachtungskategorien einbezogen werden sollten:

- **Gesichtsausdruck (z. B. Grimassieren, Stirnrunzeln),**
- **Verbalisation (z. B. Stöhnen, Schreien, Schimpfen),**
- **Körpersprache (z. B. Schonbewegung, Abwehr, Schaukeln),**
- **Atmung (z. B. Keuchen, Pressen) sowie**
- **Veränderungen des Verhaltens (z. B. Wechsel des Appetits, Veränderung des Schlafs, Reizbarkeit, Zurückgezogenheit) bei Verfahren, die auch Veränderungen des Verhaltens einbeziehen.**

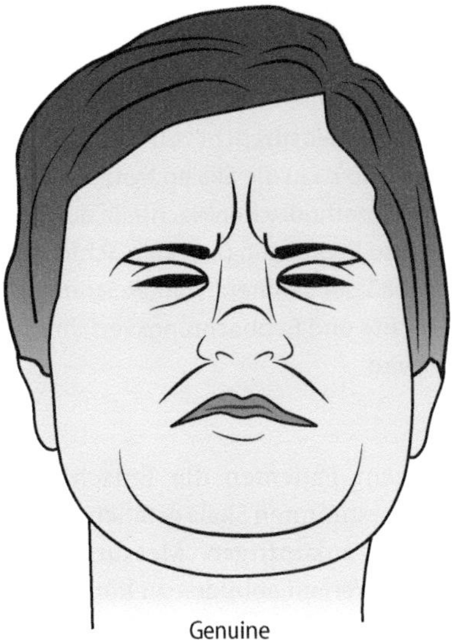

Abb. 11.7 Schmerzmimik. (Aus Craig et al. [3]; mit freundl. Genehmigung)

Eine große Schwierigkeit besteht darin, dass diese Kategorien, bis auf die spezifische Schmerzmimik (Abb. 11.7), eher als unspezifisch bezeichnet werden müssen und auch auf andere Probleme wie Depression, Langeweile, Agitiertheit oder Über- bzw. Unterstimulation hinweisen können. Das Verhalten kann zwar zuverlässig beobachtet werden (gute Reliabilität der Instrumente), aber es bleibt häufig unklar, ob dabei tatsächlich Schmerz gemessen wird (Validität der Instrumente). Dennoch wird in allen publizierten Leitlinien empfohlen, Beobachtungsskalen einzusetzen, um die Versorgungssituation Demenzkranker zu verbessern.

Erfassung von Verhaltensänderung

Als Beispiel für eine Beobachtungsskala, in der auf Veränderungen des Verhaltens eingegangen wird, sei die Kurzform der DOLOPLUS-2-Skala erwähnt [14]. Sie besteht aus 3 Dimensionen, die das aktuelle Schmerzverhalten beschreiben (Klagen über somatische Beschwerden, abwehrende und schützende Körperhaltungen in Ruhe sowie Schutz- und Schonverhalten in Bezug auf bestimmte Körperteile), sowie aus 2 Dimensionen, die auf Verhaltensänderungen hinweisen (veränderte Kommunikationsweisen und veränderte Teilnahme am sozialen Leben). Die Korrelation mit dem Rating auf der visuellen Analogskala bei kommunikationsfähigen Patienten beträgt nur 0,48 (entspricht 23 % gemeinsamer Varianz), wobei der Zusammenhang beider Skalen mit zunehmender Demenz abnimmt.

1-Punkt-Messung

Als Beispiel für Skalen, die eine Schmerzmessung ohne vorherige Kenntnis des Patienten ermöglichen, sei die BESD-Skala genannt (Beurteilung von Schmerzen bei Demenz [1, 17]) (Abb. 11.8). Es handelt sich dabei um die deutsche Übersetzung der PAINAD-Scale mit den Beobachtungskategorien Atmung, negative Lautäußerungen, Gesichtsausdruck, Körpersprache und Reaktion auf Tröstung. Für jede Kategorie sind maximal 2 Punktwerte zu vergeben, sodass ein Gesamtwert von 10 erreicht werden kann. Die Beobachtung ist zuverlässiger in Situationen, in denen die Beobachteten mobilisiert werden, als in Ruhesituationen. Ein Wert von 4 oder darüber in einer Mobilitätssituation wird als behandlungsbedürftig angesehen.

Bisherige Untersuchungen belegen die Reliabilität der Skala (gute interne Konsistenz, Inter-Rater- und Wiederholungsreliabilität). Als Validitätshinweis gilt die Tatsache, dass sich die BESD-Werte unter analgetischer Medikation verringern.

Für die BESD gelten allerdings die bereits bei der Verhaltensbeobachtung von Kindern erwähnten Einschränkungen.

> **Von der spezifischen Schmerzmimik abgesehen müssen alle anderen Beobachtungskategorien in Bezug auf die Schmerzerfassung eher als unspezifisch angesehen werden.**

Dennoch ist der Einsatz der BESD-Skala bei verbal nicht kommunikationsfähigen Personen zu empfehlen. Die auf diese Weise erhaltene Information über den Schmerz ist valider als jene Information, die durch Behandler oder durch Angehörige gegeben werden kann.

11.6 Schmerzmessung im Krankenhaus

11.6.1 Der Expertenstandard

Nach den Empfehlungen der AWMF-S3-Leitlinie »Behandlung akuter perioperativer und posttraumatischer Schmerzen« soll die Schmerzintensität perioperativ mithilfe eindimensionaler Skalen regelmäßig sowohl in Ruhe als auch bei Aktivitäten, wie z. B. beim Aufstehen, tiefen Einatmen oder Husten, gemessen und dokumentiert werden [16] . Dadurch können sowohl der Erfolg der Schmerztherapie und der Prozess der Genesung überprüft als auch mögliche Komplikationen des Verlaufs frühzeitig entdeckt werden.

> **Eine adäquate perioperative Schmerztherapie reduziert das Risiko der Schmerzchronifizierung und verbessert das postoperative Outcome.**
> **Ein möglicher Grund dafür ist, dass eine Kontrolle des Schmerzes dem Patienten eine frühzeitige Aktivierung erlaubt.**

BESD
Beurteilung von Schmerzen bei Demenz

Beobachten Sie den Patienten/die Patientin zunächst zwei Minuten lang. Dann kreuzen Sie die beobachteten Verhaltensweisen an. Im Zweifelsfall entscheiden Sie sich für das vermeintlich beobachtete Verhalten. Setzen Sie die Kreuze in die vorgesehen Kästchen. Mehrere positive Antworten (außer bei Trost) sind möglich. Addieren Sie nur den jeweils höchsten Punktwert (maximal 2) der fünf Kategorien.

Name des/der Beobachteten: ______________________

Ruhe
Mobilisation und zwar durch folgende Tätigkeit: ______________________

Beobachter/in: ______________________

1. Atmung (unabhängig von Lautäußerung)	nein	ja	Punktwert
• normal	☐	☐	0
• gelegentlich angestrengt atmen	☐	☐	1
• kurze Phasen von Hyperventilation (schnelle und tiefe Atemzüge)	☐	☐	
• lautstark angestrengt atmen	☐	☐	2
• lange Phasen von Hyperventilation (schnelle und tiefe Atemzüge)	☐	☐	
• Cheyne Stoke Atmung (tiefer werdende und wieder abflachende Atemzüge mit Atempausen)	☐	☐	
2. Negative Lautäußerung			
• keine	☐	☐	0
• gelegentlich stöhnen oder ächzen	☐	☐	1
• sich leise negativ oder missbilligend äußern	☐	☐	
• wiederholt beunruhigt rufen	☐	☐	2
• laut stöhnen oder ächzen	☐	☐	
• weinen	☐	☐	
Zwischensumme 1			

Pain Assessment in Advanced Dementia (PAINAD) Scale Warden, Hurley, Volcer et al. 2003

Fassung Dezember 2008
1

Abb. 11.8 Beurteilung von Schmerzen bei Demenz (BESD). (Mit freundl. Genehmigung von PD Dr. Matthias Schuler)

Für den perioperativen Einsatz wird von Experten nach Abwägung der Vor- und Nachteile der einzelnen Skalen die NRS zur Schmerzmessung empfohlen. Nach dem Expertenstandard Schmerzmanagement in der Pflege soll die Schmerzmessung und Dokumentation durch eine Pflegekraft zu Beginn des pflegerischen Auftrags sowie in individuell festzulegenden Zeitabständen durchgeführt werden [4]. Eine schmerztherapeutische Intervention sollte stattfinden, wenn auf der NRS ein Wert von 3 oder 4 gemessen wurde. Aufgabe der Pflegefachkraft soll es zudem sein, spätestens bei einer Schmerzintensität von mehr als 3 auf der NRS eine zuvor festgelegte Verfahrensregelung anzuwenden oder eine ärztliche Anordnung zur Einleitung oder Anpassung der Schmerzbehandlung einzuholen und diese nach Plan umzusetzen.

Name des/der Beobachteten: ______________________

3. Gesichtsausdruck	nein	ja	Punktwert
• lächelnd oder nichts sagend	☐	☐	0
• trauriger Gesichtsausdruck	☐	☐	1
• ängstlicher Gesichtsausdruck	☐	☐	
• sorgenvoller Blick	☐	☐	
• grimassieren	☐	☐	2
4. Körpersprache			
• entspannt	☐	☐	0
• angespannte Körperhaltung	☐	☐	1
• nervös hin und her gehen	☐	☐	
• nesteln	☐	☐	
• Körperspache starr	☐	☐	2
• geballte Fäuste	☐	☐	
• angezogene Knie	☐	☐	
• sich entziehen oder wegstoßen	☐	☐	
• schlagen	☐	☐	
5. Trost			
• trösten nicht notwendig	☐	☐	0
• Ist bei oben genanntem Verhalten ablenken oder beruhigen durch Stimme oder Berührung möglich?	☐	☐	1
• Ist bei oben genanntem Verhalten trösten, ablenken, beruhigen nicht möglich?	☐	☐	2
Zwischensumme 2			
Zwischensumme 1			
Gesamtsumme von maximal 10 möglichen Punkten			__/10

Andere Auffälligkeiten:

____

____

____

Pain Assessment in Advanced Dementia (PAINAD) Scale Warden, Hurley, Volcer et al. 2003

Fassung Dezember 2008

Abb. 11.8 (Fortsetzung)

11.6.2 Intensivpatienten

Intensivpatienten haben wegen ihrer Erkrankung oder wegen invasiver Eingriffe ein erhöhtes Risiko, unter Schmerzen zu leiden. Diese können durch therapeutische Maßnahmen wie Katheter, Drainagen, maschineller Beatmung sowie Physiotherapie, Mobilisation und Verbandswechsel verstärkt werden.

Bei einer Sedierung, bei endotrachealer Intubation oder maschineller Beatmung sind Patienten wegen der dadurch eingeschränkten Kommunikationsfähigkeit besonders gefährdet, mit ihren Schmerzen unerkannt zu bleiben.

Unerkannte Schmerzen belasten die Atmung und das Herz-Kreislauf-System und verlangsamen den Genesungs-

Tab. 11.3 Behavioral Pain Scale (BPS). (Mod. nach [15], dt. Übers. aus [10]; mit freundl. Genehmigung)

Item	Beschreibung	Punkte
Gesichtsausdruck	- Entspannt - Teilweise angespannt - Stark angespannt - Grimmassieren	1 2 3 4
Obere Extremität	- Keine Bewegung - Teilweise Bewegung - Anziehen mit Bewegung der Finger - Ständiges Anziehen	1 2 3 4
Adaptation an Beatmungsgerät	- Tolerierung - Seltenes Husten - Kämpfen mit dem Beatmungsgerät - Kontrollierte Beatmung nicht möglich	1 2 3 4

prozess. In den S2-Leitlinien der DGAI wird daher gefordert, die individuelle Erfassung der Schmerzsituation, die Festlegung des sich daraus ergebenden Analgesieziels sowie die Überprüfung des Therapieeffekts müssten Standard auf allen Intensivstationen sein [11].

Bei verbal kommunikationsfähigen Patienten sollen die zuvor beschriebenen subjektiven Schmerzskalen eingesetzt werden, bei Patienten, die dazu nicht in der Lage sind, müssen Verhaltensweisen wie Mimik und Bewegung und physiologische Parameter wie Herz- und Atemfrequenz, Blutdruck, Tränenfluss, Schweißsekretion sowie ihre Veränderungen unter analgetischer Therapie zur Beurteilung herangezogen werden. Anekdotische Berichte belegen, dass bei verbal nicht kommunikationsfähigen Patienten der Einsatz der BESD-Skala auch in der Intensivpflege von Nutzen sein kann.

11.6.3 Beatmete Patienten

Bei beatmeten Patienten hat die Behavioral Pain Scale (BPS) in Deutschland die höchste Akzeptanz gefunden (Tab. 11.3). Sie besteht aus 3 verhaltensbezogenen Parametern, dem Gesichtsausdruck, der Bewegung der oberen Extremitäten und der Adaptation an das Beatmungsgerät [15]. Diese Parameter werden auf einer Skala von 1 bis 4 bewertet, wobei höhere Werte auf einen höheren Ausprägungsgrad des Schmerzverhaltens hinweisen. Die Testgüte der Skala ist als befriedigend zu bezeichnen. Sowohl interne Konsistenz als auch Inter-Rater-Reliabilität weisen gute Werte aus. Die Validität wird dadurch demonstriert, dass Patienten während schmerzhafter Eingriffe geringere Werte zeigen als während schmerzarmer Eingriffe.

Tipp

Da stark sedierte Patienten geringere Werte aufweisen als nicht sedierte, muss bei der Interpretation der Schmerzwerte die Sedierungstiefe berücksichtigt werden.

Ziel der Analgosedierung ist es, die Patienten so früh wie möglich wieder in die Lage zu versetzen, ihre körpereigenen Funktionen wahrzunehmen, ihnen frühzeitig eine aktive Mitarbeit in der Therapie zu ermöglichen und dadurch die Therapieerfolge zu verbessern.

Literatur

1. Basler HD, Hüger D, Kunz R, Luckmann J, Lukas A, Nikolaus T, Schuler MS (2006) Beurteilung von Schmerz bei Demenz (BESD) – Untersuchung zur Validität eines Verfahrens zur Beobachtung des Schmerzverhaltens. Schmerz 20:519–526
2. Büttner W, Finke W, Hilleke M, Reckert S, Vsianskal L, Brambrink A (1998) Entwicklung eines Fremdbeobachtungsbogens zur Beurteilung des postoperativen Schmerzes bei Säuglingen. AINS 33:353–361
3. Craig KD, Prkachin KM, Grunau RVE (2001) The facial expression of pain. In: Turk DC, Melzack R (Hrsg) Handbook of pain assessment, 2. Aufl. Guilford, New York, S 262
4. Deutsches Netzwerk für Qualitätsentwicklung in der Pflege (DNQP) (Hrsg) Expertenstandard Schmerzmanagement in der Pflege bei akuten Schmerzen, 1. Aktualisierung 2001. http://www.wiso.hs-osnabrueck.de/fileadmin/users/774/upload/ExpertenstandardSchmerzmanagement_Akt.pdf. Zugegriffen: 20. Juni 2013
5. Gessler P, Cignacco E (2004) Vorgehensweisen zur Schmerzerfassung bei Neugeborenen sowie Vergleich des Berner Schmerzscores für Neugeborene (BSN) mit dem Premature Infant Pain Profile (PIPP). Klin Pädiatr 216:16–20
6. Hicks CL, von Baeyer CL, Spafford PA, van Korlaar I, Goodenough B (2001) The Faces Pain Scale – Revised: toward a common metric in pediatric pain measurement. Pain 93:173–183
7. Hummel P, Puchalski M, Creech SD, Weiss MG (2008) Clinical reliability and validity of the N-PASS: neonatal pain, agitation and sedation scale with prolonged pain. J Perinatol 28:55–60
8. Krechel SW, Bildner J (1995) CRIES: a new neonatal postoperative pain measurement score. Initial testing of validity and reliability. Paed Anaesth 5:53–61
9. Lautenbacher S, Kunz M, Mylius V (2007) Mehrdimensionale Schmerzmessung bei Demenzpatienten. Schmerz 21:529–538
10. Leitlinien der Deutschen Gesellschaft für Anästhesiologie und Intensivmedizin (DGAI) und der Deutschen Interdisziplinären Vereinigung für Intensiv- und Notfallmedizin (DIVI) (2010) S3-Leitlinie: Analgesie, Sedierung und Delirmanagement in der Intensivmedizin – Langfassung. AWMF-Leitlinien-Register Nr. 001/012. http://www.awmf.org/uploads/tx_szleitlinien/001-012l.pdf. Zugegriffen: 26. April 2013
11. Martin J, Bäsell H, Bürkle H, Hommel J, Huth G, Kessler FJ, Kretz FJ, Putensen Ch, Quintel M, Tonner P, Tryba M, Scholz J, Schüttler J,

Wappler F, Spies C (2005) Analgesie und Sedierung in der Intensivmedizin – Kurzversion. S2-Leitlinien der Deutschen Gesellschaft für Anästhesie und Intensivmedizin. Anästh Intensivmed 46(Suppl. 1):S1–20

12. McGrath PJ, Johnston G, Goodman JT, Schillinger J, Dunn J, Chapman J (1985) CHEOPS: a behavioral scale for rating postoperative pain in children. In: Fields HL (Hrsg) Advances in Pain Research and Therapy. Raven Press, New York, S 395–402
13. Meissner W, Mescha S, Rothaug J, Zwacka S, Goettermann A, Ulrich K, Schleppers A (2008) Quality improvement in postoperative pain management. Dtsch Arztebl Int 105:865–670
14. Pautex S, Herrmann FR, Michon A, Giannakopoulos P, Gold G (2007) Psychometric properties of the Doloplus-2 observational pain assessment scale and comparison to self-assessment in hospitalised elderly. Clin J Pain 23:774–779
15. Payen JF, Bru O, Bosson JL, Lagrasta A, Novel E, Deschaux I, Lavagne P, Jacquot C (2001) Assessing pain in critically ill sedated patients by using a behavioral pain scale. Crit Care Med 29: 2258–2263
16. Deutsche Interdisziplinäre Vereinigung für Schmerztherapie (2009) S3-Leitlinie. Behandlung akuter perioperativer und posttraumatischer Schmerzen (AWMF-Register Nr. 041/001). http://www.awmf.org/uploads/tx_szleitlinien/041-001_S3_Behandlung_akuter_perioperativer_und_posttraumatischer_Schmerzen_aktualisierte_Fassung_04-2009_05-2011.pdf. Zugegriffen: 26. April 2013
17. Schuler M, Becker S, Kaspar R, Nikolaus Th, Kruse A, Basler HD (2007) Psychometric Properties of the German »Pain Assessment in Advanced Dementia Scale« (PAINAD-G) in Nursing Home Residents. J Am Med Dir Assoc 8:388–395

Untersuchungstechniken

K. Niemier, H.-R. Casser, R. Baron, J. Raethjen

H.-R. Casser et al. (Hrsg.), *Rückenschmerzen und Nackenschmerzen*,
DOI 10.1007/978-3-642-29775-5_12, © Springer-Verlag Berlin Heidelberg 2016

Untersuchungstechniken bei Rücken- und Nackenschmerzen umfassen klinische neuroorthopädische Untersuchungen sowie apparative Verfahren inklusive der apparativen Funktionsdiagnostik, der Bildgebung, der Neurophysiologie und Laboruntersuchungen. Die klinische Untersuchung erhebt funktionelle und strukturelle Befunde des Bewegungssystems und des vegetativen Nervensystems, identifiziert »red flags« und Diskrepanzen zwischen Befund und Schmerzerleben des Patienten. Sie ist Ausgangspunkt für weitere diagnostische Schritte und Voraussetzung für die Therapie. Eine gute klinische Untersuchung fördert darüber hinaus die Arzt-Patienten-Beziehung. Die apparative Diagnostik dient vor allem der Erhärtung klinischer Diagnosen und ist Grundlage für eventuell notwendige interventionelle oder operative Therapien. Elektrophysiologische Untersuchungen sind bei klinisch-neurologischen Defiziten indiziert und umfassen Nadelelektromyografie, Neurografie und evozierte Potenziale. Ihr Einsatz sollte pragmatisch erfolgen. Die apparative Funktionsdiagnostik erweitert die körperliche funktionelle Untersuchung, unterstützt die Trainingsplanung und dient als Feedback für den Patienten.

12.1 Orthopädie/funktionelle Untersuchung

K. Niemier, H.-R. Casser, R. Baron

12.1.1 Neuroorthopädische funktionelle Untersuchung

K. Niemier, H.-R. Casser

Die körperliche Untersuchung ist neben der Anamnese entscheidend für die weitere apparative Diagnostik, Diagnosefindung und letztendlich Therapieplanung. Eine gute Untersuchung gibt Rückschlüsse auf strukturelle und funktionelle Befunde, Diskrepanzen zwischen Befund und Schmerzerleben der Patienten sowie Hinweise auf systemische Erkrankungen (Tab. 12.1). Sie ist Grundlage für die Durchführung bzw. Rezeptierung von funktionellen Therapien wie der manuellen Therapie, Physiotherapie, Trainingstherapie oder Eigenübungsprogrammen und Instrument zur Einschätzung der Therapieeffektivität im Sinne einer Verlaufsdiagnostik. Des Weiteren unterstützt die körperliche Untersuchung die Schaffung einer guten Arzt-Patienten-Beziehung.

Wesentliche Aufgaben der Untersuchung

- Erhebung funktioneller Befunde des Bewegungssystems:
  - primäre (grundlegende) Funktionsstörungen
  - sekundäre (schmerzhafte) Funktionsstörungen
- Erhebung funktioneller Befunde des vegetativen Nervensystems
- Erhebung struktureller Befunde des Bewegungssystems, z. B.:
  - degenerative Veränderungen der Wirbelsäule
  - Arthrosen
- Erhebung von »red flags«, z. B.:
  - entzündliche Veränderungen
  - neurologische Defizite
- Erhebung von Diskrepanzen zwischen Befund und Schmerzerleben und Einschränkung des Patienten

Neben der Differenzierung ist die Wertung von funktionellen und strukturellen Befunden für das individuelle Schmerzsyndrom entscheidend. So können degenerative Veränderungen der Facettengelenke oder Triggerpunkte (TRP) eine Bedeutung für den aktuellen Schmerz haben oder unwesentlich sein. Zur nachhaltigen Therapieplanung empfiehlt sich auch die Unterscheidung in primäre und sekundäre Befunde, wobei viele degenerative Störungen auf eine mangelnde Stabilisierung zurückzuführen sind (Abb. 12.1) [1, 2].

Bei ca. 695 Muskeln im Körper kann nicht jeder Muskel, aber auch nicht jedes Gelenk zu jeder Gelegenheit untersucht werden. Der Untersuchungsablauf ist von der Krankheitsphase (akut, rezidivierend, chronisch, chronifizierungsgefährdet), der Lokalisation der Schmerzen (lokal, Ausstrahlung, generalisiert) und der Begleitsymptomatik (neurologische Symptome, vegetative Symptome) abhängig. Bei einem akuten Rezidiv/einer akuten Exazerbation eines chronischen Schmerzsyndroms ist initial eine regionale Untersuchung, nach Abklingen der akuten Schmerzen eine Übersichtsuntersuchung mit befundabhängiger regionaler Untersuchung notwendig (Tab. 12.2).

Untersuchung auf sekundäre (schmerzhafte) Befunde

Gelenke

Funktionsstörungen, Arthrosen und entzündliche Veränderungen an Knie-, Hüft- und Sakroiliakalgelenken (SIG) sind oft an Rückenschmerzen beteiligt oder auch Ursachen für einen Rückenschmerz. Das Schultergelenk und die Verbindung der Skapula mit dem Thorax sind häufig in zervikale und dorsale Schmerzsyndrome involviert.

Gelenke werden immer auf die Gelenkbeweglichkeit nach der Neutral-Null-Methode untersucht. Die Gelenk-

Tab. 12.1 Beispielhafter Ablauf einer neuroorthopädischen funktionellen Untersuchung: Befund – Rückschluss – weitere Diagnostik

Struktur	Befund	Rückschlüsse/Differenzialdiagnostik	Mögliche weitere Diagnostik
Gelenk	– Eingeschränkte Beweglichkeit – Druckschmerz	– Funktionsstörung – – Gelenkig – – Muskulär – Arthrose	– Funktionelle Untersuchung – Röntgen
	– Überwärmung – Rötung – Schwellung/Erguss	– Entzündung: – – Lokal – – Systemisch	– Röntgen – MRT – Bakteriologie – Rheumaserologie – Internistischer Befund
Wirbelsäule	– Eingeschränkte Beweglichkeit – Schmerz: – – Bewegung – – Klopfschmerz – – Druckschmerz	– Funktionsstörungen: – – Gelenkig – – Muskulär – Dysfunktionale Kognitionen – Degenerative Veränderungen – Osteoporose – Bandscheibenschäden – Entzündung: – – Lokal – – Systemisch	– Funktionelle Untersuchung – Psychische Differenzialdiagnostik – Röntgen – Diagnostische Blockaden (z. B. Facettengelenke) – MRT – Labor und Rheumaserologie – Szintigrafie – DXA-Scan
Sakroiliakalgelenke	– Eingeschränkte Beweglichkeit – Schmerz: – – Bewegung – – Druckschmerz	– Funktionsstörungen: – – Gelenkig – – Muskulär – Degenerative Veränderungen – Entzündung	– Funktionelle Untersuchung – Röntgen – Diagnostische Blockaden (Sakroiliakalgelenke [SIG]) – MRT mit Kontrastmittel (KM) – Rheumaserologie – Internistischer Befund
Allgemein	– Schmerzüberempfindlichkeit: – – Lokal – – Generalisiert	– Neuropathische Schmerzkomponente – Schmerzregulationsstörung – Psychische Grunderkrankung	– Neurografische Diagnostik – Quantitative sensorische Testung (QST) – Vegetative Diagnostik – Psychische Differenzialdiagnostik – Soziodiagnostik

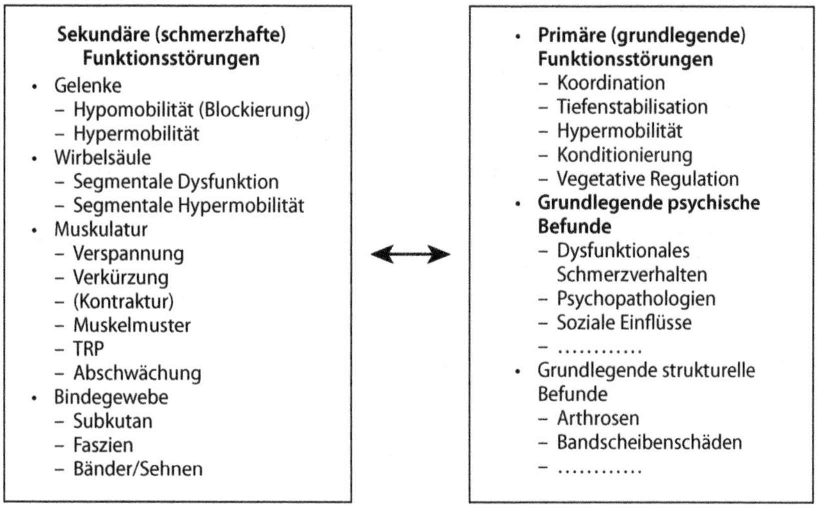

Abb. 12.1 Primäre und sekundäre Befunde bei chronischen Schmerzsyndromen

Tab. 12.2 Klinische Untersuchung in Abhängigkeit von Chronifizierung und Schmerzausbreitung

Krankheitsphase	Lokalisation	Untersuchung
Akut	Lokal	– Regionale neuroorthopädische Untersuchung – Neurologische Untersuchung
	Generalisiert	– Neuroorthopädische Übersichtsuntersuchung – Neurologische Untersuchung – Internistische Untersuchung
Chronifizierungsgefährdet, rezidivierend, chronisch	Lokal	– Neuroorthopädische Übersichtsuntersuchung – Neurologische Untersuchung
	Generalisiert	– Neuroorthopädische Übersichtsuntersuchung – Neurologische Untersuchung – Internistische Untersuchung

Tab. 12.3 Normwerte für Bewegungsausschläge von relevanten Gelenken (Neutral-Null-Methode), und ihre Kapselmuster. (Mod. nach Sachse [16])

Gelenk	Außen-/Innenrotation (Hüfte und Knie 90° gebeugt)	Extension-Flexion (Knie 90° gebeugt)	Abduktion-Adduktion (Hüfte 90° gebeugt)	Kapselmuster
Schulter	110–80/0/90°	Nur aktive Prüfung	Abduktion 120–80°	Abduktion>Außenrotation>Innenrotation
Hüfte	50–40/0/30–40°	15/0/120–140°	40–60/0/20–30°	Innenrotation>Extension>Abduktion>-Flexion>Außenrotation
Knie	30/0/20°	0–10/0/120–150°	möglich	Flexion>Extension

beweglichkeit wird vom Gelenk und den umliegenden Geweben bestimmt. Gelenkstörungen zeigen ein immer gleiches Muster der Bewegungseinschränkung (Kapselmuster, Tab. 12.3). Ist ein Gelenk nicht im Kapselmuster bewegungseingeschränkt, sollte der Blick auf die umliegenden Gewebe gerichtet werden. Neben der Bewegungseinschränkung sind das Palpationsgefühl am Ende der Bewegung und eine eventuelle Schmerzprovokation von Bedeutung. Ein hartes Bewegungsende ist als pathologisch zu werten.

Eine weitere Methode, Gelenkstörungen zu diagnostizieren, ist das Gelenkspiel. Hier werden nicht die Funktions-, sondern die Gelenkgleitbewegungen (Gelenkspiel) untersucht. Die Muskulatur ist nahezu aus der Untersuchung ausgeschaltet. Ein eingeschränktes Gelenkspiel und ein hartes Palpationsgefühl am Bewegungsende sind Zeichen einer Gelenkblockierung (Abb. 12.2).

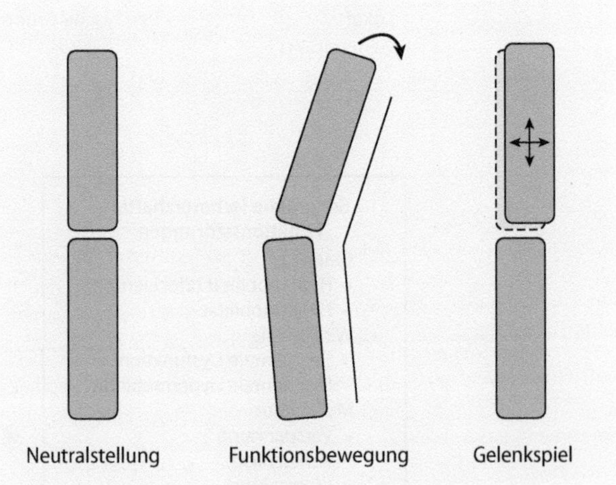

Abb. 12.2 Funktionsbewegung und Gelenkspiel. (Aus Niemier u. Seidel [1])

Hinweise für eine Arthrose sind deutliche Bewegungseinschränkungen im Kapselmuster, ein deutlich eingeschränktes Gelenkspiel und ein oft extrem hartes Bewegungsende. Schnelle Rezidive nach funktioneller Behandlung (Mobilisation, Manipulation) sprechen eher für arthrotische Veränderungen als für rein funktionelle Störungen. Die endgültige Diagnose Arthrose wird durch das Röntgen gestellt. Die Indikation zur operativen Therapie (z. B. Gelenkersatzoperation) ergibt sich aus der Symptomatik, der funktionellen Einschränkung und deren Behandelbarkeit sowie dem Röntgenbild. In manchen Fällen gibt das Röntgenbild nicht den aktuellen morpholo-

Tab. 12.4 Gelenkmuster von relevanten Gelenken

Gelenk	Abgeschwächte Muskulatur	Verspannte/verkürzte Muskulatur	Typische Triggerpunkte
Hüfte	– M. glutaeus medius – M. glutaeus minimus	– M. Iliopsoas – M. tensor fascia lata – M. piriformis – M. rectus femoris – M. biceps femoris – Adduktoren	Gesamte Hüftmuskulatur
Knie	– M. quadriceps vastus medialis	– M. quadriceps vastus lateralis – M. popliteus – M. rectus femoris – Ischiokrurale Muskulatur	Gesamte Kniemuskulatur
Schulter	– Rotatorenmanschette – Skapulafixatoren	– M. trapezius – Mm. pectorales majores u. minores – M. levator scapulae – Mm. scaleni	Gesamte Schultermuskulatur
SIG	– Beckenboden – M. transversus abdominis	– M. piriformis – M. tensor fascia lata	Beckenmuskulatur

gischen Befund wieder. Dies ist z. B. bei einer initialen Hüftkopfnekrose oder einem Knochenmarködem der Fall. Der klinische Befund ergibt ein schmerzhaftes Gelenk mit ausgeprägten Funktionsstörungen, während das Röntgenbild keine wesentlichen Veränderungen zeigt. In diesen Fällen sollte eine Magnetresonanztomografie (MRT) des Gelenks durchgeführt werden.

Neben der Bewegungsstörung werden bei der Gelenkuntersuchung Hinweise für Entzündung (Schwellung/Erguss, Rötung, Überwärmung), Einschränkungen der Stabilität (funktionell-muskulär, morphologisch, z. B. Kreuzbandläsionen) und Schädigungen von periartikulären (Sehnen, Bänder, Bursae) bzw. intraartikulären Geweben (z. B. Meniskusläsionen) gesucht. Bei Hinweisen auf entsprechende Pathologien ist in den meisten Fällen eine Gelenksonografie ausreichend. Zur Diagnostik von Meniskusschäden oder Bänderläsionen ist ein MRT oder die Arthroskopie indiziert.

Neben dem Kapselmuster zeigen funktionsgestörte und/oder degenerativ veränderte Gelenke ein typisches Gelenkmuster. Dieses zeigt an, welche Muskeln bei Gelenkstörungen typischerweise mit Abschwächung bzw. mit Verspannung/Verkürzung reagieren (Tab. 12.4).

Die Palpation von Muskel-/Sehnenansätzen ist ein wichtiger Bestandteil der Untersuchung zur Differenzierung von Schmerzen.

Eine Besonderheit ist das Sakroiliakalgelenk. Es hat keine eigene Muskulatur, wird durch das lokale stabilisierende System muskulär gesichert (► Abschn. 12.1.1, »Untersuchung auf primäre Befunde und Störungen«) und übernimmt eine Stoßdämpferfunktion bei der Übertragung von Lasten vom Rumpf auf die untere Extremität. Funktionsstörungen sind häufig sekundär zu Blockierungen des Fibulaköpfchens (inkl. TRP M. biceps femoris), Blockierungen im Segment L4/5 und zu TRP im Beckenboden und TRP im M. piriformis [3].

Wirbelsäule (WBS)

Die Untersuchung der Wirbelsäule beinhaltet die Beurteilung der Gesamtstatik, der regionalen Beweglichkeit und der segmentalen Beweglichkeit. Wichtige Regionen sind die sog. Schlüsselregionen, da diese häufig gestört sind und aufgrund ihrer zentralen Lage die Gesamtstatik und Bewegungssteuerung beeinflussen können (Tab. 12.5).

Bei der Beweglichkeitsprüfung wird auf das Bewegungsausmaß (Tab. 12.6), das Palpationsgefühl am Bewegungsende (hart=pathologisch), Schmerzprovokationen und Ausweichbewegungen geachtet. Bei auffälligen Befunden ist eine segmentale Untersuchung indiziert. Ausgeprägte Bewegungseinschränkungen können ein Hinweis auf Spondyloarthritiden, ausgeprägte degenerative WBS-Veränderungen oder diffuse interstitielle Hyperosteose (DISH-Syndrom) sein (weitere Diagnostik: Bildgebung, ggf. Rheumaserologie).

Tipp

Eine deutliche Diskrepanz zwischen (geringer) regionaler Beweglichkeit und (normalen) segmentalen Einschränkungen spricht z. B. für Bewegungsvermeidung bei dysfunktionalen Kognitionen oder ausgeprägten muskulären Befunden.

Tab. 12.5 Schlüsselregionen

Region	Besonderheit	Folgen von Störungen
Orofaziales System	– Enge Verbindung zur oberen HWS – Anfällig gegenüber Fehlokklusionen der Zähne – Anfällig bei psychischem Stress (verbissen sein, Zähne knirschen)	– HWS-Störungen – Gesichts-/Nackenschmerz – Kopfschmerzen – Schwindelsymptomatik
Kraniozervikaler Übergang	– »Schwerer Schädel« trifft auf zarte Kopfgelenke – Hohe Beweglichkeit der Kopfgelenke	– Nackenschmerz mit oder ohne Ausstrahlung in die obere Extremität – Kopfschmerzen – Schwindel
Zervikothorakaler Übergang	– Gut bewegliche HWS trifft auf die gering bewegliche BWS – Anfällig bei psychischem Stress (eingezogener Kopf, Schultern hochgezogen)	– Nacken-/Schulterschmerz mit oder ohne Ausstrahlung in die obere Extremität – Engpasssyndrome – Kopfschmerzen
Mittlere BWS	– Muskuläre Schwachstelle zwischen dem oberen und unteren Erector spinae – Häufig Steilstellung	– Schmerz BWS – Thorakaler Schmerz – Interskapulärer Schmerz
Thorakolumbaler Übergang	– Änderung der Bewegungsrichtung (BWS=Rotation; LWS=Ante-/Retroflexion) – Rotation beim Gehen	– Thorakaler Schmerz – Lumbaler Schmerz
Lumbosakraler Übergang	– Bewegliche LWS trifft auf starres Os sacrum – SIG ohne eigene Muskulatur – Übertragung der gesamten Rumpflast auf die untere Extremität	– Kreuzschmerz mit oder ohne Ausstrahlung in die untere Extremität
Füße	– Tragen die gesamte Körperlast – Vermittlung der Gesamtstatik – Oft falsch gelagert (Schuhversorgung)	– Senk-, Knick und Plattfüße können die gesamte Körperstatik negativ beeinflussen mit sekundären generalisierten Befunden (Schmerzen)

Tab. 12.6 Wirbelsäulenbeweglichkeit

Wirbelsäulenabschnitt	Ante-/Retroflexion	Rechts-/Links-Rotation	Rechts-/Links-Seitneige	Besonderheiten
HWS	0–1QF/0/40°	60–80/0/60–80°	20–30/0720–30°	Beweglichkeit bis in obere BWS wird gemessen
BWS	20/0/50°	40–80/0/40–80	20/0/20°	Bewegung wird bis in die LWS fortgeleitet
LWS	Schober 10/15 FBA –5 bis 10 Retroflex. 20–30°	5/0/5°	20/0/20	

QF=Querfinger

▪▪ Weitere klinische Untersuchungen

Isometrische Anspannungstests

- Positiver Befund: weitere Differenzialdiagnostik hinsichtlich »red flags«

Klopfschmerz WBS

- Hinweise für osteoporotische Frakturen, Entzündung
- Weitere Differenzialdiagnostik
  - Röntgenbild (Verdacht auf osteoporotische Fraktur)
  - MRT (Verdacht auf Spondylodiszitis)

Facettendruckschmerz

- Facettenarthrose und/oder Facettenreizung mit Facettensyndrom
- Weitere Differenzialdiagnostik
  - TRP-Palpation: Erector-spinae- und/oder Multifidi-TRP-Palpation
  - Röntgen regional
  - Diagnostische Blockade der Rami dorsalis in den entsprechenden Segmenten (▶ Abschn. 12.2.3, »Interventionelle Schmerzdiagnostik«)

Interspinöser Druckschmerz

- Ligamentäre Überlastung
- Baastrup-Phänomen
- Weitere Differenzialdiagnostik
  - Röntgen regional
  - Diagnostische Blockade interspinös (▶ Abschn. 12.2.3, »Interventionelle Schmerzdiagnostik«)

Muskulatur

Die Muskulatur wir auf Verlängerbarkeit, Kraft, Triggerpunkte und Schmerz untersucht. Hilfreich ist die Kenntnis typischer Muskelmuster.

Verlängerbarkeit von Muskulatur

Voraussetzung für die Vergleichbarkeit der Prüfung auf Verlängerbarkeit sind definierte Ausgangslagen und Testabläufe. Diese sind von Janda ausführlich beschrieben worden [4]. Neben den möglichen Bewegungsausmaßen spielt auch das Palpationsgefühl am Ende der Bewegung eine entscheidende Rolle. Harte Bewegungsenden sind als pathologisch anzusehen. Bei einer eingeschränkten Verlängerbarkeit werden mehrere Formen unterschieden:

Formen eingeschränkter Verlängerbarkeit von Muskulatur

- **Verspannte Muskulatur** – ungenügende Lösung der Aktin-Myosin-Filamente nach der Kontraktion (aktiver, ATP verbrauchender Prozess)
- **Verkürzte Muskulatur** – zusätzlich zur ungenügenden Lösung der Aktin-Myosin-Filamente haben sich Bindegewebsbrücken gebildet
- **Kontraktur** – bindegewebiger Umbau der betroffenen Muskulatur. Folge: Gelenkfehlstellungen, z. B. Spitzfuß

Zwischen Verspannung und Verkürzung wird mithilfe einer therapeutischen Technik, der postisometrischen Relaxation (PIR), unterschieden. Nach minimaler Anspannung des betroffenen Muskels kann dieser bei einer Verspannung wieder auf seine normale Länge gebracht werden. Meist sind mehrere An- und Entspannungszyklen nötig. Bei einem verkürzten Muskel bewirkt die PIR möglicherweise eine Verbesserung der Verlängerbarkeit, der Muskel erreicht jedoch nicht seine physiologische Länge. Verkürzte Muskel werden mit Dehnungen behandelt.

Tipp

Eine dauerhaft erhöhte Muskelspannung kann durch Störungen der Bewegungs- und Haltungssteuerung, morphologische Faktoren oder durch psychische Faktoren aufrechterhalten werden. Eine entsprechende Differenzialdiagnostik sollte im Rahmen der multimodalen Diagnostik erfolgen.

Kraft

Eine Kraftmessung erfordert definierte Ausgangslagen für die Vergleichbarkeit von Testergebnissen. Die Kraft wird in 6 Grade (0–5) eingeteilt. Die Kraftgrade 0–3 erfordern eine weitere neurologische Differenzialdiagnostik (siehe neurologische Untersuchung, ▶ Abschn. 12.2.4 und ▶ Abschn. 12.3). Die Kraftgrade 3–4 können durchaus funktionell bedingt sein. Ursächlich für funktionelle Abschwächungen sind TRP, eine nicht ausreichend verlängerbare Muskulatur, Nichtbenutzung (Dekonditionierung z. B. bei dysfunktionalen Kognitionen/Verhalten oder Ausschaltung einzelner Muskeln aus Bewegungsmustern) oder Hemmung von Muskulatur durch Schmerzreize [4].

Triggerpunkte (TRP)

TRP sind kleine palpable Punkte in einer oft stark verspannten Muskelfaser (»taut band«). Bei der Palpation von TRP kommt es zu einem oft starken Schmerz mit charakteristischer Ausstrahlung (»referred pain«, ◘ Abb. 12.3) und einer lokalen Muskelkontraktion (»twitch response«). Um einen TRP zu diagnostizieren, müssen alle 3 Charakteristika vorliegen:

- »taut band«,
- »referred pain«,
- »twitch response«.

Liegen die Kriterien für einen TRP nicht vor, wird ein »tender point« diagnostiziert. Dieser kann bindegewebiger Natur sein bzw. Folge einer generalisierten oder lokalen Schmerzregulationsstörung. TRP können aktiv und passiv vorliegen. Aktive TRP bereiten den Patienten Schmerzen und führen zu Bewegungseinschränkungen, während passive TRP nur bei Palpation auffallen [1].

Tipp

Durch die Untersuchung können passive in aktive TRP umgewandelt werden. Eine sofortige Therapie z. B. durch eine PIR-Technik ist sinnvoll.

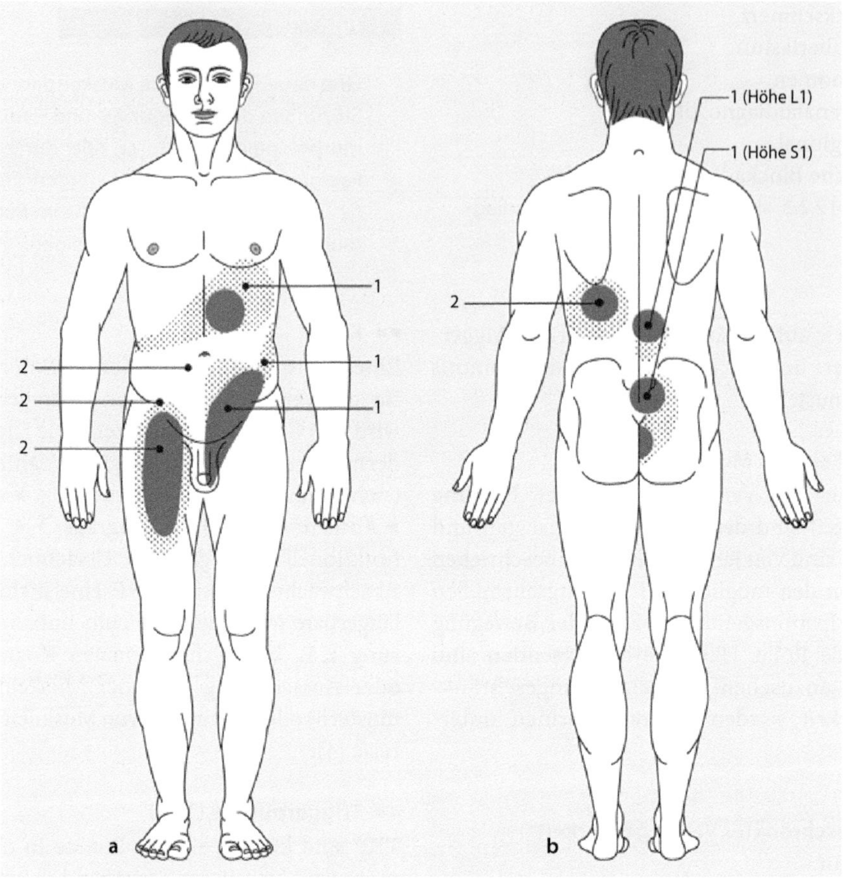

Abb. 12.3 Beispiel für typische TRP mit Schmerzausstrahlung in die LWS/Abdominalregion. **a** Schräge Bauchmuskeln *(1)* und Hüftbeuger *(2)*; **b** Mm. multifidi *(1)*, M. serratus posterior inferior *(2)*. (Aus Niemier u. Seidel [1])

▪▪ Schmerz

Kann man durch Palpation in der gesamten Muskulatur Schmerz provozieren, ist die Abklärung einer entzündlichen Genese indiziert (Entzündungsparameter, Rheumaserologie, Kreatininkinase). Bei negativen Laborwerten sollten differenzialdiagnostisch eine Schmerzregulationsstörung im Sinne der Fibromyalgie, autonome Dysfunktionen und psychosomatische Ursachen abgeklärt werden.

Bei lokalem, durch Palpation ausgelöstem Schmerz sollte auf TRP und nicht ausreichend verlängerbare Muskulatur untersucht werden. Auch regionale Schmerzregulationsstörungen sind differenzialdiagnostisch in Betracht zu ziehen.

▪▪ Muskelmuster

Durch Muskeln, die eher eine Tendenz zur Abschwächung bzw. zu einer verminderten Verlängerbarkeit zeigen, entstehen oft typische, immer wiederkehrende Muster. Diese ermöglichen es, den Untersuchungsgang zu vereinfachen und zu verkürzen, da man nicht jeden Einzelmuskel untersuchen muss (◘ Tab. 12.7).

Komplexe Muskelmuster sind als Folge von Störungen der Haltungs- und Bewegungssteuerung zu verstehen (► Abschn. 12.1.1, »Untersuchung auf primäre Befunde und Störungen«) und benötigen eine intensive funktionelle Behandlung unter Einbeziehung der primären und sekundären Funktionsstörungen.

▪ Bindegewebe

Bindegewebe in seinen verschiedenen Formen ist an Bewegung und Haltung zentral beteiligt als:

- propriozeptives Gewebe (Sehnen, Kapsel, Bänder),
- Kraftüberträger und -speicher (Sehnen, Faszien),
- Verschiebeschichten (Faszien, Subkutangewebe),
- Stabilisator (Bänder, Kapsel),
- sekretorisches Gewebe (Gelenkkapsel, Bursa),
- Polster (Bursa).

Schmerzhafte Befunde finden sich typischerweise infolge nicht ausreichend verlängerbarer Muskulatur an Sehnen-Knochen-Übergängen (Insertionstendopathien), als Folge von mangelnder muskulärer Stabilisation in

Tab. 12.7 Muskelmuster. (Mod. nach Niemier u. Seidel [1])

Muskelmuster	Abgeschwächte Muskeln	Nicht ausreichend verlängerbare Muskeln	Typische Fehlhaltung
Oberes gekreuztes Syndrom	– Tiefe Halsbeuger – Skapulafixatoren – Mm. multifidi	– Mm. pectorales majores et minores – M. trapezius pars descendens – Subokzipitale Nackenstrecker – M. sternocleidomastoideus – Mm. scaleni	– Kopfvorhalte – Überstreckung Kopfgelenke – Schulterprotraktion – Rundrücken BWS
Unteres gekreuztes Syndrom I	– M. transversus abdominis – Mm. multifidi	– Lumbaler Erector spinae	– Lumbale Hyperlordose – Oft kompensatorische BWS-Hyperkyphose
Unteres gekreuztes Syndrom II	– Glutäalmuskulatur	– M. iliopsoas	– Lumbosakrale Hyperlordose
Etagensyndrom	– Tiefe Halsbeuger – Skapulafixatoren – Thorakaler Erector spinae – Bauchmuskulatur – Glutäalmuskulatur	– Nackenstrecker – Mm. pectorales – Lumbaler Erector spinae – Hüftbeuger – Ischiokrurale Muskulatur	– Generalisierte funktionelle Störung

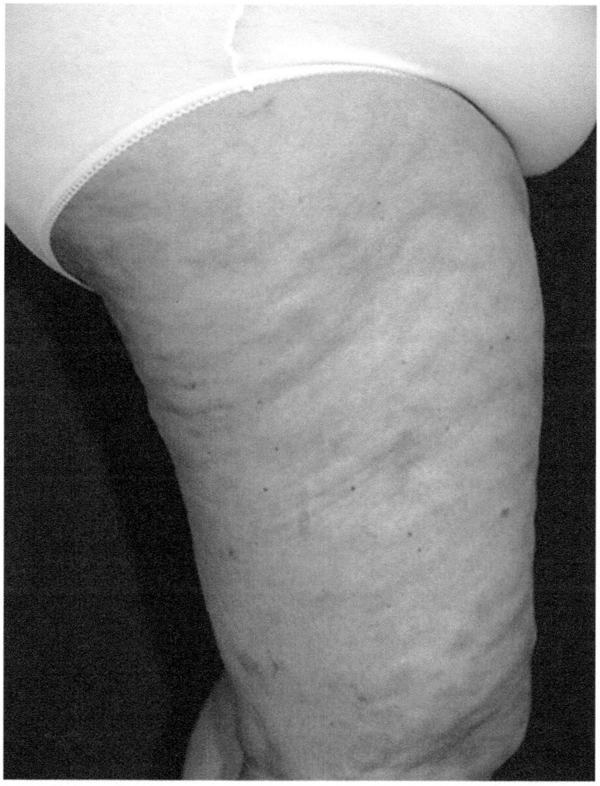

Abb. 12.4 Bindegewebszonen. (Aus Niemier u. Seidel [1])

Bändern (z. B. Beckenbänder bei mangelnder Beckenstabilisation) und Gelenkkapseln sowie aufgrund von reflektorischen Verschaltungen in den Bindegewebszonen (Abb. 12.4). Der Schmerz in verquollenen Bindegewebszonen hat typischerweise einen brennenden Charakter und sollte vom neuropathischen Schmerz differenziert werden.

Untersuchung auf primäre (grundlegende) Befunde und Störungen

Primäre Störungen und Befunde sind oft die Ursache für sekundäre Funktionsstörungen oder auch degenerative Veränderungen. Die Nichtbehandlung der primären Störung führt zu rezidivierenden sekundären Veränderungen und ist ein Risikofaktor für rezidivierende Schmerzen und Schmerzchronifizierung [5] (Abb. 12.1).

Primäre Funktionsstörungen im Überblick
- Konstitutionelle Hypermobilität
- Bewegungsmusterstörungen
- Insuffizienz der Tiefenstabilisierung
- Vegetative/autonome Dysbalance

Hypermobilität

Segmentale Hypermobilität

- Überbewegliche Wirbelsäulensegmente meist im Anschluss an hypomobile Wirbelsäulenabschnitte oder als Folge von Degenerationen oder Traumata

Diagnostik
- Segmentale Untersuchung
- Statisches Röntgen (bei Verdacht auf degenerative Veränderungen und/oder Spondylolistesen)
- Funktionsröntgen (Ante-/Retroflexion)

Tab. 12.8 Brighton-Kriterien zur Diagnostik von BJHS [6]

Minorkriterien	Majorkriterien
Beighton-Skala mindestens 1 und Alter >50 Jahre	Beighton-Skala mindestens 4 von 9 (aktuell oder anamnestisch)
Gelenkschmerzen oder Rückenschmerzen für mehr als 3 Monate	Gelenkschmerzen für mehr als 3 Monate in mindestens 4 Gelenken
Rezidivierende Gelenkluxationen in 1 Gelenk oder mindestens eine Gelenkluxation in 2 Gelenken	
Schmerzhafte Bindegewebsüberlastungen in mindestens 3 Lokalisationen (z. B. Insertionstendopathien, Bursitiden, Sehnenscheidenentzündungen)	
Marfanoider Habitus	
Hautzeichen: – Überdehnbarkeit – Striae – Pergamenthaut, Pergamentnarben	
Augenzeichen: – Hängende Augenlider – Myopie	
– Varikosis – Hernien – Prolaps Uterus oder Rektum	

- MRT (bei Verdacht auf Affektion neurogener Strukturen)
- Funktions-MRT oder Funktionsmyelografie (bei Verdacht auf positionsabhängige Affektion neurogener Strukturen)

Pathologische Hypermobilität

- Bindegewebserkrankungen mit pathologischer Überbeweglichkeit, z. B. Ehlers-Danlos-Syndrom und Marfan-Syndrom

Diagnostik

- Klinische Untersuchung bei Verdacht auf pathologische Hypermobilität; Überweisung in spezielles Zentrum (genetische Testung etc.)

Konstitutionelle Hypermobilität (»benign joint hypermobility syndrome«, BJHS)

- Patienten mit generalisierter oder auch regionaler Überbeweglichkeit; Ursachen sind unklar, genetische Kollagenveränderungen oder propriozeptive Fehlsteuerungen werden diskutiert

Diagnostik

- Klinische Untersuchung. Die Diagnose BJHS kann nach den Brighton-Kriterien (Tab. 12.8) gestellt werden, wenn
  - 2 Major-Kriterien oder
  - 1 Major-Kriterium und 2 Minor-Kriterien erfüllt sind.
- Die Beighton-Skala enthält folgende Kriterien (jede Seite jeweils 1 Punkt, Maximalpunktzahl 9) [6]:
  - Hyperextension Ellenbogen >10°
  - Daumen kann passiv an das Handgelenk geführt werden
  - Hyperextension Metakarpophalangealgelenke (MCP) ≥90°
  - Hyperextension Knie >10°
  - Rumpfanteflexion mit gestreckten Knien, Handflächen berühren den Boden oder weitere Vorbeuge
- Apparative Diagnostik in Abhängigkeit vom klinischen Bild

Bewegungsmusterstörungen

Gestörte Bewegungsabläufe führen über Fehlbelastungen zu sekundären Störungen. Es konnte gezeigt werden, dass Bewegungsmusterstörungen ein Faktor der Schmerzchronifizierung und mitbestimmend für das Therapieoutcome sind [5]. Untersucht werden komplexe Bewegungsmuster wie das Gangbild und einzelne regionale Bewegungsabläufe.

Gangbild Die Untersuchung des Gangs setzt die Möglichkeit, den Patienten mindestens 3 m gehen zu lassen voraus. Es ergeben sich wichtige Hinweise auf neurologische Er-

■ **Tab. 12.9** Kriterien und Auswertung der klinischen Ganganalyse (beispielhaft). (Mod. nach Niemier u. Seidel [1])

Kriterium	Mögliche Befunde	Mögliche Pathologien, klinische Aspekte
Gehstrecke/Gehdauer	Meter/Minuten	Claudicatio spinalis
Verwendung von Hilfsmitteln	Ja/Nein	Schonung, Entlastung
Gesamtansicht/Gangkriterien		
Lot	Vorbeuge, Vorhalte, Seitabweichung	Statische Dekompensation, Ischiasskoliose, Hinweis auf funktionelle Verkettung
Dynamik und Symmetrie	Asymmetrie, Hinken, Schonhaltung	Gelenkstörung, neurologische Erkrankung
Rhythmus	Gleichmäßig, seitengleich, flüssig, verlangsamt, zögernd	Neurologische Differenzialdiagnostik
Tempo	Vermindert, normal, schnell	Koordinatives Defizit
Spurbreite	Normal, verbreitert, breitbasig	Ataxie
Schrittlänge	Normal, verkürzt	Bewegungseinschränkung Gelenk, Hemmung durch Schmerz
Beinachsen/Fußachsen	Varus, Valgus, gerade, stabil, instabil, Außenrotation, Innenrotation	Gelenkstabilisierung, Arthrosezeichen, muskuläre Dysbalance
Regionale Beurteilung		
Fuß und Gelenke der unteren Extremität	Gelenkbewegungen eingeschränkt, normal, hypermobil, instabil, harmonischer Ablauf	Strukturerkrankung, Verkettung (z. B. funktioneller Senkfuß – Valgisierung Kniegelenk – Adduktion Hüftgelenk)
Beckenbewegungen	Steif, harmonisch, asymmetrisch, hypomobil, hypermobil	Beckenanteversion bei Streckhemmung Hüftgelenk (Arthrose, Hüftbeuger)
LWS	Steil, normal, Hyperlordose, hypomobil, hypermobil	Überlastung Lumbosakralregion, Hinweis für Instabilität
Oberkörper (BWS)	Aufrecht, gebeugt, steif, harmonische Mitbewegung	Fixierte Kyphose
Armbewegungen	Symmetrisch, seitengleich, vermindert	Hinweis für oberes gekreuztes Syndrom
Kopf/HWS	Aufrecht, Kopfvorhalte, Hyperlordose	Überlastung zervikokranial und zervikothorakal

krankungen, regionale Störungen und funktionelle Verkettungssyndrome mit der Indikation zur weiteren neurophysiologischen Abklärung und regionalen Untersuchung. Bei positiver Befundlage wird die Indikation zur neurophysiologischen Physiotherapie und Gangschulung gestellt (■ Tab. 12.9).

Regionale Bewegungsmuster Einzelne Bewegungsmuster lassen sich meist einfacher untersuchen und geben Hinweise auf regionale Störungen sowie Insuffizienzen von Stabilisierungsmechanismen (■ Tab. 12.10).

▪ Stabilisierung

Voraussetzung für eine gute Haltungs- und Bewegungsstabilisation ist eine funktionierende Propriozeption (passives Subsystem), neurogene Weiterleitung und Verarbeitung (Kontrollsubsystem) und die Muskulatur (aktives Subsystem) [7, 8]. Die Muskulatur wird in globale und lokale Stabilisatoren unterteilt. Das globale System ist vor allem bei den der Muskelkraft entgegenwirkenden Kräften aktiv (z. B. lumbale Erretoren bei Vorbeuge oder Tragen von Lasten vor dem Körper), während das lokale System (segmentale Stabilisierung) bei allen statischen oder dynamischen Belastungen proportional zur Anforderung aktiviert wird. Eine gute Stabilisation wird durch eine gute Koordination der beteiligten Muskulatur erreicht [9].

▪▪ Lokales stabilisierendes System (segmentale Stabilisierung) [10]

- Aufbau eines belastungsproportionalen intraabdominalen Drucks durch:
  - M. transversus abdominis
  - Beckenboden
  - Zwerchfell
- Feinabstimmung der Wirbelsäulensegmente: Mm. multifidi

Tab. 12.10 Testung und Wertung von Bewegungsmustern. (Mod. nach Niemier u. Seidel [1])

Test	Auffällige Befunde	Funktionell klinische Bedeutung
Einbeinstand	– Unsicherheit – Unvermögen, das Becken mindestens 10 sec horizontal zu stabilisieren – Zeichen nach Duchenne und Trendelenburg	– Inkoordination der Beckenmuskulatur – Insuffiziente Tiefenstabilisierung
Schulterblattadduktion im Sitzen	– Aktivierung des M. trapezius pars descendens und M. supraspinatus	– Insuffiziente Schulterstabilisierung
Armabduktion im Sitzen	– Frühzeitige Aktivierung von M. trapezius pars descendens und M. scaleni – Anheben des Schultergürtels	– Fehlende Schulterblattfixation/Schulterstabilisierung
Atmung in Rückenlage	– Aktivierung der Atemhilfsmuskulatur	– Inkoordination und Insuffizienz der Tiefenstabilisierung
Kopfanteflexion in Rückenlage	– Vorschieben des Kinns, keine Beugung der HWS – Überaktivierung oberflächlicher Muskulatur, insbesondere M. sternocleidomastoideus	– Inkoordination der Halsmuskulatur – Ungenügende Stabilisierung der HWS
Oberkörperaufrichte aus Rückenlage	– Abheben des Schulterblatts von der Unterlage nicht möglich oder nur unter Aufgabe des Fersendrucks (Aktivierung Hüftbeuger)	– Hinweis für Inkoordination Bauchmuskulatur – Insuffiziente Tiefenstabilisierung
Hüftabduktion in Seitlage	– Annäherung des Beckenkamms an die unteren Rippen, bevor die Abduktion die Horizontale erreicht	– Hinweis für Abschwächung der Hüftabduktoren – Insuffiziente Tiefenstabilisierung
Hüftextension in Bauchlage	– Verspätete/aufgehobene Aktivierung der Glutäalmuskulatur – Beckenkippung	– Hinweis auf Inkoordination der Rumpf-Beckenmuskulatur – Insuffiziente Tiefenstabilisierung

Diagnostik

- **Zwerchfell**:
  - Atemmusterstörungen (z. B. thorakale Hochatmung)
  - Ateminspektion unter Belastung (Anhalten der Atmung unter Belastung pathologisch)
  - Palpation Zwerchfell (Spannung, TRP)
- **M. transversus abdominis** (Untersuchungsablauf in Rückenlage):
  - Aufforderung, die Beckenschaufeln leicht zusammenzuziehen und/oder den Bauchnabel leicht zum Untergrund zu ziehen
  - Pathologien:
    - Keine Aktivität des Transversus palpabel (medial der Spina iliaka anterior superior)
    - Koaktivierung der schrägen Bauchmuskulatur palpabel (Kompensationsmuster)
    - Fluktuation der Muskelspannung während des Atemzyklus oder Atmung wird angehalten
  - Unterstützend kann die Aktivierung des M. transversus durch einen funktionellen Ultraschall untersucht werden (► Abschn. 12.2.1, »Ultraschall«)
- **Beckenboden**:
  - Palpation (TRP, Spannung, Aktivierbarkeit)
  - Anamnese (Urgeinkontinenz)
- **Mm. multifidi** (Untersuchung in Bauchlage):
  - Aufforderung, 2 Dornenfortsätze wie mit einem Spanngurt zusammenzuziehen (Palpation paravertebral im entsprechenden Segment)
  - Pathologien:
    - Anspannung des Erector trunci (harte Palpation)
    - Keine Aktivierbarkeit der Multifidi palpabel
  - Unterstützend kann die Aktivierung der Multifidi durch einen funktionellen Ultraschall untersucht werden (► Abschn. 12.2.1, »Ultraschall«)
  - Im MRT können Atrophien der Multifidi nachgewiesen werden
- Im Bereich der **HWS und der Schulter** spielen die tiefen Halsbeuger und die Schulterblattfixatoren eine entscheidende Rolle bei der regionalen Stabilisierung:
  - Tiefe Halsbeuger (s. Kopfanteflexion, Tab. 12.10)
  - Schulterblattfixatoren (s. Schulterabduktion und Adduktion, Tab. 12.10)

Statik

Die Statik der Wirbelsäule wird vorwiegend durch die zentrale muskuläre Steuerung (Kontrollsubsystem) bestimmt. Veränderungen der Statik treten oft sekundär zu den primären Funktionsstörungen auf. In der Untersuchung interessieren uns folgende statische Varianten:

- **Sagittalebene**

Lumbale, lumbosakrale Hyperlordose

- Eigenstabilität der Wirbelsäule: hoch
- Überlastung
  - Dorsaler Bandscheibenraum
  - Facettengelenke
  - Gegebenenfalls Baastrup-Phänomen (Aufeinandertreffen der Dornfortsätze mit interspinösem Schmerz)
- Mögliche Folgen (regionale Untersuchung)
  - Funktionell
    - Muskulatur: Triggerpunkte; Muskelmuster
    - Segmentale Funktionsstörungen: insbesondere Hypomobilitäten
  - Degenerative Veränderungen, insbesondere lumbosakral
    - Protrusionen, Bandscheibenvorfälle, diskogener Schmerz
    - Osteochondrose, Facettenarthrose
    - Degenerative Spondylolisthesen, Spinalkanalstenosen, Neuroforamenstenosen

Steilstellung der Wirbelsäule, Sakrum

- Eigenstabilität der Wirbelsäule: gering
- Überlastung
  - Muskulatur
  - Bänder
  - Bandscheiben
- Mögliche Folgen (regionale Untersuchung)
  - Funktionell
  - Triggerpunkte
  - Segmentale Dysfunktionen: Hypomobilitäten; segmentale Hypermobilitäten
  - Überlastung Bänder
  - Degenerative Veränderungen (s. Hyperlordose)

- **Frontalebene**

- Skoliosen
  - Kongenital
  - Juvenil
  - Schiefebenen z. B. durch Beinlängendifferenzen

Tipp

Die Indikation zur funktionellen Behandlung besteht insbesondere bei dekompensierter Skoliose, die anhand des Kopflots festzustellen ist. Fällt das Kopflot nicht durch den thorakolumbalen Übergang, die Sakrumbasis und mittig zwischen die Füße, ist die Skoliose dekompensiert und bedarf einer intensiven (neurophysiologischen) Behandlung.

Übersichtsuntersuchung

Die Übersichtsuntersuchung gibt Hinweise auf regionale Störungen, Pathomorphologien und »red flags« sowie auf funktionelle Zusammenhänge und primäre Funktionsstörungen. In ◘ Tab. 12.11 ist ein möglicher Untersuchungsablauf dargestellt. Diese gründliche Untersuchung ist bei chronischen, rezidivierenden und chronifizierungsgefährdeten Schmerzsyndromen indiziert. Die Untersuchung kann zum Teil an einen entsprechend qualifizierten Physiotherapeuten delegiert werden.

Regionale Untersuchung

Eine regionale Untersuchung wird immer in den schmerzhaften Regionen und in Regionen, in denen bei der Übersichtsuntersuchung positive Befunde aufgefallen sind, durchgeführt. Die regionale Untersuchung wird sinnvollerweise in die Übersichtsuntersuchung mit integriert (◘ Tab. 12.12).

12.2 Apparative Verfahren

K. Niemier, H.-R. Casser, R. Baron

Eine gezielt eingesetzte apparative Diagnostik erhärtet klinische gestellte Diagnosen und ist Grundlage für interventionelle bzw. operative Verfahren in der Rückenschmerzbehandlung. Schmerz allein ist keine Indikation zur apparativen Diagnostik, die Indikation ergibt sich aus Anamnese und klinischem Befund. Insbesondere in der radiologischen Diagnostik finden sich häufig klinisch nicht relevante Befunde, die Patienten und Arzt auf die falsche Fährte lenken können.

Die apparativ erhobenen Befunde müssen immer wieder mit dem klinischen Gesamtbild abgeglichen werden.

12.2.1 Bildgebung

Bei einem akuten Rückenschmerz besteht außer bei dem Vorhandensein von »red flags« keine Indikation zur Rönt-

Tab. 12.11 Untersuchungsablauf neuroorthopädische Übersichtsuntersuchung

Untersuchungs-position	Untersuchung	Befunde	Hinweise auf regionale Störungen/Verkettungen
Stand	Inspektion Füße	– Fehlstellungen – Deformitäten	Untere Extremität, insbesondere: – Plantarmuskulatur – Mittelfuß – Oberes Sprunggelenk (OSG) inkl. Stabilisierung – Fußgewölbe – Gesamtstatik (Verkettung nach kranial) – Beinachsen
	Inspektion Beinachsen Knie und Hüfte	– Varus – Valgus – Hyperextension – Patellastand (Knie)	– Untere Extremität, insbesondere: – – Hüfte inkl. Muskulatur – – Knie inkl. Muskulatur – Gesamtstatik
	Palpation Beckenpunkte	– Beckenverwringung – Anteversion – Tiefstand (Schiefebenen)	– Beckenringstörungen – SIG – Symphyse – Muskuläre Dysbalancen – Insuffizienz segmentale Stabilisierung – Lumbosakraler Übergang – Untere Extremität – Gesamtstatik
	Inspektion LWS	– Steilstellung – Hyperlordose – Skoliosen	– Hypermobilität/Instabilität LWS (Steilstellung) – Asymmetrische Belastung (Skoliosen) – Gesamtstatik (Lot) – Muskuläre Dysbalancen (unteres gekreuztes Syndrom I und II)
	Bewegungsprüfung LWS	– Einschränkungen: – – Anteflexion (Schober, Finger-Boden-Abstand [FBA]) – – Retroflexion – – Rechts-/Links-Seitneige – Ausweichbewegungen	– Bewegungseinschränkungen: – – Global – – Muskulär – – Schmerzbedingt – – Angstbedingt – – Segmentale – Funktionsstörungen
	Inspektion BWS	– Steilstellung – Hyperkyphose	– Gesamtstatik – Verkettungen insbesondere nach kranial – BWS
	Inspektion HWS/Nacken	– Kopfvorhalte – Schulterprotraktion – Schulterhochstand	– Muskuläre Dysbalancen (oberes gekreuztes Syndrom) – Insuffiziente Stabilisierung HWS/Schulter
	Bewegungsmuster	– Gestörter Einbeinstand	– Beckenstabilisierung – Unsicherheit (Differenzialdiagnose Polyneuropathie)
		– Schulterabduktion	– Schulter-Nacken-Region – Schulterstabilisierung
		– Schulteradduktion	– Schulterstabilisierung
Gang	Tab. 12.9		
	Neurologische Testung	Gestört: – Gang – Zehen-Fersen-Gang – Romberg-Test	– Radikuläre Defizite – Polyneuropathie – Systemerkrankungen
Sitz	Inspektion Hände	– Deformitäten – Arthrosezeichen – Entzündungszeichen	– Rheumatoide Arthritis: – – Akut – – Chronisch – Arthrose

12

■ **Tab. 12.11** (Fortsetzung)

Untersuchungs-position	**Untersuchung**	**Befunde**	**Hinweise auf regionale Störungen/Verkettungen**
Bauchlage	Bewegungsprüfung Becken	Hypomobilität: – SIG – Steißbein	– Funktionsstörungen
	Schmerzpalpation	– Federungsschmerz: – – Facetten – – Interspinös – SIG Druckschmerz – Steißbein Druckschmerz	– Facettensyndrom – Baastrup-Phänomen – SIG: – – Arthrose – – Entzündliche Erkrankung
	Palpation	TRP: – M. piriformis – M. glutaeus maximus – Mm. multifidi – Skapulafixatoren	– Muskuläre Funktionsstörungen
	Vierfüßlerstand	– Abflügeln/Medialisierung der Scapulae	– Insuffizienz Skapulafixatoren (Stabilisierung HWS/Nacken/Schulter)
	Bewegungsmuster	– Gestörte Hüftextension	– Inkoordination Hüftbeuger/Glutäalmuskulatur

■ **Tab. 12.12** Regionale neuroorthopädische Untersuchung

Region	**Untersuchung**	**Befund**	**Konsequenzen**
HWS/Nacken	Isometrische Anspannungstests	– Schmerzhaft	– Röntgen HWS – Ggf. MRT HWS
	Orofaziales System	– TRP Kaumuskulatur – Mundöffnung – – Vermindert – – Asymmetrisch	– Manualmedizinische Behandlung – Zahnärztliche Untersuchung
	Beweglichkeit	– Bewegungseinschränkungen – Ausweichbewegungen	– Segmentale Untersuchung – Ggf. Röntgen HWS
	Segmentale Untersuchung HWS und 1. Rippe	– Hypomobile segmentale Funktionsstörungen – Segmentale Hypermobilität	– Manualmedizinische Behandlung – Physiotherapie (Stabilisierung) – Ggf. Röntgen HWS, Funktionsaufnahme
	Druckschmerz – Facetten – Interspinös	– Positiv	– Ggf. Röntgen HWS – Ggf. diagnostische Blockade
	Muskelmuster	– Oberes gekreuztes Syndrom (■ Tab. 12.7)	– Physiotherapie auf manualmedizinischer/neurophysiologischer Grundlage
	TRP	– Subokzipitale Muskulatur – M. sternocleidomastoideus – M. trapezius – Mm. scaleni – M. levator scapulae – Mm. pectoralis major et. minor	– TRP-Behandlung
	Halsfaszie	– Fasziale Hypomobilitäten	– Fasziale Behandlungen
	Subkutanes BGW	– Verquellungen – Narben	– Reflextherapien – Bindegewebsmassage – Narbenbehandlungen

Tab. 12.12 (Fortsetzung)

Region	Untersuchung	Befund	Konsequenzen
	Koordination/ Stabilisierung	– Atmung (thorakale Hochatmung) – Schulterabduktion/-adduktion – Kopfanteflexion	– Physiotherapie auf neurophysiologischer Grundlage – Atemtherapie – Medizinische Trainingstherapie
BWS/Thorax	Klopfschmerz	– Positiv	– Röntgen BWS
	Beweglichkeit	– Bewegungseinschränkungen – Ausweichbewegungen	– Segmentale Untersuchung – Ggf. Röntgen BWS – Thoraxröntgen bei rezidivierenden Befunden
	Segmentale Untersuchung BWS und Rippen	– Hypomobile segmentale Funktionsstörungen – Segmentale Hypermobilität	– Manualmedizinische Behandlung – Physiotherapie auf neurophysiologischer Grundlage (Stabilisierung) – Ggf. Röntgen, Funktionsaufnahme
	Druckschmerz – Facetten – Interspinös	– Positiv	– Ggf. Röntgen HWS – Ggf. diagnostische Blockade
	Muskelmuster	– Oberes gekreuztes Syndrom (Tab. 12.7)	– Physiotherapie auf manualmedizinischer/neurophysiologischer Grundlage
	TRP	– Mm. pectoralis major et minor – M. subclavius – M. trapezius – M. latissimus dorsi – M. subscapularis – Mm. supra- und infraspinatus – Skapulafixatoren – Interkostalmuskulatur – Zwerchfell	– TRP-Behandlung
	– Fascia thoracolumbalis – Ventrale Faszien	– Fasziale Hypomobilitäten	– Fasziale Behandlungen
	Subkutanes BGW	– Verquellungen – Narben	– Reflextherapien – Bindegewebsmassage – Bei rezidivierenden Befunden Thoraxröntgen
	Koordination/ Stabilisierung	– Atmung (thorakale Hochatmung) – Schulterabduktion – Schulteradduktion	– Physiotherapie auf neurophysiologischer Grundlage – Atemtherapie – Training Skapulafixatoren – Medizinische Trainingstherapie
	Innere Organe	– Herz – Lunge	– Internistische Differenzialdiagnostik
LWS/Becken	Klopfschmerz	– Positiv	– Röntgen LWS
	Beweglichkeit – LWS – Hüfte	– Bewegungseinschränkungen – Ausweichbewegungen	– Segmentale Untersuchung – Ggf. Röntgen LWS und/oder Beckenübersicht – Bei rezidivierenden Befunden Untersuchung Abdomen/kleines Becken (Sonografie)
	Segmentale Untersuchung: – LWS – SIG – Steißbein – Symphyse	– Hypomobile segmentale Funktionsstörungen – Segmentale Hypermobilität	– Manualmedizinische Behandlung – Physiotherapie auf neurophysiologischer Grundlage (Stabilisierung) – Ggf. Röntgen, Funktionsaufnahme

Tab. 12.12 (Fortsetzung)

Region	Untersuchung	Befund	Konsequenzen
	Druckschmerz – Facetten – Interspinös – SIG	– Positiv	– Ggf. Röntgen HWS – Ggf. diagnostische Blockade
	Muskelmuster	– Unteres gekreuztes Syndrom I und II (Tab. 12.7)	– Physiotherapie auf manualmedizinischer/neurophysiologischer Grundlage
	TRP	– M. psoas – M. iliacus – Mm. multifidi – Zwerchfell – M. quadratus lumborum – M. rectus abdominis – Beckenboden – Mm. glutaeus maximus, medius, minimus – M. piriformis – M. tensor fascia lata	– TRP-Behandlung – Grundlage
	Faszien: – Fascia thoracolumbalis – Fascia lata	– Fasziale Hypomobilitäten	– Fasziale Behandlungen
	Subkutanes BGW	– Verquellungen – Narben	– Reflextherapien – Bindegewebsmassage – Bei rezidivierenden Befunden Untersuchung Abdomen/kleines Becken
	Koordination/ Stabilisierung	– Aktivierbarkeit: – – M. transversus abdominis – – Multifidi – – Beckenboden – Atmung (thorakale Hochatmung) – Hüftextension – Hüftabduktion – Einbeinstand	– Physiotherapie auf neurophysiologischer Grundlage – Training Tiefenstabilisation – Beckenstabilisation – Medizinische Trainingstherapie
	Innere Organe	– Gastrointerstinaltrakt – Leber – Niere – Pankreas – Kleines Becken	Differenzialdiagnostik: – Internistisch – Gynäkologisch – Urologisch

gendiagnostik [11, 12, 13, 14]. Bei chronischen Schmerzen ist die weitere bildgebende Diagnostik abhängig vom klinischen Befund und der geplanten Therapie.

Röntgen

Degenerative Veränderungen der Wirbelsäule lassen sich im konventionellen Röntgen (2 Ebenen, Schrägaufnahmen [Neuroforamen]) an folgenden Strukturen darstellen (Tab. 12.13):

- Synovialgelenke
  - Zwischenwirbelgelenke (Facetten)
  - Atlantoaxialgelenk
  - Kostovertebralgelenke
  - Sakroiliakalgelenke (SIG)
- Bandscheiben
- Wirbelkörper und Anulus fibrosus (Spondylosis deformans)
- Ligamente und Bandansatzstellen (diffuse ideopathische Skeletthyperostose [DISH]

Des Weiteren geben konventionelle Röntgenaufnahmen Hinweise auf Komplikationen degenerativer WBS-Veränderungen und auf entzündliche Erkrankungen (Tab. 12.13).

Tab. 12.13 Degenerative Wirbelsäulenbefunde im konventionellen Röntgen [17]

Struktur	Röntgenbefunde	Hauptlokalisation/en	Klinische Bedeutung
Synovialgelenke (Arthrose)	– Verschmälerter Gelenkspalt – Osteophyten (Retro- und Ventrospondylophyten) – Subchondrale Sklerosierung	– Untere und mittlere BWS – Untere LWS	– Facettensyndrom – Einengung Spinalkanal und/oder Neuroforamen (Claudicatio spinalis, Nervenwurzelkompression)
Degenerative Bandscheibenveränderungen	– Verschmälerter Bandscheibenraum – Vakuumphänomen – Osteophyten	– Untere LWS – Mittlere HWS	– Zusammen mit Arthrose der Facettengelenke Bildung von Spondylolistesen – Segmentale Instabilität – Neuroforamenstenosen – Diskogener Schmerz
Wirbelkörper und Anulus fibrosus (Spondylosis deformans)	– Ventrale und laterale Osteophyten (Folge von ventralen/ventrolateralen Bandscheibenvorfällen und/oder Protrusionen) – Bandscheibenräume relativ gut erhalten	– Gesamte WBS	– Verminderte Beweglichkeit der WBS – Differenzialdiagnose entzündliche Erkrankungen
Ligamente und Bandansatzstellen (Diffuse ideopathische Skeletthyperostose [DISH])	– Fließende Verknöcherung der Wirbelkörpervorderflächen – Gut erhaltene Bandscheibenräume	– Gesamte WBS	– Verminderte Beweglichkeit der WBS – Differenzialdiagnose entzündliche Erkrankungen
Komplikationen degenerativer Wirbelsäulenveränderungen			
Degenerative Spondylolisthese	– Degenerative Veränderungen der Bandscheiben und Facetten (s. oben) – Oberer Wirbel gleitet gegenüber den unteren nach ventral	– Untere LWS	– Segmentale Instabilität (Funktionsaufnahmen, Funktions-MRT oder Funktionsmyelografie – Spinalkanalstenose (Claudicatio spinalis) – Neuroforamenstenose (Nervenwurzelkompression)
Spinalkanalstenose	Hypertrophie: – Bogenwurzel – Facetten/Gelenkfortsätze – Wirbelkörperhinterkante – Ligamentum flavum	– Untere LWS	– Claudicatio spinalis – Im HWS-Bereich Myelopathie – MRT-Diagnostik erforderlich
Neuroforamenstenose	– Einengung der Neuroforamen, Osteophyten – Degenerative Bandscheibenveränderungen	– HWS – Untere LWS	– Radikulärsyndrom – Röntgen Schrägaufnahmen – MRT-Diagnostik
Entzündliche Wirbelsäulenveränderungen			
Rheumatoide Arthritis	– Densarrosionen – Arrosionen Zwischenwirbelgelenke – Subluxation Atlantoaxialgelenk (C1/2) – Arthritis Gelenke	– HWS – Hände – Hüfte	– Instabilität insb. Kopfgelenkbereich – MRT erforderlich (Myelonaffektion) – Rheumatologische Differenzialdiagnostik – Röntgen Gelenke
Ankolysierende Spondylitis	– Rechteckform der Wirbelkörper (»squaring«) – Syndesmophyten (zarter und eher vertikal im Vergleich zu Osteophyten) – Bambusstab-WBS (Endstadium) – SIG Ankylose	– Synovialgelenke – SIG – Benachbarte Weichteile	– Progrediente Einsteifung – Radiologische Frühzeichen im MRT mit Kontrastmittel – Rheumatologische Differenzialdiagnostik
Psoriasisarthropathie und Reiter-Krankheit	– Sakroiliitis auch einseitig	– SIG – WBS	– Rheumatologische Differenzialdiagnostik

Indikationen für das klassische Röntgen der Wirbelsäule

- Vor manualmedizinischer Manipulationsbehandlung [15] (nur bei Risikofaktoren)
- Diagnostik von Frakturen:
  - traumatisch
  - osteoporotisch
- Facettensyndrom vor interventioneller Diagnostik/Therapie
- Abklärung funktionell nicht behandelbarer oder ständig rezidivierender segmentaler hypomobiler Funktionsstörungen
- Gegebenenfalls Verdacht auf entzündliche Erkrankungen (z. B. ankylosierende Spondylitis)

Außer der Wirbelsäule sind in der Rückendiagnostik Erkrankungen der SIG und der Hüftgelenke dem konventionellen Röntgen zugänglich. Klinische Hinweise auf eine Koxarthrose (Einschränkung der Gelenkbeweglichkeit im Kapselmuster) geben die Indikation zum Röntgen. Typische Arthrosezeichen im Röntgenbild sind:

- Gelenkspaltverschmälerung (Rarefizierung Gelenkknorpel),
- subchondrale Sklerosierung,
- Osteophytenbildung,
- Ausbildung von Zysten und Pseudozysten.

Eine deutliche Diskrepanz zwischen klinischem Bild (starke Bewegungseinschränkung, Schmerz) und Röntgen ergibt die Indikation zum MRT (Verdacht auf Hüftkopfnekrose).

Neben der morphologischen Diagnostik kann die konventionelle Röntgenaufnahme auch zur Begutachtung der funktionellen Fragestellungen herangezogen werden. Beurteilt werden insbesondere folgende Faktoren:

- WBS-Sagittalebene
  - Steilstellung der LWS (funktionelle Instabilität)
  - Lot vom L3-Zentrum fällt vor die Sakrumbasis (lumbale Hyperlordose, Überlastung dorsaler WBS-Strukturen)
- Beckensagittalebene
  - Steistellung Sakrum (funktionelle Instabilität)
  - Lumbosakrale Hyperlordose (Überlastungsbecken)
- Frontalebene
  - Beckenschiefstände
  - Skoliosen (Skoliosen der LWS sind kompensiert, wenn Th12 über dem Promotorium steht)

Unterstützend zum konventionellen Röntgen können bei Verdacht auf segmentale Instabilitäten der WBS Röntgenfunktionsaufnahmen (Ante- und Retroflexion) durchgeführt werden. Hier können dynamische Verschiebungen der Wirbelkörper gegeneinander gesehen werden. Nicht gesehen werden dynamische Einflüsse auf neurogene Strukturen (Myelon, Cauda equina, Nervenwurzel). Die weitere Differenzialdiagnostik besteht in einem Funktions-MRT oder einer Funktionsmyelografie.

Ultraschall

Die Ultraschalldiagnostik spielt bei der Diagnostik der WBS eine geringere Rolle als bei der Diagnostik der peripheren Gelenke. Im Rahmen des funktionellen Ultraschalls kann die Aktivierbarkeit des M. transversus abdominis und der Mm. multifidi dargestellt werden (segmentale Stabilisierung, ► Abschn. 12.1.1, »Untersuchung auf primäre Befunde und Störungen«). Hieraus ergibt sich die Möglichkeit zu einer Biofeedbacktherapie.

Magnetresonanztomografie und Computertomografie (MRT, CT)

Vor allem das MRT ist außer zur Darstellung der degenerativen WBS-Veränderungen (■ Tab. 12.13) insbesondere zur Diagnostik von Bandscheibenschäden und Schäden an neurogenen Strukturen geeignet. Wichtige Befunde sind:

- Bandscheibenschäden
  - Nucleus-pulposus-Prolaps (NPP) mit/ohne Nervenwurzel/Myelonaffektion
  - Protrusio des Nucleus pulposus mit/ohne Nervenwurzel/Myelonaffektion
  - Degenerative Bandscheibenveränderungen (Modic 1–3, ggf. Diskografie)
- Spinalkanal: Spinalkanalstenose
- Neurogene Schäden
  - Nervenwurzel
  - Myelon
  - Cauda equina

Neurogene Strukturveränderungen sollten durch eine neurologische Differenzialdiagnostik verifiziert werden.

Indikationen zur MRT-Diagnostik

- Neurologische Symptome mit positiver neurologischer Untersuchung
- Claudicatio-spinalis-Symptomatik
- Hinweise auf infektiöse Erkrankungen (z. B. Spondylodiszitis)
- Hinweise auf maligne Erkrankung (Primärtumor, Metastasen)
- Frühdiagnostik ankolysierende Spondylitis

In neuen, offenen MRT-Geräten sind inzwischen Funktionsuntersuchungen der WBS möglich. Hier kann die Funktionsmyelografie ersetzt werden.

Osteoporosediagnostik

Zur Bestimmung der Knochendichte ist aktuell der DXA-Scan der Goldstandard. Die Kochendichte wird als Abweichung vom Dichtewert junger Erwachsener (T-Wert) im Bereich der LWS und der Schenkelhälse gemessen.

Szintigrafie

Die Szintigrafie hat in der Rückenschmerzdiagnostik im Wesentlichen folgende Indikationen:

- entzündliche Erkrankungen,
- Metastasensuche,
- Lockerung von Hüft-TEP.

12.2.2 Laboruntersuchungen

Bei akuten Rückenschmerzen besteht außer bei Vorhandensein von »red flags« keine Indikation zur Laboruntersuchung. Bei rezidivierenden oder chronischen Schmerzen ist eine Laborkontrolle sinnvoll zur Bestätigung oder zum Ausschluss von:

- entzündlichen Erkrankungen (BSG, CRP),
- Infektionen, hämatologischen Erkrankungen (Blutbild, CRP, BSG),
- Arzneimittelnebenwirkungen (Leberwerte, Nierenwerte, Elektrolyte),
- Stoffwechselerkrankungen (TSH, nüchtern BZ).

Bei Verdacht auf spezifische Erkrankungen (z. B. rheumatoide Arthritis, Myelom) sollten spezifische Tests durchgeführt werden.

12.2.3 Interventionelle Schmerzdiagnostik

Die interventionelle Schmerzdiagnostik dient der:

- Differenzierung von degenerativen WBS-Veränderungen,
- Indikationsstellung von destruktiven Verfahren (z. B. vor Facettengelenkdenervierung, SIG-Denervierung, Nukleoplastien),
- Austestung von neuromodulatorischen Verfahren (»spinal cord stimulation« [SCS], implantierbare Schmerzpumpen).

Bei interventionellen Verfahren erweist sich ein hoher Placeboeffekt als problematisch, sodass diese Verfahren im Rahmen einer multimodalen Diagnostik durchgeführt und die Ergebnisse im Diagnostikteam gemeinsam gewertet werden sollten.

Typische Verfahren der interventionellen Schmerzdiagnostik

- Blockade der Rami dorsales für die Facettengelenkdenervierung
- SIG-Blockade für die SIG-Denervierung
- Diskografie für die Nukleoplastie
- Austestung mit intratekalem Schmerzkatheter für Schmerzpumpen
- Austestung mit externem Stromgenerator und Testelektrode für SCS

12.2.4 Apparative Funktionsdiagnostik

Die apparative Funktionsdiagnostik dient der Objektivierung von funktionellen Störungen:

- Koordination/Stabilisation, z. B.
  - Ganganalyse
  - Dynamische Oberflächen-EMG
  - Funktioneller Ultraschall der Muskulatur (Stabilisation)
- Kraftmessung, z. B.
  - Isometrische Muskelkraftmessung
  - Kraftausdauermessungen
- Konditionsmessungen
  - Ergometertest
  - 6-min-Gehtest
- Gleichgewichtstestung, z. B.
  - Posturografie
  - Tinetti-Test
- Vegetative Differenzialdiagnostik, z. B.
  - Herzfrequenzanalyse
  - Konditionstestung
- Neurologische Differenzialdiagnostik (Mixed-pain-Syndrom, neuropathische Schmerzen)
  - Quantitative sensorische Testung (QST)

Die Verfahren können zur Steuerung von Trainingsprogrammen (z. B. Ausdauer- oder Krafttraining), als Biofeedbackmethode (videogestützte Bewegungsanalyse) und in der Verlaufskontrolle genutzt werden. Für viele der auf dem Markt befindlichen Verfahren ist die wissenschaftliche Evaluation nicht ausreichend.

12.3 Klinisch-neurophysiologische Diagnostik bei Rückenschmerzen

J. Raethjen

12.3.1 Einleitung

Im Vordergrund der neurologischen Beurteilung von Rückenschmerzpatienten steht neben der Anamnese der klinisch-neurologische Befund. Die elektrophysiologische Untersuchung dieser Patienten stellt immer nur den verlängerten Arm der klinischen Untersuchung dar und sollte sich daran orientieren. Welche klinisch-neurophysiologischen Untersuchungsmethoden in welcher klinischen Situation sinnvoll sind und welche Aussagekraft sie haben, soll im Folgenden dargestellt werden. Der Häufigkeit entsprechend ist der klinische Ausgangspunkt dabei in erster Linie der lumbale Rückenschmerz. Vieles gilt analog auch für höhergelegene (z. B. zervikale) Probleme, wobei schwerere Schädigungen und Rückenmarkaffektionen nur am Rande berührt werden können.

12.3.2 Ziele der klinisch-neurophysiologischen Untersuchung

Mit der elektrophysiologischen Untersuchung beim Rückenschmerzpatienten sollen im Wesentlichen zwei Fragen beantwortet werden:

1. Lassen sich subklinische radikuläre (Rückenmark-) Schädigungen nachweisen?
2. Finden sich Hinweise auf unabhängige neurologische Erkrankungen als zusätzliche oder Hauptfaktoren bei der Entstehung der Schmerzen (z. B. Polyneuropathie, Muskelerkrankung)?

Während sich aus der positiven Beantwortung der zweiten Frage direkte therapeutische Konsequenzen und die Erweiterung der Diagnostik ergeben können, bleibt die Beantwortung der ersten Frage in der Regel ohne direkte Konsequenzen, solange es sich um reine elektrophysiologische Auffälligkeiten ohne sicheres klinisches Korrelat handelt. Allerdings kann auch die Beantwortung der ersten Frage für das Gesamtmanagement des Rückenschmerzpatienten von Bedeutung sein. Einerseits lassen sich viele klinisch unauffällige Patienten trotz bildgebender Hinweise auf eine Wurzelbedrängung mit einem unauffälligen elektrophysiologischen Befund von der Fortführung der hier indizierten konservativen Therapie leichter überzeugen. Gleichzeitig lässt sich aufgrund eines solchen unauffälligen Ausgangsbefunds eine subklinische Progression im Verlauf detektieren, die bei gleichzeitiger klinischer Progression ggf. den Übergang zu einer operativen Therapiestrategie markieren kann. Ein schon primär auffälliger klinisch-neurophysiologischer Befund mit klaren Hinweisen auf eine subklinische radikuläre Läsion zeigt zumindest die Gefahr an, dass dieser Patient im Verlauf auch progrediente klinische Defizite entwickeln könnte, sodass in dieser Situation engmaschigere klinische und/ oder elektrophysiologische Kontrollen angezeigt sind.

12.3.3 Indikationsstellung

Prinzipiell ist eine Elektrophysiologie nur bei einem kleinen Teil von Rückenschmerzpatienten indiziert. Bei allen Patienten mit klinisch-neurologischen Defiziten und bildgebendem Nachweis einer Bedrängung nervaler Strukturen, die aber nicht übereingebracht werden können, sollte eine Elektrophysiologie angestrebt werden. In diesen Fällen wird überwiegend die unter ► Abschn. 12.3.2 genannte 2. Frage im Vordergrund stehen. Eine relative Indikation besteht bei Patienten, die entweder eine massive Auffälligkeit in der Bildgebung haben, dabei aber klinisch-neurologisch komplett unauffällig sind, oder die von intermittierend auftretenden neurologischen Ausfällen berichten: Hierbei geht es überwiegend um die oben genannte 1. Frage [7].

12.3.4 Untersuchungsmethoden

Nadelelektromyografie

Die Nadel-EMG ist die bei Rückenschmerzpatienten am häufigsten angewandte Methode [2]. Dabei werden sog. konzentrische Nadelelektroden in verschiedene Muskeln eingebracht und aus einem kleinen Umkreis um die Elektrodenspitze die elektrische Muskelaktivität abgeleitet. Unmittelbar nach dem Einstechen wird in Abwesenheit willkürlicher Muskelinnervation nach pathologischer Spontanaktivität gesucht, die in Form von **Fibrillationen** oder **positiven scharfen Wellen** auftreten kann und eine relativ akute Denervierung des Muskels anzeigt. Diese **pathologische Spontanaktivität** ist ein sehr sensitives elektrophysiologisches Zeichen eines Untergangs von motorischen Nervenfasern (axonale Läsion), allerdings lässt sie sich aufgrund des Zeitgangs der **Waller-Degeneration** frühestens ca. 2–3 Wochen nach einer Nervenschädigung (Axonotmesis) nachweisen. Bei akuten Rückenschmerzsyndromen muss diese Latenz beachtet werden. Auch bei primären Muskelschädigungen (Myopathien) findet sich gelegentlich eine pathologische Spontanaktivität, insbesondere bei entzündlicher Genese (Myositiden).

Bei leichter Willkürinnervation werden dann die Potenziale einzelner motorischer Einheiten untersucht.

Dabei werden Amplitude, Potenzialbreite und Polyphasierate beurteilt. Hier lassen sich länger bestehende neurogene Schäden des Muskels meist von myopathischen Veränderungen differenzieren. Während der **chronisch neurogene Umbau** mit einer Vergrößerung und Verbreiterung der Potenziale motorischer Einheiten einhergeht, finden sich bei der Myopathie meist kleine, schmale Potenziale. In beiden Fällen zeigt sich eine vermehrte Polyphasie.

Wenn der Patient aufgefordert wird, den untersuchten Muskel maximal anzuspannen, lässt sich die Menge der dabei rekrutierbaren motorischen Einheiten anhand des **Interferenzmusters** abschätzen. Im Normalfall ist dieses Muster so dicht, dass die Null-Linie auf dem Bildschirm bei Betrachtung mit der für diese Untersuchung üblichen Zeitauflösung nicht mehr sichtbar ist. Fallen im Rahmen der Waller-Degeneration motorische Nervenfasern und damit ihre motorischen Einheiten aus, lichtet sich das Muster, und im Extremfall können trotz maximaler Anspannung einzelne Potenziale motorischer Einheiten abgegrenzt werden. In dieser Situation und gerade bei Schmerzpatienten kann es schwierig sein, dies von einer schmerzbedingten Minderinnervation abzugrenzen.

Aus der Kombination der Befunde unter diesen 3 Untersuchungsbedingungen lässt sich in der Regel eine gute Aussage darüber treffen, ob und auf welcher Grundlage (myogen oder neurogen) pathologische Veränderungen im untersuchten Muskel vorliegen. Dabei ist die Sensitivität und Spezifität der pathologischen Spontanaktivität in Ruhe am höchsten [1].

Neurografie

Bei der Neurografie wird der zu untersuchende Nerv an verschiedenen Stellen elektrisch stimuliert. Die Leitung in den motorischen Fasern wird durch Ableitung des Effekts dieser Stimulation mit Oberflächenelektroden über einem distal gelegenen, vom entsprechenden Nerv versorgten Muskel untersucht. Die Leitung der sensiblen Fasern kann orthodrom (in Richtung der physiologischen Nervenleitung) oder antidrom (entgegen der Richtung der physiologischen Leitung) gemessen werden. Im ersten Fall wird in einem distalen Hautbereich, in dem keine Muskeln, sondern ausschließlich sensible Hautäste liegen, stimuliert und vom Nervenstamm abgeleitet. Dabei sind häufig Nadelelektroden notwendig, die in der Nähe des Nervenstamms platziert werden. Die antidrome Technik ist weniger aufwendig, da in diesem Fall, wie bei der motorischen Neurografie, der Nerv stimuliert und von den sensiblen Hautästen mit Oberflächenelektroden abgeleitet werden kann [1].

Bei der Neurografie werden einerseits die Leitungszeiten, andererseits die Amplitude des Antwortpotenzials ermittelt. Diese Amplitude spiegelt die Anzahl der stimulierbaren Axone wieder. Im Fall eines Untergangs von Axonen (Waller-Degeneration) zeigt sich typischerweise eine Amplitudenreduktion.

Neben dieser direkten Messung der Nervenabschnitte im distalen stimulierten Bereich besteht die Möglichkeit, durch die Ableitung von späten Reizantworten nach Stimulation auch die proximalen Nervenabschnitte auf ihre Funktion hin zu testen. Diese sog. **F-Wellen** lassen sich bei deutlich überschwelliger Nervenstimulation vom distalen Muskel ableiten. Sie entstehen durch die antidrome (gegen die physiologische Leitungsrichtung) Weiterleitung des elektrischen Reizimpulses in den motorischen Axonen des untersuchten Nerven, Reflexion an den motorischen Vorderhornzellen im Rückenmark und anschließende orthodrome Weiterleitung über die gesamte periphere Verlaufsstrecke bis zum Muskel. Da sowohl der antidrome als auch der orthodrome Anteil dieses Leitungswegs die Nervenwurzeln im Spinalkanal beinhaltet, kann eine Verzögerung oder ein Ausfall der F-Wellen ein früher Hinweis auf eine radikuläre Läsion sein [3].

Evozierte Potenziale

Die Technik der evozierten Potenziale bezieht die Leitung im zentralen Nervensystem mit ein. Bei den **sensibel evozierten Potenzialen (SEP)** wird ein Nerv in dem zu untersuchenden Körperabschnitt wiederholt elektrisch gereizt. Gleichzeitig wird das Elektroenzephalogramm (EEG) im Bereich des entsprechenden kortikalen sensiblen Projektionsareals abgeleitet. Dieses EEG wird dann reizgebunden über alle (i. d. R. 150–200) elektrischen Stimuli gemittelt. Durch diese Mittelung werden reizunabhängige Anteile des EEGs unterdrückt und die Reizantwort deutlich verstärkt. Verlängerungen der Latenz dieser kortikalen Antwortpotenziale weisen auf eine sensible Leitungsstörung im gesamten peripheren und zentralen Verlauf der sensiblen Leitungsbahnen hin. Am häufigsten werden im klinischen Alltag die SEP des Nervus tibialis und des N. medianus abgeleitet. Wenn nicht nur kortikal, sondern auch proximal peripher und spinal Antwortpotenziale abgleitet werden können, lässt sich der Läsionsort (peripher, spinal oder subkortikal) genauer eingrenzen. Dies gelingt beim N. medianus regelmäßig und verlässlich, während sich beim N. tibialis oft nur das kortikale Antwortpotenzial sicher darstellen lässt. Bezüglich der genauen Ableitungstechnik dieser distalen Potenziale wird auf einschlägige Lehrbücher verwiesen [6]. Je nach Fragestellung und Symptomatik der Patienten können die SEP mit der gleichen Technik auch für andere Nerven bestimmt werden. Bei der Frage nach radikulären Läsionen besteht auch die Möglichkeit der Ableitung von **Dermatom-SEP**, dabei wird nicht ein Nerv, sondern sensible Hautäste stimuliert, die ein Dermatom versorgen. Da die Anzahl der dabei erregten sensiblen Axone deutlich geringer ist als bei der Stimulation am Nervenstamm, sind die kortikal evozierten

Potenziale bei dieser Technik oft schwieriger darzustellen. Nur im Seitenvergleich und ggf. im Vergleich der evozierten Potenziale von klinisch betroffenen und klinisch nicht betroffenen Arealen lassen sich diagnostisch verwertbare Aussagen ableiten [8].

Bei den **motorisch evozierten Potenzialen (MEP)** wird analog die Weiterleitung im gesamten motorischen System von der motorischen Hirnrinde bis zum Muskel bestimmt. Dabei wird entsprechend der physiologischen Leitrichtung der motorische Kortex stimuliert und vom Zielmuskel abgeleitet. Da eine elektrische Stimulation des Kortex durch die Schädelkalotte aufgrund der hohen Widerstände extrem schmerzhaft und klinisch-diagnostisch nicht einsetzbar ist, dringt ein starker Magnetimpuls (ca. 1 Tesla), der extern mittels Spule appliziert wird, nahezu ungehindert durch die Schädeldecke und induziert am motorischen Kortex einen elektrischen Strom, der zur Erregung motorischer Bahnen mit einem am Muskel messbaren Effekt führt. Dieses Verfahren zur kortikalen Stimulation ist nahezu schmerzfrei und wird seit den 1980er Jahren in der klinischen Routine eingesetzt. Im Gegensatz zu den SEP reicht in diesem Fall ein einzelner kortikaler Reiz aus, um eine sichtbare und klar abgrenzbare Muskelantwort zu produzieren. Allerdings ist eine Bahnung durch die gleichzeitige leichte willkürliche Innervation des Muskels durch den Patienten hilfreich. Um eine zentrale von einer peripheren motorischen Leitungsstörung unterscheiden zu können, wird in der Regel nicht nur kortikal, sondern auch spinal stimuliert. Aus der Differenz der kortikomuskulären Latenz und der peripheren Latenz nach spinaler Stimulation ergibt sich die sog. zentrale motorische Leitungszeit (ZML). Dieser Begriff ist insofern missverständlich, als bei der Positionierung der Magnetspule über der Wirbelsäule bei spinaler Stimulation die motorischen Fasern nicht im Bereich der Nervenwurzeln im Spinalkanal, sondern im Bereich des Durchtritts des Spinalnerven durch das Foramen intervertebrale stimuliert werden [6]. Damit ist die Leitung im radikulären Abschnitt Teil der zentralen motorischen Leitungszeit bei den MEP. Das bedeutet einerseits, dass eine Differenzierung zwischen einer radikulären und zentralen Läsion der motorischen Leitungsbahnen allein aufgrund der MEP nicht möglich ist. Andererseits erlaubt der Vergleich der ZML und der peripheren Leitungszeit bei klinisch eindeutigen peripher-motorischen Ausfällen die Differenzierung zwischen radikulären und peripheren Nervenläsionen.

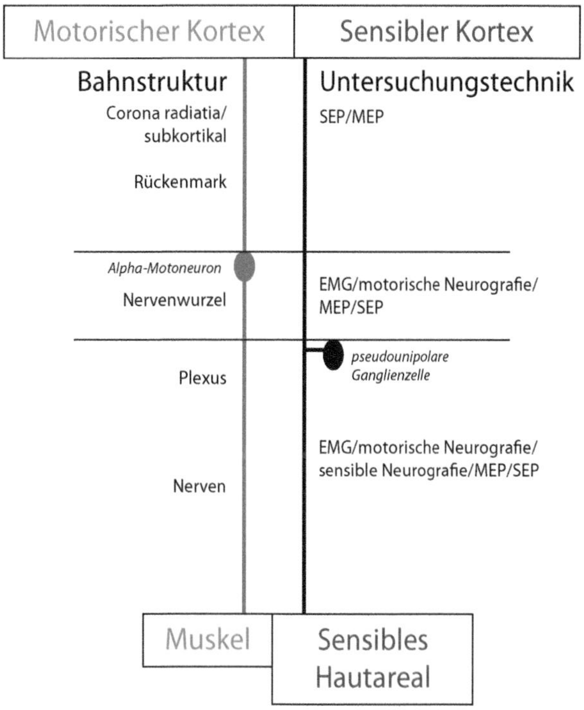

Abb. 12.5 Schematische Darstellung der verschiedenen Abschnitte der motorischen *(rot)* und sensiblen *(blau)* Leitungsbahn mit anatomischen Bezeichnungen *(links)* und den elektrophysiologischen Untersuchungsmethoden *(rechts)*, mit denen der jeweilige Abschnitt erfasst werden kann

12.3.5 Typische Befundkonstellationen bei radikulären Läsionen

Die **Neurografie** misst in erster Linie distale Nervenabschnitte und stellt somit besonders sensitiv Schädigungen in diesem distalen Bereich dar, die typischerweise bei Polyneuropathien auftreten. Proximale, radikuläre Läsionen können sich aber im Rahmen einer Waller-Degeneration der Nervenfasern (Axone) distal manifestieren: Unabhängig vom Läsionsort im Verlauf der Axone, führt eine Unterbrechung des vom Soma der Nervenzelle ausgehenden axonalen Transports (Axonotmesis) zu einer distal beginnenden Degeneration der Axone, die sich bis zum Läsionsort (Ort der Unterbrechung) fortsetzt. In der Regel beginnt diese Waller-Degeneration ca. 2–3 Wochen nach der Läsion, sodass im Fall einer akuten radikulären Axonotmesis nach dieser Zeit auch am distalen Nerven eine Amplitudenminderung nachweisbar sein kann. Diese Amplitudenminderung tritt bei radikulären Läsionen allerdings fast ausschließlich in der motorischen Neurografie auf [1], da nur hier die Verbindung zwischen Zellsoma im Vorderhorn (α-Motoneuron) und distaleren Axonabschnitten radikulär unterbrochen werden kann, während die pseudounipolaren Ganglienzellen der sensiblen Axone im Bereich des Spinalganglions im Foramen intervertebrale, also distal des typischen radikulären Schädigungsorts bei degenerativen Wirbelsäulenveränderungen, liegen (Abb. 12.5). Das unterscheidet die neurografischen Befunde radikulärer Läsionen von denen einer

Neuropathie, bei der in der Regel sensible und motorische Anteile betroffen sind. Eine Verlängerung der F-Wellen-Latenzen findet sich sowohl bei Neuropathien als auch bei Radikulopathien, lässt sich aber bei akuten Läsionen im Gegensatz zur Amplitudenminderung sofort nachweisen.

Da die bei der Neurografie stimulierten Nerven immer aus mehreren Nervenwurzeln gespeist werden, sind die oben beschriebenen neurografischen Befunde in erster Linie bei polyradikulären Läsionen, z. B. im Rahmen einer schweren Lumbalkanalstenose, zu erwarten. Bei monoradikulären Läsionen sind sie dagegen meist nur gering ausgeprägt oder können ganz fehlen. In diesen Fällen ist das Nadel-EMG des Kennmuskels für die betroffene Nervenwurzel deutlich sensitiver. Durch den gleichzeitigen Nachweis fehlender Veränderungen in anderen, nicht von der betroffenen Wurzel versorgten Muskeln lässt sich auch die Spezifität der Untersuchung deutlich erhöhen. Besonders sensitiv und spezifisch ist die Suche nach pathologischer Spontanaktivität in der autochthonen Rückenmuskulatur auf der betroffenen Höhe und Seite [4]. Die Untersuchung paravertebraler Muskeln verliert allerdings deutlich an Aussagekraft, wenn die Patienten auf dieser Höhe voroperiert sind. In diesen Fällen findet sich aufgrund der Schädigung von Muskelästen im Rahmen der Operation fast immer eine pathologische Spontanaktivität, die auch Jahre danach noch vorhanden sein kann, ohne dass dies auf eine erneute radikuläre Läsion hinweisen muss.

Die motorisch evozierten Potenziale (MEP) der verschiedenen Kennmuskeln können im Einzelfall hilfreich sein, da sie im Gegensatz zur reinen Nadelelektromyografie eine relativ zuverlässige Aussage darüber erlauben, ob eine periphere motorische Läsion proximal des Spinalnerven (radikulär) oder distal des Spinalnerven (Plexus oder Nerv/Neuropathie) liegt (◘ Tab. 12.14).

Die sensibel evozierten Potenziale, insbesondere von der unteren Extremität (N. tibialis), reagieren zwar sehr sensitiv auch auf leichtere polyradikuläre Irritationen bei Lumbalkanalstenosen [5]. Die Spezifität verlängerter Tibialis-SEP ist aber gering, sodass eine Interpretation in der Regel nur im Zusammenhang mit den anderen, oben beschriebenen Elektrophysiologischen Befunden gelingt. Dermatom-SEP sind insbesondere bei monoradikulären Läsionen zwar deutlich spezifischer, aber technisch oft schwierig und häufig auch bei Normalprobanden nicht sicher erhältlich.

12.3.6 Pragmatischer Einsatz der klinischen Neurophysiologie

Besteht aufgrund der eingangs genannten Überlegungen eine Indikation zur elektrophysiologischen Untersuchung, wird in aller Regel eine Neurografie und Nadelelektromyografie in der von Schmerzausstrahlung oder neurologischen Defiziten betroffenen Region ausreichen. Evozierte Potenziale sind nur in Ausnahmefällen notwendig. Sie können bei progredienten neurologischen Ausfällen ohne Hinweise in der Neurografie und Elektromyografie oder bei höhergelegenen Beschwerden (thorakal/zervikal) mit Verdacht auf Läsion des Rückenmarks hilfreich sein (◘ Abb. 12.5).

◘ Tab. 12.14 Typische Befunde bei Radikulopathie versus Neuropathie

	(Poly)radikuläre Läsion	Polyneuropathie
Neurografie		
Sensible Amplitude	n	–
Motorische Amplitude	–	–
F-Wellen-Latenz	+	+
Nadel-EMG	Kennmuskeln/ paravertebral	Distale Muskeln
SEP-Latenzen	+	+
MEP		
ZML	+	n
Periphere Latenzen	n	+

n normal; – reduziert; + verlängert

Literatur

Literatur zu Abschn. 12.1 und 12.2

1. Niemier K, Seidel W (2009) Funktionelle Einflussfaktoren. In: Niemier K, Seidel W (Hrsg) Funktionelle Schmerztherapie des Bewegungssystems. Springer, Heidelberg, S 5–36
2. Casser HR, Emmerich J (2009) Morphologische Einflussfaktoren. In: Niemier K, Seidel W (Hrsg) Funktionelle Schmerztherapie des Bewegungssystems. Springer, Heidelberg, S 37–61
3. Lewit K (2007) Untersuchungen des Beckens. In: Lewit K (Hrsg) Manuelle Medizin. Elsevier, München, S 114–121
4. Janda V (1994) Manuelle Muskelfunktionsdiagnostik. Ullstein Mosby, Berlin
5. Niemier K, Seidel W (2007) Einfluss muskuloskeletaler Funktionsstörungen auf chronische Schmerzsyndrome des Bewegungssystems. Schmerz 21:139–145
6. Grahame R, Bird HA, Child A (2000) The revised criteria fort he diagnosis of benign joint hypermobility syndrome (BJHS). J Rheumatol 27:1585–1585
7. Panjabi MM (1992) The stabilizing system of the spine. Part I. Function, dysfunction, adaptation and enhancement. J spine diso 5:383–389
8. Panjabi MM (1992) The stabilizing system of the spine. Part II. Neutral zone and instability hypothesis. J spine diso 5: 390–397

9. Hodges P, Richardson C (1996) Inefficient muscular stabilization of the lumbar spine associated with low back pain. Spine 21:2640–2650
10. Hamilton C (2009) Diagnostik und Therapie der insuffizienten Tiefentabilisation. In: Niemier K, Seidel W (Hrsg) Funktionelle Schmerztherapie des Bewegungssystems. Springer, Heidelberg, S 5–36
11. Bundesärztekammer (BÄK), Kassenärztliche Bundesvereinigung (KBV) und Arbeitsgemeinschaft Wissenschaftlich Medizinischer fachgesellschaften (AWMF) (Hrgs) (2013) Nationale Versorgungsleitlinie Kreuzschmerz. http://www.leitlinien.de/nvl/kreuzschmerz/. Zugegriffen: 25. März 2015
12. Kendnrick D, Fielding K, Bentley E, Kerslake R, Miller P, Pringle M (2001) Radiography of the lumbar spine in primary care patients with low back pain: randomised controlled trial. BMJ 322:400–405
13. Chou R, Fu R, Carrino JA, Deyo RA (2009) Imaging strategies for low back-pain: systematic review and meta-analysis. Lancet 373:436–437
14. Boos N, Rieder R, Schade V, Spratt KF, Semmer N, Aebi M (1995) Volvo Award in clinical science. The diagnostic accuracy of magnetic resonance imaging, work perception and psychosocial factors in identifying symptomatic disc herniation. Spine 20:2613–2625
15. Graf-Bauman T, Ringelstein EB (2004) Qualitätssicherung, Aufklärung und Dokumentation in der Manuellen Medizin der Wirbelsäule. Frankfurter Workshop, 4.–5. Juli 2003. Manuelle Medizin 42:141–170
16. Sachse J (1993) Manuelle Untersuchung und Mobilisationsbehandlung der Extremitätengelenke. Technischer Leitfaden. Ullstein Mosby, Berlin
17. Greenspann A (2003) Skelettradiologie. Orthopädie, Traumatologie, Rheumatoologie, Onkologie. Urban & Fischer

Literatur zu Abschn. 12.3

18. Bischoff C, Dengler R, Hopf HC (2008) EMG-NLG. Thieme, Stuttgart
19. Chiodo A, Haig AJ, Yamakawa KS, Quint D, Tong H, Choksi VR (2007) Needle EMG has a lower false positive rate than MRI in asymptomatic older adults being evaluated for lumbar spinal stenosis. Clin Neurophysiol 118: 751–756
20. Fisher MA, Shivde AJ, Teixera C, Grainer LS (1979) The F. response – a clinically useful physiological parameter for the evaluation of radicular injury. Electromyogr Clin Neurophysiol 19:65–75
21. Haig AJ, Talley C, Grobler LJ, LeBreck DB (1993) Paraspinal mapping: quantified needle electromyography in lumbar radiculopathy. Muscle Nerve 16:477–484
22. Liu X, Konno S, Miyamoto M, Gembun Y, Horiguchi G, Ito H (2009) Clinical usefulness of assessing lumbar somatosensory evoked potentials in lumbar spinal stenosis. Clinical article. J Neurosurg Spine 11:71–78
23. Maurer K, Lang N, Eckert J (2005) Praxis der evozierten Potentiale. Steinkopff, Darmstadt
24. Mulford GJ, Cohen SJ (2006) The role of electrodiagnosis in the evaluation of low back pain. Clin Occup Environ Med 5: 591–613, vi
25. Righetti CA, Tosi L, Zanette G (1996) Dermatomal somatosensory evoked potentials in the diagnosis of lumbosacral radiculopathies. Ital J Neurol Sci 17:193–199

Psychosoziale Diagnostik

M.I. Hasenbring, M. Pfingsten

H.-R. Casser et al. (Hrsg.), *Rückenschmerzen und Nackenschmerzen*,
DOI 10.1007/978-3-642-29775-5_13, © Springer-Verlag Berlin Heidelberg 2016

Psychosoziale Faktoren wie z. B. chronischer Stress im Alltag, eine depressive Stimmungslage oder eine ungünstige Schmerzverarbeitung können sowohl an der Entstehung als auch, und dies im Besonderen, an der Aufrechterhaltung von Schmerzen beteiligt sein. Sie tragen dazu bei, dass z. B. akute Kreuz- oder Nackenschmerzen trotz adäquater medizinischer Maßnahmen nicht angemessen ausheilen, d. h., Betroffene versäumen ihre Genesungsphase, ohne dass sie dies bewusst erleben. Hinzu kommen Folgen anhaltender Schmerzen wie z. B. Schlafstörungen, vermehrte Konzentrationsprobleme, erhöhte muskuläre Anspannungen, Ängste und weitere depressive Verstimmungen. Diese Faktoren sollten niemals in Form einer Ausschlussdiagnostik – d. h. wenn keine organischen Schädigungen feststellbar sind – »erfasst« werden, sondern immer anhand zuverlässiger diagnostischer Maßnahmen. Erste Orientierungen sollten in allen Stadien einer Schmerzerkrankung realisiert werden, beim akuten Schmerz in der ärztlichen Praxis, im subakuten Stadium zudem im physiotherapeutischen Setting, im chronischen Stadium in der multiprofessionellen Zusammenarbeit von Arzt, Physiotherapeut und Psychotherapeut. Der vorliegende Beitrag gibt einen Einblick in die verschiedenen diagnostischen Schritte psychosozialer Faktoren, die sich an den biopsychosozialen Krankheitsmodellen sowie an der psychosozialen multiaxialen Schmerzklassifikation (MASK-P) orientieren.

13.1 Einleitung

Psychosoziale Faktoren, die an der Entstehung, Auslösung oder Aufrechterhaltung von Kreuz- und Nackenschmerzen beteiligt sein können, sind in unterschiedlichem Differenzierungsgrad Bestandteil diagnostischer Maßnahmen (► Übersicht).

Psychosoziale Faktoren als Bestandteil diagnostischer Maßnahmen

- **Bei Akutschmerz**
  - Erste Fragen im Rahmen der ärztlichen Anamnese
  - Verhaltensbeobachtung
- **Bei subakutem Schmerz**
  - Vertiefendes Erfragen im Rahmen der ärztlichen Anamnese
  - Verhaltensbeobachtung
  - Standardisiertes Screening psychosozialer Risikofaktoren für eine Schmerzchronifizierung (»yellow flags«).
- **Bei chronischem Schmerz**
  - Differenzierte psychologische und biografische Anamnese
  - Verhaltensbeobachtung
  - Vertiefendes verhaltensanalytisches Interview
  - Psychologische Testverfahren
- **Zur Differenzialdiagnose**
  - Standardisierte Fragebogen und Interviews zur Abschätzung psychischer Komorbiditäten (u. a. Angststörungen, depressive Störungen)

Psychosoziale Diagnostik bei Kreuz- und Nackenschmerzen kann sich dabei einerseits an den empirisch validierten biopsychosozialen Krankheitsmodellen orientieren (► Kap. 17), darüber hinaus an den speziell für Schmerzpatienten entwickelten psychosozialen Dimensionen der multiaxialen Schmerzklassifikation MASK-P (► Kap. 26).

Wie differenziert wir psychosoziale Faktoren erfassen können, hängt entscheidend vom jeweiligen Versorgungskontext und den damit verbundenen Zeitkontingenten ab (◘ Tab. 13.1). Die Erfassung variiert, beginnend mit ersten orientierenden Fragen zu psychosozialen Belastungen innerhalb einer wenige Minuten dauernden ärztlichen Anamnese, über intensivierte Anamnesen während der ärztlichen Schmerztherapie, intensivierte Interviews inkl. standardisierter Testverfahren im Rahmen eines multimodalen Assessments bis hin zur umfassenden psychosozialen Diagnostik während probatorischer Sitzungen zur Prüfung der Indikation einer Psychotherapie (z. B. kognitiver Verhaltenstherapie), für die bis zu 5 jeweils 50-minütige Sitzungen zur Verfügung stehen.

Im Folgenden werden wir in ► Abschn. 13.2 und ► Abschn. 13.3 ein Vorgehen beschreiben, wie es sich für die Prüfung der Indikation zu einer kognitiven Verhaltenstherapie im Setting der Einzeltherapie bewährt hat. Psychosoziale Aspekte im Rahmen der ärztlichen Anamnese sind in ► Kap. 12 beschrieben, Verfahren zum Screening psychosozialer Risikofaktoren in ► Abschn. 13.4 und bei subakutem Schmerz (»yellow flags«) in ► Kap. 8. Die Indikation zu einer Psychotherapie im Einzelsetting wird vor allem bei chronischem Schmerz gesehen, daher beziehen sich unsere Ausführungen im Folgenden auf Schmerzsyndrome, die häufig bereits seit Jahren bestehen. Die größte Überschneidung im Vorgehen besteht dabei mit der psychosozialen Diagnostik im multimodalen Setting (► Kap. 14 und [6]).

13.2 Erstkontakt

Da die Realisierung evidenzbasierter Leitlinien in der klinischen Praxis vor allem bei der Integration psychosozialer diagnostischer und therapeutischer Maßnahmen noch in ihren Anfängen steckt, kommen Patienten mit chroni-

Tab. 13.1 Psychosoziale Diagnostik in verschiedenen Versorgungskontexten

Kontext	Inhalte/Form	Zeitliche Dauer
Ärztliche Primärversorgung	– Psychosoziale Anamnese – Screening »yellow flags«	Bis zu 10 min
Multimodales Assessment	– Psychosoziale Anamnese – Screening »yellow flags« – Vertiefendes Interview (z. B. Verhaltensanalyse) – Psychologische Testverfahren	Bis zu 1 h
Schmerzpsychotherapie	– Psychosoziale Anamnese – Screening »yellow flags« – Vertiefendes Interview (z. B. Verhaltensanalyse) – Psychologische Testverfahren	5×50 min im Rahmen der Probatorik

schen Schmerzen mit vielen Fragen und zum Teil verwundert bis entsetzt zu einem Erstkontakt mit einem Psychotherapeuten. Daher empfehlen sich folgende Interventionen auf der Sach- wie auf der Beziehungsebene:

- Reflexion der Kontaktaufnahme vonseiten des Patienten,
- Erfragen des Überweisungsmodus,
- Schmerzanamnese,
- Erfragen des subjektiven Krankheitsmodells.

Bereits in der ersten orientierenden Beratung bzw. als Ausgangspunkt für eine weiterführende psychosoziale Diagnostik sollten folgende Grundannahmen verdeutlich werden:

1. **Körperliche Schmerzen sind, auch wenn keine strukturellen Schädigungen gefunden werden, nicht eingebildet, sondern lassen sich ganz rational erklären.**
2. **Wenn psychische Faktoren die Schmerzen (mit) auslösen oder aufrechterhalten, hat dies in der Regel nichts mit krankhaften psychischen Veränderungen zu tun. Es sind meistens normale psychologische Prozesse, die Schmerzen ungünstig beeinflussen können und an denen wir etwas ändern können.**

13.2.1 Reflexion der Kontaktaufnahme des Patienten

In der Regel bringen Patienten, die wegen chronischer Schmerzen eine psychotherapeutische Schmerzambulanz aufsuchen, einen bereits ausgefüllten Fragebogen mit Fragen zur Scherzanamnese mit, der ihnen nach dem ersten telefonischen Kontakt zugesandt worden war. Mögliche Eingangsfragen des Therapeuten sind in allgemeiner Form gehalten: »Was führt Sie zu mir?« Oder: »Sie kommen wegen Ihrer Rückenschmerzen?« Aus den ersten Antworten lässt sich erkennen, ob Rücken- oder Nackenschmerz aktuell der Hauptgrund des Kommens ist (z. B.: »Ja, ich habe schon so viel wegen der Schmerzen versucht …«) oder ob unmittelbar weitere Anliegen bestehen (z. B.: »Ja, auch, ich fühle mich in letzter Zeit sehr schlecht, bin dauernd niedergeschlagen, bekomme Medikamente gegen meine Depression, die helfen aber nicht …«).

13.2.2 Erfragen des Überweisungsmodus und erste orientierende Edukation

Vor Beginn weiterer Fragen auf der Sachebene (z. B. Schildern der Schmerzen) empfiehlt es sich, kurz den Überweisungsmodus zu erfragen (Therapeut: »Bevor wir weiter über Ihr Anliegen sprechen, würde ich Sie gern fragen, wer Sie zu uns geschickt hat und ungefähr mit welchen Worten«). Hier haben Patienten Gelegenheit, sich einerseits auf der Sachebene zu äußern (»Mein Hausarzt hat mich geschickt, er könne für mich nichts mehr tun« oder »Mein Schmerztherapeut hat mich geschickt, meine Probleme seien wohl eher psychisch«), andererseits verbal oder nonverbal zu kommunizieren, was sie selbst darüber denken und wie sie diese Empfehlung empfunden haben. Der Therapeut reflektiert die von ihm vermuteten Gefühle (»Das irritiert Sie zunächst?«) und gibt dem Patienten Raum, ggf. Ängste anzusprechen (»Ich bilde mir das doch nicht ein?«).

Diese Bemerkungen geben dem Therapeuten/der Therapeutin Gelegenheit, zunächst eine erste orientierende Edukation vorzunehmen. Basierend auf dem Basismodell psychosozialer Faktoren beim Schmerz (▶ Kap. 17) können wir grob skizzieren, welche Einflussmöglichkeiten bei Rücken- oder Nackenschmerz infrage kommen.

Erste orientierende Edukation bei chronischem Rücken- oder Nackenschmerz

»Ich möchte Ihnen kurz unseren Ansatz erläutern. Rücken- und Nackenschmerzen kommen in erster Linie durch **einseitige körperliche Belastungshaltungen** zustande, die wir im Alltag zu lange eingenommen haben, z. B. zu langes Sitzen oder Stehen, zu häufige Wiederholungen bestimmter körperlicher Bewegungen. Diese führen zu Überlastungen von Muskeln, Bändern und Gelenken, auch der Bandscheiben, was zu Schmerzen führt.

Aber auch **psychische Belastungen im Alltag** können Muskelverspannungen und Schmerzen auslösen, wie z. B. ständige Konflikte am Arbeitsplatz oder in der Familie.

Manchmal kommt auch beides zusammen, z. B. wenn wir pflegebedürftige Angehörige versorgen, die sich auch noch in ihrer Wesensart verändert haben.

Als dritten Einflussbereich möchte ich **mögliche Folgen von Schmerzen** nennen, wenn sie nicht angemessen auf medizinische Behandlung ansprechen: Wir können nicht mehr so gut schlafen, sind am nächsten Tag müde und verspannt. Wir versuchen dennoch, unsere Arbeiten zu erledigen, brauchen aber mehr körperliche Anspannung und Anstrengung. Dies führt leicht zu einem Teufelskreislauf zwischen Schmerz, Schlafstörung, vermehrte Müdigkeit, verstärkter Muskelanspannung und verstärkten Schmerzen.

Nicht zuletzt spielt auch eine Rolle, wie wir im Alltag **auf unsere Schmerzen reagieren**, welche automatischen Gedanken uns durch den Sinn gehen und was wir tun, um sie zu lindern. Da gibt es günstige und ungünstige Reaktionen. Erkennen Sie von den Dingen, die ich genannt habe, irgendetwas wieder?

Wichtig sind für uns immer 2 Aspekte: (1) Ihre Schmerzen sind damit nicht eingebildet, sondern lassen sich ganz rational erklären; (2) wenn psychische Faktoren beteiligt sind, hat dies in der Regel nicht mit krankhaften psychischen Veränderungen zu tun. Es sind normale psychologische Prozesse, die Schmerzen ungünstig beeinflussen können und an denen wir etwas ändern können.

Sollten wir Ansätze für psychosoziale Einflüsse erkennen, können Sie in der Regel über eine entsprechende Therapie eine deutliche Schmerzlinderung erreichen, ein Schmerzniveau, mit dem Sie gut leben können. Dass Sie schmerzfrei werden, können und wollen wir nicht versprechen. Wahrscheinlicher ist, dass Sie leichte Schmerzen immer wieder als Signal dafür erleben werden, Ihren neu erlernten Umgang mit Schmerz aufzufrischen.

13.2.3 Schmerzanamnese

Auch während der Probatorik zu einer möglichen Schmerzpsychotherapie empfiehlt es sich, das persönliche Gespräch mit anamnestischen Fragen zur Schmerzproblematik und ihrem zeitlichen Verlauf von Beginn bis zur Gegenwart (zumindest in groben Zügen) zu beginnen. Dabei können wir den Patientinnen und Patienten zeigen, dass wir einerseits die Schmerzen selbst ernst nehmen und an einer Klärung interessiert sind, dass wir andererseits aber auch das persönliche »In-Kontakt-Kommen« zum Aufbau einer vertrauensvollen Arbeitsbeziehung ernst nehmen. Haben die Patienten eine bereits ausgefüllte Schmerzanamnese mitgebracht, können wir uns wie folgt erklären: »Ich habe mir Ihre Angaben schon einmal angesehen. Ich würde dennoch gern selbst noch einmal Ihre Geschichte direkt hören, da ich mir so besser ein Bild machen kann.«

Lokalisation und Qualität der Schmerzen

Erste anamnestische Fragen gelten auch beim chronischen Schmerz einer genaueren Beschreibung der Lokalisation (inkl. Schmerzzeichnung) und Qualität der Schmerzen. Hinzu kommen Schilderungen der Beeinträchtigungen im Alltag sowie schmerzverstärkender (z. B. langes Stehen/Sitzen, bestimmte Jahreszeiten, Kälte, schweres Heben), aber auch abschwächender Einflüsse (z. B. Wärme, Entspannung, Lesen/Ablenkung).

Beginn und Verlauf der chronischen Schmerzen

Patientinnen und Patienten mit langjährigen Schmerzen beginnen häufig mit einem gut erinnerbaren Ereignis, z. B. einem Unfall oder einer Operation, nach der die chronischen Schmerzen eingesetzt haben. Für den Beginn empfiehlt es sich, etwas detaillierter nachzufragen, z. B.: »Wie lange hatten Sie vorher bereits Ihre Rücken-/Nackenschmerzen?« Und: »Haben sie ursprünglich eher plötzlich/heftig oder langsam/schleichend begonnen?« Will man einen Eindruck von den ersten Rücken-/Nackenschmerzen im Lauf des Lebens gewinnen, eignet sich die Frage: »Seit wann ‚wissen' Sie sozusagen, dass Sie einen Rücken haben?«

Vorbehandlungen

Bei dem Gespräch über Vorbehandlungen sollte u. a. erfragt werden, mit welchen therapeutischen Maßnahmen evtl. kurzfristig gute Erfahrungen gemacht wurden und, falls aktive Maßnahmen wie Physiotherapie/Sport/Gerätetraining genannt werden, welche Erfahrungen damit gesammelt wurden. Falls diese abgebrochen wurden, sollten erste vorsichtige Fragen zu klären versuchen, was zu dem Abbruch geführt haben könnte. Kommunikation und Fragestil sollten dabei deutlich signalisieren, dass es nicht um Schuldzuschreibungen geht, sondern dass die Fragen des Therapeuten die Patienten dazu anregen sollen, sich selbst entsprechende Fragen zu stellen, sich und mögliche Beweggründe eher neugierig und interessiert zu beobachten.

> **Bei »Misserfolgen« in der aktiven Therapie sollten Kommunikation und Fragestil des Therapeuten/der Therapeutin deutlich signalisieren, dass es nicht um Schuldzuschreibungen geht, sondern dass die Fragen die Patientin/den Patienten dazu anregen sollen, sich selbst entsprechende Fragen zu stellen, sich und mögliche Beweggründe eher neugierig und interessiert zu beobachten.**

Kurze biografische Anamnese

Im Rahmen der Anamnese (z. B. im Erstgespräch) können erste biografische Faktoren im Sinne einer groben Schilde-

Auf welche Ursachen führen Sie Ihre Schmerzen zurück?

Körperliche Ursachen:

0--------------------1--------------------2--------------------3
gar nicht teils überwiegend ausschließlich

Seelische Ursachen:

0--------------------1--------------------2--------------------3
gar nicht teils überwiegend ausschließlich

Abb. 13.1 Standardisierte Erfassung expliziter Ursachenattribution

Tab. 13.2 Bedeutsame Dimensionen laienhafter Krankheitsmodelle

Primärer Fokus	Dimensionen	Beispiele
Verursachung	– Körperlich vs. psychosozial – Internal vs. external – Stabil vs. variabel – Global vs. spezifisch	– Schlechtes Bindegewebe geerbt (körperlich, internal, stabil, spezifisch) – Keine guten Gene (körperlich, internal, stabil, global) – Habe mich zu wenig bewegt (körperlich/psychisch, internal, variabel, spezifisch) – Habe mir zu viel Stress zugemutet (psychisch, internal, variabel, spezifisch)
Beeinflussbarkeit	– Körperlich vs. psychosozial – Internal – »External-powerful-others« – External-fatalistisch	– Schlechte Gene sind Schicksal, da kann man nichts machen (external-fatalistisch) – Mein Arzt muss mir die richtigen Übungen verordnen (»external-powerful-others«) – Ich muss regelmäßig üben (internal)

rung von Kindheit und Jugend sowie beruflichem und privatem Weg im Erwachsenenalter angesprochen werden – dies mit speziellem Augenmerk auf ggf. kritische positive wie negative Lebensereignisse (Hochzeit, Geburt der Kinder, Tod der Eltern, Scheidung, beruflicher Misserfolg), die möglicherweise in einem zeitlichen Zusammenhang mit Exazerbationen der Schmerzerkrankung stehen können.

13.2.4 Erstes Erfragen des subjektiven Krankheitsmodells

Bereits im Erstkontakt empfiehlt es sich, Aspekte des subjektiven Krankheitsmodells des Patienten/der Patientin zu erfassen. In Abb. 13.1 finden sich bedeutsame Dimensionen laienhafter Krankheitsvorstellungen im Überblick. Als erste Annäherung eignet sich die standardisierte Erfassung expliziter, d. h. der bewussten Wahrnehmung zugänglicher Aspekte. Im Kontext von Rücken-und Nackenschmerz geht es hier um die Frage, inwieweit Betroffene glauben, dass ihre Beschwerden körperlich und/oder psychisch verursacht sind. Eine solche Einschätzung kann über numerische Ratingskalen bereits während einer standardisierten Schmerzanamnese erhoben werden (Abb. 13.1). Basierend auf diesen Angaben der Patienten ist es leicht, diese unmittelbar »abzuholen«.

Ergänzen können wir die Angaben während der Anamnese durch die offene Frage, an welche körperlichen und/oder seelischen Ursachen der Patient/die Patientin denkt. Die inhaltlichen Nennungen der Patienten können vom Therapeuten hinsichtlich der Ursachenattribution eingeschätzt werden (Tab. 13.2). Erfahren wir, dass ein Patient primär an den Einfluss schlechter Gene glaubt, wissen wir, dass die weitere Aufklärungsarbeit vor allem die veränderlichen Aspekte der Beschwerden betonen muss. Optimale Voraussetzungen bei Rücken- und Nackenschmerz sind Ursachenattributionen, die teils körperliche, teils psychosoziale Aspekte beinhalten, die darüber hinaus in der Verursachung »internal und variabel« und hinsichtlich der Kontrollattribution eine Kombination von »internal« und »external-powerful-others« aufweisen, d. h., das Vertrauen in den Arzt bei gleichzeitigen eigenen Einflussmöglichkeiten betonen.

Zur standardisierten Erfassung medizinischer vs. psychosozialer Kausalattributionen kann als Fragebogenverfahren der KAUKON (Verfahren zur Erfassung der »Kausal- und Kontrollattribution«) [31] herangezogen werden.

13.2.5 Vorbereitung für den zweiten Kontakt (Schmerztagebuch)

Ein Schmerztagebuch, in dem über den Zeitraum von einer Woche stündlich Angaben gemacht werden, z. B. Schmerzintensität, die Einnahme eines Medikaments, kurze Nennung der aktuellen Situation (Büroarbeit, Sprechen

Name: ______________________

Datum:				Datum:			
Uhrzeit:	Situation/Tätigkeit im Augenblick	Medikamente	Schmerz 0–10	Uhrzeit:	Situation/Tätigkeit im Augenblick	Medikamente	Schmerz 0–10
1h				1h			
2h				2h			
3h				3h			
4h				4h			
5h				5h			
6h				6h			
7h				7h			
8h				8h			
9h				9h			
10h				10h			
11h				11h			
12h				12h			
13h				13h			
14h				14h			
15h				15h			
16h				16h			
17h				17h			
18h				18h			
19h				19h			
20h				20h			
21h				21h			
22h				22h			
23h				23h			
24h				24h			

◘ **Abb. 13.2** Schmerztagebuch stündlich

mit Chef, Staubsaugen, Fernsehen), gibt einen ersten Einblick in die Varianzbreite der Schmerzproblematik sowie in die mögliche Abhängigkeit von spezifischen Stresssituationen (s. Beispiel in ◘ Abb. 13.2). Es ist wichtig, bei der Vergabe dieses Schmerztagebuchs deutlich zu machen, dass die stündliche Eintragung immer unmittelbar zur jeweiligen Stunde gemacht wird, nie aus der Erinnerung. Sollten Eintragungen vergessen werden, sollen die Felder frei bleiben.

13.3 Erster Folgekontakt

13.3.1 Einleiten der Folgekontakte

Leitet man die Folgekontakte mit einer offenen Eingangsfrage ein (»Wie geht es Ihnen, wie war die letzte Woche?«), gibt dies die Möglichkeit, nicht nur das aktuelle Befinden des Patienten/der Patientin zu erfahren, sondern auch einen Eindruck davon zu bekommen, wo der-/diejenige steht. Einige Patienten beginnen mit einem Schwall von Erzählungen über kritische psychosoziale Ereignisse in Familie, Beruf o. Ä., andere mit einem ausführlichen Bericht ihrer zumeist wechselvollen Schmerzen. Würden wir dies ganz unterbinden, würde es den Aufbau einer guten Arbeitsbeziehung behindern. Andererseits ist es wichtig, diese Phase empathisch und dennoch konsequent und deutlich zu begrenzen und den Patienten auf die in der Diagnostik anstehenden Schritte zu verweisen.

Konzentrieren sich die Schilderungen der Patienten auf ihre Schmerzen, gibt dies Gelegenheit, das Schmerztagebuch anzusprechen. Dominieren die Erzählungen über Geschehnisse im psychosozialen Bereich, sollten wir auf den nächsten Schritt in der Diagnostik verweisen, bei dem wir uns ganz auf mögliche Belastungen im beruflichen und/oder privaten Alltag konzentrieren. Bereits in der psychosozialen Diagnostik ist es wichtig, die Patienten mit einer gewissen Strukturierung vertraut zu machen, die auch später, im Laufe einer möglichen Schmerzpsychotherapie, ein wesentlicher Baustein sein wird.

13.3.2 Besprechen des Schmerztagebuchs

Explorieren der Erfahrungen mit dem Schmerztagebuch

Für das Schmerztagebuch gilt wie für alle »Hausaufgaben«, die man im Rahmen einer kognitiven Verhaltenstherapie vergibt, dass man es in der Folgestunde unmittelbar anspricht. Um einerseits die Selbstbeobachtung der Patienten, andererseits aber auch die Arbeitsbeziehung zu fördern, empfiehlt es sich, mit entsprechenden einleitenden Fragen zu beginnen. Diese sollten niemals darauf abzielen, zu erfahren, ob der Patient/die Patientin das Schmerztagebuch erfolgreich geführt hat, da wir Betroffene, die evtl. Schwierigkeiten mit der Aufgabe hatten, in einen Rechtfertigungsdruck bringen.

Tipp für die Beziehungsgestaltung

Um die Selbstbeobachtung, aber auch die persönliche Beziehung zwischen Therapeut und Patient zu fördern, empfehlen sich Überleitungen wie folgt: »Ich habe Ihnen letzte Woche ein Schmerztagebuch mit nach Hause gegeben. Unabhängig davon, ob Sie es ausgefüllt haben, würde ich zunächst gern wissen, wie es Ihnen überhaupt mit dieser Aufgabe gegangen ist. Was haben Sie bei sich beobachtet? Haben Sie es ganz gern oder nicht so gern gemacht?«

Viele Patienten scheuen zunächst das Ausfüllen eines stündlichen Tagebuchs, da sie es im Alltag vorziehen, sich von den Schmerzen abzulenken, zumindest, bis »es nicht mehr geht«. Es ist wichtig, dass wir diese Probleme kennenlernen, da wir so bereits erste Hinweise auf günstige oder ungünstige Formen der Schmerzverarbeitung bekommen. Für die Beziehungsgestaltung ergibt sich die Möglichkeit zu weiteren Erläuterungen: »Wenn Sie es gewohnt sind, sich weitestgehend von Ihren Schmerzen im Alltag abzulenken, verstehe ich, dass Sie das Tagebuch ungern (oder nicht) ausgefüllt haben. Für unsere Diagnostik ist es jedoch sehr wichtig, einmal einen direkten Eindruck Ihrer Schmerzprobleme im Alltag zu gewinnen. Können Sie sich vorstellen, dass Sie dieses Tagebuch bis zur nächsten Stunde noch einmal mitnehmen, evtl. nur an 2–3 Tagen ausfüllen?«

Eine in dieser Weise interessierte und akzeptierende Haltung des Therapeuten, die, basierend auf einer Begründung, in der Aufforderung konsequent bleibt, ist unserer Erfahrung nach keine Garantie dafür, dass Patienten das Tagebuch beim nächsten Mal gut oder besser ausgefüllt mitbringen. Diese Haltung erhöht jedoch deutlich die Wahrscheinlichkeit einer konstruktiven Mitarbeit der Patienten.

Analyse der Tagebuchinhalte

Eine erste Frage kann sein: »Haben Sie sich vor unserem Termin heute selbst einmal Ihre Eintragungen angesehen? Ist Ihnen irgendetwas aufgefallen?«

Möglich ist, dass Patienten selbst bereits Zusammenhänge zwischen bestimmten Situationen (»3 Stunden Gartenarbeit« oder »Kaffeebesuch bei der Schwiegermutter«) und einem – meist verzögerten – Schmerzanstieg sehen. Diese können dann zunächst mit kurzen Erläuterungen in das Basismodell, das eingangs vermittelt wurde, eingebunden werden.

Haben sich die Patienten ihr Tagebuch noch nicht angesehen, kann dies entweder in der Stunde selbst gemeinsam gemacht werden oder die Therapeutin verweist auf die nächste Stunde mit dem Hinweis, es sich erst selbst bis dahin anzusehen. Dies sollte dann möglichst auch eingehalten werden.

13.3.3 Analyse der Schmerzverarbeitung: multidimensionale Aspekte

Ungünstige Formen der individuellen Schmerzverarbeitung im Alltag umfassen nach den in ► Kap. 17 dargestellten biopsychosozialen Krankheitsmodellen

1. die Art des Umgangs mit körperlichen, psychischen oder mentalen Anforderungen, wenn gleichzeitig Schmerzen auftreten, und
2. die Art der Schmerzkommunikation.

Um ein möglichst objektives und zuverlässiges Bild individueller Schmerzverarbeitungsformen zu gewinnen, sollten standardisierte Fragebogenverfahren herangezogen werden. Diese können dann durch das Gespräch wie durch vertiefende Interviews ergänzt werden.

Zu Punkt 1 Nach dem Avoidance-endurance-Modell (AEM) der Schmerzverarbeitung gelten sowohl **ängstlich-meidende Formen** als auch **suppressive Formen der Schmerzverarbeitung** als ungünstig. Sie haben sich als Prädiktoren für die Aufrechterhaltung sowohl von radikulären als auch von nichtspezifischen lumbalen Rückenschmerzen Schmerzen [14, 17, 21] sowie von Nackenschmerzen gezeigt [5].

Zu Punkt 2 Hinsichtlich der **Schmerzkommunikation** ist seit Fordyce [9] akzeptiert, dass vor allem **nichtverbale Schmerzäußerungen**, wie z. B. das Stöhnen, die schmerzverzerrte Mimik, der humpelnde Gang oder das demonstrative Einnehmen von Medikamenten, die Aufrechterhaltung der Schmerzproblematik fördern. Wenn Angehörige, Freunde oder Kollegen sich angewöhnen, vor allem bei solchen Schmerzäußerungen z. B. Hilfe und Unterstützung im Alltag anzubieten, wollen sie helfen und entlasten. Sie nehmen dabei nicht wahr, dass sie operante Lernprozesse im Sinne der positiven oder negativen Verstärkung realisieren, die zu einer Stabilisierung von Schmerzverhaltensweisen führen, die sich verselbständigen können.

Diese Prozesse setzen umso eher ein, je weniger ein Patient in der Lage ist, **direkt und ohne Bezug zu den**

Schmerzen um Hilfe und Unterstützung zu bitten. Prospektive Studien deuten an, dass mit der Fähigkeit oder Bereitschaft, direkt, d. h. verbal, um Hilfe und Unterstützung bei alltäglichen Aufgaben zu bitten, seltener Chronifizierungen stattfinden [14, 17].

Sowohl ungünstige Formen des schmerzbezogenen Umgangs mit alltäglichen Anforderungen (ängstlich-meidend oder suppressiv) als auch die Schmerzkommunikation können zuverlässig und valide mit dem **Kieler Schmerzinventar (KSI)** [15] erfasst werden. Das KSI umfasst 3 Fragebogenteile zur Erfassung emotionaler (3 Subskalen, 15 Items), kognitiver (7 Skalen, 34 Items) und behavioraler Reaktionen (8 Subskalen, 68 Items) auf Schmerzen. Eine Kurzform zur Erfassung des schmerzbezogenen Umgangs mit alltäglichen Anforderungen und der Differenzierung ängstlich- meidender und suppressiver Schmerzverarbeitung existiert mit dem **Avoidance-Endurance Questionnaire (AEQ)** [20]), der insgesamt 49 Items umfasst.

Unterlagen für eine Normierung, d. h. für die Bestimmung der Abweichung individueller Werte von einer Patientengruppe mit günstiger, adaptiver Schmerzverarbeitung anhand von Stanine-Normen, liegen vor und können von der Autorin dieses Beitrags bezogen werden (◘ Abb. 13.3).

Weitere günstige Formen der Schmerzverarbeitung wie z. B. **»Ruhe- und Entspannungstechniken«**, **»kognitive Umstrukturierung«**, **»Kompetenzerleben«** und **»Handlungsplanung«** können standardisiert mit dem **Fragebogen zur Erfassung der Schmerzverarbeitung (FESV)** [12] erfasst werden. Sie werden vor allem in kognitiv-verhaltenstherapeutischen Interventionen thematisiert. Günstige Strategien, die vor allem in der Akzeptanz- und Commitment-Therapie (ACT) eingesetzt und gefördert werden, können standardisiert mit dem **Chronic Pain Acceptance Questionnaire (CPAQ)** [38, 40] aufgenommen werden. Der CPAQ erfasst mit der Skala **»Activity Engangement«** die Bereitschaft, ungeachtet der Schmerzen wichtige Lebensziele weiterzuverfolgen, mit der Skala **»Pain Willingness«** die Überzeugung, dass Schmerzen angenommen werden sollten, dass sowohl Kontrolle als auch Vermeidung von Schmerzen nicht möglich sind.

Während der Probatorik zu einer Schmerzpsychotherapie werden multidimensionale Aspekte der Schmerzverarbeitung auch über das **verhaltensanalytische Interview**, speziell mit dem Verfahren der **Situationsanalyse**, dokumentiert. Die Patienten werden gebeten, eine Situation zu nennen, die (1) möglichst typisch für einen Schmerzanstieg im Alltag ist und (2) an die sie sich noch lebhaft erinnern. Anhand einer solchen typischen Alltagssituation werden in offener Fragestellung automatische Kognitionen, emotionale Reaktionen in dem Augenblick des Schmerzanstiegs sowie die konkreten Verhaltensweisen erfragt, mit denen der/die Betreffende auf den Schmerzanstieg reagiert hat.

13.3.4 Analyse der Schmerzverarbeitung: monodimensional

Zur Erfassung monodimensionaler Aspekte der Schmerzverarbeitung liegt eine Reihe internationaler Fragebogenverfahren vor, die bisher zum Teil ins Deutsche übertragen und validiert wurden. Sie können zu einem vertieften Bild auffälliger Merkmale der Schmerzverarbeitung herangezogen werden. Kennzeichnend ist bisher für alle Instrumente, dass sie im Deutschen noch nicht für die Individualdiagnostik validiert wurden. Es existieren also noch keine Normen zur Bestimmung von Grenzwerten, die festlegen, ab wann ein entsprechendes Merkmal als auffällig zu bezeichnen ist. Allerdings existieren im englischsprachigen Raum zahlreiche Studien, die für eine erste Orientierung Vergleichswerte an Stichproben mit unterschiedlichen Schmerzsyndromen liefern. Gemeinsam ist diesen Instrumenten, dass sie schwerpunktmäßig kognitiv-affektive Aspekte der Schmerzverarbeitung erfassen.

So dient der **Fear-Avoidance Beliefs Questionnaire (FABQ)** [41] der Erfassung von Überzeugungshaltungen, die besagen, dass körperliche Aktivität oder die Arbeitssituation Schmerzen verstärken bzw. dass eine Rückkehr an den Arbeitsplatz nicht zu erwarten ist.

Katastrophisieren Katastrophisieren beschreibt in einem engeren Sinne die Überbewertung von Schmerzen als Anzeichen sehr bedrohlicher körperlicher Veränderungen/Verletzungen – im Sinne der Theorie von Lazarus [32] eine unrealistische Bewertung von Schmerzen als einem Stimulus. In einem weiteren Sinne umfassen einige Konzepte auch Kognitionen der Hilfs- und Hoffnungslosigkeit, die sich auf fehlende Handlungsmöglichkeiten konzentrieren oder ganz allgemein auf das Grübeln. Die international sehr gebräuchliche **Pain Catastrophizing Scale (PCS)** [47] erfasst die letztere, weiter gefasste Komponente mit den 3 Subskalen »magnification« (Stimulusüberbewertung), »help/hopelessness« und »rumination«. Im **KSI** und auch im **AEQ** gibt es die Skalen »Katastrophisieren« (im engeren Sinne) sowie »Hilf-/Hoffnungslosigkeit«. Mischformen finden sich in der deutschsprachigen Fragebogenversion zur **Erfassung schmerzbezogener Selbstinstruktionen (FSS)** [8].

Schmerzbezogene Angst – PASS Die affektiven Komponenten der schmerzbezogenen Angst können vertieft mit der **Pain Anxiety Symptom Scale (PASS)** [37, 30] eingeschätzt werden, spezifische Furcht vor körperlichen Bewegungen, die Schmerzen verursachen könnten, mit der **Tampa Scale for Kinesiophobia TSK** [44]. Für die TSK existieren, zumindest in einigen europäischen und nordamerikanischen Ländern, erste Normierungen [43], für den deutschsprachigen Raum steht dies noch aus.

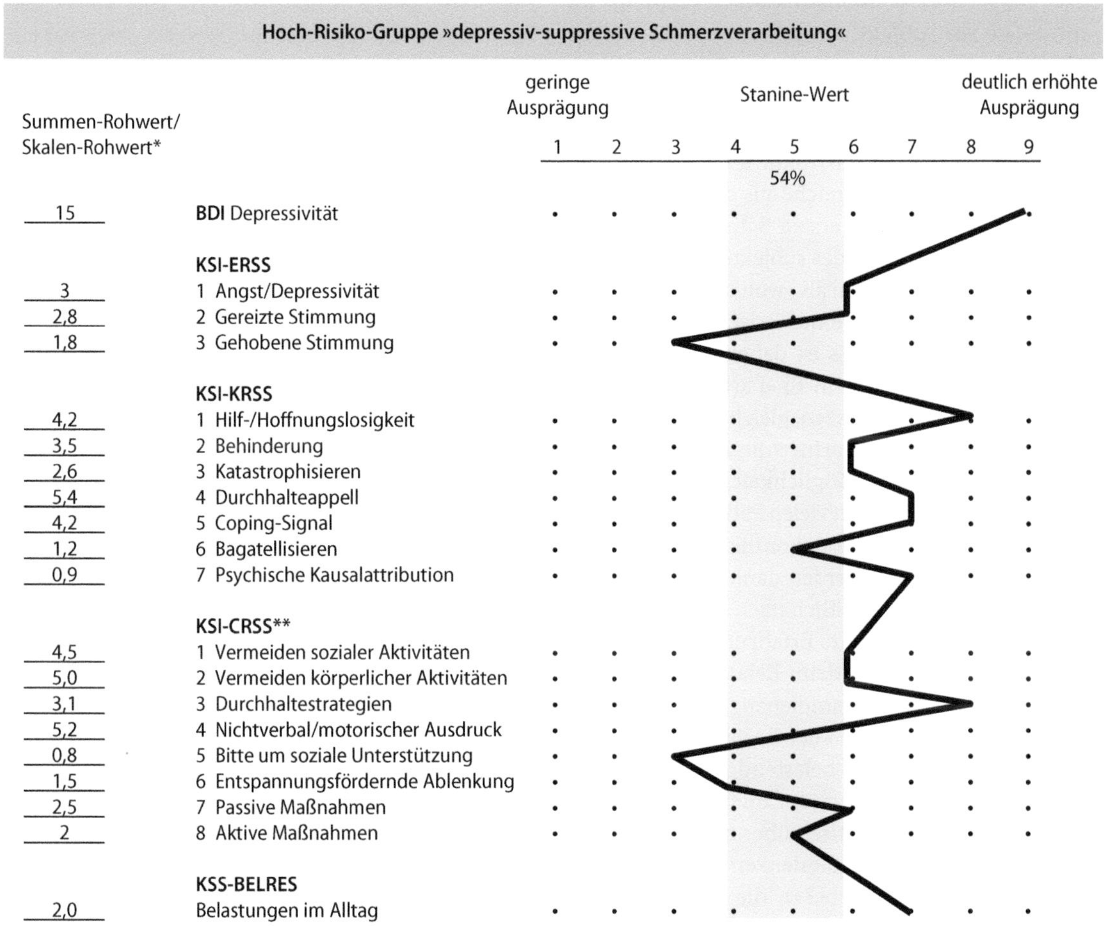

* Für KSI- und KISS-Skalen itemstandardisierte Summenscores (Summenrohwert, dividiert durch Anzahl der Items pro Skala)
** CRSS-Skalen nur für die Antwortskala »starke Schmerzen«

Kurz-Screening (anhand der Skalen-Rohwerte)

Zuordnung des Patienten zu einer von 3 Hochrisikogruppen (1–3) bzw. einer Niedrig-Risiko-Gruppe (4) (KSI-Skalenrohwert »starke Schmerzen«):

1. Depressiv-suppressive Schmerzverarbeitung	BDI ≥ 9	und KSI-KRSS Skala 4 ≥ 3.0 oder KSI-CRSS Skala 3 ≥ 3.0	[x]
2. Depressiv-vermeidende Schmerzverarbeitung	BDI ≥ 9	und KSI-KRSS Skala 4 < 3.0 und KSI-CRSS Skala 3 < 3.0	[ ]
3. Betont heiter-suppressive Schmerzverarbeitung	BDI < 9	und KSI-CRSS Skala 3 ≥ 3.5	[ ]
4. Niedrig-Risiko	BDI < 9	und KSI-CRSS Skala 3 < 3.5	[ ]

Abb. 13.3 Beispielprofil zur Schmerzverarbeitung nach dem Avoidance-endurance-Modell

13.3.5 Aktuelles Stressniveau und Stressverarbeitung

Dauerhafte psychosoziale Belastungen im Alltag

Dauerhafte psychosoziale Belastungen im privaten und/oder beruflichen Alltag können, wie in den biopsychosozialen Krankheitsmodellen (► Kap. 17) und in der Achse 5 der MASK-P dargestellt, an der Auslösung und/oder Verstärkung und damit Aufrechterhaltung von Rücken-/Nackenschmerzen beteiligt sein. Eine standardisierte Erfassung des subjektiv erlebten Belastungsniveaus ist über Fragebogenverfahren (z. B. **Trierer Inventar zum chronischen Stress, TICS** [46]) oder über standardisierte

Interviews möglich (z. B. **Belastungen/Ressourcen im Kieler Interview zur subjektiven Situation, KISS-BelRes** [19]). Das TICS erfasst chronische Stressoren in verschiedenen Lebensbereichen über 12 Items. Reliabilität und Validität wurden vielfach belegt [u. a. 42].

Das **KISS-BelRes** ist ein semistrukturiertes Interview, in dem 15 verschiedene Lebensbereiche aus dem beruflichen und privaten Alltag in einem ersten Schritt eingeschätzt werden, und zwar hinsichtlich des subjektiven Erlebens in den zurückliegenden 6 Monaten als »wohltuend/stärkend« und/oder »belastend« (7-stufige numerische Selbstratingskalen, s. auch ◘ Abb. 13.4). Es ist dabei möglich, einen Bereich, z. B. die Beziehung zum Ehepartner, sowohl als wohltuend/stärkend einzuschätzen, gleichzeitig aber auch als belastend (z. B. wenn der Partner/die Partnerin krank ist, pflegebedürftig). Die Möglichkeit, positive Einschätzungen anzugeben, kommt vielen Patienten entgegen, gerade wenn sie Lebensbereiche als konflikthaft erleben. In einem offenen Interviewteil werden dann einzelne Bereiche (bei Bedarf auch alle) inhaltlich nach stärkenden und belastenden Momenten erfragt. Erfahrungsgemäß sprechen zahlreiche Patienten erst dann Belastungen an, z. B. mit dem Vorgesetzten oder Familienangehörigen, wenn sie zunächst die positiven Seiten der Beziehung darstellen konnten. Das Sprechen über belastende Momente löst nicht selten ein schlechtes Gewissen oder Schuldgefühle aus (»Ich habe noch nie so kritisch über meinen Partner/meine Partnerin gesprochen«; »Sie denken doch jetzt nicht, dass ich meine Frau nicht liebe?«), die so abgemildert werden.

In der **Langform (KISS-BelRes-LF)** folgen für jeden Lebensbereich die Fragen, wie lange die jeweilige Belastung über den 6-Monats-Zeitraum hinaus besteht (**zeitliche Dauer**), ob Belastungen Folge kritischer Lebensereignisse sind und wann sich diese ereignet haben (**»life events«**). Hiermit können einige Ziffern von Achse 6 der MASK-P (Traumata/Belastungen in der Lebensgeschichte) erhoben werden. Eine weitere Einschätzung dient der Beurteilung der Frage, ob Betroffene eine Belastung als Ursache oder Folge der Schmerzen ansehen, und erfragt darüber hinaus, was in den Augen der Betroffenen zu einer Änderung/Reduktion der Belastung beitragen könnte. Hiermit kann zum einen ein Eindruck von möglichen Ressourcen bzw. späteren Therapiezielen gewonnen werden (z. B. »Ich müsste es schaffen, mich häufiger gegen meinen Chef zu verteidigen«), zum anderen kann auch deutlich werden, wenn Patienten stereotyp jede Art von Belastung als Folge der Schmerzen ansehen und eine Lösung ausschließlich von einer wirksamen Schmerztherapie erwarten.

In der **Kurzform (KISS-BelRes-SR)** wird primär mit Selbstratings gearbeitet, die offenen Gesprächsanteile können entfallen oder sind stark gekürzt. Für die Individualdiagnostik während der Probatorik zu einer Schmerzpsychotherapie wird die Langform empfohlen, die Kurzform eignet sich für Forschungszwecke sowie für ein erstes Screening.

Individuelle Stressverarbeitung

Zu zeitlich überdauernden Stressoren kann es einerseits durch objektive Situationsgegebenheiten kommen (z. B. Pflege eines Angehörigen über Monate bis Jahre, immer wiederkehrende Bedrohung des Arbeitsplatzes), die dann erhöhte Anforderungen an die **individuelle Stressverarbeitung** stellen. Andererseits können kognitiv-affektive und/oder behaviorale Mechanismen einer ungünstigen Stressverarbeitung an der Aufrechterhaltung chronischer Stresssituationen beteiligt sein. Ungünstige Formen der Stressverarbeitung werden im Rahmen von MASK-P auf Achse 6 kodiert. 8 Ziffern stehen hier zur Verfügung, bei denen die ersten 3 übermäßig ängstlich-meidende, resignativ- rückzugsbetonte oder ärgerbetonte Formen des Umgangs mit Alltagsstressoren beschreiben. 2 Ziffern umfassen mangelnde Wahrnehmung oder Bagatellisierung sowie einseitige und übermäßige körperliche Ablenkung als kognitive und behaviorale Formen, die verhindern, dass es zu konstruktiven Lösungsansätzen kommen kann. Die übrigen 3 Ziffern kodieren mangelnde Entspannungsfähigkeit, ungünstige Formen der Emotionsregulierung sowie mangelnde soziale Kompetenz; diese sind bei Patienten mit Rücken- oder Nackenschmerz häufig auf Situationen bezogen, in denen es um die Kommunikation eigener Wünsche und Bedürfnisse bzw. um das Eintreten für das eigene Recht geht.

Während der Probatorik zu einer Schmerzpsychotherapie können ungünstige Formen der Stressverarbeitung ebenfalls über das **verhaltensanalytische Interview** erhoben werden, wie oben zur Schmerzverarbeitung beschrieben. Hat man ein Interview wie z. B. das KISS-BelRes vorangeschaltet und einen Eindruck von aktuell belastenden Lebensbereichen gewonnen, kann sich die Analyse der Stressverarbeitung in Form konkreter **Situationsanalysen** unmittelbar anschließen. Wichtig ist auch hier, dass die zu besprechenden Situationen (1) **möglichst typisch** sind für einen Problembereich und dass sie (2) **möglichst lebendig** noch **erinnerlich** sind. Solche Situationen (z. B. »Gestern Nachmittag, als mein Chef mich ins sein Büro bat ...«) können analysiert werden hinsichtlich impliziter, automatisch ablaufender Kognitionen, emotionaler Reaktionen, Formen der Emotionsregulierung, des allgemeinen Handlungsspielraums sowie hinsichtlich konkret gezeigter Verhaltensweisen (mögliche Therapeutenäußerung: »Ich würde gern in eine typische Situation aus Ihrem Alltag sozusagen wie ‚mit dem Mikroskop' hineinschauen«); dabei wiederum wird die Selbstbeobachtung des Patienten/der Patientin angeregt. Mögliche auslösende (klassisch konditionierte

Verhältnis zu dem/der Vorgesetzten

Die Situation in diesem Bereich war für mich in den letzten 6 Monaten …

gar nicht wohltuend/ stärkend	0 -------- 1 -------- 2 -------- 3 -------- 4 -------- 5 -------- 6	sehr wohltuend/ stärkend
gar nicht belastend	0 -------- 1 -------- 2 -------- 3 -------- 4 -------- 5 -------- 6	sehr belastend

Wohltuend war:

____

____

____

____

Belastend war:

____

____

____

____

Seit wann besteht diese Belastung schon? ______________________________

Geht sie auf ein bestimmtes Lebensereignis zurück? ☐ nein ☐ ja, nämlich:

____

____

Hängt die Belastung mit Ihrer Krankheit zusammen?
☐ nein ☐ ja, Belastung ist Folge ☐ ja, Belastund ist Ursache

Ist für Sie ein Ende der Belastung abzusehen? ☐ nein ☐ ja

Bei »ja«: Wie lange, denken Sie, wird die Belastung noch andauern? ______________________________

Welche Lösungsmöglichkeiten sehen Sie für diese Situation?

____

____

____

____

Abb. 13.4 Interviewleitfaden BelRes: Belastungen und Ressourcen im Alltag – Beispielblatt

Stimuli wie z. B. eine sehr fordernde Stimme des Chefs) und aufrechterhaltende Faktoren (operante Verstärkungsprozesse wie z. B. die Reduktion von Angst, wenn eigene Gefühle von Wut dem Chef gegenüber unterdrückt werden) sowie ein möglicher Zusammenhang mit einer Verstärkung von Muskelverspannung oder Schmerzen komplettieren das verhaltensanalytische Vorgehen. In der gemeinsamen Besprechung und Erläuterung ungünstiger Formen der Stressverarbeitung können auch Patienten eine erste Ahnung von möglichen Zusammenhängen zwischen Stress, Stressverarbeitung und Schmerz bekommen, die ursprünglich mit einem rein somatischen Krankheitsmodell in die Beratung kamen. Ein komplettes verhaltensanalytisches Interview kann bis zu 50 min in Anspruch nehmen, eine darin enthaltene detaillierte Situationsanalyse bis zu 30 min.

Ungünstige Formen der Stressverarbeitung können alternativ mit einer Reihe von Fragebogenverfahren erfasst werden (z. B. [7]), allerdings bietet das verhaltensanalytische Vorgehen den Vorteil, dass einmal so detailliert besprochene Situationen einen sehr guten Einstieg in eventuelle spätere Therapiemodule bieten, an die immer wieder angeknüpft werden kann. Sie bleiben den Patienten in der Regel außerordentlich gut in Erinnerung.

13.3.6 Habituelle Personenmerkmale

Auffälligkeiten in der individuellen Schmerz- und Stressverarbeitung können durch zahlreiche habituelle Personenmerkmale und spezifische, zeitlich überdauernde Konfliktverarbeitungsstile begründet und aufrechterhalten werden. Hierzu zählen u. a. die in Achse 7 von MASK-P kodierten Merkmale der habituellen Selbstüberforderung bei exzessivem Leistungsanspruch, Selbstwertdefizite, starre Norm- und Wertvorstellungen, mangelnde Introspektions- und Interozeptionsfähigkeit, ein gewisses Maß an Abhängigkeitsverhalten sowie spezifische psychophysische Reaktionsstereotypien. Unter den Konfliktverarbeitungsstilen (s. Achse 10, MASK-P) können u. a. Auffälligkeiten im Sinne narzisstischer, depressiver, zwanghafter oder histrionischer Verarbeitungsstile kodiert werden. Das Vorliegen eines oder mehrerer der genannten habituellen Merkmale führt mit hoher Wahrscheinlichkeit zu einer verlängerten Dauer einer Schmerzpsychotherapie.

13.3.7 Allgemeine Stimmung: Angst, Depressivität

Nicht nur schmerzbezogene Angst und depressive Verstimmung tragen zur Chronifizierung von Rücken- und Nackenschmerzen bei, sondern auch schmerzunabhängige Auffälligkeiten in Angst und Depressivität, die anhand von generischen Fragebogenverfahren mit wenig Aufwand und reliabel erfasst werden können. Verstärkte depressive Stimmungslagen, die noch nicht die Kriterien einer depressiven Störung erfüllen, sind seit Langem als Risikofaktoren für die Aufrechterhaltung und Chronifizierung von Rückenschmerzen bekannt (► Kap. 6, »Risikofaktoren und psychobiologische Mechanismen der Chronifizierung«). Häufig gebräuchliche Fragebogenverfahren sind das 21 Items umfassende Beck-Depressions-Inventar BDI [22] oder die Depressionsskala der HADS (Hospital Anxiety and Depression Scale) [25]. Für das 21-Item-BDI bilden Summenwerte zwischen 10 und 18 eine milde Depressivität ab und weisen auf ein erhöhtes Risiko einer Chronifizierung hin. Das BDI liegt darüber hinaus in einer 7-Item-Version für die primärärztliche Versorgung vor. Erhöhte allgemeine Angstwerte sind dagegen im Chronifizierungsprozess weniger untersucht und bestätigt worden. Die Arbeitsgruppe um Gordon Asmundson konnte zeigen, dass eine allgemeine Erhöhung von Angstsensitivität die Wahrscheinlichkeit von Schmerzangst, Katastrophisieren und Vermeidungsverhalten bewirkt [1].

13.3.8 Komorbide psychische Störungen

Psychische Störungen von Krankheitswert können unabhängig von einer Schmerzerkrankung vorliegen und/ oder sich als Folge lang anhaltender, auf medizinische Maßnahmen nicht oder nicht ausreichend ansprechende chronische Schmerzen entwickeln. Im Rahmen einer Diagnostik psychosozialer Faktoren bei chronischen Schmerzen dienen Fragebogenverfahren wie die oben genannten BDI oder HADS einem ersten Screening möglicher psychopathologischer Komorbiditäten. Dies kann ergänzt werden durch Selbstbeurteilungsinstrumente wie die SCL-90-R, die eine Aussage über das mögliche Vorliegen einer psychopathologischen Gesamtbelastung erlaubt [10], sowie durch strukturierte Interviewverfahren wie das diagnostische Kurz-Interview bei psychischen Störungen (Mini-DIPS) [36]. Mit Letzterem ist über eine psychopathologische Gesamtbelastung hinaus abschätzbar, ob eine spezifische, nach DSM-IV oder ICD-10 zu klassifizierende Störung wahrscheinlich ist, z. B. eine Angststörung, eine posttraumatische Belastungsstörung, eine Zwangsstörung oder depressive Erkrankung. Mit einer Durchführungsdauer von ca. 30 min ist das Mini-DIPS geeignet für ein Screening im Rahmen psychosozialer Diagnostik bei chronischen Schmerzpatienten.

In einem zusammenfassenden Beratungsgespräch sollten die verschiedenen Befunde zur psychosozialen Diagnostik erläutert werden, indem man den Leitfaden der ersten orientierenden Edukation (► Abschn. 13.2.2) wieder aufgreift. Der Behandler kann so detailliert beschreiben, wo die eigenen therapeutischen Maßnahmen ansetzen können.

13.4 Erfassung von Risikofaktoren

Die ersten 12 Wochen nach Erstauftreten von Rückenschmerzen Schmerzen sind vor allem in gesundheitsökonomischer Hinsicht ein kritischer Zeitraum, da danach die Wahrscheinlichkeit der Betroffenen, jemals wieder an ihren Arbeitsplatz zurückkehren zu können, dramatisch absinkt [48]. Merkmale, die primär schmerzunabhängig sind (Depressivität, Zufriedenheit am Arbeitsplatz), können theoretisch schon am ersten Tag erfasst werden, an dem Patienten wegen akuter Rückenschmerzen ihren Arzt aufsuchen. Insofern ist es erforderlich, dass aufseiten der Erstbehandler eine Sensibilität für entsprechende Faktoren besteht. Derartige Risikobereiche sollten in einem ausführlichen anamnestischen Gespräch angesprochen werden. Es gibt bisher dazu keinen strukturierten Anamneseleitfaden, jedoch sollte ein solches exploratives Screening Fragen beinhalten, die folgende Bereiche umfassen:

- Konflikte am Arbeitsplatz
- Konflikte in der Familie/Partnerschaft
- Ängstliche Aufmerksamkeit für körperliche Prozesse
- Inadäquates Krankheitsverhalten (Vermeidung/Schonung oder rigides Durchhalten trotz starker Schmerzen)
- Andere Hinweise für das Vorliegen psychischer Störungen (z. B. Somatisierung)
- Unsicherheit und Unklarheit bezüglich diagnostischer, therapeutischer und prognostischer Informationen

13.4.1 Screeninginstrumente

Der Einsatz von spezifischen Screeninginstrumenten ist eine andere Möglichkeit, die durchaus ökonomische Vorteile bieten kann. Über die Sensibilisierung für bestimmte problematische Lebensbereiche des Patienten hinaus bieten sie mit entsprechenden »cut-offs« für ein bestehendes Chronifizierungsrisiko die Möglichkeit,

a. diejenigen Patienten zu identifizieren, die mit höherer Wahrscheinlichkeit kein Chronifizierungsrisiko haben, sodass sich der behandelnde Arzt zunächst voll auf die normalen Maßnahmen der Beratung und Motivierung zur körperlichen Aktivität konzentrieren kann;
b. diejenigen Patienten zu identifizieren, die mit höherer Wahrscheinlichkeit ein relevantes Chronifizierungsrisiko aufweisen, was nicht nur die Sensibilität für das Zutreffen derartiger Merkmale für die weitere Diagnositk erhöhen sollte, sondern den Arzt ggf. auch in die Lage versetzt, gezielte Beratungsstrategien einzusetzen (evtl. auch Hinzuziehen eines schmerzpsychotherapeutisch versierten Kollegen).

Ein Screeninginstrument muss folgende Anforderungen erfüllen: neben der Ökonomie eine hohe Zuverlässigkeit (Reliabilität), eine nachgewiesene Gültigkeit für die zu erfassenden Merkmale (konstrukt- und kriterienbezogene Validität) sowie eine hohe Sensitivität und Spezifität. Insbesondere am letzten Punkt scheitern viele Verfahren, die zugunsten einer hohen Validität alle infrage stehenden Faktoren möglichst vollständig erfassen wollen. Dieser Anspruch konfligiert jedoch mit den Interessen der Zielgruppe, die das Verfahren einsetzen soll, nämlich die erstversorgenden Behandler, also Orthopäden und Allgemeinmediziner, deren Praxisablauf eine aufwendigere Fragebogenerhebung und Auswertung oftmals nicht zulässt.

In der englischsprachigen Literatur existiert bereits seit Längerem eine Reihe von Vorschlägen für Screeninginstrumente zur Erfassung psychosozialer Risikofaktoren [u. a. 32, 11, 23, 28].

Unter den englischsprachigen Instrumenten hat sich der von Linton und Hallden [34] 1998 entwickelte Örebro Musculoskeletal Pain Screening Questionnaire (MPSQ) bewährt, es liegt mittlerweile eine Reihe von Publikationen hierzu vor. Neben der schwedischen Originalversion und einer englischen Übersetzung [27] existieren mittlerweile auch Übersetzungen in die norwegische [13] und niederländische Sprache [24]. Das Verfahren umfasst insgesamt 25 Items und berücksichtigt neben einer Reihe von Items zur Erfassung von Schmerz und Beeinträchtigungserleben jeweils ein 1 Item zur Erfassung von depressiver und ängstlicher Stimmung, zur Arbeitszufriedenheit und zu schmerzbezogenem Coping sowie 3 Items zur Erfassung von »fear-avoidance-beliefs«. Der Fragebogen ist mehrfach validiert, und es gibt mehrere Studien, die auf seine prospektiven Testqualitäten hinweisen [33, 3, 26].

In einer Studie von Boersma und Linton [2] konnten durch die Verwendung von nur 8 Items aus dem MPSQ bei akuten Rückenschmerzpatienten nach Clusteranalyse (mit Reklassifikation) 4 unterschiedliche Risikogruppen identifiziert werden (»low risk«, »distressed fear-avoidant«, »fear avoidant«, »low risk depressed«). Aus der Zugehörigkeit zu einer der 4 Risikogruppen leiteten die Autoren jeweils fokussierte therapeutische Empfehlungen ab. Die Gruppe der »Low-risk-Patienten« machte 60 % der Stichprobe aus, bei denen einfache bzw. unaufwendige Maßnahmen in der weiteren Behandlung ausreichen sollten. Für eine Anwendung in der Praxis mit Einzeldiagnostik fehlen hierzu gegenwärtig jedoch definierte Cut-off-Scores. Die Therapieindikationen wurden noch nicht im Rahmen einer randomisierten Studie überprüft. Die Kürze des Verfahrens ist hoch ökonomisch, allerdings kann bezweifelt werden, ob die relevanten psychologischen Merkmale lediglich mit nur einem einzigen Item reliabel und valide erfasst werden können. In einer prospektiven Studie der Arbeitsgruppe wurde diese Kritik insofern partiell relativiert, als eine Replikation der Klassifizierung in nahezu vergleichbarem Umfang mit (Teilen der) »Originalverfahren« zur Identifikation der betreffenden Risikobereiche gelang [4]. Die Validierung einer deutschsprachigen Version steht noch aus.

Das STarT-Back-Tool [50] SBT ist ein noch kürzeres, 9-Item-Instrument, das neben psychosozialem Distress und Fear-Avoidance (5 Items) auch einige physische Aspekte (Schmerzbeeinträchtigung, Rotationsneigung) erfasst. Das SBT ist umfangreich validiert und hat sich vor allem in physio-/manualtherapeutischen Einrichtungen bewährt (u. a. [51]).

Im **deutschsprachigen Bereich** liegen 2 Instrumente vor, die im Wesentlichen auf dem Kieler Schmerzinventar von Hasenbring [15] basieren: das Risikoscreening zur Schmerzchronifizierung bei Rückenschmerzen (RISC-R, s. unten) und der Heidelberger Kurzfragebogen Rückenschmerz (HKF-R10) [39].

▪ Heidelberger Kurzfragebogen Rückenschmerz (HKF)

Mit dem HKF soll es mithilfe von 27 Items möglich sein, das Risiko einer Chronifizierung durch Zuweisung zu 5 verschiedenen Gruppen mit graduell zunehmendem Chronifizierungsrisiko abzuschätzen [39]:

A. vermutlich keine Chronifizierung,
B. zu 70 % kein Chronifizierungsrisiko,
C. keine Aussage möglich,
D. Chronifizierungsrisiko 70 %,
E. sehr hohes Chronifizierungsrisiko.

Als Variablen sind Intensität und Dauer der Rückenschmerzen, Geschlecht, Schulabschluss, Ausmaß der Depressivität sowie kognitive Parameter aus dem Bereich Katastrophisieren/Hilflosigkeit eingeschlossen; zusätzlich hatte ein Item zur Wirksamkeit von Massagebehandlungen prognostische Bedeutung. Zur Auswertung ist ein Microsoft-Office-Paket erforderlich, mit dem eine manuelle excelbasierte Auswertung erfolgen kann. Der Fragebogen ist in Deutschland bereits in einige lokale Disease-Management-Programme eingebunden. Je nach identifizierter Zugehörigkeit zu einer der Risikogruppen sollen unterschiedliche diagnostische und therapeutische Empfehlungen/Veranlassungen erfolgen.

Es gibt zu diesem Verfahren – im Vergleich zu den beiden anderen genannten – relativ wenige Untersuchungen, sodass die Validität des Verfahrens insbesondere bezüglich der prognostischen Validität und der daraus ableitbaren therapeutischen Maßnahmen noch nicht hinreichend geklärt ist. Darüber hinaus fehlt die Berücksichtigung des Beeinträchtigungserlebens, der Angst-/Vermeidungsüberzeugungen und der Arbeitszufriedenheit.

▪ Risikoscreening zur Schmerzchronifizierung bei Rückenschmerzen (RISC-R)

Das RISC-R wurde aus der oben genannten prospektiven Validierungsstudie [17] entwickelt. Es misst die Merkmale Depressivität und Faktoren der Schmerzverarbeitung mit bestehenden standardisierten, reliablen und validierten Skalen des Kieler Schmerzinventars KSI [15] und die Depressivität über das Beck-Depressions-Inventar (BDI). Das Verfahren umfasst insgesamt 36 Items. Die Durchführungsdauer des RISC-R inkl. automatisierter Befundung beträgt ca. 10 min. Gegenwärtig liegt das Verfahren sowohl in Papierform als auch als digitale Version vor, die mit hoher Testökonomie auch online betrieben werden kann [49]. Eine hohe prospektive Validität zeigte sich für die Kriterien Schmerz und Arbeitsfähigkeit zum 6-Monats-Follow-up. Vorteilhaft erscheint am RISC-R, dass die Skalen der psychosozialen Risikofaktoren in ihrer Ausgangsform erhalten geblieben sind, wodurch die theoretische Einbettung und Interpretationsmöglichkeiten der Befunde bei guter Vorhersagegenauigkeit gewährleistet bleiben. Eine hoch prospektive Validität zeigte sich an einer Stichprobe von Patienten mit akuter und subakuter Ischialgie in einem 6-Monats-Follow-up nach konservativer Therapie [17]. In einer Reanalyse dieser Daten konnte durch ein künstlich-neuronales Netzwerk mit 3 Skalen (36 Items) in 83 % der Fälle eine korrekte Vorhersage anhaltender Schmerzen erreicht werden [52]. Eine weitere Validierung an 177 Patienten mit subakuten nichtspezifischen Rückenschmerzen bestätigte die Vorhersagevalidität [21].

Alle hier genannten psychosozialen Screeningverfahren liefern zunächst die Aussage dazu, ob ein Patient ein erhöhtes Chronifizierungsrisiko aufweist. Das RISC-R ermöglicht darüber hinaus bei den identifizierten Risikopatienten eine weitere Subgruppendifferenzierung hinsichtlich der Art der Schmerzverarbeitung: Basierend auf dem Avoidance-endurance-Modell (AEM, ► Kap. 17, »Biopsychosoziale Krankheitsmodelle«) können Patienten mit einem besonders ängstlich-meidenden, einem depressiv-suppressiven oder einem heiter-suppressiven Schmerzverarbeitungsmuster identifiziert werden. Diese Subgruppen ermöglichen eine individualisierte Zuweisung zu speziellen Modulen kognitiv-verhaltenstherapeutischer Interventionen (► Abschn. 26.2, »Kognitiv-verhaltenstherapeutische Verfahren in der psychologischen Schmerztherapie«).

▪ **Screeninginstrument in laufender multizentrischer Studie**

In einer noch laufenden multizentrischen deutschen Studie wurde auf Grundlage des Örebro-Fragebogens ein kurzes Screeninginstrument für das Chronifizierungsrisiko bei Rückenscherzen in der Allgemeinarztpraxis entwickelt. Der Fragebogen enthält 9 Items mit Fragen zur aktuellen Schmerzintensität (1 Item), zu depressiven Symptomen (2 Items), zum subjektiven Beeinträchtigungserleben (4 Items) und zu Angst-/Vermeidungsüberzeugungen (2 Items). Das Verfahren wurde Patienten mit einer neuen Episode von Rückenschmerzen bei ihrem Erstkontakt in der Allgemeinarztpraxis vorgelegt und das Ergebnis in der Beratung berücksichtigt: Patienten, die einen bestimmten Cut-off für das Chronifizierungsrisiko überschritten, wurde vom Arzt die Teilnahme an einem kurzen verhaltenstherapeutisch orientierten Bewegungs- und Beratungsangebot (8 Zeitstunden) empfohlen, das in Kombination von Physiotherapeuten und Psychologen in Kleingruppen mit je 4 Patienten durchgeführt wurde [45]. Die Ergebnisse dieser Studie stehen noch aus.

13.4.2 Fazit

Zusammenfassend muss man konstatieren, dass es nach dem aktuellen Stand der Literatur derzeit noch kein validiertes Instrument gibt, das bei allen Betroffenen in der täglichen Praxis angewendet werden kann. Darüber hinaus gibt es widersprüchliche Ergebnisse hinsichtlich des Nutzens von frühen Interventionen, die auf eine Änderung der psychosozialen Faktoren abzielen. Aus diesen Gründen kann derzeit zum idealen Screeningzeitpunkt und zum Einsatz eines bestimmten Screeningverfahrens, das für alle Betroffenen validierte Kriterien erfasst, keine definitive Empfehlung gegeben werden. Weitere auf Hochrisikosituationen abzielende Therapiestudien sind dringend gefordert.

Tipp für die motivierende Gesprächsführung

Am Ende jeder Form von Diagnostik psychosozialer Faktoren empfehlen sich folgende Fragen: Von all den möglichen Einflüssen, die ich Ihnen gerade erläutert habe:

1. Welche erkennen Sie evtl. bei sich selbst wieder?
2. Bei welchen Faktoren (u. a. Stress, Stressverarbeitung, Schmerzverarbeitung) beobachten Sie selbst einen Zusammenhang mit Ihren Schmerzen?
3. An welchem dieser Einflüsse können Sie sich vorstellen, im Rahmen einer Therapie zu arbeiten, um diese zum Positiven zu wenden?

Literatur

1. Asmundson GG, Norton P, Vlaeyen J (2004) Fear-avoidance models of chronic pain: an overview. In: Asmundson GG, Vlaeyen J, Crombez G (Hrsg) Understanding and treating fear of pain. Oxford University Press, S 3–24
2. Boersma K, Linton S (2005) How does persistent pain develop? An analysis of the relationship between psychological variables, pain and function across stages of chronicity. Behav Res Ther 43: 1495–1507
3. Boersma K, Linton S (2006a) Expectancy, fear and pain in the prediction of chronic pain and disability. Europ J Pain 10:551–557
4. Boersma K, Linton S (2006b) Psychological processes underlying the development of a chronic pain problem. Clin J Pain 22: 160–166
5. Bruls VEJ, Bastiaenen CHG, de Bie RA (2015) Prognostic factors of complaints of arm, neck, and/or shoulder: a systematic review of prospective cohort studies. PAIN 156:765–788
6. Casser HR, Arnold B, Gralow I, Irnich D, Klimczyk K, Nagel B, Pringsten M, Schiltenwolf M, Sittl R, Söllner W (2013) Interdisziplinäres Assessment zur multimodalen Schmerztherapie. Indikation und Leistungsumfang. Der Schmerz 27:363–370
7. Erdmann G, Janke W (2008) Stressverarbeitungsfragebogen. Hogrefe, Göttingen
8. Flor H (1991) Psychobiologie des Schmerzes. Hans Huber, Bern
9. Fordyce WE (1976) Behavioral methods for chronic pain and illness. The C.V. Mosby Company, St. Louis
10. Franke GH (1995) SCL-90-R. Die Symptom-Checkliste von Derogatis, Manual. Deutsche Version. Beltz Verlag, Göttingen
11. Gatchel RJ, Polatin PB, Kinney RK (1995) Predicting outcome of chronic back pain using clinical predictors of psychopathology: A prospective analysis. Health Psych 14:415–420
12. Geissner E (2000) Fragebogen zur Erfassung der Schmerzverarbeitung. Hogrefe, Göttingen
13. Grotle M, Vollestad NK, Brox JI (2006) Screening for yellow flags in first-time acute low back pain: reliability and validity of a Norwegian version of the Acute Low Back Pain Screening Questionnaire. Clin J Pain 22:458–467
14. Hasenbring M (1993) Durchhaltestrategien – ein in Schmerzforschung und Therapie vernachlässigtes Phänomen? Der Schmerz 7(4):304–313
15. Hasenbring M (1994) Das Kieler Schmerzinventar. Manual. Hans Huber, Bern
16. Hasenbring M (1997) Screening Psychosozialer Risikofaktoren SPR – für Patienten mit Rücken- und Beinschmerzen. Eine Auswertungsanleitung. Ruhr-Universität Bochum
17. Hasenbring M, Marienfeld G, Kuhlendal D, Soyka D (1994) Risk factors of chronicity in lumbar disc patients. A prospective investigation of biologic, psychologic, and social predictors of therapy outcome. Spine 19(24):2759–2765
18. Hasenbring M, Ulrich HW, Hartmann M, Soyka D (1999) The efficacy of a risk factor based cognitive behavioral intervention and electromyographic biofeedback in patients with acute sciatic pain. Spine 24:2525–2535
19. Hasenbring M, Klasen B, Schaub C, Hallner D (2003) KISS-BR. Kieler Interview zur subjektiven Situation – Belastungen/ Ressourcen. In: Schumacher J, Klaiberg A, Brähler E (Hrsg) Diagnostische Verfahren zu Lebensqualität und Wohlbefinden. Hogrefe, Göttingen, S 189–191
20. Hasenbring M, Hallner D, Rusu AC (2009) Fear-avoidance- and endurance-related responses to pain: development and validation of the Avoidance-Endurance Questionnaire (AEQ). Eur J Pain 13(6):620–628

21. Hasenbring MI, Hallner D, Klasen B, Streitlein-Böhme I, Willburger R, Rusche H (2012) Pain-related avoidance versus endurance in primary care patients with subacute back pain: psychological characteristics and outcome at a 6-month follow-up. Pain 153(1):211–217
22. Hautzinger M, Bailer M, Worall H, Keller F (1995) BDI Beck-Depressions-Inventar, Testhandbuch, 2., überarb. Aufl. Hans Huber, Bern
23. Hazard RG, Haugh LD, Reid S, Preble JB, MacDonald L (1996) Early prediction of chronic disability after occupational low back injury. Spine 21:945–951
24. Heneweer H, Aufdemkampe G, Tulder MW van, Kiers H, Stappaerts KH, Vanhees L (2007) Psychosocial variables in patients with (sub)acute low back pain. Spine 32:586–592
25. Herrmann-Lingen C, Buss U, Snaith RP (1995) HADS, Hospital Anxiety and Depression Scale. Dtsch. Version. Hans Huber, Bern
26. Hill JC, Dunn KM, Main CJ, Hay EM (2010) Subgrouping low back pain: a comparison of the STarT Back Tool with the Orebro Musculoskeletal Pain Screening Questionnaire. Eur J Pain 14:83–89
27. Hurley DA Dusoir TE, McDonough SM, Moore AP, Baxter GD (2001) How effective is the acute low back pain screening questionnaire for predicting 1-year follow-up in patients with low back pain? Clin J Pain 17:256–263
28. Kendall NA, Linton SJ, Main CJ (1997) Guide to assessing psychosocial yellow flags in acute low back pain. Accident Rehabilitation & Compensation Insurance Corporation of New Zealand and the National Health Committee, Ministry of Health. Wellington (NZ)
29. Klinger R, Hasenbring M, Pfingsten M, Hürter A, Maier C, Hildebrandt J (2000) Die Multiaxiale Schmerzklassifikation MASK, Bd 1: psychosoziale Dimension MASK-P. Deutscher Schmerz-verlag, Hamburg
30. Kreddig N, Rusu AC, Burkhardt K, Hasenbring MI (2015) The German PASS-20 in patients with low back pain: new aspects of convergent, divergent, and criterion-related validity. Int J Behav Med 22(2):197–205. doi: 10.1007/s12529-014-9426-2
31. Kröner-Herwig B, Greis R, Schilkowsky J (1993) Kausal- und Kontrollattributionen bei chronischen Schmerzpatienten – Entwicklung und Evaluation eines Inventars (KAUKON). Diagnostika 39:120–137
32. Lazarus RS, Folkman S (1984) Stress, appraisal, and coping. Springer, New York
33. Linton SJ, Boersma K (2003) Early identification of patients at risk of developing a persistent back problem. Clin J Pain 19:80–86
34. Linton SJ, Hallden K (1998) Can we screen for problematic patients? Clin J Pain 14:209–214
35. Main CJ, Wood PLR, Hollis S, Spanswick CC, Waddell G (1992) The distress and risk assessment method: A simple patient classification to identify distress and evaluate the risk of poor outcome. Spine 17:42–52
36. Margraf J (1994) Mini-DIPS. Diagnostisches Kurz-Interview bei psychischen Störungen. Springer, Berlin
37. McCracken LM, Dhingra L (2002) A short version of the Pain Anxiety Symptoms Scale (PASS-20): preliminary development and validity. Pain Res Manag 7(1):45–50
38. McCracken LM, Vowles KE, Eccleston C (2004) Acceptance of chronic pain: component analysis and a revised assessment method. PAIN 107:159–166
39. Neubauer E, Zahlten-Hinguranage A, Schiltenwolf M, Buchner M (2006) Multimodal therapy patients with chronic cervical and lumbar pain. Results of a comparative prospective study. Schmerz 20:210–218
40. Nilges P, Köster B, Schmidt CO (2007) Schmerzakzeptanz-Konzept und Überprüfung einer deutschen Fassung des Chronic Pain Acceptance Questionnaire. Schmerz 21:57–67
41. Pfingsten M, Kröner-Herwig B, Leibing E, Kronshage U, Hildebrandt J (2000) Validation of the German version of the Fear-Avoidance Beliefs Questionnaire (FABQ). Eur J Pain 4: 259–266
42. Pruessner M, Hellhammer DH, Pruessner JC, Lupien SJ (2003) Self-reported depressive symptoms and stress levels in healthy young men: associations with the cortisol response to awakening. Psychosomatic Medicine 65:92–99
43. Roelofs J, van Breukelen G, Sluiter J, Frings-Dresen MHW, Goossens M, Thibault P, Boersma K, Vlaeyen JWS (2011) Norming the Tampa scale of kinesiophobia across pain diagnoses and various countries. Pain 152:1090–1095
44. Rusu AC, Kreddig N, Hallner D, Hülsebusch J, Hasenbring MI (2014) Fear of movement/(Re)injury in low back pain: confirmatory validation of a German version of the Tampa Scale for Kinesiophobia. BMC Musculoskelet Disord 15:280. doi: 10.1186/1471-2474-15-280
45. Schmidt CO, Chenot JF, Pfingsten M, Fahland RA, Lindena G, Marnitz U, Pfeifer K, Kohlmann T (2010) Assessing a risk tailored intervention to prevent disabling low back pain. BMC Musculoskelet Disord 11:5
46. Schulz P, Schlotz W, Becker P (2004) Trierer Inventar zum chronischen Stress. Manual. Hogrefe, Göttingen
47. Sullivan MJL, Bishop SR, Pivik J (1995) The Pain Catastrophizing Scale: Development and validation. Psychol Ass 7(4):524–532
48. Waddell G (1998) The back pain revolution. Churchill Livingstone, Edinburgh
49. Hasenbring M, Hallner D (1999) Telemedizinisches Patienten-Diagnose-System (TPDS). Selbsterklärende PC-Lösung zur Analyse von Risikofaktoren der Chronifizierung von Rückenschmerzen. Dtsch Arztebl 6:49–50
50. Hill JC, Dunn KM, Lewis M, Mullis R, Main CJ, Foster NE, Hay EM (2008) A primary care back pain screening tool: identifying patient subgroups for initial treatment. Arthrit Care Res 59(5):632–641
51. Beneciuk JM, Bishop MD, Fritz JM, Robinson ME, Asal NR, Nisenzon AN, George S (2013) The STarT Back Screening Tool and individual psychological measures: evaluation of prognostic capabilities for low back pain clinical outcomes in outpatient physical therapy settings. Phys Ther 93:321–331
52. Hallner D, Hasenbring M (2004) Classification of psychosocial risk factors (yellow flags) for the development of chronic low back and leg pain using artificial neural network. Neurosci Lett 361:151–154

Interdisziplinäres Assessment zur multimodalen Schmerztherapie

Indikation und Leistungsumfang

H.-R. Casser, B. Arnold, I. Gralow, D. Irnich, K. Klimczyk, B. Nagel, M. Pfingsten, M. Schiltenwolf, R. Sittl, W. Söllner, R. Sabatowski, T. Brinkschmidt

H.-R. Casser, B. Arnold, I. Gralow, D. Irnich, K. Klimczyk, B. Nagel, M. Pfingsten, M. Schiltenwolf, R. Sittl, W. Söllner (2013) Interdisziplinäres Assessment zur multimodalen Schmerztherapie. Indikation und Leistungsumfang. Schmerz 27:363–370. DOI 10.1007/s00482-013-1337-7, © Deutsche Schmerzgesellschaft e. V. Published by Springer-Verlag Berlin Heidelberg – all rights reserved 2013

H.-R. Casser et al. (Hrsg.), *Rückenschmerzen und Nackenschmerzen*, DOI 10.1007/978-3-642-29775-5_14, © Springer-Verlag Berlin Heidelberg 2016

Nach den Empfehlungen der Nationalen VersorgungsLeitlinie »Kreuzschmerz« sollte bei 6-wöchiger Schmerzdauer trotz leitliniengerechter Therapie bei positivem Nachweis von Risikofaktoren zur Chronifizierung ein umfassendes interdisziplinäres Assessment stattfinden, um die Indikation zu einem multimodalen Therapieprogramm zu prüfen. In diesem Beitrag werden die notwendigen Themenbereiche, die Inhalte und die beteiligten Disziplinen sowie der Umfang eines interdisziplinären schmerztherapeutischen Assessments beschrieben, die von der Ad-hoc-Kommission »Multimodale interdisziplinäre Schmerztherapie« der Deutschen Schmerzgesellschaft e. V. erarbeitet wurden.

Die Ad-hoc-Kommission »Multimodale interdisziplinäre Schmerztherapie« hat es sich zur Aufgabe gemacht, den Begriff »multimodale Schmerztherapie« zu definieren und dafür notwendige Strukturen, Organisationsformen und Inhalte zu beschreiben. Dieser Artikel ist Teil einer Serie, die die Ergebnisse dieser Arbeit zusammenfasst.

Bei chronisch Schmerzkranken liegt in der Regel ein vielschichtiges Wechselspiel zwischen somatischen, psychischen und sozialen Faktoren vor. Alle genannten Dimensionen sind dabei als integrale Teile des Schmerzes und nicht nur als Folge der Nozizeption zu verstehen; in einem komplexen Geschehen bedingen, unterhalten und verstärken sie sich wechselseitig.

Aufgrund des multidimensionalen Geschehens haben sich in der Behandlung chronischer Schmerzen »multimodale Behandlungsprogramme«, in denen diese Einzelaspekte wie auch ihr Zusammenspiel und übergeordnete Chronifizierungsmechanismen differenziert angesprochen werden, als eine effektive Behandlungsmethode erwiesen.

Abgesehen von der internationalen Situation (z. B. [8]) wurden sehr positive Ergebnisse übereinstimmend auch in schmerztherapeutischen Einrichtungen in Deutschland erreicht [5, 17, 25, 32, 34, 35]. Die grundsätzliche Definition der multimodalen Schmerztherapie wurde von der Ad-hoc-Kommission »Multimodale interdisziplinäre Schmerztherapie« der Deutschen Schmerzgesellschaft 2009 vorgelegt [2].

In der Nationalen VersorgungsLeitline »Kreuzschmerz« (Bundesärztekammer 2010) wurde erstmals die Notwendigkeit einer vielschichtigen Diagnostik vor Durchführung multimodaler Therapieprogramme formuliert. Diese Diagnostik soll die Indikation und Zuweisung zur Behandlung sicherstellen und bereits differenzierte Hinweise auf die spezifische Gestaltung und individuelle Kombination von Maßnahmen geben. Eine solche Diagnostik muss insofern bereits als erster Schritt des Behandlungsprozesses verstanden werden und ist vermutlich eine Voraussetzung für gute Behandlungseffekte. Dafür gibt es in der Literatur bereits deutliche Hinweise. Rothman et al. [33] untersuchten an 182 Patienten mit chronischen bewegungsbezogenen Schmerzen, ob die Durchführung eines multimodalen Assessments vor der Behandlung einen positiven Einfluss auf den Therapieeffekt hat. Verglichen wurde eine Patientengruppe, die ein solches Assessment erhalten hatte, mit einer Gruppe, bei der nur die Routinediagnostik stattgefunden hatte. Die Patientengruppe mit vorhergehendem multimodalem Assessment zeigte bei der 15-Monats-Katamnese signifikant bessere Ergebnisse in verschiedenen Bereichen der Lebensqualität, ein geringeres Beeinträchtigungserleben und eine höhere Ergebniszufriedenheit.

Klar definierte Kriterien für Form und Inhalte eines solchen multimodalen Assessments fehlen noch weitgehend. Der Auftrag der Ad-hoc-Kommission »Multimodale interdisziplinäre Schmerztherapie« der Deutschen Schmerzgesellschaft umfasst die Formulierung dieser Kriterien. In einem konstruktiven Konsens von Mitgliedern verschiedener Berufsgruppen (Ärzte, Psychologen, Physiotherapeuten) wurden Vorgaben erarbeitet, die Inhalt der folgenden Ausführungen sind.

Infobox: Kriterien des OPS-Codes 1-910 »Multidisziplinäre algesiologische Diagnostik«

Patienten mit chronischen Schmerzzuständen, die mindestens 3 der nachfolgenden Merkmale aufweisen:

- Manifeste oder drohende Beeinträchtigung der Lebensqualität und/oder der Arbeitsfähigkeit
- Fehlschlag einer vorherigen unimodalen Schmerztherapie, eines schmerzbedingten operativen Eingriffs oder einer Entzugsbehandlung
- Bestehende Medikamentenabhängigkeit oder -fehlgebrauch
- Gravierende psychische Begleiterkrankungen
- Gravierende somatische Begleiterkrankungen

Dieser Code erfordert

- die Mitarbeit von mindestens 2 Fachdisziplinen, davon eine psychiatrische, psychosomatische oder psychologische Disziplin;
- eine psychometrische und physische Funktionstestung mit anschließender Teambesprechung zur Erstellung eines Therapieplans.

Die Anwendung dieses Codes setzt die Zusatzqualifikation »Spezielle Schmerztherapie« beim Verantwortlichen voraus.

14.1 Aufgaben des Assessments

Ein interdisziplinäres schmerztherapeutisches Assessment erlaubt die fundierte Beurteilung bei 2 Gruppen von Schmerzpatienten [2]:

- Patienten mit rezidivierenden oder anhaltenden Schmerzen, die sich noch am Beginn des Chronifizierungsprozesses befinden, aber ein erhöhtes Risiko zur Chronifizierung aufweisen
- Patienten, die sich bereits in einem höheren Chronifizierungsstadium befinden und bei denen eine bisherige mono- oder multidisziplinäre Behandlung nicht zum Erfolg geführt hat

Im engeren Sinne stellt das interdisziplinäre Assessment die Voraussetzung für die Indikationsstellung zu einer interdisziplinären multimodalen Therapie dar.

In den Empfehlungen der Nationalen Versorgungs-Leitlinie »Kreuzschmerz« von 2010 wird mit hohem Empfehlungsgrad gefordert, dass die Indikation zu einer multimodalen Therapie möglichst durch ein umfassendes interdisziplinäres Assessment spätestens nach 6 Wochen Schmerzdauer und bei gleichzeitig bestehenden alltagsrelevanten Aktivitätseinschränkungen sowie positivem Nachweis von Risikofaktoren zur Chronifizierung (»yellow flags«) geprüft werden soll. Bestehen die Beschwerden und alltagsrelevanten Aktivitätseinschränkungen trotz leitliniengerechter Versorgung bereits >12 Wochen, soll generell die Indikation zu einer multimodalen Therapie, möglichst durch ein umfassendes interdisziplinäres Assessment, geprüft werden. Dabei soll die Zuweisung zum entsprechenden Versorgungsbereich in Abhängigkeit von den Ergebnissen des Assessments und in Abhängigkeit von der Prognose unter Berücksichtigung der individuellen Gegebenheiten erfolgen (Nationale VersorgungsLeitlinie »Kreuzschmerz« 2010). Hintergrund der engen zeitlichen Vorgaben ist die Erkenntnis, dass bei diesen Patienten eine frühzeitige konsequente Zusteuerung in eine umfassendere und dem Krankheitsbild der chronischen Schmerzerkrankung angemessenere Versorgung erforderlich ist.

Im OPS-Code 1-910 »Multidisziplinäre algesiologische Diagnostik« wird eine standardisierte interdisziplinäre somatische, funktionelle, psychotherapeutische und psychosoziale Diagnostik bei Patienten mit chronischen Schmerzzuständen aller Art beschrieben und neben Patientenkriterien auch qualitative Kriterien dafür festgelegt (▶ Infobox). Die Vorgaben des OPS-Codes werden dem hier beschriebenen Anspruch jedoch nicht oder nur z. T. gerecht. In diesem Beitrag werden deshalb die notwendigen Themenbereiche, die Inhalte und die beteiligten Disziplinen sowie der Umfang eines multidisziplinären schmerztherapeutischen Assessments vor umfassender multimodaler Schmerztherapie beschrieben, wie sie von der Ad-hoc-Kommission »Multimodale interdisziplinäre Schmerztherapie« der Deutschen Schmerzgesellschaft als notwendige Voraussetzungen definiert wurden.

> **Sinn und Zweck des multimodalen Assessments ist die möglichst umfassende, ganzheitliche Erfassung der Beschwerden des Patienten. Es stellt eine neue, aktuelle und unabhängige interdisziplinäre Untersuchung und Befunderhebung dar, die nicht auf der unkritischen Übernahme der Diagnosen und Befunde der Vorbehandler beruht. Gleichwohl fließen vorausgegangene Maßnahmen und Befunde in die Gesamtbeurteilung ein.**

Die Qualität des interdisziplinären Assessments ergibt sich aus der Zusammenschau, der Abstimmung und der gemeinsamen Wertung der Untersuchungsergebnisse durch die beteiligten Fachdisziplinen. Die daraus resultierende gemeinsame Einordnung der individuellen Schmerzstörung ist die Basis für das weitere therapeutische Vorgehen.

> **Das Ergebnis des Assessments ist offen, d. h., dass der Patient aufgrund des Ergebnisses entweder mit Empfehlungen zu seinen bisherigen Behandlern entlassen, dass eine weiterführende fachspezifische Behandlung empfohlen oder dass die Indikation für ein interdisziplinäres Therapieprogramm ambulant, tagesklinisch oder stationär gestellt wird.**

Lutz et al. [23] konnten anhand der Daten von >800 Patienten mit Schmerzerkrankungen zeigen, dass nach einem intensiven multidisziplinären Assessment letztlich nur 54,3% der untersuchten Patienten gemäß der Ergebnisse des Assessments für eine (stationäre) multimodale Schmerztherapie in Betracht kamen. Ein Anteil von 72,7% dieser Patienten nahm das Angebot an; damit wurde in nur 39% der eingangs untersuchten Fälle letztlich wirklich eine multimodale Schmerztherapie durchgeführt. Dieses Ergebnis zeigt sehr eindrucksvoll, dass multidisziplinäre Diagnostik nicht vorrangig dem Zweck dient, eine multimodal ausgerichtete Behandlung zu indizieren, sondern dass sie ergebnisoffen unterschiedliche Möglichkeiten der für den Einzelfall sinnvollen Behandlungswege prüft. Damit leistet die umfassende schmerztherapeutische Diagnostik als eine von der eigentlichen Behandlung unabhängige Leistung einen wichtigen Beitrag zur Steigerung der Versorgungseffizienz chronisch Schmerzkranker bei gleichzeitig hoher Transparenz und verhindert auf diese Weise kostenintensive Fehlbehandlungen.

14.2 Organisation

Das Beschwerdebild chronischer Schmerzpatienten kann nicht nach der in der Gesundheitsversorgung vorherrschenden diagnostischen Vorgehensweise mit symptombezogener Anamnese und Untersuchung sowie weitem Überwiegen apparativ-technischer Diagnostik erfasst werden. Chronische Schmerzpatienten sind oftmals durch dieses Versorgungsraster gefallen, das ihre Krankheitsentwicklung nicht aufhalten konnte und nicht selten sogar gefördert hat. Anders als die sonst übliche rein medizinische bzw. monodisziplinäre Diagnostik muss das schmerztherapeutische Assessment breit aufgestellt sein, um mit hoher interdisziplinärer Kompetenz möglichst alle Dimensionen des Beschwerdebilds zu erfassen. Das schmerztherapeutische Assessment wird daher regelhaft durch ein interdisziplinäres Untersuchungsteam in engem zeitlichem und räumlichem Zusammenhang gemeinsam erbracht.

Das schmerztherapeutische Assessment beinhaltet die medizinische inklusive der körperlichfunktionellen Diagnostik, die psychotherapeutische Diagnostik sowie die Sozialanamnese und wird nach interdisziplinärer Teambesprechung unter Einbeziehung aller beteiligten Disziplinen durch ein Patientengespräch abgeschlossen. Die Inhalte der Untersuchungen sind zwischen den einzelnen Disziplinen abgestimmt.

Teilnehmende Untersucher sind mindestens ein Facharzt unter enger Supervision eines Schmerztherapeuten mit Zusatzqualifikation »Spezielle Schmerztherapie«, der mindestens in der Teamsitzung eingebunden ist, ein ärztlicher oder psychologischer Psychotherapeut sowie ein Vertreter aus der Sport- und Physiotherapie, möglichst jeweils mit entsprechender schmerztherapeutischer Qualifikation. Die beteiligten Personen und Disziplinen sollten zeitlich und räumlich gemeinsam in einer Institution arbeiten und zumindest eine enge, vertraglich definierte Zusammenarbeit aufweisen, insbesondere bezüglich der Teamarbeit mit Festlegung regelmäßiger vorgeplanter Teamsitzungen. Die Arbeits- und Anwesenheitszeiten der einzelnen Teammitglieder sollten auch kurzfristige Terminänderungen zulassen.

Wie unsere Kommission bereits an anderer Stelle ausgeführt hat, wird eine spezifische schmerztherapeutische Weiterbildung für alle Berufsgruppen als sinnvolle und langfristig notwendige Spezialisierung angesehen, um den hohen qualitativen Anforderungen an die multimodale Schmerztherapie auch bei zunehmender Verbreitung des Angebots gerecht werden zu können. Bisher ist diese Bedingung lediglich für den ärztlich verantwortlichen Mitarbeiter mit der Zusatzbezeichnung »Spezielle Schmerztherapie« zwingend vorgegeben. Die offizielle Anerkennung etwa der »Speziellen Schmerzpsychotherapie« wird deshalb von der Deutschen Gesellschaft für psychologische Schmerztherapie und -forschung (DGPSF) gemeinsam mit der Deutschen Schmerzgesellschaft und dem Berufsverband der Ärzte und Psychologischen Psychotherapeuten in der Schmerz- und Palliativmedizin (BVSD) mit Nachdruck verfolgt. Einen ebenso hohen Stellenwert sehen wir in der Ausbildung zur »Algesiologischen Fachassistenz« für Pflegekräfte und in dem aktuell in Entwicklung befindlichen Curriculum für den bewegungstherapeutischen Bereich, z. B. Physio-, Ergo-, Sport- oder Mototherapie.

Die curricularen Weiterbildungen und Qualifikationen von Teammitgliedern, die bereits jetzt teilweise umsetzbar sind, stellen ein wichtiges Kriterium der Strukturqualität multimodaler Einrichtungen dar.

Als Voraussetzung für ein multimodales Assessment sind der vorausgehende möglichst vollständige Erhalt und die Durchsicht der vom Patienten einzureichenden Unterlagen wie Arzt- und Befundberichte, Bildgebung und Stellungnahmen bisheriger Therapeuten sowie ein möglichst vollständig ausgefüllter Basisfragebogen anzusehen. Dafür ist der Deutsche Schmerzfragebogen (DSF) konzipiert, ein konsentiertes Instrument der Deutschen Schmerzgesellschaft, das eine schmerzrelevante strukturierte Befragung mit gut validierten Instrumentarien (DASS, SBL, Schwereindex nach von Korff, FW7, SF-12) erlaubt und in der Schmerztherapie breit eingesetzt wird. Zur umfassenden Dokumentation der erhobenen Daten und Qualitätssicherung steht mit KEDOQ-Schmerz ein Datenerfassungs- und -auswertungssystem zur Verfügung, das neben den Strukturdaten der schmerztherapeutischen Einrichtungen den Kerndatensatz enthält, der sich aus dem DSF, der Bestimmung des Chronifizierungsgrads (MPSS), den Diagnosen sowie den relevanten diagnostischen und therapeutischen Maßnahmen zusammensetzt [7]. So lässt sich die Qualität des durchgeführten Assessments transparent belegen, insbesondere auch gegenüber Kostenträgern und Kassenärztlichen Vereinigungen (KV).

Zudem werden von den einzelnen Einrichtungen in unterschiedlicher Konstellation weitere Instrumente verwendet, z. B. der Pain Disability Index (PDI, [9]), der Funktionsfragebogen Hannover (FFbH, [18]), der Patient Health Questionnaire (PHQ-D, [21]) oder der Coping Strategies Questionnaire (CSQ, [22]; vgl. ► Abschn. 14.5.3, »Testverfahren und standardisierte klinische Interviews«). Die Einbestellung und der Ablaufplan des Assessments müssen die häufig deutlich reduzierte psychische und physische Belastbarkeit des Patienten berücksichtigen. Den Einschränkungen der Patienten muss ggf. auch während des laufenden Assessments durch Pausen Rechnung getragen werden. Ein Zeitaufwand von 3 Behandlungstagen für ein schmerzmedizinisches Assessment wurde vor Kurzem seitens der Sozialgerichtsbarkeit für den stationären Sektor bestätigt (Sozialgericht Erfurt, Aktenzeichen S 38 KR 8795/10). Auch für den teilstationären

Sektor nimmt das Assessment insbesondere bei höher chronifizierten Schmerzpatienten mit langer Vorgeschichte in der Regel mindestens 2 volle Behandlungstage in Anspruch. Ein kürzeres Verfahren kann ausreichend sein, wenn Teile des Assessments zeitnah im Vorfeld in der zur Einrichtung gehörenden Schmerzambulanz erfolgen konnten. Dabei muss jedoch sicher gestellt sein, dass die Untersucher ebenfalls zum therapeutischen Team gehören.

Alle beteiligten Professionen führen eine bereichsbezogene detaillierte Anamnese durch. Zwangsläufig resultierende inhaltliche Überlappungen werden genutzt, um die Konstanz der Angaben zu prüfen, aber auch als mögliche erste Hinweise auf Veränderungen des patienteneigenen Krankheitsmodells. Die Angaben des Patienten werden dazu in der Teamsitzung thematisiert und abgeglichen.

14.3 Ärztliche Untersuchung

Der medizinischen Diagnostik geht ein sorgfältiges Aktenstudium voraus, das die Sichtung sämtlicher relevanter Arztbriefe, Befunde, Schmerzfragebogen und Testergebnisse umfasst. Dies erleichtert die Vorbereitung sowohl für den Patienten als auch für den Untersucher und erlaubt ein problemzentriertes Gespräch mit dem Patienten.

Die medizinische Diagnostik beinhaltet eine ausführliche Anamnese, deren Umfang von der Komplexität der Vorgeschichte bestimmt wird. Chronische Schmerzpatienten sind in der Regel ausführlich vordiagnostiziert. Dennoch ist die erneute Abklärung potenziell bedrohlicher Erkrankungen, z. B. »red flags« beim Rückenschmerz, aber auch von Hinweisen für symptomatische Kopfschmerzen, Malignome, internistische Erkrankungen u. a. obligat.

14.3.1 Medizinische Vorgeschichte

Die schmerztherapeutische Anamnese geht immer über eine rein symptombezogene Exploration hinaus. Es empfiehlt sich jedoch, zunächst die aktuellen Beschwerden anzusprechen und zu lokalisieren, bevor auf Details der bei chronischen Schmerzpatienten zumeist sehr langen Vorgeschichte eingegangen wird.

> **Es sollten auch die Beweggründe des Patienten für die Vorstellung zum Assessment und mögliche Überweisungsgründe geklärt werden.**

Große Bedeutung für das Verständnis der Schmerzerkrankung hat die Krankheitsentwicklung bzw. Krankheitsgeschichte. Erfragt werden: Erstmanifestation, mögliche Auslösesituationen, damalige Lebensumstände und frühere und heutige Auswirkungen der Beschwerden. Besonders der vermutliche Zeitpunkt des Übergangs in eine chronische Problematik, relevante Lebensumstände, auslösende und unterhaltende Faktoren und die sich daraus ergebenden gesundheitlichen und psychosozialen Konsequenzen sind von Relevanz. Hierzu gehören auch die Wertung der Beschwerden durch frühere Behandler und die Reaktion darauf, etwa die Verordnung von Schonung. Die Klärung der verschiedenen Punkte ist zeitintensiv und erfordert nahezu regelmäßig mehrfaches Nachfragen, um die notwendige Explorationstiefe zu erreichen.

Bei der Erfassung körperlicher, psychischer und sozialer Chronifizierungsfaktoren und der Beurteilung der Chronifizierungsgefährdung stellen z. B. der Heidelberger Kurzfragebogen oder der Örebro- Fragebogen wertvolle Hilfsmittel dar. Die Ermittlung des Chronifizierungsstadiums (Mainzer Stadiensystem, MPSS [14]) ist obligatorisch. Die Erkrankungsschwere nach von Korff [19] kann anhand der Angaben des Patienten im DSF bestimmt werden.

Der bisherige Diagnostik- und Therapieverlauf wird in der Regel von Fragebogen nicht detailliert erfasst. Er sollte mit Angabe des Vorbehandlers inklusive Institution und Fachgebiet möglichst genau nachgezeichnet und dokumentiert werden. (Teil-)stationäre und ambulante konservative, interventionelle und operative Maßnahmen, aber auch Rehabilitations- und Kuraufenthalte, ggf. auch komplementäre Behandlungen bei Heilpraktikern werden erfragt. Unverzichtbar sind die Medikamentenanamnese inklusive der Effekte bzw. Nebenwirkungen wie auch der aktuellen Medikation. Hier ergeben sich nicht selten bisher ungenutzte Therapieoptionen, häufiger aber auch Hinweise auf einen Fehlgebrauch. Schließlich ist auch die Bewertung des Patienten bezüglich Erfahrung, Erfolg und Wiederholung von Therapiemaßnahmen von Bedeutung. Bei den häufig jahre- und jahrzehntelangen Vorgeschichten kann dieses Vorgehen mühsam sein, da den Patienten viele Schritte ihrer »Schmerzkarriere« nicht mehr gegenwärtig sind.

Die genaue Beschreibung der derzeitigen Beschwerden bezüglich Lokalisation, Ausstrahlung, Qualität, Auslöse- und Verstärkungsfaktoren, z. B. bei bestimmten Körperpositionen und Tätigkeiten, einschließlich der zirkadianen Schmerzcharakteristik erlaubt eine erste Einordnung der Beschwerden als strukturelle Schädigung – z. B. Neuropathie – oder eher funktionelle Störung. Die endgültige Einordnung erfolgt dann in der obligatorischen Teambesprechung.

Weitere Körperbeschwerden und funktionelle symptomatische Syndrome, z. B. Palpitationen, Magenbeschwerden, Colon irritabile und Schlafstörungen, sind aufzunehmen. Hinzu kommen die Erfassung von Komorbiditäten, früher und auch aktuell, sowie familienanamnestische Angaben.

Das subjektive Krankheitsmodell und die Erklärung des Patienten zu Ursachen und Verlauf seiner Beschwerden stehen in engem Kontext mit den Therapieerwartungen des Patienten, aber auch mit der Bereitschaft zur Verhaltensänderung.

Nicht selten ist im Verlauf des Assessments über die einzelnen Stationen hinweg eine Modifikation des subjektiven »Schmerzmodells« inklusive der Einstellung zu aktiven bzw. passiven Therapiemaßnahmen zu beobachten.

14.3.2 Ärztliche Untersuchung

Die ärztlich-schmerztherapeutische Untersuchung erfolgt ebenfalls nicht nur symptombezogen, sondern sehr viel umfassender. Neben der Erfassung schmerzhafter Strukturen und, sofern möglich, deren Ursachen zielt sie auch auf die Diagnostik von schmerzbedingten Folgeveränderungen und schmerzunabhängigen Komorbiditäten ab. Weiter dient sie der Klärung, ob die Patienten körperlich dazu in der Lage sind, umfassende multimodale Therapieprogramme zu absolvieren.

Es erfolgt deshalb eine orientierende orthopädische, neurologische und internistische Untersuchung durch den Schmerzmediziner. Die orthopädische Untersuchung sollte auf jeden Fall die Körperstatik, die Beweglichkeit der Wirbelsäule und auch der Gelenke, den Zustand der Muskulatur sowie Funktionsuntersuchungen umfassen, was manualmedizinische Grundkenntnisse voraussetzt.

Neurologisch werden Motorik und Sensibilität, Hirnnerven, Koordination, Muskeleigenreflex, grobe Kraft, Nervenkompressionszeichen und auch die vegetative Symptomatik geprüft.

Schwerpunkte der orientierenden internistischen Untersuchung stellen eine Herz-Kreislauf-Basisuntersuchung mit Blutdruck und Puls sowie eine Auskultation von Lunge und Herz, eine Abdomenbefundung und der Gefäßstatus dar.

Eine weitergehende Diagnostik, die möglicherweise in Abhängigkeit vom Beschwerdebild erforderlich wird, z. B. mit Laboruntersuchungen von Entzündungsparametern oder zur Rheumaabklärung, spezielle Organuntersuchungen, bildgebende und elektroneurografische Verfahren, aber auch die konsiliarische Zuziehung weiterer Fachdisziplinen erfolgen fakultativ. Insbesondere die invasive Diagnostik, z. B. mit Liquorpunktionen, diagnostischen Punktionen, Infiltrationen und Blockaden ist nicht primärer Inhalt des schmerztherapeutischen Assessments, sondern erfolgt erst nach kritischer Indikationsstellung.

14.4 Physio-/moto-/ergotherapeutische Diagnostik

14.4.1 Anamnese

Auch für diesen Bereich können Arztberichte wertvolle Informationen bieten, z. B. Angaben zu aktiven und passiven Behandlungsverfahren sowie Hinweise auf die Verträglichkeit und Effekte der Maßnahmen. Im Mittelpunkt der Anamnese steht ebenfalls zunächst das aktuelle Beschwerdebild, aber auch die bisherige Entwicklung und insbesondere die Auswirkungen auf Funktionsstatus und Aktivitätsgrad sowie die Teilhabe am täglichen Leben (z. B. ADL, auch berufsspezifische Befragung). Neben der Schmerzqualität und Lokalisation werden Auslöse- und Entlastungssituationen erfragt, abhängig von Körperpositionen, Belastungen und dem Zeitpunkt des Auftretens. Außerdem gibt die Frage nach lindernden Maßnahmen, Bewegungen und Positionen hilfreiche Hinweise für die erforderliche Therapie. Die Behandlungsanamnese liefert Informationen zu Anzahl, Frequenz und Art durchgeführter Maßnahmen, ob aktive oder passive Maßnahmen bzw. kombinierte Programme zum Einsatz kamen, im Rahmen eines Gesamtbehandlungskonzepts oder als Einzelmaßnahme. Wie wurden die Behandlungsmaßnahmen vertragen, welche Effekte traten auf, Linderung oder Verstärkung, und wie nachhaltig wurden sie vom Patienten empfunden? Fand eine Umsetzung des Übungsprogramms zu Hause oder im täglichen Leben statt und, wenn ja, in welcher Form?

14.4.2 Untersuchung

Der Schwerpunkt der physio-/moto-/ergotherapeutischen Untersuchung ist weniger schadens- als vielmehr funktionell orientiert. Dabei geht es nicht nur um die Beschreibung von Funktionsminderungen bei Affektionen des Bewegungsapparats, sondern auch um Auswirkungen sonstiger chronischer Schmerzen auf Haltung, Bewegungsverhalten und Aktivitätsniveau. Weiter liegt das Augenmerk darauf, bisher ungenutzte Bewegungsoptionen als mögliche Ressourcen zu identifizieren.

Im Einzelnen wird die Diagnostik abhängig von den Hauptbeschwerden durch die Erfassung der Wirbelsäulen- und Gelenkbeweglichkeit, die Durchführung von Funktionstests, die manuelle Diagnostik und die Bewertung der Muskelkraft, der muskulären wie kardiovaskulären Ausdauerfähigkeit (z. B. Ergometer) sowie der Koordination erweitert. Bei speziellen Fragestellungen sind auch Aktivitätstests wie die »progressive isoinertial lifting evaluation« (PILE; Hebekapazität) oder Handfunktionstests, etwa in der Ergotherapie, hilfreich. Auch dieser Fachbereich profitiert von eingesetzten Fragebogen wie dem FFbH [18].

Falls vorhanden, ist auch eine gerätegestützte isometrische oder dynamische Funktionstestung der Rumpf- und Nackenmuskulatur quantitativ auswertbar. Gleichgewichtsstörungen sind ebenfalls zu erfassen, nicht zuletzt um ein mögliches Gefährdungspotenzial oder Sturzrisiko des Patienten während körperlicher Übungen abzuschätzen.

Die Beurteilung der Körperwahrnehmung ist einerseits für die Gestaltung des Therapieplans von Bedeutung, andererseits lässt sie auch Rückschlüsse auf den Umgang des Patienten mit Körpersignalen wie etwa das Ignorieren erster Überlastungssignale beim Durchhalten oder die Überbewertung von Schmerz bei Vermeidungsverhalten zu und gibt so den psychotherapeutischen Untersuchern nützliche Hinweise.

14.5 Psychologische und psychosomatische Diagnostik

Die psychologische Diagnostik ist bei chronischen Schmerzen Teil der Basisdiagnostik, gerade für den Übergang des akuten oder subakuten zum chronischen Schmerz sind psychologische Kriterien besonders relevant.

Für eine differenzierte psychologische Diagnostik stehen die psychologische Anamnese (ausführlich in [27]), die biografische Anamnese für Schmerzpatienten [1, 10], die Verhaltensbeobachtung, psychologische Testverfahren (ausführlicher in [17]) sowie standardisierte Instrumente zur Erhebung psychischer Komorbiditäten (PHQ-D, SKID; DIPS, DIA-X) zur Verfügung. Ziel der psychologischen Diagnostik ist die Identifikation prädisponierender, auslösender und aufrechterhaltender Bedingungen [28]. Hinzu kommt die Diagnostik psychischer Komorbiditäten.

Grundlage des diagnostischen Prozesses ist ein sorgfältiges Aktenstudium, das – abgesehen von seinem informativen Gehalt – auch die Beziehungsaufnahme zum Patienten erleichtern kann.

14.5.1 Anamnese

Die psychologische Anamnese ist ein diagnostisches Routineverfahren ohne verbindliche Standardisierung. Für die Untersuchung von Schmerzpatienten wird die Erhebung folgender Aspekte der Lebens- und Krankheitsgeschichte des Patienten empfohlen: aktuelle Beschwerden, Entwicklung der Chronifizierung, Einflussfaktoren, Bedingungen und Folgen chronischer Schmerzen im Alltag, Krankheitskonzept, sonstige körperliche oder seelische Beschwerden, eine ausführliche Familienanamnese (auch unter Berücksichtigung von Erfahrungen hinsichtlich Krankheit und Schmerzen) sowie Informationen zur persönlichen Entwicklung und zur aktuellen Lebenssituation (einschließlich Partnerschaft und Beruf). In der biografischen Anamnese sollte dem früheren Schmerzerleben (z. B. als Folge von Verletzungen, Unfällen und Krankheiten, Schmerzen bei nahen Angehörigen), traumatisch erlebten Ereignissen, aktuellen Konflikten mit wichtigen Bezugspersonen oder in der Arbeit sowie überdauernden Konfliktmustern besondere Aufmerksamkeit geschenkt werden. Hinzu kommen die Erhebung von Ressourcen, Bewältigungsansätzen, instrumentellen Funktionen chronischer Schmerzen sowie deren Einfluss auf die Beziehungsgestaltung des Patienten im Alltag. Neben den schmerzrelevanten Informationen werden auch psychologische Besonderheiten wie eine Persönlichkeitsakzentuierung und psychopathologische Besonderheiten erfasst, die den Behandlungsverlauf beeinflussen können.

Gegebenenfalls früher aufgetretene psychische Beschwerden oder Störungen und psychotherapeutische, psychiatrische und psychosomatische Vorbehandlungen sollten erfasst und daraufhin geprüft werden, ob ein Zusammenhang zur aktuellen Krankheitssituation bzw. Beschwerdesymptomatik besteht.

Fremdanamnestische Daten können von Bedeutung sein. Der Schwerpunkt der Anamnese sollte nicht auf den historischen Aspekten der Erkrankung, sondern vielmehr auf dem Chronifizierungsprozess und den dabei bedeutsamen Faktoren liegen.

Ähnlich wie bei der ärztlichen Anamnese ist eine Kategorisierung in psychogene vs. somatische Beschwerden zu vermeiden.

14.5.2 Verhaltensbeobachtung und Erhebung des psychopathologischen Status

Parallel zur Anamneseführung werden Informationen zu Schmerzverhalten, Stimmung, Kontakt und sozialen Fähigkeiten erhoben. Wie bereits in den historischen Arbeiten von W. Fordyce [12] dargestellt, kommt dem Schmerzverhalten im Kontext der Genese bzw. Aufrechterhaltung von Schmerzerkrankungen eine besondere Bedeutung zu. Gerade für das partnerschaftliche Interaktionsverhalten ist dies immer wieder bestätigt worden [11, 37]. Die schmerztherapeutische Untersuchung ist zwar ein Sonderfall der sozialen Interaktion, dennoch können sich Interaktionsstile und Verhaltensmuster auch dort manifestieren und erkennbar werden. Parallel zur verbalen Anamneseführung werden daher auch Informationen zum Schmerzverhalten und zum Sozial- und Interaktionsverhalten des Patienten in der Anamnese bzw. Exploration erhoben, um daraus ggf. Hypothesen über Funktionen des Schmerzverhaltens im sozialen Kontext ableiten zu können.

> **Es empfiehlt sich eine sorgfältige Berücksichtigung der Gemeinsamkeiten und Unterschiede in den 3 Untersuchungsebenen Arzt, Psychologe und Physiotherapeut. Diese fließen in die Hypothesenbildung zur Aufrechterhaltung der aktuellen Beschwerden ein; sie können auch Anhaltspunkte für prädisponierende bzw. auslösende Faktoren bilden. Die regelmäßige Erhebung des psychopathologischen Status erfolgt nach den dafür bestehenden Kriterien.**

14.5.3 Testverfahren und standardisierte klinische Interviews

Testverfahren sind in der Schmerzdiagnostik inzwischen Standard, wobei sie nicht dazu verwendet werden können, Diagnosen zu stellen [28]. Sie können allenfalls den Eindruck aus Anamnese und Aktenstudium ergänzen bzw. neue Anhaltspunkte liefern, die aber anhand der Anamnese abgeklärt bzw. gesichert werden müssen. Einige der Instrumente sind standardmäßig im Fragebogen der Deutschen Schmerzgesellschaft enthalten, andere können auch nach Hinweisen aus dem Aktenstudium ergänzend herangezogen werden.

Die im Folgenden angeführten Instrumente sind bei entsprechender Indikationsstellung zu empfehlen: Hinweise zur psychischen Komorbidität können z. B. mithilfe des PHQ-D [21] erhoben werden. Testverfahren stehen je nach Zielsetzung zur Erhebung von Schmerzerleben bzw. Schmerzqualität (SES [13]), maladaptiven Kognitionen (z. B. CSQ [22]; FESV [13, 13a]; FABQ [30]), gefühlsmäßigen Beeinträchtigungen (DASS [28]; HADS [16]; ADS [15]), zur Erfassung von Beeinträchtigungserleben (PDI [9]; FFbH [18]) und Schmerzkatastrophisierung [Pain Catastrophizing Scale (PCS)] sowie der Lebensqualität (SF-12 [6]) zur Verfügung. Eine ausführliche Einführung zu psychometrischen Testverfahren in der Diagnostik von Schmerzpatienten geben Kröner-Herwig u. Lauterbacher [20] bzw. Pioch [31].

Bei geriatrischen Patienten sollte sich die Diagnostik an Empfehlungen der Arbeitsgruppe »Schmerz und Alter« orientieren [4].

14.6 Sozialdiagnostik

Die Sozialanamnese kann im Rahmen der medizinischen wie auch der psychologischen Anamnese, aber auch getrennt davon erfasst werden. Sie geht über die Erfassung berufsbezogener (»blue flags«) und sozioberuflicher Faktoren (»black flags«) und ihre Relevanz für die Schmerzchronifizierung hinaus.

Beginnend mit der Familienstruktur (Partner, Kinder, Eltern, Geschwister) und innerfamiliären Belastungen, wie der Pflege Angehöriger oder chronischen Erkrankungen in der Familie, werden die Wohnsituation sowie Beruf, Ausbildung und Erwerbsstatus erfragt. Die wirtschaftliche Situation – Einkommen und eventuell Belastungen, auch die Arbeitsunfähigkeit – gibt in Zusammenschau mit sozialrechtlichen Aspekten wie dem Versichertenstatus, sozialen Kompensationen oder anhängigen Rechtsverfahren wichtige Hinweise auf mögliche Zielkonflikte oder auch nur terminliche Zwänge. Die ethnische Zugehörigkeit, der Migrantenstatus und die sprachlichen Fähigkeiten zeigen fallbezogen mögliche Therapiehindernisse auf. In engerem Bezug zum Schmerzgeschehen stehen die Ausgestaltung und Häufigkeit sozialer Kontakte, die ebenso wie die noch bestehenden Freizeitaktivitäten und die verbliebene Mobilität Hinweise auf sozialen Rückzug geben.

14.7 Teambesprechung

Nach Abschluss der getrennt durchgeführten Untersuchungen in den einzelnen Bereichen finden sich die beteiligten Untersucher möglichst im unmittelbaren zeitlichen Zusammenhang zu einer Teambesprechung zusammen. Diese ist das Herz des interdisziplinären Assessments. Die anamnestischen Daten sowie die erhobenen Befunde werden von den beteiligten Untersuchern vorgestellt und gegeneinander abgeglichen. Das Ergebnis der Besprechung ist ein gemeinsames Modell zur Erklärung der Entstehung und Aufrechterhaltung der Schmerzsymptomatik und die Formulierung einheitlicher (Verdachts-)Diagnosen. Besondere Bedeutung hat die Erörterung der Therapiemotivation des Patienten, auch vor dem Hintergrund sich ergebender Zielkonflikte. Nicht selten zeigen sich hier unterschiedliche Sichtweisen der einzelnen Untersucher, wodurch ein Konsens im Team erschwert werden kann. Ebenso kann sich aber auch eine Entwicklung seitens des Patienten im Verlauf des Assessments hin zu einer günstigeren Therapieeinstellung abbilden.

Ein weiteres Thema der Teambesprechung ist die Abstimmung über das weitere Vorgehen inklusive der Frage der Organisationsform: ambulant, tagesklinisch oder stationär. Erörtert werden ggf. noch erforderliche diagnostische Maßnahmen, Umstellung oder Beendigung der Medikation, Art und Umfang interdisziplinärer multimodaler Therapieprogramme, psychotherapeutische Verfahren und auch der Einsatz interventioneller Maßnahmen. Wird die Indikation für eine multimodale Therapie gestellt, sollte ein individuelles Therapieprogramm erstellt und die Therapieplanung festgelegt werden. Dabei ist auch zu klären, ob vor diesem Therapieprogramm noch vorbereitende Maßnahmen zu ergreifen sind. Diese können auch zur Abklärung der Therapieerwartung und Therapiemotivation des Patienten eingesetzt werden.

Sollte keine Indikation für ein interdisziplinäres multimodales Therapieprogramm bestehen, sollten die Empfehlungen für die Weiterbehandler und auch die Dringlichkeit weiterer Therapiemaßnahmen abgestimmt werden, z. B. bei möglicher Operationsindikation.

14.8 Abschlussgespräch mit dem Patienten

Das Assessment wird durch ein zeitnah zu führendes abschließendes Gespräch mit dem Patienten abgeschlossen. Dabei werden dem Patienten das Beschwerdebild in seiner gesamten Breite sowie mögliche Ursachen und Auswirkungen erläutert und die im Team gefundene diagnostische Einordnung erklärt. Wichtig ist dabei, die Ausgangssituation des Patienten, wie sie sich bei der Anamnese ergeben hat, und seine eigenen Vorstellungen mit zu berücksichtigen bzw. ihn dort »abzuholen«. Weiter werden mögliche Therapieansätze und Therapieangebote erläutert und ggf. ein Therapieangebot konkretisiert, für das sich der Patient dann eigenständig und motiviert entscheiden kann. Andernfalls können Bedenkzeit oder ein weiteres Aufklärungsgespräch eingeräumt werden. Auch ein zeitlich befristeter Therapieversuch kann erfolgen. Zum Abschlussgespräch gehören auch die organisatorischen Aspekte der Behandlung und die konkrete Therapieplanung mit Terminierung.

14.9 Fazit für die Praxis

Das vielschichtige und für den chronischen Schmerz prägende Wechselspiel zwischen somatischen, psychischen und sozialen Faktoren, die sich in einem komplexen Geschehen wechselseitig bedingen, unterhalten und verstärken, erfordert ein gemeinsames, abgestimmtes multidisziplinäres Vorgehen zu einem frühestmöglichen Zeitpunkt der Krankheitsentwicklung. Dieses teamorientierte, interdisziplinäre diagnostische Update beinhaltet eine neue detaillierte Anamnese unter besonderer Berücksichtigung des Krankheitsverlaufs und eine unvoreingenommene Untersuchung, beides aus somatisch-strukturellem, funktionellem, schmerzpsychologischem und psychotherapeutischem sowie sozialem Blickwinkel. Damit lässt sich die Krankheitsentwicklung für alle Beteiligten – auch für den Patienten! – transparent und nachvollziehbar machen. Auf dieser Erkenntnis aufbauend können adäquate Behandlungsmaßnahmen eingeleitet sowie Behandlungsinhalte individuell angepasst werden. Nicht selten führt die vielschichtige Auseinandersetzung mit dem Erkrankungsverlauf bereits während des Assessments zu einer Veränderung des Krankheitsmodells des Patienten mit zunehmender Offenheit gegenüber einem multifaktoriellen biopsychosozialen Geschehen. Früher erhobene klinische, apparative und bildgebende Befunde dürfen dabei nicht kritiklos übernommen werden, zumal sie häufig Widersprüche aufweisen und ebenso häufig eine einseitige Krankheitsinterpretation des Patienten induziert haben. Die Interpretation vorausgegangener Untersuchungsergebnisse, die in die abschließende Bewertung einbezogen werden, erfordert in Abhängigkeit vom Krankheits- und Beschwerdebild möglicherweise die Hinzuziehung eines fachspezifischen Arztes bzw. Therapeuten, insbesondere zum sicheren Ausschluss möglicher spezifischer Ursachen. Bei aller diagnostischen Intensität darf nicht die Grundregel außer Acht gelassen werden, dass der Ausschluss potenziell gefährlicher und kausal therapierbarer Krankheitsverläufe einer Schmerztherapie zwingend vorausgehen muss. Die Nationale VersorgungsLeitlinie »Kreuzschmerz« fordert nach spätestens 6 Wochen therapieresistenter Schmerzen trotz leitliniengerechter Therapie ein interdisziplinäres Assessment zur Klärung der Indikation multimodaler Therapie mit dem Ziel, eine Chronifizierungsgefährdung zu erkennen und ein intensives, interdisziplinäres Therapieprogramm mit verbesserter Prognose einzuleiten. Grundsätzlich kann diese Anforderung für jede Art von Schmerzerkrankung bereits im Chronifizierungsprozess gelten, zwingend jedoch bei bereits chronischen Schmerzzuständen. Das hier beschriebene strukturierte Assessment hilft, die bekannten Odysseen von Schmerzpatienten zugunsten eines abgestuften schmerztherapeutischen Angebots zu vermeiden bzw. zu beenden. Die dargestellten Forderungen sind aus Sicht eines ambulant tätigen Schmerztherapeuten in der Regelversorgung des KV-Systems schwierig umzusetzen, werden aber im Rahmen von Selektivverträgen bereits berücksichtigt [38].

Die Übertragung dieser Strukturen in die Regelversorgung ist Bestandteil des Qualitätsanspruchs der Schmerzmedizin. Eine entsprechende Honorierung ist allerdings erforderlich, zumal das Assessment hohe Kompetenz und Erfahrung vom Team verlangt.

Einhaltung der ethischen Richtlinien

Interessenkonflikt H.-R. Casser, B. Arnold, I. Gralow, D. Irnich, K. Klimczyk, B. Nagel, M. Pfingsten, M. Schiltenwolf, R. Sittl, W. Söllner, R. Sabatowski und T. Brinkschmidt geben an, dass kein Interessenkonflikt besteht. – Dieser Beitrag beinhaltet keine Studien an Menschen oder Tieren.

Literatur

1. Adler RH (2010) Schmerz. In: Adler RH, Herzog W, Joraschky P et al (Hrsg) Psychosomatische Medizin. Theoretische Modelle und klinische Praxis, 7. Aufl. Urban & Fischer, München 2001, S 223
2. Arnold B, Brinkschmidt T, Casser HR et al (2009) Multimodale Schmerztherapie – Konzepte und Indikation. Schmerz 23: 112–120
3. Arnold B, Hildebrandt J, Nagel B et al (2011) Multimodales Assessment. In: Hildebrandt J, Pfingsten M (Hrsg) Rückenschmerz und Lendenwirbelsäule. Elsevier (Urban & Fischer), München, S 190–196
4. Basler HD, Hesselbarth S, Schuler M (2004) Schmerzdiagnostik und -therapie in der Geriatrie, Teil I: Schmerzdiagnostik. Schmerz 18:317–326
5. Buchner M, Zahlten-Hinguranage A, Schiltenwolf M, Neubauer E (2006) Therapy outcome after multidisciplinary treatment for chronic neck and chronic low back pain. Scand J Rheumatol 35:363–367
6. Bullinger M, Kirchberger I (1998) SF-36 Fragebogen zum Gesundheitszustand. Handanweisungen. Hogrefe, Göttingen
7. Casser HR, Hüppe M, Kohlmann T et al (2012) Deutscher Schmerzfragebogen (DSF) und standardisierte Dokumentation mit KEDOQ-Schmerz. Schmerz 26:168–175
8. Chou R, Huffman LH (2007) Nonpharmacologic therapies for acute and chronic low back pain. Ann Intern Med 147:492–504
9. Dillmann U, Nilges P, Saile H, Gerbershagen HU (1994) Behinderungseinschätzung bei chronischen Schmerzpatienten. Schmerz 8:100–110
10. Egle UT (2002) Biographische Anamnese. In: Egle UT, Hoffmann SO, Lehmann KA, Nix WA (Hrsg) Handbuch chronischer Schmerz. Grundlagen, Pathogenese, Klinik und Therapie aus bio-psycho-sozialer Sicht. Schattauer, Stuttgart New York, S 193–197
11. Flor H, Turk DC, Rudy TE (1989) Relationship of pain impact and significant other reinforcement of pain behaviors: the mediating role of gender, marital status and marital satisfaction. Pain 38:45–50
12. Fordyce WE, Fowler R, Lehman J (1973) Operant conditioning in the treatment of chronic pain. Arch Phys Med Rehabil 54:399–408
13. Geissner E (1996) Die schmerzempfindungs-Skala (SES). Hogrefe, Göttingen
14. 13a. Geissner E (2001) FESV. Fragebogen zur Erfassung der Schmerzverarbeitung. Hogrefe, Göttingen
15. Gerbershagen HU (1996) Das Mainzer Stadienkonzept des Schmerzes. In: Klinger D (Hrsg) Antidepressiva als Analgetika. Arachne-Verlag, Linz, S 71–95
16. Hautzinger M, Bailer M (1992) ADS, Allgemeine Depressionsskala. Beltz Test, Göttingen
17. Herrmann C, Buss U, Snaith RP (1995) HADS-D Hospital Anxiety and Depression Scale – Deutsche Version. Ein Fragebogen zur Erfassung von Angst und Depressivität in der somatischen Medizin. Huber, Bern
18. Hildebrandt J, Pfingsten M (2009) Vom GRIP zur multimodalen Therapie. Orthopäde 38:885–895
19. Kohlmann T, Raspe HH (1996) Der Funktionsfragebogen Hannover zur alltagsnahen Diagnostik der Funktionsbeeinträchtigungen durch Rückenschmerzen (FFbH-R). Rehabilitation 35:1–8
20. Von Korff M, Ormel J, Keefe FJ, Dworkin SF (1992) Grading the severity of chronic pain. Pain 50:133–149
21. Kröner-Herwig B, Lauterbacher S (2011) Schmerzmessung und Schmerzdiagnostik. In: Kröner-Herwig B, Frettlöh J, Klinger R, Nilges P (Hrsg) Schmerzpsychotherapie. Hogrefe, Göttingen, S 296–318
22. Löwe B, Spitzer RL, Herzog W (2002) Patient Health Questionnaire – PHQ-D. Manual, 2. Aufl. Pfizer
23. Luka-Krausgrill U, Wurmthaler C, Becker T (1994) Die Beziehung zwischen Schmerzbewältigung, Beeinträchtigung und Depression bei chronischem Schmerz. In: Wahl R, Hautzinger M (Hrsg) Psychotherapeutische Medizin bei chronischem Schmerz. Deutscher Ärzteverlag, Köln, S 175 ff
24. Lutz JF, Große K, Otto B (2011) Schmerz-Assessment (OPS 1–910) als modernes Instrument zur Steuerung der Versorgung chronischer Schmerzpatienten. Poster Schmerzkongress 2011. Schmerz 25(Suppl 1):112
25. Meyer K et al (2008) Cross-cultural adaption, reliability and validity of the German version of the Pain Catastrophizing Scale. J Psychosom Res 64:469–478
26. Nagel B, Korb J (2009) Multimodale Therapie des Rückenschmerzes. Orthopäde 38:907–912
27. Nicholas MK, Linton SJ, Watson PJ, Main CJ (2011) Early identification and management of psychological risk factors (»yellow flags«) in patients with low back pain. Phys Ther 91:737–753
28. Nilges P, Diezemann A (2011) Schmerzanamnese. In: Kröner-Herwig B, Frettlöh J, Klinger R, Nilges P (Hrsg) Schmerzpsychotherapie. Hogrefe, Göttingen, S 262–293
29. Nilges P, Pfingsten M (2010) Psychische Evaluation. In: Locher H, Casser HR, Strohmeier M, Grifka J (Hrsg) Spezielle Schmerztherapie der Halte- und Bewegungsorgane. Thieme, Stuttgart, S 115–122
30. Nilges P, Korb J, Essau H (2012) Der Depression-, Angst- und Stress-Score (DASS) in der Diagnostik von Schmerzpatienten. Schmerz (in Vorbereitung)
31. Pfingsten M, Kröner-Herwig B, Leibing E et al (2000) Validation of the German version of the Fear Avoidance Beliefs Questionnaire (FABQ). Eur J Pain 4:259–266
32. Pioch E (2005) Schmerzdokumentation in der Praxis. Springer, Heidelberg
33. Pöhlmann K, Tonhauser T, Joraschky P, Arnold B (2009) The Dachau multidisciplinary treatment program for chronic pain. Schmerz 23:40–46
34. Rothman MG, Ortendahl M, Rosenblad A, Johansson AC (2012) Improved quality of life, working ability, and patient satisfaction after a pretreatment multimodal assessment method in patients with mixed chronic muscular pain. Clin J Pain 29:195–204
35. Schöps P, Azad SC, Beyer A et al (2000) Das Münchener Rücken Intensiv Programm (MüRIP). Rhys Med Rehab Kur 10:120–126
36. Schütze A, Kaiser U, Ettrich U et al (2009) Evaluation of a multimodal pain therapy at the University Pain Centre Dresden. Schmerz 23:609–617
37. Sozialgericht Erfurt, Aktenzeichen S 38 KR 8795/10
38. Thieme K, Turk DC (2012) Cognitive-behavioral and operant-behavioral therapy for people with fibromyalgia. 64:275–285
39. Thoma R, Nadstawek J, Pleuger M, Amelung V (2011) BVSD-Symposium: Konzeption eines IV-Vertrages Rückenschmerz. Schmerz 25(Suppl 1):62

Edukation und Patientenperspektive

Information und Edukation des Patienten

H.-G. Nobis, A. Pielsticker

H.-R. Casser et al. (Hrsg.), *Rückenschmerzen und Nackenschmerzen*,
DOI 10.1007/978-3-642-29775-5_15, © Springer-Verlag Berlin Heidelberg 2016

Patienten mit Schmerzen wünschen sich nachvollziehbare Informationen über ihr Beschwerdebild sowie Wertschätzung, Ermutigung und eine Beteiligung an Entscheidungsprozessen. Edukation bedeutet, Patienten und ihre Angehörigen über die Krankheit und ihre Behandlung zu informieren. Wissenschaftliche Studien und klinische Erfahrungen bestätigen, dass die Vermittlung sachgerechter Informationen über Krankheits- oder Beschwerdebild bereits für sich genommen eine therapeutisch wirksame Intervention ist. Die Erklärung biospsychosozialer Zusammenhänge stellt auch eine pädagogische Herausforderung dar. Als Orientierungshilfe werden daher Informationsbausteine in der Schmerzedukation und zentrale Strategien zur Vermittlung der Edukationsinhalte vorgestellt. Weiterführend werden ausführliche Empfehlungen zur zielgerichteten Vermittlung schmerzrelevanter Informationen gegeben. Eine gelungene Kommunikation und Informationsvermittlung fördert auf beiden Seiten Motivation, Compliance und die therapeutische Effektivität.

15.1 Einleitung

» Gesagt ist nicht gehört. Gehört ist nicht verstanden. Verstanden ist nicht einverstanden. Einverstanden ist nicht angewendet. Und angewendet ist noch lange nicht beibehalten. (Konrad Lorenz, Nobelpreisträger)

Unter dem Begriff Edukation werden systematisch-didaktische (didaktisch: die Kunst der geeigneten Wissensvermittlung) Maßnahmen zusammengefasst, die dazu geeignet sind, Patienten und ihre Angehörigen über die Krankheit und ihre Behandlung zu informieren, das Krankheitsverständnis und den selbstverantwortlichen Umgang mit der Krankheit zu fördern und sie bei der Krankheitsbewältigung zu unterstützen [39].

Wissenschaftliche Studien und klinische Erfahrungen bestätigen, dass die Vermittlung sachgerechter Informationen über ein Krankheits- oder Beschwerdebild bereits für sich genommen eine therapeutisch wirksame Intervention ist. Oft sogar scheint gerade die Modifikation des subjektiven Krankheitsmodells beim Patienten der kleinste gemeinsame Nenner zu sein, auf den der Therapieerfolg zurückzuführen ist.

Die grundlegende Bedeutung von Informationen für Schmerzkranke wird auch durch die Forderung der »International Association for the Study of Pain« (IASP) [30] unterstrichen, die auf ihrem 13. Welt-Schmerzkongress 2010 in Kanada mit der »Declaration of Montreal« im Artikel 2 das weltweite Recht auf Informationen über Diagnose und Behandlungsmöglichkeiten festschrieb (▶ http://www.iasp-pain.org). Zeitgleich wurde in Deutschland die »Nationale Versorgungsleitlinie Kreuzschmerz« veröffentlicht (▶ http://www.versorgungsleitlinien.de) [3], die eine adäquate, individuelle Information und Beratung bei akutem/subakutem Kreuzschmerz und Schulungsmaßnahmen bei chronischem Kreuzschmerz ausdrücklich empfiehlt und diese Maßnahmen als Bestandteile einer Regelversorgung ausdrücklich einfordert. Im neuen Patientenrechtegesetz, das im Februar 2013 in Kraft trat, wird der Arzt verpflichtet, den Patienten in einem persönlichen Gespräch **verständlich** und **umfassend** zu informieren [11].

Für den überwiegenden Teil der Patienten mit Rückenschmerz gilt aber zunächst: »Sich auf bisher unbekannte Therapiekonzepte einzulassen, zumal auch solche, die eigene Anteile am Zustandekommen und der Aufrechterhaltung von Schmerzen ansprechen, heißt für die meisten Patienten ‚Neuland' zu betreten. Ein solcher Schritt löst immer ein grundlegendes Bedürfnis nach Orientierung aus, dem Rechnung getragen werden muss, bevor man mit konkreten Aufgaben, Interventionen beginnen kann« [23].

Auch Hildebrandt et al. [27] weisen auf den Zusammenhang hin, »... dass eine Veränderung des individuellen Schmerzkonzeptes der Therapie jeweils vorgeschaltet werden sollte, um Therapiemotivation und -effizienz zu erhöhen«.

Somit wird erst die Vermittlung eines »auf Höhe des Patienten« ausgerichteten Modells über Entstehung, Auslösung und Chronifizierung von Rückenschmerzen dem Grundsatz ganzheitlicher, leitliniengemäßer Behandlung gerecht und entspricht dem Geist der Deklaration von Montreal.

Angesichts der Fülle an mehr oder weniger differenzierten Informationsquellen ist nicht verwunderlich, wie verbreitet noch Fehlinformationen über die Ursachen, Folgen und Therapieoptionen von und bei chronischen Rückenschmerzen sind [8, 13].

Sowohl die Dramatisierung – »Wenn Sie so weitermachen landen Sie im Rollstuhl« – als auch die Bagatellisierung – »Nie wieder Rückenschmerzen« –, wie man sie in nicht wenigen Überschriften von Broschüren findet, führen den Patienten in eine therapeutische Sackgasse. Die Erklärung biopsychosozialer Zusammenhänge »auf Höhe des Patienten« ist für den behandelnden Arzt und Therapeuten nicht nur eine Frage des eigenen Wissensstands, sondern auch eine Frage von »was und wie« vermittelt werden soll und stellt somit für nicht wenige eine »pädagogische Herausforderung« dar.

15.2 Information und Edukation in ihrer wissenschaftlichen Bedeutung

15.2.1 Stand der Forschung

Die Notwendigkeit von Edukation für den Behandlungsverlauf scheint unbestritten. Briggs et al. [9] weisen nach, dass Patienten mit ausgeprägter Beeinträchtigung bei chronischen Rückenschmerzen über weniger funktionale schmerzbezogene Überzeugungen, stärkere »fear-avoidance-beliefs«, einen passiven Bewältigungsstil und ein eher biologisch ausgerichtetes Krankheitsmodell verfügen.

Die Wirksamkeit von Edukation konnte in zahlreichen empirischen Studien belegt werden. In einer evidenzorientierten Überblicksarbeit der American Geriatrics Society [1] kamen die Autoren nach Auswertung von 2.500 Studien zur Effektivität von Behandlungsmaßnahmen bei chronischem Schmerz hinsichtlich Edukation zu der Bewertung, dass der Edukation angesichts ihrer belegten Wirksamkeit eine zentrale Stellung in der Behandlung von chronischen Schmerzen gegeben werden muss. So heißt es dort: »The importance of patient education cannot be overemphasized«. Hinsichtlich der Forschungsqualität und nachgewiesenen therapeutischen Wirkung erreichten edukative Maßnahmen die höchste Evidenz.

Engers et al. [20] untersuchten die Wirksamkeit von subgruppenorientierter Edukation bei unspezifischen Rückenschmerzen. Inhaltlich bezog sich die Edukation auf die Beibehaltung der körperlichen Aktivität, das Vermeiden von Grübeln, Schmerzbewältigungsstrategien und Möglichkeiten zur Vermeidung von Anspannung und Rückenverletzungen. Basierend auf einem Review von 24 randomisierten kontrollierten Studien zeigten die Ergebnisse, dass bei Patienten mit (sub)akutem Rückenschmerz bereits eine 2,5-stündige mündliche edukative Sitzung ausreicht, um die Chancen auf eine Rückkehr an den Arbeitsplatz zu verbessern. Dagegen konnte der Funktionsstatus von Patienten mit chronischen Rückenschmerzen wirksamer von einer multimodal angelegten Behandlung beeinflusst werden (z. B. kognitive verhaltenstherapeutische Gruppenbehandlung, Physiotherapie, manuelle Therapie, Yoga und Rückenschule) als durch eine »reine« Wissensvermittlung. Die Cochrane Collaboration zieht die Schlussfolgerung, dass für Patienten mit (sub)akuten Rückenschmerzen eine intensive Edukation noch effektiver ist als für Patienten mit chronischen Rückenschmerzen.

Die Bedeutung von Edukation bei (sub)akuten Rückenschmerzen in einem möglichst frühen Stadium der Krankheitsentwicklung zur Verhinderung einer Chronifizierung ist hingegen unbestritten. So konnten Gräwe et al. [24] belegen, dass präoperative Patienteninformationen den postoperativen Schmerzverlauf begünstigen.

Die Bedeutsamkeit von spezifischen Informationen in der Edukation wurde von Moseley et al. [38] untersucht. Die individuelle Edukation durch Physiotherapeuten war der allgemeinen Edukation bei Rückenschmerzen signifikant überlegen. In einer weiteren Studie belegt Moseley [37] einen positiven Effekt zwischen der Vermittlung schmerzphysiologischer Zusammenhänge und physischen Verbesserungen und einer Veränderung kognitiver Überzeugungen bei Patienten mit chronischem Rückenschmerz. Der Effekt wird auf die Relativierung ihrer Beschwerden und den damit verbundenen Abbau von Katastrophisierungstendenzen zurückgeführt.

15.2.2 Anmerkungen

Die Wirksamkeit von Edukation für den Behandlungserfolg gilt als belegt. Behandlungen mit informierten Patienten sind nachweislich erfolgreicher. Der Einbeziehung von edukativen Informationsbausteinen bewirkt größere und nachhaltigere Therapieeffekte. Nach aktuellem Forschungsstand profitieren Patienten mit akuten Rückenschmerzen mehr von Edukation als Patienten mit chronischen Rückenschmerzen. Die angebotenen Informationen sind möglicherweise noch zu wenig auf bereits langjährig chronifizierte Schmerzsyndrome ausgerichtet. Erste Hinweise auf eine Überlegenheit von Edukation, die an Subgruppen ausgerichtet ist, müssen empirisch noch weiter abgesichert werden.

15.3 Ziele und Inhalte von Edukation

Die Anerkennung von biopsychosozialen Wirkfaktoren führte zu neuen **Behandlungsprämissen**. Nachemson [40] formulierte seine neuen Therapieprinzipien zur Behandlung chronischer Rückenschmerzen 1985 mit den Schlagworten: **»education«** (Aufklärung), **»exercise«** (Übungen) und **»encouragement«** (Ermutigung). Mayer und Gatchel entwickelten daraus [34] den **»Functional-restoration-Ansatz«**. Zentrales Behandlungsziel bei diesem Ansatz ist die Wiederherstellung der objektiven und subjektiven biopsychosozialen Funktionsfähigkeit; in der Behandlung werden sport-, ergo-, physio- und verhaltenstherapeutische Interventionen unter einem standardisierten Gesamtkonzept angewendet.

Nur inhaltlich und organisatorisch aufeinander abgestimmte, multimodal angelegte Behandlungsverfahren haben langfristig positive Effekte. Die Edukation, hier im engeren Sinne die »Informationsvermittlung«, ist dabei ein zentraler Baustein.

15.3.1 Zielbereiche der Informationsvermittlung

In den folgenden Übersichten sind empfohlene, in der Vergangenheit bewährte und schulübergreifend zusammengefasste Zielbereiche der Informationsvermittlung aufgelistet [5, 6, 21, 28, 35, 41]:

Aufklärung über Diagnose und Behandlungsprinzipien

- Erläuterung der Diagnose
- Erklärung der Ursachen, der Entstehungsbedingungen und des zu erwartenden Verlaufs der Erkrankung
- Hinweise auf Besonderheiten spezieller Schmerzsyndrome (z. B. Ungefährlichkeit von unspezifischen Rückenschmerzen)

Vermittlung störungsbezogener Informationen

- Erweiterung des subjektiven Schmerzkonzepts um biopsychosoziale Aspekte
- Bedeutung der Lebensgeschichte hinsichtlich frühkindlicher Schmerzerfahrungen und traumabedingter Stressvulnerabilität
- Einsatz von Tagebüchern zu Schmerzempfinden, Stimmungen und Aktivität

Vermittlung therapierelevanter Informationen

- Aufklärung über die medizinisch-therapeutische Ausrichtung
- Darstellung verschiedener Behandlungsmöglichkeiten mit eventuellen Risiken und Nebenwirkungen
- Erläuterung von alternativen Therapieverfahren (z. B. Akupressur)
- Informationen zur Wirkungsweise von Medikamenten und zu selbstkritischem Umgang mit Medikamentenkonsum

Unterstützung des Patienten bei der Entwicklung allgemeiner Selbstmanagement- und Bewältigungskompetenzen

- Motivation zu selbstständigem Handeln im Alltag
- Erlernen von Selbstverstärkungsmaßnahmen
- Vermitteln von Entspannungsverfahren
- Abbau der Angst vor Aktivität und Motivation zu körperlicher Aktivität
- Adäquater Umgang mit Ärzten und sozialmedizinischen Sicherungssystemen
- Arbeitsplatzprobleme und -konflikte benennen und Lösungsperspektiven entwickeln

Multimodal konzipierte Edukationskonzepte (▶ Abschn. 15.4) gehen über eine reine Wissensvermittlung hinaus und stellen Handlungskompetenzen und motivationale Aspekte in den Vordergrund. Mit dem Patienten sollen Kenntnisse, Fertigkeiten und Lösungsstrategien erarbeitet werden, mit denen er sein Selbstmanagement hinsichtlich Krankheitsbewältigung, Gesundheit und Lebensstil optimieren kann. Alle aktuellen Konzepte und Leitlinienempfehlungen fordern inzwischen auch die direkte Einbeziehung von Aspekten des beruflichen Alltags [48, 18].

15.3.2 Inhalte von Edukation

Trotz allumfassender Medienpräsenz haben Patienten mit chronischen Rückenschmerzen immer noch ein erhebliches Informationsdefizit. In einer kanadischen Studie [25] äußerte die Mehrheit der Befragten eine überwiegend pessimistische und negative Einstellung zu Rückenschmerzen und hielt Schonung für die beste Behandlungsstrategie. Es ist deshalb nicht verwunderlich, wenn Patienten, die körperliche Anstrengung in ihrem Fall für »gefährlich« halten, körperbezogene Trainingsmaßnahmen als »schädlich« zurückweisen.

Die typischen »Krankheitsvorstellungen« [23] von Rückenschmerzpatienten zu Beginn einer Behandlung sind:

1. Schmerz ist nur ein lokales Geschehen.
2. Schmerz weist immer auf einen körperlichen Defekt.
3. Skepsis bis Ablehnung gegenüber psychosozialen Mitwirkungsfaktoren.
4. Ich kann selbst nichts machen.

Daraus ergeben sich folgende Erwartungen an den medizinischen Behandler:

1. Der Arzt ist der Experte.
2. Erwartung gründlichster medizinischer Diagnostik.
3. Erwartung ausschließlich medizinischer Behandlung.

Angesichts dieser »Vorurteile« auf Patientenseite wird noch einmal der Stellenwert einer Informationsvermittlung zu Behandlungsbeginn nachvollziehbar. Die Informationsbausteine in der folgenden Übersicht sind eine

Zusammenfassung üblicher, je nach therapeutischer Ausrichtung unterschiedlich akzentuierter Informationsschwerpunkte und bieten dem klinisch Tätigen eine erste Orientierungshilfe über die zu vermittelnden Themen [5, 6, 21, 28, 35, 41], entsprechend dem zur Verfügung stehenden Zeitbudget:

Informationsbausteine in der Schmerzedukation
- Physiologie des Schmerzes
- Körpereigenes Schmerzhemmsystem (Gate-control-Theorie)
- Akuter Schmerz – chronischer Schmerz
- Bedeutung von »Schmerzgedächtnis« und Neuroplastizität
- Zusammenhang Kognition–Emotion–Körper
- Biografische Vulnerabilität und chronischer Schmerz
- Biopsychosoziales Krankheitsmodell
- Informationen zum Krankheitsbild
- Stresskonzept: Schmerz-Muskel-Befinden
- Zusammenhang von Gedanken, Befinden, Aufmerksamkeit und Schmerz
- Informationen zu Schlaf und Schmerz
- Einführung in die operante Schmerztheorie
- Informationen zu Haltung und Bewegung
- »Prinzipien des Genießens«
- Emotions- und Schmerztagebuch
- Arbeits-, Renten- und Versicherungsrecht, sozialmedizinische Leistungsbeurteilung
- Medikamentöse Schmerzbehandlung/Medikamentenmissbrauch

15.3.3 Vermittlung der Edukationsinhalte

Das zu vermittelnde Wissen sollte »proaktiv« gegeben werden und sich zunächst am Informationsbedürfnis des Patienten ausrichten. Dieser Aspekt ist besonders in der Anfangsphase der Behandlung wichtig, wenn die »Verwirrung« und das Klärungsbedürfnis des Patienten am größten sind. Dabei sollten die subjektiven Krankheitsvorstellungen des Patienten stärker miteinbezogen werden – »den Patienten da abholen, wo er steht« heißt, seinen Schmerz als anatomische Tatsache anerkennen. Der Patient hat ja mit seiner Vorstellung eines körperlich bedingten Schmerzes nicht unrecht.

Einfach nur zu lernen, was zu tun ist, ohne zu lernen, warum, kann man als »oberflächliches« Lernen bezeichnen. Informationen müssen verstanden werden, damit sie in bestehende Einstellungen und Überzeugungen integriert werden können.

- Was dem Schmerzkranken vermittelt werden soll, muss auch der Behandler wissen. Auch hier liegt die Notwendigkeit einer spezifischen Weiterbildung, so wie sie für die Ärzte, Psychotherapeuten und Pflegekräfte schon in Form von Zertifikaten realisiert ist.
- Informationen über die Wirkung biografischer Vulnerabilität (u. a. traumatischer Erfahrungen, frühkindlicher Schmerzerfahrungen), zurückgehaltener Emotion, gestörten Schlafs und iatrogener Schädigung auf Schmerz werden in der Informationsvermittlung oft vernachlässigt.
- Je nach medizinisch-therapeutischer Ausrichtung werden Ziele und Inhalte entweder unterschiedlich akzentuiert oder nicht berücksichtigt.
- Die ausdrückliche Nennung der »Gate-control-Theorie« ist nur noch dann sinnvoll, wenn Patienten die Theorie als historisch bedeutsamen Schritt zur Entwicklung eines biopsychosozialen Schmerzverständnisses und für die Erkenntnis eines körpereigenen Schmerzhemmsystems nachvollziehen sollen. In Ausbildungscurricula für Ärzte gelten die von Melzack und Wall eingebrachten neurophysiologischen Mechanismen inzwischen als »überholt« oder sogar als »falsch« [52]; deswegen müssen Nutzer der Theorie nicht nur damit rechnen, dass ihnen informierte Patienten (z. B. durch Wikipedia) widersprechen, sondern auch, dass die Frage körpereigener Schmerzhemmung (»Schmerztore«) in einem Glaubenskonflikt enden kann.

15.4 Standardisierte Edukationsprogramme

Es gilt als gesichert, dass Patientenschulungen die Ergebnisse medizinischer Behandlungen bedeutend verbessern und eine Unterstützung bei der Schmerzbewältigung sind.

Die hier vorgelegte Übersicht erhebt nicht den Anspruch auf Vollständigkeit. Vielmehr besteht die Absicht, dem Behandler einen Überblick über die Manuals zu ermöglichen, die als Grundlage vieler danach erfolgter Weiterentwicklungen herangezogen wurden. So wird nachvollziehbar, warum einzelne Manuals bestimmte Behandlungsaspekte herausstellen und gemeinsame Inhalte unterschiedlich betonen. Auch wenn sich nicht alle im deutschen Sprachraum veröffentlichten Therapiemanuals auf die ausdrückliche Behandlung von Rückenschmerzen beziehen, so ist allen der Fokus auf chronischen Schmerz gemeinsam.

Im Folgenden werden standardisierte Edukationsmanuals vorgestellt.

15.4.1 Manual: Psychologische Therapie bei Kopf- und Rückenschmerzen

Das von Basler und Kröner-Herwig [5] erstmals 1995 herausgegebene Programm, auch als »Marburger Schmerzbewältigungstraining« bekannt, ist das erste im deutschsprachigen Raum in Buchform veröffentlichte Manual zur Behandlung von Rückenschmerzen auf dem Hintergrund eines biopsychosozialen Krankheitsverständnisses. Es ist auch für die Behandlung von Patienten mit Spannungskopfschmerz und Migräne gedacht. In dem Manual werden 12 Sitzungen à 130 min beschrieben, die – bis auf die Informationsbausteine »Medikamentengebrauch und Schmerzsyndrom« – nicht weiter zwischen Kopf- und Rückenschmerzpatienten differenzieren. Die Autoren empfehlen den Einsatz für die Gruppenarbeit im Rahmen eines interdisziplinären Behandlungsteams. Der Hinweis auf die Nutzung in der Einzeltherapie wird im Manual nicht weiter konkretisiert. Konzept, Inhalte und Übungen beziehen sich auf das »Selbstmanagement-Verfahren« nach Kanfer, das »Diathese-Stress-Modell« nach Flor und auf die theoretischen Annahmen eines kognitiv-behavioralen Erklärungsmodells zur Schmerzchronifizierung mit ergänzenden psychophysiologischen Techniken (PMR, Imagination, Bewegungsübungen). **Schwerpunkte der Behandlung** sind das Erkennen und Ändern dysfunktionaler Kognitionen, die Verringerung der psychophysischen Stressreaktion und die Stärkung von Selbstaktivierung zu mehr Lebensfreude trotz vorhandener Beschwerden.

▪ Kritik

Das Manual richtet sich ausschließlich an psychologisch arbeitende Therapeuten und beschreibt sehr detailliert das methodische und inhaltliche Vorgehen in den jeweiligen Sitzungen. So werden zu allen inhaltlichen Schwerpunkten »patientengerechte« Erklärungen, umfangreiche Folienvorlagen, prozessbegleitende Evaluationsbögen und minutiöse Regieanweisungen angeboten. Das Manual in seiner 2. Auflage berücksichtigte den Stand der Forschung bis 1993. Ansätze wie »Functional-restoration-Ansatz« nach Mayer und Gatchel [34] , »fear-avoidance-beliefs« nach Waddell [49] und die Grundzüge der späteren »Akzeptanz- und Commitment-Therapie« (ACT) sind in den Behandlungszielen impliziert, werden aber nicht ausdrücklich thematisiert. Später entwickelte Konzepte wie das »Avoidance-endurance-Modell« von Hasenbring sind nicht berücksichtigt. Die Informationen zu Körperhaltung/-bewegung beinhalten Ansätze klassischer Rückenschulkonzepte, die auf einem biomedizinischen Ansatz basieren und mit Richtig-falsch-Dichotomien arbeiten. Im Fall des vorliegenden Manuals spricht man von »natürlicher« und »richtiger« Haltung. Die Bedeutung von Schmerzgedächtnis und Neuroplastizität wird im Rahmen der Schmerzphysiologie nicht thematisiert. Ausdrücklich positiv hervorzuheben sind die edukativen Bausteine zum Medikamentengebrauch und die »Prinzipien des Genießens«. Die thematische Einbeziehung von Angehörigen, die Arzt-Patient-Interaktion sowie die besondere Bedeutung der Lebensgeschichte hinsichtlich frühkindlicher Schmerzerfahrungen und traumabedingter Stressvulnerabilität fehlen. Obwohl die Autoren betonen, dass die Nutzung des Manuals von entsprechend fortgebildeten Therapeuten erfolgen sollte, ermöglicht gerade die differenzierte Ausarbeitung und die enge didaktische Führung eine ideale Anleitung für den therapeutischen und medizinischen Beginner. Das Therapieprogramm ist nicht zur Behandlung von emotionalen Störungen geeignet, die dem Schmerz möglicherweise zugrunde liegen. Eine aktualisierte Neuauflage liegt nicht vor.

15.4.2 Manual: Chronische Kopf- und Rückenschmerzen

Das von Basler und Mitarbeiter veröffentlichte Trainingsprogramm für Kopf- und Rückenschmerzpatienten [6] war als Weiterentwicklung des letztmalig 1998 von ihm und Kröner-Herwig (▶ Abschn. 15.4.1) aufgelegten Manuals gedacht. Das von vielen klinischen Einrichtungen adaptierte »Schmerzbewältigungstraining« verstand sich ausdrücklich als konzeptionelle Antwort auf die spezifischen Ansprüche von Schmerzambulanzen und niedergelassenen Schmerztherapeuten. Gedacht ist das psychologische Trainingsprogramm für Patienten, deren Schmerzen in einem unmittelbaren Zusammenhang mit Muskelverspannungen stehen, und es fokussiert das therapeutische Ziel auf die »Hilfe zur Selbsthilfe« (Selbstkontrollansatz) auf der Basis kognitiv-behavioraler Methoden. Der zeitliche Umfang wurde von 12 auf 7 Sitzungen à 120 min reduziert. Jeder Behandlungsbaustein wurde didaktisch so aufgebaut, dass sich nach einer reinen Informationsphase psychologische und physiotherapeutische Übungen anschließen, denen dann Gespräche über den Transfer in den Alltag folgen.

▪ Kritik

Das Manual beschränkt sich hinsichtlich Information und Therapiekonzept auf ausschließlich muskulär bedingte Schmerzsyndrome und differenziert nicht mehr zwischen Kopf- und Rückenschmerzpatienten. Fokussiert wird auf die Vermittlung von Informationen über biopsychosoziale Zusammenhänge von chronischem Schmerz und auf die Förderung von Entspannungsfähigkeit, Lebensqualität, Aufmerksamkeitslenkung und Schmerzbewältigungsstrategien. Einen nicht unwesentlichen Teil der Zeit nehmen körperliche Übungen ein, die sich am Konzept der natürlichen Aufrechthaltung nach Brügger orientieren und von Nichtphysiotherapeuten nicht ohne Weiteres angeleitet werden können. Die vorgestellten Übungen vermitteln ein Konzept von »richtiger« und »falscher« Haltung. Durch die Reduzierung auf 7 Sitzungen fehlen edukative Bausteine zu Medikamentengebrauch, die thematische Einbeziehung von Angehörigen, die Arzt-Patient-Interaktion sowie die besondere Bedeutung der Lebensgeschichte hinsichtlich frühkindlicher Schmerzerfahrungen und traumabedingter Stressvulnerabilität. Die aufwendige Ausarbeitung der Behandlungsbausteine mit umfangreichem Lehrmaterial und die differenzierte didaktische Anleitung ermöglichen auch einem weniger erfahrenen ärztlichen und psychologischen Therapeuten eine erste Ausgangsbasis. Auf die therapeutisch nützlichen Effekte der Arbeit in Gruppen wird hingewiesen. Ausdrücklich wird angemerkt, dass dieses Gruppenprogramm nicht zur Behandlung einer dem Schmerz zugrunde liegenden emotionalen Störung geeignet ist. Das Manual berücksichtigt den Stand der Forschung bis 2000. Die Bedeutung von Schmerzgedächtnis und Neuroplastizität wird im Rahmen der Schmerzphysiologie nicht thematisiert. Der psychologische Teil kann auch heute noch wertvolle Anregungen geben, die physiotherapeutischen Übungs- und Erklärungsansätze sind aber überarbeitungswürdig, weil klassische Rückenschulkonzepte mit einem biomedizinischen Ansatz angewendet werden.

Die oben genannten Informationen wurden dem Trainerhandbuch [6] entnommen. Darüber hinaus wurde vom gleichen Herausgeber eine Mappe mit Arbeitsmaterialen (Arbeitsbögen, Folien, CD), ein Patientenhandbuch und ein Schmerztagebuch angeboten. Eine aktualisierte Neuauflage liegt nicht vor.

15.4.3 Manual: Interaktionelle Gruppenpsychotherapie für somatoforme Schmerzstörung

Bei dem von Nickel und Egle veröffentlichte Manual [41] handelt es sich um einen »psychodynamisch-interaktionellen« Behandlungsansatz für Patienten mit einer somatoformen Schmerzstörung. Dazu können auch Patienten mit chronischem Rücken- oder Ganzkörperschmerz (Fibromyalgiesyndrom) gehören. Konzeptionelle Grundannahmen beziehen sich auf das »Bindungskonzept« von Bowlby, das biopsychosoziale Krankheitsverständnis nach G.L. Engel und auf die »interaktionelle Gruppentherapie« nach dem Göttinger Modell von Streek und Heigl-Evers. Zum einen hat der Ansatz einen störungsspezifischen Fokus, zum anderen ein psychodynamisches Vorgehen mit dem Schwerpunkt Selbstwert- und Bindungskonflikte. Beschrieben wird ein Konzept über 40 Gruppensitzungen à 90 min, die verteilt über einen Zeitraum von 6 Monaten in einem ambulanten Setting durchgeführt werden. Die Autoren untergliedern in eine Vorphase zur Abklärung von Diagnose und Therapiemotivation, eine Informations- und Motivationsphase zur Vermittlung eines biopsychosozialen Krankheitsverständnisses und zur Förderung der Motivation, eine Arbeitsphase mit der Entwicklung von Lösungswegen bei verbesserter Selbstwahrnehmung psychischer Mechanismen und gelebter Beziehungsgestaltung und schließlich eine Transferphase, die das Ende der Therapie und die gemachten Entwicklungsschritte thematisieren soll. Therapieziele fokussieren auf eine Verringerung der körperlichen Symptomatik sowie auf eine Verbesserung der intrapsychischen Verfassung und der zwischenmenschlichen Beziehungsgestaltung.

▪ Kritik

Das Manual richtet sich an erfahrene Gruppenpsychotherapeuten und sieht ein spezielles Training vor, das jährlich von der Interdisziplinären Gesellschaft für Psychosomatische Schmerztherapie (IGPS) angeboten wird. Das Gruppenkonzept wurde zunächst für ein ambulantes Setting konzipiert, inzwischen aber auch auf stationäre Rahmenbedingungen übertragen [19]. Das Behandlungskonzept wird theoretisch differenziert hergeleitet und bietet eine Fülle didaktischer Hinweise zu Therapeuten- und Patientenverhalten sowie zu schwierigen Gruppendynamiken. Die Informationen für Patienten zum biopsychosozialen Schmerz entsprechen den Inhalten verhaltenstherapeutischer Konzepte, werden aber um das Thema der »biografischen Vulnerabilität« erweitert. Die Bedeutung von Schmerzgedächtnis und Neuroplastizität wird im Rahmen der Schmerzphysiologie nicht thematisiert. Die Rolle von Angehörigen und die Arzt-Patient-Interaktion werden durch die Thematisierung von Bindungsmustern während der gesamten Gruppentherapie ausreichend problematisiert. Das Gruppenprogramm ist zur Behandlung einer dem Schmerz zugrunde liegenden emotionalen Störung geeignet, setzt aber, so die Autoren, Kenntnisse und Erfahrungen mit psychodynamischer Theorie und Therapie voraus.

Das Manual in seiner 1. Auflage berücksichtigt den Stand der Forschung bis 1999. Eine überarbeitete Fassung des Konzepts wurde im »Lehrbuch Psychotherapie« von Strauß et al. [47] veröffentlicht.

15.4.4 Manual: Göttinger Rücken-Intensiv-Programm (GRIP)

Das von Hildebrand und Pfingsten [28] veröffentlichte Manual beschreibt die Behandlung von Patienten mit subakuten und chronischen Rückenschmerzen in der Gruppe und beinhaltet zum einen ein berufsbegleitendes Behandlungskonzept über 20 Sitzungen à 2,5 h, zum anderen einen detaillierten Behandlungsplan für Schmerzpatienten in einem tagesklinischen Konzept über 20 Tage à 6 h. Das Konzept beruht auf dem »Functional-restoration-Ansatz« nach Mayer und Gatchel [34] und akzentuiert im Rahmen eines multimodalen Therapieansatzes die funktionale Wiederherstellung des Patienten auf verschiedenen Ebenen. Dabei steht nicht mehr die symptomatische Schmerzbehandlung im Vordergrund der therapeutischen Zielsetzung, sondern die Verminderung oder Wiederherstellung gestörter körperlicher, psychischer und sozialer Funktionen.

Die Annahmen zur Chronifizierung von Schmerzen erfolgen auf der Basis eines verhaltensmedizinischen Ansatzes. Dieser beinhaltet lerntheoretische Grundlagen des »Folgen-Modells« und der »fear-avoidance-beliefs«.

■ Kritik

Das GRIP-Manual beschreibt medizinische Untersuchungsstandards, prozessbegleitende psychometrische Testverfahren, die psychotherapeutischen Interventionen, die physiotherapeutische Trainingstherapie und die praktische Umsetzung des »work-hardenings«, in dem u. a. realistische körperliche Arbeitsplatzbedingungen simuliert werden. Die Besonderheit dieses Manuals liegt in der differenzierten biopsychosozialen Ableitung des Konzepts und der ausführlichen Darstellung körperlicher und psychologischer Interventionen in Wort und Bild. Didaktische Hinweise ergänzen die Anleitungen. Ein multiprofessionelles Team wäre anhand des Manuals in der Lage, ein für Rückenschmerzpatienten angemessenes Behandlungskonzept umzusetzen. Die Autoren weisen zu Recht darauf hin, dass sich ihr Manual an erfahrene Behandler wendet und somit von Anfängern nicht eins zu eins übernommen werden kann. Therapeuten profitieren besonders von den differenzierten Folienvorlagen zu diagnostischen und edukativen Aspekten.

Das Manual in seiner ersten Auflage berücksichtigte den Stand der Forschung bis 2000. Neue Ansätze, wie die »Akzeptanz- und Commitment-Therapie« (ACT) sind deshalb nicht ausdrücklich erwähnt, aber in den Zielen impliziert. Es fehlen allerdings Informationen zum Schmerzmittelgebrauch, die thematische Einbeziehung von Angehörigen, die Arzt-Patient-Interaktion sowie die besondere Bedeutung der Lebensgeschichte hinsichtlich frühkindlicher Schmerzerfahrungen und traumabedingter Stressvulnerabilität. Das Therapieprogramm ist nicht zur Behandlung von emotionalen Störungen geeignet, die dem Schmerz möglicherweise zugrunde liegen. Mittlerweile ist das Konzept nicht mehr nur auf Rückenschmerzpatienten beschränkt, sondern wurde auf weitere chronische Schmerzerkrankungen ausgeweitet – mit entsprechender Adaption des Programms.

Eine aktualisierte Neuauflage mit den oben angefragten Änderungen liegt nicht vor.

15.4.5 Manual: Therapiemanual für die operante Schmerzbehandlung

Das von Flor bisher nur in einem Fachartikel [21] und als unveröffentlichtes Manuskript (gepl. Veröff. 2016) vorgestellte Konzept zur Behandlung chronischer Schmerzen beruht auf den Prinzipien des operanten Konditionierens nach Skinner und auf der Übertragung des Konzepts auf das Verhalten von Schmerzpatienten durch den Schmerzforscher Fordyce. Schmerzverhalten, wie z. B. Stöhnen, Humpeln, Schonung, unterliegt den Gesetzen des operanten Lernens und wird bei »Belohnung« (Verstärkung) häufiger gezeigt. Diese Zusammenhänge werden auch beim missbräuchlichen Medikamentengebrauch angenommen. Einen besonderen Stellenwert nehmen dabei sowohl die sozialen Beziehungen als auch die sozialmedizinischen Sicherungssysteme als mögliche Verstärkerfaktoren ein.

Das Manual für die operante Schmerzbehandlung wurde als ambulantes Gruppentraining konzipiert und hat einen Umfang von 12 Sitzungen á 90 min. In 3 dieser Sitzungen ist der Sozialpartner miteinbezogen. In den Gruppensitzungen sollen durch systematische Verhaltensübungen Schmerzverhalten abgebaut und gesundes Verhalten aufgebaut werden. Die Betonung liegt dabei auf der Verhaltensänderung und nicht auf Kognitionen oder Konzepten wie Selfefficacy. Wichtigste Grundregel des operanten Trainings ist die Betonung des »Übens«. Informationen werden nur zum operanten Lernmodell und zu Zusammenhängen von Muskelspannung und Schmerz gegeben; die Bedeutung des »Schmerzgedächtnisses« für die Chronifizierung wird kurz erwähnt. Sonstige Inhalte zu physiologischen, psychologischen und psychosomatischen Zusammenhängen werden nicht vermittelt. Angeleitete Rollenspiele und differenzierte Hausaufgaben zielen darauf ab, das maladaptive Schmerzverhalten durch zunehmende körperliche Aktivitäten und gesundes Verhalten in sozialen Interaktionen zu »löschen«. Ausdrücklich wird die positive Unterstützung von Gruppenteilnehmern für den Veränderungsprozess des Einzelnen hervorgehoben.

■ Kritik

Das Manual richtet sich an einen erfahrenen, psychologisch arbeitenden Gruppentherapeuten und beschreibt in seiner bisher unveröffentlichten Fassung sehr detailliert das methodische Vorgehen. Gedacht ist das Konzept für die Behandlung chronisch Schmerzkranker ohne Differenzierung nach Schmerzsyndromen. Obwohl nicht ausdrücklich beschrieben, ist es für Schmerzpatienten, bei denen eine emotionale Störung zugrunde liegt, nicht geeignet. Zu den vermittelten Inhalten und thematisierten Lebensbereichen werden »patientengerechte« Erklärungen, prozessbegleitende Evaluationsbögen und didaktische Hinweise geboten. Die Informationen zu den gymnastischen Übungen beschränken sich auf reine Anweisungen zum Bewegungsablauf und setzen beim Therapeuten voraus, dass er diese Übungen kennt, selbst beherrscht und am Patienten korrigieren kann. Das operante Konzept vermittelt an theoretischem Wissen nur sehr kurze Einführungen zu den Aspekten von »Schmerz und Lernen« und »Muskelspannung und Schmerz«. Nicht der Aufbau eines neuen kognitiven Modells steht im Fokus, sondern die Verhaltensänderung, weshalb Erklärungen auf ein Minimum reduziert wurden.

Hervorzuheben ist die ausdrückliche Thematisierung des Umgangs mit Ärzten und Kliniken, des Medikamentengebrauchs und der Einbeziehung von Angehörigen. Das Manual berücksichtigt den Stand der Forschung bis 2003. Es wird in der Institutsambulanz angewendet und kann in seiner ausführlichen Form über die Autorin angefordert werden.

15.4.6 Sonstige Rückenschmerzprogramme

Das **Münchner Rücken-Intensiv-Programm** (MRIP) ist in Anlehnung an das GRIP-Konzept entwickelt worden und wird jeweils für die Dauer von 4 Wochen im Rahmen eines ganztägigen, teilstationären und multimodalen Settings angeboten [35].

Das **Back-to-Balance-Konzept** ist ein kognitiv-verhaltenstherapeutisches Schulungsprogramm für Patienten mit chronischen Rückenschmerzen und ist konzipiert für eine 3-wöchige stationäre orthopädische Rehabilitation u. a. nach erster Bandscheibenoperation [35]. Die Besonderheit dieses Programms ist die ausdrückliche Thematisierung von Arbeitszufriedenheit und Rentenproblematik in einer eigenen Unterrichtseinheit; ansonsten orientiert sich das Konzept an den Inhalten und Methoden der Manuals von Basler [6] und Hildebrandt [28].

Das Interventionsprogramm **Rückenfit** [35] ist für die orthopädische stationäre Rehabilitation entwickelt worden und bietet nach multiprofessioneller Eingangsdiagnose eine Einteilung der Patienten nach »Subgruppen«, die dann unterschiedliche Behandlungspfade durchlaufen.

Angemerkt sei, dass es eine Unzahl von Veröffentlichungen gibt, von denen nicht wenige das Wort »Rückenschule« im Titel tragen. Sehr häufig handelt es sich dabei allerdings um Selbsthilfebücher zur Prävention, die in den meisten Fällen aus Anleitungen zu rückenbezogenen gymnastischen Übungen bestehen. Die engeren Definitionskriterien für Patientenschulung im Sinne eines standardisierten Gruppenprogramms unter professioneller Anleitung und unter Einbeziehung biopsychosozialer Komponenten werden durch diese Angebote nicht erfüllt.

15.4.7 Anmerkungen und Kritik

- Grundsätzliches Problem von multimodalen Gruppenprogrammen ist die nicht ausreichende Einbeziehung individueller Bedingungen von Patienten. Diese müssten, um auch langfristige Therapieeffekte sicherstellen zu können, in Form von begleitenden oder nachfolgenden Einzelgesprächen berücksichtigt werden.
- Gruppenkonzepte, die zu Beginn mit Informationsblocks eine eher passiv-rezeptive Teilnahme erlauben, bieten einem »abgewehrten« Patienten die Möglichkeit, die neuen Zusammenhänge von Schmerz erst »diskret« zu prüfen und deren Wirkung auf andere Teilnehmer wahrzunehmen. Klinische Erfahrungen bestätigen, dass erst so eine nachhaltige Veränderungsbereitschaft initialisiert werden konnte.
- Die Behandlung in der Gruppe kann vom Teilnehmer als soziale Unterstützung erlebt werden. Somit können besonders die Patienten von einer Gruppenbehandlung profitieren, die in ihrem Alltag eher sozial isoliert leben.
- Viele der oben genannten Gruppenkonzepte repräsentieren den wissenschaftlichen Stand von vor 10 Jahren und bedürfen somit einer Überarbeitung.

Bis auf das Behandlungskonzept von Nickel und Egle [41] (► Abschn. 15.4.3) sehen alle aufgeführten Manuals ein zum Teil intensives Bewegungs- und Haltungstraining vor. Dabei ist unzweifelhaft, dass dieses Training zur Reduktion von Bewegungsangst und Beeinträchtigungserleben führt und somit zu den festen Bestandteilen multimodaler Schmerztherapie gehört. Besonders weil Gehirn und Körper eine untrennbare funktionelle Einheit bilden, können Veränderungen auf der Körperebene auch Umbauprozesse im Gehirn aktivieren [29]. Die besonders in einigen Manuals empfohlenen »Körperübungen« [5, S. 112–113; 6, S. 28] beziehen sich ausdrücklich auf klassische Rückenschulkonzepte oder krankengymnastische Haltungslehren, die kritisch hinterfragt werden müssten, weil sie über Begriffe wie »natürliche« (unnatürliche) Haltung, »korrekter« (unkorrekter) Beckenstand oder »gesunde« (ungesunde) Körperhaltung Bewegungsangst und zwanghafte Selbstkontrolle zusätzlich triggern könnten (»Ich habe mich falsch bewegt«; »Ich habe beim Heben nicht aufgepasst«). Eine Studie [16] zur Effektivität von Rückenschulungen in den USA (n = 2.534) mit 3 h Unterricht in Heben, Tragen und Haltung, mit Bildmaterial und praktischen Übungen, Arbeitsbeobachtungen durch KGs und Korrektur durch angeleitete Kollegen über 6 Monate ergab eine geringere Auftretensrate von Rückenschmerzen bei denen, die nicht unterrichtet und trainiert worden waren.

Die vom Therapeuten zwar nicht gewollte, aber vom Patienten oft gelebte Reduzierung auf »falsch und richtig bewegt/gehalten« verdeckt den Blick auf den ganzheitlichen Zusammenhang von Lebensgeschichte und Körperhaltung (Bewegungsmuster). Letztlich trägt eine falsche Bewegung nur so wenig Schuld am Rückenschmerz, wie ein letzter Tropfen, der das Fass zum Überlaufen gebracht hat.

Im Experten-Panel »Rückenschmerz« der Bertelsmann Stiftung [33] kommt man zu dem Schluss: Rückenschulen sind nur dann empfehlenswert, wenn sie auf den beschriebenen biopsychosozialen Prinzipien basieren und einem verhaltens- und bewegungsbezogenen Ansatz folgen.

15.5 Information und Edukation in den Medien

15.5.1 Informationen in Printmedien

Es hat sich in Untersuchungen gezeigt, dass Patienten mit Rückenschmerzen von schriftlichen Informationen profitieren können. Eine Studie [12] untersuchte die Wirksamkeit einer spezifischen Broschüre im Vergleich mit herkömmlichen Schriften zur Edukation bei Rückenschmerz. Die Anwendung von »The Back Book« ergab signifikant größere Veränderungen bezogen auf die Befürchtung, dass sich Schmerz bei körperlicher Aktivität verstärken könnte (»fear-avoidance-beliefs«), und bedeutsame Veränderungen im Funktionsstatus. Die erreichten Veränderungen waren auch über die Dauer eines Jahres stabil. Ein Effekt auf Schmerzparameter war nicht nachweisbar. Da in dieser Studie sorgfältig ausgewählte und präsentierte Informationen zum Rückenschmerz nachweislich positive Veränderungen hinderlicher Grundüberzeugungen bewirkt haben, liegt die untersuchte Broschüre inzwischen auch in deutscher Übersetzung vor [42]. Auch eine japanische Studie [31] bestätigte eine signifikante Verbesserung der Patientencompliance, nachdem vor dem eigentlichen Behandlungsbeginn eine »Bildungsbroschüre« über Krankheitsüberzeugungen und die Bereitschaft zur Medikamenteneinnahme überreicht worden war. Butzlaff et al. [13] untersuchten die Qualität medizinischer Informationsmaterialien über Rückenschmerzen für Laien. Das Ziel war, Inhalte zu identifizieren, mit denen schriftliche Patienteninformationen primär- oder sekundärpräventive Wirksamkeit erreichen können. Es wurden 5 evidente Hauptpunkte als notwendige Bestandteile von Patienteninformationen zur Prävention von Rückenschmerzen erachtet:

1. Hinweise auf die Ungefährlichkeit von unspezifischen Rückenschmerzen
2. Abbau der »Angst vor Aktivität«
3. Motivation zu körperlicher Aktivität
4. Motivation zum selbstständigen Handeln im Alltag
5. Hinweise auf seelische Belastung als Risikofaktor

Die Recherche der Autoren erfolgte anhand von Suchbegriffen wie z. B. Rückenschmerz, Lumbago oder chronische Schmerzen, die mit Begriffen wie Vorbeugung, Prävention, Behandlung usw. verknüpft wurden. Insgesamt wurden 79 Schriftbeiträge ausgewertet.

Davon stammten z. B. 22 % von Krankenversicherungen, 15 % von Fachgesellschaften, 23 % von Zeitschriften, 11 % von Internetportalen und 29 % von Sonstigen, u. a. von der Pharmaindustrie (5 %), aus Büchern (3 %) und dem Rundfunk (6 %). Die Untersuchung kam zu dem Ergebnis, dass insgesamt nur 34 % von ihnen gute bis sehr gute präventive Informationen vermitteln. Für die Primärprävention lag der Anteil nur bei 22 %. Was häufig fehlt, sind Hinweise auf die Schädlichkeit von Bettruhe (69 %), der Hinweis auf die nicht notwendige Röntgenaufnahme (77 %) und der Hinweis auf die häufige Ungefährlichkeit von Rückenschmerzen (71 %). Höchste Punktzahlen erreichen vor allem Bücher und Informationen von Krankenversicherungen und Fachgesellschaften. Hier sei auf die offizielle Informationsschrift dreier großer Schmerzfachgesellschaften [45] verwiesen, für die 37 Schmerzexperten einen Beitrag zu allen Aspekten des Schmerzes schrieben.

15.5.2 Internet/»e-mental-health«

Moderne Informations- und Kommunikationstechnologien wie z. B. das Internet durchdringen immer mehr den Alltag und ermöglichen die Erreichbarkeit von Personen weitgehend unabhängig von Ort und Zeit. Diese Entwicklung macht auch vor der Gesundheitsversorgung nicht halt. Gesunde wie Kranke, Profis wie Laien nutzen das Informationsangebot im Internet. Die Inhalte der Angebote, oft als »e-mental-health« bezeichnet, reichen von allgemeinen Informationen über Erkrankungen bis hin zu Informationen über Störungen und deren Therapieverfahren. Darüber hinaus gibt es zahlreiche Patientenforen/-Chats zum Austausch von Informationen und Erfahrungen mit anderen Betroffenen.

Eine australische Studie [14] fand allerdings heraus, dass nur 23,8 % der erfassten chronisch Schmerzkranken das Internet als Informationsquelle zu Schmerzthemen nutzten. Die aktive Nutzung stieg mit dem Bildungsgrad der Patienten. 41,4 % fanden die gefundenen Informationen nützlich, 6,9 % fanden sie »beängstigend« und 10,3 % »verwirrend«. 44 % wünschten sich weitergehende Informationen im Internet, und nur 6,9 % planten, die über das Internet gewonnenen Informationen mit ihrem Behandler zu besprechen. Die Autoren überraschte die geringe Zahl aktiver Internetsucher, die sich zum Teil auch mit der Verfügbarkeit eines Internetzugangs erklären ließ. Generell weisen die Autoren der Studien darauf hin, dass Angehörige von Gesundheitsberufen versuchen sollten, das Potenzial des Internets als Informationsquelle »zu maximieren« und Patienten aktiv über Möglichkeiten im Netz zu informieren.

Es ist zu beachten, dass viele Internetportale zum Thema Rückenschmerz oft weder kontinuierlich aktualisiert werden noch einer kritischen wissenschaftlichen Qualitätssicherung unterliegen.

Laiengerechte, neutrale und auf dem aktuellen Stand aufgearbeitete Informationen zu Schmerz sind über die jeweiligen Homepages von DGPSF (► http://www.dgpsf.de), DGSS (► http://www.dgss.org), DMKG (► http://www.dmkg.de), Deutsche Schmerzliga (► http://www.schmerzliga.de) und Forum-Schmerz des Deutschen Grünen Kreuzes (► http://www.forum-schmerz.de) abzurufen. Darüber hinaus stellt der »AK-Patienteninformation« der Deutschen Schmerzgesellschaft (DGSS) geprüfte und kommentierte Listen von nützlichen Internetlinks und Schmerzratgebern zur Verfügung (► http://www.dgss.org/diegesellschaft/arbeitskreise/patienteninformation).

15.5.3 Computerprogramme

Computerprogramme werden schon seit einigen Jahren in der medizinischen Behandlung eingesetzt. Allerdings beziehen sich diese Angebote zumeist auf psychotherapeutische Angebote und sind als »Internettherapie« bekannt. Unter **Internettherapie** werden Überbrückungsangebote bei Therapieunterbrechungen, Nachsorge von stationären oder zeitlich begrenzten ambulanten Maßnahmen, Angebote therapeutischer Hilfe in isolierten Lebenslagen (z. B. humanitäre Einsätze in Konfliktregionen) sowie »therapeutische« Selbsthilfe subsumiert. Internettherapie in diesem Sinne geht damit weit über Edukation durch Informationswebseiten hinaus.

Von reinen Computerprogrammen unterscheidet sich die individualisierte Behandlung durch eine stark strukturierte Website, deren Patientenbereich Informationen, Übungen, Hausaufgaben und die individuelle Rückantwort des Therapeuten enthält [50].

Zur Wirksamkeit von internetbasierten Therapien liegen bereits zahlreiche Metaanalysen vor. Die bislang umfangreichste Metaanalyse schließt 92 Studien ein. Barak et al. [4] belegten für internetbasierte Psychotherapie bei allen untersuchten Störungsbildern und Interventionsformen einen mittleren Behandlungseffekt. Kognitive Verhaltenstherapie erzielte verglichen mit ausschließlicher Edukation oder der reinen Verhaltenstherapie den größten Behandlungseffekt. Das systematische Review von Cuijpers et al. [15] schließt 3 randomisierte kontrollierte Studien zur internetunterstützten kognitiven Verhaltenstherapie bei chronischen Schmerzen ein, eine Studie bezieht sich auf chronischen Rückenschmerz [10]. Beim chronischen Rückenschmerz ergab sich im Vergleich zu den anderen beiden Schmerzgruppen der größte Behandlungseffekt. Die Behandlungseffekte bezogen sich auf die Katastrophisierungstendenz und die Schmerzbewältigung und waren mit einer herkömmlichen ambulanten Therapie vergleichbar. Möglicherweise ist der große Effekt bei der Behandlung der chronischen Rückenschmerzen durch die zusätzlich erfolgte telefonische Beratung zu erklären, die durchaus Ähnlichkeiten mit einer »Face-to-Face-Situation« hat. Dennoch deuten die Ergebnisse darauf hin, dass kurzfristig bzw. bis zu einem Zeitraum von 3 Monaten offenbar gute Erfolge mit internetgestützen Interventionen erreichbar sind, der langfristige Effekt bleibt noch zu überprüfen. Es ist davon auszugehen, dass zukünftig auch multidisziplinäre Ansätze zum chronischen Schmerz im Internet zu finden sein werden.

Patientenumfragen zeigen, dass computergestützte Selbsthilfeprogramme eher mit Skepsis betrachtet werden. In jedem Fall bieten sie die Möglichkeit, herkömmliche Behandlungsformen zu unterstützen und zu verbessern [51].

15.5.4 Anmerkungen

Angesichts der Diskrepanz zwischen »öffentlichem Glauben« und aktuellen wissenschaftlichen Erkenntnissen hinsichtlich Entstehung, Aufrechterhaltung und Behandlung chronischer Rückenschmerzen ist eine sachlich-neutrale, aber engagierte Öffentlichkeitsarbeit erforderlich, in der alle medialen Informationsmöglichkeiten einbezogen werden sollten. Allerdings können sie nur eine Ergänzung der Möglichkeiten sein, Patienten zu informieren, zu motivieren und zu beraten. Sie können aber nicht als Schmerztherapie im Sinne von Heilbehandlung gelten und diese auch nicht ersetzen.

Anbieter medialer Hilfen sollten die Grenzen beachten, ab wann es sich bei ihrem Internetangebot um ein Therapie-, Beratungs- oder Selbsthilfeangebot handelt, weil sich daraus unterschiedliche Rechtsräume mit unterschiedlichen Haftungsverantwortlichkeiten ergeben [26]. Grundsätzlich bleibt ein

Problem ungelöst: Da die entsprechenden Krankheitsbilder in den Medien zumeist »monosymptomatisch« beschrieben werden, müssen Rückenschmerzpatienten entscheiden, ob die beschriebene Beschwerdesymptomatik nun ihrem subjektiven Erleben entspricht oder widerspricht, was im Fall einer Fehleinschätzung zu kritischen Krankheitsverläufen führen kann (Beispiel: Schulter/Arm-Beschwerden als Vorboten einer Herzproblematik statt einer HWS-Bandscheibenproblematik).

15.6 Informationsvermittlung – eine pädagogische Herausforderung

Wer die Arbeit mit chronisch Schmerzkranken kennt, weiß um die besondere Herausforderung, Informationen so zu vermitteln, dass der Patienten sie auch »richtig« verstehen und auf seine eigene Situation übertragen kann. Die oft in der Supervision von ärztlichen und psychologischen Kollegen thematisierten Schwierigkeiten und Frustrationen in der Arbeit mit Schmerzpatienten bzw. Schmerzgruppen deuten auf die Notwendigkeit hin, Schmerzedukation nicht nur unter inhaltlichen und therapeutischen Gesichtspunkten zu betrachten, sondern auch unter pädagogisch-didaktischen Aspekten [43].

Zum »pädagogischen Prozess« gehören darüber hinaus nicht nur die zu vermittelnden Inhalte (▶ Abschn. 15.3), sondern auch Aspekte von Interaktion, Sprachebene und Lernprozessen.

15.6.1 Patient-Behandler-Interaktion

Eine Reihe neuerer Studien konnte belegen, dass die unmittelbare Qualität der Interaktion zwischen Behandler und Patient einen erheblichen Einfluss auf das Behandlungsergebnis hat. So konnten Dibbelt et al. [18] in einer Untersuchung an Schmerzpatienten in einem stationären Reha-Setting signifikant verbesserte Behandlungsergebnisse hinsichtlich Schmerzrückgang, Verminderung depressiver Symptome und reduzierter Krankheitstage bei Patienten nachweisen, die die Qualität des Kontakts zum Arzt als hoch einschätzten, gegenüber Patienten mit weniger positiven Bewertungen.

In dieser Untersuchung wurde das Interaktionsverhalten von Behandlern nach Bensing [7] bewertet. Bensing definiert die Qualität des Interaktionsverhaltens mithilfe von 3 Dimensionen:

1. Realisierung von Empathie und Wertschätzung;
2. effektiver Informationsaustausch und Ermutigung;
3. aktive Beteiligung des Patienten an Entscheidungsprozessen.

Grundsätzlich ist davon auszugehen, dass diese Dimensionen interagieren und Defizite in der einen oder anderen Richtung kompensieren können.

Die Kommunikationserfolge sind im Rahmen eines stationäres Settings noch nachvollziehbar, werden aber auf der ambulanten Ebene – angesichts hausärztlicher Konsultationszeiten von unter 10 min – eher zu einem »Glücksspiel« [17].

Ungeachtet zeitlicher und empathischer Aspekte bei guter Kommunikation sind gemeinsame Krankheitsvorstellungen für eine gelungene Behandler-Patient-Interaktion ausschlaggebend. So führt ein von beiden Seiten vertretenes monokausales, somatisch orientiertes Krankheitsverständnis, das die Trennung von Soma und Psyche impliziert, zu einer überbetonten Suche nach Organabweichungen, der Ausblendung psychosozialer Risikofaktoren und zur Fixierung auf das Ziel »Schmerzfreiheit«.

Mögliche Gefahren, die sich aus einem vorrangig somatisch orientierten Krankheitsverständnis ergeben könnten, sind, dass sich der Arzt angesichts ausbleibender Therapiefortschritte fragt, ob der Schmerz nicht doch psychisch bedingt sein könnte. Da auch immer belastende Lebenserfahrungen gefunden werden, ist der »Beweis« einer Psychogenese schnell erbracht. Aus dem Gefühl des Arztes, »nicht zuständig zu sein«, kann eine »innere Distanziertheit« resultieren mit Konsequenzen für die künftige Beziehungsgestaltung: verkürzte Gesprächszeit, hinausgeschobene Terminzusagen und eine gespannte Gesprächsatmosphäre.

Umgekehrt kann – trotz erheblicher psychosozialer Belastung des Patienten – die geäußerte Absicht des behandelnden Arztes, einen Psychologen oder Psychiater mit einzubeziehen, missverstanden werden, da psychosoziale Belastungen vom Patienten oft nicht bewusst wahrgenommen oder in ihrer Tragweite unterschätzt werden. Der Wechsel des Diagnose- und Behandlungskonzepts ist für den Patienten dann oft nicht nachvollziehbar und obendrein kränkend. In der Folge geht der Patienten in eine Abwehrhaltung, die sich z. B. gegen jeden angedeuteten Zusammenhang von Schmerz und Psyche richtet [22, 23].

An dieser Stelle sei auf die ausführliche Darstellung und Analyse weiterer Arzt-Patient-Interaktionsprobleme verwiesen, die in der Literatur [22] unter den Begriffen »Schmerzspiele« (»pain games«) und »Koryphäenkillersyndrom« beschrieben werden. Allerdings sind die dort beschriebenen Verhaltenskonstrukte kritisch zu hinterfragen, u. a. weil sich der Fokus von Interaktionsproblemen einseitig auf den Patienten richtet.

Den Rückenschmerzpatienten da abzuholen, wo er steht, heißt, seine tiefe kognitive Verunsicherung und emotionale Kränkung anzusprechen und aufzulösen. Die Erläuterungen über das Warum einer interdisziplinären Diagnostik und multimodalen Schmerztherapie sind dabei entscheidend für die weitere Beziehungsgestaltung und für die Akzeptanz eines erweiterten Krankheitsverständnisses (»Compliance«).

Schon in der frühen Phase der Zusammenarbeit sollten deshalb klärende und entlastende »Grundbotschaften« vermittelt werden. Eine der zentralsten Botschaften an den Patienten ist der Satz: »Jeder Schmerz ist echt«. Weitere Botschaften, die sich bei chronisch Schmerzkranken in beruflichen und sozialmedizinischen Problemlagen bewährt haben, sind in der folgenden ► Übersicht angeführt [44]:

Entlastende Grundbotschaften

- »Jeder Schmerz ist echt.«
- »Die Größe des Leids richtet sich beim akuten Schmerz oft nach seiner Stärke, beim chronischen Schmerz oft nach seiner Dauer.«
- »Schmerzen können auch ohne Schädigungen sehr heftig sein.«
- »Die in einem therapeutischen Rahmen zugelassene körperliche Aktivität ist nicht automatisch gleichzusetzen mit beruflicher Leistungsfähigkeit.«
- »Krankschreibung und Berentung sind sozialmedizinisch legitime Lösungen, aber nicht die einzigen.«
- »Das Aussprechen eines Rentenwunsches verwirkt nicht das Recht auf Behandlung.«
- »Informationen sind ein sehr wirksames Mittel gegen Schmerzen.«

15.6.2 Sprachebene

Eine Rückenschmerzpatientin erzählte beim Aufnahmegespräch über eine vorausgegangene Behandlungserfahrung: »Der Schmerztherapeut war nett, aber ich habe ihn oft nicht verstanden.« Sie übergab einen Text, der ihr im Rahmen einer Schmerzinfostunde auf einer Folie gezeigt worden war. Der Text lautete: »... dass man eine Schmerzbesserung durch Interventionen auf verbal-subjektiver, psycho-physiologischer, motorisch-verhaltensmäßiger Ebene erreichen kann.« Diese Textstelle findet man im Manual von Basler und Kröner-Herwig [5, S. 10], sie gilt »... als Ordnungsschema für die Klassifikation psychologischer Therapieverfahren« und ist nicht Bestandteil der Patienteninformation.

Nickel und Egle schreiben [41]: »Das Erklären in einfachen, für den jeweiligen Patienten nachvollziehbaren Worten kann Schwellenängste abbauen helfen.« Hildebrandt und Pfingsten [28, S. 51) fordern, »... dass die Erklärungen für den Patienten verständlich sind und möglichst viele ihrer (alltäglichen) Erfahrungen aufgreifen.« Es ist eine didaktische Notwendigkeit, wissenschaftliche Modelle auf der Sprachebene nicht eins zu eins zu vermitteln.

Die Empfehlungen eines Kommunikationsexperten [46] lauten:

- Die einfachste Sprache hat die größte Wirkung.
- Ersetzen Sie jeden Fachbegriff durch ein anschauliches Wort.

Mangelnde kognitive Fähigkeiten des Patienten werden als Ausschlusskriterien für die Teilnahme an einer Schmerzedukation aufgeführt [2]. Argumentiert wird, dass wegen der komplexen Zusammenhänge und differenzierten Inhalte eine Teilnahme unproduktiv erscheint. Nach Untersuchungsergebnissen von Moseley [36–38] kann jeder Mensch medizinische und biologische Fakten und schmerzphysiologische Zusammenhänge verstehen. Es wird festgestellt, dass dies von Vertretern verschiedener Gesundheitsberufe oft nicht geglaubt wird und dass Behandler selbst oft nur über unzureichendes Wissen verfügen. Bei guter didaktischer Herleitung von biopsychosozialen Zusammenhängen geht der Ausschluss von Patienten wegen mangelnden Verständnisses in der rehabilitativen Praxis gegen null.

15.6.3 Lernen/Begreifen

In der Behandlung von Menschen mit Rückenschmerzen haben wir es oft nicht nur mit chronifizierten Schmerzen zu tun, sondern auch mit chronifizierten Denk-, Gefühls- und Handlungsmustern, die einen schnellen Behandlungserfolg erschweren. So wird der durch biografische Hintergründe zwanghaft gewordene und auf 150%-ige Ordnung bestehende Schmerzpatient nicht einfach damit aufhören können, immer wieder Ordnung zu schaffen, selbst wenn er sich dadurch – nun wissentlich – in eine andauernde, schmerzprovozierende Selbstüberforderung begibt. Es bedarf schon eines außerordentlichen Veränderungswillens, um Denk-, Gefühls- und Handlungsmuster nach jahrzehntelanger »Verankerung« zu wandeln. Hürther schreibt [29]: »Es müsste ein wichtiges, positiv besetztes und sehr tief sitzendes inneres Bedürfnis in einem Menschen geweckt werden, um ihn dazu zu bringen, eine schlechte Angewohnheit freiwillig aufzugeben.« Nicht selten berichten Patienten, dass erst schwere gesundheitliche Krisen oder psychosoziale Umbrüche ihre tiefe Veränderung bewirkt hätten.

Für die Praxis heißt das, dass die in einem Behandlungskonzept vermittelten Inhalte, Erfahrungen und Zusammenhänge nur dann substanziell verändern, wenn sie über Lebensnähe und Plausibilität zu einem »Persönlich-betroffen-Sein« führen und die »neuen Alternativen« sich im Alltag umsetzen lassen. Diese Zusammenhänge stellen an den Behandler besondere Anforderungen. Dazu gehören nicht nur die Auswahl und Gestaltung von Inhalten, sondern auch eine interessante und lernfreundliche Unterrichtsgestaltung.

Um etwas Neues zu lernen, ist es nach Hüther [29] wichtig, dass

- die Aufmerksamkeit geweckt wird,
- viele Sinneskanäle mit einbezogen werden,
- Lernleistungen positive Erfahrungen ermöglichen,
- das Gelernte eine persönliche Bedeutung hat,
- der Lernstoff an bereits Vorhandenes anknüpfen kann,
- Überreizung und Druck vermieden werden,
- ausreichende Wiederholungen stattfinden.

Eine besondere Herausforderung in der Edukation ist die Vermittlung von Zusammenhängen zwischen Schmerz und Lebensgeschichte, Emotion und Kognition. Die vom Schmerzpatienten erlebte Realität sieht den Schmerz als ein lokales Geschehen, das auf einen körperlichen Defekt weist. Die simplifizierte Bemerkung einiger Behandler, dass es »vom Kopf kommen müsse«, wenn keine organische Normabweichung festgestellt werden kann, bedeutet für den medizinischen Laien die Unterstellung, dass sein Schmerz einbildet oder ausgedacht (simuliert) sei, da der »Kopf« synonym für »Denken und Absicht« steht. Verständlicherweise löst dies heftigste Empörung aus, die nicht immer offen gezeigt wird.

Dies bewirkt beim Patienten eine Abwehrhaltung, die sich z. B. gegen jeden angedeuteten Zusammenhang von Schmerz und Psyche richtet und sich in dem Satz »zementiert«, »dass man außer Schmerzen keine Probleme habe«. Gleichzeitig werden vom Patienten die bisherigen medizinischen Bemühungen im wütenden Unterton als unzureichend abgewertet.

Im klinischen Alltag hat es sich bewährt, nicht gleich mit der Vermittlung des biopsychosozialen Schmerzverständnisses zu beginnen, sondern mit Wechselwirkungen von Körper-Geist-Seele als natürliche, selbstverständliche und für jeden Menschen erlebbare Wirklichkeit, in der auch das noch (nach-)wirkt, was einmal war. Dieser Zusammenhang sollte mit vielen konkreten Geschichten, »wie das Leben sie schrieb«, vermittelt werden, sodass es dem Patienten möglich wird, aus der Distanz heraus einen erinnerten Nachbarn in diesen Geschichten zu erkennen und später dann sich selbst. »Habe mich in dem Beispiel wiedergefunden« oder »Genau so kenne ich das bei mir auch« sind dann die ersten vorsichtigen Anmerkungen aus der »Deckung« heraus. Wieweit das, was war, noch heute auf unser Erleben wirkt, lässt sich gut über den Schlüsselsatz »Das steckt dem Peter heute noch in den Knochen« einleiten. Die vermittelte Geschichte könnte sich z. B. auf einen Menschen beziehen, der mit 7 Jahren beinahe ertrunken ist und heute noch Angst vor dem Wasser hat. Der Zusammenhang von Gefühl und Schmerz lässt sich gut über das Beispiel »Lachen« erklären, bei dem die Freude mit starker körperlicher Erregung einhergeht und mit einer damit verbundenen muskulären Spannung (Zwerchfell); diese ist ab einer gewissen Intensität als Schmerz zu spüren, ohne dass willentliche Auslöser zum Tragen kommen.

Die leider oft noch benutzten Bilder von Fakiren oder Menschen bei selbstverletzenden, rituellen Handlungen trennen den Patienten von seiner Erlebenswelt und bringen ihn eher in die Rolle eines Jahrmarktbesuchers.

Weitere Empfehlungen [41] lauten:

- Das Gehirn der Zuhörer glaubt Ihnen, sobald Sie ein Beispiel liefern.
- Projizieren Sie durch Beispiele einen Film auf die geistige Leinwand Ihres Gegenübers.
- Nicht der transportierte Inhalt ist für die Wirkung entscheidend, sondern das Gefühl, das dieser Inhalt bei den Menschen auslöst.
- Zeigen Sie sachliche Zusammenhänge/Diagramme niemals komplett. Bauen Sie sie Stück für Stück auf.

15.6.4 Anmerkungen

- Die Zusammenstellung möglichst vieler Informationsbausteine, psychologischer Techniken und physiologischer Bewegungsübungen ist keine Voraussetzung für einen Behandlungserfolg – im Gegenteil kann es wegen zu hoher Lern- und Wissensverdichtung zu einer Überforderung einzelner Teilnehmer kommen.
- Die kommunikativen Aufgaben des Behandlers sind anspruchsvoll und erfordern gezieltes und praktisches Training, wie es in Form von Train-the-Trainer-Seminaren (TTT-Seminaren), Workshops oder Balint-Gruppen reflektiert und eingeübt werden kann. Der von der Deutschen Rentenversicherung Bund initiierte Verein »Zentrum Patientenschulung« in Würzburg (▶ http://www.zentrum-patientenschulung.de) bietet differenzierte Train-the-Trainer-Schulungen an und unterhält eine bundesweite TTT-Börse.

15.7 Fazit für die Praxis

Edukation über das Warum einer interdisziplinären Diagnostik und multimodalen Schmerztherapie hat eine zentrale Bedeutung für das therapeutische Outcome. Besonders ausgeprägte monokausale Krankheitsvorstellungen aufseiten des Patienten führen in der multimodalen und interdisziplinären Vorgehensweise oftmals zu Kommunikationsproblemen. Deshalb sollten die typischen »Krankheitsvorstellungen« von Schmerzpatienten zu Beginn einer Behandlung erfragt und zum Ausgangspunkt der Edukation gemacht werden. Der Arzt sollte dies »aktiv« initiieren.

Den Schmerzpatienten da abzuholen, wo er steht, heißt, seine tiefe kognitive Verunsicherung und seine möglicherweise empfundene Kränkung anzusprechen und durch eine patientengerechte »Aufklärung« aufzulösen.

Voraussetzungen für eine effektive Informationsvermittlung sind ein tragfähiges Arbeitsbündnis und die Möglichkeit, biopsychosoziale Zusammenhänge so zu vermitteln, dass der Patient sie auch »richtig« verstehen und auf seine eigene Situation übertragen kann. Darüber hinaus bestimmen auch Wertschätzung, Ermutigung und eine Beteiligung des Patienten an Entscheidungsprozessen die Qualität der Arzt-Patient-Beziehung. Somit ist die Informationsvermittlung nicht nur unter didaktischen (»pädagogischen«), sondern auch unter kommunikativen Aspekten zu betrachten.

Schmerzpatienten sind oftmals nicht nur bezüglich ihrer Schmerzen chronifiziert, sondern auch in ihren Denk-, Gefühls- und Handlungsmustern. Für die Praxis heißt das, dass die in der Edukation vermittelten Inhalte und Erfahrungen nur dann substanziell verändernd wirken, wenn sie über Lebensnähe und Plausibilität zu einem »Persönlich-betroffen-Sein« führen.

Die dem Arzt zur Verfügung stehenden »Unterrichtsmaterialien« in Form von Therapiemanualen oder Patientenratgebern mit zum Teil differenzierten didaktischen Anleitungen und aufgearbeiteten Informationsbausteinen bieten eine erste nützliche Grundlage zur Edukation. Da Schmerzpatienten auch von Informationsschriften, Internet und interaktiven computerbasierten Beratungssystemen profitieren können, sollten diese besonders dann empfohlen werden, wenn grundlegende Standards (u. a. Aktualität, Neutralität, biopsychosoziales Krankheitsverständnis, präventive Informationen) erfüllt sind.

Literatur

1. American Geriatrics Society (2002) The management of persistent pain in older persons: AGS panel on persistent pain in older persons. JAGS 50: 205–224
2. Arnold B et al (2009) Multimodale Schmerztherapie. Schmerz 2(23):112–120
3. AWMF (2010) Nationale VersorgungsLeitlinie Kreuzschmerz. http://www.awmf.org/uploads/tx_szleitlinien/nvl-007l_S3_Kreuzschmerz_2013-08.pdf. Zugegriffen: 24. Juli 2015
4. Barak A, Hen L, Boniel-Nissim M (2008) A comprehensive review and a meta-analysis of the effectiveness of internet-based psychotherapeutic interventions. J Technol Hum Serv 26(2/4):-109–160
5. Basler HD, Kröner-Herwig B (1998) Psychologische Schmerztherapie bei Kopf- und Rückenschmerzen. Ein Schmerzbewältigungsprogramm zur Gruppen- und Einzeltherapie, 2. Aufl. Quintessenz, München
6. Basler HD et al (2001) Chronische Kopf- und Rückenschmerzen. Psychologisches Trainingsprogramm – Trainerhandbuch. V&R-Verlag, Göttingen
7. Bensing JM (1990) Doctor patient communication and the quality of care. Nivel, Utrecht
8. Bertelsmann-Stiftung (2007) Gesundheitspfad Rücken. Innovative Konzepte zur Verbesserung der Versorgung von Patienten mit Rückenschmerzen, Experten-Panel »Rückenschmerz«. http://www.bertelsmann-stiftung.de
9. Briggs AM et al (2010) Health literacy and beliefs among a community cohort with and without chronic low back pain. Pain 150(2):275–283
10. Buhrman M, Faltenhag S, Strom L, Andersson G (2004) Controlled trial of internet-based treatment with telephone support for chronic pain. Pain 111:368–377
11. Bundesministerium für Gesundheit (2013) Patientenrechtegesetz. http://www.bmg.bund.de/glossarbegriffe/p-q/patientenrechtegesetz.html. Zugegriffen: 23. November 2015
12. Burton AK et al (1999) Information and advice to patients with back pain can have a positive effect. A randomized controlled trial of a novel educational booklet in primary care. Spine 24(23):2484–2491
13. Butzlaff M, Floer B, Isfort J (2003) Informationsmaterial und -medien zur Prävention von Rückenschmerzen, Abschlussbericht der Bertelsmann-Stiftung. http://www.bertelsmann-stiftung.de/fileadmin/files/BSt/Presse/imported/downloads/xcms_bst_dms_15339__2.pdf. Zugegriffen: 15. Juli 2015
14. Corcoran TB et al (2010) A survey of patients' use of the internet for chronic pain- related information. Pain Med 11(4):512–517
15. Cuijpers P, van Straten A, Andersson G (2008) Internet-administered cognitive behavior therapy for health problems: a systematic review. J Behav Med 31(2):169–177
16. Daltroy LH, Iversen MD, Larson MG, Lew R, Wright E, Ryan J, Zwerling C, Fossel AH, Liang MH (1997) A controlled trial of an educational program to prevent low back injuries. N Engl J Med 337(5):322–328
17. Deveugele, M, Derese A, van den Brink-Muinen A, Bensing J, De Maeseneer D (2002) Consultation length in general practice: cross sectional study in six European countries. BMJ 325:1–6
18. Dibbelt S, Schaidhammer M, Fleischer C, Greitemann B (2010) Patient-Arzt-Interaktion in der Rehabilitation: Gibt es einen Zusammenhang zwischen wahrgenommener Interaktionsqualität und langfristigen Behandlungsergebnissen? Rehabilitation 49(5):315–325
19. Egle UT, Zentgraf B (2009) Mechanismenbezogene statt schulenspezifische psychosomatische Schmerztherapie. Psychiatrie & Neurologie 3:18–23
20. Engers AJ, Jellema P, Wensing M, van der Windt DAWM, Grol R, van Tulder MW (2011) Individual patient education for low back pain (Review). Cochrane Database Syst Rev. CD004057. doi: 10.1002/14651858.CD004057.pub3
21. Flor H, Hermann C (2012) Chronische Schmerzen. In: Meinlschmidt G, Schneider S, Margraf J (Hrsg) Lehrbuch der Verhaltenstherapie. Materialien für die Psychotherapie, Bd 4. Springer, Heidelberg
22. Franz C, Frede U, Bautz M (2011) Interaktionsverhalten des Patienten mit chronisch unbehandelbarem Schmerz. In: Kröner-Herwig B et al (Hrsg) Schmerzpsychotherapie, 7. Aufl. Springer, Berlin, S 673–684

23. Glier B (2002) Chronischen Schmerz bewältigen. Pfeiffer, Stuttgart
24. Gräwe JS, Mirow L, Bouchard R, Lindig M, Hüppe M (2010) Einfluss präoperativer Patienteninformationen auf postoperative Schmerzen unter Berücksichtigung individueller Stressverarbeitung. Schmerz 24:575–586
25. Gross DP et al (2006) A population-based survey of back pain beliefs in Canada. Spine 31:2142–2145
26. Hardt J, Ochs M (2011) »Internettherapie« – Chancen und Gefahren – eine erste Annäherung. Psychotherapeutenjournal (10)1:28–32
27. Hildebrandt J, Franz C, Pfingsten M, Bautz M (1988) Multidimensionale Diagnostik und Therapie bei chronischem Rückenschmerzen. Projektantrag im Rahmen des Förderschwerpunktes »Chronischer Schmerz« beim BMfFT, Göttingen
28. Hildebrandt J, Pfingsten M et al (2003) Göttinger Rücken-Intensiv-Programm (GRIP) – Das Manual. congress compact verlag, Berlin
29. Hüther G, Storch M, Cantieni B, Tschacher W (2010) Embodiment – Die Wechselwirkung von Körper und Psyche verstehen und nutzen, 2. Aufl. Hans Huber, Bern
30. International Association for the Study of Pain (IASP) (2010) Declaration of Montreal. http://www.iasp-pain.org/DeclarationofMontreal. Zugegriffen: 9. Juli 2015
31. Kanae S et al (2010) The effect of an educational leaflet on depressive patients' attitudes toward treatment. Psychiatry Research 177(1–2):184–187
32. Kröner-Herwig B et al (2011) Schmerzpsychotherapie, 7. Aufl. Springer, Berlin
33. Lühmann D, Schmidt CO (2007) Prävention von Rückenschmerzen. Experten-Panel »Rückenschmerz« der Bertelsmann Stiftung, Gütersloh
34. Mayer TG, Gatchel RJ (1998) Functional restoration for spinal disorders. Lea & Febiger, Philadelphia
35. Morfeld M et al (2010) Multimodale Interventionsprogramme in der Rehabilitation von Patienten mit chronischen Rückenschmerzen – ein Vergleich. Rehabilitation 49:66–79
36. Moseley GL (2003) Unravelling the Barriers to reconceptualisation of the problem in chronic pain; the actual and perceived ability of patients and health professionals to understand the neurophysiology. Pain 4:184–189
37. Moseley GL (2004) Evidence for a direct relationship between cognitive and physical change during an education intervention in people with chronic low back pain. Euro J Pain 8:39–45
38. Moseley GL, Nicholas MK, Hodges PW (2004) A randomized controlled trial of intensive neurophysiology education in chronic low back pain. Clin J Pain 20(5):324–30
39. Mühlig S, Jacobi F (2011) Psychoedukation. In: Wittchen HU, Hoyer J (Hrsg) Klinische Psychologie und Psychotherapie, 2. Aufl. Springer, Berlin, Heidelberg
40. Nachemson AL (1985) Advances in low back pain. Clin Orthop Rel Res 11:266–275
41. Nickel R, Egle UT (1999) Therapie somatoformer Schmerzstörungen. Schattauer, Stuttgart
42. Nilges P (2000) Das Rückenbuch. DRK-Schmerzzentrum, Mainz
43. Nobis HG (2013) »Ich bilde mir den Schmerz doch nicht ein« – Woran Edukationskonzepte scheitern können. In: Arbeitskreis Klinische Psychologie in der Rehabilitation BDP (Hrsg) (Selbst-) Konzepte bei veränderten Lebensbedingungen. dpv, Berlin, S 19–37
44. Nobis HG, Pielsticker A (2013) Ärztliche Edukation und Kommunikation in der primären Schmerzbehandlung. Schmerz 27: 317–324
45. Nobis HG et al. (2012) Schmerz – eine Herausforderung. Informationen für Betroffene und Angehörige, SpringerMedizin
46. Pöhm M (2006) Präsentieren Sie noch oder faszinieren Sie schon? mvgVerlag, Heidelberg
47. Strauß B, F Hohagen, Caspar F (Hrsg) (2007) Lehrbuch Psychotherapie. Hogrefe, Göttingen
48. Vries U de, Petermann F (2010) Patientenschulung in der medizinischen Rehabilitation. Phys Med Kuror 20:137–143
49. Waddell G, Newtona M, Hendersona I, Somervillea D, Mainb CJ (1993) A Fear-Avoidance Beliefs Questionnaire (FABQ) and the role of fear-avoidance beliefs in chronic low back pain and disability. Pain 52(2):157–168
50. Wagner B, Maercker A (2011) Psychotherapie im Internet-Wirksamkeit und Anwendungsbereiche. Psychotherapeutenjournal (10)1:33–42
51. Wollstadt J (2011) Internet- und computergestützte Angebote in der Psychotherapie: Von Heilkunde weit entfernt. Dtsch Arztebl 1:22–23
52. Zenz M, Jurna I (2001) Lehrbuch für Schmerztherapie: Grundlagen, Theorie und Praxis für Aus- und Weiterbildung, 2. Aufl. Wissenschaftliche Verlagsgesellschaft, Stuttgart

Gesprächsführung

C. Leonhardt

H.-R. Casser et al. (Hrsg.), *Rückenschmerzen und Nackenschmerzen*,
DOI 10.1007/978-3-642-29775-5_16, © Springer-Verlag Berlin Heidelberg 2016

Bei chronischen Schmerzpatienten ist eine patientenzentrierte Gesprächsführung bedeutsam, um eine gute Beziehung zwischen Arzt bzw. Therapeut und Patient wachsen zu lassen. Das folgende Kapitel beschreibt notwendige Haltungen und Techniken einer solchen Gesprächsführung. Sollte es zu Störungen in der Kommunikation kommen, ist es hilfreich, die von Schulz-von-Thun beschriebenen vier Ebenen einer Nachricht zu reflektieren und sensibel dafür zu sein, was Patienten »zwischen den Zeilen« mitteilen möchten. Als Beratungskonzept wird das Motivational Interviewing vorgestellt sowie die sog. 5-A-Strategie, die sich vor allem in der primärärztlichen Versorgung als Rahmenkonzept für die Versorgung und Lebensstilberatung chronisch Kranker eignet. Je nach Motivation des Patienten sollten unterschiedliche Strategien genutzt werden, um sie zu Verhaltensänderungen im Alltag oder zu besserer Therapiemitarbeit zu ermutigen.

16.1 Patientenzentrierte Gesprächsführung[1]

Schmerzpatienten gelten oft als schwierige Patienten. Eine gelungene Kommunikation mit ihnen ist ein erster wichtiger Schritt für eine gute Therapeut-Patient-Beziehung und kann den Informationsaustausch erleichtern, die diagnostische und therapeutische Entscheidungsfindung vorantreiben und das Selbstmanagement fördern. Eine patientenzentrierte Gesprächsführung zeichnet sich durch eine empathische, authentische und wertschätzende Haltung aus sowie durch öffnendes Fragen und aktives Zuhören aufseiten des behandelnden Therapeuten. Eine partnerschaftliche Beziehungsgestaltung ist anzustreben, die von Beginn an von einem biopsychosozialen Schmerzmodell ausgeht. Bei kommunikativen Störungen mit Patienten ist es lohnend, die vier möglichen Ebenen einer Nachricht des Patienten zu analysieren.

16.1.1 Aktive patientenzentrierte Gesprächsführung

Patientenzentrierte Gesprächsführung ist für alle Berufsgruppen bedeutsam, die langfristig mit (chronischen) Schmerzpatienten arbeiten. Gerade bei Erstgesprächen und Anamnesen ist es wichtig, genaue Informationen vom Patienten über alle Aspekte des Schmerzerlebens zu bekommen, um individuelle Belastungsfaktoren, funktionelle Einschränkungen und Auswirkungen auf die Lebensführung einschätzen zu können. Psychosoziale Faktoren sollten von Beginn an im Rahmen eines biopsychosozialen Schmerzmodells mit in die Diagnostik einbezogen werden. Spätere Wechsel in den Erklärungsansätzen einer Schmerzerkrankung (»Krankheitsmodell«) können sich sonst ungünstig auf die Interaktion und Beziehungsgestaltung auswirken.

Hilfreich ist hierfür eine innere Haltung, die sich am Konzept der humanistischen Psychologie nach C. Rogers anlehnt. Ein nondirektiver Gesprächsstil, der dem Patienten viel Raum gibt und ihm das Beziehungsangebot vermittelt – »Sie sind jetzt hier der Experte, Sie wissen um Ihre Probleme und haben jetzt Zeit, mir diese zu schildern« –, zeichnet sich durch folgende **Grundhaltungen** aus und ist besonders zu Beginn eines Gespräches günstig, um den Patienten zu öffnen:

- **Empathie:** ein Sichhineinversetzen in die Gefühlslage des Patienten, ohne davon überwältigt zu werden, aber mit der Fähigkeit, ihm das Nachfühlen auch mitteilen zu können
- **Wertschätzung/Akzeptanz:** eine grundsätzlich akzeptierende Haltung dem Gesprächspartner gegenüber, auch wenn dieser Fehler und Schwächen mitbringt oder mir unsympathisch ist
- **Echtheit/Kongruenz:** ein authentisches Auftreten dem Patienten gegenüber, d. h. inneres Erleben und äußeres Verhalten stimmen überein

Diese Haltungen werden im Sprechen mit einem Schmerzpatienten durch bestimmte Gesprächstechniken unterstützt, die sich vor allem durch aktives Zuhören und offenes Fragen auszeichnen.

Aktives Zuhören drückt sich verbal, paraverbal und nonverbal aus durch folgende Techniken:

- Zugewandte Körperhaltung, Blickkontakt, Kopfnicken, »Hmm…«
- Keine Fremdwörter nutzen, möglichst Sprache des Patienten aufgreifen
- Gelegentliches Paraphrasieren, d. h. Zusammenfassen dessen, was sachlich angesprochen wurde (dient auch der Strukturierung)
- Spiegeln des emotionalen Befindens – dies wird auch »Verbalisieren emotionaler Erlebnisinhalte« genannt, d. h. Aufgreifen dessen, was ich implizit zwischen den Zeilen des Patienten als Gefühl erspüre. Eine gute Verbalisierung ist kurz, in bildhafter Sprache und wird als Hypothese dem Patienten angeboten, z. B.: »Es ist, als ob sich eine unsichtbare Mauer zwischen Sie und Ihren Partner geschoben hätte?«

Offene Fragen ermutigen den Patienten, etwas in eigenen Worten ausführlicher zu schildern, und nicht nur mit »ja« oder »nein« zu antworten, z. B: »Wie fühlen sich Ihre

1 Das Kapitel richtet sich an alle, die mit Rückenschmerzpatienten arbeiten, seien es Ärzte, Physiotherapeuten, Psychotherapeuten, Ergotherapeuten u. Ä. Im Folgenden wird daher nur kurz von »Therapeut« gesprochen, wenn nicht ausdrücklich eine bestimmte Berufsgruppe genannt wird.

anstreben. Entsprechend der Theorie Festingers geht man beim MI davon aus, dass (entlockte) änderungsbezogene Äußerungen des Patienten in ihm kognitive Dissonanz (d. h. einen unangenehmen Gefühlszustand durch widersprüchliche Gedanken oder Einstellungen) erzeugen. Dies soll beim Patienten den Wunsch stärken, das neue Verhalten zu zeigen, um das störende Gefühl zu reduzieren (► Abschn. 16.2.3, »change talk«).

Es ist das Ziel motivierender Beratung in allen Gesundheitskontexten (z. B. beim Hausarzt, Physiotherapeuten, Psychologen), die intrinsische Motivation des Patienten zu stärken, Neues gegen den Schmerz auszuprobieren oder ungünstige Verhaltensweisen zu ändern. Beratungen müssen für Patienten die Fragen klären: (Wozu) sollte ich (therapeutisch gilt es, die Wichtigkeit einer Änderung zu erhöhen) und (wie) kann ich (Therapeut sollte die Zuversicht stärken).

MI basiert auf der Annahme, dass Motivation veränderlich und Verhaltensänderung ein Prozess ist. Menschen unterscheiden sich darin, inwieweit sie bereit sind, angestrebte Verhaltensänderungen voranzutreiben. Bevor Veränderungen im Verhalten sichtbar werden, müssen »Veränderungen im Kopf« erfolgen. Entsprechend dem TTM werden dabei 5 Phasen unterschieden. Ein Therapeut sollte phasenspezifisch unterschiedlich vorgehen, um dem Patienten zu helfen, im Prozess der Verhaltensänderung voranzuschreiten. Rückfälle werden als normaler Teil eines Veränderungsprozesses angesehen und sollten konstruktiv genutzt werden.

Folgende Grundannahmen sind förderlich für eine motivierende Gesprächsführung in Beratungssituationen:

- Der Patient ist autonom in seiner Entscheidung für oder gegen eine Verhaltensänderung (dies bedeutet nicht resignativer Fatalismus).
- Die Entscheidung des Patienten verdient Respekt.
- Der Berater ist ehrlich darum bemüht, die Perspektive des Patienten zu verstehen.
- Die Beratung soll dem Patienten helfen, informierte Entscheidungen zu treffen und ggf. effektive Handlungen zu unternehmen.
- Der Berater bietet dem Patienten sein Wissen an und zeigt Handlungsoptionen auf.
- Konfrontation ist ein *Ziel*, nicht Stil der Beratung (s. oben, kognitive Dissonanz).

Zusammenfassend bedeutet dies: Beratung ist kein Kampf; vielmehr steht der Berater auf der Seite des Patienten. (Ein Patient mit chronischen Rückenschmerzen mag z. B. gute Gründe dafür haben, dass er bisher keinen Sport mehr versucht hat.)

16.2.1 Ablauf einer motivierenden Beratung

Zu Beginn sollten der Therapeut und der Patient gemeinsam überlegen, an welchem Thema sie zuerst arbeiten wollen. Es sollte Interesse und Neugier an allen Themen des Patienten gezeigt werden und nicht zu schnell eine thematische Eingrenzung erfolgen. Der Patient sollte mitentscheiden können, mit welchem Thema er beginnen möchte. Dies wird **»Agenda-Setting«** genannt.

In der Beratungssituation mit einem Rückenschmerzpatienten könnte dies folgendermaßen aussehen:

– Therapeut: »Für Patienten mit Rückenschmerzen kann es wichtig sein, darauf zu achten, wie sie mit Stresssituationen bei der Arbeit umgehen. Es könnte aber auch wichtig sein zu schauen, wie Sie mehr körperliche Aktivität in ihren Alltag bringen oder sich regelmäßiger einmal Pausen einplanen können. Was meinen Sie, welches Thema wäre für Sie bedeutsam?«

Ein guter Gesprächseinstieg ist dann über die **»Typischer-Tag-Technik«** zu erreichen, um zu sehen, welchen Stellenwert ein bestimmtes Problemverhalten im Tagesablauf des Patienten hat.

– Therapeut: »Schildern Sie mir doch mal, wie ein typischer Tag bei Ihnen aussieht und welche Auswirkungen die Rückenschmerzen dabei in Ihrem Alltag haben … welchen Stellenwert körperliche Aktivität dabei im Laufe des Tages hat.«

Danach wäre ein unterschiedliches Vorgehen, je nach Bereitschaft zur Verhaltensänderung/Motivationsstufe, günstig. Siehe hierfür die Übersicht in ■ Tab. 16.1.

Dem Therapeuten sollte für die diagnostische Einschätzung der individuellen Motivationsstufe immer sehr klar sein, um welches Zielverhalten es geht. Dies kann bei Rückenschmerzpatienten aus Sicht des Physiotherapeuten z. B. die Motivierung zur Steigerung der Alltagsaktivität sein, aus Sicht des Psychotherapeuten das Erproben bestimmter Schmerzbewältigungsstrategien oder beim ärztlichen Berater ein anderer Umgang mit der Schmerzmedikation. Eine Einschätzung, welches Verhalten adaptiv für den Schmerzpatienten ist, kann dabei immer nur sehr individuell erfolgen [5].

Es sollte besonders in den frühen Stufen der Motivation zur Verhaltensänderung immer wieder betont werden, dass der Therapeut nur ein Angebot macht, die Entscheidungsfreiheit und Verantwortung jedoch beim Patienten liegt. Das Betonen der Wahlfreiheit und Eigenverantwortung des Patienten entlastet den Berater und macht Verhaltensänderungen des Patienten wahrscheinlicher, da kein Druck erzeugt wird.

Tab. 16.1 Ablauf einer motivierenden Beratung – Kurzanleitung

Beachte Grundhaltung: Beratung wird *angeboten* und ist kein Kampf		**Aufgabe des Therapeuten + Techniken:**
Einstieg in Beratung ↓		– Agenda-Setting – Typischer-Tag-Technik (»Wie sieht ein typischer Tag bei Ihnen aus, welche Rolle spielt dabei xy?«)
Diagnostik der Veränderungsbereitschaft ↓		– »Haben Sie schon einmal darüber nachgedacht, ein Entspannungsverfahren auszuprobieren …?« – Wichtigkeit und Zuversicht bezüglich einer Verhaltensänderung erfragen
↓ Danach stufenspezifisch unterschiedliches Vorgehen: ↓		
Veränderungsphase/Stufe	**Kennzeichen der Stufe**	**Aufgabe des Therapeuten + Techniken:**
Absichtslosigkeit	Patient ist nicht bereit, über Veränderungen nachzudenken, zeigt Widerstand oder weicht Auseinandersetzungen aus	**Wecke Problembewusstsein!** **Gib Informationen und versuche emotionalen Bezug herzustellen!** – Triple-I-Strategie: 1. Interesse wecken (»Wissen Sie bereits etwas über den Zusammenhang von Rückenschmerz und körperlicher Aktivität?«) 2. Informationen sachlich anbieten 3. Integration anregen (»Was bedeutet das nun für Sie persönlich?«)
Absichtsbildung	Patient sieht Veränderungsnotwendigkeit, es besteht aber starke Ambivalenz gegenüber neuen Handlungen	**Stärke den Wunsch nach Änderung!** **Versuche, Ambivalenz progressiv aufzulösen (»change talk«!)** – Offenes Fragen nach Besorgnis – Vor- und Nachteile des Status quo und einer Änderung sammeln und gewichten – Zuversicht stärken durch Rückgriff auf positive Erfahrungen aus der Vergangenheit, positive Vorbilder (»Welche schwierigen Dinge haben Sie bereits gemeistert?«)
Handlungsvorbereitung	Eine Intention ist gebildet, Patient ist hochmotiviert und unternimmt erste Schritte	**Stärke die Zuversicht und Selbstverpflichtung des Patienten!** – Konkreten Plan mit ersten Schritten besprechen – Soziale Unterstützung aktivieren
Handlung	Patient erprobt neue Verhaltensweisen im Alltag	**Hilf, die Veränderung im Alltag zu verankern!** – Loben für erste Erfolge – Selbstverstärkung fördern (»Was gönnen Sie sich als Ausgleich für die zusätzlichen Anstrengungen?«) – Auf Ausrutscher vorbereiten, ggf. konstruktiv besprechen
Aufrechterhaltung	Patient zeigt seit Längerem neues Zielverhalten und kann auch mit Rückfällen aktiv umgehen	

16.2.2 Prinzipien des Motivational Interviewing

Motivational Interviewing als eigene Technik ist besonders für Patienten in frühen Motivationsstufen geeignet und geht von folgenden 5 Prinzipien aus:

1. **Empathie ausdrücken**: Aktives Zuhören, Paraphrasieren und Verbalisieren sind unerlässlich, um dem Patienten zu zeigen, dass man seine Perspektive versteht.
2. **Diskrepanz entwickeln lassen**: Aufzeigen von Dissonanzen zwischen Lebenszielen und aktuellem Verhalten fördert die Veränderungsbereitschaft.
3. **Auseinandersetzungen oder Beweisführungen vermeiden**: Argumentieren und Beweisführungen überzeugen nicht, sondern fördern Reaktanz und Abwehr beim Patienten.
4. **Widerstand aufnehmen:** Widerstand sollte als Signal dafür verstanden werden, die Gesprächsstrategie zu verändern, um zu demonstrieren, dass man die Ambivalenz versteht.
5. **Selbstwirksamkeit fördern:** Der Glaube, sich verändern zu können, wirkt motivierend und sollte gestärkt werden.

16.2.3 Strategien bei geringer Änderungsmotivation

Die zentrale TTM-Technik in den Motivationsstufen der Absichtslosigkeit und Absichtsbildung ist vor allem der sog. »change talk«, der durch geschickte Gesprächsführung selbstmotivierende Äußerungen des Patienten hervorlocken soll. Dies sind Aussagen des Patienten, die *für* eine Veränderung, für Erprobung von etwas Neuem sprechen.

Folgende Möglichkeiten bestehen bei Patienten mit Rückenschmerzen, **selbstmotivierende** Äußerungen hervorzulocken (z. T. in Anlehnung an [5]):

- **Offenes Fragen nach Besorgnis**, z. B.:
  - Worüber machen Sie sich am meisten Sorgen bezüglich Ihrer Schmerzen?
- **Frage nach möglichen Vorteilen**, z. B.:
  - Wenn die Schmerzen weniger würden, wie würde das Ihr Leben positiv verändern?
    Anmerkung: Ausführliches Besprechen möglicher Nachteile ist für konstruktives Auflösen von Ambivalenz ebenfalls sinnvoll und sollte *vor* den Vorteilen geschehen.
- **Blick zurück**, z. B.:
  - Können Sie sich an eine Zeit erinnern, als Sie schmerzfrei waren? Was haben Sie damals gerne unternommen …?
- **Blick nach vorn** (Vision für ein Leben ohne Schmerzen), z. B.:
  - Wie sähe Ihr Leben aus, wenn Sie ohne Schmerzen wären, was wären Ihre Ziele?
- **Frage nach Zuversicht**, z. B.:
  - Was gibt Ihnen die Kraft zu glauben, dass Sie auch ohne Schmerzmedikamente einen Tag auskommen können?
  - Welche Dinge in Ihrem Leben gehen gut, trotz der Schmerzen?
- **Extremszenarien ansprechen**, z. B.:
  - Was wäre das Schlimmste, was passieren könnte, wenn Sie jetzt nichts verändern?
  - Was befürchten Sie, wäre das Schlimmste, was passieren könnte, wenn Sie jetzt nach der Wirbelsäulenoperation wieder mit Spaziergängen beginnen würden?

Tipp

Empfehlenswerte, den Patienten öffnende Fragen sind nach Jensen [5] folgende:

- Was scheint Ihren Schmerz zu verschlimmern?
- Was verringert Ihren Schmerz?
- Welchen Effekt hat tiefe Entspannung auf Ihr Schmerzerleben?
- Inwieweit hat Ihr Schmerz Auswirkungen auf Ihren Partner?
- Was sind nach Ihrer Ansicht Ursachen für Ihren Schmerz?

Chronische Schmerzen verändern viele Patienten, machen sie oft verzweifelt, grübelnd und passiv. Im Gespräch werden sie dann oft als schwierig und widerständig erlebt. Aus Sicht der Patienten gibt es aber oft Gründe, warum sie sich Änderungsvorschlägen widersetzen oder scheinbar ungünstige Bewältigungsstrategien wählen.

Widerstand wird im Rahmen des Motivational Interviewing als »Teil des Jobs« verstanden. Oft sind hierfür interaktionelle Gründe zwischen Berater und Patient verantwortlich – womöglich wird zu stark gedrängt oder ein Ambivalenzkonflikt wurde nicht genügend berücksichtigt. Ein Berater sollte zunächst einmal innerlich durchatmen und sich wieder bemühen, sich empathisch auf die Seite des Patienten zu stellen (»Ich kann mir gut vorstellen, dass Sie da skeptisch sind/misstrauisch sind/sich das erst einmal gut überlegen müssen, ob …«)

Um im Beratungsgespräch mit spürbarem Widerstand umzugehen, eignen sich folgende Strategien (s. auch [10]):

- **Spiegeln** (einfach oder überzogen, ggf. die Ambivalenz), z. B.:
  Ich verstehe Sie so, dass Sie sich ein Leben ohne Schmerzmedikamente überhaupt nicht vorstellen könnten.
- **Den Fokus verschieben**, z. B.:
  Lassen wir die Statistik einfach mal ruhen. Was mich wirklich interessiert, ist, wie *Sie* heute über Ihre Arbeitssituation denken …
- **Zustimmung mit einer Wendung**, z. B.:
  Ja, Sie haben da Recht. Ganz auf die Medikamente zu verzichten würde Sie jetzt überfordern. Und vielleicht hilft Ihnen ja auch bereits eine Reduzierung am Abend …« (Anmerkung: Eine Anfügung mit »und« ist besser als ein »Aber«!)
- **Reframing** (Bedeutung verändern), z. B.:
  Ihre bisherigen erfolglosen Versuche sind kein Grund zur Resignation. Im Gegenteil: Das wird Sie jedes Mal ein Stück weiter nach vorne bringen …
- **Persönliche Entscheidungsfreiheit** und **Selbstkontrolle** betonen, z. B.:
  Sie sind hier der Kapitän und bestimmen, wohin die Reise geht!
- **Advocatus diaboli** (bewusst gewählte Ironie, auch paradoxe Intervention), z. B.:
  Sie können gar nichts an Ihrer Arbeitssituation ändern, das ist zu schwer für Sie.

- **Metakommunikation**, z. B.:
  Mein Eindruck ist, dass wir jetzt aneinander vorbei reden …
- **Verbalisieren aktueller Gefühle**, z. B.:
  Es scheint mir, dass Sie jetzt sauer sind …«

16.2.4 Strategien bei bestehender Änderungsmotivation

Zunehmende selbstmotivierende Äußerungen, konkrete Fragen nach dem »Wie« einer Verhaltensänderung (»Wie kann ich denn xy machen …?«) oder auch Zukunftsphantasien sind Anzeichen dafür, dass eine konkrete Handlungsabsicht gebildet wurde (Stufe der Vorbereitung und Handlung im TTM). Patienten sind dann bereit, konkret etwas zu ändern, und bedürfen daher anderer Hilfestellung im Beratungsgespräch als nur »change talk«.

Günstig ist nun, bisherige Gesprächsergebnisse zusammenzufassen, vor allem auch selbstmotivierende Äußerungen, die vom Patienten gekommen sind. Befunde und auch mögliche Ambivalenzen können als Einstieg zurückgemeldet werden.

Notwendig sind nun **Zielklärungen**, das Ausloten **sozialer Unterstützungsmöglichkeiten**, **Handlungsplanung** und ein **Barrierenmanagement**, um von der Änderungsbereitschaft zur konkreten Handlung zu kommen. Ziel ist dabei stets, das **Commitment** zu erhöhen, d. h. die Selbstverpflichtung.

Für die Zielklärung können Ergebnisziele und Handlungsziele besprochen werden, ggf. ist ein schriftlicher Plan mit Aufschreiben erster konkreter Schritte günstig.

Ergebnisziele sollten positiv und konkret formuliert sein (was der Patient erreichen möchte). Die Formulierung der Handlungsziele sollte auf die Wirksamkeit der Handlung für das Ergebnis ausgerichtet sein (was der Patient tun wird), realistisch sein und zum Patienten als Person passen. Günstig ist es, die Beratung z. B. mit einem konkreten ersten Schritt zu beenden (was tue ich, wann, mit wem und wo). Expertenwissen über Handlungsoptionen ist nun gefragt. Von Vorteil sind dafür mehrere Angebote (»Andere Patienten mit Rückenschmerzen haben mir berichtet, dass es ihnen viel geholfen hat, …«) – immer mit der Wahlmöglichkeit durch den Patienten.

Ungünstig wären hier Formulierungen mit »Sie müssten …«. Kurze, klare persönliche Stellungnahmen können auch sinnvoll sein (z. B.: »Ich denke, Sie sollten sich für das Sporttreiben mit etwas belohnen, was Ihnen ganz persönlich Freude macht …«).

Ein konkreter **Plan**, der wie ein »Vertrag mit sich selbst« auch vom Patienten unterschrieben wird, sollte antizipatorisch bereits mögliche Hindernisse benennen sowie Ideen, wie damit umgegangen werden könnte (sog. antizipatorisches Barrierenmanagement).

Tipp

Um Verhaltensänderungen langfristig umzusetzen und Erfolgserlebnisse zu haben, brauchen Patienten mit bestehender Änderungsmotivation gut formulierte Ziele – am besten **schriftlich**! Notiert werden sollte zusätzlich der Umgang mit möglichen Hindernissen sowie Personen/Institutionen, die soziale Unterstützung leisten können. Der Patient sollte diesen **Handlungsplan** am Ende mit Datum unterschreiben und mit nach Hause nehmen.

Es ist wichtig, immer wieder die Entscheidungsfreiheit des Patienten beim Erproben neuer Verhaltensweisen zu betonen und auch in dieser Phase nicht zu drängen.

Um Verhaltensänderungen schließlich im Alltag zu verankern (Stufe der Aufrechterhaltung im TTM) und neues Verhalten zu automatisieren, sind folgende Strategien sinnvoll:

- Aufmerksamkeit auf Vorteile des neuen Verhaltens lenken
- Fortschritte erkennen und verstärken (loben!)
- Tipps für den Umgang mit Ausrutschern vermitteln

MI-Strategien lassen sich gut im Kontext multimodaler Programme von allen beteiligten Berufsgruppen anwenden. Entscheidend für die Wirksamkeit ist vor allem der »Spirit«, d. h. die innere Haltung im Gespräch. Dies ist nicht leicht zu erlernen, wie eigene Studien mit Rückenschmerzpatienten gezeigt haben [8]. Schulungen mit praktischen Übungen sind günstig, um das Auswählen verschiedener Beratungsstrategien nach den unterschiedlichen Motivationsstufen zu lernen und diese zu erproben. Der Gesprächsstil und die innere Haltung dabei erfordern jedoch viel Übung und Selbstreflexion.

16.3 Die 5-A-Strategie

Das Beratungskonzept der »5-A-Strategie« ist insbesondere für die Raucherentwöhnung im primärärztlichen Setting entwickelt worden [4, 14]. Es setzt sich aber als ein Rahmenkonzept für verschiedene Anwendungen vor allem in der hausärztlichen Beratung von chronisch kranken Patienten zur Lebensstilberatung und in der Prävention durch [7]. Der Fokus liegt auf der Unterstützung des Patienten-Selbstmanagements.

Unter den 5 »A« sind 5 Maßnahmen zusammengefasst, die systematisch nacheinander (z. B. beim Hausarztbesuch) abgearbeitet werden sollen:

Fünf Maßnahmen der 5-A-Strategie

1. »Assess/ask« (erheben): Bestandsaufnahme der Ist-Situation; Erhebung der Faktoren, die Verhaltensänderung beeinflussen
2. »Advise« (beraten): individuelle Beratung, ggf. Risikokommunikation, Selbstvertrauen stärken
3. »Agree/assess« (sich einigen): gemeinsames Festlegen der Ziele, die an Veränderungsbereitschaft des Patienten angepasst sind
4. »Assist« (unterstützen): anbieten von Hilfestellungen (Nachfragen, positive Verstärkung etc.)
5. »Arrange« (vereinbaren): treffen von Folgevereinbarungen, kontinuierliche Langzeitbetreuung

Die Anwendung bei Rückenschmerzpatienten soll im Folgenden kurz erläutert werden:

1. Assess (erheben)

Hierzu gehört die Erfassung des möglichen Problemverhaltens sowie der Faktoren, die darauf Einfluss nehmen. Auch die individuellen Voraussetzungen für eine Verhaltensänderung sollen mit erhoben werden, siehe hierzu den obigen Abschnitt zum TTM (◘ Tab. 16.1). Im Kontext des Rückenschmerzes bedeutet dies, dass ähnlich wie beim »Agenda-Setting« im MI-Ansatz (▶ Abschn. 16.2.1) geklärt werden muss, an welchen Risikofaktoren einer Chronifizierung gearbeitet werden sollte/kann. Dabei kann man sich an bekannten Risikofaktoren und entsprechenden Kurzfragebögen orientieren (s. hierzu ▶ Kap. 6, »Risikofaktoren und psychobiologische Mechanismen der Chronifizierung«). Folgende Aspekte könnten relevant sein:

- Komorbiditäten (Angst, Depression, Persönlichkeitsstörungen),
- Gedanken und Einstellungen (z. B. bezüglich Bewegung, Arbeit, Behandlungserfolg),
- Emotionen (z. B. Angst, Sorgen, Hilflosigkeit, Trauer),
- Verhaltensweisen (gegenüber Partner, in der Familie, bei der Arbeit),
- soziale Aspekte und Kontextfaktoren (z. B. Rentenwünsche, Arbeitssituation).

2. Advise (beraten)

Hier geht es um eine individualisierte Beratung, wie sie bereits oben im Rahmen des MI-Konzepts beschrieben wurde. Persönliches Feedback wird als ein wichtiges Element angesehen. Eine reine Risikokommunikation ist beim Rückenschmerz nicht sinnvoll, da es nur wenig eindeutige Befunde gibt (regelmäßige körperliche Aktivität ist z. B. prophylaktisch sinnvoll, geringes Aktivitätsniveau aber nicht immer ein Risikofaktor.) Konkrete Ratschläge für Rückenschmerzpatienten müssen meist sehr individualisiert erfolgen und lassen sich nicht in kurze Formeln bringen wie bei einer Raucherentwöhnung.

Die NVL spricht sich für Folgendes allgemein aus:

- Die gute Prognose, die Bedeutung körperlicher Aktivität und der geringe Diagnostikbedarf bei akutem Kreuzschmerz sollten angesprochen werden.
- Patienten mit chronischem Kreuzschmerz sollten ermutigt werden, zu normalen Aktivitäten zurückzukehren.

Tipp

Ratschlagformulierungen wie »Als Arzt würde ich Ihnen empfehlen …« oder »Vielen Rückenschmerzpatienten hilft es, wenn sie …« sind günstiger als »Sie sollten mehr Sport treiben!«. Ratschläge sollten nicht »billig verschleudert«, sondern »teuer verkauft« werden – dann können sie (sparsam und mit innerer Überzeugung vorgebracht) Wirkung entfalten. Manchmal helfen auch sog. **Nicht-Vorschläge**, um damit implizit und in relativierter Form Patienten auf Dinge aufmerksam zu machen. Ein Beispiel wäre: »Und Sie müssen sich jetzt noch nicht vorstellen, wie es wäre, wenn sich dieses angenehme Gefühl bei Ihnen verstärken würde …« (siehe [11]).

3. Agree (sich einigen)

Bei diesem Schritt geht es darum, gemeinsam Behandlungs- und Verhaltensziele zu formulieren und zu beschließen. Dies kann bei Rückenschmerzpatienten bedeuten, sich für bestimmte Behandlungsstrategien zu entscheiden oder auch bestimmte Umgangsweisen mit dem Schmerz zu erproben (»Schmerzbewältigungsstrategien«). Ebenso kann hier überlegt werden, was der Patient in Selbsthilfe tun kann oder wofür er professionelle Unterstützung benötigt (z. B. selbstständiges Suchen eines Fitness-Centers oder die Verschreibung von Physiotherapie, um Bewegungsveränderungen herbeizuführen).

4. Assist (unterstützen)

Hierunter fallen alle unterstützenden Maßnahmen, die den Weg zur Verhaltensänderung erleichtern sollen. Dies können Pläne und Belohnungen im Rahmen operanter Therapiemethoden sein, Informationsbroschüren, medikamentöse Hilfestellungen, Tipps für Selbsthilfegruppen, Angebote für telefonische Beratungen u. Ä. Eine Orientierung am MI-Ansatz sowie an den TTM-Stufen ist hierbei günstig, um eher kognitive (bei geringer Änderungsbereitschaft) oder verhaltensorientierte Strategien (bei bestehender Änderungsbereitschaft) auszuwählen.

Eine Patientenleitlinie zur NVL Kreuzschmerz ist unter ► http://www.patienten-information.de/patientenleitlinien/patientenleitlinien-nvl im Internet zu finden. Broschüren oder Informationsblätter sollten auf Qualität geprüft sein, bevor sie Patienten ausgehändigt werden. Empfehlenswert sind z. B. Patienteninformationen (gedruckt oder auch online), die den DISCERN-Kriterien genügen (► www.discern.de).

- **5. Arrange (vereinbaren)**

Hierbei geht es um Etablierung einer patientenangepassten Langzeitbetreuung. Weil davon ausgegangen wird, dass Verhaltensänderungen einen Prozess darstellen, helfen oft kurze Kontakte schon, um weiter zu neuen Schritten zu motivieren. Dies können demnach auch Kontakte mit gut geschultem Praxispersonal sein, Telefonerinnerungen oder Kontakte per E-Mail. Im Bereich des Rückenschmerzes können auch Besuche am Arbeitsplatz sinnvoll sein. Individualisierte interaktive Computerprogramme oder Internetseiten sind ebenfalls eine Möglichkeit, das Selbstmanagement zu unterstützen (z. B. [2]). Die Kommunikationsstrategien können sich dabei wiederum am MI-Ansatz und an der TTM-Stufe der Aufrechterhaltung anlehnen, wie es für Menschen beschrieben wurde, die lediglich das Verhalten stärker im Alltag verankern müssen (► Abschn. 16.2.4 und ◘ Tab. 16.1).

Gerade für die hausärztliche Langzeitbetreuung eignet sich als Rahmenkonzept die »5-A-Strategie«, um Selbstmanagement und Empowerment beim Rückenschmerzpatienten zu fördern. Die Schritte »erheben – beraten – sich einigen – unterstützen – vereinbaren« sollten dabei eingehalten werden. Konkrete Hilfestellungen müssen dabei jedoch sehr individuell erfolgen, da es im Unterschied zur Raucherentwöhnung kein allgemeingültiges positives Zielverhalten gibt.

16.4 Fazit

Eine patientenzentrierte Gesprächsführung ist besonders für die Langzeitbetreuung chronischer Rückenschmerzpatienten wichtig. Sie erlaubt eine umfassende Bestandsaufnahme im Rahmen eines biopsychosozialen Schmerzmodells und dient einer partnerschaftlichen Beziehungsgestaltung. Eine Beratung im Sinne des Motivational-Interviewing-Ansatzes möchte Patienten Mut machen, Neues beim Umgang mit dem Schmerz zu erproben, ohne zu drängen. Dabei wird die Selbstverantwortung des Patienten betont, was auch den Therapeuten entlastet. Erlebter »Widerstand« in Beratungssituationen sollte als Signal verstanden werden, die Gesprächsstrategie zu ändern, und nicht einseitig der inneren »Psychodynamik« des Patienten angelastet werden.

Literatur

1. Burke BL, Arkowitz H, Menchola M (2003) The efficacy of motivational interviewing: a meta-analysis of controlled clinical trials. J Consult Clin Psychol 71(5):843–861
2. Caiata Zufferey M, Schulz PJ (2009) Self-management of chronic low back pain: an exploration of the impact of a patient-centered website. Patient Educ Couns 77(1):27–32
3. Frede U (2007) Herausforderung Schmerz. Psychologische Begleitung von Schmerzpatienten. Pabst Science Publishers, Lengerich
4. Glasgow RE, Funnell MM, Bonomi AE et al (2002) Self-management aspects of the improving chronic illness care breakthrough series: implementation with diabetes and heart failure teams. Ann Behav Med 24:80–87
5. Jensen MP (2002) Enhancing motivation to change in pain treatment. In: Turk DC, Gatchel RJ (Hrsg) Psychological approaches to pain management. The Guilford Press, New York, London, S 71–93
6. Knight KM, McGowan L, Dickens C, Bundy C (2006) A systematic review of motivational interviewing in physical health care settings. Br J Health Psychol 11(2):319–332
7. Küver C, Becker A, Ludt S (2008) Beratung und Schulung von Menschen mit chronischen Krankheiten. DEGAM-Serie: Betreuung von Menschen mit chronischen Krankheiten. Z Allg Med 84:471–476
8. Leonhardt C, Keller S, Chenot JF et al (2008) TTM-based motivational counselling does not increase physical activity of low back pain patients in a primary care setting – a cluster-randomized controlled trial. Patient Educ Couns 70(1):50–60
9. Markland D, Ryan RM, Tobin VJ, Rollnick S (2005) Motivational interviewing and self-determination theory. J Soc Clin Psychol 24(6):811–831
10. Miller WR, Rollnick S (2009) Motivierende Gesprächsführung. Lambertus, Freiburg i. Breisgau
11. Prior M (2009) MiniMax-Interventionen. Carl-Auer, Heidelberg
12. Prochaska JO, DiClemente CC (1984) The transtheoretical approach: Crossing the traditional boundaries of therapy. Dow Jones/Irwin, Homewood, IL
13. Schulz-von Thun F (2004) Miteinander reden: Störungen und Klärungen, 40. Aufl. Rowohlt, Reinbek
14. Whitlock EP, Orleans CT, Pender N, Allan J (2002) Evaluating primary care behavioral counseling interventions: an evidence-based approach. Am J Prev Med 22(4):267–84
15. Festinger L (1957) Theory of cognitive dissonance. Stanford University Press, Stanford, CA

Biopsychosoziale Krankheitsmodelle

M.I. Hasenbring

H.-R. Casser et al. (Hrsg.), *Rückenschmerzen und Nackenschmerzen*,
DOI 10.1007/978-3-642-29775-5_17,

Die Bedeutung psychologischer und sozialer Anteile an der Aufrechterhaltung von Rücken- und Nackenschmerzen wurde in den vergangenen 30 Jahren eindrucksvoll belegt. Dennoch werden selbst bei Patienten, bei denen psychosoziale Befunde festgestellt werden können, primär organbezogene Inhalte angesprochen. Der fehlende Transfer in die klinische Praxis gilt ebenso für die Aus- und Weiterbildung verschiedener Gesundheitsberufe, die an der breiten Versorgung beteiligt sind. Wichtig scheint uns hier zunächst auf der Sachebene, dass die Vielfalt möglicher psychosozialer Faktoren in plausible, leicht verständliche und damit gut vermittelbare Modellvorstellungen integriert wird und Wechselwirkungen mit biomedizinischen Befunden verdeutlicht werden. Im folgenden Beitrag schlagen wir ein Basismodell vor, das einheitlich von verschiedenen Gesundheitsberufen in kurzen Gesprächsabschnitten vermittelt und, bei Bedarf, durch spezifische Modelle ergänzt werden kann. Basierend auf einer zuverlässigen psychosozialen Diagnostik sollten, vor allem beim chronischen Schmerz, Anbieter eines multiprofessionellen Behandlungsverbunds möglichst identische Krankheitsmodelle verwenden, um sich gegenseitig sinnvoll ergänzen zu können.

17.1 Einleitung

Basierend auf den bahnbrechenden Arbeiten von George Engel [5] und John D. Loeser [18] aus dem Jahr 1982 zu einem Krankheitsverständnis, das biologische, psychische und soziale Einflussfaktoren berücksichtigt, hat Gordon Waddell ein biopsychosoziales Modell in die Erforschung und Behandlung von Rückenschmerzen eingeführt [33]. Damit hat er das Verständnis dieses vormals ausschließlich organisch verstandenen Gesundheitsproblems revolutioniert. Die Bedeutung psychologischer und sozialer Anteile an der Aufrechterhaltung (Chronifizierung) von Rücken- und Nackenschmerzen wurde in den vergangenen 30 Jahren eindrucksvoll belegt (s. auch ▶ Kap. 6, »Risikofaktoren und psychobiologische Mechanismen der Chronifizierung«) und hat dazu geführt, dass sie von allen evidenzbasierten nationalen und internationalen Leitlinien als Risikofaktoren (»yellow flags«) in die Früherkennung möglicher chronischer Krankheitsverläufe einbezogen wurden (NVL 2013 [2], DEGAM-Leitlinie Nr. 13 [4]). Dennoch zeigen erste kontrollierte Studien, dass Gesundheitsversorger verschiedener Professionen auch bei Patienten, bei denen psychosoziale Risikofaktoren festgestellt wurden, überwiegend organbezogene Befunde thematisieren [26]. Wobei wichtig ist, dass diese Erhebung in einem arbeitsmedizinischen Kontext in den USA erfolgte, in dem nicht, wie in Deutschland, die Berücksichtigung psychosozialer Aspekte an einer mangelnden Vergütung scheitern kann. In einem kritischen Review zeigten Foster und Mitarbeiter kürzlich auf, dass auch die Aus- und Weiterbildung von Gesundheitsberufen, die mit diesen Schmerzproblemen zu tun haben, noch immer primär biomedizinisch ausgerichtet ist [34].

Einer Entwicklung plausibler, leicht verständlicher und damit gut vermittelbarer Modellvorstellungen zu den Wechselwirkungen biomedizinischer, psychologischer und sozialer Komponenten kommt auf der Sachebene eine herausragende Bedeutung zu [10] – neben der Vermittlung geeigneter Strategien der Gesprächsführung auf der Beziehungsebene (s. auch ▶ Kap. 16). Die Forschung zur motivierenden Gesprächsführung sowie zur partnerschaftlichen Entscheidungsfindung hat gezeigt, wie wichtig es gerade bei chronischen Erkrankungen ist, dass Behandler die subjektiven Krankheitsmodelle ihrer Patienten kennen, ernst nehmen und ggf. durch alternative, evidenzbasierte Modellvorstellungen korrigieren. Chronische Erkrankungen erfordern in hohem Maße die Eigeninitiative der Patienten, wenn es darum geht, therapeutische Maßnahmen und Empfehlungen im Alltag dauerhaft umzusetzen. In einem multidisziplinären Behandlungsverbund, wie es beim chronischen Rücken- und Nackenschmerz vorgesehen ist, kommt die Notwendigkeit hinzu, dass verschiedene Behandler möglichst identische Krankheitsmodellvorstellungen verwenden [1]. So können sie auf unterschiedlichen, optimalerweise sich gegenseitig ergänzenden Wegen (z. B. physiotherapeutisch, medikamentös und ggf. psychologisch) einheitliche Ziele verfolgen.

Plausible, leicht verständliche und damit gut vermittelbare Modellvorstellungen zu den Wechselwirkungen biomedizinischer, psychologischer und sozialer Komponenten sind eine zentrale Grundlage für einen gelungenen Transfer wissenschaftlicher Erkenntnisse in die Versorgung von Patienten mit Kreuz- und Nackenschmerzen.

17.2 Vom Basiskonzept zu detaillierten Prozessen

In der Literatur wurden in den vergangenen Jahren zahlreiche verschiedene Fassungen biopsychosozialer Krankheitsvorstellungen vorgestellt, die sich zwar in den grafischen Darstellungen und im Grad ihrer Detailliertheit unterscheiden, im Kern allerdings übereinstimmend die Rolle biomedizinischer, psychologischer und sozialer Befunde zusammenfassen (s. im Überblick: [8]). Für die klinische Umsetzung empfiehlt sich dabei ein gradueller Aufbau wie folgt:

- **Biopsychosoziales Basiskonzept**
  - Es kann von allen Professionen geteilt und vertreten werden

  - Angebot an den Patienten bei erster Kontaktaufnahme
  - Grundlage für die Auswahl und Erläuterung erster diagnostischer Schritte, z. B. in Form anamnestischer Fragen
- **Spezifische biopsychosoziale Wechselwirkungen**
  - Neurophysiologische Schwerpunktsetzung (peripherphysiologische Faktoren wie z. B. spezifische Belastungshaltungen und nachfolgende Muskelverkürzung, zentralnervöse Mechanismen bei chronischem Schmerz)
  - Psychobiologische Schwerpunktsetzung (z. B. Wechselwirkung zwischen psychosozialem Stress am Arbeitsplatz und ungünstigen Belastungshaltungen, Einfluss ungünstiger Schmerzverarbeitung über Prozesse der Minder- oder Überlastung von Muskeln, Bändern und Gelenken)

Zeigt sich in der Diagnostik eines Patienten, dass z. B. spezifische biomechanische Belastungshaltungen mit nachfolgenden Störungen der neuromuskulären Balance bestehen, können dem Patienten detailliertere neurophysiologische Modellvorstellungen begründet erläutert werden – sowohl die zu vermittelnden Behandlungsmaßnahmen (z. B. spezifische physiotherapeutische Übungen) als auch die Notwendigkeit von Übungen für den häuslichen Alltag. Zeigt sich z. B. im Rahmen einer Screeningdiagnostik, dass zudem psychosoziale Risikofaktoren vorliegen, z. B. in der individuellen Schmerzverarbeitung, können diese in ihrer Wechselwirkung mit biomechanischen und allgemein neurophysiologischen Prozessen ebenfalls vertieft erläutert werden. Jede an der Behandlung beteiligte Profession wird so die jeweiligen Prozesse vertiefend erklären, ohne damit Gefahr zu laufen, ein monokausales Verständnis aufzubauen.

17.2.1 Basismodell biopsychosozialer Wechselwirkungen

Bestehenden biopsychosozialen Krankheitsmodellen im Zusammenhang mit muskuloskeletalen Schmerzen ist nicht nur gemeinsam, dass sie die 3 Dimensionen der biomedizinischen, psychologischen und sozialen Faktoren umfassen, sondern dass sie im Prozess der Chronifizierung auslösende und aufrechterhaltende Einflüsse unterscheiden. Biomechanische, aber auch psychosoziale Stressoren kommen als auslösende wie auch als aufrechterhaltende Faktoren für Rücken- und Nackenschmerzen infrage. Schlafstörungen zum Beispiel, nachlassende Konzentrationsfähigkeit und depressive Grundstimmungen werden häufiger als aufrechterhaltende denn als auslösende Faktoren anhaltender Schmerzzustände erlebt, die nicht adäquat auf eine medizinische Erstbehandlung ansprechen. Individuelle Formen der Schmerzverarbeitung, z. B. ein ängstliches Schon- und Vermeidungsverhalten, zählen zu den Folgeerscheinungen akuter Schmerzen, die vor allem an der Aufrechterhaltung beteiligt sein können.

Im Rahmen eines Erstkontakts bei einem Patienten mit Rücken- oder Nackenschmerz geht es darum, diese möglichen Einflussfaktoren sehr kurz im Überblick zu erläutern und zu klären,

- welche der möglichen Einflussfaktoren der Betroffene selbst bei sich wahrnimmt,
- ob bei dem Betroffenen selbst sehr einseitige organbezogene oder auch psychische Krankheitsvorstellungen vorliegen.

Patienten, bei denen in subjektiven Krankheitskonzepten z. B. organpathologische Vorstellungen vorherrschen (z. B. Rückenschmerz sei durch »ein ererbtes schwaches Bindegewebe« verursacht), sind nicht nur hinsichtlich neurophysiologischer Mechanismen aufzuklären, sie sollten auch eher vorsichtig an biopsychosoziale Betrachtungsweisen herangeführt werden. Ebenso sollten auch Patienten, die primär psychisch attribuieren (»Das kommt alles nur von meinem Stress mit meinem Ehepartner«), die Bedeutung biomechanischer Belastungsfaktoren (z. B. mangelnde Bewegung im Alltag) erkennen.

Abb. 17.1 zeigt ein biopsychosoziales Basismodell, das sowohl vom Hausarzt als auch vom Physiotherapeuten oder auch von einem Psychotherapeuten zu Beginn einer Behandlung umrissen werden kann.

Erläuterungen zum biopsychosozialen Basismodell können wie folgt vorgenommen werden:

- Es gibt gegenwärtig keinen Verdacht auf eine schwerwiegende Erkrankung, die Ihren Rücken-/Nackenschmerzen zugrunde liegt. Dennoch sollten Sie die Schmerzen, die ja nun schon seit 3 Wochen andauern, ernst nehmen und darauf bedacht sein, dass sie sich wieder vollständig zurückbilden. Ich möchte Ihnen kurz erläutern, wodurch Ihre Schmerzen ausgelöst oder auch aufrechterhalten werden können. Ich beziehe mich dabei auf die Pfade »a« bis »f« aus dem biopsychosozialen Krankheitsmodell (Abb. 17.1).
  a. In erster Linie kommen körperliche Dauerbelastungen infrage (Rücken: z. B. langes Stehen oder Sitzen im Alltag, körperlich anstrengende Tätigkeiten, aber auch scheinbar wenig anstrengende, sich sehr häufig wiederholende Bewegungsmuster (z. B. Computermaus bedienen).
  Mögliche Frage: Haben Sie in Ihrem Alltag Körperhaltungen (Stehen, Sitzen), die Sie lange Zeit am Stück oder aber mit häufigen Wiederholungen (z. B. Computermaus) ausführen müssen?

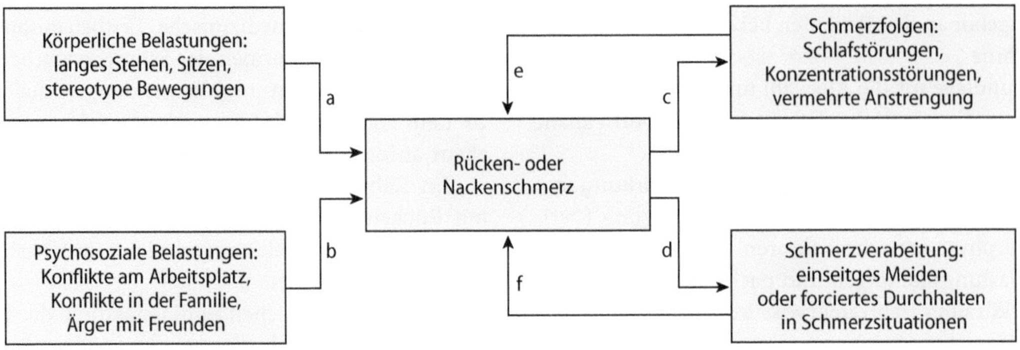

Abb. 17.1 Biopsychosoziales Basismodell

b. Genauso können aber auch anhaltende psychische Belastungen, z. B. Konflikte am Arbeitsplatz, mit Kollegen oder Vorgesetzten, aber auch in der Familie oder mit wichtigen Freunden Rücken-/Nackenschmerzen auslösen.
Mögliche Frage: Haben Sie in Ihrem Alltag Stress, z. B. Konflikte am Arbeitsplatz oder in der Familie? Können Sie sich vorstellen, dass diese Ihre Schmerzen mit verursachen?

c. Wenn Schmerzen länger andauern und nicht wie erwartet auf medizinische Maßnahmen ansprechen, beeinträchtigen sie häufig unseren Schlaf (Einschlafen, Durchschlafen). Verstärkte Müdigkeit und Konzentrationsstörungen am nächsten Tag bewirken, dass wir uns vermehrt anstrengen, körperlich oder geistig; dies geht (siehe Pfad »e«) mit vermehrter Muskelaktivität einher, diese wiederum verstärkt die Schmerzen. Das bedeutet, dass hier ein Teufelskreislauf entsteht, der die Schmerzen aufrechterhalten kann.
Mögliche Frage: Haben Sie wegen Ihrer Schmerzen Schlafprobleme und verstärkte Müdigkeit und/oder Konzentrationsstörungen?

d. Schließlich ist wichtig, wie wir im Alltag auf unsere Schmerzen reagieren, welche Gedanken uns dabei automatisch durch den Sinn gehen, wie wir uns fühlen und verhalten. Es gibt ungünstige Reaktionsweisen, z. B. wenn wir sehr ängstlich allen möglichen Situationen aus dem Weg gehen, sobald wir Schmerzen spüren, aber auch, wenn wir trotz starker Schmerzen sehr forciert versuchen, in den Alltagsaktivitäten durchzuhalten (z. B. bei langem Stehen). Auch hier können verschiedene Teufelskreisläufe entstehen (siehe Pfad »f«).
Mögliche Frage: Sehen Sie bei sich selbst evtl. ungünstiges Vermeiden oder übermäßiges Durchhalten im Umgang mit Ihren Schmerzen?

- *Abschließende Frage:* Welche dieser möglichen Einflüsse (körperliche Belastungen, psychosoziale Belastungen, Schmerzfolgen oder der alltägliche Umgang mit den Schmerzen) erkennen Sie bei sich selbst wieder?

Für die klinische Praxis empfiehlt sich die Nutzung eines allgemeinen Basiskonzepts biopsychozialer Wechselwirkungen neben spezifischen Modellen zur weiteren Vertiefung. Das Basiskonzept kann und sollte von allen Professionen in einem multidisziplinären Team geteilt werden, es ist ein konkretes Angebot an Patienten bei der ersten Kontaktaufnahme und kann Grundlage für die Erläuterung der ersten diagnostischen Schritte sein.

17.2.2 Erweiterte Modelle biopsychosozialer Wechselwirkungen

Bei den erweiterten biopsychosozialen Krankheitsmodellen geht es darum, einzelne Komponenten auszudifferenzieren; dazu steht in der Regel mehr Zeit und Raum zur Verfügung während multimodaler Rehabilitationsmaßnahmen sowie in der psychologischen oder ärztlichen Schmerztherapie. Einen besonderen Stellenwert hat hierbei die Erläuterung der psychobiologischen Stressachse mit ihren muskulären und hormonellen Veränderungen. Im Rahmen der Schmerzverarbeitung lassen sich Strategien unterscheiden, die sich in der Auseinandersetzung mit alltäglichen Aufgaben ausprägen (Umgang mit Schmerz bei spezifischen physischen, mentalen oder sozialen Anforderungen). Hier stehen Schmerzen immer in Konkurrenz mit gerade ablaufenden Aktivitäten des Alltags und verursachen intrapsychische Konflikte, die auf unterschiedlichste Weise gelöst werden [9]. Zur Schmerzverarbeitung zählen weiterhin kommunikative Strategien, mit denen Betroffene ihre Umgebung wissen lassen, dass sie Schmerzen haben. Auch hier gibt es adaptive und maladaptive Formen, die lernpsychologischen Gesetzmäßigkeiten unterstehen (Abb. 17.2).

Sowohl die neurobiologische Stressachse als auch maladaptive Formen der Schmerzverarbeitung – hier besonders die verschiedenen Strategien des Umgangs mit physischen, mentalen oder sozialen Anforderungen – kön-

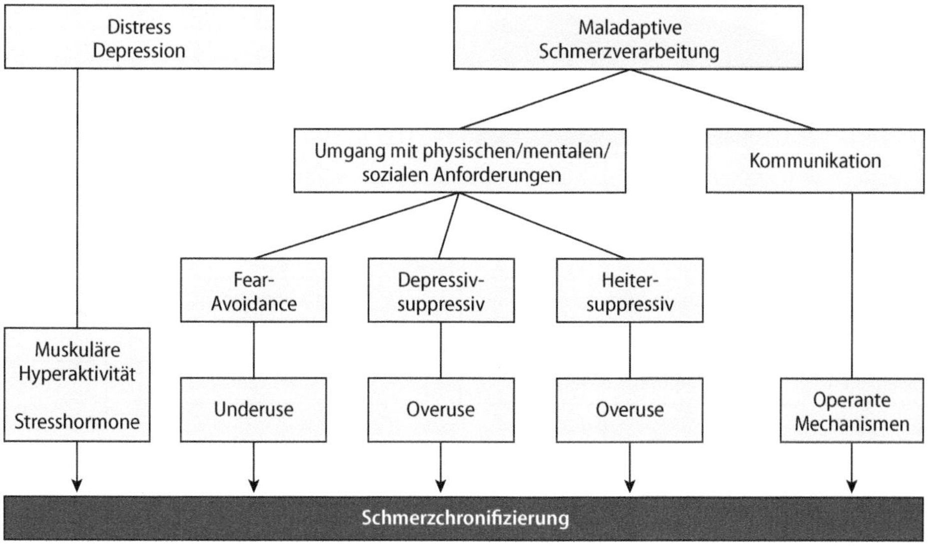

Abb. 17.2 Erweitertes biopsychosoziales Krankheitsmodell

nen an peripher-physiologischen Schmerzkomponenten (z. B. Entzündungsprozesse, suboptimale motorische Kontrolle mit peripheren Gewebeverletzungen als Folge) und auch an Prozessen der zentralen Sensitivierung beteiligt sein (► Kap. 2; ► Kap. 3; ► Kap. 5). Demgegenüber gehen wir heute davon aus, dass maladaptive Formen der Schmerzkommunikation primär das individuelle Schmerzverhalten beeinflussen.

Organphysiologische Komponenten

Chronische Rücken- und Nackenschmerzen gehören zu den Formen des sog. »mixed pain«, bei denen sowohl Mechanismen der peripheren als auch der zentralen Sensitivierung wirksam werden. Sie sind in ► Kap. 2 und ► Kap. 3 eingehend beschrieben. Aktuell besteht ein großer Bedarf, diese Schmerzkomponenten in Krankheitsmodellen darzustellen, die auch für Laien gut verständlich sind. Erste Studien berichten bereits über Erfolge in der Vermittlung solcher Modelle im Rahmen physiologischer Edukation bei Rückenschmerz und bei anderen Formen muskuloskeletaler Schmerzen, wie Fibromyalgie [29].

Individuelle Schmerzverarbeitung

Forschungsarbeiten in den vergangenen 20 Jahren haben überzeugend gezeigt, dass komplexe Abfolgen kognitiver, affektiv-emotionaler und verhaltensbezogener Formen der Verarbeitung von Schmerzen sowohl im experimentellen Setting als auch im klinischen Alltag Einfluss nehmen auf die Aufrechterhaltung und damit Chronifizierung von Kreuz- und Nackenschmerzen [8]. Im Fall akuter und subakuter Schmerzen können sie als Risikofaktoren für eine zu erwartende Chronifizierung wirksam werden [20] (s. auch ► Kap. 6). Im Fall chronischer Schmerzen sind sie aufrechterhaltende Faktoren. Zahlreiche, leicht voneinander abweichende Modellvorstellungen, zusammengefasst unter dem Begriff des Fear-avoidance-Modells (FAM [32]), beschreiben maladaptive Pfade der Schmerzverarbeitung: Diese beginnen bei maladaptiven Kognitionen des Katastrophisierens und führen über dadurch ausgelöste Furcht/Angst vor weiteren Schmerzen zu einem Vermeidungs- und Schonverhalten, das schließlich in einem körperlichen Disusesyndrom resultiert, einhergehend mit defizitärer Muskulatur und mangelnder kardiovaskulärer Fitness [30]. Das Avoidance-endurance-Modell (AEM) (Abb. 17.3) beschreibt wiederum entgegengesetzte Formen der Schmerzverarbeitung mit kognitiver Suppression und ausgeprägtem Durchhalteverhalten; dieses Verhalten, das trotz starker Schmerzen gezeigt wird, ist ebenfalls an der Chronifizierung beteiligt – vermittelt über langanhaltendes oder repetitives Overload körperlicher Strukturen des Bewegungsapparats [13] (s. auch Abb. 17.1).

In der weiteren Ausarbeitung der einzelnen Pfade werden sowohl kurz- als auch mittel- und langfristige Effekte unterschieden. Dabei tragen kurzfristig wirksame Mechanismen der operanten Konditionierung zur Aufrechterhaltung auch solcher Reaktionsweisen bei, die mittel- und langfristig ungünstig wirken. Mechanismen der klassischen Konditionierung bewirken vor allem eine Generalisierung reflektorischer Prozesse – z. B. von Schutzreflexen mit begleitender Furchtempfindung – in Situationen, die ehemals nicht schmerzassoziiert waren.

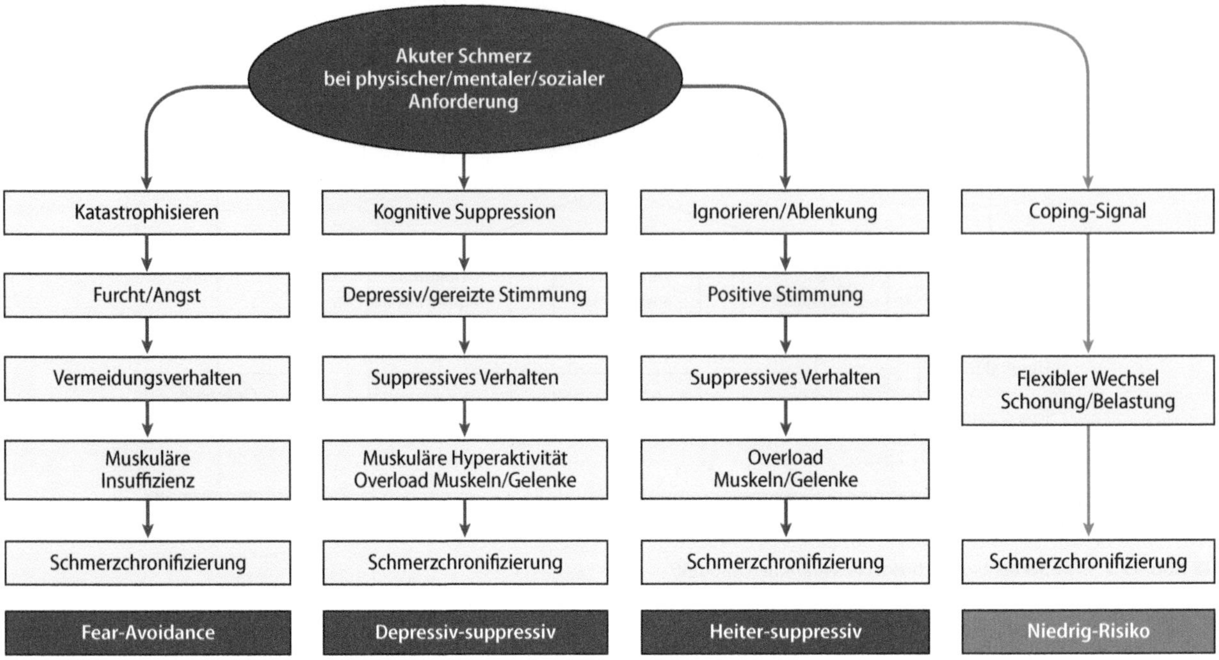

Abb. 17.3 Avoidance-endurance-Modell der Schmerzverarbeitung

> **Die häufigste Form ungünstiger Schmerzverarbeitung ist das Unterdrücken von Schmerzen, um Alltagsaktivitäten aufrechtzuerhalten (suppressive Schmerzverarbeitung). Patienten führen kurze Erholungspausen gar nicht oder zu spät in den Alltag ein, d. h. wenn die Schmerzen zu stark geworden sind (»Heute Abend kannst du dich ausruhen«). Die Folgen: (1) es kommt nicht zu einer spürbaren Schmerzlinderung, (2) die Kontrolle wird an den Schmerz »übergegeben«, das verursacht Missmut und Gereiztheit.**

Der Fear-avoidance-Pfad in die Schmerzchronifizierung

Schmerzen sind zunächst ein Warnsignal für eine körperliche Schädigung. Sie lösen in der Regel unmittelbare wichtige Schutzreflexe aus, z. B. den Reflex, die Hand von einer heißen Herdplatte zu nehmen. Problematisch würde dieser Reflex, wenn er später bei Konfrontation mit jeder Herdplatte ausgelöst würde, auch wenn sie nachweislich nicht eingeschaltet ist. Genau dies passiert bei klinischen Schmerzen, die in Verbindung mit einer spezifischen Bewegung auftreten (z. B. beim Bücken). Wenn es z. B. beim Rückenschmerz im Laufe allmählich zunehmender degenerativer Veränderungen der wirbelsäulennahen Strukturen in einem spezifischen Moment des Bückens zu einer schmerzhaften Verletzung kommt, z. B. der Faszien oder der Muskulatur, kann dies zu einer Schmerzchronifizierung führen, wenn die Betroffenen diese Verletzung als sehr bedrohlich ansehen, z. B. als Zeichen einer möglicherweise schweren Verletzung oder Erkrankung (Abb. 17.2). Eine ausgeprägte Neigung zum »Katastrophisieren« ist hoch korreliert mit erhöhter Furcht vor Aktivitäten, die Schmerzen auslösen könnten. Im Prozess der Genesung, der bei leichten Verletzungen möglicherweise nur wenige Tage andauert, kommt es bei hochängstlichen Menschen eher zu Prozessen der klassischen Konditionierung mit einer Ausweitung der Furcht auf Aktivitäten, die normalerweise nicht zu Schmerzen führen. Erschwerend wirken sich darüber hinaus Prozesse der operanten Konditionierung aus. Erleben die Betroffenen, dass ihre Furcht reduziert wird, wenn sie frühzeitig Aktivitäten vermeiden, die in ihnen Furcht vor Schmerzen auslösen, tragen diese Prozesse der negativen Verstärkung zu einer Stabilisierung über die Zeit bei. Es wird auf diese Weise für die Betroffenen unmöglich zu beurteilen, ob eine Verletzung als eigentliche Ursache der Schmerzen noch eine Rolle spielt. Erschwerend kommt bei muskuloskeletalen Schmerzen hinzu, dass es ohnehin einen gewissen Timelag gibt zwischen z. B. biomechanischen Überlastungen und dem Auftreten von Schmerzen.

Mittelfristig zeigen die Betroffenen eine erhöhte Neigung zur Hypervigilanz. Sie scannen bewusst ihre Umgebung nach möglichen schmerzauslösenden Situationen oder Aktivitäten, um rechtzeitig Vermeidungsverhalten planen zu können. Je mehr sie dadurch ihre Aktivitäten einschränken, desto eher kommt es langfristig zu einer Rückbildung der Muskulatur, die dann aufgrund neuronaler Prozesse der Sensibilisierung bereits bei normaler

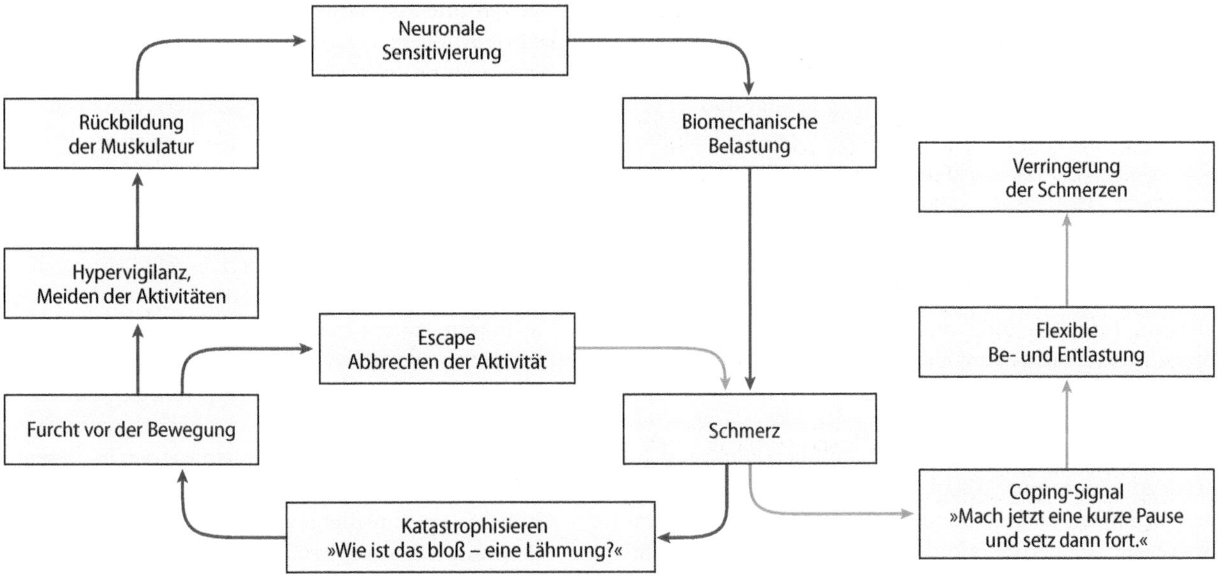

Abb. 17.4 Fear-avoidance-Pfad (FAR) der Schmerzchronifizierung

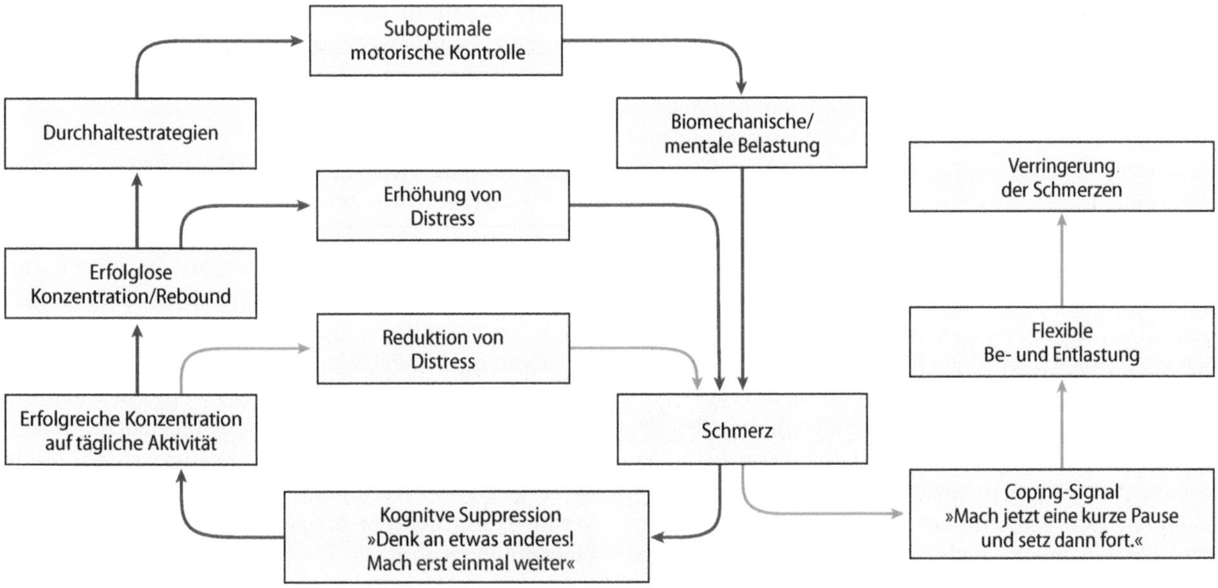

Abb. 17.5 Depressiv-suppressiver Pfad (DER) der Schmerzchronifizierung

Belastung vorschnell schmerzhaft reagiert. Diese Prozesse führen mit der Zeit zu deutlicher Beeinträchtigung des alltäglichen Aktivitätsumfangs, was sich auch in längeren Zeiten der Arbeitsunfähigkeit sowie in häufigeren Frühberentungen niederschlägt (Abb. 17.4).

- **Der depressiv-suppressive Pfad in die Schmerzchronifizierung**

Abb. 17.5 zeigt links im Bild verschiedene positive Rückkoppelungskreisläufe der Schmerzverarbeitung, die mit dem bewussten kognitiven Versuch beginnen, die Schmerzen zunächst aus der Wahrnehmung zu verdrängen bzw. trotz Schmerzen Aktivitäten des Alltags fortzusetzen (depressiv-suppressiv oder »distress-endurance« DER). Betroffene, die z. B. beim Bücken plötzlich Schmerzen erleben, ermuntern sich in Gedanken, eine Pause aufzuschieben, die durch die Schmerzen suggeriert wird, und vielleicht mit einer leicht veränderten Körperhaltung fortzufahren. Kognitive Suppression ist ein Mechanismus der eher unspezifischen Suche nach Ablenkungsmöglichkeiten, der in der experimentellen Forschung nachweislich häufiger erfolglos als erfolgreich verläuft. Die Betroffenen erleben, dass es ihnen zeitweise gelingt, die Schmerzen nicht oder weniger zu spüren, häufig gelingt dies jedoch nicht. Die Fälle des Nichtgelingens führen zu Gefühlen des Misserfolgs, des Scheiterns oder zu allgemeinen Gefühlen von Schwäche, die mit einer Mischung aus niedergeschlagener und gereizter Stimmung einhergehen. Lernpsychologisch gesehen, befinden sich die Betroffenen in einem Prozess der intermittierenden Verstärkung, der ein Verhalten über die Zeit hinweg massiv stabilisiert. Man versucht es auf diesem Wege wieder und wieder, allerdings ohne dauerhaften Erfolg.

Darüber hinaus wurde für kognitive Suppression gezeigt, dass es zum sog. Reboundphänomen kommt, d. h., nach Abschluss einer Tätigkeit drängen die unerwünschten Gedanken und Empfindungen »unfreiwillig« ins Bewusstsein, was den emotionalen Distress weiterhin erhöht. Negative emotionale Zustände führen u. a. über die hormonelle Stressachse (u. a. vermehrte Freisetzung von Cortisol) zu einer verstärkten Schmerzempfindung.

Zeigen die Betroffenen zudem suppressives Verhalten, führt dies zu einem Overload wirbelsäulennaher Strukturen durch biomechanische Belastungshaltungen wie z. B. zu lang dauernde statische Belastungshaltungen oder zu häufige Wiederholungen dynamischer Bewegungsabläufe. Eine jüngere Studie an Patienten mit Rückenschmerzen nach einer Bandscheibenoperation konnte mithilfe objektiver Accelerometermessungen der körperlichen Aktivität im Alltag zeigen, dass diese Subgruppe die höchste Schmerzintensität aufwies und gleichzeitig die höchste Anzahl an biomechanischen Belastungshaltungen [24]. Andere Autoren fanden ähnliche Subgruppen mit hohem Aktivitätslevel bei hohem Schmerzniveau [15, 22].

Neben hohen Werten im suppressiven Verhalten zeigen Patienten mit einem DER-Pfad auch vermehrtes Vermeidungsverhalten, möglicherweise primär im sozialen Kontext [14]. Auch Huijnen et al. [15] und McCracken et al. [22] beschreiben diese Kombination in einem Muster der »extreme cycler«, d. h., die Betroffenen zeigen so lange suppressives Verhalten, bis ein sehr hohes Schmerzniveau erreicht ist, das sie dann zwingt, verschiedene Aktivitäten aufzugeben. Dies deckt sich mit unseren klinischen Beobachtungen, wonach die Betroffenen beginnen – allerdings meist erst in einem chronischen Stadium –, ihr Aktivitätsniveau zunächst im Freizeitbereich aufzugeben, erst später im beruflichen Kontext. Obwohl lernpsychologisch in diesen Fällen mit denselben operanten Mechanismen zu rechnen ist (negative Verstärkung des Aufgebens durch Schmerzlinderung), bezeichnen wir diese Form des späten Aufgebens als passive Form der Vermeidung, die wir der aktiven oder antizipativen Vermeidung im FAR-Pfad gegenüberstellen [11].

Die Betroffenen machen auf diese Weise 2 problematische Erfahrungen:

1. Sie warten so lange mit entspannungsfördernden Maßnahmen, bis sie sich vom Schmerz zur Beendung der jeweiligen Aktivität gezwungen fühlen. Hiermit geben sie, ohne es zu beabsichtigen, die Kontrolle an eine externe Quelle ab. Die resultierenden Gefühle von Kontrollverlust erhöhen bekanntermaßen den durch den Schmerz bereits verursachten Stresspegel.
2. Sie führen Pausen deutlich zu spät in ihren Alltag ein, sodass vor allem kurze Unterbrechungen nicht mehr zu einer Schmerzlinderung führen können. Mögliche Gewebeschäden durch physisches Overload können nicht regenerieren, zudem werden in diesen passiv erzwungenen Unterbrechungen Phasen des Grübelns sowie niedergeschlagener und gereizter Stimmung intensiver bzw. bewusster wahrgenommen.

Damit schließt sich für die Betroffenen ein Circulcus vitiosus mit dem Versuch, in Gedanken und im Verhalten die Signalfunktion des Schmerzes zu unterdrücken, was mittel- und langfristig in verstärktem Schmerz und Beeinträchtigung im Alltag mündet.

17.3 Heiter-suppressiver Pfad (EER) der Schmerzchronifizierung

Zunächst nur klinisch beobachtet, konnte in den vergangenen Jahren auch mit standardisierten Fragebogenverfahren ein weiterer maladaptiver Pfad der Schmerzverarbeitung bei Patienten mit Rücken- oder Nackenschmerzen identifiziert werden [14]. Für Patienten mit Rückenschmerzen konnten diese Befunde auch über objektive Accelerometermessungen bestätigt werden [24]. In der kognitiven Verarbeitung der Schmerzen finden sich vermehrt Formen der fokussierten Ablenkung, die mit einer erhöhten positiven Stimmung trotz der vorhandenen Schmerzen einhergeht. Im Verhalten zeigen diese Patienten erhöhte Aktivität trotz Schmerzen, im Selbstbericht das geringste Maß an Beeinträchtigung. Im AEM wird dieses Muster als heiter-suppressive Schmerzverarbeitung (»eustress-endurance responses« EER, ◘ Abb. 17.6) bezeichnet.

Auch McCracken et al. [22] beschrieben eine Subgruppe von Patienten mit einem hohen Maß an schmerzkonfrontativem Verhalten ohne begleitendes Vermeiden (Gruppe der »Doer«), die ein geringes Maß an schmerzbezogener Angst und geringe Beeinträchtigung aufweist. Das AEM geht davon aus, dass diesen Patienten die kognitive Ablenkung vom Schmerz besser gelingt als Patienten mit vorrangigem DER-Muster. Diese Hypothese wird durch

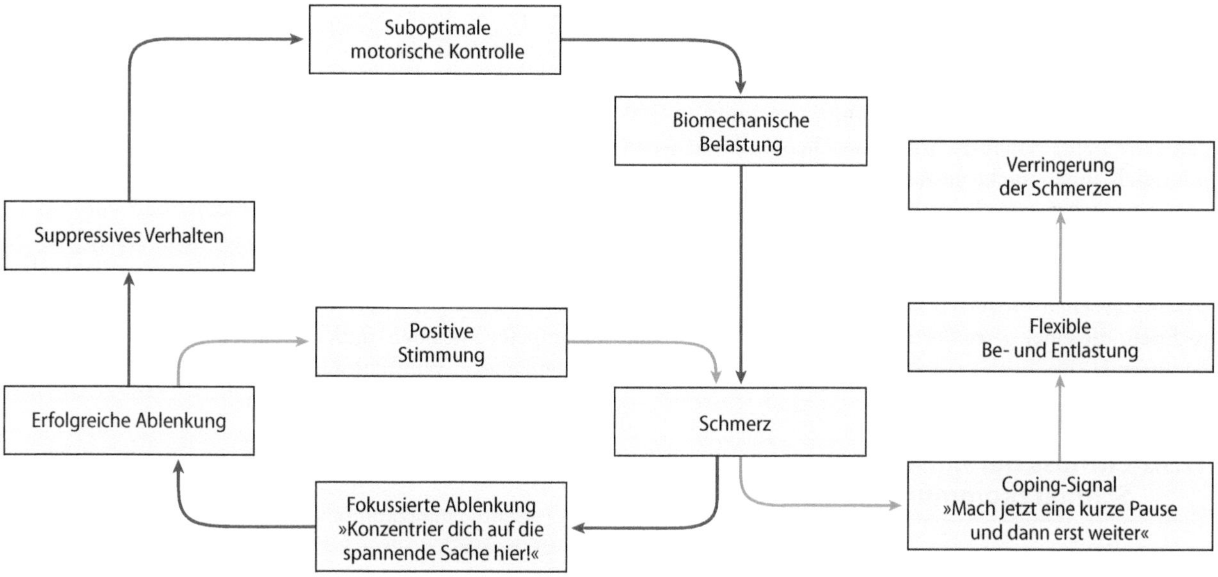

Abb. 17.6 Heiter-suppressiver Pfad (EER) der Schmerzchronifizierung

eine Reihe laborexperimenteller Humanstudien gestützt, die zeigen, dass fokussierte Ablenkung wirksamer den Schmerz und emotionalen Distress reduziert als das unfokussierte Suchen nach Distraktoren, gekoppelt mit Versuchen, unangenehme Empfindungen zu unterdrücken (»thought suppression«). Möglicherweise verfügen Patienten mit einem EER-Muster aber auch über mehr belohnende Aspekte in ihren Aktivitäten, die mit dem Schmerz konkurrieren. So konnten Verhoeven et al. [31] im Laborexperiment zeigen, dass Personen, die sich mit einer spezifischen Aufgabe von einem Schmerzstimulus ablenken sollten, erfolgreicher waren, wenn sie für die Aufgabenerfüllung finanziell belohnt wurden. Dies galt vor allem für Personen, die hohe Werte im Katastrophisieren zeigten.

Das AEM nimmt an, dass die Form der kognitiven Verarbeitung im EER-Pfad kurzfristig eher mit negativer Verstärkung einhergeht, d. h., dass eine Schmerzreduktion durch Ablenkung erlebt wird. Einen indirekten Beleg findet man in Studien, die eine negative Korrelation zwischen suppressivem Verhalten, positiver Stimmung und dem Stresshormon Cortisol fanden [27, 28]. Mittel- und langfristig kommt es allerdings über einen anhaltenden oder repetitiven Overload wirbelsäulenassoziierter Strukturen zu wiederholten Verletzungen des Gewebes, die an der Aufrechterhaltung der Schmerzen beteiligt sind.

17.3.1 Einfluss psychosozialer Stressoren

Schmerz stellt, wie auch Hunger und Durst, selbst eine Bedrohung und damit einen Stressor für den Organismus dar. Zustände dieser Art führen zu einer Störung der physiologischen Homöostase, die den Organismus motiviert, die Balance wiederherzustellen. Ebenso bewirken auch andere Bedrohungen – z. B. Konflikte mit anderen Menschen, etwa am Arbeitsplatz, in der Familie oder im Freundeskreis, Sorgen um die eigene Gesundheit oder um nahe Angehörige – eine Störung sowohl der physiologischen Homöostase als auch des mentalen Gleichgewichts. Unabhängig von der Art der Stressoren führen diese zu einer Aktivierung physiologischer Systeme, wie z. B. des sympathischen Nervensystems, der neurohumoralen Stressachse sowie zu einer Aktivierung des neuromuskulären Systems [16]. Gleichzeitig werden mental und behavioral Prozesse der Stressverarbeitung eingeleitet, die sich in ihrer Adaptivität sehr unterscheiden können. Im Fall adaptiver Stressverarbeitung oder auch – aufgrund äußerer Bedingungen – nur kurzzeitig wirksamer Stressoren bewirkt die Aktivierung der Hypothalamus-Hypophysen-Nebennierenrinden-Achse (HHNA) eine verstärkte Freisetzung des Stresshormons Cortisol. Dieses Hormon mobilisiert über die Aktivierung zahlreicher metabolischer Faktoren Energiereserven des Körpers, die eine erfolgreiche Stressbewältigung und Wiederherstellung der Homöostase zum Ziel haben. Problematisch wird es, wenn Stressoren chronisch anhaltend oder repetitiv auf den Organismus einwirken, sodass nach Selye [25] eine Erschöpfungsphase erreicht wird. Negative Effekte schließen Störungen des Immunsystems, muskuläre Insuffizienz sowie Störungen der Gewebeheilung ein, die ihrerseits an der Aufrechterhaltung von Schmerzsyndromen beteiligt sein können [21]. Es kommt auf diesem Weg zu sich selbst unterhaltenden positiven Rückkoppelungskreisläufen zwischen Schmerz und Stress.

In der Stressbewältigung gibt es eine Reihe möglicher Störungen, u. a. in der sozialen Kompetenz (z. B. beim adäquaten Ausdruck von Wünschen gegenüber anderen, bei der adäquaten Eigenverteidigung in rechtlichen Fragen oder beim Ablehnen von Wünschen anderer, wenn man sich ihnen nicht gewachsen fühlt), der Verarbeitung von Ärger, von Ängsten oder von Trauerprozessen [19]. Liegen Störungen in der Stress- und Emotionsregulation vor, ist mit fließenden Übergängen von normalpsychologischen Prozessen zu psychischen Störungen zu rechnen, die einer gesonderten Diagnostik und Therapie bedürfen [17].

17.3.2 Einfluss der individuellen Schmerzkommunikation

Individuelle Formen des Schmerzausdrucks und der Schmerzkommunikation zählen neben psychosozialem Stress und Schmerzverarbeitung zu den wesentlichen psychologischen Faktoren, die an der Aufrechterhaltung von Schmerzen beteiligt sein können. Nach unserer klinischen Erfahrung bedarf es allerdings einer sehr tragfähigen Beziehung zwischen Therapeut und Patient, bevor diese Einflüsse erfolgreich thematisiert werden können, da Patienten häufig wenig Einsicht in die Maladaptivität ihrer Form des Schmerzausdrucks haben.

Schon früh wurde im operanten Lernmodell der Zusammenhang zwischen nonverbalen Formen des Schmerzausdrucks (z. B. Stöhnen, die schmerzende Stelle reiben, Humpeln) und den Reaktionen z. B. von Angehörigen thematisiert [7]. Reagieren z. B. Angehörige mit vermehrter Zuwendung, dem Spenden von Trost oder dem Abnehmen unangenehmer Aufgaben auf solche nonverbalen Schmerzäußerungen, können sich diese mit der Zeit verstetigen. Reagieren Bezugspersonen, zu denen auch Freunde oder Kollegen am Arbeitsplatz gehören, in unregelmäßigen Abständen auf diese Weise, so realisieren sie Formen einer intermittierenden Verstärkung, die sich besonders nachhaltig auf die Stabilität eines Verhaltens auswirkt. In der Regel haben weder die Schmerzbetroffenen noch die Bezugspersonen unmittelbar Einsicht in diese lernpsychologischen Zusammenhänge, noch werden diese Abfolgen bewusst angesteuert. Bis heute sind die interaktionellen Aspekte des chronischen Schmerzes noch wenig erforscht [3]. Lediglich für die Maladaptivität des nonverbalen Schmerzausdrucks gibt es experimentelle Belege [6] sowie Befunde aus prospektiven Längsschnittstudien an Patienten mit Rückenschmerzen, die auf positive Zusammenhänge nonverbalen Schmerzverhaltens mit zukünftigen Schmerzproblemen hinweisen [12]. Nach dem operanten Modell empfiehlt es sich, dass Bezugspersonen lernen, statt dieser nonverbalen Verhaltensweisen eher gesunde Verhaltensweisen zu verstärken.

Zu den als gesund eingestuften Verhaltensweisen zählt im Rahmen der Kommunikation, andere Menschen direkt, d. h. verbal, um Unterstützung zu bitten. Es gibt Hinweise, dass die Fähigkeit oder Bereitschaft dazu negativ mit künftigen Schmerzproblemen korreliert, d. h., sie reduziert das Risiko zukünftiger Schmerzen [12]. Es wird vermutet, dass dies mit einer allgemeinen Fähigkeit oder Bereitschaft zusammenhängt, im Sinne der sozialen Kompetenz (s. oben) andere Menschen direkt um Hilfe zu bitten, eigene Wünsche angemessen zu vertreten wie auch Wünsche anderer ggf. abzulehnen.

Tipp

Patienten mit chronischen Schmerzen drücken diese oft nonverbal aus, z. B. über Stöhnen, durch Reiben der schmerzenden Stelle oder Humpeln. Diese Schmerzsignale werden vom Partner unbewusst oft ungünstig verstärkt. Es bedarf einer sehr tragfähigen Beziehung zwischen Therapeut und Patient, bevor diese Zusammenhänge thematisiert werden können.

17.4 Zusammenfassung

Leicht verständliche biopsychosoziale Krankheitsmodelle können eine rationale Basis für die Aufklärung von Patienten mit akuten wie chronischen Rücken- und Nackenschmerzen sein. Im Rahmen komplexer Versorgungspfade, an denen verschiedene Disziplinen beteiligt sind (► Kap. 9; ► Kap. 10), sollte ein biopsychosoziales Basiskonzept von jeder beteiligten Profession als Grundlage für Diagnostik und Therapie herangezogen werden. Die Nutzung eines einheitlichen Grundkonzepts ist u. E. eine der Voraussetzungen dafür, dass ein häufiger und ungezielter Arztwechsel (»Doktor-Hopping«) verhindert wird. Je nach eingeschlagenem Behandlungsweg kann ein solches Basiskonzept dann ausdifferenziert werden. Entscheidend ist, dass ein Patient und seine im multiprofessionellen Team agierenden Therapeuten in gegenseitigem Einverständnis handeln.

Literatur

1. Arnold B, Brinkschmidt T, Casser HR et al (2014) Multimodale Schmerztherapie für die Behandlung chronischer Schmerzsyndrome. Ein Konsensuspapier der Ad-Hoc-Kommission Multimodale interdisziplinäre Schmerztherapie der Deutschen Schmerzgesellschaft zu den Behandlungsinhalten. Der Schmerz 28:459–472

2. Bundesärztekammer (BÄK), Kassenärztliche Bundesvereinigung (KBV) und Arbeitsgemeinschaft Wissenschaftlich Medizinischer fachgesellschaften (AWMF) (Hrgs) (2013) Nationale Versorgungsleitlinie Kreuzschmerz. http://www.leitlinien.de/nvl/kreuzschmerz/. Zugegriffen: 20. März 2015
3. Cano A, Leong L (2012) Significant others in the chronicity of pain and disability. In: Hasenbring MI, Rusu AC, Turk DC (Hrsg) From acute to chronic back pain. Risk factors, mechanisms, and clinical implications. Oxford University Press, New York, S 339–354
4. Deutsche Gesellschaft für Allgemeinmedizin und Familienmedizin (2009) Nackenschmerz, DEGAM-Leitlinie Nr. 13, Omicron Publishing, Düsseldorf
5. Engel GL (1982) The biopsychosocial model and medical education. N Engl J Med 306:802–805
6. Flor H, Knost B, Birbaumer N (2002) The role of operant conditioning in chronic pain: an experimental investigation. PAIN 95: 111–118
7. Fordyce WE (1976) Behavioral methods for chronic pain and illness. The C.V. Mosby Company, St. Louis
8. Gatchel RJ, Peng YB, Peters ML, Fuchs PN, Turk DD (2007) The biopsychosocial approach to chronic pain: scientific advances and future directions. Psychol Bull 133:581–624
9. Goschke T, Drisbach G (2008) Conflict-triggered goal-shielding: response conflicts attenuate background monitoring for prospective memory cues. Psychol Sci 19:25–32
10. Hasenbring MI, Pincus T (2015) Effective reassurance in primary care of low back pain what messages from clinicians are most beneficial at early stages? Clin J Pain 31:133–136
11. Hasenbring M, Verbunt JA (2010) Fear-avoidance and endurance-related responses to pain: new model of behavior and their consequences or clinical practice. Clin J Pain 26:747–753
12. Hasenbring M, Marienfeld G, Kuhlendal D, Soyka D (1994) Risk factors of chronicity in lumbar disc patients. A prospective investigation of biologic, psychologic, and social predictors of therapy outcome. Spine 19(24):2759–2765
13. Hasenbring MI, Hallner D, Rusu AC (2012a) Endurance-related pain responsesin the development of chronic back pain. In: Hasenbring MI, Rusu AC, Turk DC (Hrsg) From acute to chronic back pain. Risk factors, mechanisms, and clinical implications. Oxford University Press, New York, S 295–314
14. Hasenbring M, Hallner D, Klasen BW et al (2012b) Pain-related avoidance versus endurance in primary care patients with subacute back pain: psychological characteristics and outcome at a 6-months follow- up. Pain153:211–17
15. Huijnen IPJ, Verbunt JA, Peters ML et al (2011) Differences in activity-related behaviour among patients with chronic low back pain. Eur J Pain 15:748–755
16. Korte SM, Koolhaas JM, Wingfield JC, McEwen BS (2005) The Darwinian concept of stress: Benefits of allostasis and costs of allostatic load and the trade-offs in health and disease. Neuroscience and Biobehavioral Reviews 29:3–38
17. Linton SJ, Bergbom S (2011) Understanding the link between depression and pain. Scand J Pain 2:47–54
18. Loeser JD (1982) Concepts of pain. In: Stanton-Hicks J, Boaz R (Hrsg) Chronic low back pain. Raven Press, New York, S 109–142
19. Lumley MA, Cohen JL, Borszcz GS et al (2011) Pain and emotion: a biopsychosocial review of recent research. J Clin Psychol 67(9):942–968
20. Main CJ, Kendall NAS, Hasenbring MI (2012) Screening of psychosocial risk factors (yellow flags) for chronic back pain and disability. In: Hasenbring MI, Rusu AC, Turk DC (Hrsg) From acute to chronic back pain. Risk factors, mechanisms, and clinical implications. Oxford University Press, New York, S 203–229
21. McBeth J, Power A (2012) Dysfunction of the hypothalamic-pituitary-adrenal axis and associated stress axes in the development of chronic low back pain. In: Hasenbring MI, Rusu AC, Turk DC (Hrsg) From acute to chronic back pain. Risk factors, mechanisms, and clinical implications. Oxford University Press, New York, S 69–88
22. McCracken LM, Samuel VM (2007) The role of avoidance, pacing, and other activity patterns in chronic pain. Pain 130:119–125
23. Pincus T, Holt N, Vogel S et al (2013) Cognitive and affective reassurance and patient outcomes in primary care: a systematic review. Pain 154:2407–2416
24. Plaas H, Sudhaus S, Willburger R, Hasenbring MI (2014) Physical activity and low back pain: the role of subgroups based on the avoidance-endurance model. Disabil. Rehabil 36(9):749–755
25. Selye H (1950) Stress and the general adaptation syndrome. Br Med J 1(4667):1383–1392
26. Shaw WS, Pransky G, Winters T, Tveiro TH, Larson SM (2009) Does the presence of psychosocial »yellow flags« alter patient-provider communication for work-related, acute low back pain? J Occup Environ Med 51(9):1032–1040. doi: 10.1097/JOM.0b013e3181b2f539
27. Sudhaus S, Moellenberg T, Plaas H et al (2012) Cortisol awakening response and pain-related fear-avoidance versus endurance in patients six months after lumbar disc surgery. Appl Psychophysiol Biofeedback 37:121–130
28. Sudhaus S, Held S, Schoofs, D, Bültmann J, Dück I, Wolf OT, Hasenbring MI (2015) Associations between fear-avoidance andendurance responses to pain and salivarycortisol in the context of experimental paininduction. Psychoneuroendocrinology 52:195–199
29. Van Oosterwijck J, Meeus M, Paul L, De Schryer M, Pascal A, Lambrecht L, Nijs J (2013) Pain physiology education improves health status and endogenous pain inhibition in fibromyalgia a double-blind randomized controlled trial. Clin J Pain 29:873–882
30. Verbunt JA, Seelen HA, Vlaeyen JW et al (2003) Disuse and deconditioning in chronic low back pain: concepts and hypotheses on contributing mechanisms. Eur J Pain 7:9–21
31. Verhoeven K, Crombez G, Eccleston C, Van Ryckeghem DML, Morley S, Van Damme S (2010) The role of motivation in distracting attention away from pain: An experimental study. Pain 149:229- 234
32. Vlaeyen JW, Linton SJ (2000) Fear-avoidance and its consequences in chronic musculoskeletal pain: a state of the art. Pain 85:317–332
33. Waddel G (1987) A new clinical model for the treatment of low back pain. Spine 12:633–644
34. Foster NE, Hartvigsen J, Croft PR (2012) Taking responsibility for the early assessment and treatment of patients with musculoskeletal pain: a review and critical analysis. Arthrit Res Ther 14:205

Behandlung

Medikamente

I. Cascorbi

H.-R. Casser et al. (Hrsg.), *Rückenschmerzen und Nackenschmerzen*,
DOI 10.1007/978-3-642-29775-5_18, © Springer-Verlag Berlin Heidelberg 2016

Entsprechend der Nationalen Versorgungsleitlinie Kreuzschmerz wird für die medikamentöse Therapie des nichtspezifischen Kreuzschmerzes ein gestuftes medikamentöses Vorgehen empfohlen. In erster Linie sollen peripher wirksame Analgetika wie Paracetamol und traditionelle nichtsteroidale Antiphlogistika/Antirheumatika wie Ibuprofen oder Diclofenac zur Therapie herangezogen werden. Erst bei Nichtansprechen wird der Einsatz von schwachen Opioidanalgetika wie z. B. Tramadol empfohlen und erst bei Notwendigkeit auf stark wirksame Opioide verwiesen, die im Rahmen eines multimodalen Therapiekonzepts angewendet werden sollen. Zusätzlich kommt kurzfristig der Einsatz von zentral wirksamen Muskelrelaxanzien in Betracht, wenn nichtopioide Analgetika keine Besserung bewirken. Ferner kann der Einsatz noradrenerg-serotonerg wirksamer Antidepressiva erwogen werden.

18.1 Einleitung

Entsprechend der Nationalen Versorgungsleitlinie Kreuzschmerz [2] wird für die medikamentöse Therapie des nichtspezifischen Kreuzschmerzes ein gestuftes medikamentöses Vorgehen empfohlen (◘ Tab. 18.1). In erster Linie werden peripher wirksame Analgetika wie Paracetamol und traditionelle nichtsteroidale Antiphlogistika herangezogen. Erst bei Nichtansprechen wird der Einsatz von schwachen Opioidanalgetika empfohlen und erst bei Notwendigkeit auf stark wirksame Opioide verwiesen, die im Rahmen eines multimodalen Therapiekonzepts angewendet werden sollen. Zusätzlich kommt der Einsatz von zentral-wirksamen Muskelrelaxanzien und von Antidepressiva in Betracht.

18.2 Nichtopioide Analgetika

Die nichtopioiden Analgetika wirken überwiegend peripher und nur mit wenigen Ausnahmen auch zentral. Zu ihnen gehören nichtsaure antipyretische Analgetika (z. B. Paracetamol), saure antipyretisch-antiphlogistische Analgetika (z. B. Ibuprofen) und Analgetika ohne antipyretisch-antiphlogistische Wirkung (z. B. Flupirtin).

Wesentlicher Angriffspunkt der peripher wirksamen Analgetika ist die Hemmung der Prostaglandin-E2-Synthese (PEG2-Synthese). Die schmerzsignalverstärkende Wirkung dieses Prostaglandins beruht auf einer erleichterten Aktivierung des oberflächig gelegenen Hitzerezeptors TRPV1 sowie tetrodotoxinresistenter Natriumkanäle. Gleichzeitig hemmt PGE2 im Hinterhorn des Rückenmarks die Schmerzweiterleitung, indem die hemmende Wirkung von Glycinrezeptoren aufgehoben wird. Da die Synthese von PEG2 durch Cyclooxygenase-2 (COX-2) vermittelt wird, kann eine Hemmung der COX-2 die Bildung schmerzfördernder Prostaglandine verhindern.

18.2.1 Nichtsaure antipyretische Analgetika

Zu dieser Gruppe zählen Paracetamol und Metamizol. Die Effekte auf periphere Cyclooxygenasen sind eher schwach, sodass es nicht zur Hemmung der peripheren Prostaglandinsynthese kommt und Paracetamol und Metamizol folglich keine antiphlogistischen Eigenschaften aufweisen. Metamizol spielt in der Therapie des Rückenschmerzes keine Rolle.

Paracetamol

Dieses nichtsaure Analgetikum findet breite Anwendung, vor allem als nicht verschreibungspflichtiges Medikament. Originalpackungen bis 20×500 mg sind in der Regel rezeptfrei erhältlich, größere Abpackungen unterliegen der Rezeptpflicht.

Die analgetische Wirkung beruht auf einer Hemmung zentraler Cyclooxygenasen, möglicherweise trägt aber auch die Beeinflussung serotoninerger Rezeptoren zur analgetischen Wirkung bei.

Die Dosierung orientiert sich in erster Linie am Lebensalter und dem Gewicht des Patienten, Erwachsene sollten bei Rückenschmerzen nicht mehr als 3 g einnehmen, die zugelassene Tageshöchstdosis beträgt 4 g. Schon Dosen von mehr als 6 g täglich gelten als lebertoxisch. Bei nicht ausreichender analgetischer Wirkung sollte daher nicht die Dosis weiter erhöht werden, sondern als nächste Stufe auf traditionelle nichtsteroidale Antiphlogistika ausgewichen werden.

Die Lebertoxizität beruht auf der Bildung reaktiver Stoffwechselprodukte in der Leber, die durch anschließende Konjugation mit Glutathion detoxifiziert werden können. Reichen die Glutathionvorkommen der Leber jedoch nicht aus, wirkt Paracetamol dosisabhängig lebertoxisch.

Die hepatotoxische Wirkung von Paracetamol kann durch gleichzeitige Gabe bestimmter Arzneistoffe erhöht werden. Dies gilt insbesondere für das Tuberkulostatikum Rifampicin, für Antikonvulsiva vom Barbiturattyp und durch Phenytoin und Carbamazepin. Diese induzieren metabolische Enzyme der Leber, die die Bildung reaktiver Paracetamolmetaboliten befördern. Bekanntermaßen verstärkt Alkoholmissbrauch die Leberschädigung.

Metoclopramid beschleunigt die Aufnahme und den Wirkungseintritt von Paracetamol, die Verzögerung der Magenentleerung wirkt dem entgegen. Die dauerhafte Einnahme von Paracetamol kann die Wirkung von Vitamin-K-Antagonisten wie Phenprocoumon verstärken, gelegentliche Einnahme führt jedoch nicht zu Änderungen der Blutgerinnung.

Tab. 18.1 Medikamentöse Therapie des nichtspezifischen Kreuzschmerzes entsprechend den Empfehlungen der Nationalen Versorgungsleitlinie Kreuzschmerz [2]

	Empfehlungsgrad	
	Positiv	**Negativ**
Analgetika (nichtopioide)		
Paracetamol		
Bei leichtem bis moderatem akutem nichtspezifischem Kreuzschmerz kann ein Behandlungsversuch mit Paracetamol bis zu einer maximalen Tagesdosis von 3 g unternommen werden. Der Behandlungserfolg ist kurzfristig zu überprüfen	↔	
Der Einsatz von Paracetamol kann bei subakutem und chronischem nichtspezifischem Kreuzschmerz nur nach einer ausführlichen Medikamentenanamnese und nur zur Behandlung kurzer Exazerbationen des chronischen nichtspezifischen Kreuzschmerzes eingesetzt werden. Die Einnahme sollte dann nur für kurze Zeit und in möglichst niedriger Dosis erfolgen	↔	
Traditionelle nichtsteroidale Antirheumatika/Antiphlogistika (tNSAR))		
Bei akutem nichtspezifischem Kreuzschmerz sollten tNSAR zur Schmerzlinderung in limitierter Dosierung eingesetzt werden. Evidenz liegt vor für bis zu 1,2 g Ibuprofen, 100 mg Diclofenac oder 750 mg Naproxen täglich. Bei unzureichender Wirkung kann die Dosis unter Beachtung und ggf. Prophylaxe der möglichen Nebenwirkungen auf Tagesdosen von bis zu 2,4 g Ibuprofen, 150 mg Diclofenac oder 1,25 g Naproxen erhöht werden	↑	
Bei tNSAR-Behandlung und gleichzeitig existenten gastrointestinalen Risiken sollte die prophylaktische Gabe eines Protonenpumpenhemmers erfolgen	↑	
tNSAR sollten nur in der niedrigsten wirksamen Dosierung und so kurzzeitig wie möglich eingesetzt werden.	↑	
tNSAR sollen nicht parenteral verabreicht werden		↓↓
COX-2-Hemmer können unter Berücksichtigung der Warnhinweise bei akutem und chronischem nichtspezifischem Kreuzschmerz eingesetzt werden, wenn tNSAR kontraindiziert sind oder nicht vertragen werden (»off label use«)	↔	
Andere Analgetika		
Flupirtin soll zur Behandlung von akutem und chronischem nichtspezifischem Kreuzschmerz nicht angewendet werden		↓↓
Opioidanalgetika		
Bei fehlendem Ansprechen auf Analgetika (wie Paracetamol, tNSAR) können schwache Opioide (z. B. Tramadol, Tilidin/Naloxon) bei nichtspezifischem Kreuzschmerz eingesetzt werden	↔	
Eine Reevaluation der Opioidtherapie soll bei akutem nichtspezifischem Kreuzschmerz nach spätestens 4 Wochen, bei chronischem nichtspezifischem Kreuzschmerz nach spätestens 3 Monaten erfolgen. Tritt die gewünschte Schmerzlinderung/Funktionsverbesserung nicht ein, ist die Fortsetzung der Opioidtherapie kontraindiziert	↑↑	
Wenn Opioide zum Einsatz kommen, sind zur Reduktion des Suchtrisikos Opioide mit langsamem Wirkungseintritt den schnell wirksamen Opioiden vorzuziehen. Sie sollten nach festem Zeitschema gegeben werden (»rund um die Uhr«). Versuchsweise durchgeführte Dosiserhöhungen, die nicht zu einer anhaltend verbesserten Wirkung führen, sollen grundsätzlich wieder rückgängig gemacht werden	**Statement**	
Starke Opioide (BTM-pflichtig) sind möglichst nur im Rahmen eines multimodalen Therapiekonzepts und in Zusammenarbeit mit schmerztherapeutischen Fachleuten einzusetzen	**Statement**	
Bei akutem oder subakutem nichtspezifischem Kreuzschmerz sollen transdermale Opioide nicht eingesetzt werden		↓↓
Muskelrelaxanzien		
Muskelrelaxanzien können bei akutem und chronischem nichtspezifischem Kreuzschmerz angewendet werden, wenn nichtmedikamentöse Maßnahmen oder die alleinige Gabe von nichtopioiden Analgetika keine Besserung bewirken	↔	

Tab. 18.1 (Fortsetzung)

	Empfehlungsgrad	
	Positiv	**Negativ**
Muskelrelaxanzien sind jedoch aufgrund ihrer Nebenwirkungen wie Benommenheit oder Abhängigkeit, wegen allergischer Nebenwirkungen, der reversiblen Beeinträchtigung der Leberfunktion und gastrointestinaler Komplikationen mit Bedacht einzusetzen. Sie sollten bei akutem, subakutem und chronischem nichtspezifischem Kreuzschmerz nicht länger als 2 Wochen fortlaufend eingenommen werden	**Statement**	
Obwohl bestimmte Benzodiazepine in klinischen Studien schmerzlindernde Effekte bei nichtspezifischem Kreuzschmerz zeigten, ist die Anwendung zu vermeiden, da das Abhängigkeitspotenzial dieser Medikamentengruppe sehr hoch ist und die chronische Einnahme eine aktive multimodale Therapie erheblich erschwert	**Statement**	
Antidepressiva und andere Psychopharmaka		
Noradrenerge oder noradrenerg-serotonerge Antidepressiva können als Nebenmedikation im Rahmen eines therapeutischen Gesamtkonzepts zur Schmerzlinderung für Personen mit chronischem nichtspezifischem Kreuzschmerz in Betracht gezogen werden. Dabei sind Kontraindikationen und mögliche Nebenwirkungen zu beachten	↔	
Antidepressiva vom SSNRI-Typ sollten bei Personen mit nichtspezifischem Kreuzschmerz nicht routinemäßig und nur bei indikationsrelevanter Komorbidität (schwere Depression, Angststörung) eingesetzt werden		↓
Antiepileptika/Antikonvulsiva		
Gabapentin, Pregabalin und Carbamazepin sollten bei nichtspezifischem Kreuzschmerz nicht eingesetzt werden		↓
Phytotherapeutika		
Phytotherapeutika sollten zur Schmerztherapie bei akutem und chronischem nichtspezifischem Kreuzschmerz nicht angewendet werden		↓
Perkutan applizierbare Medikamente		
Perkutan applizierbare Medikamente sollten zur Behandlung des akuten, subakuten und chronischen nichtspezifischen Kreuzschmerzes nicht angewendet werden		↓
Weitere intravenös verabreichte Medikamente		
Intravenös oder intramuskulär applizierbare Schmerzmittel, Glukokortikoide und Mischinfusionen sollen für die Behandlung des akuten und chronischen nichtspezifischen Kreuzschmerzes nicht angewendet werden		↓↓

Paracetamol ist bei schwerer Leberinsuffizienz kontraindiziert. Eine relative Kontraindikation besteht bei hepatozellulärer Insuffizienz (Child-Pugh <9), chronischem Alkoholmissbrauch sowie schwerster Niereninsuffizienz mit einer Kreatininclearance von weniger als 10 ml/min. Das erblich bedingte Gilbert-Syndrom (Morbus Meulengracht) gilt ebenfalls als relative Kontraindikation, da Träger dieses Merkmals Paracetamol nur eingeschränkt glukuronidieren und damit detoxifizieren können.

Unter normalen Anwendungsbedingungen kann Paracetamol während der gesamten Schwangerschaft (jedoch nicht über einen längeren Zeitraum) nach Abwägung des Nutzen-Risiko-Verhältnisses eingenommen werden.

Paracetamol ist nur zur Therapie leichterer Schmerzen geeignet und in niedrigen Dosierungen verträglich. Die Steigerung der Dosis ist jedoch durch das lebertoxische Potenzial deutlich limitiert. Bei der Therapie von Rückenschmerzen ist kurzfristig der Erfolg zu überprüfen.

18.2.2 Traditionelle NSAR (tNSAR)

Nichtsteroidale Antiphlogistika bzw. Antirheumatika (engl.: »non-steroidal antiinflammatory drugs«, NSAIDs) sind die am häufigsten eingesetzten analgetisch-antiphlogistischen Medikamente überhaupt [13]. Ihr wesentliches Wirkprinzip beruht auf einer Hemmung der Cyclooxygenasen 1 und 2 und der daraus für die Analgesie wesentlichen Suppression der Prostaglandinsynthese. Die antiphlogistisch-analgetische Wirkung der tNSAR beruht auf der überwiegenden Hemmung der in entzündlichem Gewebe exprimierten induzierbaren COX-2 bei therapeutischen Konzentrationen. Die Nebenwirkungen lassen sich teilweise aus der Hemmung der COX-1 ableiten. Diese wird konstitutiv im Magen, der Niere und in Thrombozyten exprimiert. Folgen einer langfristigen Behandlung sind daher vor allem gastrointestinale COX-1-vermittelte Erosionen und Ulzerationen sowie – mit geringerer Häufigkeit – Nierenschäden. Acetylsalicylsäure zählt nicht zu den traditionellen NSAR (tNSAR), da hier die Hemmung der COX-1 stärker als die von COX-2 ist und somit hohe Dosen von mehr als 2 g für eine antiphlogistische Wirkung notwendig sind. Von den tNSAR sind die spezifischen COX-2-hemmenden Coxibe (z. B. Etirocoxib) zu unterscheiden.

Als Folge der COX-1-vermittelten Thrombozytenaggregationshemmung kann es bei chirurgischen Eingriffen zu Blutungskomplikationen kommen, weshalb ein präoperatives Absetzen insbesondere bei neurochirurgischen Eingriffen entsprechend der Halbwertzeit ratsam ist [7].

Alle NSAR und Coxibe können Nierenfunktionsstörungen mit nachfolgender Ödembildung und Blutdruckerhöhung um 5–10 mmHg bedingen. Dies beruht auf einer lokalen Hemmung der Cyclooxygenasen der Niere, wodurch es zur Natriumionen- und Wasseretention kommen kann. Im Einzelfall können Druckerhöhungen um 30–40 mmHg auftreten. Bei bereits bestehender eingeschränkter Nierenfunktion ist besondere Zurückhaltung geboten.

An der Haut können Überempfindlichkeitsreaktionen zu Ekzemen, Erythemen, Photosensibilisierung bis hin zum Steven-Johnson- und Lyell-Syndrom führen.

In jüngerer Zeit wurde die Aufmerksamkeit auf kardiovaskuläre und zerebrovaskuläre Risiken nach langfristiger Einnahme von NSAR gelenkt. Dies gilt nicht nur für Coxibe, wie das vom Markt genomene Rofecoxib, sondern auch für tNSAR [5]. Als Mechanismus wird eine durch die COX-2-Hemmung verursachte Dysbalance vermutet. Dem Mangel an antithrombogenen und gefäßdilatierenden Endoperoxiden Prostacyclin PGI2 und Prostaglandin E2 steht die Expression des thrombogenen Thromboxan A2 gegenüber [3].

Allgemein ist zu beachten, dass die gleichzeitige Einnahme von tNSAR und Glukokortikoiden das Risiko gastrointestinaler Blutungen erhöht, die gleichzeitige Einnahme von Antikoagulanzien verstärkt die Blutungsneigung. Zusätzlich können tNSAR die diuretische und blutdrucksenkende Wirkung von Diuretika sowie die antihypertensive Wirkung von ACE-Hemmern und Betablockern vermindern.

Ibuprofen

Für Ibuprofen gibt es eine gute Evidenz zur Behandlung von Rückenschmerzen. Es handelt sich um ein Arylpropionsäurederivat mit relativ niedriger Potenz der Inhibition von COX-1 und COX-2. Für die analgetische Wirkung bei Rückenschmerzen sind bis zu 1,2 g täglich erforderlich. Die Abgabe von Ibuprofen erfolgt in der Bundesrepublik Deutschland bei Einzeldosen von 100–400 mg rezeptfrei.

Ibuprofen wird in der Leber vollständig mit einer Halbwertszeit von 2 bis 3 h verstoffwechselt, die Metaboliten werden überwiegend renal ausgeschieden. Im Vergleich zu anderen NSAR sind die gastralen Nebenwirkungen eher gering. Bei langfristiger Einnahme von mehr als 1,2 g täglich steigt das kardiovaskuläre Risiko, bei niedrigeren Dosen dagegen kaum [5].

Bei der Einnahme von Ibuprofen ist auf eine spezifische Interaktion mit Acetylsalicylsäure (ASS) zu achten. Wie ASS kann Ibuprofen die Thromboxan-A2-Synthese hemmen, im Unterschied zu ASS erfolgt die Hemmung aber reversibel und lässt rasch nach. Ibuprofen hindert jedoch ASS, den Serinrest an Position 529 des COX-1-Proteins zu azetylieren, die irreversible und lang anhaltende Inhibition der Thromboxan-A2-Synthese wird somit verhindert, das kardiale Risiko von Patienten mit koronarer Herzerkrankung steigt [3]. Ibuprofen sollte daher bei KHK-Patienten erst 2–3 h nach ASS-Gabe eingenommen werden.

Ibuprofen ist bei akutem nichtspezifischem Kreuzschmerz zur Schmerzlinderung in Dosen von bis zu 1,2 g/d geeignet. Es sollte nur in der niedrigsten wirksamen Dosierung und so kurzzeitig wie möglich eingesetzt werden. Bei unzureichender Wirkung kann die Dosis unter Beachtung möglicher gastrointestinaler Nebenwirkungen auf bis 2,4 g Ibuprofen erhöht werden, ggf. ist eine Prophylaxe mit Protonenpumpenhemmern vorzunehmen. Die zeitgleiche Gabe von ASS ist zu vermeiden.

Diclofenac

Die Potenz dieses Arylessigsäurederivats ist deutlich höher als bei Ibuprofen. Durch eine 3-fach höhere Affinität zur COX-2 als zur COX-1 ist es stärker antiphlogistisch wirksam und somit u. a. auch zur Behandlung akuter und chronischer Arthritiden und des entzündlichen Weichteilrheumatismus indiziert. Bei der Behandlung von Rückenscherzen liegt Evidenz bei Dosen bis zu 100 mg/d vor.

Im Einzeldosisbereich 12,5–25 mg ist Diclofenac rezeptfrei erhältlich. Die Tageshöchstdosis beträgt als rezeptfreies Arzneimittel jedoch nur 75 mg über 4 Tage. Für die Behandlung stärkerer Schmerzen sollte auf verschreibungspflichtige Einzeldosen von 50–100 mg zurückgegriffen werden. Die absolute Tageshöchstdosis beträgt jedoch lediglich 150 mg. Bei Nachlassen der Wirkung (die Plasmahalbwertzeit beträgt lediglich 1,5 h) sollte die Dosis nicht weiter erhöht werden, da Diclofenac ein hohes Risiko gastrointestinaler Blutungen aufweist (s. oben). Es wird daher bei längerem Einsatz die gleichzeitige Gabe von Protonenpumpenhemmern zur Vermeidung von Ulzerationen empfohlen. In sehr seltenen Fällen (1:12.500) kann Diclofenac Leberschäden verursachen.

Diclofenac ist bei akutem nichtspezifischem Kreuzschmerz zur Schmerzlinderung in Dosen von bis zu 100 mg/d geeignet. Es sollte nur in der niedrigsten wirksamen Dosierung und so kurzzeitig wie möglich eingesetzt werden. Bei unzureichender Wirkung kann die Dosis unter Beachtung möglicher gastrointestinaler Nebenwirkungen auf 150 mg/d erhöht werden, ggf. ist eine Prophylaxe mit Protonenpumpenhemmern vorzunehmen.

Naproxen

Naproxen weist ähnliche Eigenschaften wie Ibuprofen auf, unterscheidet sich aber in seiner Eliminationshalbwertszeit, die 10–18 h beträgt. Hierdurch ist das Nachblutungsrisiko verlängert. Das Indikationsspektrum entspricht dem von Diclofenac. Seine geringe Spezifität zur COX-1 geht aber mit erhöhtem Risiko gastrointestinaler Blutungen und Ulzerationen einher, ein kardiovaskuläres Risiko konnte bislang nicht nachgewiesen werden.

Bis zu einer Tageshöchstdosis von 600 mg und in Einzeldosen von 200 mg ist Naproxen rezeptfrei erhältlich.

Naproxen ist bei akutem nichtspezifischem Kreuzschmerz zur Schmerzlinderung in Dosen von bis zu 750 g/d geeignet. Es sollte nur in der niedrigsten wirksamen Dosierung und so kurzzeitig wie möglich eingesetzt werden. Bei unzureichender Wirkung kann die Dosis unter Beachtung möglicher gastrointestinaler Nebenwirkungen auf bis 1,2 g Naproxen erhöht werden, ggf. ist eine Prophylaxe mit Protonenpumpenhemmern vorzunehmen.

18.2.3 Coxibe

Coxibe weisen eine besonders hohe Selektivität zur COX-2 auf. Ziel der Entwicklung dieser Medikamentengruppe war es, hierdurch das Ausmaß gastrointestinaler Nebenwirkungen zu senken. Er später erkannte man das erhöhte Risiko kardiovaskulärer Erkrankungen nach langfristiger Einnahme [11]. Coxibe haben bei der antiphlogistischen Behandlung derzeit nur eine nachrangige Bedeutung.

Celecoxib

Die höhere Selektivität zu COX-2 senkt das gastrointestinale Ulzerationsrisiko, vorbestehende Ulzera oder entzündliche Magen-Darm-Erkrankungen gelten jedoch auch als Kontraindikation. Die weiteren Nebenwirkungen sind denen der NSAR vergleichbar. Die Dosierung erfolgt mit 200 mg bis max. 400 mg pro Tag.

Etoricoxib

Bei entzündlichen Gelenkerkrankungen ist die analgetisch-antiphlogistische Potenz dieses Coxibs mit der von Diclofenac vergleichbar, Studien zu Kreuzschmerzen liegen nicht vor. Die Dosierung erfolgt mit 30 mg bis max. 90 mg täglich. Bei schwerer Leber- oder Niereninsuffizienz sowie bei Kindern und Jugendlichen unter 16 Jahren ist die Einnahme kontraindiziert.

Coxibe (spezifische COX-2-Inhibitoren) wie Celecoxib oder Etoricoxib sind bislang nicht zur Behandlung chronischer Rückenschmerzen indiziert. Jedoch kann unter bestimmten Umständen – z. B. bei gastrointestinaler Unverträglichkeit von tNSAR – ihr Einsatz als Off-label-Präparat sinnvoll sein.

18.2.4 Analgetika ohne antipyretisch-antiphlogische Wirkung

Oral wirksame Analgetika wie Flupirtin und Nefopam, die nicht antiphlogistisch wirken, haben sich nicht als hilfreich bei der Behandlung von Rückenschmerzen erwiesen. Zudem darf Flupirtin nur bei Vorliegen von Kontraindikationen gegen andere Analgetika wie z. B. NSAR oder Opioide verschrieben werden. Nach zunehmenden Berichten über Fälle von Lebertoxizität muss bei Gabe von Flupirtin die Leberfunktion wöchentlich überprüft werden.

18.3 Opioide

Bei Patienten mit akuten Rückenschmerzen ist die Wirksamkeit von Opioiden erwiesen, sodass bei Patienten mit dieser Schmerzart ein Behandlungsversuch empfohlen wird. Auch bei Behandlung chronischer Kreuzschmerzen können schwache Opioide zum Einsatz kommen, wenn die Wirkung von nichtopioiden Analgetika wie tNASR nicht ausreichend ist oder nicht vertragen wird [12, 8]. Sogenannte schwach wirksame Opioide zeichnen sich durch eine geringere Effizienz aus als hochpotente Opioide wie Morphin und sollen ein geringeres Abhängigkeitspotenzial entfalten. Sie unterliegen nicht der Betäubungsmittelverschreibungsverordnung.

Opioide sind in erster Linie Agonisten des μ-Opioidrezeptors (OPRM1). Hierdurch werden einerseits präsynaptische Kalziumkanäle inaktiviert, andererseits wird postsynaptisch eine Öffnung von Kaliumkanälen bewirkt. Die Hemmung der Kalziumkanäle verhindert die Freisetzung des erregenden Neurotransmitters Glutamat und verursacht entsprechend eine verminderte Erregung der postsynaptischen NMDA-Rezeptoren, die Öffnung der Kaliumkanäle bedingt eine Hyperpolarisation. Beide Mechanismen führen zur Verminderung der Nozizeption.

Opioide wirken zentral durch Hemmung spinaler nozizeptiver Signale und aktivieren das endogene schmerzhemmende System; sie wirken auch über periphere Opioidrezeptoren analgetisch. Die Nebenwirkungen lassen sich in erster Linie durch zentrale Effekte erklären, sie sind unmittelbar abhängig von der Potenz des Opioids und von dessen Dosis. Die wiederholte Gabe führt zu Toleranzentwicklung, hiervon ist nur die Obstipation ausgenommen.

Die wichtigsten unerwünschten Wirkungen sind: zentrale Hemmung des Atemzentrums, Sedation, Übelkeit und Obstipation. Im weiteren Verlauf wird das Brechzentrum gehemmt, und es resultiert eine antiemetische Wirkung. Weiterhin kommt es zur Miosis, Kontraktion der Sphinktere im Bereich der Gallenwege und Steigerung des Tonus der Harnblasenmuskulatur und des Blasenschließmuskels mit der Gefahr des Harnverhalts. Durch Verminderung des Tonus arterieller Blutgefäße besteht die Gefahr der Orthostase. Ferner können Opioide peripher durch Histaminfreisetzung Hautrötung, Urtikaria und Juckreiz bis hin zu Asthmaanfällen bei disponierten Patienten hervorrufen. Die Gefahr der physischen und psychischen Abhängigkeit ist gegeben, bei sachgerechter Anwendung von Opioiden ist das Risiko bei chronischen Schmerzpatienten jedoch eher gering.

Die langfristige Gabe kann aber auch zu paradoxen Wirkungen im Sinne einer Schmerzverstärkung führen. Dieses als opioidinduzierte Hyperalgesie bezeichnete Phänomen beruht auf einer Aktivierung pronozizeptiver Systeme, die insbesondere zu einer Heraufregulierung des NMDA-Rezeptorsystems führt [4]. Aber auch schon die kurzzeitige Anwendung kann Sensibilisierungsprozesse induzieren, die einen Teil der analgetischen Wirkung des Opioids maskieren und noch viele Tage nach dem Absetzen nachweisbar sein können. Die Konsequenz ist, dass Opioide möglichst in Kombination mit anderen Analgetika angewendet und das gewählte Opioid gewechselt werden sollte.

Die Wirksamkeit von schwach wirksamen Opioiden ist bei Patienten mit akuten Rückenschmerzen erwiesen. Auch chronisch Erkrankte können von einer Behandlung profitieren. Bei akutem nichtspezifischem Kreuzschmerz sollte eine Überprüfung der Opioidtherapie nach spätestens 4 Wochen, bei chronischem nichtspezifischem Kreuzschmerz nach spätestens 3 Monaten erfolgen. Tritt die gewünschte Schmerzlinderung/Funktionsverbesserung nicht ein, ist die Fortsetzung der Opioidtherapie kontraindiziert.

18.3.1 Schwach wirksame Opioide

Tramadol

Tramadol gehört zu den schwachen μ-Opioidrezeptoragonisten, weist zusätzlich aber auch Effekte an serotoninergen Rezeptoren auf und führt zu einer Hemmung der Noradrenalinwiederaufnahme. Für die Behandlung akuter Schmerzen sollte eine schnell freisetzende Formulierung, bei chronischen Schmerzen nur die retardierte Zubereitung verwendet werden.

Jugendliche über 12 Jahre und Erwachsene erhalten als Anfangsdosis 100 mg, auf 2 Gaben pro Tag verteilt. Die Dosis kann auf 400 mg alle 12 h gesteigert werden.

Zu beachten ist, dass die mithilfe von Tramadol bewirkte zentrale Sedierung durch Alkohol verstärkt werden kann. Umgekehrt kann die Wirkung bei gleichzeitiger Gabe von Carbamazepin oder Rifampicin abnehmen. Diese Medikamente induzieren den Abbau von Tramadol in der Leber. Bei gleichzeitiger Einnahme von Substanzen, die das serotoninerge System verstärken – zu diesen zählen Antidepressiva vom Typ der Monoaminoxidasehemmstoffe (z. B. Moclobemid), selektive Serotoninwiederaufnahmehemmstoffe (z. B. Fluoxetin) oder vom Typ der trizyklischen Antidepressiva (z. B. Amitriptylin) –, besteht die Gefahr, dass ein Serotoninsyndrom ausgelöst wird. Auch kann Tramadol die Krampfschwelle senken oder die Wirkung gleichgerichteter anderer Medikamente verstärken.

Tramadol darf daher nicht angewendet werden: bei akuten Vergiftungen mit Alkohol, Schlafmitteln, Analgetika, Opioiden und Psychopharmaka, bei Patienten, die MAO-Hemmer erhalten oder innerhalb der letzten 14 Tage angewendet haben, sowie bei Epilepsie, die durch Behandlung nicht ausreichend kontrolliert werden kann.

Wie bei allen Opioiden gilt es, besonders sorgfältig die Dosierung auf das Alter und die Organfunktion abzustimmen. So soll Tramadol nicht bei schwerer Einschränkung der Nieren- und Leberfunktion angewendet werden. Bei älteren Patienten (über 75 Jahre) sollte das Dosisintervall verlängert werden, da mit einer Verminderung der Ausscheidungsrate zu rechnen ist.

In der Schwangerschaft ist die Anwendung auf Einzeldosen zu beschränken. Eine chronische Anwendung von Tramadol ist in der gesamten Schwangerschaft zu vermeiden, da Tramadol die Plazenta passiert und aufgrund von Gewöhnung nach der Geburt Entzugserscheinungen beim Neugeborenen auftreten können. Tramadol sollte nicht während der Stillzeit angewendet werden.

Die Wirkung von Tramadol ist bei Kreuzschmerz erwiesen. Die Dosis beträgt bei Erwachsenen 100–400 mg alle 12 h. Tritt keine Besserung ein, sollte das Präparat abgesetzt werden.

Dihydrocodein

Dihydrocodein (DHC) ist ein halbsynthetisches Opiumalkaloid, das als reiner Agonist am µ-Opioidrezeptor wirksam ist. Neben der analgetischen Wirkung hat Dihydrocodein eine ausgeprägte antitussive Wirkung, die bereits in Dosierungen einsetzt, die nur sehr schwach analgetisch wirken. Erwachsene und Jugendliche ab 16 Jahren erhalten 2-mal täglich 60–120 mg einer Retardformulierung bis höchstens 240 mg pro Tag. Bei Einschränkung der Nieren- und Leberfunktion sollte eine Verringerung der DHC-Dosis oder Verlängerung des Dosisintervalls vorgenommen werden. DHC (90–120 mg) darf bei Kindern und Jugendlichen unter 16 Jahren nicht angewendet werden, auch die Anwendung niedrigerer Dosen wird nicht empfohlen. In der Schwangerschaft ist DHC kontraindiziert.

Bezüglich der Interaktion mit anderen Medikamenten gilt spezifisch für DHC, dass es nicht während einer Therapie oder innerhalb von 14 Tagen nach Beendigung einer Therapie mit MAO-Hemmern angewendet werden sollte, da es zur Verstärkung von zentralnervösen Wirkungen kommen kann. Wie bei Tramadol kann die Kombination mit gemischten Opioidagonisten/-antagonisten oder partiellen Agonisten zu einer Wirkungsabschwächung von Dihydrocodein führen.

Die Wirkung schwach wirksamer Opioide wie Dihydrocodein (DHC) ist bei Kreuzschmerz erwiesen. Die Dosis für DHC beträgt bei Erwachsenen 60–120 mg alle 12 h. Tritt keine Besserung ein, sollte das Präparat abgesetzt werden.

Tilidin/Naloxon

Tilidin wird stets in fixer 50-zu-4-Kombination mit dem µ-Opioidrezeptorantagonisten Naloxon verabreicht. Tilidin selbst ist kaum wirksam und wird erst in der Leber zu dem mittelstarken µ-Opioidagonisten Nortilidin metabolisiert. Bei bestimmungsgemäßem Gebrauch wird Naloxon nahezu vollständig präsystemisch metabolisiert und kann seine antagonisierende Wirkung nicht entfalten. Bei hohen Dosen verursacht aber das dann systemisch verfügbare Naloxon antagonisierende Wirkung und Entzugssymptomatik. Durch die Kombination von Tilidin mit Naloxon soll der Missbrauch von Tilidin vermieden werden.

Als Dosierung für Erwachsene und Jugendliche ab 14 Jahren werden 20–40 Tropfen (entsprechend 50 mg Tilidinhydrochlorid und 4 mg Naloxonhydrochlorid) bis zu 6-mal täglich empfohlen. Die Tageshöchstdosis kann bis zu 60 mg Tilidinhydrochlorid betragen. Kinder unter 14 Jahren erhalten bis zu 4-mal täglich 0,5 mg Tilidinhydrochlorid pro Kilogramm Körpergewicht (bei einem Körpergewicht <20 kg) bzw. 0,7 mg Tilidinhydrochlorid pro Kilogramm Körpergewicht (bei mehr als 20 kg), wobei als Einzeldosis nicht weniger als 7,5 mg Tilidinhydrochlorid gegeben werden sollten.

Die übliche Anfangsdosierung für das Retardpräparat beträgt für Erwachsene und Jugendliche ab 14 Jahren 2-mal täglich 100 mg. Dabei sollte ein Zeitintervall von 12 h eingehalten werden. Bei opioidnaiven Patienten ist ggf. die Anfangsdosis auf 2-mal täglich 50 mg zu reduzieren. Bei Beendigung der Behandlung sollte die Dosis pro Woche um 50 % reduziert werden.

Als Kontraindikation ist zu beachten, dass Tilidin/Naloxon nicht bei Opioidabhängigen angewendet werden darf, da eine akute Entzugssymptomatik entstehen kann. Während der Schwangerschaft sollte es nur nach strengster Nutzen-Risiko-Abschätzung gegeben werden. Es sind Interaktionen im Sinne einer Verstärkung von Vitamin-K-Antagonisten beobachtet worden, die eine engmaschige INR-Kontrolle erfordern.

Die Wirkung von Tilidin/Naloxon ist bei Kreuzschmerz erwiesen. Die Dosis beträgt bei Erwachsenen 50 mg/4 mg Tilidin-HCl/Naloxon bis zu 6-mal am Tag. Tritt keine Besserung ein, sollte das Präparat abgesetzt werden. Das Präparat darf nicht bei Opiatabhängigen angewendet werden.

18.3.2 Stark wirksame Opioide

Bei Patienten mit akuten Rückenschmerzen ist die Wirksamkeit von Opioiden erwiesen, sodass bei dieser Patientengruppe ein Behandlungsversuch empfohlen wird. In allen Fällen, insbesondere bei starken chronischen Schmerzen, wird ein multimodales Setting in Zusammenarbeit mit schmerztherapeutischen Fachleuten empfohlen. Dies ist insbesondere beim Einsatz stark wirksamer Opioide wie Morphin oder Oxycodon zu beachten [8]). Bei akutem oder subakutem nichtspezifischem Kreuzschmerz sollen transdermale Opioide nicht eingesetzt werden.

18.4 Muskelrelaxanzien

Bei akutem und chronischem nichtspezifischem Kreuzschmerz kann die Gabe von zentral-wirksamen Muskelrelaxanzien sinnvoll sein, wenn nichtmedikamentöse Maßnahmen oder die alleinige Gabe von nichtopioiden Analgetika keine Besserung bewirken. Bislang hat sich kein Muskelrelaxans als überlegen erwiesen [10].

18.4.1 Tizanidin

Tizanidin ist ein zentralwirksamer α_2-Agonist mit Hauptangriffspunkt im Rückenmark, der bei peripher bedingten, schmerzhaften Muskelverspannungen wie z. B. statischen und funktionellen Wirbelsäulenbeschwerden indiziert ist. Es hemmt vorwiegend die für den übermäßigen Muskeltonus verantwortlichen polysynaptischen Mechanismen. Das Medikament hat keinen Einfluss auf die neuromuskuläre Übertragung. Die Dosierung beträgt 3-mal 2–4 mg Tizanidin täglich. Das entspricht Tagesdosen von 6–12 mg. In schweren Fällen kann abends eine zusätzliche Tablette mit 2–4 mg eingenommen werden.

Die Nebenwirkungen sind klassentypisch. Häufig treten Müdigkeit, Schwindel, Bradykardie, Hypotonie und Mundtrockenheit auf. Diese sind in der Regel jedoch mild und vorübergehend. Seltener wird über Kopfschmerzen und allergische Reaktionen berichtet.

18.4.2 Methocarbamol

Wie Tizanidin entfaltet Methocarbamol seine muskelrelaxierende Wirkung über eine Hemmung der polysynaptischen Reflexleitung im Rückenmark und in den subkortikalen Zentren. Unter einer therapeutischen Dosierung werden der physiologische Tonus und die Kontraktilität der Skelettmuskulatur sowie die Motilität der glatten Muskulatur durch Methocarbamol nicht beeinträchtigt. Das Präparat ist zur symptomatischen Behandlung schmerzhafter Muskelverspannungen, insbesondere des unteren Rückenbereichs (Lumbago), indiziert.

Der genaue Wirkungsmechanismus von Methocarbamol ist nicht bekannt. Die Dosierung beträgt für Erwachsene 3-mal täglich 750 mg, zu Beginn erfolgt eine Aufdosierung mit 4-mal 1.500 mg. In schweren Fällen können bis zu 10 Filmtabletten à 750 mg verabreicht werden. Die Behandlungsdauer sollte 30 Tage nicht überschreiten. Selten treten Nebenwirkungen wie Kopfschmerz, Fieber, Schwindel bzw. Überempfindlichkeitsreaktionen auf.

18.4.3 Weitere Muskelrelaxanzien

Unter die zentral wirksamen Muskelrelaxanzien fallen weiterhin Medikamente wie Baclofen und Tolperison, die aber insbesondere für die Behandlung neuromuskulärer Spastiken indiziert sind. Die Evidenzlage für die Behandlung von Kreuzschmerzen mit Tolperison ist jedoch nicht ausreichend. Die Zulassung von Tolperison ist auf die symptomatische Behandlung der Spastizität nach einem Schlaganfall bei Erwachsenen beschränkt.

Muskelrelaxanzien wie Tizanidin können bei akutem und chronischem nichtspezifischem Kreuzschmerz angewendet werden, wenn nichtmedikamentöse Maßnahmen oder die alleinige Gabe von nichtopioiden Analgetika keine Besserung bewirken. Die Nachteile sind jedoch insbesondere Müdigkeit und Benommenheit. Sie sollten daher nicht länger als 2 Wochen fortlaufend eingenommen werden

18.5 Antidepressiva

Der analgetische Effekt der Antidepressiva beruht zu einem großen Teil auf einer Verstärkung absteigender inhibitorischer Neurone von Schmerzfasern durch eine präsynaptische Wiederaufnahmehemmung des Neurotransmitters Nordrenalin und in geringerem Maße auch Serotonin. Daher werden noradrenerg oder noradrenerg-serotoninerg wirksame Antidepressiva als Koanalgetika zur Schmerzlinderung für Patienten mit chronischem nichtspezifischem Kreuzschmerz herangezogen [1].

Die Dosierungen der Antidepressiva liegen in der Regel unterhalb der bei Depression empfohlenen Mengen. In Abhängigkeit von Wirkung und Nebenwirkungen ist eine individuelle Titration erforderlich. Insbesondere bei älteren Patienten sollte eine einschleichende Dosierung, beginnend mit 10 mg/d retardiert, gewählt werden, die alle 4 Tage um 10–25 mg bis zur Zieldosis 25 und 75 mg/d erhöht werden kann. Höhere Dosierungen sind nur notwendig, wenn zusätzlich antidepressive Effekte erwünscht sind.

Aufgrund der niedrigeren Dosierung fallen die typischen unerwünschten Wirkungen moderater aus bzw. treten seltener auf. Zu diesen zählen Müdigkeit und anticholinerge Störungen wie Schlafstörungen, Vergesslichkeit, Gewichtszunahme, Mundtrockenheit, Obstipation, Schwindel, orthostatische Dysregulation, Erektionsstörungen, Miktionsbeschwerden und seltener Brechreiz, Tremor und kardiale Nebenwirkungen. Vor der Behandlung sollte bei allen Patienten mit kardialem Risiko und ab einem Alter von 65 Jahren ein EKG abgeleitet werden.

Relative Kontraindikationen von Trizyklika und spezifischen Nordrenalin/Serotin-Wiederaufnahmehemmstoffen sind Glaukom, Prostatahypertrophie, Miktionsstörungen, ein gesteigertes Anfallsrisiko, Thrombose/Thrombophlebitis, kardiale Reizleitungsstörungen sowie Herzinsuffizienz und erhöhtes Sturzrisiko.

18.5.1 Spezifische Serotonin-/Noradrenalin-Wiederaufnahmehemmer (SSNRI)

SSNRI weisen aufgrund der höheren Spezifität ein geringes anticholinerges Nebenwirkungsprofil auf als trizyklische Antidepressiva. Laut den Empfehlungen der Nationalen Versorgungsleitlinie Kreuzschmerz werden SSNRI jedoch nur zur Behandlung von Rückenschmerzen empfohlen, wenn zusätzlich Zeichen einer Depression vorliegen [2]. Die oftmals auftretende unspezifische chronische Schmerzsymptomatik depressiver Patienten läst sich mit SSNRI nachweislich behandeln [9].

Die Dosierung für Venlafaxin beträgt zum Beginn 37,5 mg und wird über 7–14 Tage auf eine Zieldosis von 75–225 mg retard als Einmaldosis morgens gesteigert. Die Tageshöchstdosis beträgt 375 mg. Bei Nierenfunktionsstörungen ist eine Dosisanpassung erforderlich. Für Duloxetin beträgt sie Startdosis 30 mg, die ebenfalls über 7–14 Tage auf die Zieldosis von 60 mg als Einmaldosis morgens gesteigert wird. Die Maximaldosis beträgt 120 mg.

Wie oben erwähnt, weisen SSNRI weniger anticholinerge Nebenwirkungen auf. Zu Beginn der Behandlung können jedoch Übelkeit und Erbrechen auftreten. Der Blutdruck ist regelmäßig zu kontrollieren.

18.5.2 Selektive Serotonin-Wiederaufnahmehemmer (SSRI)

Die Wirksamkeit von selektiven Serotonin-Wiederaufnahmehemmern wie z. B. Fluoxetin, Citalopram oder Paroxetin konnte bei der Behandlung von Rückenschmerzen nicht nachgewiesen werden. Sie werden daher nicht empfohlen [1].

Noradrenerge oder noradrenerg-serotoninerge Antidepressiva können als Nebenmedikation im Rahmen eines therapeutischen Gesamtkonzepts zur Schmerzlinderung für Personen mit chronischem nichtspezifischem Kreuzschmerz in Betracht gezogen werden. Dabei sind Kontraindikationen und mögliche Nebenwirkungen zu beachten. Antidepressiva vom SSNRI-Typ sollten bei Personen mit nichtspezifischem Kreuzschmerz nicht routinemäßig und nur bei indikationsrelevanter Komorbidität (schwere Depression, Angststörung) eingesetzt werden.

18.6 Antikonvulsiva

Die bei neuropathischen Schmerzen indizierten Antikonvulsiva haben sich bei der Behandlung von Rückenschmerzen als nicht wirksam erwiesen. Koanalgetika wie Carbamazepin, Oxcarbazepin, Lamotrigin, Gabapentin, Pregabalin oder Phenytoin sollten daher nicht verwendet werden.

Literatur

1. Briley M, Moret C (2008) Treatment of comorbid pain with serotonin norepinephrine reuptake inhibitors. CNS Spectr 13:-22–26
2. Bundesärztekammer (BÄK), Kassenärztliche Bundesvereinigung (KBV), and Arbeitsgemeinschaft der Wissenschaftlichen Medizinischen Fachgesellschaften (AWMF) (2013) Nationale Versorgungsleitlinie Kreuzschmerz – Kurzfassung. http://www.awmf.org/uploads/tx_szleitlinien/nvl-007l_S3_Kreuzschmerz_2013-08.pdf. Zugegriffen: 9. Juli 2015
3. Funk CD, FitzGerald GA (2007) COX-2 inhibitors and cardiovascular risk. J Cardiovasc Pharmacol 50:470–479
4. Crofford LJ (2010) Adverse effects of chronic opioid therapy for chronic musculoskeletal pain. Nat Rev Rheumatol 6:191–197
5. Fosbol EL, Kober L, Torp-Pedersen C, Gislason GH (2010) Cardiovascular safety of non-steroidal anti-inflammatory drugs among healthy individuals. Expert Opin Drug Saf 9(6):893–903. doi: 10.1517/14740338.2010.501331
6. Mayyas F, Fayers P, Kaasa S, Dale O (2010) A systematic review of oxymorphone in the management of chronic pain. J Pain Symptom Manage 39:296–308
7. Moiniche S, Romsing J, Dahl JB, Tramer MR (2003) Nonsteroidal antiinflammatory drugs and the risk of operative site bleeding after tonsillectomy: a quantitative systematic review. Anesth Analg 96:68–77, table
8. Morlion B (2011) Pharmacotherapy of low back pain: targeting nociceptive and neuropathic pain components. Curr Med Res Opin 27:11–33
9. Perahia DG, Quail D, Desaiah D, Montejo AL, Schatzberg AF (2009) Switching to duloxetine in selective serotonin reuptake inhibitor non- and partial-responders: effects on painful physical symptoms of depression. J Psychiatr Res 43:512–518
10. See S, Ginzburg R (2008) Choosing a skeletal muscle relaxant. Am Fam Physician 78:365–370
11. Shi S, Klotz U (2008) Clinical use and pharmacological properties of selective COX-2 inhibitors. Eur J Clin Pharmacol 64:233–252
12. Smith H, Bruckenthal P (2010) Implications of opioid analgesia for medically complicated patients. Drugs Aging 27:417–433
13. Vonkeman HE, van de Laar MA (2010) Nonsteroidal anti-inflammatory drugs: adverse effects and their prevention. Semin Arthritis Rheum 39:294–312

Physiotherapie

U. Wolf

H.-R. Casser et al. (Hrsg.), *Rückenschmerzen und Nackenschmerzen*,
DOI 10.1007/978-3-642-29775-5_19, © Springer-Verlag Berlin Heidelberg 2016

Der physiotherapeutischen Behandlung geht ein gezieltes Assessment voraus, das sich an den Kategorien der ICF für Erkrankungen des Bewegungsapparats orientiert. Dabei werden weitestgehend überprüfte Fragebögen und Tests genutzt, deren vorrangiges Ziel der Ausschluss von Risikofaktoren, die Klassifizierung der betroffenen Patienten und die Zuordnung relevanter Befunde zu evidenten Therapiemaßnahmen ist. Dieses Kapitel beschreibt ferner Optionen, die nicht Gegenstand aktueller Leitlinien sind, und definiert Subgruppen, die von solchen Maßnahmen profitieren können. Neben der Darstellung der physiotherapeutischen Maßnahmen im Einzelnen wird deren Bedeutung zusätzlich in den Kontext des jeweiligen Chronifizierungsstadiums gestellt. Neben dem unspezifischen Nacken- und Rückenschmerz wird auch der Symptomenkomplex »whiplash associated disorders« angesprochen. Am Ende des Kapitels steht eine kritische Betrachtung der aktuellen Situation der Physiotherapie und der sich abzeichnenden Entwicklungen.

19.1 Einleitung

Spätestens seit Veröffentlichung der niederländischen Leitlinie für Rückenschmerz vor mittlerweile fast 20 Jahren [25] ist die Physiotherapie auch in Deutschland Gegenstand intensiver Fachdiskussionen und in der Folge zentraler Bestandteil zahlreicher interdisziplinärer Forschungsprojekte. Dies wurde nicht zuletzt durch die Einrichtung der ersten forschungsorientierten Masterstudiengänge begünstigt. Mittlerweile existieren mehrere Leitlinien, die aufzeigen, welche Patienten mit Rücken- und Nackenschmerzen in welcher Phase ihrer Erkrankung von Physiotherapie profitieren. Widersprachen sich diese anfänglich noch in wesentlichen Inhalten [53], so zeichnet sich heute ein Konsens ab, der in den aktuellen Empfehlungen auch abgebildet ist. Dennoch herrscht große Unsicherheit darüber, welche Maßnahmen aus einem ständig wachsenden Pool physiotherapeutischer Techniken konkret angewendet werden sollen. Wie der Patient in der Praxis schließlich untersucht und behandelt wird, scheint weiterhin überwiegend von der Präferenz der Betroffenen und der verordnenden Ärzte, dem Weiterbildungshintergrund der aufgesuchten Therapeuten und nicht zuletzt vom verfügbaren Budget abhängig zu sein. Aufgrund mangelnder professioneller Standardisierung und interdisziplinärer Vernetzung können Ärzte, Betroffene und Kostenträger zum Zeitpunkt der Verordnung nicht absehen, nach welchem Therapieplan in der Physiotherapie tatsächlich verfahren werden wird [79]. Das Physiotherapierezept verschwindet aus Sicht der Verordnenden bildlich gesprochen in einer Blackbox.

Dieser Beitrag soll den an der Versorgung von Rückenpatienten beteiligten Berufsgruppen eine Hilfestellung bei der Umsetzung der Leitlinien und der inhaltlichen Ausgestaltung der Physiotherapie geben. Er soll dazu beitragen, Subgruppen zu identifizieren, die von Physiotherapie profitieren können, und Optionen aufzeigen, die bei Persistenz der Beschwerden oder zur Unterstützung evidenter therapeutischer Konzepte angewendet werden können.

19.2 Physiotherapeutische Maßnahmen und ihre Evidenz

19.2.1 Edukation und Instruktion

Der Physiotherapeut unterstützt die Aufklärung des Patienten durch den behandelnden Arzt und erläutert bzw. ergänzt diese bei Bedarf. Dabei wird insbesondere die Harmlosigkeit des Rückenschmerzes betont und der Patient bei der schnellstmöglichen Wiederaufnahme bzw. der Aufrechterhaltung seines gewohnten Tagesablaufs und seiner beruflichen Tätigkeit unterstützt. Dies kann verbal, durch schriftliche Information oder durch Zeigen und Üben von relevanten Bewegungen – auch in Kleingruppen – geschehen. Es können unspezifische Bewegungen instruiert, ferner Tipps für die Ausführung erforderlicher Alltagsaktivitäten gegeben werden. Das Phänomen des chronischen Schmerzes wird erläutert [10], um die Selbstwirksamkeitserwartung der Betroffenen zu fördern. Die Vermittlung von Copingstrategien spielt dabei eine bedeutende Rolle. Ferner wird das transtheoretische Modell [63] zur Verhaltensänderung angewendet, um die Motivation zur Verhaltensänderung in Bezug auf körperliche Aktivität zu fördern. Die psychosozialen Risikofaktoren werden im Sinne eines Screenings erfasst und in ihrer Entwicklung beobachtet. Von Bettruhe ist abzuraten. Der behandelnde Arzt ist dahingehend zu unterstützen, dass zunächst keine bildgebende Diagnostik durchgeführt wird; diese hat keine therapeutische Konsequenz, ist aber eine vermeidbare Strahlenbelastung.

- **Evidenz**

Bettruhe ist in keiner Phase der Erkrankung indiziert [9]. Die Ermutigung zur Aufrechterhaltung normaler körperlicher Aktivität ist aufgrund der hohen Evidenz Bestandteil aller Leitlinien für **Rückenschmerz**. Die Instruktion von aktiven Übungen ist vor allem bei chronischem Rückenschmerz und bei denjenigen akuten Patienten sinnvoll, die bereits vor Beginn der Erkrankung ein niedriges Aktivitätslevel aufwiesen oder die aufgrund der Beschwerden ihre Aktivität bereits erheblich reduziert haben [12]. Die schriftliche Information und Instruktion ist wirksam [23].

Bei **Nackenschmerzen** sollte zusätzlich auf den günstigen Einfluss einer frühen Aktivierung (anstelle einer Immobilisation), eventuell auch einer allgemeinen sportlichen Aktivitäten hingewiesen werden. Dabei soll zur täglichen Durchführung von Übungen geraten werden, die Ausdauertraining (mind. 30 min), Muskelkräftigung und Dehnung beinhalten. Einflussfaktoren wie Übergewicht, die subjektive Gesundheitseinstellung der Betroffenen und chronischer Stress sollten erläutert werden, um die Patienten zu einer hilfreichen Verhaltensänderung zu motivieren. Gleichzeitig sollte aber im Dialog eine realistische Prognose für den Krankheitsverlauf vermittelt werden. Die limitierenden Einflüsse einer bestehenden Schwangerschaft, unvermeidlicher schwerer körperlicher Arbeit (besonders bei Bauarbeitern und Krankenschwestern), eines höheren Lebensalters und bestehender Komorbiditäten sollten dabei berücksichtigt werden.

19.2.2 Thermo-, Hydro- und Elektrotherapie

Aus diesem Bereich der physikalischen Therapie werden bei Patienten mit Rückenschmerzen überwiegend Wärme und elektrotherapeutische Verfahren angewendet. Letztere lösen im nieder- und mittelfrequenten Bereich einzelne oder tetanische Muskelkontraktionen aus, sollen auf diesem Wege Mechanorezeptoren aktivieren und so die Schmerzleitung auf spinaler Ebene hemmen. Alle Verfahren zielen zudem auf eine Hemmung der Reizleitung in den peripheren Axonen sowie auf eine Anhebung des Rezeptorpotenzials ab. Infolge der Histaminausschüttung kommt es ferner zu einer Mehrdurchblutung und konsekutiver Wärmeentwicklung im Gewebe. Dies wird vor allem mit den hochfrequenten Verfahren aus dem Spektrum der Elektrotherapie, aber auch durch direkte Wärmezufuhr mit Packungen oder Wärmepflastern bewirkt. Über die Durchblutungssteigerung und den Haut-Muskel-Reflex kommt es zu einer Entspannung der Muskulatur.

▪ Evidenz

Bei **Rückenschmerz** sollen nicht angewendet werden: Interferenztherapie, perkutane elektrische Nervenstimulation (PENS) und transkutane elektrische Nervenstimulation (TENS), Kurzwellendiathermie, Laser- und Magnetfeldtherapie. Als alleinige Therapieoptionen sind sie nicht wirksam. Bei bestimmten Patienten können Maßnahmen der Elektrotherapie jedoch optional eingesetzt werden, um körperliche Aktivität zu ermöglichen oder ihre Aufrechterhaltung zu erleichtern [9]). Wichtig ist dabei jedoch keine Fokussierung auf passive Maßnahmen, um damit eine Minderung der Selbstwirksamkeitserwartung zu verhindern. Wärmepflaster sind ebenso wirksam wie Paracetamol [17].

Bei chronischem **Nackenschmerz** verspricht die Anwendung pulsierender Magnetfelder (»pulsed electro magnetic fields«, PEMF) eine kurzfristige Schmerzlinderung unmittelbar nach der Anwendung [31]. TENS-Anwendungen können ebenfalls eher bei chronischen als bei akuten Patienten angewendet werden. Insgesamt ist die Literaturlage nicht ausreichend für klare Empfehlungen zur Elektrotherapie. Eine relevante Schmerzreduktion oder Funktionsverbesserung durch Wärmeanwendungen an der Halswirbelsäule konnte nicht nachgewiesen werden.

19.2.3 Massage

Massage ist die passive mechanische Behandlung palpatorisch erreichbarer Gewebsschichten. Dabei werden die klassischen Techniken Streichungen, Knetungen, Reibungen, Vibrationen und Schüttelungen eingesetzt mit dem Ziel, mechanische, biochemische, reflektorische, psychologische und immunmodulierende Effekte auszulösen [55]. Die Sonderformen der Massage sowie die Reflexzonentherapie sind nicht Gegenstand wissenschaftlicher Untersuchungen und folglich auch nicht in den Empfehlungen abgebildet.

▪ Evidenz

Massage soll bei akutem **Rückenschmerz** nicht angewendet, kann jedoch bei subakutem und chronischem Rückenschmerz in Verbindung mit Bewegungstherapie [9] eingesetzt werden. Sie sollte mit aktiven Übungen und Edukation kombiniert werden [35].

Bei **Nackenschmerz** kann die Anwendung von Massagetherapie allein nicht empfohlen werden. In Verbindung mit Lymphdrainage, aktiven Übungen, Traktion und Mobilisation sowie im Rahmen multimodaler Programme ist sie jedoch wirksam [21].

19.2.4 Progressive Muskelrelaxation

Bei der progressiven Muskelrelaxation werden einzelne Muskeln in einer bestimmten Reihenfolge zunächst isometrisch angespannt, die Muskelspannung dann kurz gehalten und anschließend die Spannung gelöst. Die Aufmerksamkeit der Person wird dabei auf den Wechsel zwischen An- und Entspannung gerichtet und auf die Wahrnehmungen, die mit den unterschiedlichen Spannungszuständen einhergehen. Ziel des Verfahrens ist eine Absenkung des Muskeltonus. Wirksam ist dabei die postisometrische Relaxation, die jeder Anspannung folgt. Der Patient soll lernen, jederzeit Entspannung und auf diesem Wege Schmerzlinderung herbeizuführen.

▪ Evidenz

Die Leitlinien empfehlen progressive Muskelrelaxation bei drohender Chronifizierung und bei chronischem nichtspezifischem **Rückenschmerz** [9].

Eine generelle Aussage zur Anwendung von progressiver Muskelrelaxation bei **Nackenschmerz** ist aufgrund der aktuellen Literaturlage nicht möglich. Die postisometrische Relaxation wird dagegen bei schmerzhafter Einschränkung der Lateralflexion empfohlen.

19.2.5 Manuelle Therapie

Unter dem Begriff manuelle Therapie ist eine Vielzahl von Konzepten subsummiert, denen unterschiedliche Theorien zugrunde liegen. Das Maitland-Konzept beeinflusst in erster Linie durch passive Bewegungen von Gelenken und Nerven die Symptome der Patienten. Das McKenzie-Konzept zielt mit wiederholten (meist Extensions-) Bewegungen auf eine Zentralisierung des Schmerzes ab. Das Cyriax-Konzept behandelt sog. weiche Protrusionen (Bandscheibe) mit Traktion, die harten Protrusionen (Facette) mit Manipulationen. Das Kaltenborn-Evjenth-Konzept wendet nach biomechanischen Prinzipien geradlinige passive (translatorische) Bewegungen an, um die normale Gelenkfunktion wieder herzustellen, und integriert die Prinzipien des Cyriax-Konzepts. Die Therapie nach Mulligan kombiniert die passiven translatorischen Techniken mit aktiven Bewegungen. Muskeldehnungen und -kräftigungen werden in den meisten Konzepten der manuellen Therapie angewendet. Die Wirksamkeit aller etablierten Verfahren ist gut belegt, wobei im Lichte wissenschaftlicher Literatur bislang keines der Konzepte seine Überlegenheit nachweisen konnte. Inwieweit die Techniken in Bezug auf die Richtung, die Ausrichtung auf eine anatomische Struktur und die Begrenzung der einwirkenden Kraft auf ein Gelenk spezifisch sein müssen, ist ebenfalls unklar. Die Belege für die von den unterschiedlichen Schulen zitierten Wirkungsmechanismen fehlen weitestgehend.

Im Wesentlichen nutzt die manuelle Therapie ein weites, aber gut definiertes Spektrum von Techniken, die mit oder ohne Impuls als Mobilisation oder Manipulation ausgeführt werden können, um das Bewegungsausmaß zu erweitern. Unabhängig davon, ob eine Mobilisationstechnik auf den Kapselbandapparat (Gelenkmobilisation), das intramuskuläre Bindegewebe – die Faszikel – (Endo-, Epi- oder Perimysium) und die Faszien der Muskulatur (Muskeldehnung), auf neurale Strukturen (Endo-, Epi- und Perineurium) und Meningen oder deren Grenzflächen (Neuralmobilisation) abzielt – es wird prinzipiell auf kollagenes Bindegewebe Einfluss genommen, um eine Verbesserung der Beweglichkeit und eine Schmerzlinderung zu erreichen. Dabei kommt es durch die im Gewebe erzeugte Spannung zu einer Freisetzung von Kollagenase und hierdurch zum Lösen von pathologischen Crosslinks [3].

▪ **Evidenz**

Mobilisation und Manipulation können optional bei akutem und subakutem **Rückenschmerz** als alleinige Maßnahme angewendet werden, bei chronischem Rückenschmerz in Kombination mit Bewegungstherapie [9]. Beim spezifischen Rückenschmerz können bei allen nichtradikulären Dysfunktionen, die mit einer schmerzhaften Bewegungseinschränkung einhergehen, Mobilisationstechniken angewendet werden [7]. Manuelle und apparative Traktion ist als alleinige Maßnahme bei nichtspezifischem Rückenschmerz unwirksam [15]. Um einschätzen zu können, ob eine zervikale Radikulopathie vorliegt, wird im Rahmen einer »clinical prediction rule« [98] empfohlen, den neuralen Spannungstest, den Spurling-Test (Kompression der Foramina intervertebralia), die Beweglichkeit in ipsilateraler Rotationsrichtung und die zervikale Traktion zu prüfen. Als sicherer Hinweis auf eine radikuläre Symptomatik wird es gewertet, wenn die beiden genannten Provokationstests zum Auftreten oder einer Verstärkung der Symptome führen, die Rotation eingeschränkt ist und gleichzeitig die Traktion eine Linderung bewirkt. Daher sollte die therapeutische Nutzung der Traktion bei unspezifischem Nackenschmerz nicht kategorisch ausgeschlossen werden. Unter bestimmten Voraussetzungen und in Kombination mit anderen Maßnahmen kann sie – wie auch bei spezifischem Rückenschmerz – wirksam sein.

Bei subakutem und chronischem **Nackenschmerz** ist die manuelle Therapie (Mobilisation und Manipulation) in Verbindung mit physiotherapeutischen Maßnahmen wirksam [21]. Dabei bleibt unklar, welches der wirksam(st)e Teil dieser Kombinationsform ist. Angesichts des Komplikationsrisikos sollten Mobilisationstechniken den Manipulationstechniken vorgezogen werden. Wirkungsnachweise für Traktionsbehandlungen fehlen.

19.2.6 Aktive Übungen/Bewegungstherapie/Training

Hier müssen nach der Intensität der Behandlung verschiedene Formen aktiver dynamischer Übungen unterschieden werden. Als aktive Übungen bezeichnet man prinzipiell zunächst alle Anwendungen, bei denen unter Einfluss der quergestreiften Muskulatur eine sichtbare Bewegung entsteht.

Die unterschwelligen Formen aktiver Übungen – bezogen auf die Adaptationsvorgänge im Sinne einer Hypertrophie – werden im Allgemeinen als **Bewegen im schmerzfreien Bereich** bezeichnet. Die wirksamen Prinzipien sind dabei vor allem der Gate-control-Mechanismus und die Aktivierung des antinozizeptiven Systems, das von hemmenden Zentren des Mittelhirns absteigt. Mit dieser

Übungsform werden in erster Linie die Ziele der Schmerzlinderung und des Erhalts vorhandener Beweglichkeit verfolgt.

Unter Ausnutzung propriozeptiver Reize, verbaler Instruktion und geeigneter Feedbacksysteme können gehemmte oder inaktive lokal wirksame Muskeln reaktiviert und im Dienste der Stabilisierung von Wirbel- oder Extremitätengelenken wieder in die entsprechenden Bewegungsmuster integriert werden. Durch diese sog. **fazilitierenden Übungen** wird die muskuläre Kontrolle von Gelenken ermöglicht und die Voraussetzung für Übungen zur Verbesserung der Kraftausdauer und Maximalkraft geschaffen.

Zur gezielten **Kräftigung** ansteuerbarer Muskeln werden in verschiedenen Ausgangsstellungen, mit variablen Hebeln und Unterstützungsflächen, manuellen Widerständen und durch den Einsatz von Kleingeräten Übungen instruiert, um durch eine zu ermittelnde Anzahl von Wiederholungen (Wiederholungsmethode) oder Gewichten den optimalen Trainingsreiz für die Kräftigung der Muskulatur zu setzen. Derartige Übungen sind in der Regel Bestandteil jeder Behandlung und bedürfen keiner besonderer Ausstattung oder Qualifikation. Diese Leistung kann folglich in jeder physiotherapeutischen Praxis erbracht werden.

Werden spezielle Geräte genutzt, so ist die Verordnung von Krankengymnastik mit Gerät erforderlich. Hierfür benötigen die behandelnden Therapeuten eine gesonderte Zulassung. Bei dieser Form der **medizinischen Trainingstherapie** kommen entweder mechanische Geräte zum Einsatz, wobei das eingestellte Gewicht den Reiz dosiert (auxotonisch). Alternativ kann der Widerstand des Trainingssystems gegen die Bewegung auf elektronischem Wege über die Festlegung der Winkelgeschwindigkeit (isokinetisch) gesteuert werden. Dadurch wird ein gezieltes Krafttraining nach den Prinzipien der Trainingslehre möglich.

Steht die Verbesserung der Kraft- und allgemeinen Ausdauer im Vordergrund der Behandlung, so werden im Rahmen der oben beschriebenen Trainingstherapie niederschwellige Reize mit hohen Wiederholungszahlen für die Muskulatur gesetzt und zusätzlich ein gezieltes Ausdauertraining für das kardiopulmonale System einbezogen.

Eine besondere Form aktiver Übungen ist das »**work hardening**«. Hier werden Bewegungsabläufe aus dem Arbeitsalltag der Patienten simuliert und mit hoher Wiederholungszahl und Belastung geübt. Derartig ausgestattete Behandlungsstätten sind nur an wenigen Stellen im Bundesgebiet vorhanden. Sie müssen spezifisch auf die Ausübung bestimmter Berufstätigkeiten ausgerichtet sein.

■ **Evidenz**

Aktive Übungen (und klassische Krankengymnastik) sind bei akutem **Rückenschmerz** nicht zu empfehlen, bei chronischem unspezifischem Rückenschmerz sind sie jedoch wirksam [9].

Bei **Nackenschmerz** werden aktive Übungen im Rahmen der Physiotherapie nach einer 4-wöchigen Persistenz der Beschwerden empfohlen. In der chronischen Phase der Erkrankung zeigen sie in Kombination mit manueller Therapie eine mindestens 3 Monate anhaltende Wirkung. Insgesamt ist die Anwendung aktiver Maßnahmen wirksamer als die Anwendung passiver [21].

19.2.7 Rückenschule

Die Konföderation deutscher Rückenschulen hat die Inhalte dieser Maßnahme 2006 im Lichte des biopsychosozialen Krankheitsmodells neu definiert. Danach sollen die teilnehmenden Patienten Bewegungstechniken, Bewegungsabläufe und Bewegungskontrolle kennenlernen, Selbststeuerungskompetenzen und bewegungsbezogene Selbstwirksamkeit aufbauen, Bewegungsfreude und positive Körpererfahrung erleben. Sie sollen weiterhin befähigt werden, die Inhalte der Rückenschule stärker in den Alltag und als Ausgleich oder Ergänzung zu beruflichen Belastungen zu integrieren, soziale Unterstützung aufzubauen und Barrieren gegen die Umsetzung zu erkennen und zu überwinden. Ferner soll die Rückenschule zusätzliche Bewegungsangebote, z. B. Walking- und Lauftreffs, initiieren bzw. zur Nutzung von Angeboten bestehender oder aufzubauender Netzwerke ermutigen [30].

■ **Evidenz**

Rückenschule ist bei chronischem und rezidivierendem **Rückenschmerz** wirksam, wenn sie zeitlich befristet und in Verbindung mit dem oder am Arbeitsplatz eingesetzt wird [9, 43]. Zur Wirksamkeit der Rückenschule bei **Nackenschmerzen** liegen keine Daten vor. Aufgrund des Zusammenhangs zwischen der Position der Brust- und Lendenwirbelsäule und der Aktivität der Nackenmuskulatur [11] kann man jedoch bei chronischem Nackenschmerz analog zum Rückenschmerz diese Option in Erwägung ziehen – vor allem bei überwiegend sitzend tätigen Patienten.

19.2.8 Kognitive Verhaltenstherapie

Das Ziel der Verhaltenstherapie ist vor allem bei Beeinflussung krankheitsförderlicher »maladaptiver« Gedanken, Gefühle und Verhaltensweisen und damit eine Modulation des Schmerzerlebens sowie pathologischer Empfindungen

[42]. Prinzipiell unterscheidet man den operanten, den kognitiven und den konfrontativen Ansatz. Bei der operanten Konditionierung erlernt der Patient Reiz-Reaktions-Muster. Bei der kognitiven Verhaltenstherapie werden zunächst Gedanken bewusst gemacht. Dann wird logisch überprüft, ob die Schlussfolgerungen berechtigt sind, um schließlich unangemessene Bewertungen zu korrigieren. Mit dieser neu gewonnen Einstellung soll künftiges Verhalten moduliert werden. Die Konfrontationstherapie besteht darin, dass der Patient zur Desensibilisierung wiederholt der angstauslösenden Situation, den Bewegungen, Gegebenheiten oder auch Gegenständen, die diese Angstzustände jeweils auslösen, ausgesetzt wird [95]. Dies ist primär Aufgabe des psychologischen Schmerztherapeuten, sollte aber durch den Physiotherapeuten unterstützt werden. Insofern soll dieser während der Behandlung seine Patienten dahingehend unterstützen, dass sie nichthilfreiche Strategien (z. B. verleugnen oder beten und hoffen) möglichst nicht nutzen und stattdessen aktive und hilfreiche Strategien (z. B. umbewerten oder eine Strategie entwickeln) erlernen und vermehrt einsetzen.

- **Evidenz**

Die Verhaltenstherapie ist wirksam bei chronischem **Rückenschmerz**. Dabei können die verschiedenen Methoden prinzipiell als gleich wirksam angesehen werden [9, 42].

Für die Anwendung bei **Nackenschmerz** gibt es aktuell keine ausreichende Evidenz.

19.2.9 Biopsychosoziale Rehabilitation

Persistierender Rückenschmerz führt zu Beeinträchtigungen im körperlichen und psychischen Bereich sowie im sozialen Umfeld und am Arbeitsplatz. Die Physiotherapie im Setting der psychosozialen Rehabilitation sollte daher über die für chronischen Schmerz beschriebenen physikalischen Interventionen hinaus psychologische und verhaltenstherapeutische Elemente sowie Schulungsmaßnahmen beinhalten und auf einer ganzheitlichen Betrachtung des Patienten fußen. Diese Rehabilitation wird in Tageskliniken, in Schmerzzentren oder -kliniken sowie in Rehabilitationszentren angeboten und bedarf einer umfangreichen interdisziplinären Vernetzung.

- **Evidenz**

Die biopsychosoziale Rehabilitation ist wirksam bei subakutem [50] und chronischem **Rückenschmerz** [9], die Evidenz ist jedoch nur bei chronischem Rückenschmerz sicher.

Für den Einsatz bei **Nackenschmerz** gibt es keine ausreichende Evidenz.

19.3 Klassifizierung

Die biochemischen Prozesse, die bei Persistenz der Beschwerden zum Vollbild des chronischen Rückenschmerzes mit körperlicher, psychischer und sozialer Beeinträchtigung führen, laufen bereits wenige Stunden nach Auftreten des Schmerzes an. Welchen Verlauf die Erkrankung nimmt, wird von mehreren Faktoren beeinflusst und ist interindividuell variabel. Die etablierten Klassifizierungsmodelle basieren überwiegend auf der anamnestischen Feststellung der Beschwerdedauer und können das Stadium der Erkrankung und das Vorliegen einer Chronifizierung sowie deren Ausprägungsgrad daher lediglich näherungsweise erfassen. Wenngleich sich die Empfehlungen der aktuellen Leitlinien auf klinische Untersuchungen stützen, die genau diese Klassifizierung nutzten, sollte jedoch bei der Auswahl konkreter physiotherapeutischer Maßnahmen eine differenziertere Betrachtung versucht werden. Insbesondere die Identifizierung subakuter Patienten ist von großer Bedeutung, da diese Personengruppe am deutlichsten von einer spezifischen Behandlung durch qualifizierte Physiotherapeuten profitiert [9]. Im Sinne der Überlegungen von Raspe ist daher zu fordern, dass neben zeitlichen und räumlichen auch körperliche und psychische Aspekte in die klinische Präsentation der Patienten einbezogen werden [52]. Aus pragmatischen Gründen empfiehlt sich vor allem die Einbeziehung des Mainz Pain Staging Systems (MPSS) sowie die Schmerzmessung bei der Beweglichkeitsprüfung (◘ Abb. 19.1).

Alle Personen, die seit mehr als 4 Wochen unter Rückenbeschwerden leiden, jedoch auf den Achsen 2–4 des MPSS nur die Mindestpunktzahl erreichen und somit keine sicheren Zeichen der Chronifizierung im engeren Sinne aufweisen, sollten mit spezifischen Maßnahmen behandelt werden, die bei subakuten Patienten indiziert sind. Rückenpatienten, die bei der Beweglichkeitsprüfung keine Schmerzen angeben, werden als rezidivierend eingestuft. Hier sollten prinzipiell die Behandlungsprinzipien und Maßnahmen für chronische Patienten und zusätzlich spezifische Techniken wie bei subakuten Patienten angewendet werden.

19.4 Physiotherapie im interdisziplinären Assessment

Es existieren keine verbindlichen Standards für die physiotherapeutische Untersuchung von Patienten mit Rückenbeschwerden. In den verschiedenen Schulen und Einrichtungen der Krankenversorgung wird eine Vielzahl von Befundschemata genutzt, die aber in der Regel nicht auf die Gütekriterien für Tests überprüft sind, sondern vielmehr die Philosophie des jeweils angewendeten physiotherapeutischen Konzepts widerspiegeln.

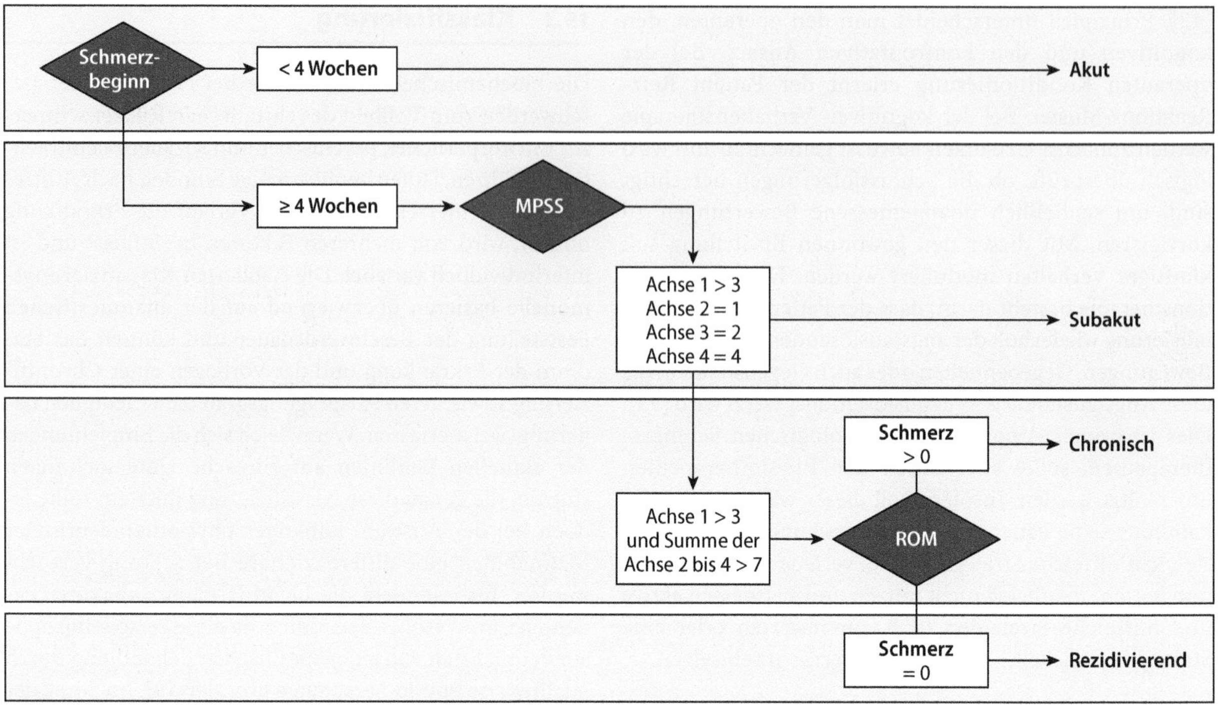

Abb. 19.1 Klassifizierung zur Identifikation von Personengruppen, die mit spezifischen Techniken behandelt werden sollten

Die Grundlage der physiotherapeutischen Untersuchung ist das ICF-Core-Set »low back pain« (ICF = International Classification of Functioning, Disability, and Health) [13]. Die individuelle Auswahl der infrage kommenden Inhalte und der daraus resultierende Umfang dieses Assessments richten sich vor allem nach dem Setting, in dem der Patient aktuell versorgt wird, nach dem Stadium der Erkrankung und seinen Alltags-, Berufs- und Freizeitaktivitäten. Im Akuthaus (bei akuten Patienten) steht meist die Beurteilung der Körperstrukturen und -funktionen im Vordergrund, im ambulanten Sektor (subakute und chronische Patienten) die Beurteilung von Körperfunktionen und Aktivitäten sowie der Partizipation. Im Rehabilitationsbereich (akute und chronische Patienten) wird der Schwerpunkt auf der Beurteilung von Aktivitäten und Partizipation sowie auf Umweltfaktoren liegen. Umweltfaktoren werden in der Regel von anderen Berufsgruppen (z. B. Pflege-, Sozial- oder ärztlicher Dienst) beurteilt. Aufgrund des zeitintensiven und engen Kontakts erhalten Physiotherapeuten von ihren Patienten jedoch aussagefähige Informationen über Aspekte, die die Interaktion mit der Familie (ICF-Code e310 und e410, siehe Tab. 19.1) und anderen an der Versorgung beteiligten Berufsgruppen (e355 und e450) betreffen.

Zwischen der Erstvorstellung eines **Rückenpatienten** beim Arzt und beim Physiotherapeuten liegen oft mehrere Tage. Aus diesem Grunde sollte in der ersten physiotherapeutischen Sitzung zunächst ausgeschlossen werden, dass zwischenzeitlich eine Beeinträchtigung des Nervensystems (s120) aufgetreten ist. So sind Paresen inspektorisch, anamnestisch und durch Prüfung der Kennmuskeln und Reflexe auszuschließen. Das Lasègue-Zeichen ist ebenfalls zu prüfen. Anzeichen auf weitere »red flags« wie Infektionen, Tumoren und Frakturen (s760) sind gezielt zu erfragen (NVL [9]). Eine ursächliche oder zusätzliche Beteiligung der Hüft- oder Iliosakralgelenke am Rückenschmerz ist durch eine valide manuelle Untersuchung auszuschließen (s770). Hierfür eignen sich besonders Provokationstests. Entsprechend der Untersuchung von Laslett sollten zum Ausschluss des Iliosakralgelenks der Sacral-thrust-Test (Abb. 19.2), der Tight-thrust-Test (Abb. 19.3), Distraction-Test (Abb. 19.4), Compression-Test (Abb. 19.5) und der Gaenslen-Test (Abb. 19.6) durchgeführt werden [57].

Solange nicht mindestens 3 dieser Tests den beklagten Rückenschmerz reproduzierbar auslösen, ist eine Beteiligung des Iliosakralgelenks unwahrscheinlich [57], bei einem negativen Faber- oder Innenrotationstest (aus 90° Flexion; Abb. 19.7) die Beteiligung des Hüftgelenks [64].

Weiterhin wird die Anwendung des Oswestry-disability-Index (ODI) empfohlen. Dadurch können valide und reliable Informationen zur Fähigkeit zu schlafen (b134), sich zu waschen (d530) und zu kleiden (d540) erhoben werden; ferner über die Schmerzempfindung (b280), die Fähigkeit zu sitzen und zu stehen (d415), zu gehen (d450), Gegenstände zu heben und zu tragen (d430) und familiäre Beziehungen zu unterhalten (d760). Je nach Setting und

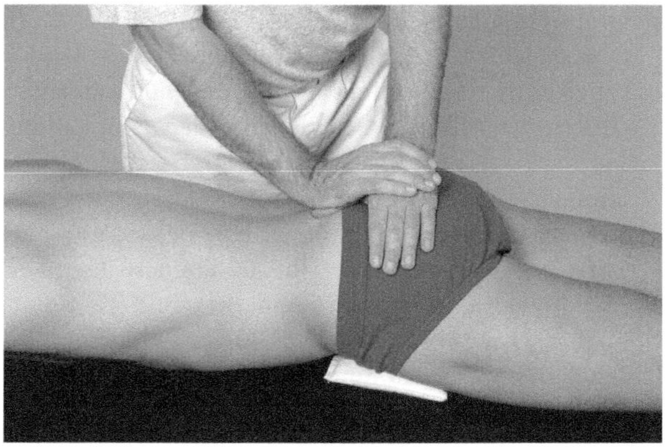

Abb. 19.2 Sacral-thrust-Test. (Aus Wolf [97]; mit freundlicher Genehmigung)

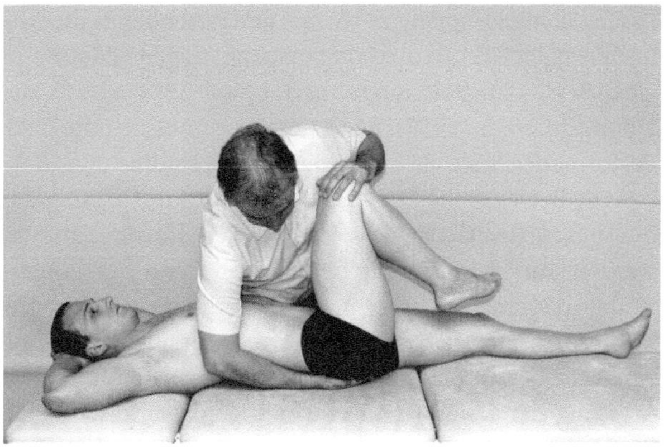

Abb. 19.3 Tight-thrust-Test. (Aus Wolf [97]; mit freundlicher Genehmigung)

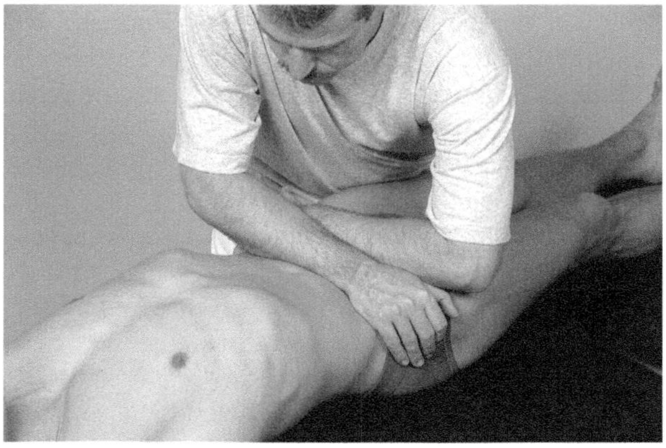

Abb. 19.4 Distraction-Test. (Aus Wolf [97]; mit freundlicher Genehmigung)

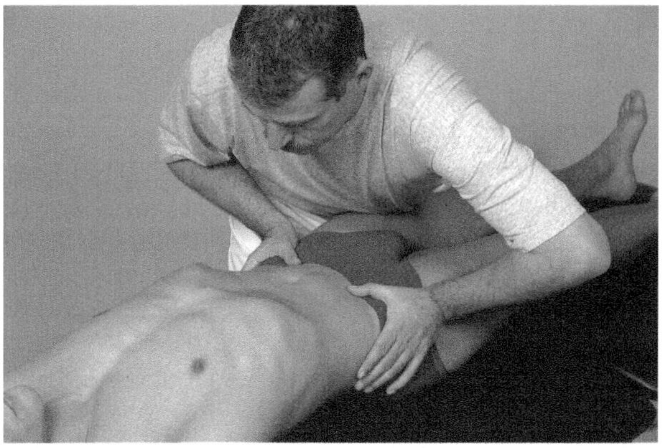

Abb. 19.5 Compression-Test. (Aus Wolf [97]; mit freundlicher Genehmigung)

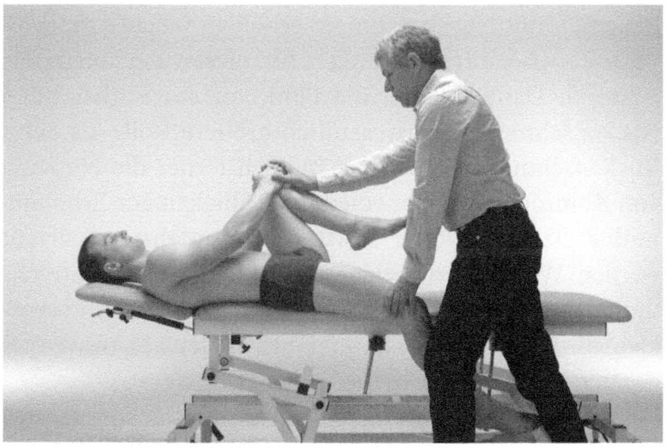

Abb. 19.6 Gaenslen-Test. (Aus Wolf [97]; mit freundlicher Genehmigung)

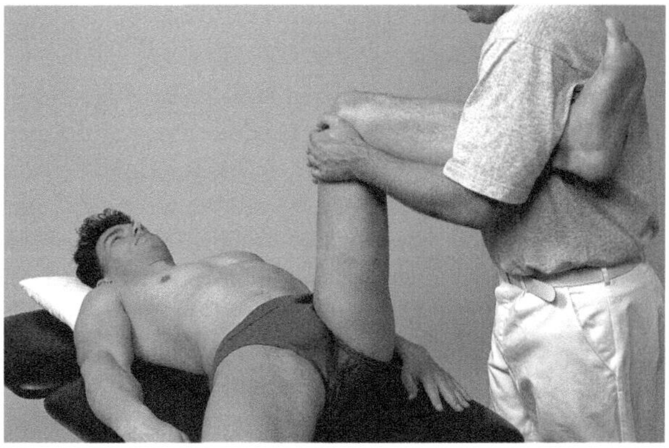

Abb. 19.7 Innenrotationstest. (Aus Wolf [97]; mit freundlicher Genehmigung)

Chronifizierungsrisiko kann auch die Hospital Anxiety and Depression Scale (HADS) zu Einsatz kommen: Hier werden Antrieb und Energie (b130) sowie die für die Chronifizierung relevanten Risikofaktoren Depressivität und Ängstlichkeit (b152) erfasst.

Der Örebro-Fragebogen dient insbesondere der Einschätzung des Chronifizierungsrisikos und kommt daher besonders in der subakuten Phase zum Einsatz. Er greift die genannten Items des ODI (mit Ausnahme des Sich-Waschens und -Kleidens) ebenfalls auf, screent aber zusätzlich den Umgang mit Stress und psychologische Anforderungen (d240), die Fähigkeit, Hausarbeit (d640) und eine Berufstätigkeit auszuüben (d640-659), sowie die Übungstoleranz (b455). Für Letzteres eignet sich die Back Performance Scale als Instrument zur Fremdtestung [62].

Die Beweglichkeit der Lendenwirbelsäule (b710) kann besonders zuverlässig in der sagittalen Ebene ermittelt werden. Zur Bestimmung der Flexion kann der Finger-Boden-Abstand gemessen und der modifizierte Schobert-Test [76] verwendet werden. Letzterer erlaubt auch eine Aussage über die Beweglichkeit in Extensionsrichtung. Zur Messung der Rotation und Lateralflexion empfiehlt sich die Verwendung eines einfachen Inklinometers [24]. Die passive segmentale Beweglichkeit der Wirbelsäule kann mit Techniken der manuellen Therapie überprüft werden. Derartige Tests sind zwar an der Lendenwirbelsäule nicht ausreichend zuverlässig [90], die Güte lässt sich jedoch durch die Verwendung mehrerer Tests [57], durch Üben mit Feedback [18] und durch die Anwendung in Kombination mit Provokationstests verbessern [8]. Die Erfahrung des Untersuchers ist ebenfalls ausschlaggebend für die Zuverlässigkeit [67].

Bei der aktiven und passiven Beweglichkeit der Lendenwirbelsäule imponieren Hypermobilitäten und Instabilitäten. Um die Stabilität der Wirbelsäulensegmente (b715) jedoch gezielter zu beurteilen, kann der Prone-Instability-Test angewendet werden [32]. Dabei wird überprüft, ob ein schmerzhaftes Gleiten eines Wirbels nach anterior muskulär kompensiert werden kann. Bei hohen Schmerzintensitäten ist der Test jedoch nicht durchführbar.

Einen ungefähren Eindruck über die generelle Beweglichkeit eines Patienten vermittelt die Beighton-Skala [84]. Dabei wird die Überstreckbarkeit beider Zeigefinger, Grundgelenke, der Daumen, Sattelgelenke, sowie der Ellenbogen- und Kniegelenke und die übermäßige Bewegung der Lendenwirbelsäule in Flexion (die Handflächen berühren beim stehenden Patienten den Boden) mit einem Punkt bedacht. Werte ab 4 von 9 Punkten weisen auf eine generalisierte Überbeweglichkeit hin, die im Rahmen bestimmter Erkrankungen (z. B. Kollagenosen) auftreten oder antrainiert sein können (z. B. bei Turnerinnen).

Die Überprüfung der Muskelkraft (b730) ist bei bestehendem Rückenschmerz ebenfalls nur eingeschränkt möglich. Zudem ist unklar, ob Patienten mit schwacher Muskulatur gefährdeter sind, Rückenschmerz zu entwickeln, oder ob die Abschwächung erst durch die reflektorische Hemmung der Muskulatur nach dem Auftreten des Schmerzes entsteht. Insbesondere bei Kindern wird der Matthiass-Test häufig angewendet. Dieser ist jedoch in Bezug auf seine Reliabilität unzureichend. Ferner besteht kein sicherer Zusammenhang zwischen den Ergebnissen dieses Tests und der tatsächlichen Kraft der Rückenmuskulatur. Aus Sicht der Gütekriterien bietet sich für die physiotherapeutische Praxis der Sorensen-Test an, sofern der Patient in der Lage ist, ihn auszuführen [16, 19]. Die für die medizinische Trainingstherapie (Gebührenposition Krankengymnastik am Gerät) vorhandene Ausstattung kann genutzt werden, um die Maximalkraft zu bestimmen.

Bei der lumbalen Stabilität spielen der Transversus abdominis und die Mm. multifidi eine besondere Rolle. Deren Kraft und Ausdauer (b740) können überprüft werden, indem der Patient auf einer modifizierten Blutdruckmanschette einen Druck von 40 mmHG aufbaut und während dieser Anspannung die Hüftgelenke von 70° auf 90° und wieder auf 70° Hüftbeugung bewegt, ohne dass der Druck dabei um mehr als 2 mmHG schwankt [46].

Der Muskeltonus wird palpatorisch beurteilt (b735). Schmerzbedingt findet man meist einen erhöhten Tonus der oberflächlichen Muskulatur, wohingegen die tieferen Schichten (der Palpation dann meist nicht zugänglich) im Tonus herabgesetzt sind. Klinisch erklärt sich hieraus das Phänomen der sog. steilgestellten oder entlordosierten Lendenwirbelsäule.

Neben Selbstbeurteilungen ist auch eine Funktionstestung durch einen Untersucher erforderlich. Ein geeignetes Instrument stellt hier die Back Performance Scale [62] dar. Mit ihr werden 5 relevante Alltagsfunktionen (im Sitz die eigenen Zehen ergreifen, sich aus Rückenlage zum Langsitz aufsetzen, der Finger-Boden-Abstand bei maximaler Flexion der Lendenwirbelsäule im Stand, ein Papierknäuel von Boden aufheben, 5 kg während einer Minute so oft wie möglich auf Hüfthöhe anheben) beurteilt und anhand eines Punktescores bewertet (d410).

Für die **Halswirbelsäule** existiert kein ICF-Core-Set. Andelic hat jedoch durch Befragung von 249 ambulanten Patienten mit Nackenschmerz erhoben, welches die relevantesten Beeinträchtigungen für diesen Personenkreis sind [1]. Danach spielt die Funktion des Schlafs beim Nackenschmerz eine wesentlich größere Rolle als beim Rückenschmerz. Ergänzend müssen ferner die Nutzung von Kommunikationsmedien, die Fähigkeit zur Erholung und Freizeitgestaltung sowie das Autofahren beurteilt werden. Wenig häufig beklagt werden dagegen Beeinträchtigungen bei der Körperpflege sowie beim An- und Auskleiden. Anamnestisch kann daher in gleicher Weise vorgegangen werden wie beim Rückenschmerz.

Beim **Nackenschmerz** ist analog zum Rückenschmerz bei der Erstvorstellung zunächst eine Kompressionssymptomatik des Nervensystems (s120) auszuschließen. Entsprechend wären die Kennmuskeln und Reflexe der oberen Extremität zu prüfen. Ferner die »clinical prediction rule« für eine radikuläre Symptomatik [94]: Sind der ULNNT 1 (»upper limb neural tension test«) und der Spurling-Test positiv und die Rotation zur betreffenden Seite auf unter 60° eingeschränkt und gibt der Patient eine Erleichterung durch manuelle Traktion an, so besteht der dringende Verdacht auf eine radikuläre Symptomatik. Anderenfalls gilt diese Diagnose als unwahrscheinlich. Der Ausschluss weiterer »red flags« (s720) erfolgt anamnestisch. Anstelle des Iliosakral- und Hüftgelenks beim Rückenschmerz ist bei Nackenbeschwerden die Schulter (s770) als mögliche Quelle der Beschwerden auszuschließen. Hierzu eignet sich für Affektionen der Rotatorenmanschette vor allem der Painful Arc, der Widerstandstest für die Außenrotatoren sowie der Empty-can-Test. Führt man zusätzlich zu diesen 3 Tests den Kennedy-Hawkins- und Neer-Test durch, so gilt die Diagnose eines subakromialen Impingements als wahrscheinlich, wenn mindestens 3 Tests positiv sind [66].

Relevante Funktionen sowie partizipationsbezogene Aktivitäten werden beim Nackenschmerz idealerweise mithilfe der deutschen Version der Neck Pain and Disability Scale [21] erfasst, da dieser Fragebogen den größten Teil der in der Kurzversion des ICF-Core-Sets genannten Fähigkeiten erfragt. Erhoben werden die Schmerzintensität (b280), die Fähigkeit zu schlafen (b134), zu stehen (b415), zu gehen (b450) und Auto zu fahren (d475); ferner die Fähigkeit, den Alltag (d640), Erholung (d920) und Arbeit (d845) zu gestalten, zu essen (d550) und die Körperpflege selbstständig durchzuführen (Waschen d510, An- und Auskleiden d540). Beeinträchtigungen bei der Arbeit (d845), von persönlichen Beziehungen zu Familienmitgliedern (d760) und Freunden (d710) sowie in der Sexualität (d770) werden ebenfalls beschrieben. Zur Erfassung der höchst relevanten Faktoren Ängstlichkeit und Depressivität (b152) empfiehlt sich auch bei Patienten mit Nackenschmerz der HADS-D [45], ggf. ergänzt durch den Örebro-Fragebogen [59] zur Erfassung des Chronifizierungsrisikos.

Die Beweglichkeitsprüfung (b710) sollte routinemäßig mit dem Cervical-Range-of-Motion-Instrument (CROM) erfolgen. Es misst die aktive Beweglichkeit höchst zuverlässig in allen Ebenen [99] und ist auch für passive Bewegungen gut einsetzbar. Alternativ kann die Messung auch mithilfe spezieller Apps für Androids [73] und iPhones [89] erfolgen. Die passive segmentale Beweglichkeit wird mit Techniken der manuellen Therapie durchgeführt. Die zur Verfügung stehenden Tests sind an der Halswirbelsäule deutlich zuverlässiger als an der Lendenwirbelsäule [90]. Insbesondere der Lateral-gliding-Test ist valide zum Auffinden segmentaler Bewegungseinschränkungen in der unteren und mittleren Halswirbelsäule [28].

Zur Beurteilung der Kraft (b730) und funktionellen Stabilität wird der kraniozervikale Flexionstest (CCFT) empfohlen [26]. Dabei wird der auf dem Rücken liegende Patienten instruiert, auf einer Manschette zur Druckmessung zunächst über eine selektive Anspannung des M. longus colli und des M. longus capitis einen Druck von 20 mmHG aufzubauen. Sofern diese Spannung mindestens 10 sec halten kann, erfolgt die Steigerung in 2-mm-Schritten. Es wird der erreichte maximale Druckwert notiert, der entsprechend lange gehalten werden konnte. Zur Beurteilung der passiven Stabilität kann für den Kopfgelenkbereich die Kombination aus dem Test für das Ligamentum transversum und die Ligamenta alaria sowie dem Traktionstest verwendet werden [96]. Die Bestimmung der groben Kraft der Nacken- und Halsmuskulatur kann mittels einfacher Dynamometrie (»hand-held dynamometers«) erfolgen [36]. Der Muskeltonus wird palpatorisch beurteilt (b735).

Zur Bestimmung der Funktionskapazität sollte der zervikale PILE-Test (d410) eingesetzt werden. Dabei wird beurteilt, welches Gewicht der Patient von Hüft- auf Schulterhöhe anheben kann [56].

◘ Tab. 19.1 gibt einen Überblick über geeignete Tests zur Beurteilung der relevanten ICF-Kriterien.

19.4.1 Zusammenfassung

Aus dem Assessment, das mithilfe der genannten Tests durchgeführt wurde, werden gezielt Behandlungsmaßnahmen abgeleitet. Sofern zur Wiederherstellung der beeinträchtigten Fähigkeiten keine Evidenzen für physiotherapeutische Maßnahmen untersucht oder nachgewiesen wurden, erfolgt die Behandlung nach den Erkenntnissen und Prinzipien der »best practice«.

Die beschriebene Vorgehensweise wird durch die geltenden Rahmenverträge für die Leistungserbringung durch Physiotherapeuten in der GKV sowie durch den Heilmittelkatalog massiv behindert, wenn nicht gar verhindert. Aufgrund der gedeckelten Anzahl von Behandlungen und der kurzen Behandlungsdauer, die sich aus der geringen Vergütung ergibt, ist im ambulanten Setting eine Untersuchung des Patienten lege artis schlichtweg nicht möglich. Im Heilmittelkatalog, der die Versorgung in diesem Bereich regelt, ist die Untersuchung zudem überhaupt nicht vorgesehen. In Akuthäusern limitiert die unzureichende personelle Ausstattung die Möglichkeiten der Befunderhebung.

19.5 Weitere physiotherapeutische Optionen

19.5.1 Fazilitation der Mm. multifidi und des M. transversus abdominis

Diese beiden lokal wirksamen Muskeln spielen vermutlich eine Rolle bei der Entstehung und Chronifizierung von Rückenschmerzen, da sie wesentlich für die muskuläre Kontrolle der Lendenwirbelsäule verantwortlich sind. Kann der M. transversus abdominis erst verzögert ange-

Tab. 19.1 Tests zur Beurteilung relevanter ICF-Kriterien

Domäne Kategorie	ICF-Code	Rückenschmerz (»low back pain«)	Nackenschmerz (»neck pain«)
Struktur			
Nervensystem	**s120**	Prüfung der Kennmuskeln und Reflexe Lasègue-Zeichen	Prüfung der Kennmuskeln und Reflexe CPR-Radikulopathie
Rumpf	**s760**	Anamnese (»red flags«)	Anamnese (»red flags«)
Bewegungsapparat (andere Strukturen)	**s770**	Provokationstests (ISG) Faber-Test, pass. IR-Test (Hüfte)	Painful Arc und Widerstandstest AR (Schulter)
Funktion			
Beweglichkeit	**b10**	Inklinometer, Finger-Boden-Abstand Modifizierter Schober-Test	CROM, Lateral-gliding-Test Apps für iPhone oder Android
Stabilität	**b715**	PIT (und BLLS)	(Lateral-gliding-Test)
Kraft	**b730**	Sörensen-Test	Dynamometrie
Ausdauer	**b740**	Lumbo-pelvic-stability-Test (LPST)	Kraniozervikaler Flexionstest CCFT
Tonus	**b735**	Palpation	Palpation
Antrieb, Energie	**b130**	HADS	HADS
Depressivität, Ängstlichkeit	**b152**		
Psychologische Anforderungen		ÖMPQ	
Übungstoleranz	**b455**	ÖMPQ	
Schmerz	**b280**	ODI ÖMPQ	NPAD
Aktivitäten und Partizipation			
Heben, Tragen	**d430**	ODI ÖMPQ	
Hausarbeit	**d640**	ÖMPQ	NPAD
Positionen halten	**d415**	ODI ÖMPQ	NPAD
Gehen	**d450**	ODI ÖMPQ	NPAD
Beziehungen	**d760**	ODI ÖMPQ	NPAD
Schlafen	**b134**	ODI ÖMPQ	NPAD
Sich waschen	**d530**	ODI	NPAD
Sich kleiden	**d540**	ODI	NPAD
Auto fahren	**d475**		NPAD
Arbeit	**d845**		NPAD
Erholung	**d920**		NPAD
Essen	**d550**		NPAD
Sexualität	**d770**		NPAD
Funktionskapazität	**d410**	Back Performance Scale	Zervikaler PILE-Test

CPR Clinical Prediction Rule, *ISG* Iliosakralgelenk, *IR* Innenrotation, *AR* Außenrotation, *CROM* Cervical Range of Motion (device), *IT* Prone Instability Test, *BLLS* Beightons's Ligamentuous Laxity Status, *CCFT* Craniocervical Flexion Test, *HADS* Hospital Anxiety and Depression Scale, ÖMPQ Örebro Musculoskeletal Pain Questionnaire, *ODI* Oswestry Disability Index, *NPAD* Neck Pain and Disability Scale, *PILE* Progressive Isoinertial Lifting Evaluation, *BPS* Back Performance Scale steuert werden und weisen die Mm. multifidi eine Kraftminderung auf, so hat dies einen ungünstigen Einfluss auf die Entstehung von Rückenschmerzen und auf deren Verlauf. Therapeutische Übungen, die diese Muskeln wieder aktivieren und in die Bewegungsmuster reintegrieren, sind wirksam bei chronischem Rückenschmerz [26]. Der M. longus colli und der M. longus capitis wiederum [27] spielen eine Rolle bei der Entstehung und Aufrechterhaltung von Nackenschmerz.

19.5.2 Feedbackverfahren zur Muskelentspannung

Man unterscheidet biomechanische Methoden zur Beeinflussung von Bewegungen, Haltung und Kraft und physiologische Methoden zur Beeinflussung des neuromuskulären Systems, des Atmungs- und Herz-Kreislauf-Systems [37]. Bei Beschwerdezuständen des Bewegungsapparats zeichnen Oberflächenelektroden das emg-Signal auf und machen die Muskelaktivität dem Patienten visuell oder akustisch bewusst. Er wird dann angeleitet, die Spannung zu erhöhen (Stabilität und Kräftigung) oder zu reduzieren (Entspannung, Tonussenkung). Bei Rückenschmerz wird die Methode auch mittels sonografischer Darstellung der Muskeln angewendet, die stimuliert werden sollen. Sie ist in Verbindung mit der lokalen Stabilisierung (► Abschn. 19.2.6) wirksam. Bei Nacken- und Spannungskopfschmerz werden in der Regel emg-Ableitungen zur Entspannung genutzt. Die Wirksamkeit ist nicht nachgewiesen.

19.5.3 Wiederholte Bewegungen nach McKenzie

Die Voraussetzung für die Anwendung dieses Konzepts ist das Vorliegen eines mechanischen Rückenschmerzes, dessen Ausstrahlung sich durch Extensions- oder Flexionsbewegungen – ggf. auch unter Zunahme des lokalen Schmerzes – verändern lässt. Die Abnahme der Ausstrahlung durch wiederholte Bewegungen wird als Zentralisierungsphänomen bezeichnet. Die Übungen werden therapeutisch angeleitet und dann von Patienten selbstständig ausgeführt. Liegt ein Zentralisierungsphänomen vor, ist die Therapie wirksam gegen akuten Rückenschmerz [60].

19.5.4 Osteopathie

In der Osteopathie werden das Bindegewebe, die Muskulatur und Gelenkstrukturen (parietale Osteopathie), die inneren Organe und deren Bandstrukuren und Faszien (viszerale Osteoapthie) sowie die rhythmischen Pulsationen des Liquors und dessen Übertragung auf andere Gewebe (kraniosakrale Osteopathie) beurteilt und therapeutisch beinflusst. Bei Erkrankungen des Bewegungsapparats wird der Begriff oft synonym zu manueller Therapie, manueller Medizin und Chirotherapie benutzt. Für die Behandlung mit umfassender osteopathischer Medizin bei Rücken- und Nackenschmerz gibt es keine sichere Evidenz. In ihrer Wirkung sind mobilisierende und Manipulationstechniken und die der manuellen Therapie gleichwertig [69].

19.5.5 Therapeutische Ganzkörpervibrationen

Die therapeutische Anwendung von Ganzkörpervibrationen auf einer entsprechenden Vibrationsplatte wird bei verschiedenen Indikationen angewendet. Beispielhaft seien nur die Verbesserung der Propriozeption bei älteren Menschen, die Behandlung von Osteoporose, die Prävention von Muskelatrophie sowie die Inkontinenzbehandlung genannt. Bei chronischem Rückenschmerz gibt es dezente Hinweise auf die Wirksamkeit der Methode [75]. In Fällen, in denen die willkürliche Anspannung der Muskulatur erschwert ist, scheint das Verfahren hilfreich. Für die Anwendung bei Nackenschmerz liegen noch keine Daten vor.

19.5.6 Kinesiotape

Die Wirkungsweise von Kinesiotape ist nicht erforscht. Es wird jedoch vermutet, dass es durch Aktivierung von Mechanorezeptoren auf spinaler Ebene zu einer Hemmung der Schmerzleitung und einer Hemmung oder Aktivierung der Muskelaktivität kommen kann. Bei Rückenschmerz hat es eine kurzfristig schmerzlindernde Wirkung und kann zur Normalisierung der Muskelfunktion beitragen, wenn es in Verbindung mit anderen Maßnahmen, die das gleiche Ziel verfolgen, eingesetzt wird [70].

19.5.7 Spezielle Kissen und Matratzen

Es liegen keine Daten vor, die die Empfehlung spezieller Hilfsmittel wie Kissen und Matratzen rechtfertigen könnten [9, 21]. In Einzelfällen kann jedoch das Krankheitsgeschehen günstig beeinflusst werden.

19.5.8 Akupunktur

Die Akupunktur als Teil der traditionellen chinesischen Medizin kann nur von Physiotherapeuten ausgeführt werden, die eine Zulassung als Heilpraktiker besitzen. Die verschiedenen Konzepte der Akupressur oder Akupunktmassage sind jedoch Gegenstand des physiotherapeutischen Behandlungsspektrums, sofern eine entsprechende Zusatzqualifikation vorliegt. Dabei werden je nach genutztem Mikrosystem [38] Bahnen am Körper oder Punkte an den Händen oder Füssen, den Ohren oder am Kopf manuell stimuliert, um auf energetischem Wege eine Schmerzlinderung zu bewirken.

Diese Techniken kommen optional bei chronischem unspezifischem, jedoch nicht bei akutem unspezifischem Rückenschmerz infrage [34]. Bei chronischem Nackenschmerz können sie ebenfalls empfohlen werden [93].

19.5.9 Konfrontation/»exposure in vivo«

Am Anfang der Konfrontations- oder Exposure-in-vivo-Therapie steht ein Screening des Angst-/Vermeidungsverhaltens. Es wird erfasst, für wie rückenschädlich der Patient bestimmte Aktivitäten hält. Hierzu bedient man sich überprüfter Erhebungsinstrumente wie z. B. der Tampa Scale for Kinesiophobia (TSK) [78], der Photograph Series Of Daily Activities (PHODA) [91] oder bei älteren Menschen der Skala für alte Menschen in körperlicher Aktivität (AMIKA) [74]. Der Behandlung geht eine Erläuterung der chronischen Beschwerden und des Angst-/Vermeidungsmodells voraus. Dann führt der Patient die Bewegungen aus, die dahingehend gesteigert werden, dass er zunächst wenig beängstigende Übungen durchführt und später stärker angstbesetzte. Zusätzlich wird er vor der Übung aufgefordert, die Wahrscheinlichkeit zu beurteilen, dass er durch die Bewegung eine schwere Schmerzattacke erfahren wird. Wenn die Beschwerden geringer sind als erwartet, wird die nächst »schwierigere« Übung durchgeführt.

Dieses Konzept kann angewendet werden, wenn der Patient beim Assessment erhöhte Punktwerte (Cut-off: 19 Punkte) im Angst-/Vermeidungsverhalten aufweist. Es existieren Wirkungsnachweise für die Anwendung bei chronischem Rücken- [58] und Nackenschmerz [48].

19.5.10 Graded Activity

Zunächst werden die Patienten aufgefordert, die Schonung aufzugeben und alle relevanten körperlichen Aktivitäten so häufig auszuführen, bis der Schmerz dies verhindert. Dann werden Quoten von Wiederholungszahlen oder Zeiten vereinbart, mit denen der Patient dann trotz Schmerzen weiterübt. Es finden regelmäßige Abstimmungen statt mit dem Ziel, höhere Quoten zu vereinbaren [58]. Dieses Konzept kann bei chronischem Rückenschmerz genutzt werden [61]. Bei Nackenschmerz ist es als gleichwertig im Vergleich mit anderen aktiven Übungsformen [72].

19.6 Physiotherapie in der interdisziplinären Behandlung

In diesem Abschnitt wird die leitliniengestützte Therapie um Therapieoptionen erweitert, für deren Wirksamkeit Hinweise in der Literatur existieren, was jedoch nicht als sichere Evidenz gewertet werden kann. Sie werden den einzelnen Subgruppen von Rücken- und Nackenschmerz zugeordnet.

19.6.1 Akuter Rückenschmerz

In dieser frühen Phase der Erkrankung geht es vor allem darum, **Patienten mit hohem Chronifizierungsrisiko** zu identifizieren und ggf. über die Empfehlungen der Leitlinien hinaus gezielt bei der Aufrechterhaltung oder Wiedererlangung normaler körperlicher Aktivität zu unterstützen. Dabei sind die Daten des psychosozialen Screenings zu nutzen. Bei Patienten mit einem stark erhöhten Body-Mass-Index, belastungsrelevanten Komorbiditäten, niedrigem Aktivitätslevel bereits vor Beginn der Erkrankung oder starker schmerzbedingter Immobilisation ist der Rat zur Aufrechterhaltung körperlicher Aktivität in der Regel allein nicht ausreichend. Hier ist zunächst zu ermitteln, was das adäquate Aktivitätslevel für die betroffenen Personen ist. Die Beeinträchtigung kann standardisiert durch Fragebogen erfasst werden. Hier bietet sich neben den in ▶ Abschn. 19.4 erwähnten Instrumenten der Funktionsfragebogen Hannover Rücken (FfbH-R) [54] oder der Pain Disability Questionnaire (PDI) [22] an, bei positiven »yellow flags« die Tampa Skala for Kinesiophobia [78] bei jüngeren und die AMIKA (ältere Menschen in körperlicher Aktivität) bei älteren Patienten [74]. Der Therapeut kann stattdessen aber auch die im Fragebogen benannten Bewegungen instruieren und überprüfen, ob und wie oft der Patient diese ausführen kann. Insgesamt eignen sich auch einfache Zeitangaben, um zu bestimmen, in welchen Umfang der Patient Aktivitäten des täglichen Lebens, sportliche Aktivitäten oder Bewegungsabläufe bei der Arbeit normalerweise und aktuell jetzt in der Schmerzsituation ausführt.

Entsprechend sind Bewegungsabläufe auszuwählen, zu demonstrieren, zu üben und für den Rückenschmerz unspezifische Aktivitäten zu empfehlen (z. B. Spazierenge-

Tab. 19.2 Klassifizierung subakuter Patienten und daraus resultierende Zuordnung der Therapieoptionen

Ursache	Gelenk – Muskel	Bandscheibe – Nerv	Haltung
Befund	Schmerz bei endgradigen Bewegungen oder in Ruhe und beim längeren Verharren in Positionen, oft mit Durchbrechgefühl und lokalen Weichteilreaktionen	Zentralisierungsphänomen mit oder ohne radikuläre Zeichen. Meist Reaktion auf Kompression und Traktion	Haltungsabhängiger Schmerz mit verminderter Kraftausdauer
Leitsymptom	Hypomobilität Hypermobilität	Positive neurale Spannungstests	Symptome bei Fehl- oder Belastungshaltung
Diagnose	Dysfunktion	Derangement oder radikuläres Syndrom	Haltungssyndrom
Maßnahme	Mobilisation oder Fazilitation/Stabilisation	Wiederholte Bewegungen Neuralmobilisation	Haltungs-/Rückenschule Kraftausdauertraining

hen, Nordic Walking, Joggen, Ausdauertraining). Die Anleitung sollte durch den Therapeuten geschehen und die selbstständige Ausführung überwacht werden. Gelingt die Aktivierung nicht, so werden kurzfristig schmerzlindernde Maßnahmen aus dem Bereich der manuellen Therapie sowie der Thermo- und Elektrotherapie angewendet. Insbesondere bei Rückfällen auf ein niedrigeres Aktivitätsniveau sind kurze physiotherapeutische Interventionen sinnvoll. Edukative und motivationsfördernde Elemente werden eingesetzt.

Ferner sind Patienten zu identifizieren, die im Sinne einer Subgruppe des akuten Rückenschmerzes eine **gute Prognose** für bestimmte physiotherapeutische Interventionen haben. Dies ist insbesondere die Gruppe von Patienten, die bei Bewegungen in eine Richtung eine Zunahme und bei wiederholtem Bewegen in die Gegenrichtung eine Abnahme der Schmerzausstrahlung angeben. Liegt dieses sog. **Zentralisierungsphänomen** vor, so können die Beschwerden nach McKenzie ursächlich einer Bandscheibe zugeschrieben werden. Sie sind durch wiederholtes Bewegen in die Richtung, in der die Abnahme der Schmerzausstrahlung (Zentralisierungsphänomen) erfolgte, gut beeinflussbar. Der Therapeut wird daher eine aktive Bewegungsprüfung in Flexion, Extension, Lateralflexion und Rotation durchführen. Dabei achtet er auf Fehlhaltungen und Ausweichbewegungen sowie auf die Bewegungsgeschwindigkeit und -koordination. Die Bewegungen werden mehrmals ausgeführt, dabei wird das Auftreten und die eventuelle Veränderung der Schmerzausstrahlung erfragt [29].

Weiterhin ist unter Berücksichtigung möglicher Kontraindikationen die manipulative Behandlung von **Blockierungen** der kleinen Wirbelgelenke durch Therapeuten mit entsprechender Zusatzqualifikation indiziert.

Die erforderlichen Verordnungen sind auf der Grundlage des Heilmittelkatalogs möglich und können bereits auf der primärärztlichen Versorgungsebene durch den Hausarzt erfolgen.

19.6.2 Subakuter Rückenschmerz

In der subakuten Phase sind zusätzlich zu den Phänomenen, die beim akutem Rückenschmerz beschrieben wurden, Dysfunktionen der Wirbelsäulensegmente zu lokalisieren. Dabei ist durch globale und spezifische Beweglichkeitstests in Verbindung mit Provokations- und Linderungstests festzustellen, ob eine vermehrte oder verminderte Beweglichkeit im betroffenen Segment vorliegt. Die Muskulatur ist auf Kraft hin zu testen. Prinzipiell ist das Assessment so zu gestalten, dass auf allen Ebenen der ICF, inkl. der Kontextfaktoren, die zur Therapieplanung relevanten Daten erhoben werden.

Patienten mit subakutem Rückenschmerz werden mit **spezifischer Physiotherapie** behandelt. Als Maßnahmen kommen in Abhängigkeit von der jeweiligen »Schule«, in der sich der Therapeut weitergebildet hat, ein breites Spektrum von Techniken infrage. In Anlehnung an die Klassifizierung von McKenzie [41] werden dabei Subgruppen gebildet, die dazu dienen, die Patienten definierten Therapieoptionen zuzuordnen (Tab. 19.2). Das Behandlungsziel und die Maßnahmen werden dabei festgelegt, jedoch nicht die anzuwendenden Techniken.

In diesem Stadium ist von einem peripher nozizeptiven Schmerz mit reproduzierbarer mechanischer Beeinflussbarkeit auszugehen. Unter dieser Voraussetzung wird die für die Beschwerden verantwortliche Struktur identifiziert und gezielt behandelt. Dabei werden überwiegend Maßnahmen aus den verschiedenen manual- und trainingstherapeutischen Konzepten angewendet [6] (Tab. 19.2).

Derangements mit nachfolgender Beeinträchtigung des Spinalnervs gehen in der Regel mit einer Hypermobilität, Haltungssyndrome mit Hypo- oder Hypermobilitäten einher, das Dysfunktionssyndrom kann die Folge einer degenerativen Bandscheibenerkrankung sein. Somit werden selten nur Maßnahmen aus einer Diagnosegruppe angewendet. Begleitende schmerzlindernde Maßnahmen werden in allen 3 Gruppen, insbesondere in der Anfangsphase der Erkrankung, in der die Schmerzintensität noch relativ hoch sein kann, appliziert. Weichteiltechniken stehen dabei im Vordergrund. Prinzipiell sind aktive Maßnahmen und Eigenübungen passiven Behandlungsformen vorzuziehen. Die Veränderung der Symptome wird durch reliable und valide Tests im Laufe der Behandlungsserie überprüft, sodass bei Persistenz der Beschwerden die Auswahl der Techniken und die Dosierung angepasst werden können. Im einfachsten Fall kann dieses Monitoring anhand einer visuellen Analogskala zur Schmerzmessung erfolgen. Gegebenenfalls können auch standardisierte Provokations- und Beweglichkeitstest oder überprüfte Funktionsfragebögen (▶ Abschn. 19.4, Assessment) verwendet werden.

19.6.3 Chronischer Rückenschmerz

Bei chronischem Rückenschmerz ist die physiotherapeutische Behandlung als Teil der multimodalen Therapie durchzuführen. Die Auswahl der aktiven Maßnahmen, die der Physiotherapeut mit dem Patienten durchführt, richtet sich nach dem jeweils dominanten psychosozialen Risikofaktor:

- Bei ausgeprägtem **Angst-/Vermeidungsverhalten** sollte die aktive Übungsbehandlung als Konfrontation in vivo durchgeführt werden. Der Behandlung geht eine Erläuterung der chronischen Beschwerden und des Angst-/Vermeidungsmodells voraus. Dann führt der Patient die Bewegungen aus, die dahingehend gesteigert werden, dass er zunächst wenig beängstigende Übungen durchführt und später stärker angstbesetzte [58]. Für die Erfassung von Angst-/Vermeidungsüberzeugungen wird für Physiotherapeuten der Fear-Avoidance Beliefs Questionnaire – deutsche Version FABQ-D [71] empfohlen.
- Ist **Stress** der dominante Risikofaktor, so sind aktive Entspannungsmaßnahmen und Körperwahrnehmungsschulung mit psychologischer Unterstützung indiziert [44].
- Liegen krankheitsunterhaltende **Arbeitsplatzfaktoren** vor, so ist ein aktives Funktionstraining sinnvoll. Dabei richtet sich die Intensität der Behandlung nach der körperlichen Belastung, der der Patient am jeweiligen Arbeitsplatz ausgesetzt ist. Von Rückenschule [100] bei überwiegend sitzender Bürotätigkeit über medizinische Trainingstherapie bei mittleren Belastungen bis hin zum Göttinger Rücken-Intensiv-Programm (GRIP) und »work hardening« [44] bei schwerer körperlicher Arbeit wird den Anforderungen an den jeweiligen Arbeitsplätzen Rechnung getragen. Im Rahmen der interdisziplinären multimodalen Therapie kommen Elemente der kognitiven Verhaltenstherapie sowie Copingstrategien und Maßnahmen zur Motivationssteigerung hinzu, um belastende psychische und soziale Faktoren positiv zu beeinflussen [49].
- Überwiegen die Zeichen körperlicher Dekonditionierung (**»disability«**), werden Rehabilitationsprogramme durchgeführt, die mittels eines gezielten Kraft- und Ausdauertrainings auf eine Rekonditionierung abzielen [83, 80].

Die Therapie sollte möglichst in Gruppen durchgeführt werden. Dabei ist darauf zu achten, dass gruppendynamische Maßnahmen integriert sind, um die Motivation zusätzlich zu erhöhen. Zudem ermöglicht es dieser Ansatz, die Zuwendung durch den Therapeuten in Grenzen zu halten [20]. Entstehen im Zuge des Trainings zusätzliche Funktionsstörungen, die im Sinne eines peripher nozizeptiven Schmerzes gut lokalisierbar sind, kann eine vorübergehende Einzelbehandlung wie beim subakuten Rückenschmerz erforderlich werden, bis der Patient wieder in der Gruppe oder allein weitertrainieren kann. Insgesamt jedoch ist die spezifische Physiotherapie in diesem Stadium nicht mehr indiziert. Behandlungsziel ist jetzt anstelle von Schmerzfreiheit die Wiedererlangung der Arbeitsfähigkeit durch Steigerung der Funktionskapazität trotz bestehender Schmerzen.

19.6.4 Akuter Nackenschmerz

Bei dieser Patientengruppe ist es sinnvoll, diejenigen Personen zu identifizieren, die von einer manipulativen (oder auch mobilisierenden) Behandlung profitieren. Tseng [92] beschreibt, dass ein Rückgang auf weniger als die Hälfte der initialen Schmerzintensität, eine mindestens moderate Funktionsverbesserung und eine hohe Patientenzufriedenheit dann zu erwarten sind, wenn mindestens 4 der folgenden 6 Variablen zutreffen [92]:

1. Die Betroffenen erreichen beim Neck Disability [22] weniger als 11,5 Punkte.
2. Sie weisen eine Beeinträchtigung der Bewegungen in beide Richtungen auf.
3. Sie verrichten täglich weniger als 5 h sitzende Tätigkeiten.
4. Sie geben subjektiv eine Erleichterung durch Bewegung an.
5. Sie erfahren keine Verschlimmerung bei Extensionsbewegungen.
6. Sie zeigen degenerative Veränderungen der Halswirbelsäule ohne Radikulopathie.

Da eine bestehende Vorschädigung der Arteria vertebralis klinisch nicht sicher ausgeschlossen werden kann, sollte insbesondere bei Patienten mit Schwindel keine Manipulation der Halswirbelsäule durchgeführt werden. Die manipulative Behandlung erfordert eine spezielle Ausbildung, Untersuchung und Dokumentation [4], auf die im Rahmen dieses Beitrags nicht eingegangen werden kann. Patienten, die bei wiederholten Bewegungen ein Zentralisierungszeichen zeigen, sollten nach dem McKenzie-Konzept behandelt werden [14].

19.6.5 Subakuter Nackenschmerz

Beim subakuten Nackenschmerz ist eine Klassifizierung wie beim subakuten Rückenschmerz (► Abschn. 19.6.2) sinnvoll. Danach werden entsprechend den Befunden Stabilisation (M. longus colli und capitis) [47] und Mobilisationsbehandlungen [82] vorgenommen sowie wiederholte Bewegungen beim Vorliegen eines Zentralisierungsphänomens [14]. Patienten, die beim Test von einer Traktionsbehandlung profitieren, können ggf. mit intermittierender manueller Traktion behandelt werden, die mit aktiven Übungen kombiniert sein sollte [33].

19.6.6 Chronischer Nackenschmerz

Die Muskulatur im Schultergürtelbereich und in der oberen Extremität sollte gekräftigt und gedehnt werden [51]. Die Schwerpunkt der Behandlung kann – analog zum Rückenschmerz – entsprechend den Risikofaktoren gesetzt werden. Bei Patienten mit bewegungsbezogener Angst und Katastrophisierungstendenzen profitieren deutlich und nachhaltig von Konfrontationstherapie [48].

19.6.7 »Whiplash associated disorders« in der physiotherapeutischen Praxis

Die Quebec Task Force hat den Begriff »whiplash associated disorders« (WAD; HWS-Distorsion) eingeführt [85] und 4 Typen definiert:
- Typ 0: Whiplash-Ereignis ohne Symptome;
- Typ 1: subjektive Beschwerden;
- Typ 2: objektivierbare muskuloskeletale Symptome;
- Typ 3: objektivierbare neurologische Befunde;
- Typ 4: radiologischer Nachweis von Frakturen oder Dislokationen.

Insbesondere für die WAD-Typen 2 und 3 eignet sich die »clinical prediction rule« nach Bohmann für die Indikationsstellung zur Physiotherapie [5]. Danach sind Anzeichen für eine gute Prognose bei physiotherapeutischer Behandlung: ein niedriges Lebensalter, eine geringe Zahl von Tagen zwischen dem Unfall und dem ersten Arztbesuch, eine möglichst geringe Intensität des Nacken- und Rückenschmerzes, keine Beschwerden abgesehen vom Wirbelsäulenschmerz, das Fehlen von Kopfschmerz vor dem Unfall sowie die Zuversicht, einen schnellen Heilungsverlauf zu erfahren. Die Untersuchung sollte den oben genannten Empfehlungen (◘ Tab. 19.1, rechte Spalte) folgen. Ergänzend ist die Funktion des Temporomandibulargelenks zu prüfen [39].

Der Paradigmenwechsel in der Behandlung des WAD wurde durch eine Studie von Schnabel eingeleitet [81]. Er konnte nachweisen, dass die frühfunktionelle Behandlung der Immobilisation überlegen ist. Teasell konnte [86–88] darüber hinaus zeigen, dass die Verwendung einer Halskrause die Heilung sogar behindert. Als effektiv zeigten sich dagegen die Aufrechterhaltung der körperlichen Aktivität sowie aktive Mobilisationstechniken [86]. Beim subakuten WAD können interdisziplinäre Programme und die manipulative Behandlung der Halswirbelsäule empfohlen werden [87]. Beim chronischen WAD sind aktive Übungen und interdisziplinäre Interventionen wirksam, in begrenztem Umfang auch Manipulationen und Übungen zur Muskelentspannung mithilfe von Feedbackverfahren [88].

Als Prädiktoren für das Behandlungsergebnis haben sich die bewegungsbezogene Angst, die initiale Schmerzintensität und die initiale Funktionsbeeinträchtigung erwiesen [68]. Dies unterstützt die Empfehlung zur frühzeitigen aktivierenden Behandlung und legt nahe, die aktiven Übungen durch angstreduzierende Maßnahmen [77] zu unterstützen und selbst die geringe Evidenz für Magnetfeldtherapie [88] zur frühzeitigen Schmerzlinderung zu nutzen.

Angesichts der geringen Effektstärken, sie sich sowohl durch aktive als auch passive Maßnahmen erreichen lassen, wird die Rolle der Physiotherapie insbesondere beim akuten und subakuten WAD als unklar angesehen [65].

19.7 Irrwege und Probleme der Physiotherapie

Lange Zeit wurde eine sinnvolle Weiterentwicklung der nach skandinavischem Vorbild stark biomechanisch geprägten deutschen Physiotherapie durch den Anspruch einzelner Therapiekonzepte, teilweise nicht zuletzt durch deren vermeintliche Urheber, behindert. Dies ist durch die Vielzahl an Eigennamen in den Konzeptbezeichnungen, die im europäischen Ausland weitestgehend unbekannt sind, eindrucksvoll dokumentiert. Jedes Konzept bemühte sich darum, zu zeigen, dass es für die Behandlung der häufigen Krankheitsbilder am Bewegungsapparat als alleinige Maßnahme geeignet und vergleichbaren Ansätzen überlegen ist. So rieten auch Physiotherapeuten regelmäßig von der Einnahme von Schmerzmedikamenten ab. Erst im Zuge der wissenschaftlichen Auseinandersetzung wurde für viele Krankheitsbilder und die diesbezüglichen physiotherapeutischen Behandlungsziele die Gleichwertigkeit indizierter Therapieformen erkannt und mittlerweile zunehmend akzeptiert. Die aktuelle Literatur belegt indessen zunehmend, dass Behandlungsansätze, die mehrere Therapieformen miteinander kombinieren, überlegen sind. Dennoch werden nach wie vor die Unterschiede statt der Gemeinsamkeiten zwischen den Schulen hervorgehoben.

Ähnliches gilt auch für den Stellenwert spezifischer Techniken in der Physiotherapie. Gerade für den chronischen Rückenschmerz musste in vielen Konzepten realisiert werden, dass unspezifische Übungen hochwirksam sind, spezifische Übungen dagegen in den Leitlinien meist nicht empfohlen werden. In diesem Zusammenhang wird zudem deutlich, dass die Ausführung der Behandlung durch spezialisierte Therapeuten nicht prinzipiell erforderlich ist. Vielmehr sollte die Instruktion aktiver Übungen im Vordergrund stehen, sodass der Patient zur Eigenbehandlung befähigt wird. Der Boden für diese Entwicklung wurde vor allem in den 1970er Jahren mit der Integration der medizinischen Trainingstherapie in die manuelle Therapie und durch die Entwicklung von Weiterbildungscurricula für die Sportmedizin bereitet.

Ein weiteres, weitestgehend ungelöstes Problem ist die Bewertung des Behandlungserfolgs durch Physiotherapie. Noch immer ist es Standard, den Patienten zu Beginn der Behandlung nach seinem Befinden zu fragen und daraus die Verbesserung im Verhältnis zur letzten Behandlung abzuleiten. Ein Standard für die Verwendung objektiver Parameter zur Verlaufs- und Ergebniskontrolle und damit auch zur Therapiesteuerung fehlt. Dieser Missstand wird durch die Vertrags- und Vergütungsstruktur in Deutschland zementiert, da sich insbesondere seit Einführung des Heilmittelkatalogs die meisten Praxen gezwungen sehen, ihre Leistungen auf 15–20 min je Sitzung zu kürzen. Assessment und Dokumentation können in einer Behandlungsserie von insgesamt 90 bis 120 min nur eine untergeordnete Rolle spielen. In einem durch die widrigen Rahmenbedingungen in Gang gesetzten Circulus vitiosus verurteilt sich die Physiotherapie damit selbst zur Unwirksamkeit, da die erforderliche Mindestintensität nicht mehr erreicht wird. Ohne eine gezielte Befunderhebung kann die Therapie kaum mehr bewirken als die Selbstheilung.

Eine extreme Gegenbewegung zur ursprünglich intuitiven und konzeptgeprägten Physiotherapie des letzten Jahrhunderts ist jetzt die Bewegung der evidenzbasierten Medizin (EBM). Wenn künftig nur noch Techniken unterrichtet und angewendet werden sollen, die einer wissenschaftlichen Überprüfung standhalten, so führt dies zwangsläufig zu einer extremen Ausdünnung des physiotherapeutischen Behandlungsspektrums (diese Vorgehensweise würde auch in anderen Fächern, z. B. in der konservativen Orthopädie, dieselben Folgen haben). Wirksame Techniken, die nicht untersucht wurden oder eventuell gar nicht ohne Weiteres überprüfbar sind, würden nicht mehr angewendet. Für Einzelfälle, die expliziert abseits der wenigen existierenden Leitlinien behandelt werden müssen, stünden keine Maßnahmen mehr zur Verfügung. Hier ist dringend ein maßvoller Umgang anzuraten. Die EBM stellt lediglich eine Momentaufnahme der aktuell verfügbaren wissenschaftlichen Literatur dar und soll als Entscheidungshilfe in klinischen Fragestellungen genutzt werden. Dass beispielsweise die manuelle Therapie in den ersten Leitlinien für chronischen Rückenschmerz [25] nicht empfohlen wurde und sie sich seitdem zunächst für subakute und chronische Patienten [2] und jetzt auch für akute als wirksam erwiesen hat [9], ist sicherlich nicht einer inhaltlichen Weiterentwicklung der manuellen Therapie geschuldet, sondern vielmehr dem Fortschreiten des Forschungsprozesses und einer veränderten Bewertung der Literatur.

19.8 Perspektiven und Forderungen

Prinzipiell ist der Begriff der Physiotherapie künftig weiter zu fassen, als dies in der Berufsordnung bislang verankert ist. Die Kenntnisse in den Disziplinen, mit denen eine zielführende Zusammenarbeit erfolgen soll, müssen vertieft werden. Die aktuellen Anforderungen sind zu definieren und in den Curricula der Aus- und Weiterbildung festzuschreiben. Die zu vermittelnden Kompetenzen und Fertigkeiten sollten bereits während der Primärqualifikation erworben werden. Eine Verankerung der Ausbildung als grundständiges Studium an den Hochschulen kann unter Wahrung eines starken Praxisbezugs sicherstellen, dass die Physiotherapie den Erfordernissen einer zeitgemäßen Krankenversorgung im interdisziplinären Team künftig besser gerecht wird. Insbesondere in den Bereichen der Psychologie und Soziologie sowie der Pharmakologie ist ein grundlegendes Verständnis zu vermitteln. So sollen Physiotherapeuten in die Lage versetzt werden, während ihres Assessments Informationen aus dem Tätigkeitsbereich dieser Disziplinen zu gewinnen, zu interpretieren und in die physiotherapeutische Behandlung zu integrieren. Kompetenzen anderer Berufsgruppen, die im Sinne von Poolkompetenzen delegierbar sind, sind zu erwerben und zielführend einzusetzen.

Um eine effektive Zusammenarbeit im interdisziplinären Team sicherzustellen, sind differenzierte und anwendungsorientierte Standards für die Untersuchung, Behandlung und die diesbezügliche Dokumentation für die relevanten Krankheitsbilder zu entwickeln und zu implementieren, damit sinnvolle Schnittstellen definiert und gepflegt werden können.

Ferner sind die Forschungsschwerpunkte den aktuellen Erfordernissen und Entwicklungen anzupassen. So sollten bei der Überprüfung von Tests – bei kritischer Auswahl geeigneter Goldstandards – vorrangig Testkombinationen anstelle von Einzeltests auf ihre Güte untersucht werden. Das Spektrum der Outcome-Parameter sollte im Sinne einer ganzheitlichen medizinischen Betrachtung des Patienten überdacht und erweitert werden.

Immer wieder zeigen systematische Übersichtsarbeiten, dass Physiotherapie zwar wirksam ist, dass es aber von nachgeordneter Bedeutung zu sein scheint, welche Form von Physiotherapie eingesetzt wird. Unspezifische Übungen scheinen immer wieder spezifischen Techniken überlegen zu sein. Dies verwundert nicht, da sich dieses Ergebnis zwangsläufig aus dem gewählten Studiendesign ergibt. Wenn physiotherapeutische Maßnahmen verschiedenen Personengruppen nach dem Zufallsprinzip (randomisiert) zugewiesen werden, ist dies zwar wissenschaftsmethodisch korrekt, spiegelt aber nicht die Vorgehensweise der Praxis wider. Vielmehr müssen spezielle Voraussetzungen erfüllt sein, damit eine spezifische Behandlung erfolgreich sein kann. Eine zufällige Zuweisung von Patienten auf 2 unterschiedliche Interventionsgruppen, die diese Voraussetzungen ignoriert, führt zwangsläufig zu einer Normalverteilung dieser Merkmale in beiden Gruppen. Es werden also in beiden Gruppen etwa genauso viele Personen mit einer Therapie behandelt, für deren Anwendung sie die Voraussetzungen erfüllen, wie Patienten, die das nicht tun. Dass sich die Ergebnisse dann kaum unterscheiden, verwundert nicht.

Leider fehlen größtenteils noch die Daten, mit deren Hilfe vorhergesagt werden kann, anhand welcher Merkmale man Personen identifizieren kann, die von einem bestimmten Ansatz wahrscheinlich profitieren werden. Die Entwicklung von »clinical prediction rules« (CPR) ist daher von größter Bedeutung. Wenngleich mittlerweile einige CPRs erarbeitet wurden, fehlt in der Regel noch die klinische Überprüfung durch Phase-4-Diagnostikstudien. Mithilfe valider CPRs ließe sich das Prinzip des RCT (»randomized controlled trial«) sinnvoll in der Physiotherapie anwenden: Von denjenigen Personen, die die CPR erfüllen, würde dann eine Hälfte die indizierte Therapie erhalten, die andere die nicht indizierte. Bei denjenigen Personen, auf die die CPR nicht zutrifft, könnte man ebenso verfahren.

In Bereich der Physiotherapie besteht enormer Forschungsbedarf!

Bevor man der Forderung nach mehr Autonomie für die Physiotherapie nachkommen kann oder Physiotherapeuten gar als Primärkontakt für Patienten fungieren können, sind die rechtlichen und vertraglichen Voraussetzungen, vor allem aber die fachliche Qualifikation dafür zu schaffen, dass diese Aufgaben verantwortungsvoll und zum Nutzen der Patienten wahrgenommen werden können. Eine ökonomische oder standespolitische Betrachtung allein darf nicht die Grundlage für politische Entscheidungen sein.

Literatur

1. Andelic N, Johansen JB, Bautz-Holter E, Mengshoel AM, Bakke E, Roe C (2012) Linking self-determined functional problems of patients with neck pain to the International Classification of Functioning, Disability, and Health (ICF). Patient Pref Adherence 6:749–755
2. Becker A, Chenot JF, Niebling W, Kochen MM (2004) Deutsche Gesellschaft für Allgemeinmedizin und Familienmedizin. Guidelines for back pain. Z Orthop Ihre Grenzgeb 142:716–719
3. Berg F van den (2007) Angewandte Physiologie, Bd 3. Georg Thieme, Stuttgart
4. Berg F van den, Wolf U (2001) Manuelle Therapie. Sichere und effektive Manuelle Therapie. Sichere und effektive Manipulationstechniken. Springer, Heidelberg
5. Bohman T, Côté P, Boyle E, Cassidy JD, Carroll LF, Skillgate E (2012) Prognosis of patients with whiplash-associated disorders consulting physiotherapy: development of a predictive model for recovery. BMC Musculoskelet Disord 13:264
6. Brennan GP, Fritz JM, Hunter SJ, Thackeray A, Delitto A, Erhard RE (2006) Identifying subgroups of patients with acute/subacute »nonspecific« low back pain: results of a randomized clinical trial. Spine 31(6):623–31
7. Bronfort G, Haas M, Evans R, Leininger B, Triano J (2010) Effectiveness of manual therapies: the UK evidence report. Chiropractic & Osteopathy 18:3
8. Bruno PA, Millar DP, Goertzen DA (2014) Inter-rater agreement, sensitivity, and specificity of the prone hip extension test and active straight leg raise test. Chiropr Man Therap 16:22–23
9. Bundesärztekammer (BÄK), Kassenärztliche Bundesvereinigung (KBV), Arbeitsgemeinschaft der Wissenschaftlichen Medizinischen Fachgesellschaften (AWMF) (2010) Nationale Versorgungsleitlinie Kreuzschmerz – Langfassung. Version 1.X. 2010. http://www.versorgungsleitlinien.de/themen/kreuzschmerz. Zugegriffen: 24. Juli 2015
10. Butler D, Moseley GL (2005) Schmerzen verstehen. Springer, Heidelberg
11. Caneiro JP, O´Sullivan P, Burnett A, Barach A, O´Neil D, Tveit O, Olafsdottier K (2010) The influence of different sitting postures on head/neck posture and muscle activity. Man Ther 15:54–60
12. Casser HR, Chenot JF, Dreinhöfer K, Giehl J, Götte S, Gottberg A, KLetzko H, Kohlmann T, LIndena G, Niebling W, Pfingsten M, Strohmeier M, Sunder-PLasmann D, Wolf U (2007) Kurative Versorgung – Schnittstellenmanagement und Therapiegrundsätze im Versorgungsprozess von Patienten mit Rückenschmerzen. Bertelsmann, Gütersloh, S 9–12, 19–20
13. Cieza A, Stucki G, Weigl M, Disler P, Jäckel W, van der Linden S, Kostanjsek N, de Bie R (2004) ICF Core Sets for low back pain. J Rehabil Med 4:69–74
14. Clare HA, Adams R, Maher CG (2004) A systematic review of efficacy of McKenzie therapy for spinal pain. Aust J Physiother 50(4):209–216

15. Clarke JA, van Tulder MW, Blomberg SEI, de Vet HCW, van der Heijden GJ, Brønfort G, Bouter LM (2007) Traction for low-back pain with or without sciatica. Cochrane Database of Systematic Reviews, Issue 2. Art. No.: CD003010. DOI: 10.1002/14651858. CD003010.pub4.
16. Coorevits P, Danneels L, Cambier D, Ramon H, Vanderstraeten G (2008) Assessment of the validity of the Biering-Sørensen test for measuring back muscle fatigue based on EMG median frequency characteristics of back and hip muscles. J Electromyogr Kinesiol 18(6):997–1005
17. Damm O, Greiner W (2007) Gesundheitsökonomischer Kurz-HTA-Bericht »Rückenschmerzen«. Bertelsmann Stiftung, Bielefeld
18. Degenhardt BF, Snider KT, Snider EJ, Johnson JC (2005) Interobserver reliability of osteopathic palpatory diagnostic tests of the lumbar spine: improvements from consensus training. J Am Osteopath Assoc 105(10):465–473
19. Demoulin C, Vanderthommen M, Duysens C, Crielaard JM (2006) Spinal muscle evaluation using the Sorensen test: a critical appraisal of the literature. Joint Bone Spine 73:43–50
20. Descarreaux M, Normand MC, Laurencelle L, Dugas C (2002) Evaluation of a specific home exercise program for low back pain. J Manipulative Physiol Ther 25:497–503
21. Deutsche Gesellschaft für Allgemein- und Familenmedizin (DEGAM) (2009) Nackenschmerz. DEGAM-Leitlinie Nr. 13. http://www.degam.de/files/Inhalte/Leitlinien-Inhalte/Dokumente/DEGAM-S3-Leitlinien/LL-13_Nackenschmerzen-13_Langfassung_ZD.pdf. Zugegriffen: 24. Juli 2015
22. Dillmann U, Nilges P, Saile H, Gerbershagen HU (1994) Assessing disability in chronic pain pa-tients. Schmerz 8(2):100–110
23. Engers AJ, Jellema P, Wensing M, van der Windt DAWM, Grol R, van Tulder MW (2008) Individual patient education for low back pain. Cochrane Database of Systematic Reviews, Issue 1. Art. No.: CD004057. DOI: 10.1002/14651858.CD004057.pub3.
24. Essendrop M, Maul I, Laubli T, Riihimaki H, Schibye B (2002) Measures of low back function: A review of reproducibility studies. Clinical Biomechanics 17:235–249
25. Faas A, Chavannes AW, Koes BW et al (1996) NHG-Standaard Lage-Rugpijn. Huisarts Wet 39:18 –23
26. Falla D, Campell C, Fargan A (2003) Relationship between cranio-cervical flexion range of motion and pressure change during the cranio-cervical flexion test. Man Ther 8:92–96
27. Falla D, Jull G, Hodges P (2004) Patients with neck pain demonstrate reduced electromyographic activity of the deep flexor muscles during performance of the craniocervical flexion test. Spine 29:2108–2114
28. Fernandez de la Penas C, Downey C, Miangolarra-Page JC (2005) Validity of the lateral gliding test for the diagnosis of intervertebral joint dysfunction in the lower cervical spine. J Manipulative Physiol Ther 28(8):610–616
29. Ferreira PH, Ferreira ML, Maher CG, Herbert RD, Refshauge K (2006) Specific stabilisation exercise for spinal and pelvic pain: a systematic review. Aust J Physiother 52(2):79–88.
30. Flothow A, Kempf HD, KUnth U (2010) KddR-Manual Neue Rückenschule: Professionelle Kurskonzeption in Theorie und Praxis. Urban und Fischer, München
31. Foley-Nolan D, Barry C, Coughlan RJ, O'Connor P, Roden D (1990) Pulsed high frequency (27MHz) electromagnetic therapy for persistent neck pain. A double blind, placebo-controlled study of 20 patients. Orthopedics 13(4):445–451
32. Fritz JM, Piva SR, Childs JD (2005) Accuracy of the clinical examination to predict radiographic instability of the lumbar spine. Eur Spine J 14:743–750
33. Fritz JM, Thackeray A, Brennan GP, Childs JD (2014) Exercise only, exercise with mechanical traction, or exercise with over-door traction for patients with cervical radiculopathy, with or without consideration of status on a previously described subgrouping rule: a randomized clinical trial. J Orthop Sports Phys Ther 44(2):45–57
34. Furlan AD, van Tulder MW, Cherkin D, Tsukayama H, Lao L, Koes BW, Berman BM (2005) Acupuncture and dry-needling for low back pain. Cochrane Database of Systematic Reviews, Issue 1. Art. No.: CD001351. DOI: 10.1002/14651858.CD001351.pub2.
35. Furlan AD, Imamura M, Dryden T, Irvin E (2008) Massage for low-back pain. Cochrane Database of Systematic Reviews, Issue 4. Art. No.: CD001929. DOI:10.1002/14651858.CD001929. pub2.
36. Geary K, Green BS, Delahunt E (2013) Intrarater Reliability of neck strength measurement of rugby union players using a handheld dynamometer. J Manipulative Physiol Ther 36:444–449
37. Giggings OM, Persson UMP, Caulfield B (2013) Biofeedback in rehabilitation. J Neuroeng Rehabil 10:60
38. Gleditsch JM (2007) Lehrbuch und Atlas der MikroAkuPunkt-systeme. KVM Verlag, Marburg
39. Häggman-Henrikson B, Rezvani M, List T (2014) Prevalence of whiplash trauma in TMD patients: a systematic review. J Oral Rehabil 41(1):59–68
40. Hayden J, van Tulder MW, Malmivaara A, Koes BW (2005) Exercise therapy for treatment of non-specific low back pain. Cochrane Database of Systematic Reviews, Issue 3. Art. No.: CD000335. DOI: 10.1002/14651858.CD000335.pub2
41. Hefford C (2008) McKenzie classification of mechanical spinal pain: profile of syndromes and directions of preference. Man Ther 13(1):75–81
42. Henschke N, Ostelo RWJG, van Tulder MW, Vlaeyen JWS, Morley S, Assendelft WJJ, Main CJ (2010) Behavioural treatment for chronic low-back pain. Cochrane Database of Systematic Reviews, Issue 7. Art. No.: CD002014. DOI: 10.1002/14651858. CD002014.pub3
43. Heymans MW, van Tulder MW, Esmail R, Bombardier C, Koes BW (2004) Back schools for non-specific low-back pain. Cochrane Database of Systematic Reviews, Issue 4. Art. No.: CD000261. DOI: 10.1002/14651858.CD000261.pub2
44. Hildebrand J, Pfingsten M (2011) Rückenschmerz und Lendenwirbelsäule: Interdisziplinäres Praxisbuch. Elsevier, München
45. Hinz A, Zweynert U, Kittel J, Igl W, Schwarz R (2009) Measurement of change with the Hospital Anxiety and Depression Scale (HADS): sensitivity and reliability of change. Psychother Psychosom Med Psychol 59(11):394–400
46. Hodges PW, Richardson CA (1997) Contraction of the abdominal muscles associated with movement of the lower limb. Phys Ther 77(2):132–142
47. Iqbal ZA, Rajan R, Khan SA, Alghadir AH (2013) Effect of deep cervical flexor muscles training using pressure biofeedback on pain and disability of school teachers with neck pain. J Phys Ther Sci 25:657–661
48. Jong JR de, Vlaeyen JW, van Eijsden M, Loo C, Onghena P (2012) Reduction of pain-related fear and increased function and participation in work-related upper extremity pain (WRUEP): effects of exposure in vivo. Pain 153:2109–2118
49. Kamper SJ, Apeldoorn AT, Chiarotto A, Smeets RJ, Ostelo RW, Guzman J, van Tulder MW (2015) Multidisciplinary biopsychosocial rehabilitation for chronic low back pain: Cochrane systematic review and meta-analysis. BMJ 350:h444
50. Karjalainen KA, Malmivaara A, van Tulder MW, Roine R, Jauhiainen M, Hurri H, Koes BW (2003) Multidisciplinary biopsychosocial rehabilitation for subacute low-back pain among working age

adults. Cochrane Database of Systematic Reviews, Issue 2. Art. No.: CD002193. DOI: 10.1002/14651858.CD002193
51. Kay TM, Gross A, Goldsmith CH, Rutherford S, Voth S, Hoving JL, Brønfort G, Santaguida PL (2012) Exercises for mechanical neck disorders. Cochrane Database of Systematic Reviews. Issue 8. Art. No.: :CD004250. doi: 10.1002/14651858.CD004250.pub4
52. Klinger R, Denecke H, Glier B, Kröner-Herwig B, Nilges P, Redegeld M, Weiss L (1997) Quality control in the therapy of chronic pain. Results obtained by a task force of the German Section of the International Association for the Study of Pain on psychological assessment of chronic pain. XI. Assessment and multiaxial classification of pain. Schmerz 11(6):378–85
53. Koes BW, van Tulder MW, Ostelo R, Burton AK, Waddell G (2001) Clinical guidelines for the management of low back pain in primary care: an international comparison. Spine 26:2504–2513
54. Kohlmann T, Raspe H (1996) Hannover Functional Questionnaire in ambulatory diagnosis of functional disability caused by backache. Rehabilitation 35:1–8
55. Kolster BC, van den Berg F, Wolf U (2010) Massage: Klassische Massage, Querfriktionen, Funktionsmassage. Springer, Heidelberg
56. Koning CHP de, van den Heuvel SP, Staal JB, Smits-Engelsman BCM, Hendriks EJM (2008) Clinimetric evaluation of methods to measure muscle functioning in patients with non-specific neck pain: a systematic review. BMC Musculoskel Disord 9:142
57. Laslett M (2008) Evidence-based diagnosis and treatment of the painful sacroiliac joint. J Man Manip Ther 16(3):142–152
58. Leeuw M, Goossens ME, van Breukelen GJ, de Jong JR, Heuts PH, Smeets RJ, Köke AJ, Vlaeyen JW (2008) Exposure in vivo versus operant graded activity in chronic low back pain patients: results of a randomized controlled trial. Pain 15(138):192–207
59. Linton SJ, Nicholas M, MacDonald S (2011) Development of a short form of the Örebro Musculoskeletal Pain Screening Questionnaire. Spine 36(22):1891–1895
60. Machado LA, de Souza MS, Ferreira PH, Ferreira ML (2006) The McKenzie method for low back pain: a systematic review of the literature with a meta-analysis approach. Spine 31(9):-E254–562
61. Magalhães MO, Muzi LH, Comachio J, Burke TN, Renovato França FJ, Vidal Ramos LA, Leão Almeida GP, de Moura Campos Carvalho-E-Silva AP, Marques AP (2015) The short-term effects of graded activity versus physiotherapy in patients with chronic low back pain: A randomized controlled trial. Man Ther 20(4):603-9. Doi: 10.1016/j.math.2015.02.004. Epub 2015 Feb 23
62. Magnussen L, Strand LI, Lygren H (2004) Reliability and validity of the back performance scale: observing activity limitation in patients with back pain. Spine 29(8):903–907
63. Marshall SJ, Biddle SJH (2001) The Transtheoretical Model of behavior change: a meta-analysis of applications to physical activity and exercise. Ann Behav Med 23:229–246
64. Maslowski M, Sullivan W, Harwood JF, Gonzales P, Kaufman M, Vidal A, Akuthota V (2010) The diagnostic validity of hip provocation maneuvers to detect intra-articular hip pathology. PM R 2:174–181
65. Michaleff ZA, Ferreira ML (2012) Physiotherapy rehabilitation for whiplash associated disorder II: a systematic review and meta-analysis of randomised controlled trials. Br J Sports Med 46(9):662–673
66. Michener LA, Waslworth MK, Doukas WC, Murphey KP (2009) Reliability and diagnostic accuracy of 5 physical examination tests and combination of tests for subacromial impingement. Arch Phys Med Rehabil 90:1898–1903
67. Mior SA, McGregor M, Schut B (1990) The role of experience in clinical accuracy. J Manipulative Physiol Ther 13(2):68–71
68. Nieto R, Miró J, Huguet A (2013) Pain-related fear of movement and catastrophizing in whiplash-associated disorders. Rehabil Psychol 58(4):361–368
69. Orrock PJ, Meyer SP (2013) Osteopathic intervention in chronic non-specific low back pain: a systematic review. BMC Musculoskelet Disord 14:129
70. Paoloni M, Bernetti A, Fratocchi G, Mangone M, Parrinello L, Del Pilar Cooper M, Sesto L, Di Sante L, Santilli V (2011) Kinesio taping applied to lumbar muscles influences clinical and electromyographic characteristics in chronic low back pain patients. Eur J Phys Rehabil Med 47(2):237–244
71. Pfingsten M (2004) Fear-avoidance beliefs in patients with back pain. Psychometric properties of the German version of the FABQ. Schmerz 18(1):17–27
72. Pool JJ, Ostelo RW, Knol DL, Vlaeyen JW, Bouter LM, de Vet HC (2010) Is a behavioral graded activity program more effective than manual therapy in patients with subacute neck pain? Results of a randomized clinical trial. Spine 35:1017–1024
73. Quek J, Brauer SG, Treleaven J, Pua YH, Mentiplay B, Clark RA (2014) Validity and intra-rater reliability of an Android phone application to measure cervical range-of-motion. J Neuroeng Rehabil 11:65
74. Quint S, Luckmann J, Wolf U, Basler HD (2007) AMIKA: psychometric evaluation of a photo-based scale for the assessment of fear avoidance beliefs in elderly individuals. Schmerz 21:453–461
75. Rittweger J, Just K, Kautzsch K, Reeg P, Felsenberg D (2002) Treatment of chronic lower back pain with lumbar extension and whole-body vibration exercise. Spine 27(17):1829–1834
76. Robinson HS, Mengshoel AM (2014) Assessments of lumbar flexion range of motion: intertester reliability and concurrent validity of 2 commonly used clinical tests. Spine 39(4):E270–275
77. Robinson JP, Theordore BR, Dansie EJ, Wilson HD, Turk DC (2013) The role of fear of movement in subacute whiplash-associated disorders grades I and II. Pain 154(3):393–401
78. Rusu AC, Kreddig N, Hallner D, Hülsebusch J, Hasenbring MI (2014) Fear of movement/(re)injury in low back pain: confirmatory validation of a German version of the Tampa Scale for Kinesiophobia. BMC Musculoskelet Disord 19:15:280
79. Sachverständigenrat zur Begutachtung der Entwicklung im Gesundheitswesen (2007) Gutachten 2007: Kooperation und Verantwortung – Voraussetzungen einer zielorientierten Gesundheitsversorgung. http://dipbt.bundestag.de/dip21/btd/16/063/1606339.pdf. Zugegriffen: 24. Juli 2015
80. Schaafsma F, Schonstein E, Whelan KM, Ulvestad E, Kenny DT, Verbeek JH (2010) Physical conditioning programs for improving work outcomes in workers with back pain. Cochrane Database of Systematic Reviews, Issue 1. Art. No.: CD001822. DOI: 10.1002/14651858.CD001822.pub2.
81. Schnabel M, Ferrari R, Vassiliou T, Kaluza G (2004) Randomised, controlled outcome study of active mobilisation compared with collar therapy for whiplash injury. Emerg Med J 21(3):306–310
82. Schroeder J, Kaplan L, Fischer DJ, Skelly AC (2013) The outcomes of manipulation or mobilization therapy compared with physical therapy or exercise for neck pain: a systematic review. Evid Based Spine Care J 4(1):30–41
83. Slade SC, Keating JL (2006) Trunk-strengthening exercises for chronic low back pain: a systematic review. J Manipulative Physiol Ther 29:163–173
84. Smits-Engelsman B, Klerks M, Kirby A (2011) Beighton score: a valid measure for generalized hypermobility in children. J Pediatr 158(1):119–123

85. Spitzer WO, Skovron ML, Salmi LR, Cassidy JD, Duranceau J, Suissa S, Zeiss E (2015) Scientific monograph of the Quebec Task Force on Whiplash-Associated Disorders: redefining »whiplash« and its management. 20(8 Suppl):1S–73S
86. Teasell RW, McClure JA, Walton D, Pretty J, Salter K, Meyer M, Sequeira K, Death B (2010a) A research synthesis of therapeutic interventions for whiplash-associated disorder (WAD): part 2 – interventions for acute WAD. Pain Res Manag 15(5):295–304
87. Teasell RW, McClure JA, Walton D, Pretty J, Salter K, Meyer M, Sequeira K, Death B (2010b) A research synthesis of therapeutic interventions for whiplash-associated disorder (WAD): part 3 – interventions for subacute WAD. Pain Res Manag 15(5):305–312
88. Teasell RW, McClure JA, Walton D, Pretty J, Salter K, Meyer M, Sequeira K, Death B (2010c) A research synthesis of therapeutic interventions for whiplash-associated disorder (WAD): part 4 – noninvasive interventions for chronic WAD. Pain Res Manag 15(5):313–322
89. Tousignant-Laflamme Y, Boutin N, Dion AM, Vallee CA (2013) Reliability and criterion validity of two applications of the iPhone™ to measure cervical range of motion in healthy participants. J Neuroeng Rehabil 10:69
90. Trijffel van, Anderegg Q, Bossuyt PMM, Lucas C (2005) Inter-examiner reliability of passive assessment of intervertebral motion in the cervical and lumbar spine: A systematic review. Manual Therapy 10:256–269
91. Trost Z, France CR, Thomas JS (2009) Examination of the photograph series of daily activities (PHODA) scale in chronic low back pain patients with high and low kinesiophobia. Pain 141:276–282
92. Tseng YL, Wang WT, Chen WY, Hou TJ, Chen TC, Lieu FK (2006) Predictors for the immediate responders to cervical manipulation in patients with neck pain. Man Ther 11:306–315
93. Vickers AJ, Cronin AM, Maschino AC, Lewith G, MacPherson H, Foster NE, Sherman KJ, Witt CM, Linde K (2012) Acupuncture for chronic pain: individual patient data meta-analysis. Arch Intern Med 172:1444–1453
94. Wainner RS, Fritz JM, Irrgang JJ, Boninger ML, Delitto A, Allison S (2003) Reliability and diagnostic accuracy of the clinical examination and patient self-report measures for cervical radiculopathy. Spine 28(1):52–62
95. Wenninger G (2001) Lexikon der Psychologie, Bd 2. Spektrum, Berlin
96. Wilke A, Lassen J, Traub F, Wolf U (2000) Mobilität der Kopfgelenke bei chronischer Polyarthritis. Man Med 38:274–283
97. Wolf U (2012) Bildatlas der Manuellen Therapie. 3. Aufl. Quintessenz Verlag, Berlin
98. Young IA, Michener LA, Cleland JA, Aguilera AJ, Snyder AR (2009) Manual therapy, exercise and traction for patients with cervical radiculopathy: a randomized clinical trial. Physical Therapy 89(7):632–642
99. Williams MA, McCarthy CJ, Chorti A, Cooke MW, Gates S (2010) A systematic review of reliability and validity studies of methods for measuring active and passive cervical range of motion. J Manipulative Physiol Ther 33(2):138–155
100. Tulder MW van, Esmail R, Bombardier C, Koes BW (2000) Back schools for non-specific low back pain. Cochrane Database Syst Rev (2):CD000261

Nackenschmerzen und sensomotorische Kontrolle

D. Falla

H.-R. Casser et al. (Hrsg.), *Rückenschmerzen und Nackenschmerzen*,
DOI 10.1007/978-3-642-29775-5_20,

Nackenschmerzen sind oft eine stark beeinträchtigende und rezidivierende Störung, die von Phasen der Remission und Exazerbation charakterisiert ist. Es ist evident, dass Schmerz oder eine Verletzung initiale Trigger für Veränderungen der neuromuskulären Kontrolle sein können – Veränderungen, die auch jenseits der akuten Schmerzphase erhalten bleiben und zum Wiederauftreten der Symptome beitragen können. Zudem haben Studien gezeigt, dass sich die veränderte Muskelaktivität trotz Abmilderung der Symptome nicht automatisch mit der Zeit zurückbildet. Das unterstreicht den Bedarf für eine hochwertige und spezifische Rehabilitation, insbesondere wenn die veränderten Muskelaktivitätsmuster weniger effiziente Kombinationen von Muskelsynergien beinhalten, was die Anfälligkeit der zervikalen Region für Verspannungen und weiteren Schmerz erhöht. – Dieses Kapitel untersucht Studienergebnisse, die Änderungen der zervikalen sensomotorischen Kontrolle bei Patienten mit Nackenschmerzen beschreiben, und hebt die Bedeutung dieser Erkenntnisse für die Behandlung von Halswirbelsäulenstörungen hervor.

20.1 Einleitung

Menschen mit Nackenschmerzen zeigen verringerte Nackenstärke [1, 2] und Belastbarkeit [3, 4], gesteigerte Kräfteschwankungen während statischen Zusammenziehens [5–7] und einen begrenzten Umfang an aktiven Halswirbelbewegungen [8, 9]. Zusätzlich bedingt die Komplexität der Halswirbelsäule, dass Schmerzempfindung einen starken Einfluss auf die sensomotorische Kontrolle von Kopfbewegungen, Stabilität und posturaler Orientierung hat. Obwohl frühe Theorien über die Anpassung des sensomotorischen Systems relativ stereotype Veränderungen beim Auftreten von Schmerzen voraussagten [10, 11], weisen viele klinische und experimentelle Beobachtungen auf ein komplexeres Phänomen hin [12–14].

Dieses Kapitel untersucht Anhaltspunkte, die Änderungen der motorischen Kontrolle des Halses bei Patienten mit Nackenschmerzen beschreiben, und unterstreicht die Konsequenzen aus diesen Erkenntnissen für die Behandlung von Halswirbelsäulenstörungen.

20.2 Sensomotorische Anpassungen

Sensomotorische Veränderungen bei Nackenschmerzen und/oder -verletzungen umfassen ein breites Spektrum: von fast unmerklichen Veränderungen in der Verteilung der Aktivitäten innerhalb eines Muskels [15, 16] bis hin zur Vermeidung von Bewegungen oder Funktionen [17, 1]. Frühere Theorien zur motorischen Anpassung an Schmerzen sagten zum einen einen verringerten Bewegungs- oder Kraftumfang voraus als Folge einer systematischen Reduktion der Erregbarkeit der Muskeln, die eine schmerzhafte Bewegung hervorrufen, zusammen mit gesteigerter Erregbarkeit des entgegengesetzten Muskels (Schmerzanpassungstheorie) [10]. Zum anderen prognostizierten sie eine systematische Steigerung der Muskelaktivität, womit ein schmerzhafter Bereich vor weiteren Schmerzen geschützt würde, die wiederum von einer dem »Muskelspasmus« folgenden Muskelischämie ausgelöst würden (Teufelskreistheorie) [11]. Diese Modelle versagen bei der Erklärung der Komplexität sensomotorischer Anpassungen, die mit Schmerz oder Verletzung einhergehen. In jüngster Vergangenheit entwickelte Theorien berücksichtigen die Vielschichtigkeit und Komplexität der individuellen Veränderungen bezüglich sensomotorischer Kontrolle [18, 19] und erklären die große Vielfalt von sensomotorischen Anpassungen besser, die wir bei Patienten mit Nackenschmerzen beobachten, wie wir später zeigen werden.

20.2.1 Sensorische Anpassungen

Größere Fehler beim Positionieren des Kopfs nach willentlicher Bewegung wurden bei Patienten mit sowohl heimtückischem [20] als auch traumatischem Anfall [21–23] beobachtet. Die propriozeptive Wahrnehmungsschärfe scheint bei Menschen mit Nackenschmerzen, die von einem Schleudertrauma verursacht wurden, stärker beeinträchtigt zu sein [22] – insbesondere bei Patienten, die von stärkeren Schmerzen, Arbeitsunfähigkeit und Schwindelanfällen berichten [24, 25]. Zusätzlich zu größeren Repositionierungsfehlern bei Kopfbewegungen weisen Patienten, deren Nackenschmerzen von einem Schleudertrauma verursacht wurden, verminderte Propriozeption an Schultern und Ellenbogen auf [26, 27]. Veränderungen in der Propriozeption können mehrere Faktoren widerspiegeln, einschließlich ungewöhnlicher afferenter Spindelentladungen aufgrund der Aktivierung chemo- und nozizeptiver sensorischer Fasern [28–31], direkter Traumata der zervikalen Strukturen oder eines verstärkten Antriebs des Sympathikus [32]. Unter diesen Faktoren legt die Beobachtung, dass die Propriozeption beeinträchtigt ist in Bereichen, die weit vom Nacken entfernt sind, zumindest einen teilweise systemischen Grund des Problems nahe. In der Tat vermindert die Aktivierung des sympathischen Nervensystems durch den Cold-pressure-Test bei gesunden Menschen die propriozeptive Wahrnehmungsschärfe des Nackens während der aktiven zervikalen Drehung [33].

Gestörte posturale Stabilität ist ein weiteres Charakteristikum von Nackenschmerzen, einschließlich größeren posturalen Schwankens bei ruhigem Stehen und dynamischen Tätigkeiten wie z. B. Treppensteigen [34–36] sowie

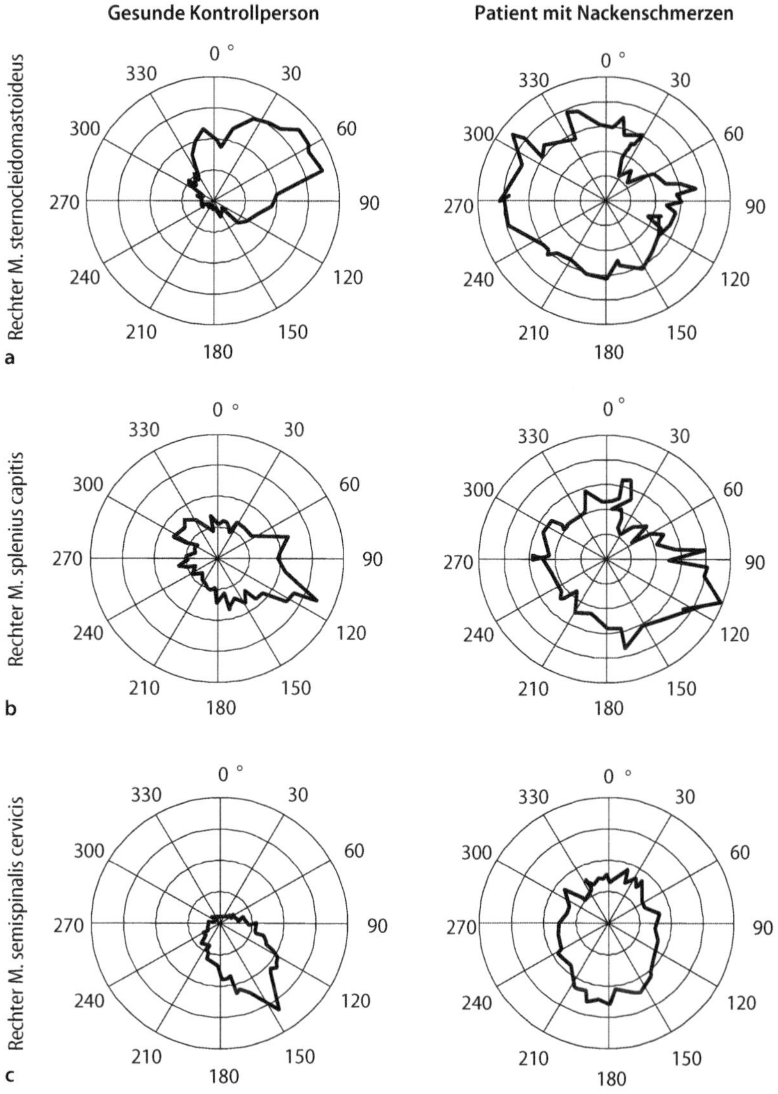

Abb. 20.1 Repräsentative Richtungsaktivierungsdiagramme des rechten *(A)* M. sternocleidomastoideus, *(B)* M. splenius capitis und *(C)* M. semispinalis cervicis während einer mit 15 N ausgeführten zirkulären Kontraktion – jeweils bei einer gesunden Kontrollperson und einem Patienten mit chronischen Nackenschmerzen. Man beachte die begrenzte Aktivierung der 3 Muskeln beim Gesunden mit minimaler Aktivierung während der antagonistischen Phase der Aufgabe. Im Gegensatz dazu zeigen die Richtungsaktivierungskurven beim Patienten gleichmäßigere Aktivierungsniveaus aller Muskeln für alle Richtungen. (Adaptiert nach Falla et al. [5], Schomacher et al. [44], Lindstrom et al. [45]; mit freundl. Genehmigung)

verringerter Stabilität als Antwort auf vorhersehbare wie unvorhersehbare Störungen [35]. Defizite in der posturalen Kontrolle und Propriozeption können auch durch gestörte Verarbeitung der propriozeptiven Signale bedingt sein. Jüngste Untersuchungen legen nahe, dass Veränderungen in der zentralen Verarbeitung propriozeptiver Signale eine Schlüsselrolle bei den sensorischen Störungen in Zusammenhang mit Schmerzen spielen [37–40].

20.2.2 Motorische Anpassungen

Nackenschmerzen können die aufgabenbezogene Modulation der Nackenmuskelaktivität dergestalt verändern, dass die motorische Kontrolle der Halswirbelsäule durch alternative, vermutlich weniger effiziente Kombinationen synergistischer Muskelaktivitäten erreicht wird. Elektromyografische Tuningkurven (EMG-Tuningkurven), die Muskelaktivität über eine Variationsbreite von Kraft- und Schwungrichtungen abbilden, wurden verwendet, um die Aktivierungsstrategien der Nackenmuskeln zu studieren

[41, 5, 42, 43]. Die Nackenmuskeln von symptomfreien Gesunden weisen eindeutig definierte, bevorzugte Aktivierungsrichtungen während multidirektionaler isometrischer Kontraktionen auf, die in Einklang mit ihrer anatomischen Position im Verhältnis zur Wirbelsäule stehen [41, 5, 42–44]. Wenn hingegen Patienten entweder mit schleudertraumabedingten oder mit idiopathischen Nackenschmerzen die gleichen multidirektionalen Kontraktionen ausführen, zeigen sie eine verringerte Spezifizität von Aktivität im Musculus sternocleidomastoideus, M. splenius capitis und M. semispinalis cervicis [5, 45, 44] (◘ Abb. 20.1). Die verminderte Spezifizität der Nackenmuskeln ist weitgehend bedingt durch die verstärkte Aktivierung der Muskeln, wenn sie als Gegenspieler agieren [5, 45], und steht in Verbindung mit reduzierter Modulation der Durchflussrate individueller motorischer Einheiten mit Kraftrichtung [5].

Mehrere Studien haben verstärkte oberflächliche Nackenmuskelaktivität bei Menschen mit Nackenschmerzen während verschiedener Aufgaben dokumentiert, einschließlich isometrischer Kontraktionen [46–51] und funktioneller Aktivitäten der vorderen Extremitäten [52–55]. Im Gegensatz dazu zeigen Beobachtungen verminderte Aktivität der tiefen Halsflexoren (M. longus colli, M. longus capitis) [56] und der tiefen Extensoren (M. semispinalis cervicis und M. multifidus) [57, 58, 44] bei Nackenschmerzen. Außerdem ist das Einsetzen der tiefen zervikalen Flexoren bei Patienten mit Nackenschmerzen während rascher Armbewegungen verzögert, was eine posturale Instabilität auslöst [59], was wiederum Beobachtungen einer Dysfunktion der tiefen spinalen Muskeln verstärkt. Die Aktivierung der tiefen Nackenmuskeln ergibt auch eine spezifische Rückmeldung bei Nackenschmerzen [59], was im Gegensatz zu dem steht, was man bei Gesunden beobachtet.

Jüngste Arbeiten zeigen, dass Patienten mit Nackenschmerzen – wenn sie mit dem ganzen Körper schnellen posturalen Perturbationen ausgesetzt sind – eine verringerte Fähigkeit aufweisen, ihre Nackenmuskeln automatisch und angemessen zu aktivieren, wie man es bei gesunden Kontrollpersonen kennt, was zu einer verzögerten Aktivierung ihrer Muskeln führt [60] (◘ Abb. 20.2). Diese Befunde unterstützen die Ansicht, dass bei Patienten mit chronischen Nackenschmerzen ein Verlust vordefinierter Muskelaktivierungsmuster vorliegt.

20.2.3 Strukturelle Veränderungen

Eine Verfettung der Nackenmuskeln wurde bei Patienten mit hartnäckigem mittlerem bis schwerem Schmerzniveau nach einem Schleudertrauma beobachtet, was womöglich eine Degeneration widerspiegelt [61–3]. Während das sowohl in den Nackenextensoren als auch in den Nackenflexoren vorkommt [62, 63], finden diese Veränderungen in besonderem Maße bei Muskeln statt, die einen größeren Anteil an Typ-I-Fasern und eine höhere Dichte an Muskelspindeln aufweisen (z. B. der tiefe M. longus colli/capitis, subokzipitale Muskeln und M. multifidus) [64, 65]. Veränderungen im Querschnittsbereich (Atrophie) wurden auch beim M. multifidus beobachtet [61], aber solche strukturellen Veränderungen können auch bei oberflächlicheren Muskeln auftreten, wie z. B. beim M. semispinalis capitis [50].

Eine Reihe potenzieller Mechanismen könnte die Veränderungen der Muskelstrukturen erklären, darunter generalisierte Nichtnutzung [66], chronische Denervierung [67], systemische oder entzündliche Myopathie infolge des Traumas [68] oder Beteiligung des sympathischen Nervensystems [69]. Jedoch können wir bis jetzt die genauen zugrunde liegenden Mechanismen dieser beobachteten Veränderungen der Muskelstrukturen und ihre exakte Beziehung zu den funktionellen und physischen Beeinträchtigungen, die charakteristisch für Patienten mit Nackenstörungen sind, nicht vollständig nachvollziehen [62]. Zum Beispiel korreliert eine Verfettung des Halsextensors nur schwach mit sensorischen, physischen, kinästhetischen und psychologischen Merkmalen, wobei die thermische Schmerzschwelle im Kältebereich die stärkste Korrelation besitzt [70]. Der Zusammenhang von Verfettung und größerem Schmerz, Beeinträchtigung sowie Symptomen von posttraumatischen Stressstörungen weist darauf hin, dass derartige Muskelveränderungen Anzeichen einer unzureichenden funktionellen Erholung sein können [71].

Biopsien der Nackenflexoren und -extensoren bei Patienten mit Nackenschmerzen wiesen einen signifikanten Anstieg des Anteils an Typ-IIC-Fasern auf, was auf eine präferenzielle Atrophie der langsamen oxidativen Typ-I-Muskelfasern hindeutet [72]; dies ist vereinbar mit der verminderten Belastbarkeit der Halsmuskulatur bei Patienten mit Nackenschmerzen [3, 7]. Außerdem zeigen Patienten mit Nackenschmerzen größere myoelektrische Manifestationen von Halsmuskelerschöpfung während anhaltender Kontraktionen [73, 74], dazu einen größeren Abfall der oberen Trapezmuskelfaser-Erregungsgeschwindigkeit während wiederholten Schulterhebens [75], was indirekt im Einklang mit diesen histologischen Beobachtungen steht.

20.2.4 Bewegung und Funktion

Mehrere biomechanische Störungen werden bei Nackenschmerzen beobachtet, darunter ein verringerter Bewegungsumfang [76–78] und reduzierte gleichzeitige

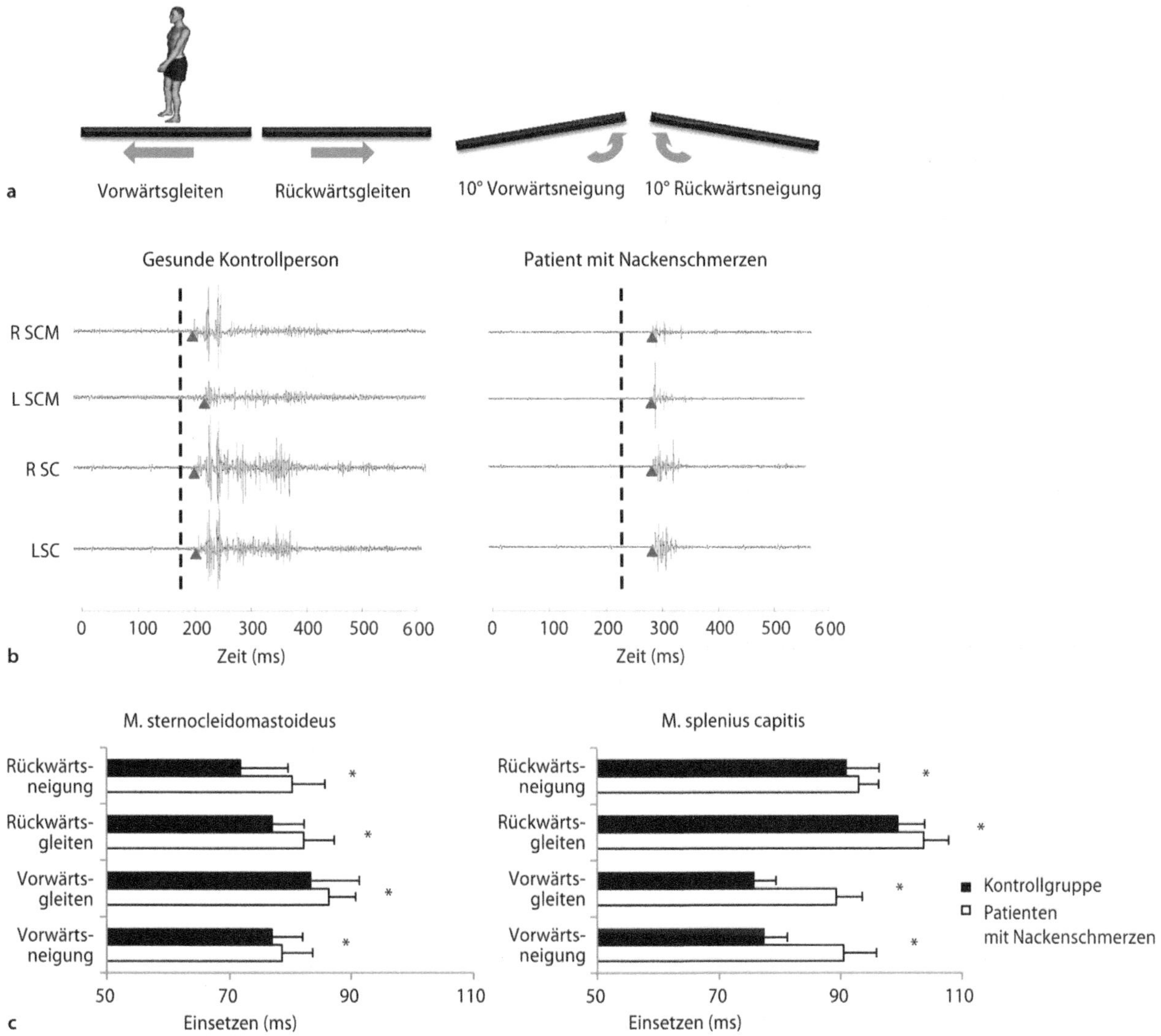

Abb. 20.2 *(A)* Patienten mit chronischen Nackenschmerzen sowie eine gesunde Kontrollgruppe standen auf einer beweglichen Plattform und wurden zufälligen posturalen Störungen des gesamten Körpers ausgesetzt: 8 cm vorwärts, 8 cm rückwärts, 10° Vorwärtsneigung, 10° Rückwärtsneigung. *(B)* Repräsentative EMG-Aufzeichnungen für den rechten *(R)* und linken *(L)* M. sternocleidomastoideus (SCM) und M. splenius capitis (SC) im Verhältnis zum Impuls der posturalen Störung (*gestrichelte Linie*). Die gemessenen Einsätze sind mit Dreiecken markiert. *(C)* Mittelwerte und Standardabweichungen der Reaktionen von M. sternocleidomastoideus und M. splenius capitis auf die Störungen. Man beachte das signifikant (*$P<0{,}05$) spätere Einsetzen der Nackenmuskelaktivität bei Patienten mit Nackenschmerzen, unabhängig von der Richtung der Störung. (Aus Boudreau und Falla [60])

Bewegungen in dazugehörigen Ebenen [79], erhöhte Variabilität des Bewegungsumfangs [77, 80] verringerte Bewegungsgeschwindigkeit [81, 82] und verminderte Geschmeidigkeit der Bewegungen [81, 77]. Jüngste Arbeiten beschreiben auch verringerte Rumpfbewegungen bei Patienten mit chronischen Nackenschmerzen während des Gehens, insbesondere beim Gehen mit gedrehtem Kopf [83].

Patienten mit Nackenschmerzen sind dafür bekannt, eine beeinträchtigte Nackenstärke zu haben, augenscheinlich bei allen Drehrichtungen [1]. Große Schwankungen bezüglich des Verlusts von Nackenstärke wurden gemessen, und zwar mit Werten, die von 13,3 % bei Nackenschmerzpatienten [84] bis zu 90 % [85] bei symptomfreien Gesunden reichen. Die durchschnittliche Nackenstärke von Patienten mit chronischen Nackenschmerzen ist in etwa umgekehrt proportional zum Schmerz, den sie während der maximalen Kontraktion erlitten, außerdem zu Angst vor Bewegung und Aspekten der Nackenbeeinträchtigung [1], was einen Teil dieser Schwankungen

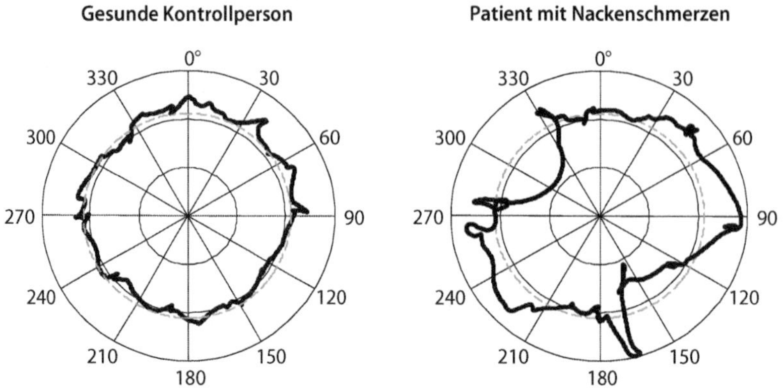

Abb. 20.3 Repräsentative Kraftdiagramme für eine Kontrollperson und einen Patienten, die jeweils eine zirkuläre Kontraktion von 15 N ausführen. Man beachte, dass der Patient die zirkuläre Kontraktion im Vergleich zum Gesunden weniger genau ausführt, was sich in einem vergleichsweise größeren Kraftabweichungskoeffizienten widerspiegelt. In diesem Beispiel ist der Kraftabweichungskoeffizient 7,4 % für den Gesunden und 17,5 % für den Patienten. (Aus Schomacher et al. [44] mit freundl. Genehmigung)

erklärt. Patienten mit Nackenschmerzen weisen dazu Defizite auf, was die Belastbarkeit bei einer Reihe von Kontraktionsintensitäten angeht [3, 7, 4]. Ein Verlust der Belastbarkeit in den kraniozervikalen Flexoren spiegelt sich in schlechterer posturaler Belastbarkeit wider. Zum Beispiel gleiten Leute mit Nackenschmerzen in eine vorgeneigtere Kopfhaltung während längeren Sitzens [86].

Patienten mit Nackenschmerzen besitzen nur eine beeinträchtigte Fähigkeit, eine dauerhafte Nackenkontraktion um einen Zielkraftwert beizubehalten [5–7]. Zum Beispiel zeigt Abb. 20.3 repräsentative Kraftlinien während einer zirkulären Kontraktion von 15 N für eine Kontrollperson und für einen Patienten mit Nackenschmerzen. In diesem Beispiel führt der Patient die zirkuläre Kontraktion weniger akkurat aus, verglichen mit der Kontrollperson, was sich beim Patienten in größeren Variationskoeffizienten der Kraft widerspiegelt, verglichen mit der Kontrollperson [5]. Verringerte Kraftbereitschaft wurde Veränderungen im Ia-Afferenzen-Input zugeschrieben, da Patienten größere Kraftleistung im Niedrigfrequenzbereich des Kraftsignals aufweisen, verglichen mit symptomfreien Gesunden [6].

20.2.5 Variabilität sensomotorischer Anpassungen

Sensomotorische Anpassungen wurden bei Patienten mit schwankenden Schmerzschweregraden, schwankenden Schmerzdauern und unterschiedlichen Schmerzätiologien beobachtet. Jedoch gibt es erhebliche Schwankungen zwischen den individuellen Patienten. Diese Schwankungen stehen teilweise in Beziehung zum Ausmaß ihrer Nackenschmerzen [54, 87, 88]. Schwankungen können außerdem mit unterschiedlichen Funktionshistorien, Schmerzerfahrungen oder gewohnten Körperhaltungs- und Bewegungsmustern zusammenhängen. Unsere kürzlich erschienene Arbeit [89] zeigt, dass einige Patienten die gleichen Muskelsynergien unter schmerzfreien wie schmerzreichen Bedingungen verwenden, was mit der Beobachtung übereinstimmt, dass einige Menschen eine bestimmte Muskelaufgabe in einer mehr stereotypen Art und Weise ausführen als andere [90]. Diejenigen Patienten mit weniger variablen motorischen Abläufen scheinen anfälliger zu sein, Schmerzen zu entwickeln, denn sie verwenden zu oft die gleiche Strategie, anstatt den Vorteil der Redundanz des motorischen Systems zu nutzen.

20.2.6 Einsetzen der sensomotorischen Anpassung

Modifikationen der sensomotorischen Kontrolle können dem Einsetzen von Schmerzen/Verletzung vorausgehen oder folgen. Experimentelle nozizeptive Stimulation führt zu Veränderungen bei der Aktivierung der tiefen wie oberflächlichen Muskeln, ähnlich denen, die bei klinischen Schmerzen beobachtet werden [15, 91–94], was darauf hinweist, dass motorische Veränderungen eine Folge von Schmerzen sein können. Jedoch weisen andere Daten darauf hin, dass motorische Anpassung Schmerzen/Verletzungen vorausgeht. Ungeachtet des initialen Stimulus für die Anpassung: Wenn Schmerzen erst einmal eintreten, wird sich das motorische System zukünftig wahrscheinlich anders verhalten, und dies kann relevant für die Hartnäckigkeit der Schmerzen sein [95].

20.2.7 Langfristige Konsequenzen

Obwohl sensomotorische Anpassung potenziell kurzfristige Vorteile bietet (z. B. die Belastung zu verändern und das verletzte/potenziell verletzte Gewebe zu schützen), können sich potenziell langfristige Konsequenzen ergeben. Sensomotorische Anpassung kann als Ergebnis von Belastungsänderung des lädierten Gewebes oder der Belastung anderer Gewebe zu weiteren Gewebebeschädigungen beitragen. Dies könnte auftreten, wenn die Anpassung – um schmerzerregende Partien zu schützen – zu erhöhter Belastung führt (z. B. kann eine umfangreichere Koaktivierung der Nackenmuskulatur während der Aktivitäten des Nackens [96, 45] und der vorderen Gliedmaßen [97] die Druckbelastung der Halswirbelsäule erhöhen). Darüber hinaus könnte es auftreten, wenn ein erhöhtes Risiko von Gewebeverletzungen besteht; z. B. kann die verzögerte Aktivierung der Nackenmuskeln bei Störungen wie Ausrutschen und Stolpern [60] die Nackenstrukturen zusätzlichen Belastungen und Verletzungen aussetzen.

Die Neuverteilung der Aktivitäten zwischen Muskeln könnte auch zu Problemen führen, wenn die angepassten Lösungen zur Nichtnutzung spezifischer Muskeln führen, die einen besonderen Beitrag zur gemeinsamen Kontrolle leisten. Ein wichtiges Beispiel ist, dass – obwohl verstärkte Aktivierung größerer und oberflächlicherer Nackenmuskeln bei Schmerzen üblich ist und den Schutz verbessern kann – diesen Muskeln generell Sehnenansätze zur Wirbelsäule fehlen und dass sie nur begrenzt die Kontrolle der Bewegungen zwischen den Wirbeln fein abstimmen können. Die Neuverteilung der Aktivitäten dieser Muskeln auf Kosten der tieferen Muskeln, deren Aufgabe diese Kontrolle ist, könnte langfristig problematisch sein.

Potenziell kann geänderte sensomotorische Kontrolle zu sekundären Anpassungen der Muskelstrukturen beitragen. Wie oben beschrieben, wurde ein signifikanter Anstieg des Anteils von Typ-IIc-Fasern – was eine präferenzielle Atrophie der langsamen oxidativen Typ-I-Fasern nahelegt [72] – bei Patienten mit chronischen Nackensymptomen beobachtet. Die Präsenz verfetteten Gewebes an der Streckmuskelgruppe, die man bei Patienten mit mittelschweren bis starken Schmerzen nach einem Schleudertrauma vorfindet, ist erst 3 Monate nach der Verletzung feststellbar [71], was nahelegt, dass eine veränderte motorische Kontrolle des Streckmuskels zu dieser Beobachtung beitragen kann.

20.3 Auswirkungen auf die Behandlung

Wie bereits oben besprochen, zeigen klinische und experimentelle Studien, dass sensomotorische Dysfunktion von einer komplexen Reihe neuromuskulärer Anpassungen im Halsbereich sowie von der Morphologie der Muskeln charakterisiert wird. Diese Veränderungen erscheinen frühzeitig und bleiben lange bestehen [24, 98, 46]. Es gibt Nachweise, die nahelegen, dass anderweitige Behandlungsmöglichkeiten, die den Schmerz lindern (z. B. manuelle Therapie), nicht automatisch die sensomotorischen Störungen mit einbeziehen [99, 100] (◘ Abb. 20.4). Dies verstärkt die Notwendigkeit einer spezifischen Rehabilitation, insbesondere wenn die veränderten Muster der Muskelverwendung weniger effiziente Kombinationen von Muskelsynergien ergeben, was die Anfälligkeit der Halswirbelregion für Belastung und weiteren Schmerz erhöht. Zweifellos können psychosoziale Faktoren und sensomotorische Veränderungen sich wechselseitig beeinflussen. Zum Beispiel beeinflussen Selbsteinschätzungen der Beeinträchtigung den Umfang der Nackenbewegungen bei Patienten mit chronischen Nackenschmerzen [17]. Somit können psychosoziale Faktoren motorische Veränderungen verstärken, und diese Wechselbeziehung kann in beide Richtungen gehen. Das zeigt, dass effektive Rehabilitation einen kombinierten Ansatz notwendig macht, der beide Aspekte einbezieht.

20.3.1 Effizienz von Motoriktraining

Spezifisches Training der Motorik [101] kann die Selbstkontrolle der tiefen und oberflächlichen Muskeln bei Patienten mit Nackenschmerzen verändern. Wenn Patienten z. B. lernen, die tiefen Halswirbelflexoren unabhängig zu aktivieren, erhöht das ihre Aktivierung während einer isometrischen Aufgabe [102], verbessert die Geschwindigkeit ihrer Aktivierung, wenn sie durch posturale Störungen gefordert werden [102, 103] und verbessert den Grad der Richtungsgenauigkeit der Nackenmuskelaktivität während multidirektionaler isometrischer Kontraktionen des Nackens [104]. Die Aktivität der oberflächlichen Nackenmuskeln kann auch mit gezieltem Motoriktraining reduziert werden [102, 104], sogar nach einer einzigen Sitzung [100]. Studien bezüglich Nacken- wie auch Rückenschmerzen bestätigen, dass die Kontrolle über die tiefen Muskeln nicht durch allgemeine Übungsformen verändert werden kann [105, 102, 106, 107, 86].

Motoriktraining für Nackenschmerzen hat auch erfolgreich zu Verminderung von Schmerzen und Beeinträchtigungen sowie zu verbesserter Muskelfunktion beigetragen [108, 86, 102, 99, 109, 104, 110, 111]. Allerdings ist es wichtig, anzumerken, dass eine Reduktion von Schmerzen und Beeinträchtigung bei verschiedenen Typen von Trainingsprogrammen beobachtet wurde [99, 109, 112, 113], darunter Motoriktraining [86, 99, 113] und Krafttraining [108, 109, 113]. Folglich können verschiedene Trainingsansätze für die Behandlung von Schmerzen geeignet sein. Dennoch können Patienten auf verschiedene

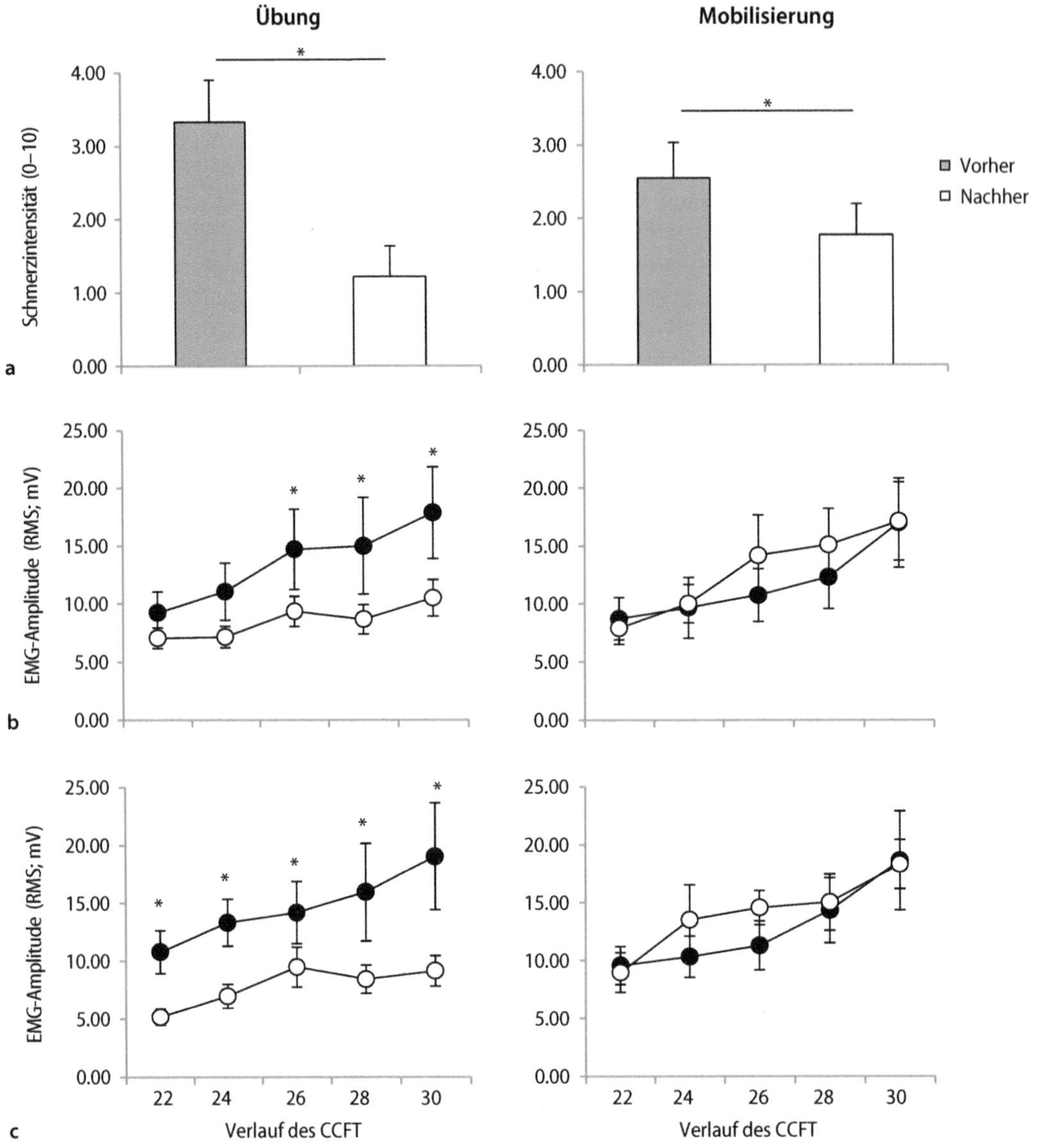

Abb. 20.4 *(A)* Der Schmerz, gemessen vor und nach aktiver Übung (2 min aktiv unterstützte kraniozervikale Flexionsübung, gefolgt von 1 min aktiver Übung) und Mobilisierungsintervention (2 min passive Mobilisierung der oberen Halswirbelsäule, gefolgt von 1 min unterstützter Halswirbelsäulenflexionsbewegung), angewendet auf die obere Halswirbelsäule von Patienten mit chronischen Nackenschmerzen. Man beachte, dass beide Gruppen unmittelbar nach den Interventionen eine Verringerung der Schmerzaktivität bei aktiven Bewegungen aufwiesen. Die Effektivwerte (RMS) des EMG, gemessen für M. sternocleidomastoideus *(B)* und M. scalenus anterior *(C)* während kraniozervikaler Flexionstests (CCFT) vor und nach der Übung oder Mobilisierungsintervention. Man beachte den nur in der Übungsgruppe auftretenden signifikanten Rückgang der Aktivität der oberflächlichen Flexoren (*P<0,05). (Aus Lluch et al. [100] mit freundl. Genehmigung)

Übungsformen positiv reagieren, je nach Grad der Funktionsstörung und Faktoren wie Stärke der Schmerzen, körperliche und sensomotorische Beeinträchtigungen [114]. Zum Beispiel bewirken sanfte Nackenbelastungsübungen einen höheren sofortigen schmerzlindernden Effekt als Krafttraining [115]. Dementsprechend erscheinen Niedrigbelastungsübungen in den anfänglichen Stadien der Rehabilitation angemessener, wenn Schmerzen das grundlegende Problem für den Patienten sind [101].

20.3.2 Maßgeschneidertes Eingreifen

Nackenschmerzen sind verschiedenartig, sowohl im Sinne der damit verbundenen Schmerzmechanismen als auch körperlicher und psychologischer Faktoren [101]. Daher überrascht es nicht, dass es große Schwankungen bezüglich Art und Ausmaß der sensomotorischen Dysfunktion zwischen verschiedenen Patienten mit Nackenschmerzen gibt. Solche Schwankungen können teilweise den unterschiedlichen symptomatischen Nutzen erklären, den Patienten von Übungsprogrammen mit Behandlungserfolgen von exzellentem Ergebnis bis zu minimalem Nutzen gezogen haben [102, 99]. Zum Beispiel wurde das Training bei Patienten mit chronischem Schleudertrauma, die eine zentrale Sensibilisierung aufwiesen (weitverbreitete mechanische und Kälteschmerzüberempfindlichkeit), als nicht erfolgreich empfunden (25 % der Kohorte), verglichen mit Patienten ohne solche Anzeichen [116].

Jüngste Arbeiten legen nahe, dass der Grad der sensomotorischen Beeinträchtigung der Patienten vor Beginn des Trainings ein bestimmender Faktor für die Symptomlinderung ist. Zum Beispiel reduziert ein bestimmtes Training der tiefen Halsflexoren bei Patienten mit chronischen Nackenschmerzen den Schmerz und erhöht die Aktivierung dieser Muskeln, insbesondere bei Patienten mit der geringsten Aktivierung der Halsflexoren vor dem Training [103]. Ähnliche Beobachtungen wurden auch bei Kreuzschmerzen gemacht [117, 118]. Diese Befunde legen nahe, dass die Auswahl der Übungen – basierend auf einer präzisen Einschätzung der sensomotorischen Kontrolle – und ihr gezielter Einsatz Patienten mit Nackenschmerzen wahrscheinlich den meisten Nutzen bringen.

20.4 Fazit

Es gibt eine immer größer werdende Anzahl an Studien, die sensomotorische Störungen bei Patienten mit Nackenschmerzen erkennen. Die Anpassungen geschehen bei den Patienten unterschiedlich, was zeigt, wie wichtig maßgeschneiderte Interventionen für das Management sensomotorischer Beeinträchtigungen sind. Spezifische motorische Interventionen zur Behandlung der sensomotorischen Dysfunktion haben sich als effektiv erwiesen, sowohl zur Linderung der Symptome als auch zur Verbesserung der Sensomotorik.

Literatur

1. Lindstroem R, Graven-Nielsen T, Falla D (2012) Current pain and fear of pain contribute to reduced maximum voluntary contraction of neck muscles in patients with chronic neck pain. Arch Phys Med Rehabil 93:2042–2048
2. Vernon H, Steiman I, Hagino C (1992) Cervicogenic dysfunction in muscle contraction headache and migraine: a descriptive study. J Manipulative Physiol Ther 15(7):418–429
3. Watson DH, Trott PH (1993) Cervical headache: an investigation of natural head posture and upper cervical flexor muscle performance. Cephalalgia 13:272–284
4. Edmondston S, Björnsdóttir G, Pálsson T, Solgård H, Ussing K, Allison G (2011) Endurance and fatigue characteristics of the neck flexor and extensor muscles during isometric tests in patients with postural neck pain. Man Ther 16(4):332–338
5. Falla D, Lindstrom R, Rechter L, Farina D (2010) Effect of pain on the modulation in discharge rate of sternocleidomastoid motor units with force direction. Clin Neurophysiol 121:744–753
6. Muceli S, Farina D, Kirkesola G, Katch F, Falla D (2011) Force steadiness in women with neck pain and the effect of short term vibration. J Electromyogr Kinesiol 21:283–290
7. O'Leary S, Jull G, Kim M, Vicenzino B (2007) Cranio-cervical flexor muscle impairment at maximal, moderate, and low loads is a feature of neck pain. Man Ther 12(1):34–39
8. Zwart JA (1997) Neck mobility in different headache disorders. Headache 37(1):6–11
9. Dall'Alba P, Sterling M, Treleaven J, Edwards S, Jull G (2001) Cervical range of motion discriminates between asymptomatic persons and those with whiplash. Spine 26:2090–2094
10. Lund JP, Donga R, Widmer CG, Stohler CS (1991) The pain-adaptation model: a discussion of the relationship between chronic musculoskeletal pain and motor activity. Can J Physiol Pharmacol 69(5):683–694
11. Roland M (1986) A critical review of the evidence for a pain-spasm-pain cycle in spinal disorders. Clin Biomech 1:102–109
12. Falla D (2004) Unravelling the complexity of muscle impairment in chronic neck pain. Man Ther 9:125–133
13. Falla D, Farina D (2007) Neural and muscular factors associated with motor impairment in neck pain. Curr Rheumatol Rep 9:497–502
14. Falla D, Farina D (2008) Neuromuscular adaptation in experimental and clinical neck pain. J Electromyogr Kinesiol 18:255–261
15. Falla D, Andersen H, Danneskiold-Samsøe B, Arendt-Nielsen L, Farina D (2010) Adaptations of upper trapezius muscle activity during sustained contractions in women with fibromyalgia. J Electromyogr Kinesiol 20(3):457–464
16. Falla D, Arendt-Nielsen L, Farina D (2008) Gender-specific adaptations of upper trapezius muscle activity to acute nociceptive stimulation. Pain 138:217–225
17. Vernon H, Guerriero R, Kavanaugh S, Soave D, Puhl A (2013) Self-rated disability, fear-avoidance beliefs, nonorganic pain behaviors are important mediators of ranges of active motion in chronic whiplash patients. Disabil Rehabil 35:1954–1960
18. Hodges PW, Tucker K (2011) Moving differently in pain: A new theory to explain the adaptation to pain. Pain 152:S90–S98
19. Murray GM, Peck CC (2007) Orofacial pain and jaw muscle activity: a new model. J Orofac Pain 21:263–278
20. Revel M, Andre Deshays C, Minguet M (1991) Cervicocephalic kinesthetic sensibility in patients with cervical pain. Arch Phys Med Rehabil 72(5):288–291
21. Heikkila H, Astrom P (1996) Cervicocephlic kinesthetic sensibility in patients with whiplash injury. J Rehab Med 28:133–138
22. Kristjansson E, Dall'Alba P, Jull G (2003) A study of five cervicocephalic relocation tests in three different subject groups. Clin Rehabil 17(7):768–774
23. Treleaven J, Jull G, LowChoy N (2006) The relationship of cervical joint position error to balance and eye movement disturbances in persistent whiplash. Man Ther 11:99–106
24. Sterling M, Jull G, Vicenzino B, Kenardy J, Darnell R (2003) Development of motor dysfunction following whiplash injury. Pain 103:65–73
25. Feipel V, Salvia P, Klein H, Rooze M (2006) Head repositioning accuracy in patients with whiplash-associated disorders. Spine 31:E51–58
26. Knox J, Beilstein DJ, Charles SD, Aarseth GA, Rayar S, Treleaven J, Hodges PW (2006) Changes in head and neck position have a greater effect on elbow joint position sense in people with whiplash-associated disorders. Clin J Pain 22:512–518

27. Sandlund J, Djupsjobacka M, Ryhed B, Hamberg J, Bjorklund M (2006) Predictive and discriminative value of shoulder proprioception tests for patients with whiplash-associated disorders. J Rehab Med 38:44–49
28. Pedersen J, Sjolander P, Wenngren BI, Johansson H (1997) Increased intramuscular concentration of bradykinin increases the static fusimotor drive to muscle spindles in neck muscles of the cat. Pain 70(1):83–91
29. Wenngren BJ, Pederson J, Sjolander P, Bergenheim M, Johansson H (1998) Bradykinin and muscle stretch alter contralateral cat neck muscle spindle output. Neurosci Res 32:119–129
30. Thunberg J, Hellstrom F, Sjolander P, Bergenheim M, Wenngren B, Johansson H (2001) Influences on the fusimotor-muscle spindle system from chemosensitive nerve endings in cervical facet joints in the cat: possible implications for whiplash induced disorders. Pain 91:15–22
31. Hellstrom F, Thunberg J, Bergenheim M, Sjolander P, Djupsjobacka M, Johansson H (2002) Increased intra-articular concentration of bradykinin in the temporomandibular joint changes the sensitivity of muscle spindles in dorsal neck muscles in the cat. Neurosci Res 42:91–99
32. Roatta S, Windhorst U, Ljubisavljevic M, Johansson H, Passatore M (2002) Sympathetic modulation of muscle spindle afferent sensitivity to stretch in rabbit jaw closing muscles. J Physiol (Lond) 540:237–248
33. Falla D, Roatta S, Boudreau S, Djupsjöbacka M, Farina D (2014) Excitation of the sympathetic nervous system impairs proprioceptive acuity of the neck in humans. Clin Neurophysiol (in Press)
34. Karlberg M, Persson L, Magnusson M (1995) Impaired postural control in patients with cervico-brachial pain. Acta Otolaryngol Suppl 520:440–442
35. Michaelson P, Michaelson M, Jaric S, Latash ML, Sjolander P, Djupsjobacka M (2003) Vertical posture and head stability in patients with chronic neck pain. J Rehabil Med 35(5):229–235
36. Sjostrom H, Allum JH, Carpenter DM, Adkin AL, Honegger F, Ettlin T (2003) Trunk sway measures of postural stability during clinical balance tests in patients with chronic whiplash injury symptoms Spine 28:1725–1734
37. Brumagne S, Janssens L, Knapen S, Claeys K, Suuden-Johanson E (2008) Persons with recurrent low back pain exhibit a rigid postural control strategy. Eur Spine J 17:1177–1184
38. della Volpe R, Popa T, Ginanneschi F, Spidalieri R, Mazzocchio R, Rossi A (2006) Changes in coordination of postural control during dynamic stance in chronic low back pain patients. Gait Posture 24:349–355
39. Claeys K, Brumagne S, Dankaerts W, Kiers H, Janssens L (2011) Decreased variability in postural control strategies in young people with non-specific low back pain is associated with altered proprioceptive reweighting. Eur J Appl Physiol 111(1):115–123
40. Popa T, Bonifazi M, della Volpe R, Rossi A, Mazzocchio R (2007) Adaptive changes in postural strategy selection in chronic low back pain. Exp Brain Res 177:411–448
41. Blouin JS, Siegmund GP, Carpenter MG, Inglis JT (2007) Neural control of superficial and deep neck muscles in humans. J Neurophysiol 98:920–928
42. Keshner EA, Campbell D, Katz RT, Peterson BW (1989) Neck muscle activation patterns in humans during isometric head stabilization. Exp Brain Res 75(2):335–344
43. Vasavada AN, Peterson BW, Delp SL (2002) Three-dimensional spatial tuning of neck muscle activation in humans. Exp Brain Res 147:437–448
44. Schomacher J, Farina D, Lindstroem R, Falla D (2012) Chronic trauma-induced neck pain impairs the neural control of the deep semispinalis cervicis muscle. Clin Neurophysiol 123(7):1403–1408
45. Lindstrom R, Schomacher J, Farina D, Rechter L, Falla D (2011) Association between neck muscle co-activation, pain, and strength in women with neck pain. Man Ther 16(1):80–86
46. Falla D, Jull G, Edwards S, Koh K, Rainoldi A (2004) Neuromuscular efficiency of the sternocleidomastoid and anterior scalene muscles in patients with chronic neck pain. Disabil Rehabil 26(12):712–717
47. Jull G, Kristjansson E, Dall'Alba P (2004) Impairment in the cervical flexors: a comparison of whiplash and insidious onset neck pain patients. Man Ther 9(2):89–94
48. Chiu TT, Law E, Chiu TH (2005) Performance of the craniocervical flexion test in subjects with and without chronic neck pain. JOSPT 35:567–571
49. Descarreaux M, Mayrand N, Raymond J (2007) Neuromuscular control of the head in an isometric force reproduction task: comparison of whiplash subjects and health controls. Spine J 7:647–653
50. Jull G, Amiri M, Bullock-Saxton J, Darnell R, Lander C (2007) Cervical musculoskeletal impairment in frequent intermittent headache. Part 1: Subjects with single headaches. Cephalalgia 27:793–802
51. Jull G, Barrett C, Magee R, Ho P (1999) Further clinical clarification of the muscle dysfunction in cervical headache. Cephalalgia 19(3):179–185
52. Szeto GP, Straker LM, O'Sullivan PB (2005) A comparison of symptomatic and asymptomatic office workers performing monotonous keyboard work 1: neck and shoulder muscle recruitment patterns. Man Ther 10(4):270–280
53. Nederhand MJ, Ijzerman MJ, Hermens HJ, Baten CTM, Zilvold G (2000) Cervical muscle dysfunction in the chronic whiplash associated disorder grade II (WAD-II). Spine 25(15):1938–1943
54. Falla D, Bilenkij G, Jull G (2004) Patients with chronic neck pain demonstrate altered patterns of muscle activation during performance of a functional upper limb task. Spine 29(13):1 436–1440
55. Johnston V, Jull G, Souvlis T, Jimmieson NL (2008) Neck movement and muscle activity characteristics in female office workers with neck pain. Spine 33:555–563
56. Falla D, Jull G, Hodges PW (2004) Patients with neck pain demonstrate reduced electromyographic activity of the deep cervical flexor muscles during performance of the craniocervical flexion test. Spine 29(19):2108–2114
57. O'Leary S, Cagnie B, Reeve A, Jull G, Elliott JM (2011) Is there altered activity of the extensor muscles in chronic mechanical neck pain? A functional magnetic resonance imaging study. Arch Phys Med Rehabil 92(6):929–934
58. Schomacher J, Boudreau S, Petzke F, Falla D (2013) Localized pressure pain sensitivity is associated with lower activation of the semispinalis cervicis muscle in patients with chronic neck pain. Clin J Pain 29(10):898-906. doi: 10.1097/AJP.0b013e318278d4c4
59. Falla D, Jull G, Hodges PW (2004) Feedforward activity of the cervical flexor muscles during voluntary arm movements is delayed in chronic neck pain. Exp Brain Res 157:43–48
60. Boudreau S, Falla D (2014) Chronic neck pain alters muscle activation patterns to sudden movements. Exp Brain Res 232:2011–2020
61. Kristjansson E (2004) Reliability of ultrasonography for the cervical multifidus muscle in asymptomatic and symptomatic subjects. Man Ther 9:83–88

62. Elliott J, Jull G, Noteboom JT, Darnell R, Galloway G, Gibbon WW (2006) Fatty infiltration in the cervical extensor muscles in persistent whiplash-associated disorders: a magnetic resonance imaging analysis. Spine 31(22):847–855
63. Elliott J, O'Leary S, Sterling M, Hendrikz J, Pedler A, Jull G (2009) Magnetic resonance imaging findings of fatty infiltrate in the cervical flexors in chronic whiplash. Spine 35(9):948–954
64. Boyd Clark LC, Briggs CA, Galea MP (2001) Comparative histochemical composition of muscle fibres in a pre- and a postvertebral muscle of the cervical spine. J Anat 199:709–716
65. Boyd Clark LC, Briggs CA, Galea MP (2002) Muscle spindle distribution, morphology, and density in longus colli and multifidus muscles of the cervical spine. Spine 27(7):694–701
66. Hides JA, Stokes MJ, Saide M, Jull GA, Cooper DH (1994) Evidence of lumbar multifidus muscle wasting ipsilateral to symptoms in patients with acute/subacute low back pain. Spine 19(2):165–172
67. Dulor JP, Cambon B, Vigneron P, Reyne Y, Nougues J, Casteilla L, Bacou F (1998) Expression of specific white adipose tissue genes in denervation-induced skeletal muscle fatty degeneration. FEBS Lett 439:89–92
68. Krssak M, Falk Petersen K, Dresner A, DiPietro L, Vogel SM, Rothman DL, Roden M, Shulman GI (1999) Intramyocellular lipid concentrations are correlated with insulin sensitivity in humans: a 1H NMR spectroscopy study. Diabetologia 42:113–116
69. Passatore M, Roatta S (2006) Influence of sympathetic nervous system on sensorimotor function: whiplash associated disorders (WAD) as a model. Eur J Appl Physiol 98:423–449
70. Elliott J, Noteboom JT, Sterling M, Darnell R, Treleaven J, Galloway G, Jull G (2009) The clinical presentation of chronic whiplash and the relationship to findings of MRI fatty infiltrate in the cervical extensor musculature. Eur Spine J 18:1371–1378
71. Elliott J, Pedler A, J. K, Galloway G, Jull G, Sterling M (2011) The temporal development of fatty infiltrates in the neck muscles following whiplash injury: an association with pain and posttraumatic stress. PLoS One 6(6):e21194
72. Uhlig Y, Weber BR, Grob D, Muntener M (1995) Fiber composition and fiber transformations in neck muscles of patients with dysfunction of the cervical spine. J Orthop Res 13(2):240–249
73. Falla D, Rainoldi A, Merletti R, Jull G (2003) Myoelectric manifestations of sternocleidomastoid and anterior scalene muscle fatigue in chronic neck pain patients. Clin Neurophysiol 114(3):488–495
74. Falla D, Jull G, Rainoldi A, Merletti R (2004) Neck flexor muscle fatigue is side specific in patients with unilateral neck pain. Eur J Pain 8(1):71–77
75. Falla D, Farina D (2005) Muscle fiber conduction velocity of the upper trapezius muscle during dynamic contraction of the upper limb in patients with chronic neck pain. Pain 116:138–145
76. Antonaci F, Bulgheroni M, Ghirmai S, Lanfranchi S, Dalla Toffola E, Sandrini G, Nappi G (2002) 3D kinematic analysis and clinical evaluation of neck movements in patients with whiplash injury. Cephalalgia 22(7):533–542
77. Sjolander P, Michaelson P, Jaric S, Djupsjobacka M (2008) Sensorimotor disturbances in chronic neck pain-range of motion, peak velocity, smoothness of movement, and repositioning acuity. Man Ther 13(2):122–131
78. Dvir Z, Gal-Eshel N, Shamir B, Prushansky T, Pevzner E, Peretz C (2006) Cervical motion in patients with chronic disorders of the cervical spine: a reproducibility study. Spine 31(13):E394–399
79. Woodhouse A, Vasseljen O (2008) Altered motor control patterns in whiplash and chronic neck pain. BMC Musculoskelet Disord 9:90
80. Vogt L, Segieth C, Banzer W, Himmelreich H (2007) Movement behaviour in patients with chronic neck pain. Physiother Res Int 12(4):26–212
81. Grip H, Sundelin G, Gerdle B, Stefan Karlsson J (2008) Cervical helical axis characteristics and its center of rotation during active head and upper arm movements-comparisons of whiplash-associated disorders, non-specific neck pain and asymptomatic individuals. J Biomech 41(13):2799–2805
82. Ohberg F, Grip H, Wiklund U, Sterner Y, Karlsson JS, Gerdle B (2003) Chronic whiplash associated disorders and neck movement measurements: an instantaneous helical axis approach. IEEE Trans Inf Technol Biomed 7(4):274–282
83. Falla D (2014) Neck pain and neural control of neck muscle activity. Aarhus, Denmark
84. Chiu TT, Sing KL (2002) Evaluation of cervical range of motion and isometric neck muscle strength: reliability and validity. Clin Rehabil 16(8):851–858
85. Prushansky T, Gepstein R, Gordon C, Dvir Z (2005) Cervical muscles weakness in chronic whiplash patients. Clin Biomech 20:794–798
86. Falla D, Jull G, Russell T, Vicenzino B, Hodges P (2007) Effect of neck exercise on sitting posture in patients with chronic neck pain. Phys Ther 87(4):408–417
87. Falla D, O'Leary S, Farina D, Jull G (2011) Association between intensity of pain and impairment in onset and activation of the deep cervical flexors in patients with persistent neck pain. Clin J Pain 27(4):309–314
88. O'Leary S, Falla D, Jull G (2011) The relationship between superficial muscle activity during the cranio-cervical flexion test and clinical features in patients with chronic neck pain. Man Ther 16:452–455
89. Muceli S, Falla D, Farina D (2014) Reorganization of muscle synergies during multidirectional reaching in the horizontal plane with experimental muscle pain. J Neurophysiol 111:615–630
90. Moseley GL, Hodges PW (2006) Reduced variability of postural strategy prevents normalization of motor changes induced by back pain: a risk factor for chronic trouble? Behav Neurosci 120:474–476
91. Falla D, Farina D, Kanstrup Dahl M, Graven-Nielsen T (2007) Muscle pain induces task-dependent changes in cervical agonist/antagonist activity. J Appl Physiol 102:601–609
92. Arendt-Nielsen L, Graven-Nielsen T, Svarrer H, Svensson P (1996) The influence of low back pain on muscle activity and coordination during gait: a clinical and experimental study. Pain 64:231–240
93. Hodges PW, Moseley GL, Gabrielsson A, Gandevia SC (2003) Experimental muscle pain changes feedforward postural responses of the trunk muscles. Exp Brain Res 151:262–271
94. Cagnie B, Dirks R, Schouten M, Parlevliet T, Cambier D, Danneels L (2011) Functional reorganization of cervical flexor activity because of induced muscle pain evaluated by muscle functional magnetic resonance imaging. Man Ther 16(5):470–475
95. Hodges P, Schabrun S, Falla D (2014) Reorganized motor-control at spinal and cortical level in neck and low back pain. In: Arendt-Nielsen L, Graven-Nielsen T (Hrsg) Musculoskeletal pain – basic mechanisms and implications. IASP Press, Seattle
96. Fernandez-de-las-Penas C, Falla D, Arendt-Nielsen L, Farina D (2008) Cervical muscle co-activation in isometric contractions is enhanced in chronic tension-type headache patients. Cephalalgia 28:744–751
97. Johnston V, Jull G, Souvlis T, Darnell R, Jimmieson NL (2008) Alterations in cervical muscle activity in functional and stressful tasks in female office workers with neck pain. Eur J Appl Physiol 103(3):253–264. doi: 10.1007/s00421-008-0696-8
98. Sterling M, Jull G, Vicenzino B, Kenardy J (2004) Characterization of acute whiplash-associated disorders. Spine 29:182–188

99. Jull G, Trott P, Potter H, Zito G, Niere K, Shirley D, Emberson J, Marschner I, Richardson C (2002) A randomized controlled trial of exercise and manipulative therapy for cervicogenic headache. Spine 27(17):1835–1843
100. Lluch E, Schomacher J, Gizzi L, Petzke F, Seegar D, Falla D (2014) Immediate effects of active cranio-cervical flexion exercise versus passive mobilisation of the upper cervical spine on pain and performance on the cranio-cervical flexion test. Man Ther 19(1):25–31
101. Jull G, Sterling M, Falla D, Treleaven J, O'Leary S (2008) Whiplash, headache and neck pain: research based directions for physical therapies. Elsevier, Churchill Livingstone, Edinburgh
102. Jull G, Falla D, Vicenzino B, Hodges PW (2009) The effect of therapeutic exercise on activation of the deep cervical flexor muscles in people with chronic neck pain. Man Ther 14:696–701
103. Falla D, O'Leary S, Farina D, Jull G (2012) The change in deep cervical flexor activity after training is associated with the degree of pain reduction in patients with chronic neck pain. Clin J Pain 28(7):628–634
104. Falla D, Lindstrøm R, Rechter L, Boudreau S, Petzke F (2013) Effectiveness of an 8-week exercise programme on pain and specificity of neck muscle activity in patients with chronic neck pain: A randomized controlled study. Eur J Pain 17:1517–1528
105. Tsao H, Hodges PW (2007) Immediate changes in feedforward postural adjustments following voluntary motor training. Exp Brain Res 181:537–546
106. Hall L, Tsao H, MacDonald D, Coppieters M, Hodges PW (2009) Immediate effects of co-contraction training on motor control of the trunk muscles in people with recurrent low back pain. J Electromyogr Kinesiol 19:763–773
107. Tsao H, Galea MP, Hodges PW (2010) Driving plasticity in the motor cortex in recurrent low back pain. Euro J Pain 14:832–839
108. Falla D, Jull G, Hodges P, Vicenzino B (2006) An endurance-strength training regime is effective in reducing myoelectric manifestations of cervical flexor muscle fatigue in females with chronic neck pain. Clin Neurophysiol 117:828–837
109. Ylinen J, Takala EP, Nykanen M, Hakkinen A, Malkia E, Pohjolainen T, Karppi SL, Kautiainen H, Airaksinen O (2003) Active neck muscle training in the treatment of chronic neck pain in women: a randomized controlled trial. JAMA 289(19):2509–2516
110. Chiarotto A, Fortunatom S, Falla D (2015) Predictors of outcome following a short multimodal rehabilitation program for patients with whiplash associated disorders. Eur J Phys Rehabil Med 51(2):133–141. Epub 2014 Jun 4
111. Lluch E, Arguisuelas MD, Coloma PS, Palma F, Rey A, Falla D (2013) Effects of deep cervical flexor training on pressure pain thresholds over myofascial trigger points in patients with chronic neck pain. J Manipulative Physiol Ther 36:604–611
112. Jordan A, Bendix T, Nielsen H, Hansen F, Host D, Winkel A (1998) Intensive training, physiotherapy, or manipulation for patients with chronic neck pain. Spine 23(3):311–319
113. O'Leary S, Jull G, Kim M, Uthaikhup S, Vicenzino B (2012) Training mode-dependent changes in motor performance in neck pain. Arch Phys Med Rehabil 93(7):1225–1233
114. O'Leary S, Falla D, Elliott JM, Jull G (2009) Muscle dysfunction in cervical spine pain: implications for assessment and management. J Orthop Sports Phys Ther 39:324–333
115. O'Leary S, Falla D, Hodges P, Jull G, Vicenzino B (2007) Specific therapeutic exercise of the neck induces immediate local hypoalgesia. J Pain 8:832–839
116. Jull G, Sterling M, Kenardy J, Beller E (2007) Does the presence of sensory hypersensitivity influence outcomes of physical rehabilitation for chronic whiplash? – A preliminary RCT. Pain 129:28–34
117. Ferreira P, Ferreira M, Maher C, Refshauge K, Herbert R, Hodges P (2009) Changes in recruitment of transversus abdominis correlate with disability in people with chronic low back pain. Br J Sports Med 55:153–169
118. Unsgaard-Tøndel M, Lund Nilsen TI, Magnussen J, Vasseljen O (2012) Is activation of transversus abdominis and obliquus internus abdominis associated with long-term changes in chronic low back pain? A prospective study with 1-year follow-up. Br J Sports Med 46:729–734

Physikalische Verfahren

U. Lange

H.-R. Casser et al. (Hrsg.), *Rückenschmerzen und Nackenschmerzen*,
DOI 10.1007/978-3-642-29775-5_21, © Springer-Verlag Berlin Heidelberg 2016

Der frühzeitige Einsatz physikalischer Therapiemaßnahmen bei Rückenschmerzen fördert die rasche Besserung und vermeidet eine Chronifizierung. Vor dem differenzialindikativen Einsatz physikalischer Therapieoptionen ist jedoch eine Klassifikation der Rückenschmerzen sowie eine Aktualitätsdiagnostik unabdingbar. Der folgende Beitrag fokussiert auf evidenzbasierte Empfehlungen von physikalischen Therapiemaßnahmen für den nichtspezifischen Rückenschmerz im akuten, subakuten und chronischen Stadium. Ergänzend werden Verfahren, für die derzeit keine ausreichende wissenschaftliche Evidenz besteht, aufgeführt.

21.1 Epidemiologische Einordnung von Rückenschmerzen

Gordon Waddell formulierte in seiner Volvo-Award-gekrönten Arbeit Ende der 1980er Jahre [8]: »Die herkömmliche schulmedizinische Behandlung hat beim Rückenschmerz versagt. Die Rolle der Medizin muss in diesem Zusammenhang kritisch hinterfragt werden.« Bestätigung findet diese Aussage inzwischen durch die Tatsache, dass Rückenschmerzen in Deutschland und anderen Industrieländern schon seit langer Zeit zu den größten Gesundheitsproblemen zählen, man findet sie in allen Bevölkerungsschichten, und sie erzeugen neben einer immensen Krankheitslast mit erheblichem Umfang für medizinische Leistungen auch konsekutiv enorme gesamtwirtschaftliche Kosten [7]. Hierfür werden diverse Faktoren verantwortlich gemacht, wobei die klinische Überbewertung der strukturellen Diagnose ein dominierender Faktor sein könnte. Viele Publikationen belegen, dass über 90 % der Betroffenen mit sog. Bandscheibenproblemen in der Bildgebung auch tatsächlich pathologische Veränderungen aufweisen. Dennoch gibt es auch bei asymptomatischen Menschen einen hohen Anteil falsch-positiver Veränderungen [Übersicht bei 4].

Rückenschmerzen sind ein häufiges Symptom in der Praxis und nach wie vor ein individualmedizinisches wie auch sozioökonomisches Problem. Die Bildgebung allein zeichnet sich zwar bei der Identifizierung von Bandscheibenveränderungen wie auch von sonstigen degenerativen Manifestationen an der Wirbelsäule durch eine hohe Sensitivität aus, bei jedoch gleichzeitig niedriger Spezifität.

Ursprünglich als ein rein orthopädisches Krankheitsbild angesehen, beschäftigen sich inzwischen viele verschiedene medizinische und angrenzende Fachbereiche mit dieser Thematik. Hieraus resultierte u. a. die Entwicklung von Leitlinien zur Diagnostik und Therapie dieses Symptomenkomplexes. Im März 2006 wurden die »European Guidelines for the Management of Low Back Pain« [2] publiziert, auf nationaler Ebene sind die Leitlinien der Arzneimittelkommission der deutschen Ärzteschaft, AkdÄ, 3. Auflage 2007 [1], und die Leitlinie der Deutschen Gesellschaft für Allgemeinmedizin und Familienmedizin, DEGAM, erschienen 2003 [3], zu nennen. Am 30. November 2014 wurde die nationale Versorgungsleitlinie als Konsensusleitlinie des Ärztlichen Zentrums für Qualität in der Medizin (ÄZQ) und der Leitlinienkommission der Arbeitsgemeinschaft der Wissenschaftlichen Medizinischen Fachgesellschaften (AWMF) verabschiedet [6], wobei es sich um eine evidenzbasierte Leitlinie handelt.

Tipp

Im Praxisalltag empfiehlt sich aufgrund der Vielzahl von Ursachen beim Rückenschmerz folgendes Vorgehen: Explizite Anamnese, klinische Untersuchung und adäquate Bildgebung helfen die Symptomatik und insbesondere den Schmerz differenzialdiagnostisch einzuordnen und stellen zentrale Faktoren für eine spezifische, dem Leiden angepasste Therapie dar. Denn: Generell können trotz gleicher Diagnose unterschiedliche Krankheitsstadien und Funktionsdiagnosen vorliegen.

21.2 Klassifikation von Rückenschmerzen [1–3, 5, 6]

- **Klassifikation nach Ursache und Klinik**
  - **Nichtspezifische Kreuzschmerzen** (Syn.: nicht klassifizierte »einfache« Kreuzschmerzen, nichtradikuläre Kreuzschmerzen) sind Kreuzschmerzen, die auf eine nicht erkennbare Pathologie zurückgehen.
  - **Spezifische Kreuzschmerzen** (komplizierte Kreuzschmerzen) haben eine spezifische Schmerzursache wie z. B. Infektionen, Entzündungen, Tumoren, Frakturen, Nervenwurzelreizung.

- **Klassifikation nach Dauer und Verlauf**
  - **Akute** Rückenschmerzen: Dauer kürzer als 6 Wochen.
  - **Subakute** Rückenschmerzen: Dauer länger als 6 Wochen.
  - **Rezidivierende** Rückenschmerzen: akute oder subakute Kreuzschmerzen, die nach einer symptomfreien Phase von mindestens 6 Monaten wieder auftreten.
  - **Chronische** bzw. **chronisch rezidivierende Rückenschmerzen**: bestehen länger als 12 Wochen. Die Schmerzintensität kann während dieser Periode variieren.

Akuter und subakuter Rückenschmerz

Bei der Anamnese sind die Prädiktoren für eine Chronifizierung (s. unten) zu berücksichtigen. Neben der symptomorientierten klinischen Untersuchung sind insbesondere gravierende Erkrankungen (»red flags«: Tumoren, Entzündungen, Frakturen) auszuschließen. Bildgebende Verfahren sind stets bei »red flags« indiziert, ansonsten nur bei einer zu erwartenden Behandlungskonsequenz. Bei Vorliegen eines »einfachen« Kreuzschmerzes empfiehlt es sich, den Patienten angemessen aufzuklären und zu beruhigen.

Rezidivierender Rückenschmerz

Hier werden die gleichen physikalischen Therapieoptionen wie beim akuten Kreuzschmerz angewendet. Es empfiehlt sich jedoch eine zeitnahe, konsequente Trainingstherapie mit Muskelaufbau, Förderung der Propriozeption und Koordination. Die Erwartungen des Patienten müssen ärztlicherseits relativiert werden, da eine Schmerzfreiheit oft kein realistisches Ziel darstellt. Neben einer Verhaltensschulung (Rückenschule) sollte sich zudem eine Beratung über die Lebensführung anschließen, wobei die Prädiktoren für eine Chronifizierung beachtet werden sollten. Auch die Möglichkeit einer begleitenden Psychotherapie (»Schmerzverarbeitungsstrategien«) sollte in Erwägung gezogen werden.

Chronischer Rückenschmerz

Bei Vorliegen einer Chronifizierung existieren meist neben den chronischen Rückenproblemen auch noch andere Schmerzlokalisationen. Das sog. chronische Schmerzsyndrom geht häufig auch mit psychischen und sozialen Begleiterscheinungen einher und mit einer Verminderung der Partizipation durch Störung der Aktivität im Sinne der ICF (Internationale Klassifikation der Funktionsfähigkeit, Behinderung und Gesundheit). In solchen Fällen ist eine multimodale, interdisziplinäre Behandlung indiziert mit der Zielsetzung einer langfristigen positiven Veränderung auf körperlicher, psychologischer und sozialer Ebene.

Die Ursachen für eine Chronifizierung sind vielfältig: Nicht ausreichend behandelter Akutschmerz resultiert in einer Schmerzgedächtnisbildung mit primärer und sekundärer Hyperalgesie sowie physischer und psychischer Dekonditionierung. Prädiktoren der Chronifizierung (»yellow flags«) sind: geringe berufliche Qualifikation, berufliche Unzufriedenheit, psychosoziale Überforderung, Depression, Angst, Katastrophisieren, passive Grundeinstellung, Durchhaltestrategien vs. Vermeidungsverhalten, inadäquate Krankheitsvorstellungen, Krankheitsgewinnaspekte, geringe körperliche Kondition und neben Dorsalgien noch andere Schmerzen.

Da gerade der chronische bzw. der chronisch rezidivierende Kreuzschmerz die meisten Probleme in der Behandlung bringt und die volkswirtschaftliche Bedeutung hier am größten ist, wurde in den letzten Jahren das Augenmerk auf dieses Phänomen gelegt.

> **Kreuzschmerzen sind definiert als Schmerzen oder Beschwerden unterhalb des Rippenbogens und oberhalb der Gesäßfalte, mit oder ohne Beinschmerzen. Die Lebensprävalenz von Kreuzschmerzen liegt bei bis zu 84 %, die Mehrzahl der Patienten (80–90 %) leidet unter unspezifischen, unkomplizierten Rückenbeschwerden. Bei chronischen unspezifischen Kreuzschmerzen nimmt man eine Prävalenz von 23 % an.**

21.3 Physikalisch-therapeutische Optionen bei nichtspezifischen Rückenschmerzen

Die physikalische Schmerztherapie muss als Teil eines therapeutischen Gesamtkonzepts betrachtet werden. Mechanisch bedingte akute und chronische Dorsalgien werden primär kausal behandelt, indem man die Strukturaffektion normalisiert. Dorsalgien anderer Genese bzw. im Rahmen anderer Erkrankungen sistieren meist durch eine erfolgreiche Behandlung der Primärerkrankung. Chronische Rückenbeschwerden imponieren im Praxisalltag häufig durch Therapieresistenz und sind daher meist nur polypragmatischen Therapieansätzen zugänglich.

Rückenschmerzen ohne nervale Ursache werden ebenfalls primär konservativ behandelt. Ziel ist dabei die Restitution der pathologischen Strukturaffektionen. Je nach Befund, so z. B. allgemeine Bewegungseinschränkung, segmentale Hypo- oder Hypermobilität, Bewegungs-, Belastungsschmerz, schmerzhafte muskuläre Verspannung, Triggerpunkte, Nervendehnungsschmerz, kann durch den Einsatz differenzialindikativer physikalischer Maßnahmen gezielt behandelt werden [5].

Das Grundprinzip der physikalischen Schmerztherapie – Dämpfung der Nozizeption bei gleichzeitiger Stimulation der Propriozeption – sollte dabei beachtet werden. Das bedeutet, je chronifizierter der Rückenschmerz imponiert, umso mehr muss die Schulung der Propriozeption im Vordergrund der Behandlung stehen.

Das Arsenal der physikalischen Schmerztherapie bei Rückenschmerzen beinhaltet Thermotherapie (Wärme, Kälte), Elektrotherapie, mechanische Reizungen (Massagen), Hydrotherapie, Krankengymnastik, manuelle Therapie, Hilfsmittel und Orthesen.

Bei Rückenbeschwerden ist meist zu Beginn eine begleitende symptomatische analgetische/antiphlogistische Schmerzmedikation indiziert, bevor differenzialindikative physikalische Therapiemaßnahmen eingesetzt werden.

Eine vorübergehende (kurzzeitige) Ruhigstellung bis hin zur Verordnung von Bettruhe kann besonders bei akuten Störungen zur Schmerzinhibition notwendig werden. Es ist jedoch unbedingt darauf zu achten, dass Funktionsdefizite durch Immobilisation vermieden werden. Eine Korsettversorgung kann beispielsweise bei einer osteoporotischen Wirbelkörperfraktur durch eine Erhöhung des intraabdominalen Drucks eine Stabilisierung der Wirbelsäule bewirken, mit konsekutiver Verbesserung des Aktionsradius beim Patienten. Oberstes Ziel ist, möglichst rasch ohne stabilisierende bzw. entlastende Maßnahmen auszukommen.

> **Von elementarer Bedeutung bei der differenzialindikativen Auswahl physikalischer Therapiemaßnahmen sind eine Topodiagnostik (pathomorphologisch) und eine Funktionsdiagnostik (pathofunktionell), deren Wirkungsphysiologie kongruent zur Pathogenese der Symptomatik sein sollte. Erst durch eine adäquate Aktualitätsdiagnostik kann die jeweilige Priorität festgelegt werden: ein kausalsymptomatischer neben einem befundorientierten Therapieansatz. Parallel dazu sind neben der Erhebung des Lokalbefunds auch Kompensationsleistungen und Anpassungsvorgänge des Organismus und Begleiterkrankungen mit entsprechenden Kontraindikationen zu überprüfen.**

Für die folgenden physikalischen Therapieoptionen bestehen je nach Dauer der Symptomatik unterschiedlich starke Wirksamkeitsnachweise, weshalb sich die Empfehlungen auf die Krankheitsstadien akut und subakut/chronisch beziehen.

Generell sollte beim nichtspezifischen Kreuzschmerz die körperliche Aktivierung im Vordergrund stehen, um eine Chronifizierung zu vermeiden. Hierzu bedient man sich so früh wie möglich multimodaler und interdisziplinärer Therapiepläne, die sich insbesondere an der Schmerzsymptomatik und dem vorhandenen Funktionsdefizit orientieren. Auch sollten Präferenzen der Patienten und Patientinnen in der Therapieplanung mit berücksichtigt werden. Manche Versorgungseinrichtungen bieten strukturierte multimodale/rehabilitative Therapiekonzepte an.

Oberste Priorität kommt der ärztlichen Aufklärung zu, gerade zu Beginn der Therapie sollten Betroffene zur körperlichen Aktivität ermutigt werden.

21.3.1 Physikalische Therapieverfahren und ihre Evidenzlage

Die Empfehlungen der folgenden physikalischen Verfahren beziehen sich auf den nichtspezifischen Kreuzschmerz (NSK) im akuten und chronischen Krankheitsstadium [5, 6].

Akupunktur

Die Evidenzlage von Akupunktur ist beim akuten NSK unzureichend, daher sollte dieses Verfahren nicht angewendet werden. Bei chronischem NSK wird die Akupunktur aufgrund der widersprüchlichen Studiendatenlage nur empfohlen. Unklar ist, über welche Wirkmechanismen der Therapieeffekt resultiert (Ort der Nadelung? Andere Faktoren? Arzt-Patient-Interaktion?).

> **Akupunktursitzungen bewirken bei akutem NSK nur eine unzureichende Wirkung und sind nicht praktikabel. Es handelt sich um ein gering-invasives Verfahren mit der Gefahr von Nebenwirkungen (Infektionen, Hämatome, geringe Blutungen).**

Bettruhe

In Einzelfällen kann aufgrund einer ausgeprägten Beschwerdesymptomatik beim akuten NSK kurzzeitig Bettruhe (wenige Stunden bis Tage) notwendig sein. Vordergründiges Ziel ist jedoch, durch eine adäquate Schmerzmedikation schrittweise die körperliche Aktivität wieder zu ermöglichen. Studien belegen, dass Bettruhe kaum einen Effekt entfaltet und eher zur Schmerzzunahme führt, der Wiederaufnahme von Alltagsaktivitäten entgegenwirkt und die Arbeitsunfähigkeit verlängert. Daher sollte Bettruhe beim akuten NSK möglichst vermieden werden. Zur Bettruhe beim chronischen NSK existieren keinerlei Untersuchungen, sodass hier ebenfalls keine Empfehlung ausgesprochen werden kann.

> **Bettruhe sollte beim akuten und chronischen NSK möglichst nicht angewendet werden, da hierdurch möglicherweise das passive Krankheitsverhalten gestärkt wird und Komplikationen (Muskelatrophie, thrombembolische Ereignisse) auftreten können.**

Bewegung und Bewegungstherapie

Bei akutem NSK sollte die körperliche Aktivität – soweit möglich – beibehalten werden bzw. schrittweise wieder aufgebaut werden. Zusätzliche Verordnung von Bewegungstherapie hat sich bisher als nicht sinnvoll erwiesen.

Beim chronischen NSK hat sich die Bewegungstherapie als effektiv in der Besserung von Schmerz und Funktionsfähigkeit erwiesen (◘ Abb. 21.1; ◘ Abb. 21.2).

> **Die Intensität der Bewegung sollte sich an der jeweiligen Belastbarkeit orientieren. Kontrollierte Bewegungstherapie (mobilisierende und stabilisierende Techniken) dient der Verbesserung der Funktionalität, Koordination, Kraft und Ausdauer.**

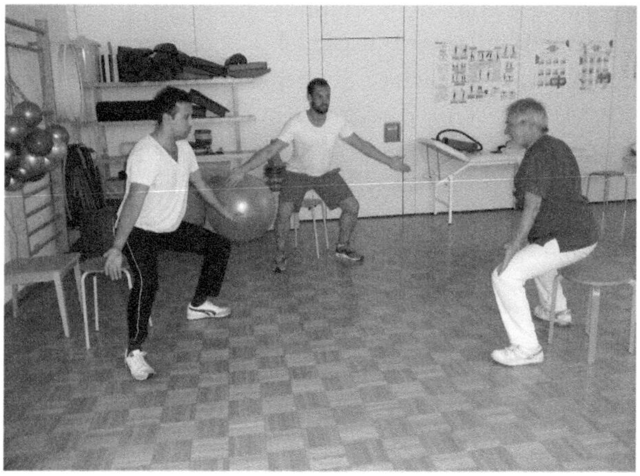

■ **Abb. 21.1** Bewegungstherapie bei chronischem nichtspezifischen Kreuzschmerz

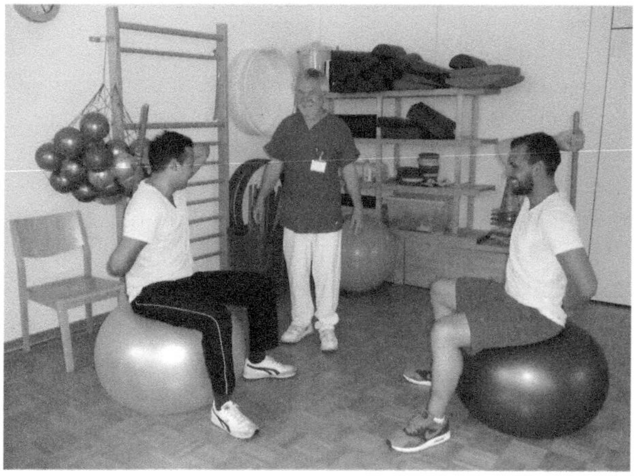

■ **Abb. 21.2** Bewegungstherapie auf dem Pezzi-Ball bei chronischem nichtspezifischen Kreuzschmerz

Elektrotherapie

Interferenz (mittelfrequenter Wechselstrom bis 150 Hz) Die wissenschaftliche Studienlage empfiehlt keine Anwendung bei akutem wie chronischem NSK.

Perkutane elektrische Nervenstimulation (PENS; Stimulation von perkutan applizierten Akupunkturnadeln) Weder beim akuten noch beim chronischen NSK gibt es für dieses Verfahren Evidenznachweise, und es wird daher nicht empfohlen.

Transkutane elektrische Nervenstimulation (TENS) Bisher liegen keine Untersuchungen zur Wirkung beim akuten NSK vor. Beim chronischen NSK ist die Datenlage inkonsistent und widersprüchlich, sodass auch hier keine Empfehlung ausgesprochen wird.

> **Die elektrotherapeutischen Verfahren Interferenz, PENS und TENS erbringen keinen Wirksamkeitsnachweis und fördern eher die Passivität, womit sie im Widerspruch zum primären Therapieziel der körperlichen Aktivierung stehen.**

Entspannungsverfahren – progressive Muskelrelaxation (pM) nach Jacobson

Beim akuten/subakuten NSK kann die progressive Muskelrelaxation angeboten werden, wenn ein erhöhtes Chronifizierungsrisiko besteht. Aufgrund der Datenlage ist bei chronischem NSK ein eindeutiger Wirksamkeitsnachweis gegeben.

> **Bei Zeichen muskulärer Verspannungen, Stressbelastungen und/oder vegetativen Störungen kann durch den Einsatz der pM chronischen Schmerzen effektiv vorgebeugt oder eine Linderung erzielt werden. Liegt eine Chronifizierung vor, sollte das Verfahren angewendet werden.**

Ergotherapie

Während es für den akuten NSK keine Evidenz für die Ergotherapie gibt und sie daher nicht empfohlen wird, sieht die Lage beim chronischen NSK anders aus: Hier empfehlen sich ergotherapeutische Maßnahmen (physische Konditionierung, Übungen zur Verbesserung/Wiederherstellung der Alltagsaktivitäten).

> **Bei chronischem NSK sollten ergotherapeutische Maßnahmen zur Verbesserung der Partizipation im Alltag stattfinden.**

Lasertherapie

Sowohl für den akuten als auch den chronischen NSK gibt es keinen Evidenznachweis für die Lasertherapie (oberflächliche Laseranwendung in einer Wellenlänge von 632–904 nm), weshalb keine Empfehlung existiert.

> **Laser sollte nicht angewendet werden aufgrund fehlenden Wirksamkeitsnachweises und Förderung der Passivität.**

Magnetfeldtherapie

Bis dato liegen keine Wirksamkeitsnachweise beim akuten und chronischen NSK vor.

> **Magnetfeldtherapie wird nicht empfohlen, da es keine positiven Beweise für eine Analgesie gibt.**

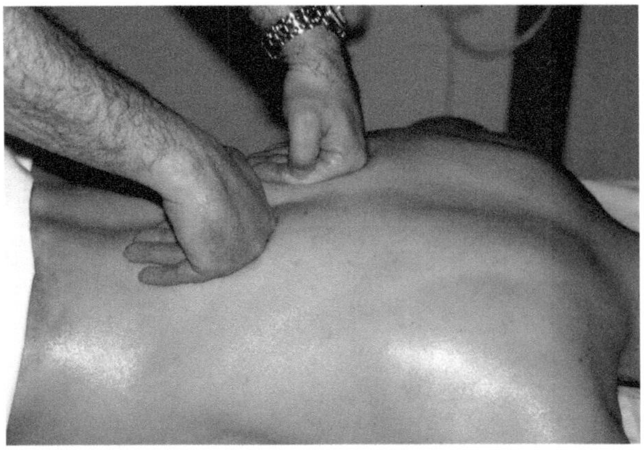

■ **Abb. 21.3** Klassische Massage im subakuten und chronischen Stadium des nichtspezifischen Kreuzschmerzes

Manipulation/Mobilisation (manuelle Therapie – MT)

Sowohl bei akutem als auch chronischem NSK kann dieses Physiotherapeutikum aufgrund der wissenschaftlichen Datenlage angewendet werden. Die positiven Effekte fokussieren auf eine Schmerzreduktion.

> **Die MT kann eine Schmerzreduktion bewirken, z. T. mit lang anhaltendem Effekt. Kurzfristig positive Effekte sind insbesondere in Kombination mit der Bewegungstherapie zu erwarten.**

Klassische Massage (KM)

Während der Wirksamkeitsnachweis der KM beim akuten NSK aufgrund fehlender Studien nicht gegeben ist, kann das Verfahren beim subakuten und chronischen NSK aufgrund der wissenschaftlichen Datenlage angewendet werden (■ Abb. 21.3).

> **Klassische Massage bewirkt eine Analgesie im subakuten und chronischen Stadium des NSK, wobei die Wirkung am stärksten in Kombination mit Bewegungstherapie ist, insbesondere auch die Langzeitwirkung.**

Orthesen

Ein Wirksamkeitsnachweis für Orthesen ist bisher nicht gegeben. Zur Behandlung des akuten und chronischen NSK wird der Einsatz daher nicht empfohlen.

Thermotherapie (Wärme/Kälte)

Wärmetherapie kann zur Behandlung des akuten/subakuten NSK empfohlen werden, Kältetherapie hingegen nicht. Beim chronischen NSK liegen sowohl für die Wärme- als auch Kältetherapie keine Wirksamkeitsnachweise vor, daher sollten diese Verfahren nicht verordnet werden.

- **Andere »Tiefenerwärmungsverfahren«: Kurzwelle, therapeutischer Ultraschall**

Die wissenschaftlichen Studien belegen weder für die Kurzwelle noch für den therapeutischen Ultraschall einen Wirksamkeitsnachweis, weshalb beide Verfahren nicht angewendet werden sollten.

Tipp

Sollte bei akuten NSK Wärme eine Schmerzverstärkung auslösen, rasch eine **Diagnoseüberprüfung** durchführen (evtl. bei Tumoren oder Entzündungen Schmerzverstärkung durch die resultierende Hyperämie!). Von der Selbstverordnung von Wärme und Kälte muss nicht abgeraten werden, wenn sie zur Schmerzreduktion und zum Wohlbefinden beiträgt.

Traktionstherapie mit Gerät

Weder für die Behandlung des akuten noch des chronischen NSK gibt es eine eindeutig positive Evidenz, sodass diese Behandlungsform nicht empfohlen wird.

21.3.2 Patientenberatung

Im Praxisalltag empfiehlt sich ärztlicherseits eine frühzeitige, angemessene **Beratung/Edukation** betroffener Patienten. Bei akutem NSK sollte insbesondere darauf hingewiesen werden, dass die Prognose in der Regel gut ist, um möglichst rasch die körperliche Aktivität zurückzuerlangen. Zunächst besteht kein Bedarf an Bildgebungsverfahren (Röntgen, MRT, CT), nur bei Beschwerdepersistenz bzw. -verschlechterung ist eine weiterführende Diagnostik indiziert. Auch bei chronischem NSK sollten Schulungsmaßnahmen (Beratung/Edukation) ärztlicherseits stattfinden, die insbesondere zur Rückkehr normaler Alltagsaktivitäten führen.

Rückenschulprogramme mit Fokussierung auf einen biopsychosozialen Ansatz werden aufgrund der Studiendatenlage bei akutem/subakutem NSK empfohlen und sollten bei chronischem NSK angewendet werden, da insbesondere hier ein Wirksamkeitsnachweis besteht.

Tipp

Die Patientenberatung ist ein wichtiger Baustein bei nichtspezifischen Rückenschmerzen. Der Patient sollte gezielt aktiv in die Behandlung einbezogen werden und möglichst rasch zu einer Wiederaufnahme der üblichen Aktivitäten motiviert werden. Nur so werden Beschwerden rascher gelindert und Arbeitsunfähigkeit reduziert.

21.4 Zusammenfassung der empfohlenen physikalischen Therapiemaßnahmen

Folgende differenzialindikative physikalische Therapiemaßnahmen werden aufgrund ihrer guten Evidenzlage empfohlen:

1. Beratung/Edukation der Patienten im Hinblick auf die Harmlosigkeit der Beschwerden und die Bedeutung körperlicher Aktivität für die Prävention und Kuration.
2. Rasche, möglichst frühzeitige Wiederaufnahme der Alltagsaktivitäten.
3. Bei Hinweisen für einen chronischen Verlauf früher Einsatz von multimodalen Behandlungskonzepten mit verhaltenstherapeutischen Anteilen.
4. Bei akutem NSK werden aufgrund der Evidenzlage folgende Verfahren empfohlen: Bewegungstherapie, progressive Muskelrelaxation nach Jacobson, manuelle Therapie, Wärme und Rückenschule.
5. Bei subakutem/chronischem NSK werden aufgrund der Evidenzlage folgende Verfahren empfohlen: Akupunktur, Bewegungstherapie, progressive Muskelrelaxation nach Jacobson, Ergotherapie, manuelle Therapie, klassische Massage und Rückenschule.
6. Obsolet sind Bettruhe von mehreren Tagen und alle Verfahren, die zu einer Deaktivierung oder Schmerzverstärkung führen.
7. Keine Empfehlung besteht aufgrund der wissenschaftlichen Datenlage für: Interferenz, perkutane elektrische Nervenstimulation (PENS), transkutane elektrische Nervenstimulation (TENS), Lasertherapie, Magnetfeldtherapie, Orthesen, Kältetherapie und Traktion mit Gerät.

Multimodale, interdisziplinäre Schmerzbehandlung bei Rückenbeschwerden

- Intensive Patientenschulung
- Konsequentes körperliches Training (Bewegungstherapie)
- Verhaltenstherapeutische Behandlungsmaßnahmen zur Veränderung eines maladaptiven, auf Ruhe und Schonung ausgerichteten Krankheitsverhaltens und Reduktion von Muskelentspannung
- Ergotherapeutische Maßnahmen (»work hardening«)

Literatur

1. AKDÄ (2007) Arzneimittelkommission der Deutschen Ärzteschaft. Empfehlungen zur Therapie von Kreuzschmerzen, 3. Aufl. http://www.akdae.de/Arzneimitteltherapie/TE/A-Z/PDF/Kreuzschmerz.pdf. Zugegriffen: 31. Juli 2015
2. COST B13 Working Groups on European Guidelines of Acute Low Back Pain, Chronic Low Back Pain, Prevention in Low Back Pain (2004) European guidelines for the management of chronic non-specific low back pain u. a. http://www.backpaineurope.org/index.html. Zugegriffen: 31. Juli 2015
3. Deutsche Gesellschaft für Allgemeinmedizin und Familienmedizin (DEGAM) (2003) Kreuzschmerzen. http://www.degam.de/files/Inhalte/Leitlinien-Inhalte/Dokumente/DEGAM-S3-Leitlinien/LL-03_Kreuz_mod-007.pdf. Zugegriffen: 31. Juli 2015
4. Hämmerle G (2008) The non-operative treatment of the degenerative lumbar spine. Arthritis und Rheuma 28:81–88
5. Lichti G (2012) Kreuzschmerz. In: Lange U (Hrsg) Physikalische Medizin in der Rheumatologie unter Berücksichtigung evidenzbasierter Daten, 2. Aufl. Rheuma+Wissen, ISBN: 97839838289, S 187–196
6. AWMF (2010) Nationale VersorgungsLeitlinie Kreuzschmerz. http://www.kreuzschmerz.versorgungsleitlinien.de. Zugegriffen: 31. Juli 2015
7. Schmidt CO, Raspe H, Pfingsten M, Hasenbring M, Basler HD, Eich W, Kohlmann T (2007) Back pain in the German adult population: prevalence, severity, and sociodemographic correlates in a multiregional survey. Spine 32(18):2005–2011
8. Waddell G (1987) Volvo award in classical sciences. A new clinical model for the treatment of low-back paine. Spine 12:634–644

Manuelle Medizin

W.F. Beyer

H.-R. Casser et al. (Hrsg.), *Rückenschmerzen und Nackenschmerzen*,
DOI 10.1007/978-3-642-29775-5_22, © Springer-Verlag Berlin Heidelberg 2016

Die manuelle Medizin hat sich in den letzten Jahrzehnten erheblich weiterentwickelt. Ursprünglich verstand sie sich als eine von der Erfahrungsmedizin geprägte eigene Entität. Geprägt von einem naturwissenschaftlichen Verständnis ist sie heute ein wesentlicher und nicht mehr wegzudenkender Bestandteil der Untersuchung von Haltungs- und Bewegungssystem. Sie erweitert und ergänzt die üblichen anamnestischen, klinischen und bildgebenden Befunde. Neben strukturellen Veränderungen werden insbesondere auch Funktionsstörungen von Gelenken und Muskeln erfasst. Therapeutisch umfasst sie weit mehr als die bekannte Manipulation von Gelenken; viele Weichteiltechniken an Muskeln, Sehnen, Faszien und bindegewebigen Strukturen haben in den letzten Jahren das Spektrum wesentlich erweitert. Eingebunden in ein therapeutisches Gesamtkonzept ist sie eine Bereicherung jeglicher Schmerztherapie.

22.1 Definition

Weder in Deutschland noch weltweit gibt es eine einheitliche und verbindliche Definition von manueller Medizin. Die Bundesärztekammer definierte 2003 die manuelle Medizin in ihrem Kursbuch wie folgt [3]: »Manuelle Medizin ist die medizinische Disziplin, in der unter Nutzung der theoretischen Grundlagen, Kenntnisse und Verfahren weiterer medizinischer Gebiete die Befundaufnahme am Bewegungssystem, dem Kopf, an viszeralen und bindegewebigen Strukturen sowie die Behandlung ihrer Funktionsstörungen mit der Hand unter präventiver, kurativer und rehabilitativer Zielsetzung erfolgt.«

Die Verbindung der Schweizer Ärzte FMH Manuelle Medizin erweiterte und ergänzte diese Definition 2012 wie folgt: »Die Manuelle Medizin ist eine fächerübergreifende medizinische Disziplin, welche Diagnostik, Prävention sowie kurative und rehabilitative Behandlung der Funktionsstörungen des Bewegungsorgans inklusive myofaszialer und neuromeningealer Strukturen mittels manueller Techniken umfasst. Die Manuelle Medizin wird von Fachärzten im Rahmen der ganzheitlichen individuellen Betreuung von Patientinnen und Patienten in der ambulanten und stationären Gesundheitsversorgung angewandt. Diagnostik und Therapie beruhen auf biomechanischen und neurophysiologischen Prinzipien. Die Manuelle Medizin umfasst im Rahmen eines multimodalen Therapiekonzeptes die interdisziplinäre Anwendung ihrer diagnostischen und therapeutischen Techniken zur Erkennung und Behandlung gestörter Funktionen des Bewegungssystems und der davon ausgehenden Beschwerden. Dabei finden auch komplexe Funktionsstörungen innerhalb des Bewegungssystems, vertebroviszeral und viszerovertebral, sowie psychosoziale Einflüsse und auch Chronifizierungsvorgänge ihre angemessene Berücksichtigung« (zit. nach [2]).

Allein diese beiden sehr umfassenden Definitionen zeigen das gesamte Dilemma der manuellen Medizin im Kontext der evidenzbasierten Medizin, insbesondere beim Rücken- und Nackenschmerz.

22.1.1 Befunderhebung mit der Hand

Legt man den Fokus auf die Befunderhebung mit der Hand, wäre nach diesen Definitionen die klinische Untersuchung durch einen Abdominalchirurgen manuelle Medizin; Gleiches gilt für einige Bereiche der HNO-Heilkunde, der inneren Medizin und für andere Fachgebiete. Danach wäre die manuelle Medizin ein nicht wegzudenkender, essenzieller Bestandteil jeder klinischen Untersuchung. Argumentiert man damit, dass die manuelle Medizin (MM) zwar ein Bestandteil jeder klinischen Untersuchung sei und lediglich wesentlich exakter und differenzierter vorgehe als die »Standardmedizin«, gilt dies auch nur sehr begrenzt. Untersuchungsprinzipien und klinische Testverfahren, die vor wenigen Jahren lediglich in der MM eingesetzt wurden, sind heute Standard, erwähnt seien hier nur Impingementtests der Hüfte und der Schulter. Hält man hingegen den Untersuchungstests der MM eine Pseudogenauigkeit und Scheinobjektivität (»da hat ja jeder etwas!«) – sprich: ungenügende Reliabilität und Validität – vor, trifft das ebenfalls nicht (mehr) zu. Für viele dieser Testverfahren liegen exakte Untersuchungen beispielsweise zum Kappa-Wert vor, nach denen sie anderen klinischen Untersuchungsverfahren völlig ebenbürtig sind. Kurz gefasst sind die Untersuchungsverfahren der MM nicht besser, aber auch nicht schlechter als andere bewährte und allgemein akzeptierte klinische Untersuchungsverfahren.

22.1.2 Therapie mit der Hand

Stellt man jedoch die Therapie mit der Hand in den Mittelpunkt, ergeben sich andere wesentliche und insbesondere unter wissenschaftlichen Aspekten bedeutsame Probleme. Während früher – und auch heute noch im angloamerikanischen Sprachraum üblich – unter manueller Therapie ausschließlich sog. **Gelenktechniken** verstanden wurden, werden heute (s. auch hierzu die Definitionen) auch und zunehmend sog. **Weichteiltechniken** subsummiert (◘ Abb. 22.1). Hier erfolgt die »Krafteinwirkung« nicht auf Gelenke, sondern auf Muskeln, Faszien, neuromeningeale Strukturen, Viszera etc. Neurophysiologische Betrachtungsweisen haben die biomechanischen Erklärungsmodelle weitgehend verdrängt, von Subluxation, Blockierung etc. spricht heute kein ernst zu nehmender Manualtherapeut mehr. Die insbesondere in englischsprachigen

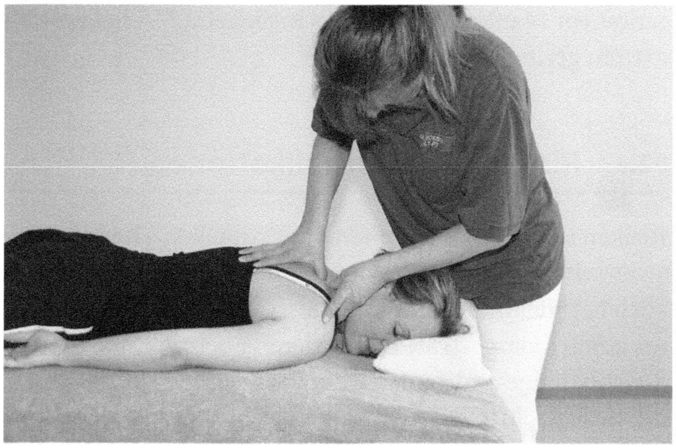

Abb. 22.1 Weichteilbehandlung mittels Triggerpunkttherapie der Muskulatur des zervikothorakalen Übergangs und der unteren Halswirbelsäule (© Christoph Löhr, Orthopädiezentrum Bad Füssing; mit freundl. Genehmigung)

Publikationen getroffene Gleichsetzung von manueller Therapie mit Manipulationen ist deshalb nicht nur unzutreffend, sondern führt bei der Bewertung der wissenschaftlichen Evidenz einer Therapie auch zu falschen Ergebnissen bzw. Interpretationen.

22.1.3 Mobilisation und Manipulation

Insbesondere im deutschsprachigen Raum werden bis heute die Begriffe Mobilisation und Manipulation oftmals als klassische Therapieverfahren der MM betrachtet. Die Nationale Versorgungsleitlinie Kreuzschmerz definiert die Begriffe Manipulation und Mobilisation als das direkte Einwirken mit den Händen auf den Körper der Erkrankten mit therapeutischer Zielsetzung. Der Manipulation/Mobilisation liegt eine definierte Verfahrensweise zugrunde, die ein schnelles oder langsames, einmaliges oder repetitives Bewegen von Gelenkpartnern, ganzen Teilen der Wirbelsäule oder der Iliosakralgelenke zum Ziel hat. Für die therapeutische Wirkung werden zum Teil mechanische, überwiegend aber neuroreflektorische Vorgänge verantwortlich gemacht.

Bei der **Mobilisation** handelt es sich um eine weiche, federnde, meist rhythmische oder repetitive Bewegung eines Gelenks zur Verbesserung der Beweglichkeit des Gelenks, aber auch zur Schmerzreduktion. Neben direkten mechanischen Einflüssen werden auch eine Reduktion des Sympathikotonus, damit verbunden eine Detonisierung sowie eine Entstauung als Wirkmechanismen angesehen. Bei der **Manipulation** (auch Mobilisation mit Impuls, MMI, oder »spinalmanipulative therapy«, SMT, genannt) wird neben einer Separation der Gelenkflächen eine vorwiegend propriozeptive Stimulation (A-beta-Afferenzen) mit spinalen und supraspinalen detonisierenden Effekten angenommen. Die hier zum Einsatz kommenden Kräfte sind viel geringer als von Laien und Gegnern der manuellen Medizin oftmals vermutet oder angegeben (bspw. im Zusammenhang mit sog. Kunstfehlerprozessen). So beträgt die notwendige Maximalkraft für eine Separation der Gelenkflächen im Bereich der HWS 100–150 Newton und für die LWS 300–500 Newton [5, 6]. Dies entspricht einem Auflagedruck von etwa 12–15 bzw. 30–50 Kilopond.

Weder in Deutschland noch weltweit gibt es eine einheitliche und verbindliche Definition. Die manuelle Medizin erweitert die klinische Diagnostik und liefert wichtige zusätzliche Informationen. Die MM unterscheidet Weichteil- und Gelenktechniken, bei Letzteren kann vereinfachend in solche mit Impuls (Manipulation) und solche ohne Impuls (Mobilisation) differenziert werden.

22.2 Indikationen und Kontraindikationen

In der Diagnostik ist die manuelle Medizin bei allen Krankheiten des Haltungs- und Bewegungssystems indiziert, sie ist obligater Teil jeder klinischen Untersuchung. Lediglich in wenigen Ausnahmefällen ist die Untersuchung mit der Hand nicht erforderlich oder gar kontraindiziert (z. B. bei psychiatrischen Krankheitsbildern). Ziel ist es immer, die betroffene bzw. für die Funktionsstörung und den Schmerz verantwortliche Struktur zu differenzieren. Dies gilt gleichermaßen für Funktions- als auch für Strukturstörungen. Eine ausschließlich topografisch definierte Diagnose wie Lumbal- oder Zervikalsyndrom ist für einen Manualmediziner zwar im klinischen Alltag bisweilen erforderlich, genügt jedoch weder seinen Ansprüchen noch seinem Krankheitsverständnis. Die Differenzierung in spezifisch und nichtspezifisch kann ebenfalls nur im Sinne einer Arbeitshypothese akzeptiert werden. Ziel ist es immer, eine genauere Zuordnung z. B. zu einem Muskel, einer Sehne, einer Faszie etc. vornehmen zu können. Dies ist aber oftmals nicht mit ausreichender Sicherheit möglich, umgekehrt ist aber auch bei Vorliegen der Diagnosekriterien des spezifischen Rückenschmerzes meist nur eine Sensitivität und Spezifität von höchstens 90 % gegeben. Bei Strukturstörungen kann die manuelle Therapie ebenfalls erfolgreich angewandt werden, wenn auch nicht im Sinne einer Heilung oder kausalen Therapie, sie kann aber auch hier zu einer klinisch relevanten Funktionsverbesserung und/oder Schmerzreduktion beitragen.

Nach einer Empfehlung der FIMM im Jahr 2013 [8] bestehen einige **Kontraindikationen** (▶ Übersicht).

Kontraindikationen nach FIMM
- Fehlendes Einverständnis des Patienten
- Unzureichende Ausbildung des Therapeuten
- Wirbelfraktur und -dislokation
- Bakterielle Entzündungen an der Wirbelsäule einschließlich Diszitis, Osteomyelitis und Meningitis
- Tumoren der Wirbelsäule – primär wie sekundär
- Insuffizienz der Aa. carotides und vertebrales
- Myelopathie; Kompression oder Irritation des Rückenmarks (positives Kernig- und Lhermitte-Zeichen)
- Kaudasyndrom
- Neurologische Erkrankungen mit möglicher Kompression des Rückenmarks, z. B. Syringomyelie

Besondere Vorsicht ist geboten bei
- Spondylolyse mit Spondylolisthesis,
- erheblicher Instabilität und deutlicher Hypermobilität,
- Aneurysmen,
- Fehlbildungen des zervikookzipitalen Übergangs,
- Spinalstenose,
- rheumatoider Arthritis, rheumatoiden und Bindegewebserkrankungen,
- anderen neurologischen Krankheiten, z. B. Spina bifida,
- Zustand nach operativer Fixation/Stabilisierung,
- Schmerz bei der Lagerung und Einstellung zur Manipulation,
- Schmerz bei der Bewegung in Richtung des geplanten Manipulationsimpulses,
- Ängstlichkeit des Patienten gegenüber einer Manipulation,
- Mangel an erforderlicher Ausrüstung (z. B. Behandlungsliege, Notfallausstattung, Wahrung der Privatsphäre, Mitwirkung des Patienten, Sprachverständnis).

> **Weichteil-, Muskelenergie-, indirekte und myofasziale Techniken haben wenige Kontraindikationen. Vorsichtsmaßnahmen sind jedoch erforderlich und sollten beachtet werden, darüber hinaus müssen die Patienten ausreichend informiert und aufgeklärt werden.**

Manipulationen sind bei Vorliegen von »red flags« oder einer radikulären Symptomatik im betroffenen Segment kontraindiziert.

Eine routinemäßige Röntgenuntersuchung vor manualtherapeutischen Eingriffen an der lumbalen Wirbelsäule oder den Iliosakralgelenken ist nicht notwendig. Bei sorgfältiger Indikationsstellung und Beachtung der Kontraindikationen sowie Durchführung einer Probemobilisation vor Manipulation ist das Risiko einer Verletzung als extrem gering einzustufen.

22.3 Risiken und Komplikationen

Risiken und Komplikationen der manuellen Therapie sind zwar selten, werden jedoch sowohl in der Laienpresse als auch bei Nichtmanualmedizinern oftmals spektakulär und unsachlich dargestellt. Es existieren aber typische methodenabhängige und zum Teil auch schwerwiegende Risiken, die deshalb in Deutschland zu Recht klaren juristischen Vorgaben unterliegen, insbesondere solchen zu Dokumentation und Aufklärungspflicht. Die Manipulation an der Wirbelsäule wird als ärztlicher Heileingriff gewertet und ist deshalb in Deutschland Ärzten vorbehalten. Leider gilt dieser Vorbehalt nicht für Heilpraktiker, und er wird in letzter Zeit zunehmend auch von Physiotherapeuten mit begrenzter Zulassung als Heilpraktiker infrage gestellt.

Die Häufigkeit von Komplikationen wird auf weniger als einen ernsten Zwischenfall bei 6 Mio. Manipulationen geschätzt. Diese Zwischenfälle werden häufig mit den schnellen Manipulationsimpulsen in Verbindung gebracht, die oft auch aus (aus)rotierter Stellung heraus vorgenommen werden. Eine umfassende Ausbildung ist daher verpflichtend, insbesondere vor Manipulationen an der Halswirbelsäule.

Die Schätzungen beschreiben die Inzidenz ernster neurovaskulärer Zwischenfälle in einem Bereich von 1:50.000 bis 1:5.000.000 zervikaler Manipulationen (zit. nach [8]). In einer Literaturübersicht für den Zeitraum 1925–1993 ergaben sich 185 spezifische, schwerwiegende Komplikationen. Etwa 66 % betrafen zerebrovaskuläre Zwischenfälle, 12 % Bandscheibenvorfälle, 8 % pathologische Frakturen oder Dislokationen und 3 % eine deutliche Schmerzzunahme.

Zu den **lebensbedrohlichen Komplikationen** gehören:
- Todesfälle als Folge einer Stammhirnschädigung nach einer Manipulation bei einer nicht erkannten Fraktur der oberen Halswirbel oder als Folge einer Gefäßverletzung speziell im vertebrobasilären Gefäßsystem nach einer Manipulation an Patienten mit einer vorher unerkannten Gefäßverletzung oder -erkrankung;
- Rückenmarkverletzungen, die, abhängig von der Höhe der Schädigung, bei einer hochzervikalen Verletzung zu einer Quadriplegie, bei einer lumbosakralen Verletzung zu einer Inkontinenz und sexuellem Funktionsverlust und bei einer lumbalen Schädigung zu einer Lähmung der unteren Extremität führen können;
- zerebrovaskuläre Zwischenfälle mit entsprechenden neurologischen Ausfällen je nach Lokalisation bis hin zum Tod (Stammhirn, Kleinhirn, Kortex etc.).

Zu den **ernsthaften Komplikationen** zählen:
- Frakturen oder Luxationen,
- Ausbreitung von Tumoren oder Entzündungen,
- Zunahme von Schmerzen oder Funktionsverlust.

Weniger bedeutsame **unerwünschte Wirkungen** sind:
- lokalisiertes Unwohlsein,
- Taubheitsgefühl,
- Kribbeln in den oberen Extremitäten,
- Gleichgewichtsstörungen, kurze Bewusstlosigkeit, Gefühl des Schwebens,
- Kopfschmerz.

22.4 Evidenzbasierte Medizin

Auch wenn bei vielen Medizinern – insbesondere bei Manualmedizinern und Praktikern – am Konzept der Einteilung von Rückenschmerzen in spezifische und nichtspezifische einerseits und akute und chronische andererseits erhebliche Bedenken bestehen, handelt es sich dabei um das derzeit einzige verfügbare und international akzeptierte Arbeitsmodell zur Beurteilung der Wirksamkeit einzelner Therapieformen.

Bei der Beurteilung der Evidenz der manuellen Medizin ergeben sich einige Besonderheiten und Schwierigkeiten. Zum einen wird manuelle Medizin zu Unrecht häufig mit Manipulation gleichgesetzt (▶ Abschn. 22.1.2). Zum anderen ist der Spontanverlauf zu berücksichtigen (◘ Tab. 22.1); Scheinmanipulationen sind, wenn überhaupt, nur schwer darzustellen. Die meisten Studien weisen nur kurz- und mittelfristige Ergebnisse auf, als Zielkriterium wird meist die Schmerzstärke bestimmt. Nicht zuletzt wird die manuelle Therapie meist in ein multidisziplinäres Therapiekonzept mit eingebunden und nur in Einzelfällen für sich allein angewandt.

22.4.1 Akuter nichtspezifischer Kreuzschmerz

Die Nationale Versorgungsleitlinie Kreuzschmerz (NVL) [4] kam zur zusammenfassenden Beurteilung, dass Manipulationen und Mobilisationen lediglich für die Schmerzreduktion von besonders ausgeprägten Schmerzen (mit Ausstrahlungen) positive Effekte hätten. Diese Behandlungen könnten deshalb bei akuten nichtspezifischen Kreuzschmerzen angewendet werden. Zwischenzeitlich wurde von einer deutschen Arbeitsgruppe eine vielbeachtete placebokontrollierte, randomisierte Doppelblindstudie publiziert, in der die Placebogruppe aus ethischen Gründen vorzeitig geschlossen werden musste. Nach 12 Wochen waren die Ergebnisse der Manipulationsgruppe signifikant besser als die der Patienten, die Diclofenac erhalten hatten [7].

◘ **Tab. 22.1** Spontanverlauf von nichtspezifischen akuten und chronischen Kreuzschmerzen im Kurzeit- und Langzeitverlauf (nach Menke [9])

Erwartete Verbesserung im Spontanverlauf nichtspezifischer akuter und chronischer Kreuzschmerzen		
	Kurzzeitverlauf (<6 Wochen)	**Langzeitverlauf (>6 Wochen)**
Akuter Kreuzschmerz	0,65	0,90
Chronischer Kreuzschmerz	0,10	0,40

22.4.2 Chronischer nichtspezifischer Kreuzschmerz

Nach Auffassung der NVL erzielen bei chronischen Kreuzschmerzen Manipulationen und Mobilisationen in Kombination mit einer Form von Bewegungstherapie die besten kurzfristigen Effekte [12]. Langfristige Erfolge konnten ebenfalls nachgewiesen werden [10]. Sie können deshalb zur Behandlung von chronischen nichtspezifischen Kreuzschmerzen in Kombination mit Bewegungstherapie angewendet werden. Explizit wird darauf hingewiesen, dass zwar ein klinisches Screeninginstrument entwickelt und evaluiert wurde zur Identifikation von Betroffenen, die mit höherer Wahrscheinlichkeit von Manipulationen oder Mobilisationen profitieren könnten, dass dies jedoch keine besseren Effekte in einer besonderen Zielgruppe (u. a. besonders ausgeprägte Schmerzen, mit Ausstrahlung) ergab.

22.4.3 Massage bei akutem Rückenschmerz

Wenn man möchte, kann man die Massage als Teilelement der manuellen Therapie (Weichteilbehandlung) ansehen. Beim akuten Kreuzschmerz existiert in der Literatur kein ausreichender Wirksamkeitsnachweis. Entsprechend soll die Massage nach den Empfehlungen der NVL hier auch nicht angewandt werden.

22.4.4 Massage bei chronischem und subakutem Rückenschmerz

Bei chronischen (und subakuten) Rückenschmerzen existieren mittlerweile mehrere randomisierte kontrollierte und auch methodisch hochwertige Studien. Diese sprechen dafür, dass Massage in Bezug auf Schmerzlinderung und Funktionsfähigkeit kurzfristig wirksamer ist als z. B. Akupunktur, physikalische Therapie, Schulungsmaterialien oder Entspannungstherapie, aber in Kombination mit Schulung und Übungstherapie wirksamer und in Kombination mit Bewegungsprogrammen auch langfristig am wirkungsvollsten ist.

Die Wirksamkeit von Impulsmanipulationen bei Nackenschmerz wurde in vielen systematischen Reviews hoher Qualität wie auch in evidenzbasierten Leitlinien und Berichten über die Bewertung der Gesundheitstechnologie untersucht. Die Evidenz für manuelle Therapie ist bei Nackenschmerzen höher einzustufen als bei lumbalen Rückenschmerzen. Bei akutem einfachen HWS-Trauma gilt sie ebenfalls als wirksam [13]. In Verbindung mit den jüngsten Ergebnissen randomisierter kontrollierter Studien soll den Patienten mit normalem Nackenschmerz zunächst zur schnellen Erleichterung eine nichtmanipulative Behandlung angeboten werden, bevor eine zervikale Manipulation erwogen wird. Diese sollte zusammen mit Beratung über Eigenaktivität und Übungen erfolgen. Wenn allerdings Risiko, Nutzen und der Patientenwunsch bedacht werden, gibt es gegenwärtig (2012) keine bevorzugte Therapieoption [8].

Sowohl beim akuten als auch beim chronischen nichtspezifischen Rückenschmerz sowie beim einfachen Nackenschmerz ist die manuelle Therapie eine sinnvolle, wichtige, effektive und nebenwirkungsarme Therapieoption. Unklar ist bis heute, welche Patientensubgruppen besonders von dieser Therapie profitieren können. Die manuelle Therapie sollte insbesondere bei chronischen Schmerzen in ein multidisziplinäres Therapiekonzept eingebunden werden.

Literatur

1. Beyer L, Geipel E, Heymann W von, Klett R, Locher H, Nitz E, Psczolla M, Weidinger P (2015) Einsatz von Röntgennativaufnahmen in der manuellen Medizin. Manuelle Medizin 3:209–212
2. Böhni U, Lauper M, Locher H (2015) Manuelle Medizin 1. Fehlfunktion und Schmerz am Bewegungsorgan verstehen und behandeln. Georg Thieme, Stuttgart
3. Bundesärztekammer (BÄK) (2003) (Muster-)Kursbuch manuelle Medizin/Chirotherapie. Methodische Empfehlungen, Lehr- und Lerninhalte für den Grund- und Aufbaukurs der Zusatz-Weiterbildung »Manuelle Medizin/Chirotherapie«. http://www.bundesaerztekammer.de/fileadmin/user_upload/downloads/MKB_Manuelle_Medizin_Chirotherapie.pdf. Zugegriffen: 12. Oktober 2015
4. Bundesärztekammer (BÄK), Kassenärztliche Bundesvereinigung (KBV), Arbeitsgemeinschaft der Wissenschaftlichen Medizinischen Fachgesellschaften (AWMF) (2011) Nationale VersorgungsLeitlinie Kreuzschmerz, Langfassung. http://www.kreuzschmerz.versorgungsleitlinien.de. Zugegriffen: 7. Oktober 2015
5. Forand D (2004) The forces applied by female and male chiropractors during thoracic spine manipulation. J Manipulative Physiol Ther 27:49–56
6. Herzog W (2010) The biomechanics of spinal manipulation. J Bodyw Mov Ther 14:280–286
7. Heymann W von, Schloemer P, Timm J, Muehlbauer B (2013) Spinal high-velocity low amplitude manipulation in acute nonspecific low back pain. Spine 38:540–548
8. Heymann W von, Terrier B (2014) Leitlinien über die Grundlagen der Aus- und Weiterbildung und der Sicherheit in manueller/muskulosletaler Medizin – Version 3.1. Angenommen durch die FIMM-Generalversammlung am 15.10.2013. Manuelle Medizin 52:229–236
9. Menke M (2014) Do manual therapies help low back pain? Spine 39:E463–E472
10. Muller R, Giles LG (2005) Long term follow up of a randomised clinical trial, assessing the efficacy of medication, acupuncture and spinal manipulation for chronic mechanical spinal pain syndroms. J Manipul Physiol Ther 28(1):3–11
11. Schneider M, Haas M, Glick R, Stevans J, Landsittel D (2015) Comparison of spinal manipulation methods and usual medical care for acute and subacute low back pain. Spine 40:209–217
12. United Kingdom Backpain Exercise and Manipulation (UK BEAM) Trial Team (2004) Randomised trial: Effectiveness of physical treatments for backpain in primary care. BMJ 329(7479):1377
13. Vincent K, Maigne JY Fischhoff C et al (2012) Systematic review of manual therapies for nonspecific neck pain. Joint Bone Spine 16:1297–1319

Orthopädische Hilfsmittel

S. Middeldorf

H.-R. Casser et al. (Hrsg.), *Rückenschmerzen und Nackenschmerzen*,
DOI 10.1007/978-3-642-29775-5_23, © Springer-Verlag Berlin Heidelberg 2016

Orthopädische Hilfsmittel sind eine wichtige Therapieoption bei Erkrankungen der Stütz- und Bewegungsorgane, insbesondere der Wirbelsäule; entsprechende Empfehlungen sind auch aktuellen Leitlinien zu entnehmen. Ziel muss es sein, die orthopädietechnischen Hilfsmittel patientenindividuell in ein Behandlungskonzept zu integrieren, idealerweise in der Zusammenarbeit eines medizinischen Spezialistenteams, bestehend aus Arzt, Physiotherapeut und Orthopädietechniker. Dabei reicht das Behandlungsspektrum der technischen Orthopädie von unspezifischen Rückenschmerzen bis hin zu degenerativen Veränderungen der Wirbelkörper, Osteoporose und traumatischen Frakturen. Die Verordnung muss das Stadium der Erkrankung bzw. Heilung (akut, subakut, chronisch) ebenso berücksichtigen wie den Krankheitsverlauf, von besonderer Bedeutung ist auch die Compliance der Patienten.

23.1 Einleitung

Entsprechend den Rechtsgrundlagen der Hilfsmittelversorgung in Deutschland gehören zu den Hilfsmitteln sog. sachliche medizinische Leistungen, die dazu dienen, Arzneimittel oder andere Therapeutika, die zur inneren Anwendung bestimmt sind, in den Körper zu bringen, z. B. Körperersatzstücke, orthopädische oder andere Hilfsmittel, Sehhilfen, Hörhilfen oder technische Produkte. Hilfsmittel sollen durch ersetzende, unterstützende Wirkungen den Erfolg der Krankenbehandlung sichern. Sie gehören zum Bereich der sog. technischen Orthopädie, die im Jahr 1741 von Nicolas Andry mit einem krummen Bäumchen, gehalten durch Pfahl und Seil, dargestellt wurde.

Im Kontext der Behandlung von Rückenschmerzen denkt man bei Hilfsmitteln und Methoden der technischen Orthopädie natürlich zunächst an Orthesen für die Wirbelsäule. In zweiter Annäherung sind es darüber hinaus z. B. Mobilitätshilfen, Greifhilfen und auch orthopädische Schuhzurichtungen, die im Alltag des Schmerzpatienten zur Verbesserung der Lebensqualität, Kompensation und Steigerung der Selbsthilfe hilfreich sein können.

Die aktuelle Literatur zur Behandlung chronischer Schmerzen, insbesondere im Bereich der Stütz- und Bewegungsorgane, gibt wenig bis keine Hinweise zum Einsatz von Hilfsmitteln als mögliche Therapieoptionen. Dieses gilt auch für nationale und internationale Leitlinien. So sieht z. B. die EU-Leitlinie Rückenschmerz (COST B13 Working Group on Guidelines for the Management of Acute Low Back Pain in Primary Care) als Ergebnis einer Metaanalyse den Einsatz von Hilfsmitteln nicht vor. Auch der DVO-Leitlinie Osteoporose 2009 [1, S. 322] ist zum Thema chronische Schmerzen nach Wirbelsäulenfrakturen lediglich zu entnehmen, dass ggf. eine wirbelsäulenaufrichtende Orthese eingesetzt werden solle. Der Empfehlungsgrad wird mit »B« angegeben. Auch die aktuell gültige Leitlinie zur Rehabilitation nach Frakturen der Brust- und Lendenwirbelsäule führt aus, dass die Orthesenbehandlung kontrovers diskutiert werde, sie könne nur bei bestimmten Konstellationen in Erwägung gezogen werden. So könne bei einer konservativen Primärbehandlung einer Wirbelkörperfraktur eine 8-wöchige Orthesenversorgung erfolgen, dann ab der 9. Woche Entwöhnung mit Abschluss der Behandlung möglichst bis zur 12. Woche. Bei Grenzindikationen zu operativen Maßnahmen könne eine individualisierte Versorgung durch eine Rahmenstütz- oder eine Vollkontaktorthese erwogen werden [3]. Die nationale Versorgungsleitlinie Kreuzschmerz bewertet den Einsatz von Orthesen dahingehend, dass Orthesen zur Behandlung des akuten und chronischen nichtspezifischen Kreuzschmerzes nicht angewendet werden sollen [4]. Diese Einschätzung berücksichtigt die Tatsache, dass der sinnvollen und zielführenden Verordnung von Hilfsmitteln, insbesondere von Orthesen für die Wirbelsäule, als Indikation immer ein zum Schmerz- und Behinderungserleben korrespondierender struktureller Körperschaden besteht und zugrunde gelegt wird – beispielsweise eine muskulär nicht ausreichend kompensierbare Instabilität oder muskuläre Schwäche, Dysbalance, Haltungsverfall oder Schmerzen bei konservativer Behandlung osteoporosebedingter Frakturen. Fehlen bedeutsame strukturelle Veränderungen der Stütz- und Bewegungsorgane oder sind diese nicht aufzuspüren, so lässt sich die Verordnung und Indikation zur Versorgung mit Orthesen nicht begründen. Dabei sollten Wirbelsäulenorthesen niemals nur als »letzte Möglichkeit« der Behandlung angesehen werden, sondern auch frühzeitig als Teil einer multimodalen und aktiv ausgerichteten Therapie verstanden werden.

Die schlechte Datenlage zur Evidenz von Hilfsmitteln ist aber auch der Tatsache geschuldet, dass es wegen der fehlenden Möglichkeit zur Verblindung naturgemäß nur in beschränktem Maße möglich ist, Studien zur Evaluation der Wirksamkeit externer Applikationen durchzuführen. Dies gilt insbesondere für so komplexe Themen wie den Schmerz als multidimensionales Phänomen. Zudem sind Hilfsmittel in der Regel in ein multimodales Konzept eingebettet, das zusätzlich einen isolierten Wirkungsnachweis nur unzureichend möglich macht.

Dabei verfügen Hilfsmittel, insbesondere im Vergleich zu Operationen und Medikamenten, über ein gutes Verträglichkeits- und Sicherheitsprofil sowie über eine teils jahrhundertealte Empirie . So wird über den Einsatz eines Baumrindenkorsetts ca. 900 v. Chr. berichtet. Nichtsdestotrotz hat die technische Orthopädie ihren festen Platz in den Fächern Orthopädie, Unfallchirurgie und Schmerztherapie. Sie bietet ein breites Spektrum an Möglichkeiten, die sich positiv auf die oft nicht unerheblichen Einschränkungen der Aktivitäten, Funktionen sowie der Teilhabe (aufgrund struktureller Veränderungen der Stütz- und Bewegungsorgane) auswirken kann. Dabei ist darauf zu achten, dass immer auch die subjektive Bewertung der Hilfsmittel durch den Patienten zwingend von Anfang an mit einzubeziehen ist. Die berühmte »Bandage im Schrank« des Patienten ist letztlich Hinweis für eine fehlende Wirksamkeit oder Akzeptanz, die immer im Vorfeld durch Beratung und ggf. auch probatorischen Einsatz berücksichtigt werden sollte, vor allem angesichts der in der Regel nicht unerheblichen Kosten für Hilfsmittel.

23.2 Rumpforthesen und ihre Funktionsprinzipien

Grundsätzlich werden heute Orthesen nach der internationalen Bezeichnung der Rumpforthesen benannt, die jeweils Wirkbereichen zugeordnet sind. Zu wesentlichen Funktionsprinzipien gehört es, Fehlstellungen vorzubeugen, zu reduzieren oder zu halten, darüber hinaus Gelenkbeweglichkeit zu verbessern oder zu begrenzen, schlaffe Lähmungen zu kompensieren und zu kontrollieren, zudem Belastungen auf das Gewebe zu reduzieren und umzuverteilen. Am Rumpf werden Bandagen, Mieder im Sinne von Leibbinden und Kreuzstützmieder sowie Korsette eingesetzt.

Üblicherweise werden Orthesen aus Metall oder Kunststoffmaterialien, darüber hinaus aus elastischen Geweben bzw. Drell hergestellt. Im Hinblick auf die Metallkörper werden Aluminium und Stahl verwendet, Letzteres insbesondere dann, wenn eine stabile Abstützung bei höheren Kräften nötig ist. Zu den wesentlichen biomechanischen Funktionen gehört die kinästhetische Erinnerung. So stimuliert Druck durch die Orthese das Sensorium und erinnert den Patienten an eine möglichst korrekte und angepasste Haltung; man verwendet hier auch den Begriff der »Mahnwirkung«. Eine der Hauptwirkungen von Orthesen mit Bauchhebezügen ist die Erhöhung des intraabdominellen Drucks, der sog. Zahnpastatubeneffekt, bei dem der intrakavitäre Druck der Bauchhöhle die Wirbelsäule von vorn abstützt. Andere Orthesen arbeiten nach dem 3-Punkt-Prinzip und erreichen hierdurch Korrekturen und Immobilisationen im Sinne von Lordosierung, Kyphosierung und Derotation. Andere Orthesen sind dazu geeignet, über eine Extension zwischen 2 fixierenden Knochenpunkten, z. B. dem Beckenkamm und dem Rippenbogen, darunterliegende Segmente aufzurichten. Je nach Bauart sind Orthesen geeignet, bestimmte Bewegungen in den Endpunkten einzuschränken, diese zu kontrollieren und damit schmerzhafte Bewegungen zu vermeiden.

Leibbinden nach Maß sind medizinische Hilfsmittel aus Gewebe oder Elastikmaterialien. Sie umfassen flächig-zirkulär vorwiegend die Becken- und Leibregionen. Der angestrebte biomechanische Einfluss gilt primär der Weichteilunterstützung und der Lagebeeinflussung von inneren Organen. Bewegungseinschränkungen im lumbosakralen Wirbelsäulenbereich sind jedoch mit dieser Art des Hilfsmittels kaum erzielbar.

Mieder nach Maß oder Formmodell sind Rumpforthesen, die speziell *ohne* Beckenkorb und somit *ohne* Beckenkammprofilierung oder -fassung konzipiert sind. Sie wirken zirkulär und oft punktuell auf die Becken-Rumpf-Regionen ein und können zur teilweisen Bewegungseinschränkung oder zur Teilfixierung in einigen Bewegungsebenen des lumbosakralen und des thorakolumbalen Wirbelsäulenbereichs beitragen.

Rumpforthesen oder **Korsette**, nach Maß oder Körperformmodell angefertigt, sind grundsätzlich alle orthopädietechnische Hilfsmittel, die im Becken- und Rumpfbereich angewendet werden. Es werden damit Orthesen für die Wirbelsäule erfasst, die *mit* Beckenkorb und somit *mit* Beckenkammprofilierung oder -fassung konzipiert sind. Sie wirken zirkulär und meist flächig auf die Becken-Rumpf-Region ein und haben fixierende, reklinierende, distrahierende und, soweit möglich, redressierende Zielsetzungen.

Eindeutig muss an dieser Stelle darauf hingewiesen werden, dass Mieder und Bandagen, anders als Korsette, nicht zu einer Atrophie der Muskulatur führen, wie oft fälschlicherweise behauptet wird, sondern gerade im Gegenteil zu einer Effektivitätssteigerung der Rumpfmuskulatur führen.

Die orthopädietechnische Versorgung gewinnt dann insbesondere an Bedeutung, wenn z. B. im höheren Alter aktive Behandlungsprinzipien nicht mehr voll umfänglich realisiert werden können.

> **Grundsätzlich sind Orthesen und Bandagen immer in ein möglichst funktionelles Therapiekonzept (Physiotherapie, medizinische Trainingstherapie) einzubinden, soweit möglich.**

23.3 Einsatz bei Schmerzsyndromen der Wirbelsäule

Zu den im Wirbelsäulenbereich eingesetzten Hilfsmitteln gehören insbesondere Leibbinden als körperumschließende Orthesen nach Maß aus Stoff (Drell) und elastischen Materialien, oft mit elastischen Einsätzen, teilweise mit Stabilisierung durch Federstäbe, sowie Korsett- und Rumpforthesen nach Maß oder Gipsabdruck, ganz oder teilweise aus festen Materialien hergestellt und oft mit Beckenkorb.

Bei **bandscheibenbedingten Erkrankungen** kann es sinnvoll sein, mit einer Orthese eine Extensionsbehandlung (Traktion) durchzuführen. Diese gelingt zum einen durch Übungen und Geräte; zur Extension der Lendenwirbelsäule kann aber auch im Hilfsmittelbereich eine Streckbandage eingesetzt werden.

Leitgedanke für diese Entwicklung war die Beobachtung von Krämer, dass Patienten mit Bandscheibenleiden nach längerer Belastung versuchen, ihre Hände am Beckenkamm abzustützen, um die Wirbelsäule zu extensieren. Sinnvollweise erfolgt vor der Verordnung der Streckbandage ein Extensionstest. Hierbei wird durch eine kurzfristige Extension der Lendenwirbelsäule der Kontakt zwischen den gereizten Nervenwurzeln und der Bandscheibenvorwölbung so reduziert, dass sich Intensität und Ausstrahlungsweise der Ischialgie oder einer Neuralgie des N. femoralis ändern. Berichtet der Patient dabei von einer Schmerzerleichterung, so kann die Verordnung der Bandage als gerechtfertigt angesehen werden. Die Indikation wird insbesondere bei jüngeren Patienten mit intradiskalen Bandscheibenmassenverschiebungen gesehen. Dabei ist zusätzlich zu berücksichtigen, dass Wirkungen insbesondere bei akuten bandscheibenbedingten Beschwerden gesehen werden, nicht aber bei einem chronischen Lumbalsyndrom [5].

Forderungen an Rumpforthesen bei degenerativen Erkrankungen der Wirbelsäule sind die Druckentlastung der Bandscheibe, die Abflachung der Lendenlordose, die Unterstützung der Rumpfmuskeln und die Ausschaltung beschwerdeauslösender Bewegungen. Der zuletzt genannten Aufgabenstellung liegt auch die Entwicklung des sog. »back support« zugrunde, einem insbesondere in den USA verbreiteten Hilfsmittel zur Prophylaxe.

Grundsätzlich unterscheiden wir zwischen **starren Orthesen** (Apparate, Korsett), die abstützende Funktionen der Stütz- und Bewegungsorgane übernehmen bzw. ausschalten und somit entlastend wirken, und **dynamischen Orthesen**, die durch ihre Funktion insbesondere korrigierend wirken. Bei verschleißbedingten Wirbelsäulenerkrankungen nutzt man die stützende und korrigierende Funktion von Rumpforthesen gleichermaßen. Die Verordnung richtet sich somit nach der Schwere der vorausgegangenen Erkrankung und der im Vordergrund stehenden Störung im Bewegungssegment.

Um eine konsequente Entlordosierung zu erreichen, bei der es zu einer Erweiterung und somit Druckentlastung im Bereich der Lendenwirbelsäule kommt, wird das Wirkprinzip der Flexionsorthesen mit Einsatz einer Pelotte, die ventral angebracht ist, verwendet. Eine suprapubische elastische Bauchpelotte drückt das Abdomen in Richtung der Lendenwirbelsäule. Als Gegenhalt dient ein gerades Rückenteil, das am oberen und unteren Ende der Lendenwirbelsäule ansetzt, entsprechend dem Hohmann-Überbrückungsmieder. Der gerade oder sogar, je nach Situation, im Sinne der Kyphose etwas ausgebogene Rückenanteil muss der nach dorsal ausweichenden LWS ausreichend Platz bieten und darf der Haut nicht anliegen. Die Bauchpelotte muss hingegen unmittelbar über dem Schambein ansetzen und einen gleichmäßigen Andruck gegen den unteren Teil des Abdomens ausüben. Mit dieser dynamischen Flexionsorthese erreicht man nach dem 3-Punkt-Prinzip eine Abflachung der Lendenlordose.

Das Prinzip ähnelt dabei auch der Entlordosierung und Druckentlastung, wie sie bei der entlastenden Stufenlagerung genutzt wird. Es kommt zu einer Erweiterung der Zwischenwirbellöcher und Abflachung der dorsalen Vorwölbung des Anulus fibrosus. Die elastische Zuggurtung der suprapubischen Bauchpelotte für den Bereich der lumbalen Bandscheibe führt zu einer deutlichen Senkung des intradiskalen Drucks um ca. 30 %. Die abdominelle Kompression verwandelt den Bauchzylinder in eine prallelastische Blase, die die Tragefunktion für den Rumpf übernimmt. Eine ähnliche Wirkung entfalten gut trainierte Bauchmuskeln, deren Effektivität man durch das Anlegen fester Bauchgurte noch steigern kann.

23.3.1 Hilfsmittel bei osteoporotischen Wirbelsäulenschmerzen

Bei der Osteoporose der Wirbelsäule werden als Hilfsmittel außer Orthesen Pufferabsätze und Ballenrolle am Konfektionsschuhwerk zur Dämpfung axialer Stöße und zum leichteren Abrollen eingesetzt.

In der Therapie der Osteoporose hat die Behandlung des akuten und chronischen Schmerzes Priorität, gefolgt von der funktionellen Rehabilitation und dem Erhalt bzw. dem Aufbau von Knochenmasse. Schmerzen – in Ruhe und bei Bewegung – führen zu Inaktivität der betroffenen Patienten, ein Circulus vitiosus beginnt. Eine länger anhaltende Immobilisierung muss daher in jedem Fall vermieden werden. Die Verordnung einer Orthese im Rahmen der Schmerztherapie (auch primär) kann insbesondere darum angezeigt sein, weil die osteoanabole medikamentöse Therapie in der Regel zunächst eine längere Laufzeit benötigt, ehe nennenswerte Effekte erzielt werden können. Wenn auch eine weitere Kompression von Wirbelkörpern durch die Orthesen für gewöhnlich nicht vollständig vermieden werden kann, werden doch kritische Bewegungs- und Belastungsspitzen eingeschränkt; gesichert wird eine eher physiologische Lastübertragung auf die Wirbelkörperteilbereiche. Grundsätzlich gilt natürlich auch hier, dass die Versorgung so umfassend wie nötig und so gering wie möglich ausfallen sollte. Neuentwicklungen von Orthesen, die für die Indikation der Osteoporose geschaffen wurden, haben daher insbesondere einen verbesserten Tragekomfort und das erleichterte An- und Ausziehen in den Mittelpunkt gestellt.

Im Wesentlichen ergeben sich 3 Indikationsbereiche: Bei Wirbelfrakturen und Sinterungen kann ein Teil der Tragefunktion im Sinne eines Funktionsersatzes durch eine Orthese übernommen werden. Bei Frakturen im thorakolumbalen Übergang kann die Überbrückungsorthese die Last des Oberkörpers – unter Umgehung des thorakolumbalen Wirbelsäulenabschnitts – vom Thorax auf das Becken überleiten. Typische Vertreterinnen dieser in der Regel nach akuten Wirbelkörperfrakturen eingesetzten Orthesen sind die 3-Punkt-Hyperextensionsorthese nach Bähler und Vogt und die Hyperextensionsorthese in Rahmenbauweise. Sie werden insbesondere bei stabilen Wirbelkörperkompressionsfrakturen der mittleren und unteren Brustwirbelsäule sowie der oberen Lendenwirbelsäule eingesetzt. Sie können darüber hinaus aber auch nach operativen Behandlungen zur temporären Versorgung instabiler Wirbelkörperfrakturen benutzt werden oder zur dauerhaften orthetischen Versorgung bei instabilen Wirbelsäulentumoren und -metastasen.

Die bei höhergradiger Osteoporose typische Veränderung der Körperstatik mit Verlagerung des Körperschwerpunkts nach ventral infolge einer zunehmenden Kyphosierung, Insuffizienz der Abdominalmuskulatur und Überlastung der Rückenstreckmuskulatur kann in den seltensten Fällen durch Muskeltraining allein beseitigt werden. Hier können Orthesen zur Stellungskorrektur und Stabilisation, zur Aktivierung der Muskulatur, temporären Kompensation muskulärer Schwächen und passiven Korrektur der Körperstatik eingesetzt werden. Dabei werden Orthesen auch zum Schutz bestimmter Wirbelsäulenabschnitte während Phasen erhöhter körperlicher Belastung oder während eines erhöhten Knochenumsatzes eingesetzt.

Auch im Fall der Behandlung von Osteoporose mit Orthesen wird häufig vermutet, dass das Tragen zu einer weiteren Verschlechterung der muskulären Situation führe. Die Argumentation, aufgrund einer drohenden Muskelatrophie sei keine Rückenorthese zu verordnen, ist jedoch nicht schlüssig, da die Ursache einer Muskelatrophie gerade im Fall der Osteoporose die mangelnde Bewegung bzw. Belastung sein kann. Verharrt der Patient immobil im Bett oder Sessel, bildet sich die Muskulatur und damit auch die Knochenmasse zurück, unabhängig davon, ob eine Orthese getragen wird oder nicht. Wird er hingegen durch ein Hilfsmittel unterstützt oder erhält dadurch eine Schmerzreduktion sowie eine verbesserte Gangsicherheit, entstehen erst die Voraussetzungen für die notwendige Bewegung und Aktivität.

Interessante Neuentwicklungen im Bereich aktiver Rückenorthesen bestehen aus einem Mieder mit eingelegter Rückenschiene, die individuell an Körpermaße und Rückenverkrümmung angepasst wird. In den textilen Bestandteilen ist eine Gurtzügelung eingearbeitet, die haltungsunterstützend wirken kann. Die Rückenschiene, die in die vorgesehene Tasche im Mieder eingeschoben wird, liegt auf einem großen Teil der Wirbelsäule auf, wodurch eine großflächige Verteilung des Drucks erreicht wird. Die Zuggurtung im Hüftbereich stabilisiert die Lendenwirbelgegend, am Schultergürtel werden durch den Gurtzug die Schultern zurückgeführt. Die gewünschte korrigierende Wirkung kann sich natürlich nur dann entfalten, wenn auch die Fähigkeit der Aufrichtung im Wirbelsäulenbereich besteht, was im Vorfeld abgeprüft werden muss. Vorteile dieser neuen Generation von Rückenorthesen zur Behandlung osteoporosebedingter Schmerzen und des Haltungsverfalls liegen neben der Biomechanik insbesondere im verbesserten Tragekomfort, durch den man auch eine bessere Compliance und Akzeptanz des Patienten erwarten darf. Hinweise für positive Effekte in Bezug auf Reduktion lumbaler Schmerzen liefern auch die Forschungsarbeiten von Pfeifer, Begerow und Minne [5] sowie Gutenbrunner und Hildebrandt [6].

23.3.2 Hilfsmittel im Bereich der Halswirbelsäule

Im Bereich der Halswirbelsäule kommen aus der Produktgruppe Orthesen/Schienen insbesondere HWS-Orthesen zur Stabilisierung – auch mit Brustbeinauflage oder als sog. Halskrawatte – zum Einsatz. Orthesen zur Stabilisierung der Halswirbelsäule mit Brustbeinauflage sind einstellbare, anatomische Zervikalorthesen. Bei den HWS-Stabilisierungsorthesen mit Brustbeinauflage handelt es sich um Kunststoff- oder feste Schaumstoffzervikalorthesen. Diese Zervikalorthesen sind zirkulär mit Klettverschluss zu schließen und weisen Abpolsterungen an den Rändern auf. Zu den Indikationen gehören gemäß Hilfsmittelverzeichnis des GKV-Spitzenverbands [7] alle Krankheitsbilder, bei denen eine Stabilisierung der HWS mit oder ohne Brustbeinauflage notwendig ist, z. B. bei der Behandlung von radikulären Schmerzzuständen im HWS-Bereich oder bei schwerem Schleudertrauma.

Die leitlinienorientierte Betrachtung des Beschleunigungstraumas der Halswirbelsäule hingegen empfiehlt nicht die Anlage eines Schanz-Kragens oder anderer mechanisch ruhigstellender Vorrichtungen; eine Außnahme besteht bei Instabilität oder massivstem Bewegungsschmerz [8]. Langfristige Immobilisationen der Halswirbelsäule sollen nur bei schwerwiegenden knöchernen Verletzungen erfolgen.

Literatur

1. Dachverband Osteologie e. V. (2009) DVO-Leitlinie 2009 zur Prophylaxe, Diagnostik und Therapie der Osteoporose bei Erwachsenen – Langfassung. Osteologie 18:304–328
2. Arbeitsgemeinschaften der wissenschaftlichen medizinischen Fachgesellschaften (AWMF) (2010) Rehabilitation nach Frakturen der Brust- und Lendenwirbelsäule. Leitlinie der Deutschen Gesellschaft für Orthopädie und Orthopädische Chirurgie und des Berufsverbandes der Ärzte für Orthopädie. AWMF-Leitlinien-Registernummer 033/043, Entwicklungsstufe 1. http://www.awmf.org/leitlinien/detail/ll/033-043.html. Zugegriffen: 4. November 2015
3. Middeldorf S (2010) Hilfsmittel. In: Casser H-R, Locher H-A, Strohmeier M, Grifka J (Hrsg) Spezielle Schmerztherapie. Georg Thieme, Stuttgart, S 221
4. Bundesärztekammer (BÄK), Kassenärztliche Bundesvereinigung (KBV) und Arbeitsgemeinschaft Wissenschaftlich Medizinischer fachgesellschaften (AWMF) (Hrgs) (2011) Nationale Versorgungsleitlinie Kreuzschmerz, Version 1.2, August 2011, AWMF Register: nvl/007. http://www.leitlinien.de/nvl/kreuzschmerz/. Zugegriffen: 4. November 2015
5. Pfeifer M, Begerow B, Minne HW (2004) Die Wirkung einer neu entwickelten Rückenorthese auf Körperhaltung, Rumpfmuskelkraft und Lebensqualität bei Frauen mit postmenopausaler Osteoporose: Eine randomisierte Studie. Am J Phys Med Rehabil 83:177–186
6. Gutenbrunner C, Hildebrandt HD (2001) Untersuchungen zur Wirksamkeit funktioneller Orthesen auf lumbale Schmerzen – Ergebnisse einer patientenseitigen Outcome-Studie. Orthopädie-Technik 10/01:727–735
7. GKV-Spitzenverband (2004) Hilfsmittelverzeichnis. https://hilfsmittel.gkv-spitzenverband.de/hmvAnzeigen_input.action. Zugegriffen: 30. Oktober 2015
8. Diener H-C, Putzki N (Hrsg) (2008) Leitlinien für Diagnostik und Therapie in der Neurologie, Kommission »Leitlinien« der Deutschen Gesellschaft für Neurologie, 4., überarb. Aufl. Georg Thieme, Stuttgart

Potenzial des analgetischen Placeboeffekts in der Rückenschmerztherapie

R. Klinger, H. Flor

H.-R. Casser et al. (Hrsg.), *Rückenschmerzen und Nackenschmerzen*,
DOI 10.1007/978-3-642-29775-5_25,

Die Forschung zur Placebowirksamkeit gewinnt in den letzten Jahren eine zunehmende klinisch-praktische Bedeutung. Es wird nicht mehr nur von einem allgemeinen, unspezifischen Placeboeffekt ausgegangen, sondern es konnte gezeigt werden, dass es viele, krankheitsspezifische Placeboeffekte gibt. Die Erkenntnisse auf diesem Gebiet, insbesondere auch der verschiedenen zugrundeliegenden Mechanismen, machen den Placeboeffekt zu einem potenziell nachvollziehbaren Prozess, der klinische Therapien, medikamentöse wie auch psychotherapeutische, effektiver gestalten kann. Der analgetische Placeboeffekt nimmt hierbei eine zentrale Position ein, er ist am weitesten erforscht. Die psychologische und neurobiologische Grundlagenforschung zu diesem Thema reicht schon über 30 Jahre zurück. Der analgetische Placeboeffekt wird in der S3-Leitlinie der AWMF zur »Behandlung akuter und perioperativer Schmerzen« zur klinischen Nutzung empfohlen. Die Empfehlung ist eine bedeutsame Innovation in der Anwendung medikamentöser Schmerztherapie. Diese Perspektive eröffnet auch innovative Wege zur Behandlung chronischer Rückenschmerzen. Im folgenden Beitrag werden die Mechanismen und Wirkprinzipien des analgetischen Placeboeffekts auf psychologischer und neurobiologischer Ebene beschrieben. Auf dieser Grundlage wird dargestellt, wie der Placeboeffekt klinisch sinnvoll in der Therapie des akuten und auch chronischen Rückenschmerzes eingesetzt werden kann.

25.1 Placeboeffekte in der Therapie von Rückenschmerzen

In ihrem Cochrane Review zeigen Staal et al. [48], dass es weder für noch gegen die Anwendung von Injektionstherapien (Corticosteroide, Lokalanästhetika und andere Medikamente) oder Denervierungen bei subakuten und chronischen Rückenschmerzen eine ausreichende empirische Evidenz gibt. Zu ähnlichen Ergebnissen kommen Henschke et al. [23] in ihrem systematischen Übersichtsartikel. Die Mehrheit der von ihnen ausgewählten Studien vergleicht eine Injektionsbehandlung mit einer Placebobedingung. Eine große Anzahl dieser Studien zeigt, dass die Placebobedingung zu ähnlichen Ergebnissen führt, d. h., Patienten mit Rückenschmerzen erreichen mithilfe von Placeboinjektionen eine vergleichbare Schmerzlinderung wie diejenigen mit Corticoidinjektionen. Wahrscheinlich kann durch eine verbesserte Selektion von Patienten eine bessere Indikation und damit eine höhere Erfolgsrate des Verums erreicht werden, trotzdem sollten diese Ergebnisse dazu anregen, die Placebobedingung genauer zu beleuchten. Wenn es möglich ist, durch eine Placebobedingung einen vergleichbaren analgetischen Effekt zu erzielen wie durch eine Verumbedingung, dann sollte geprüft werden, auf welchem Weg dieser hohe Placeboeffekt zustande kommt, wodurch er ausgelöst werden kann und wie er klinisch verwertbar ist.

25.2 Was ist ein analgetischer Placebo- und Noceboeffekt?

Mit dem analgetischen Placeboeffekt wird das Auftreten eines schmerzlindernden Effekts bezeichnet, nachdem eine pharmakologisch wirkstofffreie, inaktive Substanz (Placeboagens) unter bestimmten Bedingungen im Labor oder in klinischen Studien verabreicht wurde. Dabei wird die Substanz mithilfe einer schmerzlindernden Instruktion und/oder durch bestimmte Lernerfahrungen erläutert/eingeführt. In Studien, die speziell die Wirkmechanismen des Placeboeffekts untersuchen, werden mit diesem Vorgehen zum Teil sehr hohe Effektstärken (d=2,29) erreicht [54, 52]. In klinischen Studien mit Analgetika, in denen Placebos in der Kontrollbedingung eingesetzt werden, zeigen sich geringere Effekte (durchschnittliche Effektstärke d=0,15–0,27) [24, 25, 52], mit denen der analgetische Placeboeffekt aber trotzdem als klinisch relevante Größe eingestuft werden kann.

In einem erweiterten Sinn bezeichnet der Begriff »analgetischer Placeboeffekt« nicht nur Schmerzlinderungen, die durch Substanzen erzeugt wurden. Brody [10] bezeichnet jegliche positive schmerzlindernde Veränderung als Placeboeffekt, die aufgrund einer symbolischen Bedeutung entstanden ist, die einem Ereignis oder einem Objekt in einem heilenden Kontext zugeschrieben wird. Mit dieser Erweiterung kommt dem Kontext bzw. der Umgebung, in dem ein pharmakologisch wirkungsvolles Analgetikum oder eine anderweitige schmerztherapeutische Behandlung (z. B. psychologische Schmerztherapie) angewendet wird, eine entscheidende Rolle zu. So ist die Art und Weise einer Informationsvermittlung über eine bestimmte Schmerzbehandlung von besonderer Bedeutung: Der so entstandene Kontext kann additiv die Wirkung der Schmerzbehandlung erhöhen.

Analog werden sog. nichtspezifische und unerwünschte Wirkungen bzw. Nebenwirkungen eines Verums, die durch ein wirkstofffreies Agens ausgelöst werden, als Noceboeffekt bezeichnet. Hier gibt es noch keine klare Definition. Im Fall eines Analgetikums sollte der »hyperalgetische Noceboeffekt« im Sinne einer Schmerzverstärkung von negativen Nebenwirkungen (wie z. B. Übelkeit, Erbrechen, Schwitzen) unterschieden werden. Eine solche erhöhte Schmerzempfindlichkeit lässt sich experimentell erzeugen. Dieser Noceboeffekt scheint ähnlichen Mechanismen zu folgen wie der Placeboeffekt [15]. Die zugrunde liegenden neurobiologischen Mechanismen sind jedoch vermutlich unterschiedlich [21].

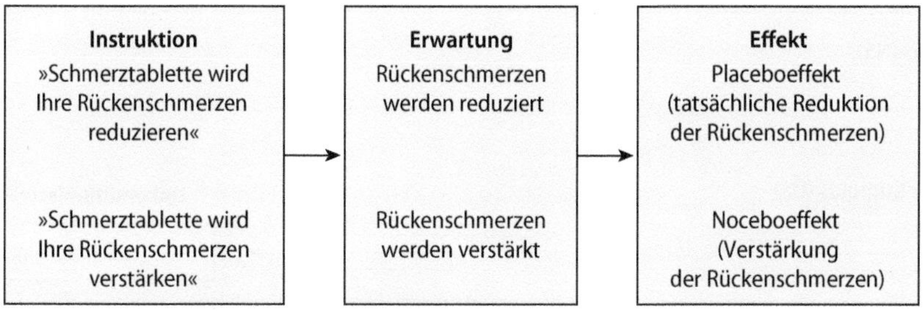

Abb. 25.1 Placeboanalgesie und Noceboeffekte durch Erwartung

25.3 Wie entsteht der analgetische Placeboeffekt?

Für die Placeboanalgesie werden im Wesentlichen 2 psychologische Mechanismen der Entstehung und Aufrechterhaltung diskutiert:
1. Erwartung [2, 5, 6, 7, 8, 27, 28, 30, 39, 41, 42, 43, 53],
2. klassische Konditionierung [1, 46, 47, 56, 57, 58, 62].

In aktuellen Studien wird neuerdings auch das Modelllernen [3] als psychologischer Wirkmechanismus für Placebo-/Noceboeffekte herangezogen [12].

25.3.1 Placeboanalgesie und Erwartungsprozesse

Der Placeboeffekt kann durch Instruktionen und die dadurch ausgelösten Erwartungen (»response expectancies« [26, 29] im Hinblick auf eine Substanz vermittelt werden. Ein Placebo löst eine Erwartung bezüglich eines bestimmten positiven Effekts aus, und die Erwartung produziert genau diesen Effekt (Abb. 25.1).

Was genau sich theoretisch hinter dem Modell »Erwartung« verbirgt, ist noch weitgehend unerforscht. Nach Turner et al. [51] könnte die Erwartung einer Schmerzlinderung:
1. Angst-/Stress reduzieren,
2. die eigene Kontrollüberzeugung erhöhen,
3. die Aufmerksamkeit selektiv auf eine positive Entwicklung des Schmerzes lenken, von einer negativen ablenken und auf diesem Weg zu einer Placeboanalgesie führen.

Welche Rolle dabei vorbestehende Einstellungen Medikamenten gegenüber spielen, ist bislang nur wenig erforscht [11] und sollte zukünftig in den Fokus gestellt werden. Dies ist Gegenstand eines von der Deutschen Forschungsgemeinschaft geförderten Projekts im Rahmen der Forschergruppe »Psychobiological mechanisms of placebo and nocebo effects in the treatment of chronic back pain patients« (FOR 1328). Es ist davon auszugehen, dass diese vorbestehenden Einstellungen einen starken Einfluss auf die Aufnahme der Information haben, die ein Patient über sein Medikament erhält. Eine positive Voreinstellung sollte den Placeboeffekt, eine negative den Noceboeffekt verstärken.

25.3.2 Placeboanalgesie und Konditionierungsprozesse

Nach dem Modell der klassischen Konditionierung führt die wiederholte Assoziation eines zunächst neutralen Stimulus (NS; Aussehen, Farbe, Geschmack des Präparats) mit dem unkonditionierten Stimulus (US; pharmakologische Wirkung des Präparats) zu einer konditionierten Reaktion (CR; Placeboeffekt). Der neutrale Stimulus wird so zum konditionierten Stimulus (CS; wirkstofffreies »Vehikel« eines Medikaments, z. B. Aussehen, Farbe und Geschmack einer Tablette). Es löst eine konditionierte Reaktion aus, den Placeboeffekt, die der ursprünglichen pharmakologischen Wirkung des entsprechenden Verums (unkonditionierte Reaktion, UR) ähnlich ist. Sie wird nach dieser Assoziation allein durch das wirkungsstofffreie Agens (das Placebo) ausgelöst (Abb. 25.2).

Analog dazu ist beim Noceboeffekt die UR die unerwünschte Nebenwirkung eines Medikaments, die sich über Assoziation an das Agens, in diesem Falle das »Nocebo«, koppelt.

25.3.3 Zusammenhang zwischen Konditionierung und Erwartung bei der Placeboanalgesie

Bei der Konditionierung werden Zusammenhänge zwischen Ereignissen gelernt, sodass der Organismus antizipiert, wie seine Umwelt funktioniert. Konditionierung setzt Informationen und Relationen voraus, die der CS über den US bereitstellt. Erforderlich ist hierfür die Beteiligung kognitiver Prozesse.

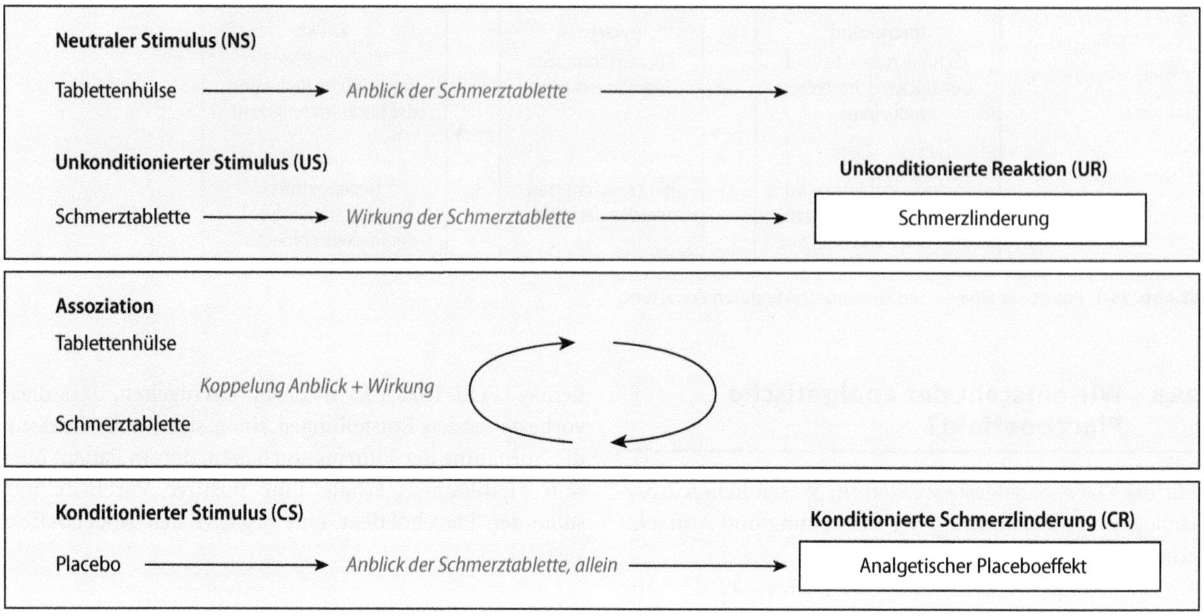

Abb. 25.2 Placeboeffekt und klassische Konditionierung

Bei der Placeboanalgesie stellt die positive Vorerfahrung mit einem Medikament (US, Schmerzlinderung) eine Verbindung zwischen dem äußeren Erscheinungsbild des Medikaments (z. B. Aussehen, Geschmack, Geruch) und der Reaktion (UR, Schmerzlinderung) her. Die »Umgebungsreize« des Medikaments werden zum CS konstituiert (»Placebo«) und stellen die Information (Erwartung) bereit, um bei erneuter Einnahme einen vergleichbaren Effekt (Schmerzlinderung) erzielen zu können. Erwartungen, die durch verbale Instruktionen aufgebaut werden, können als konditionierte Stimuli betrachtet werden, die die Repräsentanz früherer Lernerfahrungen reaktivieren. Natürlich spielen beim Placeboeffekt neben bewussten Erwartungen auch unbewusste oder implizite Lernprozesse eine Rolle, was dazu führt, dass Personen zwar anders auf ein Placebo reagieren, aber nicht unbedingt Auskunft darüber geben können, dass oder wie sie es tun.

Für den Bereich der Entstehung und Aufrechterhaltung von Rückenschmerzen wird insbesondere das »Fear-avoidance-beliefs-Modell« (Angst-Vermeidungs-Überzeugungsmodell [55]) herangezogen, in das sich sehr gut Placeboeffekte als Gegensteuerung integrieren lassen. Zentrale Annahme ist hier, dass allein die Überzeugung, Aktivität, Belastung und Bewegung schade dem Rücken, zu einer ausgeprägten körperlichen Vermeidung führt. Die damit verknüpfte Deaktivierung mündet in eine weitergehende körperliche Dekonditionierung. Auf diesem Wege entstehen kognitiv und auch nicht kognitiv vermittelte (gelernte) Assoziationen zwischen Schmerz und körperlicher Aktivität (klassisch konditionierter Lernvorgang), die durch Vermeidung negativ verstärkt, also aufrechterhalten werden. Eine zentrale Aufgabe der Therapie von chronischen Rückenschmerzen ist es, diese Überzeugung (Erwartung) zu revidieren und die Patienten anzuleiten, trotz ihrer Rückenschmerzen körperlich aktiv zu werden. In diesem Modell lassen sich wichtige Ansatzpunkte für den klinischen Einsatz von Placeboeffekten integrieren. Ein Placebo kann z. B. dazu dienen, eine neue positive Assoziation zu Bewegung aufzubauen, z. B. durch die Instruktion »Dieser Wirkstoff lindert ihre Schmerzen und führt zu einer besseren Beweglichkeit«.

25.3.4 Placeboanalgesie und soziales Lernen

Wie bereits oben erwähnt, spielen auch Prozesse des sozialen Lernens bei der Ausbildung von Placeboeffekten eine bedeutende Rolle. Die Beobachtung eines positiven Behandlungseffekts bei einer anderen Person erzeugt bei dem Beobachter eine substanzielle Placeboanalgesie. Diese ist wiederum mit der Ausprägung von Empathie korreliert [12]. Beobachtungslernen produziert Placeboeffekte, die genauso hoch sind wie die Effekte, die durch Konditionierung erzeugt werden. Placeboeffekte durch Erwartung sind signifikant geringer. Neben Placeboeffekten können auch Noceboeffekte durch Beobachtung erworben werden. So zeigte sich z. B., dass eine Placebobehandlung, die darin bestand, in einer Gruppe über Schmerz und die damit assoziierten Probleme zu sprechen, zu einer Schmerzverstärkung führte [50].

Empfehlung aufgenommen, Placeboeffekte aktiv zu nutzen und Noceboeffekte zu vermeiden (vgl. [32, 35]). Sie ist damit eine innovative Perspektive der Schmerztherapie.

AWMF-S3-Leitlinie »Behandlung akuter perioperativer und posttraumatischer Schmerzen« [18]

- »Der *Placeboeffekt* in der Schmerztherapie soll durch positive und realistische Informationen so weit wie möglich ausgeschöpft werden; der *Noceboeffekt* soll durch Vermeidung negativer oder angsterzeugender Informationen so weit wie möglich reduziert werden. GoR: A (Grade of Recommandation A).
- Sofern eine aktive Schmerztherapie möglich ist, sind medikamentöse Placeboverabreichungen, über die der Patient nicht informiert und aufgeklärt wurde, ethisch nicht vertretbar. Sie sollen außerhalb von Studien nicht zur postoperativen Schmerztherapie genutzt werden.«

Es ist an dieser Stelle sehr wichtig, nochmals hervorzuheben, dass sich der klinische Gebrauch von Placeboeffekten auf den **Nutzen von Placebomechanismen im Rahmen der medikamentösen oder psychologischen Schmerztherapie** bezieht und definitiv *nicht* gleichzusetzen ist mit dem Einsatz von Placebos anstelle einer verfügbaren aktiven Schmerztherapie. Dies würde ethische Fragen berühren. Der Placeboeffekt ist als Additiv zur medikamentösen oder psychologischen Therapie bei Schmerzpatienten zu verstehen. Hierdurch kann jedes wirksame Schmerzmedikament bzw. jede wirksame Schmerztherapie über ihre rein pharmakologische Wirkung hinaus optimiert werden.

Literatur

1. Ader R (1997) Processes underlying placebo effects – The preeminence of conditioning. Pain Forum 6(1):56–58
2. Amanzio M, Benedetti F (1999) Neuropharmacological dissection of placebo analgesia: Expectation-activated opioid systems versus conditioning-activated specific subsystems. J Neurosci 19(1):484–494
3. Bandura A, Ross SA, Ross D (1963) A Comparative Test of Status Envy, Social Power, and Secondary Reinforcement Theories of Identificatory Learning. J Abnorm Psychol 67(6):527–534
4. Benedetti F (2006) Placebo analgesia. Neurol Sci 27(Suppl 2):-100–102
5. Benedetti F, Arduino C, Amanzio M (1999) Somatotopic activation of opioid systems by target-directed expectations of analgesia. J Neurosci 19(9):3639–3648
6. Benedetti F, Amanzio M, Baldi S, Casadio C, Maggi G (1999) Inducing placebo respiratory depressant responses in humans via opioid receptors. Eur J Neurosci 11:625–631
7. Benedetti F, Maggi G, Lopiano L, Lanotte M, Rainerao I, Vighetti S (2003) Open versus hidden medical treatments: the patient's knowledge about therapy affects the therapy outcome. Prevention Treatment. doi:10.1037/1522-3736.6.1.61a
8. Benedetti F, Pollo A, Lopiano L, Lanotte M, Vighetti S, Rainero I (2003) Conscious expectation and unconscious conditioning in analgesic, motor, and hormonal placebo/nocebo responses. J Neurosci 23(10):4315–4323
9. Benedetti F, Arduino C, Costa S, Vighetti S, Tarenzi L, Rainero I et al (2006) Loss of expectation-related mechanisms in Alzheimer's disease makes analgesic therapies less effective. Pain 121 (1–2):133–144
10. Brody HBD (2002) Der Placebo-Effekt. Die Selbstheilungskräfte unseres Körpers. DTV, München
11. Colloca L, Benedetti F (2006) How prior experience shapes placebo analgesia. Pain 124:126–133
12. Colloca L, Benedetti F (2009) Placebo analgesia induced by social observational learning. Pain 144(1–2):28–34
13. Colloca L, Miller FG (2011) The Nocebo Effect and Its Relevance for Clinical Practice. Psychosomatic Medicine 73: 598–603
14. Colloca L, Lopiano L, Lanotte M, Benedetti F (2004) Overt versus covert treatment for pain, anxiety, and Parkinson's disease. Lancet Neurol 3(11):679–684
15. Colloca L, Sigaudo M, Benedetti F (2008a) The role of learning in nocebo and placebo effects. Pain 136(1–2):211–218
16. Colloca L, Tinazzi M, Recchia S, Le Pera D, Fiaschi A, Benedetti F et al (2008b) Learning potentiates neurophysiological and behavioral placebo analgesic responses. Pain 139(2):306–314
17. Colloca L, Klinger R, Flor H, Bingel U (2013) Placebo analgesia: psychological and neurobiological mechanisms. Pain 154: 511–514
18. DIVS (2008) S3-Leitlinie Behandlung akuter perioperativer und posttraumatischer Schmerzen (Bd AWMF-Reg.-Nr. 041/001). Deutscher Ärzte-Verlag, Köln
19. Eippert F, Bingel U, Schoell ED, Yacubian J, Klinger R, Lorenz J et al (2009) Activation of the opioidergic descending pain control system underlies placebo analgesia. Neuron 63(4):533–543
20. Eippert F, Finsterbusch J, Bingel U, Buchel C (2009) Direct evidence for spinal cord involvement in placebo analgesia. Science 326(5951):404
21. Enck P, Benedetti F, Schedlowski M (2008) New insights into the placebo and nocebo responses. Neuron 59(2):195–206
22. Finniss DG, Kaptchuk TJ, Miller F, Benedetti F (2010) Biological, clinical, and ethical advances of placebo effects. Lancet 375(9715):686–695
23. Henschke N, Kuijpers T, Rubinstein SM, van Middelkoop M, Ostelo R, Verhagen A, Koes BW, van Tulder, MW (2010) Injection therapy and denervation procedures for chronic low-back pain: a systematic review. Eur Spine J (2010) 19:1425–1449. doi: 10.1007/s00586-010-1411-0
24. Hrobjartsson A, Gotzsche PC (2003) Unreliable analysis of placebo analgesia in trials of placebo pain mechanisms. Pain 104(3): 714–715; author reply 715–716
25. Hrobjartsson A, Gotzsche PC (2004) Is the placebo powerless? Update of a systematic review with 52 new randomized trials comparing placebo with no treatment. J Intern Med 256(2): 91–100
26. Kirsch I (1978) Placebo effect and cognitive-behavioral revolution. Cognit Ther Res 2(3):255–264
27. Kirsch I (1985) Response expectancy as a determinant of experience and behaviour. Am Psychol 40:1189–1202
28. Kirsch I (1990) Changing expectations: a key to effective psychotherapy. Brooks/Cole, Pacific Grove, S 231

29. Kirsch I (1997) Expectancy and conditioning in placebo analgesia – related or independent mechanisms? Pain Forum 6(1):59–61
30. Kirsch I (1997) Specifying nonspecifics: psychological mechanisms of placebo effects. In: Harrington A (Hrsg) The placebo effect: an interdisciplinary exploration. Cambridge UP, Cambridge, S 166–186
31. Kirsch I, Lynn S J, Vigorito M, Miller RR (2004) The role of cognition in classical and operant conditioning. J Clin Psychol 60(4):369–392
32. Klinger R (2010) Das Potenzial des analgetischen Plazeboeffektes: S3-Leitlinien-Empfehlung zur Behandlung akuter und perioperativer Schmerzen. Anästhesiol Intensivmed Notfallmed Schmerzther (45):22–29
33. Klinger R, Flor H (2014) Clinical and ethical implications of placebo effects: enhancing patients' benefits from pain treatment. In: Benedetti F et al (Hrsg) Placebo, handbook of experimental pharmacology 225. Springer, Berlin, S 217–235. doi: 10.1007/978-3-662-44519-8_13
34. Klinger R, Soost S, Flor H, Worm M (2007) Classical conditioning and expectancy in placebo hypoalgesia: a randomized controlled study in patients with atopic dermatitis and persons with healthy skin. Pain 128(1–2):31–39
35. Klinger R, Becker M, Bryant M, Thomm M (2008) Allgemeine Patienteninformation und -schulung. In: D.D.i.V.f. Schmerztherapie (Hrsg) S3-Leitlinie Behandlung akuter und perioperativer posttraumatischer Schmerzen. Deutscher Ärzte-Verlag, Köln, S 19–22
36. Klinger R, Colloca L, Bingel U, Flor H (2014) Placebo analgesia: Clinical applications. Pain 155:1055–1058
37. Levine JD, Gordon NC, Fields HL (1978) The mechanism of placebo analgesia. Lancet 2(8091):654–657
38. Millan M J (2002) Descending control of pain. Prog Neurobiol 66(6):355–474
39. Montgomery GH, Kirsch I (1997) Classical conditioning and the placebo effect. Pain 72:107–113
40. Petrovic P, Kalso E, Petersson KM, Ingvar M (2002) Placebo and opioid analgesia – imaging a shared neuronal network. Science 295(5560):1737–1740
41. Pollo A, Amanzio M, Arslanian A, Casadio C, Maggi G, Benedetti F (2001) Response expectancies in placebo analgesia and their clinical relevance. Pain 93(1):77–84
42. Price DD, Fields HL (1997) The contribution of desire and expectation to placebo analgesia: implications for new research strategies. In: Harrington A (Hrsg) The placebo effect: an interdisciplinary exploration. Harvard UP, Cambridge, S 117–137
43. Price DD, Milling LS, Kirsch I, Duff A, Montgomery GH, Nicholls SS (1999) An analysis of factors that contribute to the magnitude of placebo analgesia in an experimental paradigm. Pain 83:147–156
44. Price DD, Craggs J, Verne GN, Perlstein WM, Robinson ME (2007) Placebo analgesia is accompanied by large reductions in pain-related brain activity in irritable bowel syndrome patients. Pain 127(1–2):63–72
45. Price DD, Finniss DG, Benedetti F (2008) A comprehensive review of the placebo effect: Recent advances and current thought. Annu Rev Psychol 59:565–590
46. Siegel S (1985) Drug-anticipatory responses in animals. In: White L, Tursky B, Schwartz GE (Hrsg) Placebo: theory, research and mechanisms. Guilford, New York, S 288–305
47. Siegel S (2002) Explanatory mechanisms for placebo effects: Pavlovian conditioning. In: Guess HA, Kleinman A, Kusek JW, Engel LW (Hrsg) The science of the placebo: toward an interdisciplinary research agenda. BMJ Books, London, S 133–157
48. Staal JB, de Bie R, de Vet HCW, Hildebrandt J, Nelemans P (2010). Injection therapy for subacute and chronic low-back pain an updated Cochrane review. Spine (Phila Pa 1976) 34(1):49–59. doi: 10.1097/BRS.0b013e3181909558
49. Stewart-Williams S, Podd J (2004) The placebo effect: dissolving the expectancy versus conditioning debate. Psychol Bull 130(2):324–340
50. Thieme K, Turk D, Flor H (2007) Responder criteria for operant and cognitive-behavioral treatment of fibromyalgia syndrome. Arthritis Rheum 57(5):830–836
51. Turner JA, Deyo RA, Loeser JD, Vonkorff M, Fordyce WE (1994) The importance of placebo-effects in pain treatment and research. Jama 271(20):1609–1614
52. Vase L, Riley JL 3rd, Price DD (2002) A comparison of placebo effects in clinical analgesic trials versus studies of placebo analgesia. Pain 99(3):443–452
53. Vase L, Robinson ME, Verne GN, Price DD (2003) The contributions of suggestion, desire, and expectation to placebo effects in irritable bowel syndrome patients. An empirical investigation. Pain 105:17–25
54. Vase L, Petersen GL, Riley JL 3rd, Price DD (2009) Factors contributing to large analgesic effects in placebo mechanism studies conducted between 2002 and 2007. Pain 145(1–2):36–44
55. Vlaeyen JWS, Linton SJ (2000) Fear-avoidance and its consequences in chronic musculoskeletal pain: a state of the art. Pain 85:317–332
56. Voudouris NJ, Peck CL, Coleman G (1985) Conditioned placebo responses. J Pers Soc Psychol 48:47–53
57. Voudouris NJ, Peck CL, Coleman G (1989) Conditioned response models of placebo phenomena: further support. Pain 38:109–116
58. Voudouris NJ, Peck CL, Coleman G (1990) The role of conditioning and verbal expectancy in the placebo response. Pain 43:121–128
59. Wager TD, Scott DJ, Zubieta JK (2007) Placebo effects on human mu-opioid activity during pain. Proc Natl Acad Sci USA 104(26):11056–11061
60. Wall P (1999) Textbook of pain. Churchill Livingstone, Edinburgh
61. Watson A, El-Deredy W, Iannetti GD, Lloyd D, Tracey I, Vogt B A et al (2009) Placebo conditioning and placebo analgesia modulate a common brain network during pain anticipation and perception. Pain 145(1–2):24–30
62. Wickramasekera I (1980) A conditioned response model of the placebo effect predictions from the model. Biofeedback Self Regul 5(1):5–18
63. Zubieta JK, Bueller JA, Jackson LR, Scott DJ, Xu Y, Koeppe RA et al (2005) Placebo effects mediated by endogenous opioid activity on mu-opioid receptors. J Neurosci 25(34):7754–7762

Psychologische Verfahren

J.A. Glombiewski , M.I. Hasenbring, C.G. Levenig, Z. Karimi

H.-R. Casser et al. (Hrsg.), *Rückenschmerzen und Nackenschmerzen*,
DOI 10.1007/978-3-642-29775-5_26,

Psychologische Verfahren sind zu einem zentralen Baustein im Rahmen multimodaler Therapieansätze bei chronischen Kreuz- und Nackenschmerzen geworden. Dazu zählen neben kognitiv-verhaltenstherapeutischen Ansätzen auch Entspannungsverfahren. Ihre Wirksamkeit ist vielfach belegt, dennoch zeigen Effektstärkenanalysen, dass die Effekte eher marginal sind, vor allem im Hinblick auf die Intensität der erlebten Schmerzen. Eine Reduktion der Schmerzen ist jedoch das primäre Anliegen des Patienten und sollte daher zum Motor für Verbesserungsansätze in der Entwicklung therapeutischer Strategien werden. Neben einem möglichst frühen Einsetzen dieser Maßnahmen, z. B. bereits wenige Wochen nach (Wieder-)Auftreten eines Schmerzproblems, lassen individualisierte Ansätze eine höhere Wirksamkeit erwarten. Eine Möglichkeit der Individualisierung besteht darin, nur solchen Patienten eine entsprechende Behandlung anzubieten, die tatsächlich psychosoziale Risikofaktoren aufweisen. Eine weitere berücksichtigt darüber hinaus die persönlichen Muster der Schmerzverarbeitung – z. B. ob jemand auch leichte Schmerzen ängstlich vermeidet oder ob er zunächst ein ausgesprochen suppressives Muster zeigt. Erste randomisierte Studien, in denen z. B. das Angebot kognitiv-verhaltenstherapeutischer Verfahren auf Befunden einer standardisierten Risikodiagnostik beruht, sind hier sehr vielversprechend.

26.1 Entspannungstechniken bei chronischen Rückenschmerzen

J.A. Glombiewski

26.1.1 Progressive Muskelentspannung

Progressive Muskelentspannung (oder progressive Muskelrelaxation, »PMR«) nach Jacobson ist die am häufigsten angewandte Entspannungsmethode zur Behandlung chronischer Rückenschmerzen. Entwickelt wurde sie vom Physiologen Edmund Jacobson im Jahr 1929 [10]. Das Ziel der progressiven Muskelentspannung ist es, den Muskeltonus zu reduzieren, um eine Dämpfung der Aktivierung des zentralen Nervensystems zu erreichen. Außerdem sollen die Patienten lernen, ihre Verspannungen bewusst wahrzunehmen und willentlich zu beeinflussen.

Die Grundidee besteht darin, nacheinander einzelne Muskelgruppen für 1–2 min anzuspannen, die Anspannung gezielt wahrzunehmen und anschließend für die Dauer von 3 bis 4 min zu entspannen. Zum Beispiel wird eine Hand zur Faust geballt und die Anspannung bewusst wahrgenommen. Daraufhin wird die Faust wieder geöffnet, und die sich einstellende Entspannung bewusst wahrgenommen. In der Originalversion finden sich 30 solche Einzelübungen, für die 50 Trainigssitzungen vorgesehen sind. Nach dem Erlernen der generellen Entspannung kann die »differenzielle Entspannung« geübt werden. Dabei werden die in Therapie unter »Idealbedingungen« erlernten Techniken bei verschiedenen Aktivitäten im Alltag eingesetzt, z. B. bei der Hausarbeit oder am Arbeitsplatz.

Für die klinische Praxis wurden inzwischen viele, meist deutlich **kürzere** Varianten der progressiven Muskelentspannung entwickelt. **Bernstein und Borkovec** [1] z. B. verringerten die Anzahl der trainierten Muskelgruppen auf 16 und empfahlen, kürzere Anspannungsphasen (ca. 6 sec) und Entspannungsphasen (ca. 1 min) pro Muskelgruppe mehrfach zu wiederholen. In der Praxis werden häufig die Muskelgruppen im Verlauf der Therapie weiter zusammengefasst, z. B. auf 7 und später 4 größere Muskelgruppen, was die Dauer der Durchführung von ca. 30 auf ca. 5 min verkürzt.

In der Version **»Angewandte Entspannung« von Öst** [14] durchlaufen die Patienten mehrere Teilschritte, bestehend aus:s

- Selbstbeobachtung mittels Tagebüchern,
- progressiver Muskelentspannung,
- Entspannungstraining ohne vorherige Anspannung der Muskeln,
- Verknüpfung der Entspannungsreaktion mit einem Schlüsselwort, z. B. »Ruhe«, oder einem visuellen oder anderen Hinweisreiz, z. B. einem grünen Punkt (»Hinweisreiz-gesteuerte Entspannung« bzw. »konditionierte Entspannung«),
- differenzieller Entspannung,
- schneller Entspannung und schließlich
- Einsatz der Entspannung in belastenden Situationen.

In der modernen Praxis werden verschiedene Elemente der PMR-Versionen nach Bernstein und Borkovec und nach Öst beliebig kombiniert.

Eine Schwierigkeit in der Durchführung von PMR ist, dass Rückenschmerzpatienten sehr regelmäßig üben müssen, um die Schmerzintensität dadurch spürbar zu reduzieren. Gelegentliches Ausprobieren bringt keinen Effekt und kann somit zu der voreiligen Schlussfolgerung führen, PMR sei nicht hilfreich. Des Weiteren finden nicht alle sofort einen Zugang zu dieser Methode und erleben z. B. die Anspannungsphasen als unangenehmen und schmerzhaft. Es bedarf geschulter Therapeuten, um auf diese Schwierigkeiten und Hürden gezielt einzugehen.

Trotz der Beliebtheit der PMR für Rückenschmerzpatienten ist die Wirksamkeit umstritten [19]. Auf der einen Seite ist PMR nachweislich effektiver als keine Behandlung. Auf der anderen Seite haben Studien aber auch gezeigt, dass PMR als alleinige Methode einer Kombination von verschiedenen kognitiv-verhaltenstherapeutischen Interventionen unterlegen ist [16]. Aus diesem Grund sollte

PMR zur Behandlung von Rückenschmerzen stets in Kombination mit anderen Methoden durchgeführt werden.

26.1.2 Biofeedback

Biofeedback ist eine psychotherapeutische Methode, bei der körperliche Vorgänge wie z. B. Atmung oder Herzrate dem Patienten visuell oder akustisch zurückgemeldet werden. So soll der Patient lernen, diese Vorgänge wahrzunehmen und bewusst zu verändern. Biofeedback hat eine lange Tradition in der Behandlung von Schmerzen. Es gibt zahlreiche Biofeedbackmodalitäten, die zurückgemeldet und trainiert werden können. Dazu gehören Muskelspannung, Atmung, Herzrate, Hautleitwert, Körpertemperatur und Hirnströme. Bei Letzteren spricht man auch von EEG-Biofeedback oder »Neurofeedback«.

Bei Rückenschmerzen kommt vor allem das Elektromyografiebiofeedback (EMG-Biofeedback) zum Einsatz, das an der Hautoberfläche die elektrophysiologischen Impulse der unter und zwischen den Elektroden liegenden Muskeln erfasst. Das sog. Oberflächen-EMG misst die summierte Aktivität aller unter den Messelektroden liegenden motorischen Einheiten. Die EMG-Elektroden werden in der Regel entlang der Wirbelsäule im unteren (Lendenwirbelsäule, »LWS«), mittleren (Brustwirbelsäule »BWS«) oder oberen (Halswirbelsäule, »HWS«) Rückenbereich angebracht. Dabei bekommen die Patienten z. B. eine visuelle Rückmeldung über ihre Muskelspannung in Form von z. B. Balken oder Kurven auf dem Computerbildschirm. Mithilfe dieser Rückmeldung lernen sie, ihre Muskelspannung schrittweise zu verändern. Dies geschieht entweder mithilfe von Techniken wie der progressiven Muskelentspannung oder mit individuellen, unspezifischen Entspannungsstrategien. Im nächsten Schritt lernen Pateinten muskuläre Entspannung unter verschiedenen Stressoren und in verschiedenen Körperhaltungen. Schließlich wird das Feedback ausgeschlichen, damit die Patienten im Alltag ohne Biofeedbackgeräte jederzeit muskuläre Entspannung durchführen können. Eine weitere, bei Rückenschmerzen wichtige Biofeedbackmodalität ist die Atementspannung. Mittels am Brustkorb und am Bauch angebrachter Bewegungssensoren lernen die Patienten Bauchatmung als Strategie zur Bewältigung von Schmerzen (insbesondere von stärkeren Schmerzattacken).

Mithilfe von Biofeedback können außerdem psychophysiologische Zusammenhänge besonders gut vermittelt werden. Dabei wird den Patienten demonstriert, wie sich bestimmte Stressoren (z. B. dysfunktionale Gedanken) direkt auf den Körper (z. B. den Hautleitwert oder die Muskelspannung) auswirken. So kann man den Patienten verständlich machen, dass Schmerzerkrankungen durch ein Zusammenspiel von psychologischen, biologischen und sozialen Faktoren entstehen und aufrechterhalten werden. Ein weiteres Einsatzgebiet ist das Erlernen von genereller Entspannung. Hierbei ist es sinnvoll, neben oder statt EMG-Biofeedback auch Hautleitwertbiofeedback oder Temperaturbiofeedback einzusetzen.

Tipp

Biofeedback kann aufgrund der visuellen oder akustischen Rückmeldung erfolgreich bei Patienten eingesetzt werden, die Probleme mit anderen Entspannungsverfahren haben. Außerdem hat sich Biofeedback als »Eisbrecher« für Psychotherapie bei Patienten mit stark somatisch orientierten Krankheitsmodellen bewährt. Bei diesen Patienten sollte Biofeedback vor allem in den ersten Sitzungen zur Informationsvermittlung eingesetzt werden.

Verschiedene Studien haben gezeigt, dass Rückenschmerzpatienten auf Stress mit erhöhter Muskelanspannung reagieren [3, 5]. Biofeedback wird bei Rückenschmerzpatienten daher in erster Linie zur Muskelentspannung eingesetzt. Trotzdem gibt es Hinweise darauf, dass Biofeedback nicht über Muskelentspannung, sondern vor allem über eine Steigerung der Selbstwirksamkeit zur Schmerzreduktion führt [17]. Das beutetet, dass Patienten durch Biofeedback lernen, wieder Kontrolle über ihren Körper zu erlangen und ihre Schmerzerkrankung besser zu verstehen – unabhängig davon, wie erfolgreich sie tatsächlich ihre Muskelspannung reduzieren konnten. Aus diesem Grund sollte Biofeedback von geschulten Psychotherapeuten durchgeführt werden, die zusätzlich zum Biofeedback mithilfe sog. kognitiver Interventionen ihre Patienten gezielt darin unterstützen können, mehr Selbstwirksamkeit zu erlangen.

Die Wirksamkeit von EMG-Biofeedback zur Behandlung chronischer Rückenschmerzen ist empirisch gesichert [7, 15]. Hoffman et al. [8] stellten aufgrund metaanalytisch zusammengefasster Daten fest, dass Biofeedback eine sehr vielversprechende Methode zur Schmerzreduktion und Stimmungsaufhellung bei Rückenschmerzpatienten ist.

Hermann und Flor [7] schlussfolgerten anhand 15 kontrollierter Studien, dass EMG-Biofeedback mit anderen verhaltenstherapeutischen Methoden vergleichbare Effektstärken aufweist und im Vergleich zu Placebobedingungen und Warteliste signifikant wirksamer ist. Obwohl Flor und Birbaumer [3] sogar eine Überlegenheit der Biofeedbackbehandlung gegenüber der kognitiven Verhaltenstherapie im Langzeitverlauf feststellten, konnte das Ergebnis in Folgestudien nicht repliziert werden. Newton-John et al. [13] bestätigten die Wirksamkeit von Biofeedback bei Rückenschmerzen im Vergleich zu einer Wartekontrollgruppe, fanden allerdings keine Unterschiede zwischen einer Biofeedbackbehandlung und der kognitiven Verhaltenstherapie. Zu einem ähnlichen Schluss kamen Glombiewski et al. [6]. Diese Ergebnisse sind vor dem Hintergrund der Wirkmechanismen von Biofeedback nicht überraschend: Biofeedback scheint vor allem die Annahmen der Patienten über sich selbst und ihre Erkrankungen zu verändern und wirkt somit über ähnliche Mechanismen wie die kognitive Verhaltenstherapie bei Rückenschmerzen. Aus diesem Grund sollte Biofeedback als eine Variante kognitiver Verhaltenstherapie angesehen werden.

Da die Anschaffung der Biofeedbackgräte mit Kosten verbunden ist und Therapeuten in der Bedienung dieser Geräte sowie in der Durchführung der Biofeedbackbehandlung speziell geschult werden müssen, ist der Einsatz von Biofeedback in der therapeutischen Praxis relativ selten.

Biofeedback bei Rückenschmerzen ist – trotz nachgewiesener Effektivität – aufgrund der komplexen Symptome vieler Patienten als alleinige Methode wahrscheinlich nicht ausreichend und sollte deswegen als eine von verschiedenen Interventionen im Rahmen einer kognitiven Verhaltenstherapie oder einer multimodalen Therapie durchgeführt werden.

Fallbeispiel: Biofeedback als Einstieg in die kognitive Verhaltenstherapie

Herr R., ein 45-jähriger Bauarbeiter, wurde von seinem Anästhesisten überwiesen. Er leide seit 5 Jahren trotz erfolgreicher Bandscheibenoperation unter Rückenschmerzen im Lendenwirbelbereich. Der Patient sei arbeitsunfähig und habe Sorge, in finanzielle Not zu geraten. Er habe seine sozialen Kontakte aufgegeben und würde oft Konflikte mit seiner Familie haben. Er wünsche sich eine Schmerzlinderung und bräuchte keine Psychotherapie. Er habe sich nur aus Interesse an »Biofeedback« gemeldet. – Nach der Anamnese wurden bei ihm der Hautleitwert sowie die Muskelspannung im unteren Rücken abgeleitet, während er über seine Schmerzen erzählte. Im Anschluss zeigte die Therapeutin, dass Herr R.s Muskeln und Hautleitwert auf den Stressor reagiert haben. Die Therapeutin erklärte dabei die Psychobiologie des Schmerzes. Die individuellen Stressoren wurden als schmerzverstärkende Faktoren identifiziert. Herr R. wirkte überrascht und nahm sich vor, an der Muskelspannung als Reaktion auf Stress zu arbeiten. Er erzählte zu Hause und in der Nachbarschaft, er würde eine »Biofeedbacktherapie« machen, was nach seinen Aussagen allgemein akzeptiert wurde. Es folgten 5 Sitzungen, in denen Herr R. übte, in verschiedenen Situationen und Körperhaltungen seine Muskelspannung zu kontrollieren. Er machte schnelle Fortschritte, wodurch seine Stimmung besser wurde. Danach war Herr R. bereit, im Anschluss eine kognitive Verhaltenstherapie zur weiteren Bewältigung der Schmerzstörung aufzunehmen.

26.1.3 Autogenes Training

Autogenes Training (AT) wurde vom Nervenarzt J-H. Schulz in den 1920er Jahren entwickelt. Das autogene Training basiert auf dem Prinzip der Autosuggestion und lässt sich in die 3 Bereiche unterteilen: psychophysiologische Standardübungen (»Unterstufenübungen«), meditative Übungen (»Oberstufenübungen«) und weitere, spezielle Übungen [9]. In der klinisch-psychologischen Praxis kommen vor allem die **Unterstufenübungen** vor. Dies sind 6 Übungen, bei denen die Patienten still eine Formel aufsagen, die sich jeweils auf den erwünschten psychophysiologischen Effekt bezieht. Die 6 Formeln sind:

1. »Der (z. B.) linke Arm ist schwer« (Schwereübung),
2. »Der (z. B.) linke Arm ist warm« (Wärmeübung),
3. »Das Herz schlägt ruhig und gleichmäßig« (Herzübung),
4. »Es atmet mich« (Atemübung),
5. »Das Sonnengeflecht ist strömend warm« (Sonnengeflechtübung),
6. »Die Stirn ist angenehm kühl« (Stirnkühleübung).

Die Dauer der Übungen ist flexibel und individuell. Generell sind kurze Übungseinheiten mehrmals am Tag empfohlen.

Es gibt Hinweise darauf, dass autogenes Training bei Schmerzen generell wirksam ist [12, 18]. Es gibt zu wenig randomisierte kontrollierte Studien, um zu beurteilen, wie autogenes Training in Vergleich zu anderen Entspannungsverfahren bzw. kognitiver Verhaltenstherapie abschneidet. Es ist anzunehmen, dass autogenes Training ebenso wenig wie andere Entspannungsverfahren als alleinige Methode zur Behandlung von Rückenschmerzen ausreicht. Für Patienten, die Schwierigkeiten mit PMR haben, ist autogenes Training eine gute Alternative.

26.1.4 Weitere Entspannungsverfahren

Neben progressiver Muskelrelaxation, autogenem Training und Biofeedback werden noch weitere häufig als »Entspannungsverfahren« definierte Therapien zur Bewältigung von Rückenschmerzen eingesetzt, nämlich imaginative Verfahren, Hypnose und Meditation. Diesen 3 Verfahren sind zwar keine Entspannungsmethoden, aber einzelne Techniken daraus werden trotzdem häufig zur Entspannung eingesetzt. Bei chronischen Schmerzen werden Imaginationsstrategien vor allem zur sog. inneren Ablenkung eingesetzt. Hier gibt es z. B. die Möglichkeit, mentale Bilder hervorzurufen, die mit der Schmerzerfahrung inkompatibel sind, z. B. den »Ort der Ruhe und der Kraft«. Eine weitere zur Behandlung von Schmerzen häufig eingesetzte imaginative Methode ist die sog. Schmerzfokussierung. Dabei konzentrieren sich die Patienten auf bestimmte Aspekte des Schmerzes und versuchen, diese im Geiste zu verändern. Hypnose kann als Entspannungsverfahren eingesetzt werden, wenn sie als reines Induktionsverfahren mit entsprechenden Suggestionen verknüpft wird. Ähnlich verhält es sich mit Meditation. Zur Behandlung von Schmerzen hat sich insbesondere das Programm »Mindfulness Based Stress Reduction« (MBSR) von Jon Kabat-Zinn [11] bewährt. Im Vordergrund dieses Trainings steht das Erlernen von Achtsamkeit durch Yoga, Meditation und therapeutische Gespräche. Die Wirksamkeit von Hypnose und MBSR bei Schmerzen ist gut belegt [2, 11], allerdings gilt das für die kompletten Programme und weniger für einzelne Interventionen zur reinen Entspannungsinduktion. Rückenschmerzpatienten, die zu imaginativen Verfahren, Hypnose oder Meditation einen Zugang finden, können von positiven Effekten dieser Verfahren auf das Schmerzerbleben berichten.

26.1.5 Fazit

Zur Behandlung von chronischen Rückenschmerzen stehen viele verschiedene Entspannungsmethoden zur Auswahl. Am besten wissenschaftlich belegt ist Biofeedback. Es gibt auch Hinweise darauf, dass progressive Muskelrelaxation wirksam ist. Aufgrund der Komplexität der Rückenschmerzsymptomatik ist keine der Entspannungsmethoden als Monotherapie empfohlen. Entspannungsverfahren bei chronischen Rückenschmerzen sollten im Rahmen von kognitiver Verhaltenstherapie oder multimodalen Programmen eingesetzt werden. Da Patienten zu manchen Verfahren schlecht Zugang finden, ist es günstig, verschiedene Alternativen anzubieten. Entspannungsverfahren sind nur wirksam, wenn sie regelmäßig angewandt werden. Daher sollten Patienten motiviert werden, Entspannung täglich durchzuführen.

26.2 Kognitiv-verhaltenstherapeutische Verfahren in der psychologischen Schmerztherapie

M.I. Hasenbring, C.G. Levenig, Z. Karimi

26.2.1 Einleitung

Kognitiv-verhaltenstherapeutische Interventionen (KVI) im weiteren, kognitive Verhaltenstherapie (KVT) im engeren Sinne basieren auf der gemeinsamen Grundannahme, dass psychischen Leidenszuständen Formen von Fehlregulationen im engen Zusammenspiel von kognitiven, emotionalen und verhaltensbezogenen Prozessen zugrunde liegen. Dabei gilt zunächst, dass die Art und Weise, wie Menschen in Problemsituationen reagieren, nicht durch objektive Situationsgegebenheiten per se determiniert ist, sondern dass es eine grundlegende Rolle spielt, ob sie diese tatsächlich wahrnehmen und wie sie sie interpretieren. Gedankliche Interpretationen können dabei in Form bewusster, expliziter Überzeugungen (sog. Metakognitionen) auftreten oder in Form impliziter, »automatischer« Gedanken. Während in früheren Ansätzen vor allem die steuernde Rolle dysfunktionaler Kognitionen in den Mittelpunkt von Forschung und Therapiekonzepten gerückt war, werden in gegenwärtigen Ansätzen emotionale Prozesse und Formen der Emotionsregulierung stärker betont [3]. Darüber hinaus sind, wie bereits in den Anfängen der KVT, die Verhaltensebene [17] oder auch die Prozesse der individuellen Wahrnehmung, Bewertung und Sinngebung von Bedeutung [9].

Basierend auf einer Definition körperlicher Schmerzen der International Association of the Study of Pain [14], die emotionale Prozesse einschließt, finden Ansätze der KVI bereits seit mehr als 30 Jahren Eingang in die Versorgung von Patienten mit chronischen Schmerzerkrankungen [18]. Seitdem darüber hinaus gezeigt werden konnte, dass psychosoziale Faktoren bereits in frühen Stadien auf die Gefahr von chronischen Schmerzzuständen hinweisen (► Kap. 13, »Psychosoziale Diagnostik«), werden KVI bereits in prächronischen Phasen eingesetzt. Da hier die Anforderung besteht, Patienten in der Breite zu erreichen, werden zunehmend Kurzformen von KVI entwickelt, die von Berufsgruppen angeboten werden können, die in frühen Phasen körperlicher Schmerzen tätig werden. Dazu zählen in erster Linie Professionen der physikalischen Therapie und Physiotherapie [16].

Kognitiv-verhaltenstherapeutische Verfahren folgen einer spezifischen Struktur, die unabhängig vom Vorliegen der individuellen Störung folgende Phasen umfasst:
- Durchführung einer psychosozialen Diagnostik,
- Edukation mit Aufbau eines biopsychosozialen Modells von Krankheit und Gesundheit,
- Motivierung zur Änderung des eigenen Erlebens und Verhaltens,
- Konkretisierung der Therapieziele,
- Durchführung spezifischer Maßnahmen der KVI und Transfer in den Alltag,
- individuelle Rückfallprophylaxe.

Im Folgenden werden zunächst die verschiedenen Ansatzpunkte kognitiv-verhaltenstherapeutischer Verfahren beschrieben, ihre Indikation besprochen sowie abschließend Befunde zur Effektivität beleuchtet.

26.2.2 Struktur kognitiv-verhaltenstherapeutischer Verfahren

Maßnahmen der **psychosozialen Diagnostik** umfassen das Anamnesegespräch, ein standardisiertes Interview, Fragebogenverfahren, Methoden der Verhaltensbeobachtung sowie ggf. psychophysiologische Untersuchungen. In Abhängigkeit von der verfügbaren Zeit und vom Untersuchungssetting kommen diese Verfahren in unterschiedlichem Umfang zum Einsatz (▶ Kap. 13, »Psychosoziale Diagnostik«). Sie zielen zum einen auf die Erfassung psychosozialer Einflussfaktoren bei unterschiedlichsten Schmerzproblemen ab, andererseits auf die Erhebung des individuellen Krankheits- und Genesungsmodells.

Patienten mit körperlichen Schmerzen haben häufig einseitig somatische Ursachenvorstellungen, d. h., sie glauben, die Schmerzen seien durch eine körperliche Schädigung (z. B. Bandscheibenvorfall) verursacht und nur durch eine Behandlung entsprechender körperlicher Strukturen (z. B. Operation des Vorfalls) wieder zu beheben. Daher wird die Behandlung auch primär in die Hände des Arztes oder Physiotherapeuten gelegt, bei entsprechender Zuweisung auch in die des Psychotherapeuten (»Machen Sie etwas, damit meine Schmerzen weggehen!«). Die Einsicht, dass das eigene Erleben der Schmerzen sowie erlernte Muster der Schmerzverarbeitung an der Aufrechterhaltung der Beschwerden beteiligt sein können, ist für viele nicht nur neu, sondern wird auch als bedrohlich erlebt. Die Erkenntnis weckt Ängste, ggf. selbst Schuld zu tragen an dem gegenwärtigen Zustand, sie weckt Scham (»Andere halten mich für ‚verrückt' oder denken, die Schmerzen seien eingebildet«) und nicht zuletzt Befürchtungen, eine entsprechende Therapie könne zu bedrohlichen Persönlichkeitsveränderungen führen (»Bin ich hinterher ein ganz anderer Mensch?«).

> **Die Erkenntnis des Patienten, dass das eigene Erleben und die eigene Art der Schmerzverarbeitung an der Aufrechterhaltung der Schmerzen beteiligt sein können, ist für viele nicht nur neu, sondern wird auch als bedrohlich erlebt. Sie weckt Ängste, Schuldgefühle und Scham sowie Befürchtungen, eine Psychotherapie könnte zu unerwünschten Persönlichkeitsveränderungen führen.**

Die **Vermittlung eines biopsychosozialen Modells von Krankheit und Genesung** ist daher basaler Bestandteil aller Interventionen in der Schmerztherapie und sollte so früh wie möglich und von allen Beteiligten eines multiprofessionellen Teams vermittelt werden (▶ Kap. 17, »Biopsychosoziale Krankheitsmodelle«). Erst wenn alle Behandler denselben biopsychosozialen Bezugsrahmen verwenden, erlangt dieser für den Patienten ein Maß an Glaubwürdigkeit, das für eine Neuattribution notwendig ist [13]. Werden kognitiv-verhaltenstherapeutische Interventionen in die Behandlung einbezogen, sollten Aufklärung und Edukation den Patienten (▶ Kap. 17) vor allem darüber informieren, dass das Arbeiten am eigenen Verhalten in kleinen Schritten vonstatten geht. Dieses Vorgehen überlässt dem Betroffenen in jedem Moment selbst die Entscheidung, ob er/sie diesen Schritt gehen möchte oder nicht. Das heißt, von Beginn an sollte der Befürchtung nach einer ungewollten Persönlichkeitsveränderung entgegengewirkt werden, um Raum zu schaffen für eine **positive Motivation und Veränderungsbereitschaft**.

> **Tipp**
>
> Aufklärung und Edukation sollten den Patienten darüber informieren, dass das Arbeiten am Verhalten in kleinen Schritten vor sich geht, die in jedem Moment dem Betroffenen selbst die Entscheidung darüber lassen, ob er diesen Schritt gehen möchte oder nicht.

Vor allem im Rahmen der Vermittlung adäquater Vorstellungen zur Genesung ist die **Reflexion individueller Therapieziele** von besonderer Bedeutung. Auch hier gilt es, mögliche Vorurteile und einseitig überzogene Vorstellungen aufseiten der Patienten (»Ich möchte endlich absolut schmerzfrei werden!«) zu korrigieren. Es sollte eine Akzeptanz für **realistische Ziele bezüglich der Schmerzreduktion** geschaffen werden, die z. B. im Fall von Rücken- und Nackenschmerzen darin bestehen kann, mögliche Dauerschmerzen zu reduzieren, die Frequenz und Intensität rekurrierender Schmerzen zu verringern und den individuellen Umgang mit den Schmerzen und damit die individuelle Lebensqualität zu verbessern. Darüber hinaus sollten **Therapieziele konkret und verhaltensnah** definiert werden.

Für das Ziel der Schmerzreduktion bei subakuten Schmerzzuständen bedeutet dies z. B., dass 1- bis 2-mal im Jahr auftretende, leichte Schmerzzustände von einer maximal 2-wöchigen Dauer als akzeptabel angesehen werden sollten, vergleichbar mit einem leichten Erkältungsinfekt. Entscheidend ist, dass die Betroffenen im Fall des Eintretens von Schmerzen über adäquate Formen der Verarbeitung verfügen, um eine Chronifizierung zu vermeiden. Im Fall chronischer Schmerzerkrankungen sollte das individuell angestrebte und akzeptable Maß hinsichtlich Intensität und Frequenz zwischen Patient und Behandler möglichst konkret vereinbart werden.

Die Forderung konkreter, verhaltensnaher Therapieziele gilt darüber hinaus für alle **Maßnahmen**, die im Rahmen einer kognitiv-verhaltenstherapeutischen Intervention durchgeführt werden, so z. B. für die Frequenz dysfunktionaler Kognitionen, ungünstiger Formen der Emotionsregulation oder ungünstiger Verhaltensweisen im Umgang mit den Schmerzen, ebenso für die Frequenz individueller Stresssituationen, die mit vermehrten Schmerzen einhergehen. Das Erreichen dieser Therapieziele ist durch entsprechende Maßnahmen der psychosozialen Diagnostik zu überprüfen, die nicht nur eingangs, sondern auch im Therapieverlauf wiederholt eingesetzt werden.

Grundlage kognitiv-verhaltenstherapeutischer Interventionen, insbesondere der KVT, ist das Erkennen auslösender und aufrechterhaltender Bedingungen für ein Problemverhalten sowie das Erproben und spätere Einüben funktionaler Bewältigungsformen. Dies wird zunächst im geschützten Therapiesetting, z. B. in Form von Situationsanalysen und konkreten Rollenspielen, bearbeitet. KVI bemühen sich darüber hinaus, u. a. über die Einführung von Hausaufgaben gezielt den **Transfer in den Alltag** zu erreichen. Ein abschließender Baustein ist die gezielte **Rückfallprophylaxe**, in der schwierige Situationen, z. B. im beruflichen Bereich, vorweggenommen werden mit dem Ziel, Schmerzen als wichtiges Signal dafür ansehen zu können, eingeübte Bewältigungsstrategien auch in schwierigem Kontext zu erproben.

Transfer in den Alltag sowie Rückfallprophylaxe sind primär im ambulanten Bereich gut zu erreichen, weshalb es unbedingt notwendig ist, KVI, die während eines stationären Aufenthalts erlernt wurden, ambulant weiterzuführen. **Multimodale Disease-Management-Programme (DMPs)** müssen hier realisierbare Konzepte entwickeln.

26.2.3 Maßnahmen kognitiv-verhaltenstherapeutischer Interventionen

Wahrnehmung und Selbstbeobachtung

Ausgangspunkt jeder kognitiv-verhaltenstherapeutischen Intervention ist die gezielte, unvoreingenommene Selbstbeobachtung. Die bewusste Wahrnehmung der **Frequenz und Intensität** aller Vorgänge, die wir unter dem Begriff »Problem- bzw. anzustrebendes Zielverhalten« subsummieren (z. B. Schmerzen, belastende Gedanken, Gefühle oder Verhaltensweisen), hilft Patient wie Therapeut festzustellen, inwieweit Therapieziele erreicht werden. Die bewusste Wahrnehmung möglicher **Kontingenzen** zwischen Schmerzverstärkung und situativen Veränderungen in der Außenwelt (z. B. Krankheit von Angehörigen, Bedrohung des Arbeitsplatzes) oder Innenwelt (z. B. Gedanken, Gefühle, Müdigkeit, muskuläre Anspannungen) validiert einen biopsychosozialen Behandlungsansatz und hilft konkrete Schritte der Veränderung einzuleiten.

Zu den häufigsten Methoden der Selbstbeobachtung zählen das **Schmerztagebuch** sowie die Durchführung einer **Situationsanalyse** im Rahmen des verhaltensanalytischen Interviews.

Vor allem Patienten, die zu dysfunktionalen Kognitionen neigen, zeigen zunächst eine Furcht oder Ablehnung gegenüber gezielten Formen der Selbstbeobachtung, da diese damit verbunden ist, dass das Belastende ins Zentrum der Aufmerksamkeit rückt. Nicht selten wird daher das Ausfüllen eines Schmerztagebuchs »vergessen«, oder es fällt den Betroffenen schwer, sich an typische Situationen des Alltags zu erinnern. Der therapeutische Umgang mit diesen Momenten, die auf Widerstände in der KVT hinweisen können [vgl. 13], wird ausführlicher in ► Kap. 13, »Psychosoziale Diagnostik«, beschrieben.

Modifikation impliziter, automatischer dysfunktionaler Bewertungen von Schmerz und Stress

Implizite, automatisiert ablaufende Bewertungen sind nach Lazarus und Folkman [12] die ersten kognitiven Reaktionen, die dem Betroffenen nach Gewahrwerden eines Schmerzes oder einer Stresssituation in Bruchteilen von Sekunden in den Sinn kommen. Die neu in die Aufmerksamkeit gerückten Ereignisse werden im Sinn primärer Bewertungen hinsichtlich ihrer Valenz als angenehm, unangenehm oder irrelevant sowie in ihrer Qualität als Bedrohung, Schaden/Verlust oder als eine Herausforderung bewertet. Gegenstand von KVI sind dysfunktionale Muster der Schmerzbewertung, wenn z. B. nichtspezifische Rückenschmerzen, die auf muskuläre Verspannungen zurückzuführen sind, als Zeichen einer bedrohlichen Erkrankung angesehen, d. h. katastrophisiert werden.

Katastrophisieren und Hilf-/Hoffnungslosigkeit, also die eher resignative Annahme, dass gar nichts mehr hilft, zählen zu den zentralen aufrechterhaltenden und schmerzverstärkenden Kognitionen bei chronischen Schmerzerkrankungen. Sie gehen mit verstärkter Schmerzangst, Furcht vor schmerzassoziierten Bewegungen sowie depressiven Stimmungslagen einher. In der KVT wurden zahlreiche kognitive Techniken entwickelt, um dem entgegenzuwirken. **Techniken der Ablenkung**, z. B. das gezielte Konzentrieren auf externe (Rechenaufgabe) oder interne Reize (schmerzinkompatible körperliche Empfindungen), werden gezielt eingeübt. Dazu kommen Formen der **kognitiven Umbewertung**, wie z. B. die Neuinterpretation des Schmerzes als wichtiges, aber nicht bedrohliches Zeichen, eine Verhaltensänderung einzuleiten (z. B. Entspannung oder körperliche Bewegung). So enthalten Manuale für gruppentherapeutische Interventionen eine Reihe von kognitiven Interventionen, die über Ablenkung und Umbewertung dysfunktionales Katastrophisieren abbauen sollen [1].

In der Forschung zur Chronifizierung von Rückenschmerz wurden darüber hinaus automatisierte Kognitionen im Sinne des **Bagatellisierens** (»Schmerz hat keinerlei Bedeutung«) sowie des **Durchhalteappells** (»Reiß dich zusammen!«) als ebenso bedeutsam für die Aufrechterhaltung der Schmerzen nachgewiesen [4, 7]. Dies hat zum einen zur Formulierung des Avoidance-endurance-Modells beigetragen (► Kap. 17, »Biopsychosoziale Krankheitsmodelle«), zum anderen zu den **risikofaktorenbasierten kognitiv-behavioralen »Graded-balance-Interventionen« (GBI)** [16]. Im Graded-balance-Ansatz wird zunächst dem Phänomen Rechnung getragen, dass die genannten dysfunktionalen Kognitionen nie allein Bewertungen des Schmerzes selbst sind, sondern immer auch eine Bewertungen gleichzeitig ablaufender Aktivitäten des Alltags. So kann ein hohes Maß an Katastrophisieren bedeuten, dass, wie oben dargestellt, der Schmerz selbst als Zeichen einer bedrohlichen Erkrankung angesehen wird. Die bedrohliche Interpretation kann aber auch eine zeitgleich ablaufende Aktivität betreffen (»Was ist, wenn ich es wegen der Schmerzen nicht schaffe, mein Referat pünktlich zu Ende zu bringen?«). Zum anderen gehen wir in den GBI davon aus, dass die oben genannten Kognitionen in einem **ständigen Widerstreit** auftreten und damit eine funktionale Bewertung verhindern.

> **Graded-balance-Interventionen beschreiben einen Ansatz kognitiv-verhaltenstherapeutischer Verfahren, die versuchen, gesundheitsfördernde funktionale Gedanken und Verhaltensweisen zu mehren bei einer gleichzeitigen Schmerzlinderung.**

Funktionale Bewertungen leiten sich als konkrete Therapieziele aus einem adaptiven biopsychosozialen Genesungsmodell ab. Beim nichtspezifischen Rücken- oder Nackenschmerz geht es darum, den Schmerz und seine Konsequenzen im Alltag nicht als Katastrophe zu bewerten, sondern als ein zwar ernst zu nehmendes, aber bewältigbares Signal (im Sinne einer Herausforderung), das (a) eine affektneutrale Wachsamkeit bewirken sowie (b) spannungs-und/oder schmerzlindernde Aktivitäten einleiten soll. GBI haben zum Ziel, **gesundheitsfördernde Gedanken und Aktivitäten zu mehren bei gleichzeitiger Schmerzlinderung.** Damit unterscheiden sie sich von zahlreichen kognitiv-verhaltenstherapeutischen Verfahren, deren Ziel in der Aktivitätssteigerung trotz Schmerzen besteht.

Ein Therapiemodul der GBI besteht zunächst im **Aufbau entspannungsfördernder Kognitionen.** Basierend auf der Situationsanalyse einer typischen, gut erinnerten schmerzverstärkenden Situation (siehe Beispiel des Bügelns in ◘ Tab. 26.1) wird ein alltäglicher Ablauf im Leben eines Patienten rekonstruiert. Patientin AB z. B. nennt einen Anstieg ihrer Rückenschmerzen von »5« auf »7« (auf einer numerischen Selbstratingskala 0–10) nachdem sie ca. 1,5 h hat. Ihre ersten automatischen Gedanken entsprechen dem Katastrophisieren (»Das schon wieder! Wenn ich nicht rechtzeitig fertig werde, schaffe ich es nicht mehr, meine Tochter aus der Kita zu abholen …«). Sie bügelt weiter, spürt verstärkte Anspannung und eine Verstärkung der Schmerzen. Es kommt zu einer ersten bedrohlichen Bewertung der Schmerzen selbst (»Was ist, wenn ich wieder eine Blockade kriege?«) und reagiert im inneren Dialog mit Kognitionen des Bagatellisierens und Durchhaltens (»Wird schon nicht so schlimm sein. Reiß dich mal zusammen!«). Nach 2 h kommt es zu einer weiteren Schmerzverstärkung auf »9«, die sie zur Aufgabe zwingt. Sie fühlt sich auch nicht mehr in der Lage, ihre Tochter abzuholen, muss sich hinlegen und ruft ihren erwachsenen Sohn an, damit dieser die Tochter abholt. Dies ist die Schmerzstärke, die Frau AB normalerweise motiviert, sich einen Termin bei ihrem Arzt geben zu lassen. Ihm gegenüber klagt sie auch darüber, dass sie kaum noch eine alltägliche Arbeit durchhalten könne.

In der therapeutischen Situationsanalyse wird diese Situation bis auf ihre Anfänge zurückverfolgt. Mit welcher Schmerzintensität hat Frau AB begonnen, zu bügeln? Wann hat sie erstmals einen leichteren Schmerzanstieg verspürt (z. B. von »3« auf »4«). ◘ Tab. 26.1 macht deutlich, dass dies nach ca. 30 min Bügeln der Fall war.

Die von der Patientin berichteten automatischen Gedanken werden zunächst einzeln nacheinander danach eingeschätzt, wie viel Anspannung sie jeweils auslösen (0–100, »0« keine Anspannung, »100« maximale Anspannung). Das Notieren auf einer Flipchart erleichtert das gemeinsame Betrachten von Patient und Therapeut sowie das weitere gemeinsame Suchen nach Lösungsansätzen.

Im nächsten Schritt werden Gedanken gesucht, die die momentane Anspannung lindern könnten. Falls der Patientin keine Alternativen einfallen, macht der Therapeut Angebote. Alle Ideen werden auf der Flipchart notiert und nun hinsichtlich wahrgenommener **Effektivität zur Linderung von Anspannung** (»0« gar nicht effektiv, »100« sehr effektiv), hinsichtlich der **individuellen Passung** (… dieser Gedanke passt zu mir: »0« gar nicht, »100« vollkommen) sowie des **individuellen Schwierigkeitsgrads** (… so zu denken, würde mir gar nicht [»0«], würde mir extrem schwer fallen [»100«]) eingeschätzt.

In einer weiteren Übung, »**Analyse des inneren Dialoges**«, folgt eine Betrachtung der widerstreitenden Kognitionen im Rollenspiel. Im Rahmen von Gruppentherapien können in Anlehnung an Elemente des Psychodramas [11] Mitpatienten es übernehmen, jeweils einen Gedanken auszusprechen. Die Chronologie des Auftretens der Gedanken wird vom Patienten vorgegeben, ebenso Wortwahl, Tonlage und Laustärke, wie sie vom Patienten in typischen Situationen empfunden wird. Im Rahmen einer Einzeltherapie kann der Patient den einzelnen Gedanken jeweils einem Stuhl zuordnen, selbst auf diesem Platz nehmen und den Gedanken laut aussprechen (ebenfalls so nah wie möglich am tatsächlichen Erleben in typischen Alltagssituationen). Hier geht es darum, dass dem Betroffenen deutlich wird, (1.) dass

Tab. 26.1 Situationsanalyse zur Schmerzverstärkung durch körperliche Aktivität. Fallbeispiel Frau AB (42 Jahre, halbtags Sekretärin, verheiratet, 2 Kinder, 3 und 15 Jahre). In der letzten Tabellenzeile ist der Bereich des Schmerzanstiegs angeführt (7 → 9), der Frau AB normalerweise dazu führt, ihren Arzt aufzusuchen. Hier beklagt sie vor allem ihre Einschränkungen im Alltag

Situation: Bügeln am einem freien Tag				
Ungefähre Uhrzeit	**Welchen Schmerzanstieg habe ich gespürt?**	**Welche Gedanken kamen mir in den Sinn?**	**Was habe ich getan?**	**Wie habe ich mich gefühlt?**
11:00 Beginn	3	Ist das wieder viel heute!	Angefangen zu bügeln	Etwas müde
11:30	3 → 4	Ach mein Rücken, na, macht nichts	Weitergebügelt	Müde, gelangweilt
12:00	4 → 5	Wird das jetzt schlimmer? Na, reiß dich mal zusammen!	Weitergebügelt	Ängstlich, angespannt
12:30	5 → 7	Was ist, wenn ich wieder eine Blockade bekomme? Wenn ich nicht rechtzeitig fertig werde, schaffe ich es nicht mehr, K. von der Kita abzuholen!	Mit einiger Anstrengung weitergebügelt	Angst vor Blockade, aber auch Angst, K. nicht rechtzeitig abholen zu können
13.00	7 → 9	Die Schmerzen sind ja unerträglich! Unmöglich, K. jetzt abzuholen. Das muss B. machen.	Auf das Sofa gelegt, Beine auf ein Kissen (Stufenbett)	Niedergeschlagen, gereizte Stimmung, Angst vor Blockade

Gedanken des Katastrophisierens meist mit hoher Lautstärke und Durchsetzungskraft auftreten, entspannungsfördernde Gedanken (»Ich könnte mal eine kleine Pause machen …«) dagegen mit sehr geringer Lautstärke, (2.) wie viel Anspannung diese Form des inneren Dialogs auslöst sowie (3.) dass es wichtig ist, entspannungsfördernden Gedanken mehr Durchsetzungskraft zu verleihen. Das Rollenspiel kann an der Flipchart weitergeführt werden, indem die jeweiligen Gedanken hinsichtlich Lautstärke/Durchsetzungskraft ebenfalls von 0–100 eingeschätzt werden.

Tipp

In der therapeutischen Situationsanalyse wird ein Schmerzanstieg bis auf seine Anfänge zurückverfolgt. Mit welcher Schmerzintensität hat ein Patient eine schmerzauslösende Aktivität begonnen, was waren die ersten automatischen Gedanken und Verhaltensweisen? Neu zu erlernendes funktionales Verhalten sollte systematisch im Hinblick auf den individuellen Schwierigkeitsgrad, die individuelle Passung sowie auf die wahrgenommene Effektivität eingeschätzt werden.

Es folgt eine Reihe von Übungen der »sozialen Kompetenz im inneren Dialog«, die darauf abzielen, entspannungsfördernde Kognitionen in ihrer handlungsleitenden Funktion gegenüber dysfunktionalen Gedanken zu stärken. Da diese meist körperliche Bedürfnisse zum Ausdruck bringen (z. B. nach einer Pause, Entspannung und oder auch körperlicher Aktivierung), können die Übungen direkt den Regeln des sozialen Kompetenztrainings folgen. Häufig werden den widerstreitenden Kognitionen vom Patienten aus bestimmte Rollen oder Funktionen zugeschrieben (z. B. Körperstimme gegenüber Pflichtstimme), die vom Therapeuten aufgegriffen werden können.

Ziel ist es, für Situationen des Schmerzanstiegs entspannungsfördernde Kognitionen zu festigen, die ohne inneren Widerstreit (»Ruhe im Kopf«) ablaufen. Damit soll zum einen das unmittelbare Anspannungsniveau gesenkt werden, zum anderen sollen die automatischen Gedanken eine handlungsleitende Funktion für die Einleitung adaptiver Schmerzbewältigung bekommen.

Modifikation dysfunktionalen Schmerzverhaltens

Katastrophisieren und Gedanken der Hilf-/Hoffnungslosigkeit leiten **häufig Flucht- oder Vermeidungsverhalten** ein. Schmerzen, die als bedrohlich wahrgenommen werden, führen zu unmittelbarem Schonverhalten (z. B. Humpeln) bzw. dazu, dass Aktivitäten, die mit diesen Schmerzen assoziiert sind (Bücken, Eine-Kiste-Heben), frühzeitig gemieden werden. Ebenso werden soziale Situationen, die mit Schmerzen assoziiert waren oder sind (z. B. Essengehen mit Freunden) gemieden, um keine bedrohliche Schmerzverstärkung aufkommen zu lassen.

Im **Avoidance-endurance-Modell** werden die physiologisch ungünstigen Langzeitfolgen ausgeprägten Vermeidungsverhaltens dargelegt (► Kap. 17, »Biopsychosoziale Krankheitsmodelle«). Katastrophisieren kann aber auch, vermittelt über Kognitionen des Durchhalteappells, mit suppressivem Schmerzverhalten beantwortet werden [20]. Vor allem wenn es sich um ein Katastrophieren der Schmerzfolgen im Alltag handelt, kommt es dazu, dass Schmerzen einer gewissen Intensität toleriert werden, um anstehende Aufgaben zunächst zu Ende zu führen. Patienten mit Rücken- oder Nackenschmerzen zeigen häufig ein Überwiegen primär ängstlichen Vermeidungsverhaltens (**Fear-avoidance-Reaktionen, FAR**), depressiv-suppressiven Durchhalteverhaltens (**Distress-endurance-Reaktionen, DER**) oder aber auch ein eher heiter-suppressives Muster (**Eustress-endurance-Reaktionen, EER**), bei dem Kognitionen des Bagatellisierens und eine positive Stimmungslage vorherrschen.

Im **Graded-balance-Ansatz** gehen wir davon aus, dass Patienten mit einem suppressiven Schmerzverarbeitungsmuster folgende Dysfunktionalität aufweisen:

- Sie reagieren im Prozess der Schmerzverstärkung zu spät, d. h. erst bei einer zu hohen Schmerzintensität, mit einer Verhaltensänderung (z. B. Hinlegen).
- Dies hat zur Folge, dass eine kurzzeitige Pause keine effektive Schmerzlinderung bringt, daher Pausen nicht als hilfreich erlebt werden.
- Es bedeutet auch, dass die Betroffenen sich vom Schmerz zur Passivität »zwingen« lassen.
- Mangelnde wahrgenommene Effektivität und Abhängigkeit vom Schmerz fördern negative Selbstbewertungen, kognitive Hilf- und Hoffnungslosigkeit sowie eine geringe Selbstwirksamkeit.
- Durchhalteverhalten bewirkt eine Überlastung bereits geschädigter körperlicher Strukturen und damit eine Aufrechterhaltung der Schmerzen.

Es ist bisher unklar, wie es Patienten mit einem EER-Muster gelingt, ihre positive Stimmung lange Zeit aufrechtzuerhalten. Es wird der Einfluss besonderer Persönlichkeitseigenschaften (hohes Maß an »Resilience«) diskutiert, ebenfalls operante Mechanismen der positiven oder negativen Verstärkung. Positive Verstärkung liegt vor, wenn die schmerzassoziierten Aktivitäten dieser Patienten z. B. einen sehr hohen Belohnungswert haben, Spaß machen oder einen großen Erfolg versprechen. Negative Verstärkung weist darauf hin, dass schmerzassoziierten Aktivitäten der Wegfall negativer Konsequenzen (z. B. Tadel) folgt.

Patienten mit einem vorherrschenden **FAR-Muster** zeigen eher folgende Dysfunktionalität:

- Sie reagieren im Prozess der Schmerzverstärkung sehr früh mit Kognitionen des Katastrophisierens (»Wenn sie jetzt schlimmer werden, ist das eine Katastrophe!«).
- Sie beenden oder vermeiden schmerzassoziierte Aktivitäten entsprechend früh (präventives Meiden).
- Dadurch nehmen sie sich die Möglichkeit, alternative Kognitionen und Verhaltensweisen zu erproben und ihre Funktionalität wahrzunehmen.
- Das extreme Vermeidungsverhalten führt zu muskulärer Insuffizienz und damit zu einer Aufrechterhaltung der Schmerzen.

Ein weiteres Therapiemodul im Graded-balance-Ansatz bezieht sich auf den Auf- oder Ausbau entspannungsfördernden Verhaltens. Gefördert werden sollen:

- die Fähigkeit und Bereitschaft, entspannungsförderndes Verhalten in den Alltag zu integrieren;
- die Fähigkeit zur Flexibilität, auf Schmerzen sowohl mit einem »gesunden« Durchhalteverhalten als auch mit einem »gesunden« Schon- und Vermeidungsverhalten, beides im Sinne einer funktionalen Be- und Entlastung, reagieren zu können;
- die Fähigkeit, diese Flexibilität bereits bei leichteren Schmerzanstiegen (z. B. von »3« auf »4«) einsetzen zu können, (a) um selbst die Kontrolle über die Verhaltensalternativen zu behalten und (b) um vor allem beim Einleiten von Pausen etc. noch eine schmerzlindernde Wirkung zu erreichen, was wiederum die wahrgenommene Selbstwirksamkeit steigert.

Für die Übungen entspannungsfördernden Verhaltens eignen sich ebenfalls sowohl Rollenspiele in der Therapiesituation als auch konkrete Hausaufgaben für die Zeit zwischen den Therapiesitzungen. Die Übungen können an den oben genannten Situationsanalysen (z. B. Bügeln) anknüpfen und diese fortsetzen. Der Graded-balance-Ansatz sieht dabei eine grobe Klassifikation von Situationsbereichen vor: intrapsychische (Patientin ist mit sich allein), interpersonelle I (ein oder mehrere andere Menschen sind im Sinne von potenziellen Betrachtern anwesend) sowie interpersonelle II (ein anderer Mensch ist als direkter Interaktionspartner involviert). Sie gehen jeweils mit unterschiedlichen Schwierigkeitsgraden einher. In intrapsychischen Situationen sind die neuen Verhaltensschritte in der Regel am leichtesten zu erlernen. Der wahrgenommene Schwierigkeitsgrad steigert sich bis zu den direkten Interaktionen, in denen es im Sinne der sozialen Kompetenz darum geht, anderen gegenüber »nein« zu sagen bzw. eigene Wünsche zu äußern.

In der Therapiesituation werden, ähnlich wie in der Arbeit an den Kognitionen, am Flipchart Verhaltensschritte gesammelt, die hinsichtlich Effektivität, Passung und Schwierigkeitsgrad eingeschätzt werden. Für Rollenspiele und Hausaufgaben werden von Patient und Therapeut gemeinsam die Schritte ausgesucht, die das beste Kosten-Nutzen-Verhältnis aufweisen. Sehr entscheidend ist dabei, einen Schwierigkeitsgrad von 3 nicht deutlich zu überschreiten, da dies den Patienten überfordern würde (s. oben). Freizeit und berufliche Situation unterscheiden sich ebenfalls in der Regel im individuellen Schwierigkeitsgrad, daher sollten Übungen zu Verhaltensänderungen zunächst im freizeitlichen Bereich beginnen und für den beruflichen Bereich erst nach Fortschritten in der Freizeit weitergeführt werden.

Analyse und Modifikation expliziter Metakognitionen

Explizite Metakognitionen beziehen sich auf generalisierte, situationsübergreifende Einschätzungen der eigenen Situation, der Schmerzen, eigener Verhaltensweisen sowie von Reaktionen der Umgebung. Als Risikofaktoren für die Schmerzchronifizierung sind bei Rücken- und Nackenschmerzen vor allem sog. **»fear-avoidance-beliefs« (FABs)** nachgewiesen worden. FABs beziehen sich u. a. auf Überzeugungen bezüglich der schmerzverstärkenden Wirkung körperlicher Aktivitäten (»Körperliche Aktivitäten schaden mir im allgemeinen«), der beruflichen Arbeit (»Meine berufliche Tätigkeit verstärkt meine Schmerzen«) oder auf die zukünftige Situation (»Mit diesen Schmerzen werde ich nicht wieder arbeiten können«). FABs können Ausdruck einer depressiven Entwicklung im Zuge der Schmerzchronifizierung sein und sind meist positiv mit Angst und Depressivität korreliert.

Im Zuge des Arbeitens an entspannungsfördernden Kognitionen oder des konkreten Verhaltens werden darüber hinaus **suppressive Metakognitionen (SMKs)** geäußert. SMKs beziehen sich meist auf Situationen des Alltags und treten auf, wenn z. B. frühzeitige Pausen eingeübt werden. Auch sie stellen Generalisierungen über zukünftige Ereignisse dar (»Wenn ich so weitermache, verwahrlost mein ganzer Haushalt, und ich entwickle mich zu einer Schlampe!«, »Wenn ich jetzt schon eine Pause mache, fühle ich mich ja wie eine alte Frau/ein alter Mann!«) oder äußern sich in Form von kognitiven Schemata (»Eine Schneiderin lässt die Hände niemals ruhen!«). SMKs gehen in der Regel mit starken Angstgefühlen einher.

Die therapeutische Situation dient dazu, diese Metakognitionen zu hinterfragen sowie ihre individuelle Lerngeschichte zu eruieren.

Analyse der individuellen Lerngeschichte

Bestandteil jeder KVT ist eine immer wieder zwischengeschaltete Analyse der individuellen Lerngeschichte, die sich auf dysfunktionale implizite wie explizite Kognitionen sowie auf konkrete habituelle Verhaltensmuster bezieht. Bedeutsam sind dabei **potenzielle Verhaltensmodelle** in Kindheit und Jugend sowie **konkrete Verstärkungsmuster** für das eigene Schmerzverhalten sowie für den Umgang mit eigenen Wünschen und Bedürfnissen. Fehlten z. B. Modelle für funktionales Schmerzverhalten bzw. zeigten etwa Vater wie Mutter ausgeprägt suppressives Schmerzverhalten, finden sich beim Patienten häufig vollkommene **Verhaltensdefizite**, die in den Rollenspielen sehr gut zum Ausdruck kommen können. Hier geht es um das Neulernen funktionalen Schmerzverhaltens. Wurden dagegen funktionale Verhaltensweisen (z. B. eine frühzeitige Pause bei der Hausarbeit machen) direkt bestraft (durch Tadel o. Ä.), finden sich beim Patienten eher **kognitiv/affektive Barrieren** im Umgang mit funktionalem Schmerzverhalten, die sich im Sinne der SMKs äußern.

26.2.4 Kognitiv-verhaltenstherapeutische Interventionen (KVI) in verschiedenen medizinischen Settings

KVI wurden als kognitive Verhaltenstherapie (KVT) für die Behandlung psychischer Störungen im **einzel- oder gruppentherapeutischen Setting** entwickelt. Im niedergelassenen Bereich können, abhängig vom Schweregrad der Störung und dem Fortschreiten des Therapieerfolgs, zwischen 10 und 80 jeweils 50-minütige Therapieeinheiten im Einzelsetting angesetzt werden. Gruppentherapeutische Angebote sehen in der Regel zwischen 6 und 12 Therapiesitzungen vor, deren Dauer im Schnitt auf 90 min erhöht wird. Dies gilt ebenso für Patienten mit chronischen Kreuz-/Nackenschmerzen, deren Beschwerden über psychische Faktoren aufrechterhalten werden oder als Begleiterscheinung oder Folge einer primär psychischen Störung auftreten [2].

Einem jüngeren Ansatz zufolge werden KVI bei Patienten mit Kreuz- und Nackenschmerz zunehmend auch in **körperbasierte Therapieangebote** integriert und z. B. von geschulten Physiotherapeuten durchgeführt [16]. Diese Entwicklung geht auf die Erkenntnis zurück, dass chronische Kreuz- und Nackenschmerzen schon relativ frühzeitig über psychosoziale Risikofaktoren angezeigt werden und damit in der Breite Angebote bereitgehalten werden sollten. Diese Angebote variieren in ihren Inhalten und ihrer Dauer sehr stark von wenigen Minuten bis hin zu etwa 6 Einheiten von bis zu 20 min. Die Interventionen umfassen dabei meist hochstandardisierte Vorgehensweisen mit überwiegend edukativen Inhalten. Sie werden gegenwärtig primär im Rahmen von Forschungsarbeiten umgesetzt, um deren Wirksamkeit abschätzen zu können. Ein Transfer in die alltägliche Praxis steht im deutschsprachigen Raum noch aus.

26.2.5 Wirksamkeit kognitiv-verhaltenstherapeutischer Interventionen

Kognitiv-verhaltenstherapeutische Interventionen chronischer Schmerzen haben sich in einer Vielzahl randomisierter, kontrollierter klinischer Studien (»randomized controlled trials«, RCTs) als wirksam erwiesen, Schmerzintensität und Frequenz, Beeinträchtigung im Alltag sowie schmerzaufrechterhaltende psychosoziale Faktoren selbst zu verbessern. Während allerdings frühe Metaanalysen zu Verfahren der KVT bei chronischen Schmerzpatienten noch zufriedenstellende Effektstärken (Cohens d=.50) berichteten, kamen jüngere Metaanalysen nur noch zu geringeren Werten. Morley et al. [15] kritisieren an Letzteren, dass zu viele heterogene RCTs einbezogen wurden; so unterschieden sich die berücksichtigten Studien vor allem in der Dauer, Frequenz und den Inhalten von KVI. Die Autoren fordern zudem eine stärkere Berücksichtigung der Einschlusskriterien vor allem hinsichtlich komorbider affektiver Störungen. Es ist schlichtweg nicht zu erwarten, dass ein Patient mit Kreuz- oder Nackenschmerz, der an einer komorbiden sozialen Angststörung leidet, von einem 3-stündigen edukativen Angebot innerhalb einer Physiotherapie profitiert. In Zukunft werden kontrollierte Therapiestudien mit einer eindeutigeren Indikationsstellung hinsichtlich der psychosozialen Faktoren benötigt. Eine Durchführung von Metaanalysen macht erst dann Sinn, wenn eine genügend große Zahl homogener RCTs vorliegt.

Ein relativ junger Ansatz besteht im Angebot von KVI an Patienten mit Kreuzschmerz, das in einer relativ frühen Phase der Schmerzchronifizierung realisiert wird. So wurde der oben beschriebene Graded-balance-Ansatz einer in sich relativ homogenen Gruppe von Patienten mit subakutem Rückenschmerz (inkl. Ausstrahlung in die Beine) angeboten, die (a) eine medizinische Indikation zu konservativer Therapie und (b) die psychologische Indikation zu einer KVT aufwiesen. Letztere bestand in der testpsychologischen Feststellung psychosozialer Risikofaktoren, u. a. eines ausgeprägten Furcht-/Vermeidungs- oder suppressiven Schmerzverhaltens [6]. Die Studie berichtet hohe Effektstärken für das Verfahren einer risikofaktorenbasierten KVT gegenüber einer Treatment-as-usual-Kontrollgruppe, eine hohe klinische Signifikanz sowie das Fehlen von Befundverschlechterungen.

26.2.6 Indikation kognitiv-verhaltenstherapeutischer Interventionen bei Kreuz- und Nackenschmerz

Die Klärung der Frage, welche kognitiv-verhaltenstherapeutischen Interventionen in welchen Settings und mit welcher Darbietungsdauer bei einem Patienten angewendet werden sollen, ist aktuell eine große Herausforderung für die schmerzpsychotherapeutische Forschung. Psychosoziale Diagnostik muss einerseits Komorbiditäten mit affektiven psychischen Störungen klären [2], zum anderen sollte sie dazu dienen, dysfunktionale Muster der Schmerzverarbeitung festzustellen, die ggf. inhaltlich unterschiedliche therapeutische Ansatzpunkte und Verfahren indizieren. So hebt das Verfahren des »graded exposure« vor allem darauf ab, Patienten über einen konfrontativen Zugang an körperliche Aktivitäten heranzuführen, die sie aus starker Schmerz- und Bewegungsangst heraus dauerhaft gemieden haben [19]. Der oben beschriebene Graded-balance-Ansatz wendet sich sowohl an Patienten mit ausgeprägtem Angst-/Vermeidungsverhalten als auch an Patienten mit suppressiver Schmerzverarbeitung und hebt auf die Förderung eines flexiblen Umgangs mit Schmerz und schmerzassoziierten körperlichen wie sozialen Aktivitäten ab.

26.2.7 Fazit

Bei der Beurteilung von Studien zur Wirksamkeit von KVI sollte zunächst berücksichtigt werden, in welchem Setting sie umgesetzt wurden, da diese, wie oben beschrieben, sehr heterogen sind hinsichtlich zeitlicher Dauer, struktureller und inhaltlicher Merkmale, die verwirklicht wurden, sowie des Schulungsgrads der Therapeuten.

Literatur

Literatur zu Abschn. 26.1

1. Bernstein DA, Borkovec TD (1992) Entspannungstraining. Pfeiffer, München
2. Elkins G, Jensen MP, Patterson DR (2007) Hypnotherapy for the management of chronic pain. Int J Clin Exp Hypn 55(3):275–287
3. Flor H, Birbaumer N (1993) Comparison of the efficacy of electromyographic biofeedback, cognitive-behavioral therapy, and conservative medical interventions in the treatment of chronic musculoskeletal pain. J Consult Clin Psychol 61(4):653–658
4. Flor H, Turk DC (1989) Psychophysiology of chronic pain: do chronic pain patients exhibit symptom-specific psychophysiological resonses? Psychological Bulletin 105(2) 215–259
5. Glombiewski JA, Tersek J, Rief W (2008) Muscular reactivity and specificity in chronic back pain patients. Psychosomatic Medicine 70(1):125–131
6. Glombiewski JA, Hartwich-Tersek J, Rief W (2010) Two psychological interventions are effective in severely disabled, chronic back pain patients: a randomised controlled trial. Int J Behav Med 17(2):97–107
7. Hermann C, Flor H (2009) Chronische Rückenschmerzen. In: Martin A, Rief W (Hrsg) Wie wirksam ist Biofeedback? Huber, Bern, S 125–137
8. Hoffman BM, Papas RK, Chatkoff DK, Kerns RD (2007) Meta-analysis of psychological interventions for chronic low back pain. Health Psychology 26(1):1–9

9. Hoffmann B (2000) Handbuch Autogenes Training, 14. Aufl. Deutscher Taschenbuchverlag, München
10. Jacobson E (1929) Progressive Relaxation. University of Chicago Press, Chicago
11. Kabat-Zinn J (2003) Mindfulness-based interventions in context: Past, present, and future. Clinical Psychology-Science and Practice 10(2):144–156
12. Linden W (1994) Autogenic training – a narrative and quantitative review of clinical outcome. Biofeedback Self Regul 19(3):227–264
13. Newton John TR, Spence SH, Schotte D (1995) Cognitive-behavioural therapy versus EMG biofeedback in the treatment of chronic low back pain. Behav Res Ther 33(6):691–697
14. Ost LG (1987) Applied relaxation – description of a coping technique and review of controlled-studies. Behav Res Ther 25(5):397–409
15. Ostelo R, Van Tulder MW, Vlaeyen JWS, Linton SJ, Morley SJ, Assendelft WJ (2005) Behavioural treatment for chronic low-back pain. Cochrane Database Syst Rev (1):CD002014
16. Roelofs J, Boissevain MD, Peters ML, de Jong JR, Vlaeyen JWS (2002) Psychological treatments for chronic low back pain: past, present and beyond. Pain Reviews 9(1):29–40
17. Rokicki LA, Holroyd KA, France CR, Lipchik GL, France JL, Kvaal SA (1997) Change mechanisms associated with combined relaxation/EMG biofeedback training for chronic tension headache. Appl Psychophysiol Biofeedback 22(1):21–41
18. Stetter F, Kupper S (2002) Autogenic training: A meta-analysis of clinical outcome studies. Appl Psychophysiol Biofeedback 27(1):45–98
19. Tulder MW van, Koes B, Malmivaara A (2006) Outcome of non-invasive treatment modalities on back pain: an evidence-based review. Eur Spine J 15:S64–S81

Literatur zu Abschn. 26.2

20. Basler HD, Kröner-Herwig B (Hrsg) (1998) Psychologische Schmerztherapie bei Kopf- und Rückenschmerzen. Ein Schmerzbewältigungsprogramm zur Gruppen – und Einzeltherapie, 2. Aufl. Quintessenz, München
21. Frettlöh J, Hermann C (2011) Kognitiv-behaviorale Therapie. In: Kröner-Herwig B et al (Hrsg) Schmerzpsychotherapie, 7. Aufl. Springer, Heidelberg
22. Gross JJ (1998) The emerging field of emotion regulation: an integrative review. Review of General Psychology 2:e271–299
23. Hasenbring M (1993) Durchhaltestrategien – ein in Schmerzforschung und -therapie vernachlässigtes Phänomen? Der Schmerz 7(4):304–313
24. Hasenbring MI, Pincus T (2015) Effective reassurance in primary care of low back pain what messages from clinicians are most beneficial at early stages? Clin J Pain 31:133–136
25. Hasenbring M, Ulrich HW, Hartmann M, Soyka D (1999) The efficacy of a risk factor based cognitive behavioral intervention and EMG-biofeedback in patients with acute sciatic pain: an attempt to prevent chronicity. Spine 24(23):2525–2535
26. Hasenbring MI, Hallner D, Klasen B, Streitlein-Böhme I, Willburger R, Rusche H (2012) Pain-related avoidance versus endurance in primary care patients with subacute back pain: psychological characteristics and outcome at a 6-month follow-up. Pain 153(1):211–217
27. Hasenbring MI, Karimi Z, Levenig C (2016 in Vorbereitung) Graded Balance: ein risikofaktorenbasierter, kognitiv-behavioraler Ansatz der Schmerzpsychotherapie
28. Hayes SC, Strosahl K, Wilson KG (1999) Acceptance and commitment therapy: an experiential approach to behavior change. Guildford Press, New York
29. Hinsch R, Pfingsten U (1983) Gruppentraining Soziale Kompetenzen. Urban & Schwarzenberg, München
30. Krüger RT (2003) Indikationen und Kontraindikationen für den Rollentausch in der psychodramatischen Psychotherapie. Z Soziodrama und Psychometrie 1:91–115
31. Lazarus RS, Folkman S (1984) Stress, appraisal, and coping. Springer, New York
32. Margraf J, Schneider S (Hrsg) (2009) Lehrbuch der Verhaltenstherapie. Springer, Heidelberg, S 486-497
33. Merskey H, Bogduk N (Hrsg) (1994) Task force on taxonomy of the International Association for the Study of Pain. IASP Press, Seattle
34. Morley S, Williams A, Eccleston C (2013) Examining the evidence about psychological treatments for chronic pain: Time for a paradigm shift? Pain 154:1929–1931
35. Nicholas MK, George SZ (2011) Psychologically informed interventions for low back pain: an update for physical therapists. Phys Ther 91:765–776
36. Ostelo RW, van Tulder MW, Vlaeyen JW et al (2005) Behavioural treatment for chronic low-back pain. Cochrane Database Syst Rev. 1:CD002014
37. Rudy TE, Kerns RD, Turk DC (1988) Chronic pain and depression: toward a cognitive-behavioral mediation model. Pain 35(2): 129–140
38. Vlaeyen JWS, Morley S, Linton S, Boersma K, de Jong J (2012) Pain-related fear: exposure-based treatment of chronic pain. IASP Press, Seattle
39. Hasenbring M, Chehadi O, Titze C, Kreddig N (2014) Fear and anxiety in the transition from acute to chronic pain: there is evidence for endurance besides avoidance. Pain Management 52(5):363–374

Injektionstherapie und Injektionstechniken an der Wirbelsäule

T. Theodoridis

H.-R. Casser et al. (Hrsg.), *Rückenschmerzen und Nackenschmerzen*,
DOI 10.1007/978-3-642-29775-5_27, © Springer-Verlag Berlin Heidelberg 2016

Die Injektionstherapie hat einen hohen Stellenwert bei der Behandlung der degenerativen Wirbelsäulenerkrankungen. Wenn alle konservativen Maßnahmen auch nach konsequentem Einsatz kein befriedigendes Resultat erzielen, sollte nicht gleich operiert werden. Es ist sinnvoll zu prüfen, ob man nicht eines der segmentnahen Injektionsverfahren einsetzen kann. Therapieresistente radikuläre Wirbelsäulensyndrome mit einer Korrelation zwischen klinischem und bildgebendem Befund sind meistens die Hauptindikationen. Die Behandlung erfolgt ambulant und in einigen Fällen auch stationär. Die meisten Injektionstechniken lassen sich nach anatomisch-palpatorischen Orientierungspunkten durchführen. Mit Ausnahme einiger Techniken sollte eine routinemäßige Durchführung der Injektionen unter Zuhilfenahme von Röntgenstrahlen vermieden werden. In der Literatur sind die epiduralen Techniken am häufigsten untersucht. Die strahlenfreie epidural-perineurale Einmalinjektion (»single shot«) schneidet dabei am besten ab.

27.1 Einleitung

Die Injektionstherapie an der Wirbelsäule als **»Single-shot-Verfahren«** ist ein wichtiger Bestandteil der »konservativen« Behandlung degenerativer Wirbelsäulenerkrankungen. In der Regel kann man damit als behandelnder Arzt schon **ambulant in der Arztpraxis** – eine richtige Indikation und sorgfältige Durchführung vorausgesetzt – für den Patienten so viel Beschwerdelinderung erreichen, dass weitere, invasivere Maßnahmen nicht mehr erforderlich sind. Mit der Injektionstherapie ist nicht die Anwendung von Muskel- und Triggerpunktinfiltrationen gemeint, sondern die sog. **tiefe Nadelung** in Form von epiduralen Injektionen, Nervenwurzelblockaden und Facetten- und Iliosakralgelenkinfiltrationen. Ziel ist zunächst, die komplikationsträchtigen offenen Operationen zu vermeiden, die irreversible Folgeerscheinungen hinterlassen können. Dies ist bei einer sorgfältig durchgeführten Injektionstherapie nicht der Fall. Diese sog. **minimal-invasiven Behandlungsmaßnahmen** sind **segmentnahe**, lokale Injektionen an der Wirbelsäule, die die Region unmittelbar am Wirbelkanal oder im Wirbelkanal selbst betreffen. Um diese Areale zu erreichen, benötigt man bei der Durchführung der Injektionen Kanülen mit einer Länge von mindestens 6–12 cm.

27.2 Behandlungsprinzip

Schmerzstillende, entzündungshemmende und abschwellende Präparate werden **lokal** an den Ausgangspunkt der Nozizeption im Bewegungssegment **appliziert.** Die Primärstörung wird dadurch direkt beeinflusst.

> **Die segmentnahe Injektionsbehandlung wirkt direkt am »Ort der Schmerzentstehung«.**

Wenige Milliliter [17] eines niedrig konzentrierten (0,5 %) Lokalanästhetikums, ggf. unter Zusatz von Steroiden, reichen aus, um sensibilisierte Nozizeptoren vorübergehend auszuschalten. Man erreicht dadurch eine:
- Schmerzreduktion,
- Herabsetzung der Nervenerregbarkeit,
- lokale Durchblutungssteigerung,
- Desensibilisierung.

Zielrichtung der therapeutischen Lokalanästhesie sind die sensiblen Nervenfasern. Nach der Einspritzung der Lokalanästhetika kommt es zu einer reversiblen Ausschaltung der afferenten Fasern. Da die Wirksamkeit der Lokalanästhetika mit einer Vergrößerung des Faserdurchmessers abnimmt, werden zuerst die sensiblen und bei höherer Dosierung die motorischen Nervenfasern blockiert. Lokalanästhetika setzen hierbei die Membranpermeabilität für Kationen herab, insbesondere für Natriumionen. Es kommt zu einer verringerten Membranpermeabilität mit verminderter Erregbarkeit [18]. Die Verwendung höherer Konzentrationen mit vollständiger Anästhesie und Paralyse ist jedoch für die schmerztherapeutische lokale Infiltrationsbehandlung nicht erforderlich.

> **Ziel der Injektionsbehandlung ist die Herabsetzung der Erregbarkeit mit Heraufsetzen der Reizschwelle.**

Experimentelle Untersuchungen haben gezeigt, dass entzündliche Veränderungen der Nervenwurzel, hervorgerufen durch Kompression, mit Lidocaininjektionen weitgehend verhindert werden können [15, 23]. Die schmerzlindernde Wirkung hält länger an, als von der Wirkdauer des Lokalanästhetikums zu erwarten ist. Durch mehrmalige (6–12) Infiltrationen des Lokalanästhetikums an aufeinanderfolgenden Tagen kommt es zu einer Desensibilisierung der überaktiven neuralen Elemente mit Schmerzreduktion. Dadurch wird der vorherige Zustand erreicht, in dem sich der Patient beschwerdefrei fühlte. Es gilt sowohl für die Bandscheibenprotrusion als auch für die Recessusstenose, die Spinalkanalstenose und für periradikuläre Vernarbungen. Eine nachhaltige Wirkung wird schließlich durch Physio-, Bewegungs-, Haltungs- und Verhaltenstherapie im Rahmen der Rückenschule erzielt. Diese begleitenden Maßnahmen erfolgen, soweit möglich, während der Injektionsbehandlung und sollten nach Therapieabschluss fortgesetzt werden.

27.3 Bildsteuerung

Das Vorschieben der Nadeln von dorsal kann unter Röntgenbildwandler- bzw. CT-Kontrolle erfolgen, besser jedoch – bis auf wenige Ausnahmen – ohne Röntgenhilfe nach palpatorisch-anatomischen Orientierungspunkten, um die kumulative Strahlenbelastung bei wiederholten Injektionen zu vermeiden [10].

Die Injektionstherapie an der Wirbelsäule sollte nicht routinemäßig bildgesteuert durchgeführt werden.

Indikationen für die sofortige Verwendung einer Röntgendurchleuchtung oder CT-Steuerung ergeben sich aus besonderen anatomischen Verhältnissen mit Schwierigkeiten, den gewünschten Injektionsort mittels palpatorisch anatomischer Orientierungspunkte aufzufinden, so z. B. bei Skoliosen, Übergangswirbeln und sehr adipösen Patienten. Eine Durchleuchtungs- bzw. CT-Kontrolle kann auch erforderlich sein, wenn eine Nervenwurzel durch Kontrastmittelinjektion und Schmerzausschaltung definiert werden soll, etwa zur präoperativen Diagnostik einer Nervenwurzeldekompressionsoperation [18], aber auch bei der zervikalen epiduralen Injektion.

27.4 Voraussetzungen und Kontraindikationen

Eine gewissenhafte Vorbereitung der Injektionsbehandlung hilft Fehler und Komplikationen zu vermeiden. Im Vorfeld sollte im Rahmen der allgemeinen und speziellen Anamneseerhebung sowie der klinischen Untersuchung festgestellt werden, ob diese Behandlung indiziert ist und ob keine Kontraindikationen vorliegen (▶ Übersicht »Kontraindikationen«), die bei Nichtbeachtung zu Komplikationen führen könnten. Die **Komplikationsrate ist insgesamt jedoch gering**, insbesondere im Vergleich zu anderen minimal-invasiven Verfahren wie Lasertherapie, intradiskale Verfahren, endoskopische und offene Bandscheibenoperationen. Neben den allgemeinen Komplikationen und Nebenwirkungen, die bei jeder lokalen Injektion von Lokalanästhetika vorkommen können, wie vasovagale Synkopen, anaphylaktische Reaktionen, Infektionen und Blutungen, gibt es spezielle Komplikationen durch die Injektion in die unmittelbare Nähe des zentralen Nervensystems. Dazu gehören z. B. das postpunktionelle Syndrom, die Entwicklung einer Spinalanästhesie durch die versehentliche intrathekale Lokalanästhetikaapplikation, die epidurale Abszessbildung sowie die versehentliche Verletzung der Pleura pulmonalis mit konsekutiver Pneumothoraxbildung.

Die direkte Lokalanästhetikaapplikation wirbelsäulennah gehört – trotz möglicher Nebenwirkungen und Komplikationen – zu den sichersten und wirksamsten Methoden der Schmerzbekämpfung.

Kontraindikationen für die lokale Injektionstherapie

- Hautläsionen im Injektionsbereich sowie lokale und/oder systemische Infektionen
- Überempfindlichkeit gegenüber Lokalanästhetika
- Steroidkontraindikationen (wie z. B. schwer kontrollierbarer Diabetes mellitus)
- Neurologische Anfallsleiden und Rückenmarkerkrankungen (wegen der ZNS-Nähe mit möglichem Liquorverlust)
- Akute Herz- und Kreislaufstörungen oder kardiale Überleitungsstörungen
- Einnahme blutverdünnender Medikamente (ASS und Clopidogrel, Marcumar etc.)
- Fehlende Voraussetzungen für eine Injektionstherapie

Als **Voraussetzungen** für eine Injektionstherapie an der Wirbelsäule gelten zur Infektionsprophylaxe ein **spezieller Infiltrationsraum**, in dem nur entsprechende aseptische Behandlungen durchgeführt werden, und eine professionelle Vorbereitung des Injektionszubehörs. Für Herz- und Kreislaufkomplikationen müssen **Reanimationsmöglichkeiten** vorhanden sein. Wie unsere Untersuchungen über Nebenwirkungen und Komplikationen der Injektionsbehandlung bei degenerativen Wirbelsäulenerkrankungen zeigten [4, 5, 22], ist ein routinemäßiges, aufwendiges hämodynamisches Monitoring in der Regel nicht erforderlich.

Arzt und Personal sollten allerdings in die Notfallbehandlung eingewiesen sein.

Eine Überwachung der Kreislaufparameter mit der Pulsoxymetrie ist bei der Injektionstherapie an der Wirbelsäule ausreichend (◘ Abb. 27.1).

27.5 Injektionstechniken

27.5.1 Lumbale Spinalnervanalgesie (LSPA)

Prinzip

Hauptziel dieser Injektionstechnik ist die Region am Foramen intervertebrale und im lateralen Wirbelkanal. Anteile der Wirbelgelenkkapsel werden ebenfalls mit infiltriert.

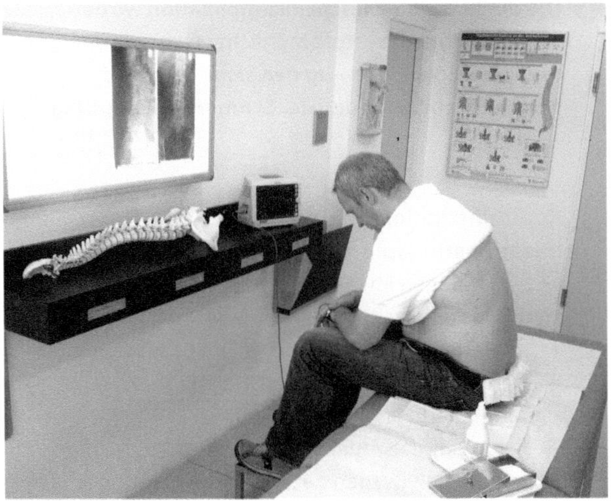

Abb. 27.1 Sitzhaltung eines Patienten vor Durchführung einer lumbalen Injektion. Die Sauerstoffsättigung und die Herzfrequenz werden durch ein angelegtes Pulsoxymeter überwacht. Die Röntgenaufnahmen der LWS hängen seitengerecht (rechts = rechts) gut sichtbar in Blickrichtung des Behandlers. Kompressen werden im unteren Kleidungsbereich angebracht

Indikation

Ausstrahlende Schmerzen in der Lumbalregion können von der Nervenwurzel **(radikulär)**, aber auch von umgebenden Strukturen wie Wirbelgelenk, paravertebralen Muskeln und Bändern ausgehen. Die Schmerzareale sind dann nicht streng segmental-radikulär, sondern **pseudoradikulär.**

Technik

Einstichstelle und Führung der 12 cm langen Nadel sind durch topografisch-anatomische Palpationspunkte bestimmt (Abb. 27.2). Am einfachsten und sichersten erreicht man die Foramina intervertebralia der unteren Lendenwirbelsäule von einer Einstichstelle, die 8 cm seitlich der Medianlinie in Höhe der Darmbeinkämme liegt. Je nach betroffener Wurzel wählt man dann in einer 60-Grad-Winkelposition in der Vertikalebene verschiedene Winkelgrade [20].

In der Regel werden 10 ml einer 0,5%igen Lokalanästhesielösung injiziert, die tiefe Teile der paravertebralen Muskulatur, laterale Anteile der Facette und die austretende Nervenwurzel im Foramen intervertebrale periradikulär infiltriert. Ein Teil der Injektionslösung diffundiert durch das Foramen intervertebrale in den Epiduralraum, wie CT-kontrollierte Spinalnervanalgesien mit Kontrastmittel gezeigt haben [9].

Der wesentliche Unterschied zu den Techniken von Reischauer [14] sowie Macnab und Dall [11] besteht darin, dass durch die schräge Nadelrichtung ein sicherer Knochenkontakt im posterolateralen Anteil des Lendenwirbels erreicht wird.

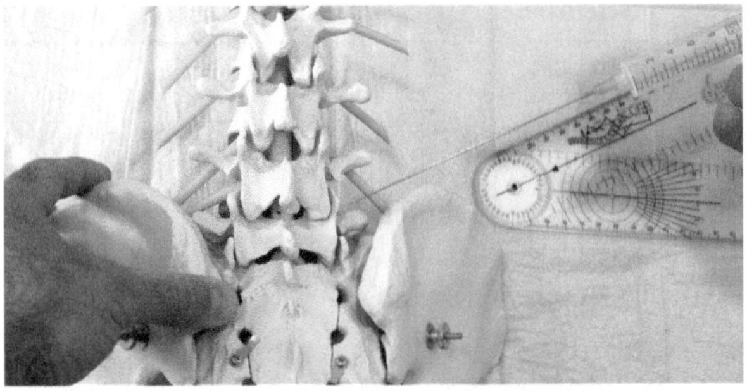

Abb. 27.2 Nadellage bei Infiltration der foraminoartikulären Region L4/5 am Skelett. Oberhalb des Querfortsatzes L5 wird im Foramen intervertebrale die austretende L4-Wurzel erreicht. Die vertikale Winkeleinstellung für die Injektionsbehandlung dieser Wurzel beträgt 30°

Prozedere

Bei starken Schmerzen durch Nervenwurzelreizerscheinungen können lumbale Spinalnervanalgesien sogar täglich an 5–10 Tagen durchgeführt werden, je nach Schweregrad ambulant oder stationär. Bei Abklingen der Beschwerden werden die Abstände zwischen den Injektionen je nach Situation verlängert.

Ergebnisse LSPA

Es gibt zahlreiche retrospektive und 2 randomisierte Studien [9] über die positive Wirkung von Nervenwurzelblockaden in den unterschiedlichen Techniken bei degenerativen Wirbelsäulenerkrankungen.

27.5.2 Lumbale Facetteninfiltration

Prinzip

Hauptziel dieser Injektionstechnik ist die Region der lumbalen Wirbelgelenkkapseln. Gereizte Nozizeptoren werden mit einem Lokalanästhetikum, ggf. unter Zusatz von Steroiden, vorübergehend blockiert und dadurch ausgeschaltet.

Indikation

Gehen radikuläre Schmerzen mit Rückenschmerzen einher, ist eine Facetteninfiltration indiziert. Aber auch bei Hyperlordosekreuzschmerzen ohne Beinausstrahlung kann eine Injektion der Facetten vorgenommen werden.

Technik

Die lumbalen Wirbelgelenkkapseln erreicht man durch vertikales Vorschieben einer 8 cm langen Kanüle 2–2,5 cm paravertebral zwischen den Dornfortsätzen (Abb. 27.3).

Man findet dadurch Knochenkontakt im dorsalen Anteil der Wirbelgelenkkapsel. Eine intrakapsuläre Infiltration von 2 ml Lidocain erfüllt den therapeutischen

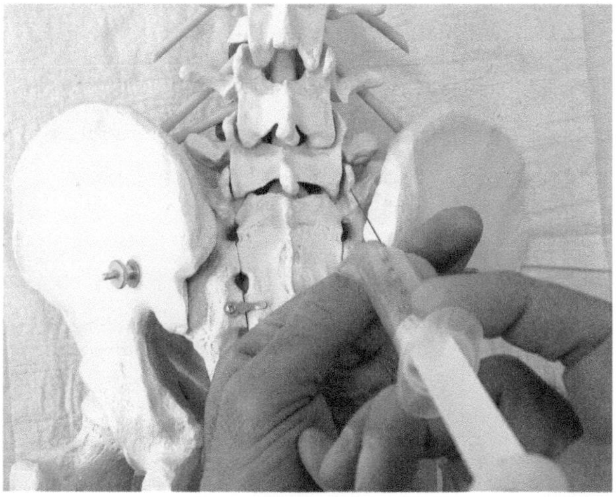

Abb. 27.3 Knochenkontakt L5/S1 rechts am Skelett. Der Gelenkkapselkomplex liegt in diesem Segment 2,5 cm lateral der Mittellinie

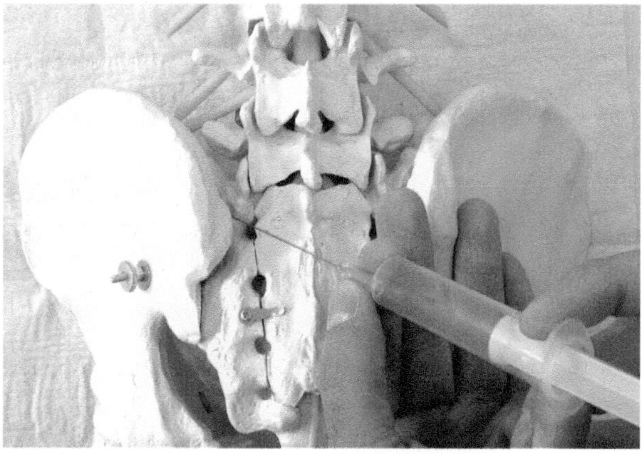

Abb. 27.4 Nadellage am Skelett. Die 45°-Einstellung der Nadel zielt direkt auf den mittleren Anteil des ISG

Zweck. Dies gilt für die sog. **trockene Facettitis**, wenn nur eine Kapselschwellung vorliegt.

Besteht ein Gelenkerguss (sog. **feuchte Facettitis**), was deutlich im CT, besser noch im MRT zu erkennen ist, empfiehlt sich eine Gelenkpunktion unter Bildwandlerkontrolle mit Kortisoninjektion [19].

Prozedere

Bei starken Schmerzen können Facetteninjektionen ebenfalls täglich an 5–10 Tagen durchgeführt werden, aber auch als zweite ärztliche Maßnahme während eines stationären Aufenthalts mit multimodaler Wirbelsäulentherapie. Die vorübergehende Schmerzausstrahlung dient auch zur Identifikation des Schmerzausgangspunkts für eine eventuelle weiterführende Facettenkoagulation [7].

Ergebnisse

Auf die Bedeutung der Wirbelgelenke bei der Entstehung von Rückenschmerzen weisen zahlreiche Untersucher hin [2, 3, 12, 24] . Zur Facetteninfiltration selber liegen zwar zahlreiche retrospektive Studien und Erfahrungsberichte vor [9], randomisierte, kontrollierte Studien fehlen jedoch.

Facetteninfiltrationen sind bei gegebener Indikation fester Bestandteil der multimodalen Therapie bei degenerativen Erkrankungen der Lendenwirbelsäule.

27.5.3 Ligamentäre Infiltration am Iliosakralgelenk (ISG-Block)

Prinzip

Hauptziel dieser Injektionstechnik ist die Region an den Übergängen vom Band zum Knochen am dorsalen Bandapparat der Sakroiliakalgelenke und an den Ansätzen des Ligamentum iliolumbale.

Indikation

Hauptindikationen sind Irritationen des Iliosakralgelenks (ISG) im Rahmen von ISG-Blockaden oder pseudoradikulären Lumbalsyndromen.

Technik

Der Bandapparat im ISG-Bereich wird am einfachsten von einer Einstichstelle, die in der Mittellinie in Höhe der gleichseitigen Spina iliaca posterior superior und des Dornfortsatzes S1 liegt, erreicht (Abb. 27.4). Die Winkeleinstellung des Einstichs zur Haut beträgt dann ca. 45°. Die Stichrichtung geht nach lateral.

Prozedere

Blockierungserscheinungen am Iliosakralgelenk verursachen sehr oft Restbeschwerden pseudoradikulären Charakters während einer erfolgreichen Behandlung eines lumbalen Wurzelreizsyndroms. Da die beschriebene ligamentäre Infiltrationstechnik im ISG-Bereich keine große Schwierigkeit bereitet, sollte sie sogar als probatorische Injektion mindestens einmal in einem Behandlungszyklus durchgeführt werden. Häufig tritt dadurch eine deutliche Besserung auf.

27.5.4 Lumbale epidurale Schmerztherapie

Grundsätzlich gibt es **4 Zugangswege,** über die man den lumbalen Epiduralraum mit einer Kanüle erreichen kann. Der Zugang über das **Foramen intervertebrale** ist nur unter CT- oder Bildwandlerkontrolle möglich und bleibt

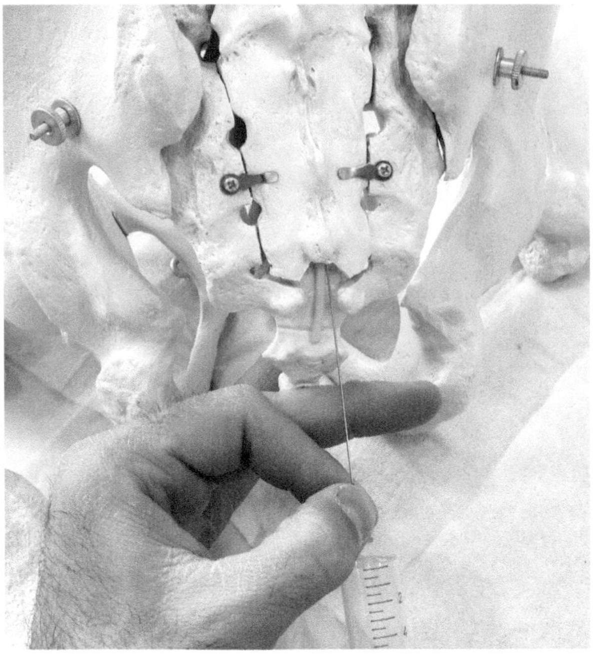

◘ Abb. 27.5 Nadellage am Skelett zwischen den Cornua sacralia bei der epidural-sakralen Injektion. Die Kanülenspitze sollte die Höhe von S2 nicht überschreiten

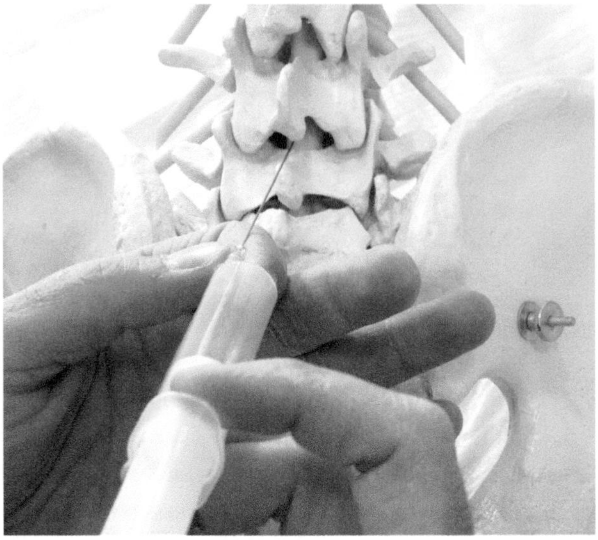

◘ Abb. 27.6 Lage der Nadel zwischen L4 und L5 am Skelett bei der epidural-dorsalen Injektion

Einzelsituationen vorbehalten, da er letzten Endes routinemäßig nicht praktikabel ist. Das Gleiche gilt für den **indirekten Weg** über die Bandscheibe. In diesen Fällen, wenn sich bei der Diskografie ein Kontrastmittelabfluss in den Epiduralraum zeigt und die geplante intradiskale Behandlung nicht möglich ist, kann man durch eine intradiskale Gabe Kortison in den ventralen Epiduralraum applizieren.

In der täglichen Praxis sind der Zugang über den Hiatus **sacralis** und der **interlaminäre Zugang** gebräuchlicher.

▪ Epidural-sakral – Kaudalanästhesie

Vor allem beim Postdiskotomie- oder Postfusionssyndrom wird die Epiduralanästhesie über den Hiatus sacralis (**Kaudalanästhesie**) oft eingesetzt (◘ Abb. 27.5). Der Hiatus sacralis ist dann der einzige Zugang zum lumbalen Epiduralraum, wenn der interlaminäre Zugang durch Knochenspäne verlegt ist. Nachteil dieser Technik ist, dass man größere Mengen braucht, um u. a. auch die betroffenen Nervenwurzeln in der gewünschten Konzentration zu umfluten.

▪ Epidural-dorsal – »Loss-of-resistance-Technik«

In der Schmerztherapie verwendet man am häufigsten den **interlaminären Zugang** – entweder als **epidural-dorsale** Injektion mit der **»Loss-of-resistance-Technik«** oder als **epidural-perineurale 2-Nadel-Technik** für den ventralen Epiduralraum.

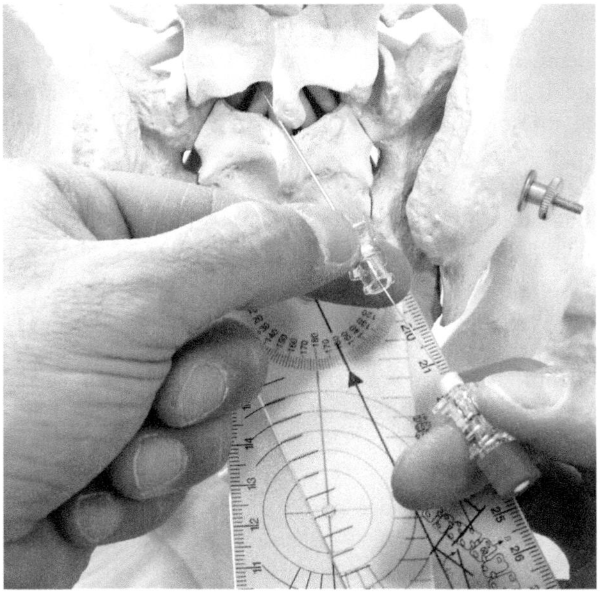

◘ Abb. 27.7 Der Stichkanal bei der epidural-perineuralen Injektion, wie hier am Skelett dargestellt, weicht etwa 15–20° von der sagittalen Mittellinie ab

Mit der dorsal-interlaminären Technik (◘ Abb. 27.6) erreicht man gleichzeitig mehrere Wurzeln, ggf. auch auf beiden Seiten. Nachteil dieser Technik sind hier aber auch die größeren Lokalanästhetikamengen, die appliziert werden müssen, da die injizierte Flüssigkeit hauptsächlich im dorsalen Epiduralabschnitt verteilt wird.

Tab. 27.1 Randomisierte, kontrollierte Studien zur epiduralen Injektionsbehandlung beim lumbalen Wurzelkompressionssyndrom

Autor	Jahr	Zugang	Dosis	Ergebnis
Krämer et al.	1997	Interlaminär epidural-perineural u. epidorsal versus Muskelinfiltration	10 mg Triam	+
Ng et al.	2005	Interlaminär-dorsal	40 mg Triam versus Bupivacain	+
Becker et al.	2007	Interlaminär epidural-perineural	10/5 mg Triam versus Orthokin	+
Teske et al.	2009	Interlaminär epidural-perineural	10 mg Triam versus Lidocain	+

Epidural-perineural – Doppelnadelsystem mit Führungskanüle und 29-G-Kanüle

Den anterolateralen Epiduralraum erreicht man am besten von dorsal-interlaminär mit einer Doppelnadeltechnik mit schräger Zielrichtung [20, 21] (Abb. 27.7).

Mit einer Führungskanüle werden zunächst Haut, Faszie und Muskulatur überwunden. Schließlich wird eine dünne 29-G-Kanüle bis zum anterolateralen Epiduralraum durchgeschoben. Die Kanüle ist so dünn, dass selbst bei transduraler Passage keine Schäden erzeugt werden.

Die epidural-perineurale Injektion mit dem Doppelnadelsystem ist äußerst schonend und effektiv.

Indikation

Eine Indikation ist die monoradikuläre L5- und S1-Wurzelreizung durch verlagertes Bandscheibengewebe und (oder) durch knöcherne Bedrängung bei lateraler Spinalkanalstenose. Aber auch die Wurzelirritation durch postoperative Narben (Postdiskotomiesyndrom) gehört zum Indikationsspektrum der epidural-perineuralen Techik.

Prozedere

Therapieresistente Nervenwurzelreizerscheinungen, die mit starken Schmerzen einhergehen, sollten anfänglich 1- bis 2-mal wöchentlich durch eine epidurale Injektion behandelt werden.

Reine Kreuzschmerzen ohne Ausstrahlung geben keinen Anlass für eine periradikuläre Injektionstherapie [6].

Ergebnisse der epiduralen Injektionstherapie

Es liegen zahlreiche positive Ergebnisse aus randomisiert-kontrollierten Studien zu epiduralen Injektionen beim lumbalen Wurzelkompressionssyndrom vor. Eine Übersicht der aktuelleren Untersuchungen findet sich in der Tab. 27.1. Drei Studien betreffen die epidural-perineurale Injektion [1, 8, 16]. Verwendet wurden vorwiegend Lokalanästhetika mit Steroiden, aber auch Orthokin [1] als Antiphlogistikum oder Lokalanästhetikum allein [13, 16]. Die Studien ergaben keinen Unterschied zwischen Lokalanästhetikum allein und Lokalanästhetikum plus Kortikosteroid. Die Autoren kamen zu der Schlussfolgerung, dass angesichts der zahlreichen randomisierten Erfahrungsberichte zur kortisongestützten periradikulären Therapie die Weiterverwendung der Lokalanästhetikum-Kortison-Kombination vorerst weiterzuempfehlen ist [19].

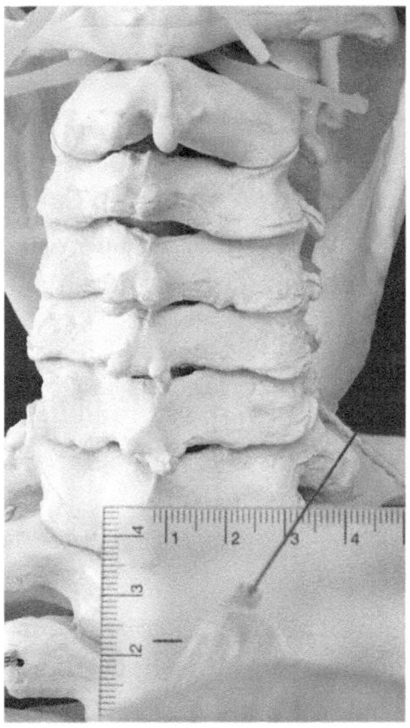

Abb. 27.8 Nadellage am Skelett kraniolateral am Rand des lateralen Wirbelbogenanteils rechts bei einer zervikalen Spinalnervanalgesie rechts

27.5.5 Zervikale Spinalnervanalgesie (CSPA)

Prinzip

Die CSPA ist eine periradikuläre Behandlung mit Umflutung der Nervenwurzeln C5–C8 von dorsal unmittelbar nach dem Austritt aus dem Foramen intervertebrale und im lateralen Wirbelkanal.

Indikation

- Zervikales Wurzelreizsyndrom
- Pseudoradikuläres Zervikalsyndrom
- Zervikozephales Syndrom

Technik

Mit dem dorsalen Zugang erreicht man 3–4 cm paravertebral in einer Tiefe von durchschnittlich 4–6 cm die unteren zervikalen Spinalnerven (◘ Abb. 27.8), ohne die Gefahr einer Durapunktion oder der Verletzung der großen Halsgefäße einzugehen [18, 20].

In der Regel werden 5 ml einer 0,5%igen Lokalanästhesielösung injiziert, die tiefe Teile der paravertebralen Muskulatur und die austretende Nervenwurzel im Foramen intervertebrale periradikulär infiltriert.

27.5.6 Zervikale Facetteninfiltration

Prinzip

Ziel dieser Injektionstechnik ist es, die gereizten Nozizeptoren der zervikalen Wirbelgelenkkapseln mit einem Lokalanästhetikum, ggf. unter Zusatz von Steroiden, vorübergehend zu blockieren und dadurch auszuschalten.

Indikation

- Zervikobrachialsyndrom mit radikulärer oder pseudoradikulärer Ausstrahlung
- Zervikales Facettensyndrom

Technik

Die zervikalen Wirbelgelenkkapseln der unteren Halswirbelsäule erreicht man durch vertikales Vorschieben einer 6–8 cm langen Kanüle 2 cm paravertebral zwischen den Dornfortsätzen [18, 20].

Literatur

1. Becker C, Heidersdorf S, Drewlo S, Zirke S, Krämer J, Willburger R (2007) Efficacy of epidural perineural injections with autologous contitioned serum for lumbar radicular compression. An investor-initiated, prospective, double-blind, reference-controlled study. Spine 32(17):1803
2. Carrera F(1980) Lumbar facet injection in LBP and sciatica. Radiology137:661–664
3. Ghormley RK(1993) Low back pain with special reference to the art. Facets with presentation of an operative procedure. J Amer Med Ass 101:1773
4. Hanefeld C, Miebach T, Bulut D, Theodoridis T, Rubenthaler F, Krämer J, Mügge A (2005) Effects of lumbar spinal nerve analgesia on the cardiovascular system. Z Orthop Ihre Grenzgeb 143(1):86–90
5. Hanefeld C, Ohlgard P, Miebach T, Kleinert H, Mügge A, Theodoridis T (2006) Acute cardiovascular reactions to cervical nerve root infiltration. Z Orthop Ihre Grenzgeb 144(1):27–32
6. Hildebrandt J (Hrsg) (2011) Rückenschmerz und Lendenwirbelsäule. Elvesier, Urban u. Fischer, München
7. Jerosch J (2009) Facettensyndrom. In: Jerosch J, Steinleitner W (Hrsg) Minimal-invasive Wirbelsäulen-Intervention. 2. Aufl. Deutscher Ärzte-Verlag, Köln,S 209–243
8. Krämer J, Ludwig J, Bickert U, Owczarek V, Traupe M (1997) Lumbar epidural perineural injection: a new technique. Eur Spine J 6:357–361
9. Krämer J (2006) Bandscheibenbedingte Erkrankungen, 5. Aufl. Thieme, Stuttgart
10. Krämer J, Blettner M, Hammer P (2008) Bildgesteuerte Injektionstherapie an der Lendenwirbelsäule. Dtsch Arztebl 105:34–35, 596–598
11. Macnab J, Dall D (1971) The blood supply of the lumbar spine and its application to the technique of intertransverse lumbar fusion. J Bone Jt Surg Br 53(4):628–638
12. Moran R, O`Connel D, Walsh MG (1988) The diagnostic value of facet injections. Spine 13:1407–1410
13. NG L, Chaudhary N, Sell P (2005) The efficacy of corticosteroids in periradicular infiltration for chronic radicular pain. Spine 30(8):857–862
14. Reischauer F(1953) Zur Technik der lokalen Novocainbehandlung bei Lumbago/Ischias. Dtsch Med Wschr 78:1373
15. Rydevik B (1990) Etiology of sciatica. In: Weinstein J, Wiesel S (Hrsg) The Lumbar Spine. Saunders, Philadelphia
16. Teske W, Zirke S, Trippe C, Krämer J, Willburger RE, Theodoridis T, Beer AM, Molsberger A (2009) Epidural injection therapy with local anaesthetics versus cortisone in the lumbar spine syndrome: a prospective study. Z Orthop Unfall 147(2):199–204
17. Teske W, Zirke S, Nottenkämper J, Lichtinger T, Theodoridis T, Krämer J, Schmidt K (2011) Anatomical and surgical study of volume determination of the anterolateral epidural space nerve root L5/S1 under the aspect of epidural perineural injection in minimal invasive treatment of lumbar nerve root compression. Eur Spine J 20:537–541
18. Theodoridis T (2007) Injektionstherapie an der Wirbelsäule ohne Bildsteuerung. Orthopäde 36:73–86
19. Theodoridis T (2012) Stellenwert der Injektionstherapie bei degenerativen Erkrankungen der Lendenwirbelsäule. Orthopäde 41(2):94–99. doi: 10.1007/s00132-011-1862-y
20. Theodoridis T, Krämer J (2009) Spinal injection techniques. Thieme, Stuttgart
21. Theodoridis T, Mamarvar R, Krämer J, Wiese M, Teske W (2009) Einstichwinkel bei der epidural-perineuralen Injektion an der Lendenwirbelsäule. Z Orthop Unfall 147(1):65–68
22. Willburger R, Knorth H, Haaker R (2005) Nebenwirkungen und Komplikationen der Injektionsbehandlung bei degenerativen Erkrankungen der Wirbelsäule. Z Orthop 143:170–174
23. Yabuki S, Kawaguchi Y, Olmarker S, Kirkuchi S, Rydevik B (1996) Effect of Lidocain infiltration in a pig herniated Nucleus Pulposus Model. Abstract. ISSLS, Burlington
24. Young KH, King AI (1983) Mechanism of facet load transmission as a hypothesis for low back pain. Spine 8:327

Anästhesiologische Schmerztherapie bei Rückenschmerzen

W. Hoerster

H.-R. Casser et al. (Hrsg.), *Rückenschmerzen und Nackenschmerzen*,
DOI 10.1007/978-3-642-29775-5_28, © Springer-Verlag Berlin Heidelberg 2016

Bei einer Lumboischialgie werden neben der kausalen Therapie mit großem Erfolg anästhesiologische Methoden zur Schmerztherapie eingesetzt. Die therapeutische Lokal- und Regionalanästhesie führt mit verschiedenen, den jeweiligen Indikationen angepassten Methoden zu einer sofortigen Unterbrechung der Schmerz-Verspannungs-Spirale mit sehr guter Schmerzlinderung und Muskelentspannung. Darüber hinaus werden entzündliche Prozesse, ödematöse Wurzelveränderungen und Durchblutungsstörungen zuverlässig mitbehandelt. Zusätzlich zu Triggerpunktinfiltrationen, Facettendenervierungen und einzelnen Wurzelblockaden werden anästhesiologisch Kathetertechniken eingesetzt, um eine kontinuierliche, langanhaltende Schmerzbeseitigung zu erreichen und im Anschluss eine wirksame Physiotherapie und Krankengymnastik zur Stabilisierung des Effekts zu ermöglichen. Ein weiterer Vorteil besteht darin, dass Chronifizierungsvorgänge verhindert oder abgeschwächt werden.

28

28.1 Einleitung

Als Lumboischialgie werden Rückenschmerzen kombiniert mit Nervenschmerzen bezeichnet, die durch Nervenwurzelkompression in einem oder mehreren Segmenten der Wirbelsäule hervorgerufen werden. In seltenen Fällen sind auch entzündliche Prozesse die Ursache.

Ursachen im Einzelnen sind: Bandscheibenprotrusion, Bandscheibenprolaps, Spinalkanalstenose, Stenosierung der Neuroforamina durch Osteochondrosen und Spondylarthrosen, Instabilität und Spondylolisthese, narbige Wurzelkompression nach Bandscheibenoperationen oder Fusionsoperationen (Failed-back-Syndrom), seltener Tumoren, Metastasen und, noch seltener, Entzündungen. Im Gegensatz zum pseudoradikulären lumbosakralen Schmerzsyndrom sind bei der radikulären Form immer neurologische Defizite sensibler und/oder motorischer Art nachweisbar.

Neben der kausalen Therapie mit Beseitigung der Raumforderung und der medikamentösen Therapie mit antiphlogistisch wirkenden Analgetika, ggf. auch Opioiden in Kombination mit Myotonolytika und Schmerzmodulatoren (Antidepressiva, Antikonvulsiva), werden anästhesiologische Methoden zur Schmerztherapie mit großem Erfolg eingesetzt.

Die therapeutische Lokal- und Regionalanästhesie führt mit verschiedenen, den jeweiligen Indikationen angepassten Methoden zu einer sofortigen Unterbrechung der Schmerz-Verspannungs-Spirale mit sehr guter Schmerzlinderung und Muskelentspannung. Darüber hinaus werden entzündliche Prozesse, ödematöse Wurzelveränderungen und Durchblutungsstörungen zuverlässig mitbehandelt. Neben den an anderer Stelle beschriebenen Triggerpunktinfiltrationen, Facettendenervierungen und einzelnen Wurzelblockaden werden anästhesiologisch Kathetertechniken eingesetzt, um eine kontinuierliche, langanhaltende Schmerzbeseitigung zu erreichen und im Anschluss eine wirksame Physiotherapie und Krankengymnastik zur Stabilisierung des Effekts zu ermöglichen.

Ein nicht zu unterschätzender Vorteil der anästhesiologischen Techniken der Schmerztherapie besteht auch darin, die Chronifizierungsvorgänge – mit zentraler Sensitivierung und sekundärer Hyperalgesie mit Steigerung der zentralen Erregbarkeit des nozizeptiven Systems – zu verhindern oder zumindest abzuschwächen.

28.2 Lumbale Injektionstherapie

> **Geeignete Pharmaka sind langwirkende Lokalanästhetika wie Bupivacain und Ropivacain, Steroide und Clonidin. NMDA-Rezeptorantagonisten wie Ketamin sind zur rückenmarknahen Anwendung nicht zugelassen.**

Radikuläre Schmerzen mechanischer, chemischer, ischämischer oder entzündlicher Genese werden zum überwiegenden Teil konservativ behandelt. Nach einer gründlichen strukturierten Anamnese und sorgfältiger Befunderhebung, insbesondere in Kombination mit einer neurologisch- manualtherapeutischen Untersuchung, wird die Diagnostik der Ursache der radikulären Schmerzen durch bildgebende Verfahren unterstützt.

Wenn durch kurzfristige orale Gabe von antiphlogistisch wirkenden NSAR, Steroiden und ggf. Opioiden keine ausreichende Schmerzlinderung zur Einleitung von Dehnungstechniken, Lockerung der reflektorisch verspannten Muskulatur und stabilisierender Krankengymnastik erreicht werden kann, werden interventionelle Techniken erforderlich. Im Verlauf eines Stufenplans kommen zunächst die Techniken mit den geringsten Komplikationsmöglichkeiten zum Einsatz.

> **Oft sind Laminablockaden oder Ramus-dorsalis-Blockaden völlig ausreichend, um den gewünschten anästhetischen Erfolg zu erzielen.**

Neben den Facetteninfiltrationen bei schmerzhaften Wirbelgelenkveränderungen werden paravertebrale Spinalnervenblockaden unter CT- oder Bildwandlerkontrolle bei akuten oder chronischen Wurzelreizsyndromen durchgeführt. In unmittelbarer Nähe des Foramen intervertebrale werden die betreffenden Spinalnerven mit ventraler und dorsaler Wurzel und die Rami communicantes zum sympathischen Grenzstrang mit einem Lokalanästhetikum, ggf. mit Steroidzusatz, umflutet.

Nach Krämer und Laubenthal [2] ist diese Technik auch sinnvoll bei pseudoradikulärer Schmerzsymptomatik, z. B. bei degenerativen Lumbalsyndromen. Eine Kathetereinführung ist bei der Nervenwurzelblockade kaum möglich. Soll eine lumbale Grenzstrangblockade mit längerer Wirkdauer durchgeführt werden, kann eine klassische Grenzstrangblockade erreicht werden mithilfe einer Tuohy-Kanüle, durch die der Katheter vorgeschoben wird zu einer einseitigen Sympathikusausschaltung, beispielsweise bei einseitiger Perfusionsstörung im Rahmen einer AVK, anderen Angiitiden oder CRPS (»complex regional pain syndrome«).

28.3 Peridurale Injektionstechniken

Radikuläre Schmerzen durch beidseitige Nervenwurzelreizungen im betroffenen Segment können durch Injektion von Lokalanästhetika (LA) in den periduralen Raum nach erfolgreicher Punktion wirksam behandelt werden. Je nach Volumen werden auch Nervenwurzeln benachbarter Segmente erreicht. Aber auch bei pseudoradikulären Schmerzen – z. B. Irritation der Nn. sinuvertebralis bei Bandscheibendegeneration, aber auch durch degenerative Wirbelgelenkprozesse, Stenosierung des Wirbelkanals und narbiger Ummauerung einer oder mehrerer Nervenwurzeln – ist die peridurale Injektion mit direkter Therapie der betroffenen Nervenwurzeln eine ideale und nebenwirkungsarme Methode. Damit lassen sich die entzündlichen und ödematösen Prozesse hemmen, die Reizaufnahme und weiterleitung verhindern und die durch die Nervenirritation ausgelösten sekundären Prozesse im gestörten Segment gezielt behandeln, so z. B. Muskelverspannung, Gelenkblockierung und weitere schmerzhafte Veränderungen im lumbalen Bereich. Lang wirkende Lokalanästhetika wie Bupivacain oder Ropivacain mit und ohne Steroidzusatz, ggf. auch Opioide und Clonidin, sind die favorisierten Pharmaka für diese Technik zur Behandlung von Rückenschmerzen aller Art.

Folgt man den Empfehlungen von Krämer und Laubenthal [2] zur Behandlung akuter und chronischer radikulärer und pseudoradikulärer Prozesse, so ist die kontinuierliche Injektion über Periduralkatheter die Methode der Wahl.

Der Periduralraum umhüllt das Rückenmark und das Bündel der Spinalnerven und ist medial begrenzt von der Dura mater spinalis, die den Subarachnoidalraum umhüllt. Von lateral und dorsal ist der Periduralraum von Periost und Dura mater spinalis sowie von den Ligamenta flava begrenzt, hat eine Distanz im lumbalen Bereich von ca. 5–6 mm und ist angefüllt mit Fettgewebe, Bindegewebe, dem periduralen Venengeflecht, Arterien und Lymphgefäßen sowie den paarig lateral angeordneten Spinalnerven, die aus den Foramina intervertebralia seitlich aus dem Wirbelkanal austreten. Über die foramina intervertebralia ist der Periduralraum mit dem Paravertebralraum verbunden und über die transdurale Perfusion mit dem liquorgefüllten Subarachnoidalraum.

28.3.1 Techniken im Einzelnen

Beim gebeugten Rücken in sitzender Position, wenn nötig auch in Seitenlage, wird nach Lokalanästhesie eine Tuohy-Kanüle mit Mandrin zwischen den Dornfortsätzen, meist im Segment L3/L4, durch das Gewebe zwischen den knöchernen Anteilen bis zum Lig. flavum vorsichtig vorgeschoben.

Dann wird der Mandrin entfernt und eine mit physiologischer NaCl-Lösung gefüllte, leichtgängige Spritze aufgesetzt. Mit permanentem Daumendruck auf den Kolben der Spritze wird die PD-Kanüle durch den harten Widerstand des Lig. flavum hindurch vorgeschoben. Beim Eintritt in den periduralen Raum gibt der Widerstand plötzlich nach, und der flüssige Inhalt der Spritze entleert sich plötzlich in den Raum mit ganz geringem Widerstand (Loss-of-resistance-Methode – Widerstandsverlustmethode).

Alternativ kann auch die Methode mit dem hängenden Tropfen eingesetzt werden: Der durch den Unterdruck im periduralen Raum am Konus der PD-Kanüle hängende Tropfen wird beim Durchtritt durch das Lig. flavum in die Kanüle eingesogen. Generell hat sich aber die Widerstandsverlustmethode durchgesetzt.

Nach sorgfältiger Aspiration zum Ausschluss einer Gefäßpunktion oder unbeabsichtigter Duraperforation wird eine Testdosis von 3 ml injiziert. Nach einer Minute ohne Kreislaufreaktion und ohne beginnende Spinalanästhesie kann fraktioniert die beabsichtigte Volumengesamtmenge durch die PD-Kanüle in den periduralen Raum injiziert werden.

Bei entsprechender Indikation kann der Zugang zum periduralen Raum auch von kaudal durch den Hiatus sacralis gewählt werden, z. B. bei Kokzygodynie, Spinalkanalstenose, Postdiskotomiesyndrom oder degenerativen Prozessen im unteren Lumbalbereich. Der Hiatus sacralis wird zwischen den Cornua sacralia in Bauchlage, ggf. auch in Seitenlage, mit einer Verweilkanüle punktiert; nach Durchtritt durch die Membran über dem Hiatus wird der Mandrin zurückgezogen und die Verweilkanüle vorsichtig in den Canalis sacralis vorgeschoben. Nach sorgfältiger Aspiration wird das gewählte Volumen in den Wirbelkanal injiziert. Eine Schmerzausbreitung während der Injektion in Richtung Kniekehle ist ein positives Zeichen der richtigen Platzierung. Eine erschwerte Injektion ist eher ein Zeichen für eine Fehllage der Kanüle dorsal des Wirbelkanals.

In Abhängigkeit vom Volumen der injizierten Flüssigkeit können mehrere Segmente im unteren Bereich der Wirbelsäule erfasst werden. Neben lang wirkenden Lokalanästhetika wird auch physiologische NaCl-Lösung mit Steroidzusatz, seltener Opioide oder Clonidin eingesetzt.

28.3.2 Kathetertechnik nach Racz bei Kaudalanästhesie

Eine Kathetervariante der Kaudalanästhesie ist die Methode nach Racz:

Nach Punktion des Hiatus sacralis mit einem Trokar wird ein mit Metallmandrin stabilisierter, spezieller Katheter unter Röntgenkontrolle in den Rückenmarkkanal vorgeschoben, bis die Katheterspitze die gewünschte Position in der Nähe der narbigen Verwachsungen oder des Nucleus pulposus prolaps erreicht hat. Nach Dokumentation der Lage mittels Epidurografie wird eine Mischung aus 10%iger NaCl-Lösung, Hyaluronidase und Kortison sowie Lokalanästhetikum in die unmittelbare Nähe der pathologischen Veränderung injiziert. Durch diese Mischung sollen unter lokaler Analgesie eine osmotische Entquellung geschwollener Nervenwurzeln und der enzymatischer Abbau von Narbengewebe und Bandscheibenmaterial erreicht werden und zusätzlich eine antiphlogistische Wirkung durch das Steroid. Der Katheter bleibt unter Antibiose 48 h in situ und wird wieder entfernt.

Die Methode ist sehr umstritten, Hyaluronidase und 10%ige NaCl-Lösung sind für diese Anwendung nicht zugelassen. Nach umfangreicher Erhebung der Deutschen Arzneimittelkommission im Jahr 2002 wurde die Methode nur in experimentellen Studien angewandt (Deutsches Ärzteblatt 28.03.2003).

28.4 Periduralanästhesie mit Katheter

Krämer und Laubenthal [2] haben in ihrem Beitrag »Schmerztherapie bei lumbalem Wurzelsyndrom« im Lehrbuch *Schmerztherapie* von Beck et al. empfohlen, beim akuten Ischiassyndrom in den ersten 10 Tagen tägliche Spinalnervenanalgesien durchzuführen, um den Chronifizierungsprozess aufzuhalten oder zu durchbrechen. Kombiniert wird diese Therapie mit Lagerung im Stufenbett und begleitender Physiotherapie.

Sekundäre Schmerzen aus der Muskulatur, von Muskelansätzen und den Iliosakralgelenkfugen sind zusätzlich mit lokalen Infiltrationen zu ergänzen. Bei gravierenden Krankheitsbildern mit erheblichen Schmerzen kommt eine stationäre Therapie von 10 bis 14 Tagen infrage mit 2 Infiltrationen täglich.

Daraus wurde das Konzept der intermittierenden Periduralanästhesie mit Katheter für 10 Tage entwickelt. Die 3-mal täglich durchgeführte Injektion von lang wirkendem Lokalanästhetikum in einer Dosis, die eine Hypästhesie bis zum Segment Th 12 sichert, erfüllt alle von Krämer und Laubenthal [2] aufgestellten Therapieempfehlungen. Eine intermittierende Injektionsserie über den Tag verteilt bietet die Möglichkeit der neurologischen Kontrolle zur Sicherung der Überwachung und erlaubt begleitende Physiotherapie. Alle unterhalb des Segments Th 12 angesiedelten pathologischen Schmerzsensationen werden ebenfalls ausgeschaltet.

28.4.1 Technik

Die Punktion des Periduralraums erfolgt in gleicher Weise wie bei der Single-shot-Periduralanästhesie. Die Tuohy-Kanüle erlaubt die Möglichkeit, dem PD-Katheter eine gewünschte Richtung zu geben. Zunächst erfolgen die sichere Identifikation des Periduralraums mit der 16- oder 18-Gage-Kanüle, ein negativer Aspirationstest in 2 Ebenen, bei dem weder Liquor noch Blut aspiriert werden kann, und die Injektion von 3 ml LA. Es wird eine Latenzzeit von 3 min abgewartet und mögliche Auffälligkeiten wie beginnende Taubheit (spinale Fehllage), Kreislaufreaktion oder sonstige toxische Reaktionen (versehentliche venöse Punktion) ausgeschlossen. Danach wird ein passender Katheter bei sicherer Fixierung der Tuohy-Kanüle mit der linken Hand, die fest auf dem Rücken aufliegt, durch die Kanüle in den Periduralraum etwa 5–7 cm meist kranialwärts vorgeschoben und die Kanüle über den Katheter hinweg herausgezogen, wobei der Katheter an der Punktionsstelle sicher fixiert wird. Es ist nicht erforderlich, die Katheterspitze in die Nähe der geschädigten Nervenwurzeln zu platzieren. Die gewünschte Wirkung ist abhängig vom injizierten Volumen.

Mithilfe einer Schleuse, die auf das Katheterende aufgeschoben wird, wird erneut eine Testdosis von 3 ml LA durch den Katheter, nach vorsichtiger Aspiration bei negativem Ergebnis, in den Periduralraum injiziert. Bei Aspiration von Liquor oder Blut wird der Katheter wegen offensichtlicher Fehllage entfernt. Ein erneuter Punktionsversuch sollte zeitversetzt erfolgen.

Nach ausbleibender unerwünschter Reaktion auf die Testdosis wird der Katheter an der Punktionsstelle mit einer Schlaufenbildung fixiert und steril abgedeckt. Bei längerer Liegezeit wurde früher eine Untertunnelung empfohlen mit Annähen des Katheters. Allerdings wird die Sicherheit durch den Schutz vor einer Infektion nicht erhöht, auch die Fixierung durch Annähen nicht verbessert.

Der Katheter wird über den Rücken und die Schulter bis zum ventralen oberen Thoraxbereich geführt und mit

Tab. 28.1 Komplikationen, Indiaktionen und Kontraindikationen

Komplikationen	Indikationen	
Gelegentlich:	A	
Kreislaufdepression,-vasovagale Synkope		Chronischer Rückenschmerz
Miktionsstörung		Kompressionssyndrome
Toxische Reaktion (intravasale Fehllage)		Bandscheibenprolaps
Hohe Spinalanästhesie (subarachnoidale Kathetermigration)		Sonstige Raumforderung
		Spinalkanalstenose
		Postnukleotomiesyndrom
		Low back pain
Extrem selten [3]:		Tumor
Peridurales Hämatom		Fraktur
Lokale Infektion bis Periduralabszess		
Katheterabriss	B	Sympathikolyse
Rückenmarktraumatisierung		Arterielle Verschlusskrankheit
Nervenwurzelverletzung		Post-Zoster-Neuralgie
		CRPS (»complex regional pain syndrome«) [1]
Kontraindikationen		
Gerinnungsstörungen		
Antikoagulanzien		
Sepsis		
Allergie auf Lokalanästhetika		
Fehlende Einsicht und Einverständnis		

Pflasterstreifen fixiert. Die Schleuse am Katheterende wird mit einem bakteriendichten Filter versehen, der alle 48 h gewechselt wird. Nun wird fraktioniert die nötige Menge LA über den Katheter in den Periduralraum injiziert, bis ein Anästhesieniveau in Nabelhöhe (= Segment Th 12) erreicht wird. Während der Testphase wird ein kontinuierliches Monitoring durchgeführt, und alle Daten werden in einem Protokoll festgehalten.

Bis 30 min nach der letzten LA-Dosis sollte der Patient kontinuierlich überwacht werden. Zur Kreislaufstabilisierung werden 500 ml Vollelekrolytlösung infundiert, bei Bedarf auch mehr.

Der Patient ist über Sinn und Zweck, Durchführung und Gefahren der Methode rechtzeitig aufgeklärt worden und erhält noch während der Überwachung weitere wichtige Informationen sowohl mündlich, als auch mithilfe eines Informationsbogens. Anschließend kann der Patient zur weiteren Überwachung mit klaren Anweisungen an die Station abgegeben werden.

Die Erfolgsquoten lumbaler Injektionsbehandlung können mithilfe der Kathetertechnik deutlich verbessert werden. Die mit CT- oder Bildwandlerkontrolle gezielte Blockade von Spinalnerven mit 3–5 ml Ropivacain und Zusatz von Dexamethason oder 10–20 mg Triamcinolon erreicht eine Erfolgsquote von 43 %. Die einmalige peridurale Injektion von Ropivacain und Triamcinolon verbessert die Quote auf 54 %. Eine deutliche Steigerung der Erfolgsquote auf bis zu 80 % wird durch mehrfache Wiederholung der Injektion über 4–7 Tage, am günstigsten über einen Periduralkatheter, erreicht.

28.5 Probleme, Fehler, Gefahren

Bei jeder unsicheren Katheteranlage, bei Aspiration von Liquor oder Blut muss das Verfahren abgebrochen und später wiederholt werden. Bei einseitiger Ausbreitung der Analgesie im nicht betroffenen Gebiet kann durch Zurückziehen des Katheters um 2–3 cm und erneute Fixation nach typischer Testung eine bessere Ausbreitung versucht werden. Bei fehlendem Erfolg ist der Katheter zu entfernen und zeitversetzt, meist am nächsten Tag, neu anzulegen.

Kontinuierliche oder periodische Durchführung der Periduralanalgesie mit Katheter erfordert klare Anweisungen an die Patienten wegen ihrer eingeschränkten Mobilität und an das Pflegepersonal zur Überwachung und Dokumentation von Atmung, Kreislauf, Analgesieausbreitung, zu neurologischer Kontrolle und Angaben des Schmerzniveaus.

Alle 2 Tage erfolgen die Kontrolle der Punktionsstelle, Filter- und Verbandwechsel.

Außerdem sind notwendig: Aspiration vor jeder Nachinjektion, nach jeder Injektion Kreislaufkontrolle, Dosisanpassung bei unerwünschter zu starker oder schwacher Wirkung mit entsprechender Dokumentation. Die fraktionierte Injektion erlaubt die neurologische Überwachung und die Kontrolle der erwünschten anhaltenden Schmerzlinderung. Routinemäßig wird 3-mal tgl. ein Volumen von 6–10 ml Bupivacain 0,25 %, individuell titriert, oder Ropivacain 5 mg/ml appliziert.

Bei notwendiger antiphlogistischer Therapie erfolgt ein Zusatz von 8 mg Dexamethason mit der Morgendosis. Bei entsprechender Indikation werden Opioide oder Clonidin beigemischt.

Komplikationen, **Indiaktionen** und **Kontraindikationen** sind in ◘ Tab. 28.1 zusammengestellt.

◘ Spinalanästhesie zur Neurolyse

Indikationen zur Neurolyse/Neurodestruktion bei sonst nicht therapierbaren Rückenschmerzen bestehen bei fortgeschrittenen Tumorerkrankungen im kleinen Becken und Unterbauch mit Befall urogenitaler Organe und Infiltration in Beckenknochen und Kreuzbein. Hierbei wird nach diagnostischer Blockade mit Lokalanästhetika eine langfristige Blockade durch Neurolyse mit Injektion von Phenol in Glyzerin, seltener Alkohol, in den Spinalkanal erreicht.

Die Technik entspricht der der Spinalanästhesie zu operativen Zwecken mit Punktion des Subarachnoidalraums bei sitzendem, nach vorne gebeugtem Patienten.

Eine dünne Spinalkanüle, 22 Gage, mit Quincke-Schliff wird in aller Regel im Segment L4/L5, besser noch L5/S1, nach einer Lokalanästhesie durch eine platzierte Führungskanüle und durch das Lig. flavum und die Dura mater spinalis hindurch in den Liquorraum vorgeschoben. Nach sorgfältiger positiver Aspiration von Liquor in 4 Ebenen wird eine neurolytisch/neurodestruktiv wirkende Substanz wie in Glyzerin gelöstes Phenol mit 10%iger Konzentration und einem Volumen von 0,5–0,7 ml über einen Zeitraum von 30 min mittels Insulinspritze injiziert.

Empfohlen wird die Wiederholung der Injektion nach 2 Tagen. Schmerzlinderung besteht im Mittel für 2–3 Monate. Selten, bei weniger als 5 %, resultiert eine Blasen-Mastdarm-Störung.

28.6 Spinale Medikamentenapplikation mittels Katheter und Pumpe

Zur Langzeittherapie chronischer Rückenschmerzen werden Pharmaka mittels externer oder implantierter Medikamentenpumpe über einen Silikonkatheter intrathekal appliziert. Die Einführung des dünnen Katheters wird über eine Spinalkanüle nach sicherer Punktion des Liquorraums vorgenommen. Die Lage des Katheters wird mit Röntgenkontrastmittel verifiziert. Nach Austestung der erwarteten Wirksamkeit der eingesetzten Pharmaka über einen Zeitraum von 5 bis 7 Tagen über eine externe Pumpe wird das komplette Pumpsystem mit zuführendem Katheter unter sterilen Kautelen implantiert. Es werden gasdruckgesteuerte Pumpen eingesetzt, die den Inhalt gleichmäßig über den Katheter in den Liquorraum verteilen. Alternativ werden programmierbare Pumpsysteme mit größerer Variabilität der Dosierung eingesetzt. Mehrheitlich werden Opioide, Morphin, Fentanyl oder Buprenorphin, verwendet. Baclofen wird bei spastischen Indikationen eingesetzt. In Abhängigkeit der Wirkdauer des Pumpeninhalts wird die Pumpe mit einer speziellen Kanüle über einen silikongesicherten Zuspritzkanal gefüllt.

Literatur

Zitierte Literatur

1. Heisel J (2011) Kompressionssyndrome der Lendenwirbelsäule. Orthopädie & Rheuma 1:41
2. Krämer J, Laubenthal H (2002) Schmerztherapie bei lumbalem Wurzelreizsyndrom. Rückenschmerz aus Sicht des Orthopäden. In: Beck H, Martin E, Motsch J, Schulte am Esch J (2002) Schmerztherapie AINS, Bd 4. Thieme, Stuttgart, S 377
3. Staudt T, Ohnesorge H (2002) Anaesthesiologische Verfahren in der Schmerztherapie. In: Beck W, Martin HE, Motsch J, Schulte am Esch J (Hrsg) Schmerztherapie AINS, Bd 4. Thieme, Stuttgart, S 122

Weiterführende Literatur

4. Cousins MJ, Bromage PR (1988) Epidural Neural Blockade. In: Cousins MJ, Bridenbaugh PO (Hrsg) Neural Blockade, 2. Aufl. Lippincott, Philadelphia, S 341
5. Heavner JE, Racz GB, Day M (2008) Perkutane epidurale Neuroplastie. In: Jankovic D (Hrsg) Regionalblockaden und Infiltrationstherapie, 4. Aufl. ABW Wissenschaftsverlag, Berlin, S 608
6. Heisel J, Jerosch J (2007) Infiltrations- und Injektionstechniken Nervenblockaden. In: Heisel J, Jerosch J, Baum M (Hrsg) Schmerztherapie der Halte- und Bewegungsorgane. Springer, Berlin, S 108
7. Hoerster W (2011) Anaesthesiologische Schmerztherapie, Katheter, Ports, Pumpen. In: Locher H, Casser H-R, Strohmeier M, Grifka J (Hrsg) Spezielle Schmerztherapie der Halte- und Bewegungsorgane. Thieme, Stuttgart, S 212
8. Jancovic D (2008a) Lumbale Epiduralanaesthesie. In: Jankovic D (Hrsg) Regionalblockaden und Infiltrationstherapie, 4. Aufl. ABW Wissenschaftsverlag, Berlin, S 521
9. Jancovic D (2008b) Kaudalanaesthesie beim Erwachsenen. In: Jankovic D (Hrsg) Regionalblockaden und Infiltrationstherapie, 4. Aufl. ABW Wissenschaftsverlag, Berlin, S 581
10. Niesel HC (1989) Lumbale Periduralanaesthesie. In: Hoerster W, Kreuscher H, Niesel HC, Zenz M (Hrsg) Regionalanaesthesie. Fischer, Stuttgart, S 150
11. Reisner LS, Ellis J (1992) Epidural and caudal puncture. In: Benumof LJ (Hrsg) Clinical procedures in anesthesia and intensive care. Lippincott, Philadelpgia, S 691
12. Willburger R, Ludwig J, Krämer J (2002) Postdiskotomiesyndrom. In: Beck W, Martin HE, Motsch J, Schulte am Esch J (Hrsg) Schmerztherapie AINS, Bd 4. Thieme, Stuttgart, S 276

Neuromodulation

V. Tronnier

H.-R. Casser et al. (Hrsg.), *Rückenschmerzen und Nackenschmerzen*,
DOI 10.1007/978-3-642-29775-5_29,

Neuromodulationsverfahren haben die früher praktizierten Läsionsverfahren in der invasiven Schmerztherapie weitgehend abgelöst. Heute versucht man durch die Applikation elektrischer Reize oder durch die Gabe intraspinal verabreichter Medikamente eine Beeinflussung der Schmerzleitung und verarbeitung zu erzielen. Die Vorteile der Modulationsverfahren sind ihre Reversibilität, die Möglichkeit einer Austestung vor der endgültigen Implantation und eine bedarfsgerechte postoperative Steuerung. Bislang liegen keine kontrollierten Studien mit ausreichender Nachbeobachtungszeit (>1 Jahr) beim reinen Rückenschmerz vor. Es gibt allerdings eine Reihe von Beobachtungsstudien beim Postdiskotomieschmerz und bei kombinierten Rücken-Bein-Schmerzen. Insbesondere auf dem Gebiet der Stimulationsverfahren versucht man heute durch neue Stimulationsorte und Stimulationsparameter sowie durch neue Implantate auch den axialen Rückenschmerz besser zu beeinflussen.

29.1 Einleitung

Bis vor wenigen Jahren galt die Regel, dass Neurostimulationsverfahren beim reinen chronischen Rückenschmerz keine Bedeutung haben – u. a. deshalb, weil dieser nicht neuropathisch sei und topografisch auf Rückenmarkebene kein Stimulationsort zu finden sei, wo dieser gezielt beeinflusst werden könne. Patienten mit reinen oder überwiegenden Rückenschmerzen wurden, falls invasive Verfahren indiziert waren, mit Pumpensystemen versorgt.

Heute betrachten wir den chronischen Rückenschmerz als multifaktorielle Funktionsstörung unterschiedlicher Ursache. Da neben überwiegend nozizeptiven Ursachen wie Veränderungen an den Wirbelgelenken oder bei Wirbelbrüchen auch neurogene Ursachen eine Rolle spielen können, z. B. die Kompression neuraler Strukturen, spricht man heute eher von einem gemischten neuropathisch-nozizeptiven Schmerz (»mixed pain«). Gerade die neuropathische Komponente, die ca. 20–35 % zum chronischen Rückenschmerz beitragen kann [5], ist in neueren Studien Ziel einer Stimulationstherapie.

Die 1-Jahres-Prävalenz von Rückenschmerzen liegt bei 38 % und die Lebenszeitprävalenz bei 40 %. Die Prävalenz ist bei Frauen höher als bei Männern und steigt mit höherem Lebensalter [7]. Somit werden in Zukunft auch Neuromodulationsverfahren zunehmend angewendet werden.

29.2 Epidurale Rückenmarkstimulation und ihre Varianten

Die epidurale Rückenmarkstimulation (SCS = »spinal cord stimulation«) ist heute eine etablierte und in Leitlinien empfohlene Therapie zur Behandlung des Postdiskotomiesyndroms mit vorherrschenden neuropathischen Beinschmerzen [19].

Die erste randomisierte Studie von North und Kollegen verglich 50 Patienten mit Postdiskotomiesyndrom (»failed back surgery syndrome«, FBSS), die entweder eine SCS erhielten oder nochmal spinal operiert wurden. Nach ca. 3 Jahren zeigte sich die Überlegenheit der SCS-Therapie, denn 47 % der stimulierten Patienten zeigten eine Schmerzreduktion über 50 % bei gleichzeitigem Rückgang der Analgetikaeinnahme, während in der operierten Gruppe lediglich 12 % profitierten [12]. Die zweite prospektiv randomisierte Studie verglich 100 Patienten mit FBSS, die entweder eine konventionelle Schmerztherapie erhielten oder zusätzlich mit einem Stimulationssystem versorgt wurden. Nach 12 Monaten zeigten 48 % der stimulierten Patienten eine Schmerzreduktion im betroffenen Bein und lediglich 9 % in der konventionell therapierten Gruppe [9]. Nach 2 Jahren waren es 37 % versus 2 % [10]. Es zeigte sich allerdings keine Beeinflussung der Rückenschmerzen in beiden Therapiegruppen.

Jedoch eröffnen sich neue Möglichkeiten, auch den Rückenschmerz (»axial low back pain«) mithilfe der Neurostimulation zu beherrschen [2, 13], und zwar durch ein besseres Verständnis der Wirkungsweise der Neurostimulation, den Einsatz mehrerer Elektroden oder neuer Plattenelektroden und eine verbesserte Programmierung anhand von Computermodellen, durch neue Stimulationsparameter (Hochfrequenzstimulation, Burststimulation) und neue Zielstrukturen wie die Hinterwurzelganglien sowie schließlich durch die kritische Selektion geeigneter Patienten.

Es ist allgemein anerkannt, dass bei chronischen Rückenschmerzen, u. a. durch Einsprossen von Neuronen in die degenerierten Bandscheiben und in umliegende muskuläre und ligamentäre Strukturen, eine Sensibilisierung peripherer Nozizeptoren entsteht, die letztlich in eine zentrale Sensibilisierung und eine veränderte zentrale Schmerzweiterleitung münden [6]. Computermodelle und anatomische Untersuchungen konnten zeigen, dass die Hinterhornbahnen und Hinterwurzelneuronen, die für den Rückenschmerz verantwortlich sind, in Höhe D8–D9 nur spärlich vorkommen, relativ tief und lateral liegen, sodass eine unangenehme »Mitstimulation« thorakaler Wurzeln mit konventionellen Stimulationselektroden sehr wahrscheinlich ist [4]. Dies hat zur Entwicklung kom-

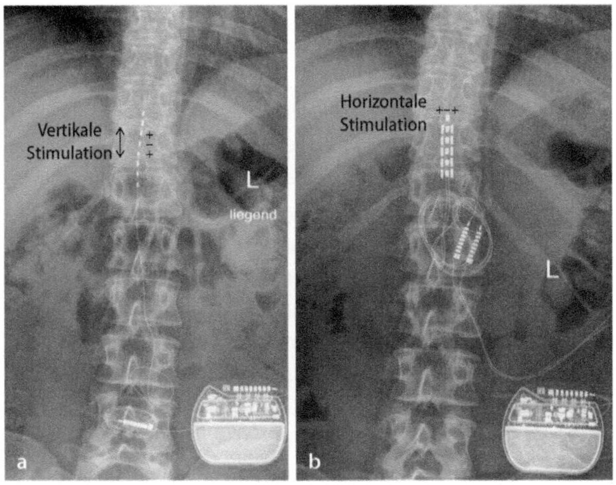

Abb. 29.1 **a** Epidurale Stabelektrode und implantierter Impulsgeber; **b** mehrreihige Plattenelektrode mit transversaler Stimulation (Kathode zentral und Anode jeweils lateral)

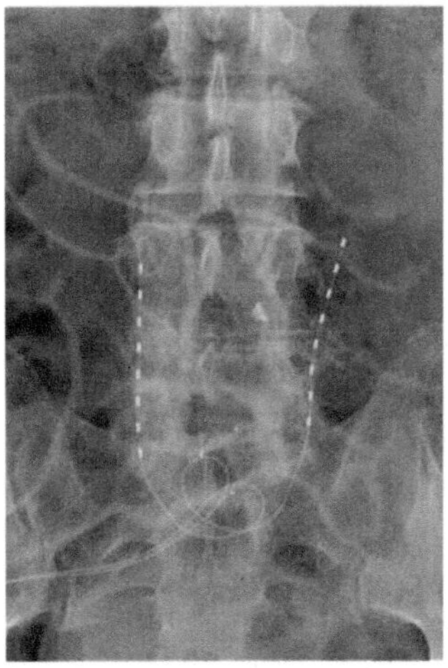

Abb. 29.2 Subkutane Stimulation mit 2 paraspinal eingebrachten Elektroden zur Therapie von Rückenschmerzen

plexer mehrreihiger Stimulationselektroden geführt, die bei ausreichender Stimulationsintensität eine Abschirmung dorsaler Wurzeln gewährleisten. Plattenelektroden [14], insbesondere mehrreihige Plattenelektroden [15] (Abb. 29.1a,b), scheinen den axialen Rückenschmerz besser zu beeinflussen als die herkömmlichen Stabelektroden. So zeigte die Studie von North [14], dass nach 3 Jahren noch 5 von 12 Patienten eine anhaltende Schmerzlinderung mit Plattenelektroden erfuhren, dagegen nur 3 von 12 mit Stabelektroden. In der Studie von Oakley [15] profitierten die Patienten mit einer »transversalen« Stimulation stärker und häufiger als mit einer konventionalen vertikalen Stimulation.

29.3 Hochfrequenzstimulation und Burststimulation

Experimentelle Studien haben gezeigt, dass eine Stimulation dorsaler Rückenmarkstrukturen zwischen 2.000 und 10.000 Hz Rückenschmerzen positiv beeinflussen kann. Der Patient verspürt bei dieser Stimulation keine Kribbelparästhesien im betroffenen Areal wie bei der konventionellen Stimulation. Neurophysiologisch wird ursächlich ein Depolarisationsblock auf Rückenmarkebene angenommen. Die klinischen Ergebnisse sind bislang allerdings nicht einheitlich, sodass keine abschließende Bewertung bezüglich der Beeinflussung von Rückenschmerzen getroffen werden kann [1, 16].

Ähnliches gilt für die seit Kurzem propagierte Burststimulation, bei der eine salvenartige Stimulation zu besseren Ergebnissen der Rückenschmerzen führen soll. Auch hier liegen bislang keine Langzeitstudien vor.

29.4 Subkutane Stimulation (periphere Nervenfeldstimulation, PNfS)

Bei dieser Stimulation werden Elektroden subkutan in den Bereich der stärksten lokalen Schmerzen implantiert (Abb. 29.2). Man nimmt an, dass die subkutanen Afferenzen stimuliert werden und ähnlich wie bei der direkten Nervenstimulation zu einer Modulation auf spinaler Ebene führen. Die bisherigen Studien zu Rückenschmerzen sind schwer zu bewerten, da keine einheitlichen Protokolle für diese Stimulationsform vorliegen. Teilweise wird eine »Cross-talk-Stimulation« zwischen 2 parallel angelegen Elektroden »ausgeführt«, teilweise werden Elektroden vertikal parallel paraspinal platziert, teilweise quer die Mittellinie überschreitend. Randomisierte Studien liegen nicht vor, und die wenigen offenen Studien mit einer relativ homogenen Patientenpopulation haben maximal ein 6-Monats-Follow-up [8]. Teilweise werden auch die Verfahren der SCS mit der PNfS kombiniert [11]. Außerdem ist die Komplikationsrate mit Verrutschen der Elektroden (15–20 %) sehr hoch. Eine abschließende Bewertung dieser Methode bezüglich einer Effektivität bei Rückenschmerzen ist daher ebenfalls nicht möglich.

29.5 Intrathekale Medikamentenapplikation über implantierbare Pumpensysteme

Zugelassen für die intrathekale Schmerztherapie sind Morphin und Ziconotid. Ziel der intrathekalen Therapie ist die Gabe des Analgetikums in deutlich reduzierter Dosis in unmittelbare Nähe des jeweiligen Wirkorts (prä-

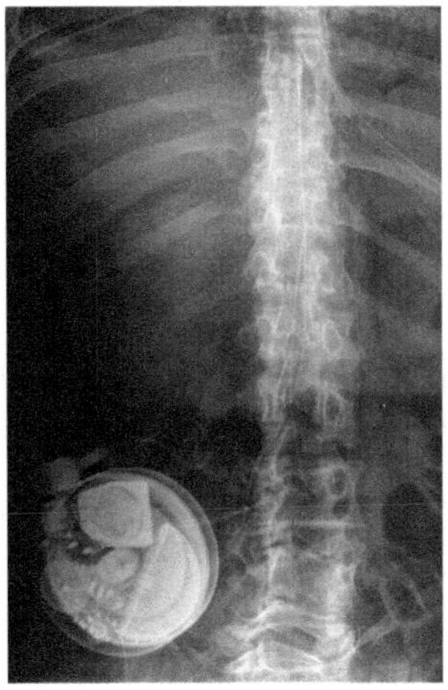

Abb. 29.3 Intrathekale Medikamentenapplikation mittels implantierter Pumpe

und postsynaptische Nerventerminale der Substantia gelatinosa), um bei erhöhter analgetischer Potenz die unerwünschten systemischen Nebenwirkungen zu vermeiden. Ziconotid ist lediglich für die intrathekale Gabe zugelassen. Randomisierte Studien bei Rückenschmerzen liegen für beide Substanzen nicht vor. Ziconotid hat seine Vorteile bei neuropathischen Schmerzen, zeigt aber eine Reihe von hauptsächlich neuropsychiatrischen Nebenwirkungen; Opiate haben ein potenzielles Abhängigkeitsrisiko, das Risiko einer Atemdepression bei Übergebrauch oder bei der Gabe an opioidnaive Patienten. Nicht zu vernachlässigen sind endokrine Nebenwirkungen bei Langzeitgabe.

Voraussetzungen für eine intrathekale Schmerztherapie

- Versagen konservativer und anderer interventioneller oder chirurgischer Maßnahmen
- Nachweisbares Korrelat für die Schmerzsymptomatik
- Psychologische/psychiatrische Evaluation
- Erfolgreiche Testphase (Bolusgabe oder kontinuierliche Gabe über Kathetersysteme)

Die häufigste Indikation für die Implantation einer »Schmerzpumpe« (Abb. 29.3) bei nichtmalignen Schmerzen war ebenfalls das »failed back surgery syndrome« (FBSS) [3, 17]. Weitere Indikationen sind Schmerzen bei osteoporotischen Wirbelkörperfrakturen [18]. Diese Studien zeigen nicht nur eine deutliche Schmerzreduktion nach mindestens 1 Jahr, sondern auch Verbesserungen in unterschiedlichen Lebensqualitätsvariablen.

Tipp

Invasive Verfahren können – nach Versagen konservativer Therapieverfahren – eingebettet in ein multimodales Therapiekonzept angewendet werden. Stimulationsverfahren sind grundsätzlich der intrathekalen Therapie wegen der pharmakologisch bedingten Nebenwirkungen vorzuziehen. Die Anlage von mehrreihigen Plattenelektroden mit der Möglichkeit der transversalen Stimulation und Abschirmung der Hinterwurzeln scheint ein mögliches Konzept zu sein, um den axialen Rückenschmerz positiv zu beeinflussen. Für die neuen Therapieverfahren, wie die epidurale Hochfrequenzstimulation, sind die publizierten Ergebnisse noch nicht einheitlich, oder es können momentan noch keine Empfehlungen abgegeben werden, wie bei der subkutanen peripheren Nervenfeldstimulation, für die ebenfalls noch keine Langzeituntersuchungen und etablierte Stimulationsprotokolle vorliegen.

Literatur

1. Al-Kaisy A, Van Buyten JP, Smet I, Palmisani S, Pang D, Smith T (2014) Sustained effectiveness of 10 kHz high-frequency spinal cord stimulation for patients with chronic, low back pain: 24-month results of a prospective multicenter study. Pain Med 15:347–354
2. Barolat G, Oakley JC, Law JD, North RB, Ketcik B, Sharan A (2001) Epidural spinal cord stimulation with a multiple electrode paddle lead is effective in treating intractable low back pain. Neuromodulation 4:59–66
3. Deer T, Chapple I, Classen A, Javery K, Stoker V, Tonder L, Burchiel K (2004) Intrathecal drug delivery for treatment of chronic low back pain: report from the National Outcomes Registry for Low Back Pain. Pain Med 5:6–13
4. Feirabend HK, Choufoer H, Ploeger S, Holsheimer J, van Gool JD (2002) Morphometry of human superficial dorsal and dorsolateral column fibres: significance to spinal cord stimulation. Brain 125:1137–1149
5. Freynhagen R, Baron R (2009) The evaluation of neuropathic components in low back pain. Curr Pain Headache Rep 13:185–190
6. Giesecke T, Gracely RH, Grant MA, Nachemson A, Petzke F, Williams DA, Clauw DJ (2004) Evidence of augmented central pain processing in idiopathic chronic low back pain. Arthritis Rheum 50:613–623
7. Hoy D, Bain C, Williams G, March L, Brooks P, Blyth F, Woolf A, Vos T, Buchbinder R (2012) A systematic review of the global prevalence of low back pain. Arthritis Rheum 64:2028–2037
8. Kloimstein H, Likar R, Kern M, Neuhold J, Cada M, Loinig N, Ilias W, Freundl B, Binder H, Wolf A, Dorn C, Mozes-Balla EM, Stein R, Lappe I, Sator-Katzenschlager S (2014) Peripheral nerve field stimulation (PNFS) in chronic low back pain: a prospective multicenter study. Neuromodulation 17:180–187

9. Kumar K, Taylor RS, Jacques L, Eldabe S, Meglio M, Molet J, Thomson S, O'Callaghan J, Eisenberg E, Milbouw G, Buchser E, Fortini G, Richardson J, North RB (2007) Spinal cord stimulation versus conventional medical management for neuropathic pain: a multicentre randomised controlled trial in patients with failed back surgery syndrome. Pain 132:179–188
10. Kumar K, Taylor RS, Jacques L, Eldabe S, Meglio M, Molet J, Thomson S, O'Callaghan J, Eisenberg E, Milbouw G, Buchser E, Fortini G, Richardson J, North RB (2008) The effects of spinal cord stimulation in neuropathic pain are sustained: a 24-month follow-up of the prospective randomized controlled multicenter trial of the effectiveness of spinal cord stimulation. Neurosurgery 63:762–770
11. Mironer YE, Hutcheson JK, Satterthwaite JR, LaTourette PC (2011) Prospective, two-part study of the interaction between spinal cord stimulation and peripheral nerve field stimulation in patients with low back pain: development of a new spinal-peripheral neurostimulation method. Neuromodulation 14: 151–154
12. North RB, Kidd DH, Farrokhi F, Piantadosi SA (2005) Spinal cord stimulation versus repeated lumbosacral spine surgery for chronic pain: a randomized, controlled trial. Neurosurgery 56:-98–106
13. North RB, Kidd DH, Olin J, Sieracki JM, Farrokhi F, Petrucci L, Cutchis PN (2005) Spinal cord stimulation for axial low back pain: a prospective, controlled trial comparing dual with single percutaneous electrodes. Spine 30:1412–1418
14. North RB, Kidd DH, Petrucci L, Dorsi MJ (2005) Spinal cord stimulation electrode design: a prospective, randomized, controlled trial comparing percutaneous with laminectomy electrodes: part II-clinical outcomes. Neurosurgery 57:990–996
15. Oakley JC, Espinosa F, Bothe H, McKean J, Allen P, Burchiel K, Quartey G, Spincemaille G, Nuttin B, Gielen F, King G, Holsheimer J (2006) Transverse tripolar spinal cord stimulation: results of an international multicenter study. Neuromodulation 9:192–203
16. Perruchoud C, Eldabe S, Batterham AM, Madzinga G, Brookes M, Durrer A, Rosato M, Bovet N, West S, Bovy M, Rutschmann B, Gulve A, Garner F, Buchser E (2013) Analgesic efficacy of high-frequency spinal cord stimulation: a randomized double-blind placebo-controlled study. Neuromodulation 16:363–369
17. Raphael JH, Southall JL, Gnanadurai TV, Treharne GJ, Kitas GD (2002) Long-term experience with implanted intrathecal drug administration systems for failed back syndrome and chronic mechanical low back pain. BMC Musculoskelet Disord 3:17
18. Shaladi A, Saltari MR, Piva B, Crestani F, Tartari S, Pinato P, Micheletto G, Dall'Ara R (2007) Continuous intrathecal morphine infusion in patients with vertebral fractures due to osteoporosis. Clin J Pain 23:511–517
19. Tronnier V, Baron R, Birklein F, Eckert S, Harke H, Horstkotte D, Hügler P, Hüppe M, Kniesel B, Maier C, Schütze G, Thoma R, Treede RD, Vadokas V (2011) Arbeitsgruppe zur Erstellung der S3-Leitlinie. Epidurale Rückenmarkstimulation zur Therapie chronischer Schmerzen. Schmerz 25:484–492

Operative und minimal-invasive Verfahren bei Rücken- und Nackenschmerz

T. Koy, M.J. Scheyerer, P. Eysel

H.-R. Casser et al. (Hrsg.), *Rückenschmerzen und Nackenschmerzen*,
DOI 10.1007/978-3-642-29775-5_30, © Springer-Verlag Berlin Heidelberg 2016

Erkrankungen im Bereich der Wirbelsäule sind häufige und geläufige pathologische Befunde mit teils erheblichem Einfluss auf die Lebensqualität des betroffenen Patienten. Muskuläre Dysbalancen ausnehmend, lässt sich meist ein kausaler Zusammenhang zwischen Schmerzen und degenerativen Veränderungen, Frakturen, Infektionen oder Tumoren an der Wirbelsäule finden. Neben den konservativen Maßnahmen ist die Wirbelsäulenchirurgie eine bedeutende Säule in der Behandlung dieser Erkrankungen und repräsentiert ein stetig wachsendes Gebiet der heutigen Medizin. Bedingt durch die immer älter werdende Bevölkerung wird künftig die Nachfrage nach chirurgischen Behandlungsmöglichkeiten von degenerativen Wirbelsäulenerkrankungen, insbesondere von Lenden- und Halswirbelsäule, zunehmen. Daher sind Kenntnisse über die operativen Therapieoptionen unerlässlich, um den Beschwerden des Patienten interdisziplinär begegnen und gerecht werden zu können.

30.1 Rückenschmerz

T. Koy, P. Eysel

> **Eine Operation zur Behandlung von Rückenschmerzen bei degenerativen Veränderungen ist immer das letzte Mittel der Wahl.**

Erst wenn alle konservativen Behandlungsversuche versagt haben und der Leidensdruck des Patienten groß genug ist, um einen operativen Eingriff zu rechtfertigen, sollten sich der behandelnde Arzt und der Patient gemeinsam über die Chancen, aber auch die Risiken der operativen Therapie austauschen. Ausnahmen sind hier selbstverständlich Tumoren und Infektionen der Wirbelsäule, frische neurologische Ausfallserscheinungen wie inkomplette und komplette Querschnittsyndrome, radikulär bedingte Lähmungen und das Konus-Kauda-Syndrom.

Der Rückenschmerz ist lediglich ein Symptom. Die Ursachen der Schmerzen können vielfältig sein und reichen von Bandscheibenvorfall, Bandscheibendegeneration und Facettensyndrom über die Spondylolyse mit Spondylolisthese, die degenerative Spondylolisthese und die segmentale Instabilität bis hin zu Spinalkanalstenose oder degenerative Skoliose. In der Mehrheit sind Rückenschmerzen unspezifisch oder »idiopathisch«. Die Spezifität der zur Verfügung stehenden Bildgebung beim akuten Rückenschmerz wurde für die MRT mit 52 % und für das Postmyelo-CT mit 57 % beschrieben [29]. Nur Patienten, deren klinische Symptome mit einem Befund aus der diagnostischen Bildgebung korrelieren, werden dauerhaft von einem operativen Eingriff profitieren.

> **Bei allen Patienten mit nichtspezifischem Kreuzschmerz sollten invasive Therapieverfahren nicht eingesetzt werden [3].**

Unabdingbare Voraussetzung für einen operativen Eingriff ist demnach der Ausschluss möglicher Differenzialdiagnosen (z. B. der PAVK bei einer vermuteten Claudicatio spinalis) und die exakte Zuordnung der Beschwerden zu einem schmerzauslösenden Bewegungssegment. Hierzu stehen diagnostische Infiltrationen zur Verfügung, die auch therapeutisch angewandt werden können und bereits im ► Kap. 27, »Injektionstherapie und Injektionstechniken an der Wirbelsäule« ausführlich abgehandelt wurden. Weitere hilfreiche Aufschlüsse ergibt eine neurologische und elektrophysiologische Diagnostik mit Elektromyografie, Elektroneurografie und evozierten Potenzialen, um z. B. radikuläre Symptome von Engpasssyndromen zu unterscheiden (C6-Radikulopathie vs. Karpaltunnelsyndrom).

Lassen sich die klinisch beklagten Symptome schließlich einer umschriebenen Pathologie an der Wirbelsäule zuordnen und führt die konservative Behandlung nicht zu einer durchgreifenden Besserung der Beschwerden, ist eine operative Therapie in aller Regel für den Patienten segensreich und geht mit einer deutlich verbesserten Lebensqualität einher.

30.1.1 Mikrochirurgische und vollendoskopische Nukleotomie

Bei Bandscheibensequestern, die das hintere Längsband dehnen und/oder intraspinal oder intra- bzw. extraforaminal eine Nervenwurzel komprimieren, wird die Sequestrektomie allgemein empfohlen: a) innerhalb von 24 h bei Vorliegen eines frischen Konus-Kauda-Syndroms oder einer Parese vom Kraftgrad 3/5 oder weniger, b) elektiv bei konservativ nicht beherrschbaren Schmerzen. Je höhergradig die Parese ausfällt, umso geringer ist die Chance auf eine komplette neurologische Erholung. Dabei sinkt die Wahrscheinlichkeit einer vollständigen Remission von mehr als 70 % der Fälle mit einem präoperativen Kraftgrad von 3/5 auf lediglich 40 % bei einem präoperativen Kraftgrad von 2/5. Andere Faktoren, wie z. B. die Dauer der Symptome, haben keinen statistisch signifikanten Einfluss auf das postoperative Outcome [6].

Heutzutage ist die mikrochirurgische Operationstechnik der Goldstandard, d. h., über einen ca. 2–3 cm langen Hautschnitt wird die obere interlaminäre Ecke des entsprechenden interlaminären Fensters dargestellt. Nach dem Einschwenken des Operationsmikroskops ist nun, je nach Bewegungssegment, durch Unterschneiden des nächsthöheren Wirbelbogens und eine Flavektomie des interlaminären Fensters der Eingang in den Spinalkanal zu schaffen.

Die vollständige Nukleotomie wird lediglich bei einem komplett über die dorsale Zirkumferenz zerstörten Anulus durchgeführt. Für intraforaminal gelegene Vorfälle bietet sich der laterale Zugang an. Hier erfolgt der Hautschnitt ca. 1,5 cm neben der Mittellinie. Die lumbodorsale Faszie wird ca. 3 cm paraspinal längs inzidiert und der mediale Unterrand des Querfortsatzes sowie der laterale Rand der Interartikularportion mit der Kerrison-Stanze abgetragen. Zuletzt werden die medialen Anteile der Faszie bzw. des M. intertransversalis entfernt, um Sicht auf die abgehende Nervenwurzel im Neuroforamen, die Bandscheibe und den Prolaps zu erhalten, der nun vorsichtig geborgen werden kann.

Alternativ zur mikrochirurgischen Technik stehen vollendoskopische Verfahren über einen interlaminaren oder transforaminalen Zugang zur Verfügung. Der transforaminale laterale Zugang zu einer Bandscheibe ist nur möglich, wenn der Beckenkamm unterhalb der Mittellinie des darüber liegenden Pedikels liegt. In den obersten Etagen sind Thorax- und Abdominalorgane bei extrem lateralem Zugang gefährdet. Diese Technik ist zwar gewebeschonender als die interlaminäre Zugangsweise, stößt allerdings bei Bandscheibenvorfällen, die weiter als bis zur Pedikellinie nach kaudal sequestriert sind, an ihre Grenzen. Hauptindikation sind daher Bandscheibenvorfälle, die sich auf das Zwischenwirbelniveau beschränken. Beim interlaminären Zugangsweg liegt der Eintrittspunkt im a.-p.-Strahlengang auf der Seite des Vorfalls, möglichst weit medial im interlaminären Fenster.

Intra- und extraforaminale Vorfälle lassen sich besser über den transforaminalen Zugangsweg operieren, die meisten sequestrierten Vorfälle werden über den interlaminären Zugang angegangen [23].

Die häufigsten mit der Bandscheibenchirurgie einhergehenden Komplikationen sind die inzidentelle Durotomie, der Rezidivbandscheibenvorfall und das Postdiskotomiesyndrom.

Inzidentelle Durotomien treten in der lumbalen Bandscheibenchirurgie mit einer Häufigkeit von 1,0 bis 7,5 % auf. In den meisten Fällen ist die direkte Naht oder ein Verschluss durch einen Patch aus Fett- oder Muskel-/Fasziengewebe möglich. Der frühe Rezidivbandscheibenvorfall tritt in der Regel in den ersten 14 Tagen nach einer Nukleotomie auf und ist mit einer Rate von 1–5 % in der Literatur beschrieben [15]. Späte Rezidivbandscheibenvorfälle sind überraschend häufig. 2 Jahre postoperativ treten Rezidivbandscheibenvorfälle in bis zu 23 % der Fälle auf, über die Hälfte davon sind allerdings asymptomatisch [17]. In der Regel ist die operative Revision unter Antibiotikaschutz notwendig. Das Postdiskotomiesyndrom beschreibt alle anhaltenden starken postoperativen Beschwerden, die durch eine segmentale Instabilität oder eine peridurale Fibrose hervorgerufen werden. Seine Inzidenz ist mit etwa 5–10 % beschrieben. Circa 6,5–10,9 % aller lumbal nukleotomierten Patienten werden ein zweites Mal an der Lendenwirbelsäule operiert [16].

Ein Update des bekannten Cochrane Review von Gibson und Waddell konnte lediglich 4 prospektiv randomisierte Studien identifizieren, die die Diskektomie eines lumbalen Bandscheibenprolapses mit einem konservativen Therapieregime verglichen. Demnach kann die Diskektomie die Ischialgie schneller beseitigen, als dies bei der konservativen Behandlung der Fall ist. Allerdings sind die Langzeitergebnisse vergleichbar und die Studien aufgrund hoher Crossover-Raten nur wenig aussagekräftig [12].

Ein konservativer Therapieversuch der Ischialgie beim Bandscheibenvorfall ist bei Fehlen einer relevanten Parese gerade auch deshalb sinnvoll, weil sequestriertes Bandscheibengewebe nicht mehr durch Diffusion ernährt wird und daher die Tendenz hat, sich zurückzubilden. Die konservative Therapie sollte aber auch in Abhängigkeit von der Größe des Sequesters erfolgen, beim Massenvorfall erscheint sie eher wenig erfolgversprechend.

30.1.2 Intradiskale Techniken: IDET, Nukleoplastie

Ein bandscheibenassoziierter Rückenschmerz ohne Vorliegen eines Bandscheibensequesters ist der minimalinvasiven intradiskalen Operationstechnik zugänglich. Heutzutage sind vor allem die intradiskale elektrothermale Therapie (IDET) und die Nukleoplastie in Gebrauch. Die Erstbeschreibung erfolgte im Jahr 2000. Dabei wird perkutan über einen dorsolateralen Diskografiezugang die Bandscheibe punktiert und entweder eine flexible bipolare Thermosonde (IDET) oder eine bipolare Radiofrequenzelektrode (Nukleoplastie) in die Bandscheibe eingeführt. Bei der IDET rollt sich die Thermosonde entlang des posterolateralen Anulus fibrosus auf. Im Anschluss kann die Sonde kontrolliert auf eine Temperatur von 70–90 °C aufgeheizt werden, wodurch es zur Schrumpfung von Kollagenfasern und zur Koagulation freier Nervenendigungen im Anulus fibrosus kommen soll. Dieser Effekt konnte im Tierversuch allerdings nicht reproduziert werden.

Bei der Nukleoplastie wird durch bipolare Radiofrequenzenergie eine plasmainduzierte Molekülspaltung erzeugt, d. h., der Wirkungsmechanismus ist eine Bandscheibendekompression durch Anlage von in der Regel 6 intradiskalen Kanälen. Dabei wird angenommen, dass relativ kleine Volumenänderungen zu beträchtlichen intradiskalen Druckänderungen führen können. Den Abschluss bildet eine Radiofrequenzthermobehandlung des geschaffenen Kanals in der Bandscheibe. Dabei sollen im umgebenden Gewebe lediglich Temperaturen zwischen 40–70 °C auftreten. Kadaveruntersuchungen konnten jedoch zeigen, dass regelhaft Temperaturen zwischen 80 und 90 °C in der Bandscheibe auftreten, eine thermale Schädigung der Endplatten damit also möglich wäre. In der Tat wurde kürzlich eine beschleunigte Degeneration von Bewegungssegmenten beschrieben, die mit einer Nukleoplastie behandelt worden waren. Die symptomatische Höhe sollte zuvor anhand einer provokativen Diskografie überprüft werden – allerdings kann die Diskografie selbst eine Bandscheibe nachhaltig schädigen [4]. Der Beinschmerz sollte den Rückenschmerz übertreffen. Kontraindikationen sind sequestrierte Bandscheibenvorfälle und eine Reduktion der Höhe des Intervertebralraums auf <25 % der benachbarten Segmente.

Ein systematisches Review aus dem Jahre 2007 identifizierte lediglich 4 prospektiv randomisierte Studien zur Behandlung von Rückenschmerzen durch IDET oder Nukleoplastie. Die Autoren kommen zu dem Schluss, dass die derzeit verfügbare Evidenz ausreicht, um einen positiven Effekt beider Prozeduren auf den diskogenen Rückenschmerz auszuschließen [31].

Die nach dem Einsatz von IDET beschriebenen unerwünschten Nebenwirkungen und Komplikationen reichen laut der entsprechenden Literatur von akzidenteller Lumbalpunktion und postpunktionellem Kopfschmerz über Nervenverletzungen und iatrogen verursachte Bandscheibensequestrationen bis hin zum Kauda-equina-Syndrom und zur Diszitis.

Ausgehend von einschlägigen Studienergebnissen sollten Nukleoplastie und IDET nicht mehr bei lumbalen Rückenschmerzen angewandt werden.

30.1.3 Stabilitätserhaltende Dekompression

Eine Stenose des gesamten Spinalkanals oder auch nur eines Recessus kann zu einer sehr variablen Klinik führen, von singulären radikulären Symptomen bis hin zum Vollbild der Claudicatio spinalis und unter Umständen zur Ausbildung einer Myelopathie bei einer Lokalisation oberhalb von LWK1. Der Schweregrad der Stenose wird radiologisch eingeteilt nach dem Verlust der Querschnittsfläche des Spinalkanals. Als eine relative Spinalkanalstenose ist demnach eine Einengung des Spinalkanals auf einen Durchmesser von <12 mm zu verstehen, eine absolute Spinalkanalstenose liegt vor bei einem Spinalkanaldurchmesser von <10 mm. Allerdings korrelieren das Ausmaß der Stenose und das Ausmaß der Symptome nur sehr schwach miteinander. Der klinische Verlauf einer Spinalkanalstenose lässt in der Regel nicht auf eine spontane Besserung hoffen. Daher liegt bei einer symptomatischen absoluten Spinalkanalstenose in der Regel die Indikation zur stabilitätserhaltenden Dekompression vor. Dies konnte in prospektiv randomisierten Studien auch nachhaltig gezeigt werden [2, 33]. Bei relativen Spinalkanalstenosen, deren Klinik sich bei Vorneige bessert und bei denen die schmerzfreie Gehstrecke immerhin noch 50 m beträgt, kann die Implantation eines interspinösen Spacers den Zeitpunkt einer notwendigen Spinalkanaldekompression nach hinten verlegen. Beide Verfahren können miteinander kombiniert werden. Bei gleichzeitig vorliegender Instabilität ist die dauerhafte Fusion des Segments notwendig. Einzelne Chirurgen machen die Wahl des operativen Verfahrens auch vom Gelenkflächenwinkel der Facettengelenke abhängig. Sie postulieren, dass Gelenkflächen mit einem Neigungswinkel zur Sagittalen von <45° mit großer Wahrscheinlichkeit nach der Dekompression des Segments segmental instabil werden und fusionieren deshalb sofort.

Die mikrochirurgische Dekompression des Spinalkanals mit Flavektomie und einer unterschneidenden Laminotomie der angrenzenden Lamina über einen minimal-invasiven Zugang ist auch heute noch der Goldstandard zur Behandlung der lumbalen Spinalkanalstenose ohne segmentale Instabilität. Eine fehlgeschlagene konservative Behandlung der Erkrankung wird hierbei vorausgesetzt. Eine Hemifacettektomie kann bei ausgedehnten Recessusstenosen notwendig werden.

Entscheidend für den Operationserfolg ist die Dekompression der neuralen Strukturen. Daher sollte in der Regel der laterale Durarand dargestellt werden.

Tipp

Die Stenose hat ihr Punctum maximum immer auf Höhe der Bandscheibe.

Die Stenose hat ihr Punctum maximum immer auf Höhe der Bandscheibe. Daher sollte die unterschneidende Laminotomie auch den anatomischen Verhältnissen angepasst werden. Je kranialer das Segment liegt, umso ausgedehnter muss laminotomiert werden. Der Erhalt des supra- und interspinösen Bands konnte in In-vitro-Untersuchungen helfen, den destabilisierenden Einfluss dieser Operation auf das Bewegungssegment zu vermeiden. Sogar die vollständige Entfernung der Lamina kann bei Erhalt der ligamentären dorsalen Zuggurtung ohne eine zusätzliche Destabilisierung des Bewegungssegments erfolgen [5].

Klinisch sollte eine Claudicatio-spinalis-Symptomatik mit Verkürzung der schmerzfreien Gehstrecke vorliegen, der Beinschmerz sollte im Gegensatz zum Rückenschmerz im Vordergrund stehen. Die Operation erfolgt entweder bilateral oder als bilaterale Over-the-top-Dekompression über einen unilateralen Zugang.

Eine prospektive Kohortenstudie hat einen eindeutigen Langzeiteffekt der mikrochirurgischen Dekompression im Vergleich zur konservativen Behandlung zeigen können. Allerdings konnten in dieser Studie auch ca. 50 % der Patienten zufriedenstellend konservativ behandelt werden, was die Wichtigkeit eines konservativen Therapieversuchs unterstreicht. Die verspätet durchgeführte Spinalkanaldekompression zeigte keine schlechteren Ergebnisse, verglichen mit einer frühzeitigen operativen Intervention [2]. Weinstein et al. konnten nach einer Intention-to-treat-Analyse ihrer randomisierten Studienpopulation (43 % der Patienten im konservativen Studienarm waren zum Zeitpunkt der Datenerhebung ebenfalls operiert) ein signifikant verbessertes Outcome im SF-36-Score von im Mittel 7,8 Punkten in der Interventionsgruppe verzeichnen [33].

Die mikrochirurgische, stabilitätserhaltende Spinalkanaldekompression ist auch heute noch die Therapie der Wahl bei der konservativ therapierefraktären Claudicatio spinalis.

30.1.4 Interkorporelle Fusion: ALIF, PLIF, TLIF, XLIF

Ursprünglich diente die segmentale Fusion nur zur Kontrolle von Infektionen an der Wirbelsäule und zur Behandlung der progressiven Instabilität. Mittlerweile hat sie jedoch auch einen festen Platz in der Behandlung der erosiven Osteochondrose, d. h. einer verschlissenen Bandscheibe mit schmerzhafter Beweglichkeit und Ödem in den angrenzenden Wirbelkörperendplatten. Dies erklärt auch die kontinuierlich steigende Zahl durchgeführter Fusionsoperationen an der LWS in den letzten 2 Dekaden [32]. Ein wesentlicher Langzeiteffekt gegenüber der konservativen Therapie ist nach wie vor nicht eindeutig zu erkennen, was wohl im Wesentlichen mit dem benignen Verlauf der Erkrankung im Sinne einer »segensreichen Versteifung des Alters« zu erklären ist [8, 9]. In Europa hat sich die 360°-Fusion oder auch dorsoventrale Fusion durchgesetzt, bei der die betroffene Bandscheibe entfernt und durch Cages aus PEEK (Polyetheretherketon)) oder Titan ersetzt wird. Die knöcherne Fusion des Bewegungssegments wird dabei in der Regel durch die Implantation eines dorsalen Fixateur interne unterstützt. Die sog. »stand alone cages« haben sich in der klinischen Anwendung nicht bewährt und führten in verstärktem Ausmaß zu Pseudarthrosen und segmentaler Instabilität. Die 360°-Fusion hat geringere Pseudarthroseraten zur Folge, allerdings wird deren klinische Relevanz bis heute kontrovers diskutiert. Der Trend zur 360°-Fusion widersetzt sich auch der aktuellen Datenlage, die keinen wesentlichen Unterschied im Outcome zwischen rein posterolateralen und dorsoventralen Fusionstechniken erkennen lässt, allerdings eine deutlich höhere Komplikationsrate bei den instrumentierten Fusionen beschreibt [10]. Die Korrelation einer pathologischen Bildgebung mit den beklagten Beschwerden ist daher nach wie vor der Schlüssel, damit sich die Operation mit allen möglichen Komplikationen auch für den Patienten lohnt.

Es stehen verschiedene operative Techniken zur Verfügung, um eine interkorporelle Fusion zu erreichen. Der direkte retroperitoneale Zugang zur Lendenwirbelsäule ermöglicht die »anterior lumbar interbody fusion« (ALIF) des Segments mit einem Knochenspan oder Cage nach Ausräumung der Bandscheibe. Cloward beschrieb 1985 erstmals die »posterior lumbar interbody fusion« (PLIF), die über einen dorsalen Zugang erfolgt. Dabei werden nach einer Laminektomie die nervalen Strukturen mobilisiert, das Bandscheibenfach von dorsal ausgeräumt und von beiden Seiten Cages aus PEEK oder Titan im Bandscheibenfach eingebracht. Die TLIF-Technik (»transforaminal lumbar interbody fusion«) wurde 1993 von Harms entwickelt. Dabei wird über einen dorsalen Zugang das Foramen intervertebrale einseitig eröffnet und die Bandscheibe nach Teilresektion von Gelenkanteilen der angrenzenden Wirbelkörper ausgeräumt. Ein abstützender Cage kann dann in der Bandscheibe positioniert werden. Zuletzt wird – wie beim PLIF – die Segmentstabilität durch Kompression des dorsalen Fixateur interne gegen den vorderen Abstützkörper wiederhergestellt. Limitierungen erfährt diese Technik bei einer ausgeprägten bilateralen Recessusstenose und bei einer ausgeprägten neuroforaminalen Enge. Die XLIF-Technik (»lateral lumbar interbody fusion«) vermeidet durch einen minimal-invasiven lateralen Zugang zur lumbalen Wirbelsäule eine Traumatisierung der autochthonen Rückenmuskulatur und ist eine Option, wenn eine Dekompression der dorsalen nervalen Strukturen nicht notwendig ist.

Ein großes Problem der Fusion des Bewegungssegments ist die Entwicklung der Anschlussdegeneration im benachbarten Bewegungssegment, deren Häufigkeit mit ca. 16,5 % nach 5 Jahren und 36,1 % nach 10 Jahren angegeben wird [11]. 43 % dieser Patienten entwickeln auch Symptome einer segmentalen Instabilität, eine Spinalkanalstenose oder eines ausgeprägten Facettensyndroms. Als Ursache wird eine unphysiologische Lastübertragung im Segment, das an die Fusion angrenzt, aber auch ein ungünstiges sagittales Profil vermutet. Eine genetische Prädisposition wird auch diskutiert, sodass insgesamt eine multifaktorielle Genese der Anschlussinstabilität vorliegen dürfte. Weitere assoziierte Probleme sind Pseudarthrosen mit konsekutiver Lockerung des einliegenden Implantats.

Prognostische Faktoren, die mit einem guten Ergebnis nach lumbaler Fusion korrelieren, sind: eine wenig neurotische Persönlichkeit und ein stark erniedrigter Bandscheibenraum. Daher sollte einer psychosozialen Evaluation vor der Operation allgemein mehr Gewicht gegeben werden.

30.1.5 Interspinöse Spacer

Hypertrophierte Facettengelenke und eine Verdickung der Lamina gehören zu den knöchernen Ursachen, eine verminderte Höhe des Zwischenwirbelraums mit Hervorwölbung des posterioren Anulus fibrosus und des Ligamentum flavum bilden die diskoligamentären Ursachen der Spinalkanalstenose. Bei Extension der Lendenwirbelsäule verringert sich der Spinalkanaldurchmesser zusätzlich. Demzufolge erscheint es sinnvoll, zwischen den Dornfortsätzen ein Implantat zu platzieren, das die Extension einschränkt.

Dr. Fred L. Knowles begann bereits 1957 in St. Louis »Metallknöpfe« zwischen den Dornfortsätzen zu implantieren. Sie sollten im Segment die Extension verhindern, bis eine Resorption des überschüssigen Knochens stattgefunden hatte. Dieses Konzept scheiterte jedoch erwartungsgemäß.

Ein Vorreiter der interspinösen Spacer von heute ist das Wallis-Implantat, das 1986 von Jacques Sénégas als Alternative zur Fusion bei Bandscheibendegeneration und segmentaler Instabilität entwickelt wurde. Beim Einbringen des rechteckigen Implantats wird das Lig. supraspinale und interspinale durchtrennt. Es besteht aus PEEK (Polyetheretherketon) und wird mit 2 Polyesterkordeln zwischen den benachbarten Dornfortsätzen unter Spannung fixiert. Durch die dorsale Zuggurtungskomponente sollte auch eine ausreichende Stabilität in Flexion sichergestellt werden, sodass zwar die Rigidität des Bewegungssegments erhöht, dessen Mobilität aber erhalten bleibt. Dieser Effekt konnte in biomechanischen Studien auch nachgewiesen werden. Neben der Prophylaxe und Therapie der segmentalen Instabilität nach mikrochirurgischer Dekompression oder Sequestrektomie wurde das Wallis-Implantat auch als »topping off« oberhalb einer Fusion eingesetzt, um eine Anschlussinstabilität zu verhindern.

Während frühpostoperativ die Ergebnisse nach Wallis-Implantation noch vielversprechend waren, traten im weiteren Verlauf doch zahlreiche Komplikationen auf. Diese umfassten das Wiederauftreten von Claudicatiobeschwerden, Segmentkollaps mit Kyphosierung und nativradiologisch nachweisbare Lysesäume um das Implantat mit Fraktur der Dornfortsätze [22]. Lediglich eine Studie beschreibt Langzeitergebnisse >24 Monate nach Wallis-Implantation. Diese Studie stammt von Sénégas selbst [26], ist retrospektiv und ohne Kontrollgruppe. Sie beschreibt ein mittleres Follow-up von 13 Jahren nach Implantation eines Wallis der ersten Generation, bei dem der Spacer noch aus Titan bestand. Knapp 21 % der Patienten wurden erneut am betroffenen Segment operiert, bei ca. 18 % wurde das Segment fusioniert. Von den 79 % der Patienten, die das Implantat noch hatten, gaben 95 % an, zufrieden oder sehr zufrieden mit dem Operationsergebnis zu sein. Daten aus einem prospektiv randomisierten Studiendesign liegen bislang nicht vor.

Das interspinöse Distraktionssystem X-Stop ist der am besten in klinischen Studien untersuchte interspinöse Spacer. Als statisches Implantat besteht es aus einer mit PEEK (Polyetheretherketon) ummantelten Titanlegierung. 2 Flügel verhindern das Verrutschen nach lateral. Das supraspinöse Band bleibt bei der Operation intakt. Indikationen sind die Spinalkanalstenose, das Facettensyndrom, das Baastrup-Syndrom und das degenerative Bandscheibensyndrom [21]. Das Implantat kann auch ohne eine zusätzlich durchgeführte mikrochirurgische Dekompression eingesetzt werden. Lediglich aus einer prospektiv randomisierten Studie sind Daten über 191 eingeschlossene Patienten zugänglich. Die Autoren haben den X-Stop bei der symptomatischen Spinalkanalstenose mit epiduralen Injektionen verglichen. In der Therapiegruppe waren nach 2 Jahren 71 %, in der Kontrollgruppe lediglich 36 % der Patienten mit der Behandlung zufrieden [39]. Es liegen also nur wenige Daten aus einer einzigen prospektiv randomisierten Studie vor, der X-Stop scheint aber bei guter Patientenauswahl eine Therapiealternative zur operativen Dekompression des Spinalkanals zu sein. Langzeitergebnisse stehen noch aus.

1996 erhielt der Spacer DIAM (»device for interspinous assisted motion«) die CE-Zulassung. Es besteht aus einem H-förmigen Silikonkern, umgeben von einer gewobenen Polyesterhülle, und wird mit 2 Polyesterkordeln an den benachbarten Dornfortsätzen fixiert. Dies hat allerdings in biomechanischen Studien nicht zu einer zusätzlichen Stabilität in Flexion geführt. Das supraspinöse Band bleibt bei der Implantation intakt. Es soll so eine flexible, viskoelastische Stabilisation erreicht werden. Prospektive Fallserien ohne Kontrollgruppe zeigen ermutigende Ergebnisse, die Ergebnisse dreier prospektiv randomisierter Studien liegen derzeit noch nicht vor.

Coflex™ ist in dieser Form seit 2005 auf dem Markt, die Idee dazu stammt jedoch aus dem Jahr 1994. Es handelt sich um ein dynamisches U-förmiges Implantat mit 4 Flügeln, die bei der Implantation an die Dornfortsätze der benachbarten Wirbel gepresst werden. Das interspinöse und das supraspinöse Band werden bei der Implantation durchtrennt. Die großflächige Auflage soll ein Einsinken in den Knochen der Dornfortsätze verhindern. Das Implantat komprimiert sich bei Reklination. Es ist als Er-

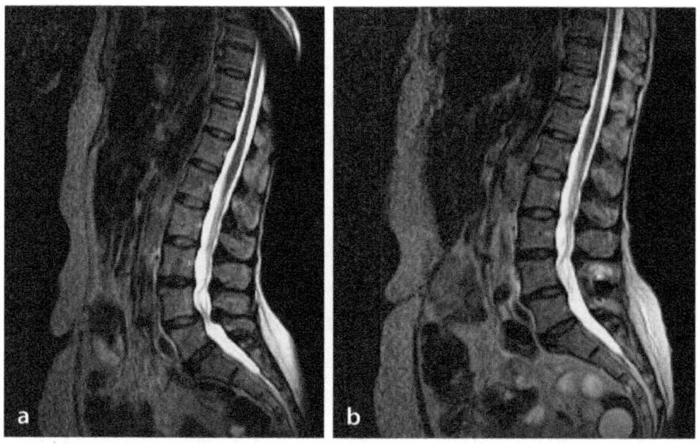

Abb. 30.1a,b Medianer T2-gewichteter MRT-Sagittalschnitt bei »weicher« Spinalkanalstenose im Segment L4/5 vor (a) und nach (b) Implantation eines interspinösen Spacers (hier Aperius™, Fa. Medtronic). Man erkennt gut die Erweiterung des Spinalkanaldurchmessers durch eine vermehrte Spannung der Ligg. flava

gänzung zur Spinalkanaldekompression zu verstehen und wird eingesetzt, um die Facettengelenke zu entlasten und die foraminale Höhe zu erhalten. Derzeit werden 2 prospektiv randomisierte Multicenterstudien durchgeführt, die die Dekompression plus Coflex mit der alleinigen Dekompression bei lumbaler Spinalkanalstenose vergleichen. Ergebnisse liegen bislang nicht vor.

Alle genannten Implantate konnten in biomechanischen Testungen die Extension verlässlich einschränken und dabei den intradiskalen Druck verringern. In allen anderen Bewegungsrichtungen blieb dieser Effekt jedoch aus, und auch eine Restabilisierung des Bewegungssegments nach bilateraler Flavektomie und Hemifacettektomie konnte nicht erreicht werden. In der Regel tritt im operierten Segment eine leichte Kyphosierung auf, was auch bei nur geringgradiger Spondylolisthese zur Vorsicht mahnen sollte. Die frühpostoperativ radiologischen Veränderungen (Erweiterung der Neuroforamina, Erhöhung des hinteren Anulus fibrosus) sind im Langzeitverlauf nicht mehr nachweisbar, interessanterweise, ohne dass dies einen Einfluss auf das klinische Outcome hätte [28].

Entscheidend bei der Patientenauswahl sind Claudicatiosymptome, hervorgerufen durch eine weiche Spinalkanalstenose mit Flavumhypertrophie, die sich bei Vorneige bessert [14]. Diese Patienten können allein mit einem interspinösen Spacer therapiert werden (Abb. 30.1). Als Zusatz zur Dekompression des Spinalkanals kann ein interspinöser Spacer bei drohender segmentaler Instabilität verwendet werden, es liegen jedoch hierzu keine langfristigen Ergebnisse aus prospektiv randomisierten Studien vor, und die biomechanischen Analysen der Implantate geben berechtigten Anlass zu Zweifeln. Ein degeneratives Wirbelgleiten >1 nach Meyerding ist als Kontraindikation zu werten. Das Segment L5/S1 kann in aller Regel wegen des kleineren Dornfortsatzes von S1 nicht mit einem interspinösen Spacer versehen werden.

Ein allen interspinösen Spacern anheftender Makel ist, dass sie zwar aufgrund geringer Invasivität und kurzer Operationszeiten gerade für – in der Regel – ältere und kränkere Patienten mit lumbaler Spinalkanalstenose wie gemacht zu sein scheinen. Die mit dem höheren Alter einhergehende schlechtere Knochenqualität ist jedoch ein wesentlicher Risikofaktor für das Implantatversagen.

30.1.6 Bandscheibenprothesen

Die Implantation einer lumbalen Bandscheibenprothese ist indiziert bei schmerzhafter Diskopathie mit noch erhaltener Beweglichkeit im entsprechenden Segment und gleichzeitig fehlender Facettendegeneration. Ein diskogener Schmerz sollte präoperativ durch eine Diskografie bestätigt werden. Eine Instabilität des Segments oder eine Spondylolisthese >1 nach Meyerding darf nicht vorliegen. Der Bandscheibenraum sollte mindestens noch 5 mm hoch sein, um nach der Implantation einen durch die Distraktion hervorgerufenen Facettenschmerz zu vermeiden. Bei einer klinisch offensichtlich vorhandenen verstärkten Tendenz zur Osteophytenbildung ist die Implantation einer künstlichen Bandscheibe obsolet. Bei Vorliegen einer degenerativen Lumbalskoliose von >10° nach Cobb sollte eine Bandscheibenprothese ebenfalls nicht implantiert werden. Wenn das Segment voroperiert ist, korreliert dies mit einem schlechteren Outcome. Das infrage kommende Patientenkollektiv ist demnach klein und muss sorgfältig ausgesucht werden. Es besteht naturgemäß aus noch jungen Patienten. Bei älteren Patienten scheitert die Implantation einer Bandscheibenprothese schon an der schlechteren Knochenqualität.

Unterschieden werden Prothesen zum Ersatz der gesamten Bandscheibe (Typ A) und solche zum Ersatz des Nucleus pulposus (Typ B). Die Typ-A-Prothesen werden noch unterteilt in nichtgeführte (Charité) und teilgeführte Prothesen (Maverick, FlexiCore, ProDisc, Acroflex) [7, 36].

Die Typ-B-Prothesen zum Nukleusersatz können unter Erhalt des Anulus fibrosus auch von dorsal über den Standardnukleotomiezugang implantiert werden. Sie wurden aber zum überwiegenden Teil wegen hoher Dislokationsraten in den Spinalkanal vom Markt genommen (z. B. die PDN-Prothese von Raymedica) [36]. Andere Prothesentypen sind noch auf dem Markt, z. B. die Neudisc-Prothese aus einem vertikal geschichteten Hydrogel, das durch Dacrongewebe verstärkt wird (Replication Medical Inc.). Mit dieser Prothese wird derzeit eine prospektive Multicenterstudie durchgeführt, deren Ergebnisse allerdings zum gegenwärtigen Zeitpunkt noch nicht vorliegen [36].

Die verfügbaren wissenschaftlichen Daten zum kompletten Bandscheibenersatz haben zum überwiegenden Teil nur einen Evidenzgrad IV. Es existieren 4 Studien mit Evidenzgrad I, die allerdings nur einen kurzen Nachbeobachtungszeitraum umfassen [38]. Es lassen sich Tendenzen erkennen, dass a) die Implantation von Bandscheibenprothesen in mehr als einem Segment ein schlechteres Outcome zur Folge haben könnte, b) das klinische Outcome nach Implantation im Segment L4/5 besser ist als im Segment L5/S1, c) eine Beweglichkeit der Prothese von >5° mit einem besseren Outcome korreliert. Im Langzeitverlauf kann eine sekundäre Versteifung des operierten Segments aber auch zu einem besseren Outcome führen als eine nach wie vor bewegliche Prothese [20]. Eine prospektive Studie konnte nachweisen, dass 1 Jahr nach Implantation einer Charité™-Bandscheibenprothese die Belastung der Facettengelenke der benachbarten Segmente nicht gestiegen war, während sie im operierten Segment sogar sank [30]. Dem ist die prospektive Untersuchung von Siepe et al. [27] gegenüberzustellen, die ein schlechteres Outcome nach Implantation einer Bandscheibenprothese im Segment L5/S1 mit einer verstärkten Facettengelenkdegeneration erklärt. Zusammenfassend liegt bis zum heutigen Tage keine fundierte wissenschaftliche Evidenz vor, die eine Überlegenheit der Bandscheibenprothese gegenüber der klassischen Fusion zur Behandlung einer schmerzhaften Osteochondrose der LWS erkennen lässt. Insbesondere fehlen Daten zum Langzeitverlauf.

Die lumbale Bandscheibenprothese sollte nach Auffassung der Autoren weiterhin zum festen Repertoire aller Wirbelsäulenchirurgen gehören: Es gibt deutliche Hinweise darauf, dass ein bewegungserhaltendes Operationsverfahren die Degeneration sowohl des operierten Bewegungssegments als auch der benachbarten Bewegungssegmente verhindern kann, wenn die Patienten entsprechend sorgfältig ausgesucht werden.

30.1.7 Dynamische Stabilisierungen

Das schwer vorhersehbare klinische Outcome nach lumbaler Fusion und die Ergebnisse randomisierter kontrollierter Studien, die verbesserte Fusionsraten nicht mit einem verbesserten klinischem Outcome korrelieren konnten, führten zur Entwicklung pedikelbasierter dynamischer Implantate. Das Ziel war es, ein Bewegungssegment zu stabilisieren, ohne es zu fusionieren. Es sollte zwar die schmerzhafte abnorme Beweglichkeit des Segments unterbunden werden, aber durchaus noch Bewegung im operierten Segment erhalten bleiben. Dadurch konnte man sich einerseits die Entnahmemorbidität am Beckenkamm sparen und möglicherweise eine Anschlussinstabilität im angrenzenden Bewegungssegment vermeiden. Zudem war mit den dynamischen Implantaten immer die Hoffnung verbunden, eine Entlastung der Bandscheibe bei erhaltener Beweglichkeit könne zu einer Regeneration der Bandscheibe beitragen. Fortgeschrittene Degenerationen mit translatorischer oder rotatorischer Instabilität sind dagegen keine Indikation für ein pedikelbasiertes dynamisches Implantat.

1994 kam Dynesys® (»**dy**namic **ne**utralisation **sy**stem for the **s**pine«) auf den Markt, das erste flächendeckend eingesetzte pedikelbasierte dynamische Implantat. Die Extension wird durch einen Polycarbonaturethanzylinder (PCU-Zylinder) begrenzt, die Flexion durch eine mit 300 N vorgespannte Polyethylenterephthalatkordel. Biomechanische Untersuchungen konnten jedoch zeigen, dass die Steifheit des Implantats deutlich zu hoch ist. Das heißt, es kommt lediglich bei der axialen Rotation zu einer den Verhältnissen beim gesunden Bewegungssegment vergleichbaren Erhalt der Beweglichkeit. In Flexion/Extension sowie Seitneigung ist die Beweglichkeit um ca. 60–70 % reduziert im Vergleich zum Gesunden [25]. Andere Implantate verwenden starre Längsstäbe, die mit den Pedikelschrauben mobil verbunden sind (z. B. Cosmic). Diese Implantate haben jedoch im Vergleich zum Dynesis eine eher noch höhere Steifigkeit.

Das im Vergleich zum gesunden Bewegungssegment deutlich verringerte Elastizitätsmodul des Implantats Dynesys könnte eine Verringerung der Standzeiten mit Auslockerung der Pedikelschrauben begünstigen.

Die Ergebnisse der vorliegenden prospektiven, nichtrandomisierten Studien sind bislang widersprüchlich; Studien mit gutem Outcome [24] zeigten einen signifikanten Operationserfolg bei Patienten mit Spinalkanalstenose und gleichzeitiger degenerativer Spondylolisthese, allerdings vergleichbar mit dem klinischen Outcome nach Fusion. Andere Studien sehen dagegen ein deutlich schlechteres Outcome. So verbesserte sich zwar bei 37 Patienten nach Dekompression und Dynesisinstrumentierung der Beinschmerz, der Rückenschmerz nahm jedoch zu (von 40,8 auf 47,8 % auf der VAS). 29,7 % der Patienten beschrieben das Outcome als mittel bis schlecht, und 19 % der Patienten mussten operativ revidiert werden [35]. Viele renommierte Autoren favorisierten aufgrund ihrer Erfahrungen weiterhin den Goldstandard der Fusion [13]. Da die bislang entwickelten Implantate offensichtlich zu steif gewählt wurden, wurde in jüngster Zeit an der Entwicklung eines optimalen pedikelbasierten dynamischen Implantats auf der Basis biomechanischer Analysen mit

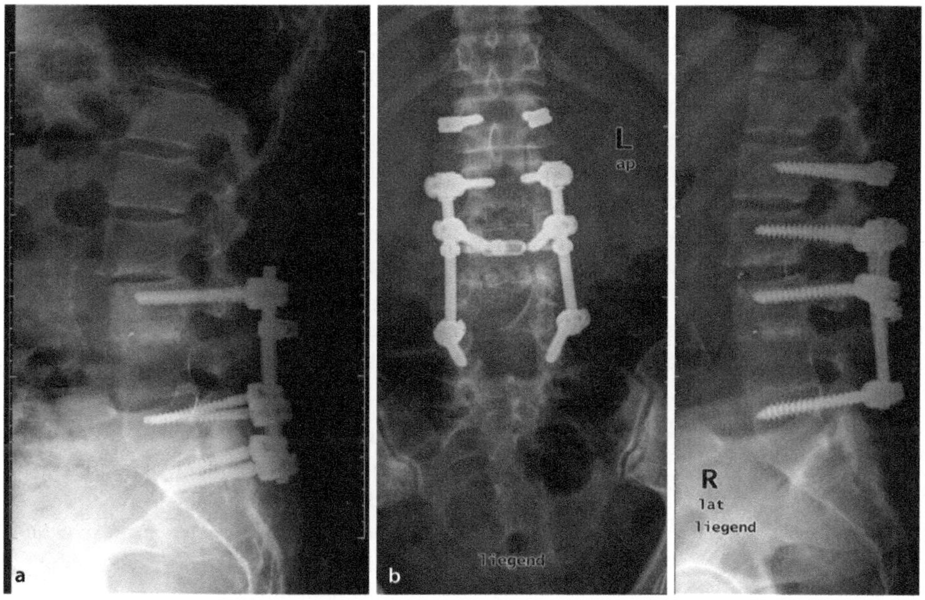

Abb. 30.2 **a** Anschlussinstabilität L2/3 nach langstreckiger Fusion L3–S1. **b** Postoperatives Röntgenbild der LWS in 2 Ebenen nach kranialer Verlängerung der Spondylodese durch PLIF L2/3 und »topping off« L1/2 zur Verhinderung einer erneuten Anschlussinstabilität in diesem Segment (hier DTO™, Fa. Zimmer)

Finite-Elemente-Modellen gearbeitet. Demnach sollte das Implantat die segmentale Mobilität in keiner Richtung um mehr als 30 % einschränken [34].

Es bestehen bis zum heutigen Tag Unklarheiten über die geeignete Indikation für ein dynamisches Implantat sowie über dessen Vorteil gegenüber dem Goldstandard, der viel kostengünstigeren intervertebralen Fusion.

Um eine Anschlussinstabilität nach einer Fusion zu vermeiden, kann das dynamische Implantat als sog. »topping off« über dem fusionierten Segment verwendet werden (Abb. 30.2). Gleichzeitig werden die Facettengelenke des darüberliegenden Segments entlastet. Als Risikofaktoren für die Entwicklung einer Anschlussinstabilität gelten bislang eine asymmetrische Facettenausrichtung in Kombination mit mäßiger Degeneration, längerstreckige Fusionen und eine Fusion eher der kranialen als der kaudalen Segmente der Lendenwirbelsäule. Eine Versteifung des Bewegungssegments in Hypolordose kann in vitro im kranialen Nachbarsegment das Bewegungsausmaß in Flexion/Extension verdreifachen [1]. Kontrollierte prospektive Studien, die solch eine Hybridlösung mit der alleinigen Fusion vergleichen, wurden bislang allerdings nicht durchgeführt. Die beschriebene Hybridlösung ist selbstverständlich auch von anterior möglich, indem z. B. eine Bandscheibenprothese verwendet wird. Die vorliegende wissenschaftliche Evidenz ist allerdings spärlich.

30.1.8 Facettendenervation, Facettenersatz

In ca. 15 % der Fälle entstehen Rückenschmerzen durch degenerative Veränderungen der Zwischenwirbelgelenke. Dieses sog. Facettensyndrom zeigt ebenfalls ein variables klinisches Erscheinungsbild mit Schmerzen, die in die Glutealregion und den dorsalen Oberschenkel ausstrahlen, ohne radikuläre Zuordnung sind und bei Rückneige zunehmen. Hier kann eine Facettendenervation hilfreich sein, wobei die medialen Äste des Ramus dorsalis über ein perkutanes Verfahren entweder durch Kälte oder Hitze (Radiofrequenzstrom, Laser) verödet werden. Da der Nerv die Tendenz hat, sich schrittweise zu regenerieren, liegt die Dauer der operativ erreichten Schmerzreduktion in der Regel unter einem Jahr. Ein Cochrane Review aus dem Jahr 2003 schloss 3 RCTs ein, um die Effektivität von Facettengelenkdenervationen beim lumbalen Rückenschmerz zu untersuchen. Es konnte ein kurzfristiger Therapieeffekt der Radiofrequenzthermokoagulation des medialen Ramus dorsalis gegenüber einer nur vorgetäuschten Intervention dargestellt werden, dessen Effekt jedoch sich bereits nach 3 Monaten wieder relativierte [19].

Über den Ansatz der dynamischen pedikelbasierten Implantate, die lediglich eine eingeschränkte Mobilität im operierten Bewegungssegment erhalten sollen, geht der sog. Facettenersatz noch hinaus. Hier ist das Ziel, Stabilität ohne eine Bewegungseinschränkung zu erreichen. Indikationen sollten die iatrogene Instabilität, z. B. nach einer Spinalkanaldekompression, sowie degenerative und lytische Spondylolisthesen sein. Die unerwartet hohe Rate postoperativer Degenerationen der Facettengelenke nach Implantation einer Bandscheibenprothese hat der Entwicklung des Facettenersatzes einen zusätzlichen Schub gegeben. Weitere Indikationen ergäben sich somit bei der Revision von lumbalen Bandscheibenprothesen, beim Facettensyndrom oder bei Facettengelenkzysten. Wiederum wird auf eine Fusion verzichtet und Schmerzen an der Entnahmestelle eines Knochenspans vermieden. Als bewegungserhaltendes Implantat ist der Facettenersatz hohen biomechanischen Belastungen vor allem bei der Neutralisation von Scher- und Torsionskräften ausgesetzt. 3 Implantate waren seit 2005 im klinischen Gebrauch: das »total facet arthroplasty system« (TFAS^{TM}), das »total posterior lumbar arthroplasty system« (TOPS) und das Acadia^{TM}. Das TFAS^{TM} ist ein gekoppelter totaler Facettenersatz und zeigte in vitro eine dem gesunden Bewegungssegment entsprechende Stabilität mit Ausnahme einer Einschränkung der Extension auf 68 % des Normalwerts [37]. In klinischen Studien konnten 2–3 Jahre postoperativ noch signifikant verbesserte Werte für den Zürich Claudication Questionnaire und auf der visuellen Analogskala (VAS) für Bein- und Rückenschmerz gemessen werden. Allerdings wurde die US-amerikanische IDE-Studie niemals zu Ende gebracht, da der Firma das Geld ausging. Seit die Rechte am TFAS^{TM}-System auf die Firma Facet Solutions Inc. übergegangen sind, wird es nicht mehr implantiert. Ganz ähnlich erging es dem TOPS, das ebenfalls in vitro gute Ergebnisse produzierte. Eine prospektive nichtrandomisierte Studie zeigte auch ein Jahr postoperativ nach Spinalkanaldekompression und TOPS noch signifikant verbesserte Werte für den ODI und auf der VAS für Beinschmerz [18]. Langzeitergebnisse fehlen, da die US-IDE-Studie ebenfalls nicht zu Ende geführt werden konnte, weil in 2,2 % der Fälle implantatbezogene Probleme auftauchten.

Für das Acadia^{TM}-System liegen derzeit keine aussagefähigen wissenschaftlichen Daten vor.

Beim Facettenersatz handelt es sich um eine neuartige Technologie, die bislang noch nicht in prospektiv randomisierten Studien nachuntersucht wurde und deren ideale Indikation noch geklärt werden muss.

Am ehesten ergibt die Implantation eines Facettenersatzes wohl bei der Spinalkanalstenose mit erstgradiger Spondylolisthese einen Sinn; hier könnte der Facettenersatz bei iatrogen erzeugter Instabilität und daraus resultierender hoher Implantatbelastung widerstandsfähiger sein als ein pedikelbasiertes, tendenziell zu steifes Implantat.

Die breite Anwendung des Facettenersatzes kann nicht empfohlen werden, bevor die 2-Jahres-Ergebnisse von prospektiv randomisierten Studien vorliegen.

30.2 Nackenschmerz

M.J. Scheyerer, P. Eysel

Die jährliche Inzidenz des Nackenschmerzes wird in der westlichen Bevölkerung auf 15 % geschätzt [1].

Es muss angenommen werden, dass über 60 % der Erwachsenen einmal in ihrem Leben an ausgeprägten Nackenschmerzen leiden – 50 % dieses Kollektivs sogar innerhalb der letzten 6 Monate. 5 % fühlen sich durch die Symptomatik in ihrem täglichen Leben deutlich eingeschränkt [2]. Dabei überwiegt in jeder Altersklasse das weibliche Geschlecht.

In den meisten Fällen werden Nackenschmerzen mit sog. muskulären oder ligamentären Dysfunktionen erklärt, die sich auf eine Fehlhaltung, schlechte Ergonomie, Stress oder chronische Muskelschwäche zurückführen lassen [3]. Die Patienten klagen hier meist über unspezifischen Schmerzen.

Aber auch eine Vielzahl an Pathologien kann die Symptomatik hervorrufen. Dabei gehören degenerative Veränderungen der Bandscheibe, der Wirbelkörper oder der benachbarten Gelenke zu den häufigsten Ursachen der Beschwerden. Aber auch Verletzungen, Entzündungen oder Tumoren können die Symptome auslösen. Meist führen die morphologischen Veränderungen zu einer Kompression eines Spinalnervs oder des Myelons. Klinisch manifestiert sich dies, je nach Ausprägung und Lokalisation der Pathologie, als reiner Nackenschmerz, als Nackenschmerz mit zervikaler Radikulopathie oder in Symptomen der Myelopathie.

Neben den genannten zervikal lokalisierten Veränderungen können sekundär auch Haltungsanomalien, bedingt durch Pathologien im Bereich des Schultergürtels, des kraniozervikalen Übergangs oder des temporomandibulären Gelenks, die Beschwerden verursachen.

Aus diagnostischer Sicht sollte jeder Patient mit Nackenschmerzen, die länger als 6 Wochen bestehen, und frustran verlaufender konservativer Therapie einer weiteren Bildgebung unterzogen werden. Ausgenommen hiervon sind Patienten mit neurologischen Ausfällen oder Anzeichen einer Infektion oder positiven Tumoranamnese. Hier muss eine Abklärung bereits frühzeitig initiiert werden.

Im Rahmen der Abklärung hat sich insbesondere die MRT-Diagnostik durch ihre hohe Sensitivität zum Goldstandard in der Diagnostik von Bandscheibenvorfällen sowie von spinalen und neuroforaminalen Engen entwickelt. Einschränkungen bestehen nur hinsichtlich der moderaten Spezifität. So lassen sich Bandscheibenvorfälle in 20–35 %, Protrusionen in über 50 % auch bei asymptomatischen Patienten von über 60 Jahren darstellen.

Weitere diagnostische Maßnahmen neben den konventionell radiologischen Röntgenaufnahmen und Funktionsaufnahmen sind bei Frakturverdacht die native Computertomografie, bei Kontraindikationen für eine MRT-Diagnostik die Myelo-CT-Untersuchung sowie, bei etwaigen neurologischen Symptomen, die elektrophysiologische Diagnostik mittels Elektromyografie, Elektroneurografie sowie die Bestimmung der evozierten Potenziale. Durch Letztere lassen sich neben dem Nachweis einer eventuellen neuronalen Pathologie Informationen über die Höhe der Schädigung, die ungefähre Dauer und das mögliche Erholungspotenzial gewinnen. Auch lassen sich durch diese Verfahren die vom Patienten subjektiv empfundenen Symptome objektivieren, was einer Stigmatisierung des Patienten entgegenwirken kann.

Ziele der Behandlung bei degenerativen Veränderungen sind die Schmerzreduktion, die funktionelle Verbesserung sowie die Vermeidung von neurologischen Symptomen oder ihre optimale Behandlung.

Diese Ziele lassen sich bereits bei über 70 % der Fälle durch eine konservative Therapie erreichen, wobei in diesem Zusammenhang auch der Spontanverlauf berücksichtigt werden muss. Die Evidenz der konservativen Behandlung ist nicht immer eindeutig gegeben. Ausgenommen von einem abwartenden oder konservativen Vorgehen sind traumatische instabile Verletzungen, Pathologien mit neurologischen Ausfallerscheinungen, Tumoren und Infektionen.

Einen Überblick über die allgemein geltenden Indikationen bei degenerativen Veränderungen zeigt die folgende Übersicht [4]:

Indikationen für ein operatives Vorgehen bei degenerativen Veränderungen

- Progredientes muskuläres Defizit
- Persistierende Schmerzen unter konservativer Therapie >6–12 Wochen
- Progrediente Myelopathie
- Zunehmende Kyphose mit neurologischen Defiziten

Allerdings ist die Diagnosefindung beim unspezifischen Nackenschmerz oft nicht eindeutig möglich, insbesondere da die Genese des Nackenschmerzes meist multifaktoriell ist. In diesen Fällen können gezielte diagnostische Injektionen mit Lokalanästhesie zur genauen Lokalisierung der schmerzauslösenden Pathologie beitragen.

Sollte man sich letztendlich für ein operatives Vorgehen entscheiden, lässt sich die Halswirbelsäule je nach bestehender Pathologie über 2 Wege erreichen: einen ventralen und einen dorsalen Zugangsweg.

30.2.1 Anteriore operative Verfahren

Nukleoplastie

Die Nukleoplastie ist eine minimal-invasive Methode zur kontrollierten Reduktion von hervorgetretenem Bandscheibengewebe.

Die Nukleoplastie basiert auf der Coblationstechnologie. Dabei werden Sonden radiologisch kontrolliert perkutan über einen dorsolateralen Diskografiezugang in das betroffene Bandscheibengewebe eingebracht.

Im Weiteren wird an den Sonden eine bipolare Radiofrequenzenergie angelegt, die ihrerseits die Elektrolyte im umgebenden leitfähigen Medium anregt. Die so aufgeladenen Teilchen verfügen über ausreichend Energie, um Molekülbindungen im Gewebe aufzuspalten und zu lösen. Dadurch ist eine gezielte volumetrische Abtragung des prolabierten Bandscheibengewebes möglich.

Durch die angewendeten niedrigen Temperaturen von 40–70 °C können Schädigungen des umliegenden gesunden Gewebes vermieden und die Integrität der verbleibenden Bandscheibe sowie der Grund- und Deckplatte bewahrt werden [5].

In der Bandscheibe führt die sich ergebende Volumenreduktion im Bereich des Nucleus pulposus zu einer überproportionalen Abnahme des Drucks, worauf es zu einer Reduktion der schmerzauslösenden mechanischen wie auch der chemischen Faktoren kommt. Die so durchgeführte Exzision von 1 ml Bandscheibengewebe – was einer Volumenreduktion von 10–20 % entspricht – führt zu einer überproportionalen Verminderung des intradiskalen Drucks um >95 %. In degenerierten Bandscheiben ist dieser Anteil etwas geringer.

Auch zeigte sich im Rahmen des Verfahrens eine Zunahme der Neovaskularisierung des Gewebes.

Die in der Literatur beschriebenen unerwünschten Nebenwirkungen und Komplikationen reichen von lokalanästhesiebedingten Effekten über Schmerzen an der Einstichstelle, neu aufgetretene Taubheit und Kribbeln bis hin zur Diszitis.

Zusammenfassend wird der Nutzen der Nukleoplastie in der Literatur allerdings eher kritisch beurteilt, und der Langzeitnutzen bleibt zu hinterfragen [6].

Zervikale Diskektomie und Fusion

Eine spinale Enge, vorwiegend bedingt durch eine anteriore Kompression, lässt sich meist gut durch eine anteriore Dekompression erreichen.

Als Zugangsweg für die Dekompression einer spinalen Enge wird vorzugsweise der anterolaterale Zugang angewandt, der 1955 von Robinson und Smith erstmals beschrieben wurde. Nach der Weichteilpräparation lässt sich

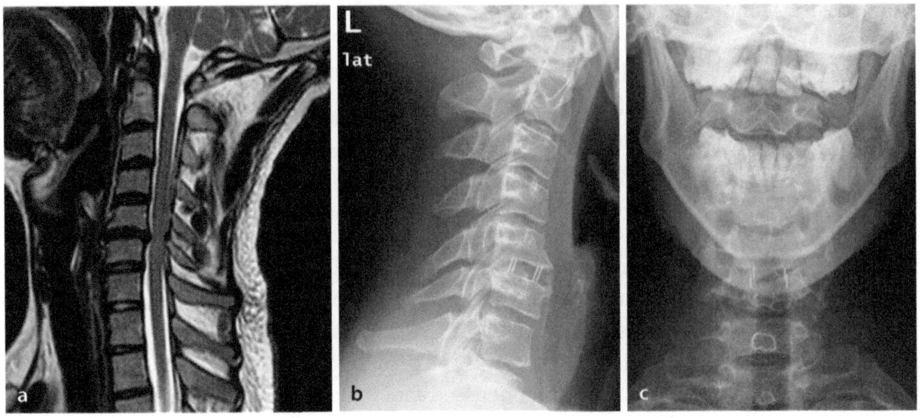

Abb. 30.3 Medianer T2-gewichteter MRT-Sagittalschnitt mit Bandscheibenvorfall im Segment C5/6 (**a**). Postoperative Kontrollaufnahmen in lateraler (**b**) sowie a.-p.-Projektion (**c**) nach ventraler Diskektomie mit Cage-Implantation

durch ihn die prävertebrale Faszie mit den darunterliegenden Wirbelkörpern und Bandscheiben gut darstellen. Zur Dekompression des Spinalkanals sowie der Nervenwurzel im Neuroforamen kann die betroffene Bandscheibe aus dem Zwischenkörperwirbelraum reseziert werden. Eine gleichzeitige Entfernung des hinteren Längsbands muss individuell abgewogen werden. Beim Verdacht auf einen ligamentären Riss ebenso wie bei Perforation von Knochenfragmenten sollte sich die Entfernung des Bandkomplexes der Bandscheibenresektion zwingend anschließen.

Auch Osteophyten an der Hinterkante des Wirbelkörpers lassen sich durch das Verfahren entfernen.

Im Anschluss an die Dekompression sollte in allen Fällen eine Fusion der benachbarten Wirbelkörper durchgeführt werden, um das Risiko postoperativer Nackenschmerzen, bedingt durch eine Instabilität oder Kyphose, zu reduzieren [7, 8]. Als heutigen Standard wendet man dabei Allografts in Form von Metall- oder PEEK-Cages an (Abb. 30.3a–c).

Auch wird durch die Implantation eines entsprechenden knöchernen Blocks oder Cages die Höhe des Zwischenwirbelraums wiedergestellt, wodurch sich eine Vergrößerung des angrenzenden Neuroforamens einstellt. Ebenso lässt sich auf diese Weise das physiologische sagitale Profil wiederherstellen.

Inwieweit die Resektion der benachbarten Grund- und Deckplatten für eine Fusion förderlich ist, wird kontrovers diskutiert. Einerseits ermöglicht der freiliegende spongiöse Knochen die bessere Konsolidierung, andererseits wird durch die Entfernung eine Reduktion der mechanischen Stabilität angenommen [9].

Hinsichtlich der Fusionsraten zeigen sich sowohl bei der Verwendung von trikortikalem Beckenkammspan als auch von PEEK (Polyetheretherketon) oder Titanium-Cages sehr gute Ergebnisse [10]. Als ausschlaggebender Faktor für die Fusion erwies sich das Ausmaß der involvierten Segmente. So ergaben sich absteigende Fusionsraten von 89 %, 73 % und 67 % für 1, 2 oder 3 beteiligte Segmente [11]. Jenseits der 3 Level konnte nur noch in 56 % der Fälle eine Fusion beobachtet werden [9].

Eine Optimierung der Konsolidierungsrate bei Fusion von 2 oder mehr Segmenten lässt sich durch eine ergänzende anteriore Plattenfixierung erzielen (Abb. 30.4a–c).

Daneben trägt die Plattenfixierung zum Erhalt der zervikalen Lordose sowie zur Reduktion transplantatassoziierter Komplikationen bei, wie dem Ein- bzw. Zusammenbruch des Transplantats [12]. Im Rahmen einsegmentaler Fusionen zeigte sich durch eine zusätzliche Plattenfixierung kein eindeutiger Vorteil, sodass bei der Versorgung entsprechender degenerativer Pathologien darauf verzichtet werden kann.

Als Nachteil der zusätzlich eingebrachten Platten müssen allerdings Schluckstörungen, bedingt durch eine Irritation des Ösophagus, erwähnt werden.

Neben der offenen Diskektomie wurde insbesondere bei jüngeren Patienten ohne degenerative Veränderungen oder segmentale Instabilität versucht, einen etwaigen Sequester ohne Exzision der meist wenig degenerierten restlichen Bandscheibe zu entfernen. Dabei zeigten sich ähnlich gute klinische Ergebnisse, verglichen mit den Verfahren der Diskektomie sowie der Diskektomie mit begleitender Fusion. Allerdings ließ sich im Verlauf eine erhöhte Inzidenz von postoperativ aufgetretenen Kyphosen beobachten [13]. Weitere Nachteile dieses minimal-invasiven Verfahrens waren das erhöhte Auftreten von Rezidiven und eine beschleunigte Degeneration des Bewegungssegments mit konsekutiver segmentaler Instabilität und damit verbundener erhöhter Inzidenz von chronischen Nackenschmerzen.

Halswirbelsäule meist Massa-lateralis-Schrauben angewendet werden. Dabei unterscheidet man die Technik nach Roy-Camille von jener nach Magerl. Letztgenannte erlaubt die Verwendung längerer Schrauben und scheint daher biomechanisch jener von Roy-Camille überlegen zu sein. Auch reduziert sich das Risiko einer Schädigung der neurovaskulären Strukturen.

In der überwiegenden Zahl der Fälle liefern Massalateralis-Schrauben bei guter Knochenqualität einen ausreichenden Halt. Bei unzureichender Knochenqualität bzw. beabsichtigter Korrektur einer kyphotischen Deformität hingegen sollte der Einsatz von Pedikelschrauben erwogen werden, um eine bessere knöcherne Verankerung zu gewährleisten. Allerdings ist die pedikuläre Verankerung im Bereich der Halswirbelsäule technisch vergleichsweise anspruchsvoll und komplikationsbeladen. Insbesondere durch den pedikelnahen Verlauf der A. vertebralis durch das Foramen transversarium ist das Risiko einer Schädigung der Arterie nicht zu unterschätzen.

Zusammenfassend lässt sich sagen, dass mit der Laminektomie sehr gute klinische Ergebnisse erzielt werden. Im Hinblick auf das funktionelle Ergebnis, die Komplikationsrate, die Inzidenz von chronischen Schmerzen und die Notwendigkeit von Revisionseingriffen ist sie der Laminoplastie überlegen [27]. Dabei ist es wichtig zu beachten, dass das zu erreichende klinische Ergebnis abhängig vom Ausmaß der Spinalkanalstenose und der Rückenmarkkompression ist. Auch die Dauer der Symptome hat Einfluss auf das Ergebnis. Important Start

Patienten mit fortgeschrittenen Zeichen der Myelopathie zeigen eine schlechtere Rekonvaleszenz, sodass in Fällen mit Nackenschmerzen und Zeichen der Myelopathie zu einer frühzeitigen chirurgischen Intervention geraten wird.

Literatur

Literatur zu Abschn. 30.1

1. Akamaru T, Kawahara N, Tim Yoon S et al (2003) Adjacent segment motion after a simulated lumbar fusion in different sagittal alignments: a biomechanical analysis. Spine 28(14):1560–1566
2. Amundsen T, Weber H, Nordal HJ et al (2000) Lumbar spinal stenosis: conservative or surgical management? A prospective 10-year study. Spine 25(11):1424–1435
3. Bundesärztekammer (BÄK), Kassenärztliche Bundesvereinigung (KBV), Arbeitsgemeinschaft der Wissenschaftlichen Medizinischen Fachgesellschaften (AWMF) (2010). Nationale Versorgungsleitlinie Kreuzschmerz – Kurzfassung. Version 1.X.2010. http://www.leitlinien.de/nvl/kreuzschmerz/. Zugegriffen: 6. August 2015
4. Carragee EJ, Don AS, Hurwitz EL et al (2009) 2009 ISSLS Prize Winner: Does discography cause accelerated progression of degeneration changes in the lumbar disc: a ten-year matched cohort study. Spine 34(21):2338–2345
5. Delank KS, Gercek E, Kuhn S et al (2010) How does spinal canal decompression and dorsal stabilization affect segmental mobility? A biomechanical study. Arch Orthop Trauma Surg 130:285–292
6. Eysel P, Rompe JD, Hopf C (1994) Prognostic criteria of discogenic paresis. Eur Spine J 3:214–218
7. Eysel P, Zöllner J, Heine J (2000) Die künstliche Bandscheibe. Dtsch Arztebl 97(46):A3092–3096
8. Fairbank J, Frost H, Wilson-MacDonald J et al (2005) Randomised controlled trial to compare surgical stabilisation of the lumbar spine with an intensive rehabilitation programme for patients with chronic low back pain: the MRC spine stabilisation trial. BMJ 330(7502):1233
9. Fritzell P, Hägg O, Wessberg P et al (2001) 2001 Volvo Award Winner in Clinical Studies: Lumbar fusion versus nonsurgical treatment for chronic low back pain: a multicenter randomized controlled trial from the Swedish Lumbar Spine Study Group. Spine 26(23):2521–2532
10. Fritzell P, Hägg O, Nordwall A et al (2003) Complications in lumbar fusion surgery for chronic low back pain: comparison of three surgical tewchniques used in a prospective randomized study. A report from the Swedish Lumbar Spine Study Group. Eur Spine J 12(2):178–189
11. Ghiselli G, Wang JC, Bhatia NN et al (2004) Adjacent segment degeneration in the lumbar spine. J Bone Joint Surg Am 86-A(7):1497–1503
12. Gibson JN, Waddell G (2007) Surgical interventions for lumbar disc prolapse. Cochrane Database Syst Rev (1):CD001350
13. Grob D, Benini A, Junge A, Mannion AF (2005) Clinical experience with the Dynesys semirigid fixation system for the lumbar spine: surgical and patient-oriented outcome in 50 cases after an average of 2 years. Spine 30(3):324–331
14. Kabir SM, Gupta SR, Casey AT (2010) Lumbar interspinous spacers. A systematic Review of clinical and biomechanical evidence. Spine 35(25):E1499–E1506
15. Kast E, Oberle J, Richter HP, Börm W (2008) Success of simple sequestrectomy in lumbar spine surgery depends on the competence of the fibrous ring: a prospective controlled study of 168 patients. Spine 33(14):1567–1571
16. Kayaoglu CR, Calikoglu C, Binler S (2003) Re-operation after lumbar disc surgery: results in 85 cases. J Int Med Res 31(4): 318-323
17. Lebow RL, Adogwa O, Parker SL et al (2011) Asymptomatic same-site recurrent disc herniation after lumbar discectomy: Results of a prospective longitudinal study with two-year serial imaging. Spine 36(25):2147-51. doi: 10.1097/BRS.0b013e3182054595
18. McAfee PC, Khoo LT, Pimenta L et al (2007) Treatment of lumbar spinal stenosis with a total posterior arthroplasty prosthesis: implant description, surgical technique, and a prospective report on 29 patients. Neurosurg Focus 22(1):E13
19. Niemesto L, Kalso E, Malmivaara A et al (2003) Radiofrequency denervation for neck and back pain. A systematic review of randomized controlled trials. Cochrane Database Syst Rev (1):CD004058
20. Putzier M, Funk JF, Schneider SV et al (2006) Charité total disc replacement – clinical and radiographical results after an average follow-up of 17 years. Eur Spine J 15(2):183–195
21. Reinhardt A, Hufnagel S (2010) Langzeitergebnisse des interspinösen Distraktionssystems X-STOP. Orthopäde 39: 573–579
22. Reith M, Richter M (2010) Ergebnisse des interspinösen Wallis-Implantats. Orthopäde 39:580–584

23. Ruetten S, Komp M, Merk H, Godolias G (2008) Full-endoscopic interlaminar and transforaminal lumbar discectomy versus conventional mircrosurgical technique: a prospective, randomized, controlled study. Spine 33(9):931–939
24. Schnake KJ, Schaeren S, Jeanneret B (2006) Dynamic stabilization in addition to decompression for lumbar spinal stenosis with degenerative spondylolisthesis. Spine 31(4):442–449
25. Schulte TL, Hurschler C, Haversath M et al (2008) The effect of dynamic, semi-rigid implants on the range of motion of lumbar motion segments after decompression. Eur Spine J 17(8): 1057–1065
26. Sénégas J, Vital JM, Pointillart V, Mangione P (2009) Clinical evaluation of a lumbar interspinous dynamic stabilization device (the Wallis system) with a 13-year mean follow-up. Neurosurg Rev 32(3):335–341
27. Siepe CJ, Zelenkov P, Sauri-Barraza JC et al (2010) The fate of facet joint and adjacent level disc degeneration following total lumbar disc replacement: a prospective clinical, x-ray, and magnetic resonance imaging investigation. Spine 35(22):1991–2003
28. Sobottke R, Schlüter-Brust K, Kaulhausen T et al (2009) Interspinous implants (X Stop®, Wallis®, Diam®) for the treatment of LSS: is there a correlation between radiological parameters and clinical outcome? Eur Spine J 18:1494–1503
29. Thornbury JR, Fryback DG, Turski PA et al (1993) Disk-caused nerve compression in patients with acute low back pain: Diagnosis with MR, CT myelography, and plain CT. Radiology 186:731–738
30. Trouiller H, Kern P, Refior HJ, Müller-Gerbl M (2006) A prospective morphological study of facet joint integrity following intervertebral disc replacement with the CHARITÉTM artificial disc. Eur Spine J 15:174–182
31. Urrutia G, Kovacs F, Nishishinya MB, Olabe J (2007) Percutaneous thermocoagulation intradiscal techniques for discogenic low back pain. Spine 32(10):1146–1154
32. Weinstein JN, Lurie JD, Olson PR et al (2006) United States' trends and regional variations in lumbar spine surgery: 1992–2003. Spine 31(23):2707–2714
33. Weinstein JN, Tosteson TD, Lurie JD et al (2008) Surgical versus nonsurgical therapy for lumbar spinal stenosis. N Engl J Med 358:794–810
34. Wilke HJ, Heuer F, Schmidt H (2009) Prospective design delineation and subsequent in vitro evaluation of a new posterior dynamic stabilization system. Spine 34(3):255–261
35. Würgler-Hauri CC, Kalbarczyk A, Wiesli M et al (2008) Dynamic neutralization of the lumbar spine after microsurgical decompression in acquired lumbar spinal stenosis and segmental instability. Spine 33(3):E66–72
36. Zarghooni K, Siewe J, Eysel P (2011) Standortbestimmung der lumbalen Bandscheibenendoprothetik. Orthopäde 40:141–147
37. Zhu Q, Larson CR, Sjovold SG et al (2007) Biomechanical evaluation of the total facet arthroplasty systemTM: 3-dimensional kinematics. Spine 32(1):55–62
38. Zindrick MR, Tzermiadianos MN, Voronov LI et al (2008) An evidence-based medicine approach in determining factors that may affect outcome in lumbar total disc replacement. Spine 33(11):1262–1269
39. Zucherman JF, Hsu KY, Hartjen CA et al (2004) A prospective randomized multi-center study fort he treatment of lumbar spinal stenosis with the X-STOP interspinous implant: 1-year results. Eur Spine J 13(4):22–31

Literatur zu Abschn. 30.2

40. Cote P, Cassidy JD, Carroll LJ, Kristman V (2004) The annual incidence and course of neck pain in the general population: a population-based cohort study. Pain 112(3):267–273
41. Cote P, Cassidy JD, Carroll L (2000) The factors associated with neck pain and its related disability in the Saskatchewan population. Spine 25(9):1109–1117
42. Rao RD, Currier BL, Albert TJ, Bono CM, Marawar SV, Poelstra KA et al (2007) Degenerative cervical spondylosis: clinical syndromes, pathogenesis, and management. J Bone Joint Surg Am 89(6):1360–1378
43. Carette S, Fehlings MG (2005) Clinical practice. Cervical radiculopathy. N Engl J Med 353(4):392–399
44. Chen YC, Lee SH, Saenz Y, Lehman NL (2003) Histologic findings of disc, end plate and neural elements after coblation of nucleus pulposus: an experimental nucleoplasty study. Spine J 3(6): 466–470
45. Cohen SP, Williams S, Kurihara C, Griffith S, Larkin TM (2005) Nucleoplasty with or without intradiscal electrothermal therapy (IDET) as a treatment for lumbar herniated disc. J Spinal Disord Tech 18:119–124
46. Yamamoto I, Ikeda A, Shibuya N, Tsugane R, Sato O (1991) Clinical long-term results of anterior discectomy without interbody fusion for cervical disc disease. Spine 16(3):272–279
47. Lieu AS, Howng SL (1998) Clinical results of anterior cervical discectomy without interbody fusion. Kaohsiung J Med Sci 14(4):212–216
48. Emery SE, Bolesta MJ, Banks MA, Jones PK (1994) Robinson anterior cervical fusion comparison of the standard and modified techniques. Spine 19(6):660–663
49. Chen Y, Wang X, Lu X, Yang L, Yang H, Yuan W et al (2013) Comparison of titanium and polyetheretherketone (PEEK) cages in the surgical treatment of multilevel cervical spondylotic myelopathy: a prospective, randomized, control study with over 7-year follow-up. Eur Spine J 22(7):1539–1546
50. Bohlman HH, Emery SE, Goodfellow DB, Jones PK (1993) Robinson anterior cervical discectomy and arthrodesis for cervical radiculopathy. Long-term follow-up of one hundred and twenty-two patients. J Bone Joint Surg Am 75(9):1298–1307
51. Wang JC, McDonough PW, Endow KK, Delamarter RB (2000) Increased fusion rates with cervical plating for two-level anterior cervical discectomy and fusion. Spine 25(1):41–45
52. Savolainen S, Rinne J, Hernesniemi J (1998) A prospective randomized study of anterior single-level cervical disc operations with long-term follow-up: surgical fusion is unnecessary. Neurosurgery 43(1):51–55
53. Evaniew N, Khan M, Drew B, Kwok D, Bhandari M, Ghert M (2014) Minimally invasive versus open surgery for cervical and lumbar discectomy: a systematic review and meta-analysis. CMAJ open 2(4):E295–305
54. Hacker RJ (2000) A randomized prospective study of an anterior cervical interbody fusion device with a minimum of 2 years of follow-up results. J Neurosurg 93(2):222–226
55. Kirkpatrick JS, Levy JA, Carillo J, Moeini SR (1999) Reconstruction after multilevel corpectomy in the cervical spine. A sagittal plane biomechanical study. Spine 24(12):1186–1190; discus. 91
56. Auerbach JD, Jones KJ, Fras CI, Balderston JR, Rushton SA, Chin KR (2008) The prevalence of indications and contraindications to cervical total disc replacement. Spine J 8(5):711–716
57. Upadhyaya CD, Wu JC, Trost G, Haid RW, Traynelis VC, Tay B et al (2012) Analysis of the three United States Food and Drug Administration investigational device exemption cervical arthroplasty trials. J Neurosurg 16(3):216–228

58. Jiang H, Zhu Z, Qiu Y, Qian B, Qiu X, Ji M (2012) Cervical disc arthroplasty versus fusion for single-level symptomatic cervical disc disease: a meta-analysis of randomized controlled trials. Arch Orthop Trauma Surg 132(2):141–151
59. Gao Y, Liu M, Li T, Huang F, Tang T, Xiang Z (2013) A meta-analysis comparing the results of cervical disc arthroplasty with anterior cervical discectomy and fusion (ACDF) for the treatment of symptomatic cervical disc disease. J Bone Joint Surg Am 95(6):555–561
60. Miao J, Yu F, Shen Y, He N, Kuang Y, Wang X et al (2014) Clinical and radiographic outcomes of cervical disc replacement with a new prosthesis. Spine J 14(6):878–883
61. Scoville WB (1966) Types of cervical disk lesions and their surgical approaches. Jama 196(6):479–481
62. Boehm H, Greiner-Perth R, El-Saghir H, Allam Y (2003) A new minimally invasive posterior approach for the treatment of cervical radiculopathy and myelopathy: surgical technique and preliminary results. Eur Spine J 12(3):268–273
63. Hirabayashi K, Watanabe K, Wakano K, Suzuki N, Satomi K, Ishii Y (1983) Expansive open-door laminoplasty for cervical spinal stenotic myelopathy. Spine 8(7):693–699
64. Ratliff JK, Cooper PR (2003) Cervical laminoplasty: a critical review. J Neurosurg 98(3):230–238
65. Liu X, Min S, Zhang H, Zhou Z, Wang H, Jin A (2014) Anterior corpectomy versus posterior laminoplasty for multilevel cervical myelopathy: a systematic review and meta-analysis. Eur Spine J 23(2):362–372
66. Woods BI, Hohl J, Lee J, Donaldson W 3rd, Kang J (2011) Laminoplasty versus laminectomy and fusion for multilevel cervical spondylotic myelopathy. Clin Orthop Relat Res 469(3):688–695

Akupunktur bei Rückenschmerzen

A. Molsberger

H.-R. Casser et al. (Hrsg.), *Rückenschmerzen und Nackenschmerzen*,
DOI 10.1007/978-3-642-29775-5_31, © Springer-Verlag Berlin Heidelberg 2016

Die Akupunktur hat sich in Deutschland zu einer Standardtherapie entwickelt. Erkrankungen des Bewegungsapparats sind das Hauptindikationsgebiet der Akupunktur. Die Nachweislage zur Wirksamkeit der Akupunktur bei chronischem Kreuzschmerz entspricht der Evidenzklasse 1a für chronischen Kreuzschmerz. Akuter Kreuzschmerz, HWS-Syndrome, Radikulitiden, Failed-back-Syndrome lassen sich ebenfalls mit Akupunktur gut behandeln; hierfür gibt es weniger Studien, die Empfehlung beruht auf Expertenkonsens. Die Akupunktur ist eine sichere Therapiemethode. Langfristige Therapieerfolge bis hin zur Ausheilung können bei chronischen Erkrankungsverläufen erzielt werden. Entscheidend für den Therapieerfolg ist die Einhaltung definierter Qualitätskriterien. Die Akupunkturtherapie lässt sich gut in multimodale Therapieprogramme integrieren.

Fallbeispiel – Akupunktur bei chronischem Kreuzschmerz

Herr U. leidet seit 9 Jahren an chronischem linksseitigem Kreuzschmerz. Er leitet eine Werbeagentur, und sitzende Tätigkeiten machen einen Großteil seiner Arbeitszeit aus. In seiner Freizeit spielt er Fußball. Der Kreuzschmerz plagt ihn hauptsächlich im Liegen, Sitzen und bei längerem Stehen. Bisher wurden die Beschwerden mit den alterstypischen Verschleißerscheinungen der kleinen Wirbelgelenke sowie mehreren Bandscheibenvorwölbungen und einem kleinen Prolaps links median in Höhe L5–S1 erklärt. Nichtsteroidale Analgetika und muskelrelaxierende Medikamente nahm er fast täglich ein, sporadisch unterstützt von Krankengymnastik und Rückenschule. Bei Schmerzverstärkung erfolgten Kortisoninjektionen, zuletzt unter CT-Kontrolle an die kleinen Wirbelgelenke. Das half jeweils nur für etwa 3 Monate.
Die orthopädische Untersuchung zeigt eine druckdolente, hypertone paravertebrale Muskulatur im unteren LWS-Bereich links, einen funktionellen leichten Beckenhochstand links, eine endgradig reduzierte Inklination und Seitneigung der LWS, neurologisch keine Auffälligkeiten. Die Ergebnisse der bildgebenden Diagnostik entsprechen den anamnestischen Angaben. Bei der Untersuchung nach der chinesischen Medizin fällt ein druckdolenter, 5 mm großer Bereich am oberen Iliumrand links auf, tiefer Druck an dieser Stelle provoziert den für Herrn U. typischen dumpfen, bohrenden Schmerz. Die Beschwerden werden durch Ruhe, Kälte und Feuchtigkeit verschlimmert, Bewegung und Wärme helfen. Der Puls ist unauffällig, die Zunge zeigt einen geringen weißlichen Belag bei gering geschwollenem Zungenkörper. Bei Herrn U. besteht eine sog. Blut- und Qi-Stagnation im Blasenmeridianbereich sowie das Syndrom »feuchte Kälte« der Niere.
Insgesamt werden 14 Punkte intramuskulär genadelt, verteilt über Rücken und Bein. Am Schmerzpunkt am Beckenkamm wird mit einer speziellen Nadeltechnik mehrfach das Periost gereizt. Behandlungsziel ist, das Qi (Lebensenergie) zu bewegen und das Blut stärken. Gegen die »feuchte Kälte« wird Moxibustion, die Erwärmung von Akupunkturpunkten, eingesetzt.
Nach der 1. Behandlung berichtet Herr U. über eine leichte Schmerzverstärkung, nach 3 Sitzungen bessern sich die Beschwerden, nach 6 Sitzungen gibt er eine Schmerzreduktion von 80 % an. Weitere 9 Akupunkturen stabilisieren das Therapieergebnis. Nach der chinesischen Medizin soll Herr U. den Rücken etwa 3 Monate normal bewegen, aber wenig belasten, anschließend sollte er als Ausgleich zu seiner sitzenden Tätigkeit weiterhin 2- bis 3-mal pro Woche Sport treiben. Er sollte Kälte eher meiden und in seiner Ernährung Zucker reduzieren. 3 Monate nach der Behandlung ist Herr U. vollständig schmerzfrei, die Nachbeobachtung beträgt 5 Jahre.

31.1 Geschichte und heutige Bedeutung der Akupunktur

Um die Zeitenwende hat sich die Akupunktur in China zusammen mit der traditionellen chinesischen Medizin (TCM) unter Einfluss konfuzianischer Ideensysteme entwickelt [14]. Damit ist die Akupunktur eine empirisch und historisch begründete Therapiemethode, deren Wirksamkeit bei verschiedenen Krankheitsbildern und Krankheitsstadien gewissermaßen in einem »unkontrollierten Feldversuch« – im täglichen Einzelexperiment von Arzt und Patient – über 2.000 Jahre lang beobachtet werden konnte. Dass sie sich unter diesen Beobachtungsbedingungen bis heute gehalten hat, spricht eher für einen therapeutischen Nutzen und gegen ausgeprägte unerwünschte Wirkungen.

In den letzten 20 Jahren hat sich die Akupunktur in der westlichen Medizin, und hier besonders in Deutschland, als verbreitete Therapieform etabliert. Anfang der 1980er Jahre wurde sie noch als alternative Außenseitermedizin stigmatisiert, doch heute zählt sie bei Ärzten und Patienten zu den beliebtesten Therapieformen. So wenden nach Schätzungen der Kassen mindestens 12.000 Ärzte (10 % aller niedergelassenen Ärzte) die Methode in Deutschland an. Nachdem große von den Kassen finanzierte klinische Studien die Wirksamkeit der Akupunktur für chronischen Kreuzschmerz und Gonarthrose nachweisen konnten, ist die Akupunktur für diese Krankheitsbilder seit 2007 Kassenleistung. Die Kosten der gesetzlichen Kassen für Akupunkturbehandlungen liegen zwischen 300 und 700 Mio. Euro (1,0–2 % des Arzneimittelbudgets) [3].

Das Hauptindikationsgebiet der Akupunktur sind die Erkrankungen des Bewegungsapparats. Mehr als jeder zweite niedergelassene Orthopäde bietet Akupunktur an.

31.2 Wissenschaftliche Erkenntnisse zur Akupunktur

31.2.1 Grundlagenwissenschaft

Akupunkturpunkte liegen meist (71 %) in Bereichen von Triggerpunkten. Dass in der Akupunkturanalgesie typische Druck- und Wärmegefühl (DeQi) wird durch manuelle oder elektrische Stimulation der Nadel erzeugt und entspricht einer Reizung afferenter Fasern der Gruppe II und III. Auf segmentaler Ebene kommt es zu einer Modulation der Schmerzwahrnehmung durch Ausschüttung von Dynorphin und Enkephalin. Enkephaline stimulieren weiterhin das absteigende Raphesystem, das durch die Monoamine Serotonin und Noradrenalin die Schmerzweiterleitung auf segmentaler Ebene unterdrückt. Im Bereich Hypophyse und Hypothalamus werden β-Endorphine ins Blut und in den Liquor freigesetzt; dies kann die analgetische Fernwirkung der Akupunktur erklären. Die Evidenz für die Vermittlung der Akupunkturwirkung über Endorphine wird als stark eingeschätzt, weitere Arbeiten sind für die Rolle des Serotonins und des Noradrenalins zu fordern, über die Rolle der Hypophyse bei der Akupunkturanalgesie besteht noch Unsicherheit. Damit kann die wissenschaftliche Nachweislage für die lokale und die Ganzkörperwirkung der Akupunktur als gut angesehen werden, für eine meridiangebundene Akupunkturwirkung fehlt sie bisher [13]. Zu beachten ist, dass die Halbwertszeit von Endorphinen 5–20 min beträgt, im subkutanen Gewebe je nach Resorptionsfähigkeit geringfügig länger. Somit erklärt die Endorphinhypothese eine kurzfristige analgetische, nach neuen Untersuchungen auch eine antiinflammatorische Wirkung. Die klinische Anwendung der Akupunktur zielt jedoch auf die Erreichung von Langzeitwirkungen bei chronischen Erkrankungen. Eine solche Langzeitwirkung wird bis jetzt durch das Endorphinsystem nicht erklärt.

31.2.2 Klinische Nachweislage zur Akupunktur bei Kreuzschmerz

Bis in die 1990er Jahre hinein war die Nachweislage zur Akupunktur eher dürftig. Einzelne, kleinere klinische Studien existierten zwar, waren aber mit solchen methodischen Mängeln behaftet, dass sich daraus keine sicheren Aussagen für oder gegen die Wirksamkeit der Akupunktur bei Kreuzschmerz ableiten ließen. So schlossen 1999 van Tulder et al. in einer systematischen Cochrane-Recherche von 11 kontrollierten randomisierten Studien, dass sich eine Wirksamkeit der Akupunktur für den chronischen Kreuzschmerz nicht nachweisen lässt und somit die Akupunktur nicht zur Therapie des chronischen Kreuzschmerzes zu empfehlen sei [15]. Ernst et al. hingegen kamen 1998 in ihrer Metaanalyse der im Wesentlichen gleichen Arbeiten zum entgegengesetzten Ergebnis: Die Akupunktur sei verschiedenen Kontrolltherapien deutlich überlegen und stelle einen vielversprechenden Therapieansatz dar [4].

Die unbefriedigende Studiensituation änderte sich erstmals, als durch das öffentliche Förderprogramm »Unkonventionelle Medizinische Richtungen« größere, methodisch hochwertigere Studien in Deutschland ermöglicht wurden. Hierdurch wurde die Nachweislage zum HWS-Syndrom und zu chronischem Kreuzschmerz deutlich verbessert [7, 8, 10]. Leibing et al. kamen in einer verblindeten RC-Studie an 150 Patienten zum Ergebnis, dass eine schematisierte Akupunktur ohne Nadelung individueller Ahshi-Punkte (Locus-dolendi-Punkte) zwar einer krankengymnastischen Therapie, nicht aber einer Sham-Akupunktur überlegen ist [8]. Eine eigene RC-Studie an 186 verblindeten Patienten konnte zeigen, dass eine zusätzlich hinzugefügte Akupunkturtherapie beim üblichen konservativen Therapieprogramm einer Reha-Klinik die Ergebnisse bei chronischem Kreuzschmerz signifikant verbessert [10].

Aufgrund der in den 1990er Jahren zunehmenden Verbreitung der Akupunktur und der damit ansteigenden Kosten verpflichtete der Bundesausschuss der Ärzte und Krankenkassen im Oktober 2000 die GKV, die Akupunkturbehandlung nur noch dann zu bezuschussen, wenn im Rahmen von Modellprojekten die Wirksamkeit der Akupunktur bei den volkswirtschaftlich wichtigen Erkrankungen chronischer Kreuzschmerz, Gonarthroseschmerz, Spannungskopfschmerz und Migräne wissenschaftlich erforscht wird. Vor diesem Hintergrund bildeten sich 2 Arbeitsgruppen, die die wissenschaftliche Ausgestaltung der Modellvorhaben übernahmen:

- GERAC, »German Acupuncture Trials«, ein Forschungsverbund von 4 Universitäten (Bochum, Essen, Heidelberg, Mainz) unter Leitung der Ruhr-Universität Bochum,
- ART, »Acupuncture Randomized Trials«, unter Leitung der Berliner Charitè und des Zentrums für naturheilkundliche Forschung, Universität München.

GERAC und ART haben jeweils nationale, multizentrische, randomisierte, verblindete Studien entwickelt. Hierbei wurde eine teilindividualisierte Akupunktur an chinesischen Punkten (Verum) gegenüber einer Akupunktur an nichtchinesischen Punkten (Sham) und einer leitlinienorientierten Standardtherapie (GERAC) oder gegenüber einer Warteliste (ART) überprüft.

Für die GERAC-Studien wurden über 550 Ärzte deutschlandweit nach bestimmten Qualitätskriterien ausgewählt, die über 3.500 Patienten behandelten. Die

Ergebnisse zeigten, dass bei chronischem Kreuzschmerz 11 Akupunkturbehandlungen innerhalb von 6 Wochen in der Langzeitwirkung nach 6 Monaten einer konventionellen Standardtherapie signifikant überlegen sind [6]. Hierbei ging die Standardtherapie deutlich über die in Deutschland übliche Versorgung chronischer Kreuzschmerzpatienten hinaus. Die Akupunktur führte zu einem geringeren Verbrauch an Medikamenten und an weiteren Therapieformen im Nachuntersuchungszeitraum als unter der Standardtherapie. Ein signifikanter Unterschied zwischen einer Verum- und einer Sham-Akupunktur konnte nicht gezeigt werden. Die ART-Studien, an denen 70 Ärzte und etwas über 1.000 Patienten beteiligt waren, ergaben beim chronischen Kreuzschmerz ein ähnliches Ergebnis [1]. Die Überlegenheit der Akupunktur über die Standardtherapie bei gleichzeitig nicht nachgewiesener Punktspezifität führte national und international zu anregenden Diskussionen über den Anteil psychologischer Faktoren (Erwartungshaltung, Placeboanteil) an der Akupunkturwirkung wie auch über den Wert oder Schaden der Standardtherapie, die ja tatsächlich schlechter als eine Sham-Akupunktur-Behandlung abschnitt.

In beiden Studien, GERAC und ART, erwies sich die Akupunktur als ein äußerst sicheres medizinisches Verfahren. So fand man bei 190.000 Patienten – dies entspricht ca. 1,9 Mio. Akupunkturbehandlungen – selten leichte unerwünschte Wirkungen wie Hämatome am Einstichort (5,1 %), Symptomverschlechterung (1,3 %), vasovagale Synkopen während der Behandlung (0,7 %) und schwere unerwünschte Wirkungen wie z. B. Pneumothorax maximal mit einer Häufigkeit von 1 auf 300.000 Behandlungen [2]. Darüber hinaus konnte nachgewiesen werden, dass eine Akupunkturbehandlung bei chronischem Kreuzschmerz unter gesundheitsökonomischen Aspekten kosteneffektiv ist.

Die GERAC- und ART-Studien haben international die Bedeutung der Akupunktur neu definiert. In Deutschland führten sie zur Anerkennung der Akupunktur als Kassenleistung für die Indikationen chronischer Kreuzschmerz und chronische Gonarthrose. International bestätigen neuere systematische Metaanalysen, die die Daten der deutschen Akupunkturstudien einbeziehen, jetzt die Wirksamkeit der Akupunktur bei chronischem Kreuzschmerz, zeigen die Kosteneffektivität und empfehlen eine Aufnahme in die europäischen Leitlinien zur Behandlung des chronischen Kreuzschmerzes [9, 16].

31.3 Akupunkturtherapie in der Praxis

31.3.1 Therapieziel und Diagnostik in der chinesischen Medizin

Nach der chinesischen Medizin bedeutet Gesundheit das dynamische Gleichgewicht von Yin und Yang sowie ein harmonisch fließendes Qi. Disharmonie von Yin und Yang und eine Blockade des Qi führen zu Krankheit. Therapeutisches Ziel der Akupunkturbehandlung ist es, den Qi-Fluss in den Meridianen, Muskeln, Sehnen und den Organen zu harmonisieren und Yin und Yang ins Gleichgewicht zu bringen. Einer Akupunkturbehandlung geht eine Diagnostik nach Kriterien der chinesischen Medizin voraus. Hierbei unterscheidet sich der Fokus der Anamnese und der Untersuchung in vielen Aspekten von der westlichen Medizin. Bei Erkrankungen des Bewegungsapparats sind u. a. folgende Punkte wichtig:

Anamnese und Diagnostik bei Erkrankungen des Bewegungsapparats (TCM)

- Zeitdauer und möglicher Auslöser der Erkrankung
- Genaue Lokalisation der Beschwerden und Zuordnung zu den betreffenden Meridianen
- Schmerzqualität und Beeinflussung der Beschwerden durch Ruhe oder Bewegung sowie klimatische (Hitze, Kälte, Feuchtigkeit u. a.) und/oder psychische Faktoren (Angst, Sorge, Hektik u. a.)
- Ernährungsweise
- Zungendiagnostik, in selteneren Fällen auch die Pulsdiagnostik

Die Befunde werden anhand der sog. **4 diagnostischen Kriterien** (Ba Gang) analysiert: Yin/Yang, Leere/Fülle, Kälte/Hitze, Innen/Außen. Hieraus ergibt sich die Auswahl der Akupunkturpunkte. Ähnlich wie in der westlichen Medizin gibt es Erkrankungsmuster mit hoher oder niedriger Varianz in der möglichen Interpretation der diagnostischen Daten und in der daraus folgenden Auswahl der Akupunkturpunkte. Weitere Ausführungen hierzu finden sich in den meisten Lehrbüchern der TCM (s. [5] und weitere Literatur).

Insbesondere bei chronischen Kreuzschmerzen können auch chinesische Syndrommuster eine Rolle spielen. Hierbei handelt es sich um Muster von Symptomen, die – oft anatomisch und physiologisch unabhängig – zur gleichen Zeit auftreten. Ein Beispiel für ein chinesisches Syndrommuster bei chronischem Kreuzschmerz ist die Kombination von breitflächigem Rückenschmerz, Kniegelenkschmerz mit Schwellung der Gelenke, Verschlechterung der Beschwerden durch Feuchtigkeit, Kälte und Ruhe, Besserung durch leichte Bewegungen und Wärme; weiterhin von allgemeiner Antriebsschwäche, diffuser

Arbeiten dort als weiter entwickelt angesehen werden müssen [23]. Die diagnostischen Prinzipien werden aber aktuell in der Arbeitsgruppe zur Erstellung der Nationalen Versorgungsleitlinien für den unspezifischen Kreuzschmerz diskutiert.

Die Sinnhaftigkeit einer multimodalen Schmerztherapie nach der genannten Definition bei chronifizierungsgefährdeten Schmerzpatienten ergibt sich ohne weiteres aus dem negativen Einfluss psychosozialer Faktoren auf körperliche Beschwerden. Die Therapieinhalte müssen dabei in den körperlich übenden ebenso wie in den psychotherapeutischen Anteilen auf die Klientel zugeschnitten sein. Letzteres umfasst v. a. Edukation, Schmerz- und Stressbewältigung, Vermittlung sozialer Kompetenzen etc., die Behandlung psychischer Komorbiditäten steht nicht im Vordergrund. Zum hier erforderlichen Therapieumfang liegen im Gegensatz zu Patienten mit chronischen Schmerzen keine belegten Erkenntnisse vor, die bereits genannten Angaben von Guzmán et al. [14] können nicht übertragen werden. Es steht jedoch zu erwarten, dass sich je nach Chronifizierungsrisiko in Inhalt und Intensität abgestufte Therapieangebote entwickeln lassen.

32.6 Fortgeschrittene Chronifizierung

Die Notwendigkeit einer integrativ-interdisziplinären Behandlung chronischer Schmerzpatienten ist aktueller Stand der medizinischen Erkenntnis. Der Bedarf an solchen Behandlungsmöglichkeiten ist, wenn man aktuelle epidemiologische Untersuchungen [33, 40] berücksichtigt, enorm und kann durch die derzeit verfügbaren multidisziplinär-integrativ arbeitenden Einrichtungen erst in Ansätzen gedeckt werden, obwohl die Effektivität auch bei hoher Chronifizierung gut belegt ist [6]. Zudem liegen eine Reihe von Untersuchungen vor, die insbesondere bei höher chronifizierten Schmerzpatienten eine Abhängigkeit der Therapieergebnisse von der Therapieintensität nachweisen [15, 26]. In einem Reviewartikel über 10 randomisierte Studien mit 1900 Patienten konnten Guzmán et al. [14] für Rückenschmerzpatienten mit fortgeschrittener Chronifizierung die Überlegenheit von Therapieprogrammen mit mindestens 100 h Umfang und dem Ziel der funktionellen Wiederherstellung gegenüber weniger intensiven Behandlungen hinsichtlich der Schmerzreduktion und Funktionalität belegen. Durch die umfangreicheren Programme entstehen dabei zwar höhere Behandlungskosten, diesen steht jedoch auch nachweislich eine günstigere Kosten-Nutzen-Relation, v. a. ein deutlicher Rückgang der Fehlzeiten gegenüber[15, 25].

Die Identifikation dieser Patientengruppe ist in der Versorgungsroutine einfacher als bei Patienten am Anfang der Schmerzkarriere, da die im Chronifizierungsprozess eingetretenen Veränderungen selbst Anlass zu Arztkontakten geben und vom Betroffenen präsentiert werden, also kein spezielles Erhebungsinstrument erfordern. Auf körperlicher Ebene etwa treten eine Generalisierung und lokale Ausbreitung der Schmerzen ein, häufig begleitet von unspezifischen körperlichen Beschwerden ohne organische Erklärung wie Schwindel, Übelkeit, Bruststiche, Kloßgefühl, Atembeschwerden, Schlafstörungen und Tinnitus. Oftmals kommt es infolge des ausgeprägten Krankheitsverhaltens mit Reduzierung der Aktivitäten bis hin zu angstbedingter Vermeidung körperlicher Belastungen zu einem ausgeprägten Dekonditionierungssyndrom mit strukturellen und funktionellen Veränderungen von Kraft/Ausdauer und Koordination. Der umfassende Leistungsverlust, begleitende Depressivität oder auch Angststörungen sowie (sozialer) Rückzug und Abstieg sind Facetten eines komplexen Chronifizierungsprozesses mit weitreichenden Konsequenzen und erheblicher Einschränkung der Rollenfunktion [7, 35, 41].

Die Komplexität chronischer Schmerzsyndrome macht es für den niedergelassenen Arzt schwer, alle Facetten der biopsychosozialen Konsequenzen innerhalb eines vertretbaren Zeitrahmens zur Indikationsstellung abzuklären. Auffallen sollte neben der langjährigen Vorgeschichte die Diskrepanz zwischen organisch fassbaren Befunden und dem subjektiven Befinden bzw. der empfundenen Beeinträchtigung. Weitere, einfach zu objektivierende Kriterien sind häufiger Arztwechsel und interventionelle Maßnahmen ohne entsprechende Wirkung auf die Schmerzen, Krankenhaus- und Rehaaufenthalte sowie häufige AU-Zeiten. Auch die Ineffektivität der bisher eingesetzten Analgetika ist ein Hinweis. Weitergehende soziale Folgen wie der Verzicht auf Sozialkontakte oder soziale bzw. berufliche Konflikte hingegen erfordern eine ausführlichere biopsychosoziale Anamnese, ebenso wie das Erfassen von individuellen Bewältigungsstrategien.

Diese Punkte spielen für die Beschreibung der chronischen Schmerzkrankheit zwar eine wichtige Rolle, müssen für die Indikationsstellung zur multimodalen Therapie aber nicht zwingend abgefragt werden; sie sind Gegenstand der dort stattfindenden, umfassenden interdisziplinären Diagnostik. Eine detaillierte Auflistung der gesamten Symptomatik zeigt ► **Infobox 1**. Eine standardisierte Erfassung dieser Kriterien als Beleg für die Notwendigkeit umfassender Therapie ermöglicht die Aufnahmeindikationsliste [21], die von multimodal arbeitenden Schmerztherapieeinrichtungen ebenso genutzt werden kann wie von einweisenden Ärzten. Ein weiteres, einfach zu handhabendes Instrument zur Erfassung der Schmerzchronifizierung ist das Mainzer Stadiensystem (MPSS), dessen Validität inzwischen gut belegt ist [10, 11].

32.7 Therapiemotivation

Da multimodale Schmerztherapie ohne die Bereitschaft des Patienten zur aktiven Verhaltensänderung und der Bereitschaft zu körperlichen und psychosozialen Veränderungen erfolglos bleiben muss, kommt der Klärung der Therapiemotivation eine zentrale Bedeutung bei. Der Einfluss der Motivationslage für die Effektivität verhaltenstherapeutischer Interventionen wurde aktuell belegt [37]. Die Motivation zur Mitarbeit, das Erkennen und Nutzen von Änderungs- und Handlungsmöglichkeiten sind Voraussetzungen für die belegbare Nachhaltigkeit multimodaler Schmerztherapie, die sich gegenüber nichtintegrativ wirkenden Therapieverfahren in der Konstanz der erzielten Effekte zeigt [39]. Jedoch existiert bis jetzt kein Erfassungsinstrument, das verlässliche prognostische Aussagen anhand der Therapiemotivation eines Patienten erlauben würde.

Unabdingbare Voraussetzung für den Therapieerfolg ist die Therapiemotivation des Patienten.

Die Klärung dieser Frage setzt vielmehr einen hohen Zeitbedarf für intensivere Arzt-Patient-Gespräche voraus, wobei aber letztlich der subjektive Eindruck als einziges Beurteilungskriterium bleibt. Allerdings kann bereits während einer monodisziplinären ambulanten Behandlung ein wesentlicher Beitrag zur Entwicklung der Therapiemotivation geleistet werden, indem der Patient frühzeitig über das biopsychosoziale Krankheitsmodell chronischer Schmerzen und die daraus resultierende Notwendigkeit multidisziplinärer Behandlungsansätze informiert wird. Zudem helfen klare Absprachen über das gestufte, an abgesprochenen Kriterien orientierte Vorgehen und der Einbezug des Patienten in die Entscheidungsprozesse. Da die Erwartungen der Schmerzpatienten in der Regel zunächst primär die somatische Einordnung ihrer Beschwerden wie auch die grundlegende Anerkenntnis ihrer Schmerzen betreffen, trägt es zur Erhöhung der Motivation bei, wenn dieser Erwartung insbesondere am Anfang der Behandlung entsprochen wird [46].

Die Therapiemotivation wird zusätzlich während des multidisziplinären Assessments geprüft, das einer multimodalen Schmerztherapie in jedem Fall vorausgeht, und in der abschließenden Teambesprechung zur Therapieplanung thematisiert. Ein entsprechendes Bild ergibt sich häufig erst durch die Integration der Befunde aus der medizinisch-körperlichen und der psychologischen Untersuchung. Falls es trotz der Zahl an Untersuchern nicht möglich ist, die Motivationslage einzuschätzen, kann eine multimodale Kurzbehandlung über mehrere Behandlungstage zur Klärung beitragen.

Infobox 1: Symptomatik der chronischen Schmerzkrankheit

Auf somatischer Ebene
- Die körperliche Leistungsfähigkeit ist infolge von Schmerzen bei strukturellen Veränderungen, Funktionsstörungen und/oder schmerzbedingter Verhaltensänderung erheblich eingeschränkt
- Zeichen der neurophysiologischen Sensibilisierung
- Generalisation der Schmerzen (weitere Schmerzlokalisationen)
- Diskrepanz zwischen somatischen Befunden und subjektivem Befinden
- Erhöhte psychophysische Reagibilität: unspezifische, organisch nicht erklärbare Beschwerden
- Diskrepanz zwischen objektivierbarer Behinderung und subjektiv empfundener Beeinträchtigung

Auf psychischer Ebene (kognitive und emotionale Faktoren)
- Depressivität: Hoffnungslosigkeit, Entwertungsgefühl, Schwingungsverlust oder Labilität
- Angst: Bewegungsangst, phobische Ängste, generalisierte Ängste
- Somatisierung: Auftreten in ursächlicher Verbindung mit emotionalen Konflikten und/oder psychosozialen Problemen
- Maladaptative Kognitionen und Bewältigungsstrategien wie z. B. Kausal- und Kontrollattributionen, Durchhalte- oder Vermeidungsstrategien

Auf sozialer Ebene (Verhaltensfaktoren)
- Häufige Inanspruchnahme des Gesundheitssystems, vermehrte AU-Zeiten wegen der Beschwerden
- Vermindertes Interesse an und Vernachlässigung von Sozialkontakten
- Einschränkung sozialer Aktivitäten im engeren und erweiterten sozialen Umfeld als Folge der schmerzbedingt empfundenen Behinderung
- Zwischenmenschliche Konflikte innerhalb der Familie und/oder am Arbeitsplatz

32.8 Ausschlusskriterien

Im Umkehrschluss sind Patienten, die nicht veränderungsmotiviert sind, auch nur bedingt für die multimodale Schmerztherapie geeignet (▶ **Infobox 2**). Die fehlende Veränderungsmotivation wird auf der Basis entsprechender Untersuchungsergebnisse insbesondere Patienten mit laufendem Rentenverfahren oder sonstigen Kompensationsansprüchen attestiert. Dennoch kann ein latenter oder manifester sekundärer Krankheitsgewinn nicht als absolute Kontraindikation angesehen werden. Gefordert werden muss eine kritische, auf den einzelnen Fall bezogene und dem Patienten gegenüber offene Auseinandersetzung mit der Problematik. Weitere relative Ausschlusskriterien sind eine für die körperlich-aktivierenden Therapieinhalte nicht ausreichende körperliche Leistungsfähigkeit, eventuell bestehende psychische Störungen mit kognitiver Beeinträchtigung, ausgeprägter Antriebslosigkeit und/oder schwerer Beeinträchtigung in der Gestaltung zwischenmenschlicher Beziehungen, die die ordnungsgemäße inhaltliche und formale Durchführung des Behandlungsprogramms beeinträchtigen können, schwerere Psychopathologien und eine Suchtproblematik mit Ausnahme eines Schmerzmittelfehlgebrauchs. Da in den Behandlungsprogrammen komplexe Zusammenhänge besprochen und differenzierte Inhalte vermittelt werden, muss ein gewisses Maß an kognitiven und sprachlichen Fähigkeiten gefordert werden.

Durch die explizite Formulierung der Ausschlusskriterien wird es möglich, diese bei ihrem Vorliegen mit einer spezifischen Konsequenz zu verbinden, wie etwa die Verlagerung der Behandlung bis nach Abschluss eines Rentenverfahrens, den gezielten vorbereitenden Aufbau des körperlichen Leistungsvermögens, die Vermittlung in eine geeignetere Behandlungseinrichtung (Psychotherapie, Psychosomatik, Psychiatrie, Suchtbehandlung) oder die Vermittlung eines fremdsprachlichen Therapeuten.

Infobox 2: Relative Ausschlusskriterien multimodaler Schmerztherapie

- Bestehende Suchtproblematik mit Ausnahme eines Schmerzmittelfehlgebrauchs
- Bestehende schwerwiegende Psychopathologie
- Die Ausprägung eventuell bestehender psychischer Störungen lässt ein Hindernis in der Behandlung oder in der Befolgung formaler Vorgaben (z. B. Therapiebeginn, -dauer) erwarten
- Die körperliche Belastbarkeit ist nicht ausreichend
- Die sprachlichen und intellektuellen Fähigkeiten sind nicht ausreichend
- Ein latenter oder manifester sekundärer Krankheitsgewinn – Entlastung von Erwerbstätigkeit, Renten- oder Antragsbegehren – erscheint auch nach motivierenden Vorgesprächen nicht überwindbar

32.9 Fazit für die Praxis

In der Schmerztherapie kann bisher in der BRD noch nicht von einer abgestuften Versorgung entsprechend den Vorgaben der Sozialgesetzgebung ausgegangen werden. Dies liegt zum einen daran, dass die Schmerztherapie im Gegensatz zu den klassischen Disziplinen der Medizin nicht auf historisch gewachsene Versorgungswege zurückgreifen kann, zum anderen aber v. a. an der fehlenden Verfügbarkeit höher intensiver und insbesondere interdisziplinär-integrativ strukturierter Versorgungseinrichtungen, deren Ausbau die Entwicklung der Bevölkerungsmorbidität und Erkenntnisse aus der Gesundheitsökonomie unabdingbar erscheinen lassen. Dennoch weisen bisher lediglich 4 Bundesländer (Baden-Württemberg, Bayern, Hamburg und Saarland) multidisziplinär besetzte schmerztherapeutische Einrichtungen im Krankenhausbedarfsplan des Landes aus.

Ein nach wie vor sehr großer und wohl eher noch wachsender Versorgungsbedarf besteht bei höher chronifizierten Schmerzpatienten, für die eine monodisziplinäre, aber auch eine rein somatisch orientierte multidisziplinäre Behandlung nicht mehr ausreichend ist. Über diese Notwendigkeit besteht nicht erst seit Kurzem Einigkeit. Diese Patienten sind eindeutig, ohne zusätzlichen Aufwand und für die Kostenträger nachvollziehbar in der Primärversorgung anhand der Progredienz und Neuentwicklung somatischer (unspezifischer) Beschwerden mit zunehmendem Leistungsverlust bei gleichzeitigem Ausbleiben therapeutischer Effekte, der Entwicklung psychischer Veränderungen und den sozialen Auswirkungen des Beschwerdebildes in Form häufiger Arztkontakte, längerer AU-Zeiten und Rückzugsverhalten zu identifizieren. Der rechtliche Anspruch dieser Patienten auf eine den fachlichen Erkenntnissen entsprechenden Behandlung, die in der Intensität der Schwere des Krankheitsbildes angeglichen sein muss, steht außer Diskussion und ist im Zweifelsfall einklagbar. Ein weiterer, bisher aber auch innerhalb der Schmerztherapie noch kaum diskutierter Indikationsbereich ist die frühzeitige integrative Behandlung von Patienten mit unspezifischen Schmerzen bereits am Anfang einer möglichen oder wahrscheinlichen Chronifizierungskarriere mit dem Ziel, einen Chronifizierungsprozess aufzuhalten oder erst gar nicht erst in Gang kommen zu lassen. Dass es sich hierbei um eine frühzeitige Behandlung und nicht um eine Präventivmaßnahme handelt, kann nicht bestritten werden, da bei diesen Patienten das zu behandelnde Krankheitsbild bereits eingetreten ist und zu Therapiemaßnahmen in der Primärversorgung führt. Die als »yellow flags« bezeichneten Kriterien für die Identifikation dieser Patienten – Unzufriedenheit und Stress am Arbeitsplatz, niedrige Schicht bzw. Bildung, hohe subjektive Beeinträchtigung, Depressivität und v. a. ungünstige Bewältigungsstrategien – sind zwar bekannt und gut belegt, haben aber noch nicht dazu geführt, dass aussagekräftige und einfach zu handhabende Diagnoseinstrumente zur Verfügung stehen, die als Grundlage für die Auswahl und Steuerung therapeutischer Maßnahmen genutzt werden können. Es ist bedenklich, dass diese Kriterien bei den Therapieentscheidungen bisher noch kaum eine Rolle spielen, obwohl die medizinische und ökonomische Relevanz einer solch frühen Behandlung nachweislich gewaltig ist.

Die finanzielle Belastung, die chronische Schmerzerkrankungen für das Gesundheitssystem und die Volkswirtschaft der BRD darstellen, sollte Anlass zu versorgungspolitischer Einflussnahme geben, um Anreize zu einer für die besondere Problematik dieses Patientenguts geeigneten Vorgehensweise zu schaffen. Der Sachverständigenrat zur Begutachtung der Entwicklung im Gesundheitswesen hat bereits 2002 auf diese Notwendigkeit hingewiesen [38]. Ein Versuch, eine Optimierung der Versorgungswege von Rückenschmerzpatienten durch die gezielte intensive Vermittlung von Leitlinieninhalten an ambulant tätige Ärzte zu erreichen, scheiterte dagegen ebenfalls 2002 aus strukturellen Gründen [29].

Auch die Schmerztherapie ist gefordert, die für diese Klientel erforderlichen Inhalte einer früh einsetzenden und auf die »yellow flags« abgestimmten Behandlung zu erarbeiten und den dafür notwendige zeitlichen Umfang zu eruieren. Notwendigerweise werden zunächst empirisch entwickelte Therapieprogramme eingesetzt. Die gegenüber herkömmlich behandelten Patienten erzielten Veränderungen im Krankheitsverlauf sollten dabei über eine langfristig angelegte Begleitforschung erfasst werden. Dafür sollten auch die Kostenträger in die Pflicht genommen werden, da diese – neben den Patienten selbst – den größten Vorteil aus einer verbesserten Vorgehensweise ziehen dürften.

Interessenkonflikt Der korrespondierende Autor gibt an, dass kein Interessenkonflikt besteht.

Literatur

1. Arnold B, Pfingsten M (2008) Lesebrief zu Wagner E et al, Rehabilitation des chronischen unspezifischen Kreuzschmerzes. http://www.springerlink.com/content/a0nm8h5666x5j471/
2. Arzneimittelkommission der Deutschen Ärzteschaft: Kreuzschmerz. http://www.akdae.de/35/64-Kreuzschmerzen-2007-3Aufl. pdf
3. Bendix AF, Bendix T, Lund C et al (1997) Comparison of three intensive programs for chronic low back pain patients: a prospective, randomized, observer- blinded study with one-year follow-up. Scand J Rehabil Med 29 [suppl]:81–89
4. Bertelsmannstiftung 2007 Expertenpanel Rückenschmerz. http://www.bertelsmann-stiftung.de/cps/ rde/xbcr/SID-0A000F14-2741F4AE/bst/Gesundheitspfad_Ruecken_2007.pdf
5. Boersma K, Linton S (2005) Screening to identify patients at risk. Clin J Pain 21:38–43
6. Buchner M, Neubauer E, Barie A, Schiltenwolf M (2007) Komorbidität bei Patienten mit chronischen Rückenschmerzen. Schmerz 21(3):218–225
7. Buchner M, Neubauer E, Zahlten-Hinguranage A, Schiltenwolf M (2007) The influence of the grade of chronicity on the outcome of multidisciplinary therapy for chronic low back pain. Spine 32(26):3060–3066
8. Chou R, Qaseem A, Snow V et al (2007) Diagnosis and treatment of low back pain: a joint clinical practice guideline from the American College of Physicians and the American Pain Society. Ann Intern Med 147:478–491
9. Forseth KO, Husby G, Gran JT, Forre O (1999) Prognostic factors for the development of fibromyalgia in women with self-reported musculoskeletal pain. A prospective study. J Rheumatol 26(11):2458–2467
10. Frettlöh J, Maier C, Gockel H, Hüppe M (2003) Validität des Mainzer Stadienmodells der Schmerzchronifizierung bei unterschiedlichen Schmerzdiagnosen. Schmerz 17:240–251
11. Gerbershagen HU, Lindena G, Korb J, Kramer S (2002) Gesundheitsbezogene Lebensqualität bei Patienten mit chronischen Schmerzen. Schmerz 16:271–284
12. Gran JT (2003) The epidemiology of chronic generalized musculoskeletal pain. Clin Rheumatol 17(4):547–561
13. Grotle M, Vollestad NK, Brox JI (2006) Screening for yellow flags in first-time acute low back pain. Clin J Pain 22:458–467
14. Guzmán J, Esmail R, Karjalainen K et al (2002) Multidisciplinary bio-psycho-social rehabilitation for chronic low-back pain. Cochrane Database Syst Rev Issue 1. Art. No.: CD000963
15. Haldorsen EMH, Grasdal AL, Skouen JS et al (2002) Is there a right treatment for a particular patient group? Comparison of ordinary treatment, light multidisciplinary treatment, an extensive multidisciplinary treatment for long-term sick-listed employees with musculoskeletal pain. Pain 95:49–63
16. Hänel P, Schiffner-Rohe J, Kurepkat M et al (2006) Kein Zusammenhang zwischen einzelner ICD-10-Diagnose und Schmerzmorbidität. Schmerz 20 [suppl]:101
17. Härkäppäa K, Mellin G, Järvikoski A et al (1990) A controlled study on the outcome of inpatient and outpatient treatment of low back pain: 3. Long-term follow-up of pain, disability and compliance. Scand J Rehabil Med 22(suppl):181–188
18. Harkness EF, Macfarlane GJ, Nahit E et al (2004) Mechanical injury and psychosocial factors in the work place predict the onset of widespread body pain: a two-year prospective study among cohorts of newly employed workers. Arthritis Rheum 50(5): 1655–1664
19. Hasenbring M, Marienfeld G, Kuhlendal D, Soyka D (1994) Risk factors of chronicity in lumbar disc patients. A prospective investigation of biologic, psychologic and social predictors of therapy outcome. Spine 19:2759–2765
20. Hoffman BM, Papas RK, Chatkoff DK, Kerns RD (2007) Meta-analysis of psychological interventions for chronic low back pain. Health Psychol 26(1):1–9
21. Arbeitsgemeinschaft schmerztherapeutischer Einrichtungen in Bayern e.V. http://www.astib.de/PDF/AIL.pdf
22. Irnich D, Gralow I (2008) Leserbrief zu Madl et al., Minimalinvasive Injektionstherapie beim radikulären Lumbalsyndrom. Erste Ergebnisse bei Patienten mit Radikulopathie. Schmerz 22, in Druck
23. Jellema P, van der Windt DA, van der Horst HE et al (2007) Prediction of an unfavourable course of low back pain in general practice: comparison of four instruments. Br J Gen Pract 57:15–22

24. Jennerwein C, von Kamptz I, Gockel HH, Thoma R (2006) G-DRG 2006: Ist der PCCL geeignet, den Schweregrad der chronischen Schmerzkrankheit zu beschreiben? Schmerz 20(suppl):100
25. Jensen IB, Bergström G, Ljungquist T, Bodin L (2005) A 3-year follow-up of a multidisciplinary rehabilitation programme for back and neck pain. Pain 115:273–283
26. Jousset N, Fanello S, Bontoux L et al (2004) Effects of functional restoration versus 3 hours per week physical therapy: a randomized controlled study. Spine 29:487–494
27. Kivimäki M, Leino-Arjas P, Virtanen M et al (2004) Work stress and incidence of newly diagnosed fibromyalgia: prospective cohort study. J Psychosom Res 57:417–422
28. Kohlmann T, Schmidt O (2004) Epidemiologie und Sozialmedizin. In: Hildebrandt J, Müller G, Pfingsten M (Hrsg) Die Lendenwirbelsäule. Elsevier, München, S 3–13
29. Lang E, Kastner S, Liebig K, Neundorfer B (2002) Verbesserung der ambulanten Versorgung von Patienten mit chronischen Rückenschmerzen. Schmerz 16:22–33
30. Liddle SD, Gracey JH, Baxter GD (2007) Advice for the management of low back pain: a systematic review of randomized controlled trials. Man Ther 12:310–327
31. McBeth J, Harkness EF, Silman AJ, Macfarlane GJ (2003) The role of workplace low-level mechanical trauma, posture and environment in the onset of chronic widespread pain. Rheumatology 42:1486–1494
32. Neubauer E, Junge A, Pirron P et al (2006) HKF-R 10 – screening for predicting chronicity in acute low back pain (LBP): a prospective clinical trial. Eur J Pain 10:559–566
33. Neuhauser H, Ellert U, Ziese T (2005) Chronische Rückenschmerzen in der Allgemeinbevölkerung in Deutschland 2002/2003: Prävalenz und besonders betroffene Bevölkerungsgruppen. Gesundheitswesen 67:685–693
34. Paternostro-Sluga T (2006) EU Richtlinien zur Behandlung akuter und chronischer Rückenschmerzen. Phys Rehab Kur Med 16(04):A59, abstr
35. Pfingsten M, Schöps P (2004) Chronische Rückenschmerzen – Vom Symptom zur Krankheit. Z Orthop 142:146–152
36. Poyhia R, Da Costa D, Fitzcharles MA (2001) Previous pain experience in women with fibromyalgia and inflammatory arthritis and nonpainful controls. J Rheumatol 28:1888–1891
37. Rau J, Ehlebracht-König I, Petermann F (2007) Die Bedeutung der Änderungsbereitschaft des Transtheoretischen Modells (TTM) für den Verlauf der Bewältigung chronischer Schmerzen. Schmerz 21:522–528
38. Sachverständigenrat zur Begutachtung der Entwicklung im Gesundheitswesen: Bedarfsgerechtigkeit und Wirtschaftlichkeit, Band III: Über-, Unter- und Fehlversorgung. http://www.svr-gesundheit.de/Gutachten/Gutacht01/Kurzf-de.pdf 118–132
39. Schiltenwolf M, Buchner M, Heindl B et al (2006) Comparison of a biopsychosocial therapy (BT) with a conventional biomedical therapy (MT) of subacute low back pain in the first episode of sick leave: a randomized controlled trial. Eur Spine J 15:1083–1092
40. Schmidt CO, Raspe H, Pfingsten M et al (2007) Back pain in the German adult population: prevalence, severity, and sociodemographic correlates in a multiregional survey. Spine 32:2005–2011
41. Schneider S, Mohnen SM, Schiltenwolf M, Rau C (2007) Comorbidity of low back pain: representative outcomes of a national health study in the Federal Republic of Germany. Eur J Pain 11:387–397
42. S3-Leitlinie AWMF Nummer 041/004 Definition, Pathophysiologie, Diagnostik und Therapie des Fibromyalgiesyndroms
43. Thieme K, Spies C, Sinha P et al (2005) Predictors of pain behaviors in fibromyalgia syndrome. Arthritis Rheum 53(3):343–350
44. Van Geen JW, Edelaar MJA, Janssen M, van Eijk TM (2007) The long-term effect of multidisciplinary back training. Spine 32: 249–225
45. Van Tulder MW, Koes B, Malmivaara A (2006) Outcome of non-invasive treatment modalities on back pain: an evidence based review. Eur Spine J 15:S64–S81
46. Verbeek J, Sengers M-J, Riemens L, Haafkens J (2004) Patient expectations of treatment for back pain. Spine 2(20):2309–2318
47. Von Korff M, Ormel J, Keefe FJ, Dworkin SF (1992) Grading the severity of chronic pain. Pain 50:133–149

Bewegungstherapie in der Behandlung von Rückenschmerz

J. Semrau, W. Geidl, K. Pfeifer

H.-R. Casser et al. (Hrsg.), *Rückenschmerzen und Nackenschmerzen*,
DOI 10.1007/978-3-642-29775-5_33, © Springer-Verlag Berlin Heidelberg 2016

Bewegungstherapeutische Interventionen sind ein zentraler Bestandteil in der Behandlung von Rückenschmerzen. Sowohl international als auch national werden darunter sehr heterogene Übungsformen und Bewegungsprogramme verstanden. Auch unterscheiden sich bewegungstherapeutische Interventionen mit einem funktionsorientierten Ansatz stark von jenen mit einem biopsychosozialen Ansatz. Der folgende Beitrag vermittelt zunächst einen kurzen Überblick über internationale und nationale Begrifflichkeiten von Bewegungstherapie. Darauf aufbauend erfolgt die Darstellung potenzieller Wirkmechanismen zwischen Rückenschmerz und Bewegung sowie der Wirksamkeit bewegungstherapeutischer Interventionen bei Rückenschmerz anhand systematischer Reviews. Abschließend werden Konsequenzen für die Gestaltung bewegungstherapeutischer Interventionen in der Behandlung von Rückenschmerzen und offene Forschungsfragen beschrieben.

33.1 Begriffsklärung

Seit Jahren wird die Wirksamkeit körperlichen Trainings in der Behandlung von akuten, subakuten und chronischen Rückenschmerzen in internationalen Forschungsarbeiten unter den englischen Begriffen »exercise« bzw. »exercise therapy« im Vergleich zu anderen Interventionsformen untersucht [16, 57].

Der international verwendete Begriff »exercise therapy« im Kontext von Rückenschmerz bezieht sich auf spezifische Übungs- und Trainingsformen, mit denen die gesundheitsbezogene Fitness verbessert werden soll [16]. Diese Definition umfasst in der Regel sehr heterogene funktionsorientierte körperliche Übungs- und Trainingsformen (»exercises«) wie aerobe Übungsformen, Kräftigungsübungen, Koordinationsübungen, Mobilisierungsübungen, Flexions-/Extensionsübungen, Stabilisierungsübungen oder spezielle Übungsprogramme (z. B. McKenzie [37]). Zum Teil finden sich auch Programme, in denen körperliches Training mit Wissensvermittlung (z. B. zum Aufbau der Wirbelsäule) kombiniert wird. Prominentes Beispiel sind Rückenschulen, die sich jedoch in ihrer Konzeption von biomedizinischen bis hin zu biopsychosozialen Ansätzen stark voneinander unterscheiden können [vgl. 35, 19]. Ebenso ist »exercise therapy« ein zentraler Bestandteil von multimodalen Behandlungsprogrammen wie mehrwöchigen Rehabilitationsmaßnahmen oder sog. Functional-restoration-Programmen [12, 34].

In Deutschland wird unter Bewegungstherapie »ärztlich indizierte und verordnete Bewegung, die vom Fachtherapeuten bzw. der Fachtherapeutin geplant, dosiert, gemeinsam mit dem Arzt/der Ärztin kontrolliert und mit dem Patienten/der Patientin alleine oder in der Gruppe durchgeführt wird, …« [2] verstanden. Diese Definition beinhaltet alle Interventionen, in denen Bewegung des Menschen als Therapieinhalt genutzt wird. Dazu gehören sporttherapeutische, physiotherapeutische/krankengymnastische und ergotherapeutische Interventionen [2]. Bewegungstherapeutische Interventionen nehmen in der Rehabilitation von Rückenschmerzen mit über 50 % mehr als die Hälfte aller Behandlungsmaßnahmen innerhalb der stationären Rehabilitation ein [7].

33.2 Zusammenhänge und Wirkmechanismen zwischen Rückenschmerz und Bewegung

Obwohl körperliches Training als zentraler Bestandteil bewegungstherapeutischer Interventionen zur Therapie von Rückenschmerzen eingesetzt wird, sind die zugrunde liegenden Wirkmechanismen und Dosis-Wirkungs-Beziehungen bisher nur unzureichend bekannt.

Der Einsatz von körperlichem Training basiert häufig auf der Annahme, dass Personen mit Rückenschmerzen körperliche Dekonditionierungssymptome aufweisen, die wiederum erneut Schmerzen auslösen und weitere Beeinträchtigungen begünstigen können. Körperliche Dekonditionierung umfasst eine Vielzahl von Symptomen wie Veränderungen der Körperzusammensetzung, Knochendichte und metabolischer Faktoren, eine Verringerung der kardiovaskulären Leistungsfähigkeit, den Verlust von Kraft- und Kraftausdauer insbesondere der Rumpfmuskulatur, eine gestörte Stabilisation der Wirbelsäule sowie die Entwicklung veränderter Bewegungsmuster im Sinne von »guarded movement« [58, 54].

Vor diesem Hintergrund richtet sich körperliches Training vor allem auf die Reduktion bestehender körperlicher Dekonditionierungsprozesse bzw. die Wiederherstellung der gesundheitsbezogenen Fitness. Neben ausdauerorientierten Übungsformen (z. B. Walking, Schwimmen) zur Verbesserung der kardiovaskulären Leistungsfähigkeit werden häufig spezifische lumbale Kräftigungsübungen (gerätegestützte oder freie Übungen, z. B. Funktionsgymnastik) zur Kräftigung und Wiederherstellung gestörter Funktionen der lumbalen Rumpfmuskulatur eingesetzt [33]. Als weitere zugrunde liegende Wirkmechanismen sowohl von kräftigungs- als auch von ausdauerorientierten Übungsformen wird eine Verbesserung der Durchblutung bzw. der Stoffwechselversorgung von Wirbelsäulenmuskulatur, gelenken und Bandscheiben angenommen, damit verbunden eine Reduktion von Überlastungen sowie die Verbesserung von Reparations- und Regenerationsvorgängen [27, 33].

Besonders intensiv wurde in den letzten Jahren die Bedeutung von Störungen der segmentalen Stabilisation der Wirbelsäule als Ursache für das Auftreten und die

In einem weiteren aktualisierten Cochrane Review berichten Schaafsma et al. [47], dass körperliche Konditionierungsprogramme (z. B. »work hardening«, »Functional-restoration-Programme«), die sich auf die Förderung einer zügigen Rückkehr an den Arbeitsplatz und eine Verbesserung des körperlichen Funktionsstatus richten, die Dauer rückenschmerzbedingter Krankheitstage bei Arbeitnehmern mit subakuten und chronischen, nicht jedoch akuten Rückenschmerzen reduzieren können. Für chronische Rückenschmerzen zeigte sich weiterhin, dass zusätzlich zu körperlichen Konditionierungsprogrammen durchgeführte kognitiv-behaviorale Therapie im Hinblick auf die zügige Rückkehr an den Arbeitsplatz nicht effektiver ist als körperliche Konditionierungsprogramme allein.

Van Geen et al. [56] untersuchten die Nachhaltigkeit multidisziplinärer Rückentrainingsprogramme auf die Teilhabe am Arbeitsleben bei Personen mit chronischen Rückenschmerzen. Unter multidisziplinären Rückentrainingsprogrammen wurden Interventionen verstanden, die die Beteiligung von verschiedenen Disziplinen voraussetzten, auf einem biopsychosozialen Ansatz basierten, körperliches Training unter Anwendung von Graded-activity-Prinzipien sowie kognitiv-behavioralen Elementen umfassten und sich auf die Wiederherstellung der langfristigen Funktionsfähigkeit im täglichen Leben richteten. Die Autoren schlussfolgern, dass multidisziplinäre Rückentrainingsprogramme langfristig positive Veränderungen der Teilhabe am Arbeitsleben bei Personen mit chronischen Rückenschmerzen bewirken. Ein Einfluss der Intensität der Programme konnte nicht ermittelt werden.

33.4 Konsequenzen für die Gestaltung bewegungstherapeutischer Interventionen

Vorliegende Befunde bestätigen die Bedeutung bewegungstherapeutischer Interventionen in der Behandlung von Rückenschmerz. Während bei akuten Rückenschmerzen bewegungstherapeutische Interventionen genauso wirksam sind wie keine Behandlung oder eine andere Behandlungsform, erweist sich Bewegungstherapie vor allem in der Behandlung chronischer Rückenschmerzen zur Verringerung von Schmerz und Funktionsbeeinträchtigung kurz- und langfristig als wirksam [18]. Im Hinblick auf subakute Rückenschmerzen zeigen sich bewegungstherapeutische Interventionen mit einem Graded-activity-Ansatz und körperliche Konditionierungsprogramme zur Beeinflussung der schnellen Rückkehr an den Arbeitsplatz als wirksam [18]. Die Überlegenheit einer spezifischen körperlichen Übungsform gegenüber einer anderen konnte bisher nicht bestätigt werden [28, 33, 49, 18]. Optimale Belastungsnormativa (Dauer, Häufigkeit, Intensität, Belastungssteigerung, Vermittlungsweg) können derzeit anhand vorliegender Primärstudien ebenfalls nicht belegt werden. Lediglich die Durchführung intensiverer Kräftigungsübungen scheint zur Verbesserung physischer Parameter geeigneter zu sein [33, 49].

Bewegungstherapeutische Interventionen mit einem biopsychosozialen und verhaltensbezogenen Ansatz sind ein zentraler und wirksamer Bestandteil in der Behandlung von subakuten und chronischen Rückenschmerzen.

33.4.1 Ziele, Inhalte und Methoden

Basierend auf angenommenen Chronifizierungsmechanismen von Rückenschmerz richten sich erfolgversprechende bewegungstherapeutische Interventionen übergeordnet auf die Vermittlung von Handlungskompetenzen im Umgang mit Rückenschmerzen, auf die Hinführung zu einem körperlich aktiven Lebensstil und die Verbesserung der gesundheitsbezogenen Fitness [41].

Sie weisen u. a. folgende inhaltliche und methodische Merkmale auf:

- Sie bestehen aus einem individuell erstellten Übungsprogramm unter Berücksichtigung individueller Präferenzen und Vorerfahrungen der Betroffenen.
- Der Fokus liegt nicht auf Schmerzfreiheit, sondern auf einem veränderten Umgang mit Rückenschmerz.
- Aufbau und Funktion der Wirbelsäule werden im Sinne eines positiven Funktionsbilds mit faszinierenden Aufgaben, vielfältigen Funktionen und hoher Belastbarkeit dargestellt.
- Es wird Effektwissen zu positiven physischen Gesundheitswirkungen angemessener körperlicher Aktivität auf den Organismus und zu positiven psychischen Gesundheitswirkungen wie z. B. Stress- und Stimmungsmanagement vermittelt.
- Die Bedeutung maladaptiver schmerzbezogener Kognitionen und Verhaltensweisen (z. B. Vermeidungs- und Durchhalteverhalten) sowie adaptive Kognitionen und Verhaltensweisen (z. B. Bewegung als Genuss) werden thematisiert.
- Es werden gezielt positive Bewegungserfahrungen und Freude an Bewegung gefördert.
- Aktive Strategien zur muskulären Stabilisation der Wirbelsäule bei Arbeits- und Alltagsbewegungen sowie Ausgleichsbewegungen zu einseitigen Körperhaltungen werden vermittelt.
- Körperwahrnehmung und Beanspruchungsempfinden werden geschult.

- Es werden Bewegungs- und Steuerungskompetenzen zur eigenständigen Durchführung körperlicher Aktivität unter Verwendung objektiver und subjektiver Methoden der Belastungssteuerung vermittelt.
- Wissensvermittlung unter Anwendung didaktisch-methodischer Prinzipen der Patientenschulung und bewegungsbezogene Inhalte werden sinnvoll miteinander kombiniert.
- Es werden gezielt verhaltensbezogene Techniken zur Erhöhung der Bindung an körperliche Aktivität eingesetzt (z. B. Feedback geben, Handlungs- und Ausführungspläne formulieren).
- Im Kontext interdisziplinärer Rehabilitationsprogramme sind Ziele, Inhalte und Methoden der Bewegungstherapie im Sinne eines konsistenten Vorgehens und Zusammenarbeit aller beteiligten Professionen auf andere Behandlungsbausteine abgestimmt.

33.4.2 Hinweise zur optimalen Dosis

Indikationsspezifische Belastungsnormativa sind aufgrund fehlender Belege für Dosis-Wirkungs-Beziehungen bisher nicht ableitbar. Sie unterscheiden sich in Abhängigkeit von der individuellen Leistungsfähigkeit und den Therapiezielen.

Als Grundlage für die Belastungsgestaltung in der Bewegungstherapie können allgemeine Empfehlungen der World Health Organisation (WHO) oder des American College of Sports Medicine (ACSM) und der American Heart Association (AHA) für gesundheitsförderliche Aktivität genutzt werden. Die WHO [63] empfiehlt bei Erwachsenen mit und ohne chronische Erkrankungen als gesundheitsförderliche Mindestdosis körperlicher Aktivität 150 min moderat-intensive körperliche Ausdaueraktivitäten pro Woche bzw. mindestens 75 min bei höheren Belastungsintensitäten. ACSM und AHA empfehlen für Menschen über 65 Jahre oder Erwachsene im Alter von 54 bis 64 Jahren mit chronischen Erkrankungen 30 min moderat-intensive aerobe körperliche Aktivität an 5 Tagen in der Woche in der Form, dass eine Unterhaltung während der Ausübung noch möglich ist, oder 20 min anstrengende aerobe körperliche Aktivität an 3 Tagen in der Woche und 8–10 Kräftigungsübungen mit 10–15 Wiederholungen jeder Übung 2- bis 3-mal in der Woche. Darüber hinaus wird die Erstellung eines Aktivitätsplans unter Berücksichtigung von Gesundheitsrisiken und therapeutischen Behandlungszielen empfohlen [38]. Um optimale gesundheitsförderliche Effekte durch körperliche Aktivität zu erzielen, muss diese langfristig und regelmäßig ausgeübt werden. Daher stehen bei der Wahl der Belastungsintensität die sukzessive Hinführung zu einem eigenständig durchgeführten Übungsprogramm mit kraftausdauer- und ausdauerorientierten Bewegungsformen und die Vermittlung positiver Bewegungserfahrungen im Vordergrund.

> **Spezifische Dosis-Wirkungs-Empfehlungen zu einzelnen Formen bewegungstherapeutischen Trainings können auf Basis der vorliegenden Evidenz nicht abgeleitet werden.**

33.5 Offene Forschungsfragen

Die Bewertung der Evidenz zur Wirksamkeit bewegungstherapeutischer Interventionen im Rahmen systematischer Reviews wird u. a. durch eine unzureichende Beschreibung der Studienpopulation und der verwendeten bewegungstherapeutischen Interventionen in den Primärstudien erschwert. International werden unter bewegungstherapeutischen Interventionen in der Therapie von Rückenschmerzen meist funktionsorientierte Übungs- und Trainingsformen subsumiert, die sich im Hinblick auf Art, Intensität, Frequenz, Dauer, Methode sowie den Ort ihrer Durchführung stark unterscheiden können [16]. Insbesondere die Kombination von edukativen und kognitiv-verhaltensbezogenen Elementen mit bewegungsbezogenen Inhalten scheint in der Behandlung von subakuten und chronischen Rückenschmerzen wirksam zu sein. Hierzu liegen jedoch nur wenige Primärstudien vor, sodass die optimale Kombination von Edukation, kognitiv-verhaltensbezogenen Strategien und bewegungsbezogenen Inhalten sowie entsprechender Vermittlungsmethoden unklar bleibt. Es fehlen hochqualitative Studien mit homogenen Stichproben, die spezifische Dosis-Wirkungs-Beziehungen, zugrunde liegende Wirkmechanismen und differenzielle Behandlungseffekte sowie die Kosteneffektivität bewegungstherapeutischer Interventionen untersuchen.

> **Der Nachweis kausaler Wirkmechanismen und der Kosteneffektivität bewegungstherapeutischer Interventionen steht aus.**

Nur wenige bewegungstherapeutische Interventionen sind explizit theoretisch fundiert, sodass unklar bleibt, ob und welche kausalen Mechanismen des Chronifizierungsprozesses beeinflusst werden. Andererseits sind kausale Wirkmechanismen auch in theoretischen Modellen zur Chronifizierung von Rückenschmerzen bisher nur unzureichend geklärt [42, 24]. Dies ist jedoch eine Voraussetzung für die Entwicklung theoriebasierter bewegungstherapeutischer Interventionen, die zielgerichtet schmerzbezogene Kognitionen und die damit im Zusammenhang stehenden Verhaltensweisen modifizieren. Dies ermöglicht, systematisch auf die zum Teil sehr unterschiedlichen

Problemlagen von Personen mit Rückenschmerzen mittels spezifisch zugeschnittener bewegungstherapeutischer Interventionen Einfluss zu nehmen. Die Evaluation theoretisch fundierter bewegungstherapeutischer Interventionen kann andererseits zur Weiterentwicklung theoretischer Annahmen des Chronifizierungsprozesses beitragen. Ein weiteres wesentliches Ziel bewegungstherapeutischer Interventionen ist die Hinführung zu einem körperlich aktiven Lebensstil. Entsprechende kausale individuumsbezogene Verhaltensdeterminanten körperlich-sportlicher Aktivität werden derzeit, sowohl international als auch national, in bewegungstherapeutischen Interventionen zur Behandlung von Rückenschmerz nur selten theoretisch expliziert und systematisch durch die Anwendung verhaltensbezogener Interventionstechniken zur Initiierung eines Lebensstils mit einem angemessenen Niveau körperlicher Aktivität beeinflusst. Hier ist die Anwendung einer spezifisch verhaltensbezogenen Bewegungstherapie bei Rückenschmerz ein vielversprechender Ansatz [11].

Literatur

1. Airaksinen O, Brox JI, Cedraschi C, Hildebrandt J, Klaber-Moffett J, Kovacs F, Mannion AF, Reis S, Staal JB, Ursin H, Zanoli G (2006) Chapter 4: European guidelines for the management of chronic nonspecific low back pain. Eur Spine J 15:S192
2. Arbeitsgruppe Bewegungstherapie (2009) Ziele und Aufgaben der Arbeitsgruppe »Bewegungstherapie« in der Deutschen Gesellschaft für Rehabilitationswissenschaften (DGRW). Rehabilitation 48:252–255
3. Arendt-Nielsen L, Graven-Nielsen T, Svarrer H, Svensson P (1996) The influence of low back pain on muscle activity and coordination during gait: A clinical and experimental study. Pain 64: 231–240
4. Barr KP, Griggs M, Cadby T (2007) Lumbar stabilization: A review of core concepts and current literature, part 2. Am J Phys Med Rehabil 86:72–80
5. Barr KP, Griggs M, Cadby T (2005) Lumbar stabilization: Core concepts and current literature, part 1. Am J Phys Med Rehabil 84:473–480
6. Brox JI, Storheim K, Grotle M, Tveito TH, Indahl A, Eriksen HR (2008) Systematic review of back schools, brief education, and fear-avoidance training for chronic low back pain. Spine J 8: 948–958
7. Brüggemann S, Sewöster D (2010) Bewegungstherapeutische Versorgung in der medizinischen Rehabilitation der Rentenversicherung. Bewegungstherapie Gesundheitssport 26:266–269
8. Choi BK, Verbeek JH, Tam WW, Jiang JY (2010) Exercises for prevention of recurrences of low-back pain. Cochrane Database Syst Rev. (1):CD006555. doi: 10.1002/14651858.CD006555.pub2
9. Cohen JE, Goel V, Frank JW, Bombardier C, Peloso P, Guillemin F, Hall H (1994) Group education interventions for people with low back pain: An overview of the literature. Spine 19:1214–1222
10. Ferreira PH, Ferreira ML, Maher CG, Herbert RD, Refshauge K (2006) Specific stabilisation exercise for spinal and pelvic pain: A systematic review. Aust J Physiother 52:79–88
11. Geidl W, Hofmann J, Sudeck G, Göhner W, Pfeifer K (in Druck) Empfehlungen der AG Bewegungstherapie der Deutschen Gesellschaft für Rehabilitationswissenschaften: Verhaltensbezogene Bewegungstherapie. Bindung an einen körperlich aktiven Lebensstil. Rehabilitation
12. Guzmán J, Esmail R, Karjalainen K, Malmivaara A, Irvin E, Bombardier C (2002) Multidisciplinary bio-psycho-social rehabilitation for chronic low back pain. Cochrane Database Syst Rev. (1):CD000963.
13. Hamberg-van Reenen HH, Ariëns GAM, Blatter BM, van Mechelen W, Bongers PM (2007) A systematic review of the relation between physical capacity and future low back and neck/shoulder pain. Pain 130:93–107
14. Hasenbring MI, Verbunt JA (2010) Fear-avoidance and endurance-related responses to pain: New models of behavior and their consequences for clinical practice. Clin J Pain 26:747–753
15. Hauggaard A, Persson AL (2007) Specific spinal stabilisation exercises in patients with low back pain a systematic review. Physical Therapy Reviews 12:233–248
16. Hayden JA, van Tulder MW, Malmivaara A, Koes BW (2005) Exercise therapy for treatment of non-specific low back pain. Cochrane Database Syst Rev. (3):CD000335
17. Hayden JA, van Tulder MW, Malmivaara AV, Koes BW (2005) Meta-analysis: exercise therapy for nonspecific low back pain. Ann Intern Med 142:765–775
18. Hayden JA, van Tulder MW, Tomlinson G (2005) Systematic review: strategies for using exercise therapy to improve outcomes in chronic low back pain. Ann Intern Med 142:776–785
19. Heymans MW, van Tulder MW, Esmail R, Bombardier C, Koes BW (2004) Back schools for non-specific low-back pain. Cochrane Database Syst Rev. (4):CD000261
20. Hodselmans AP, Dijkstra PU, Geertzen JHB, Schiphorst Preuper HR, van der Schans CP (2010) Determinants of change in perceived disability of patients with non-specific chronic low back pain. J Rehabil Med 42:630–635
21. Hofmann J, Böhle E, Bork H, Brüggemann S, Greitemann B, Hildebrandt J, Kladny B, Pfeifer K (2010) Best-practice-recommendations for objectives, contents and methods in the outpatient and inpatient rehabilitation of chronic low back pain. Phys Med Rehabil Kurortmed 20:32–39
22. Koes BW, van Tulder MW, van der Windt DAWM, Bouter LM (1994) The efficacy of back schools: A review of randomized clinical trials. J Clin Epidemiol 47:851–862
23. Lamoth CJC, Meijer OG, Daffertshofer A, Wuisman PIJM, Beek PJ (2006) Effects of chronic low back pain on trunk coordination and back muscle activity during walking: Changes in motor control. Eur Spine J 15:23–40
24. Leeuw M, Goossens MEJB, Linton SJ, Crombez G, Boersma K, Vlaeyen JWS (2007) The fear-avoidance model of musculoskeletal pain: current state of scientific evidence. J Behav Med 30:77–94
25. Leonhardt C, Lehr D, Chenot J, Keller S, Luckmann J, Basler H, Baum E, Donner-Banzhoff N, Pfingsten M, Hildebrandt J, Kochen MM, Becker A (2009) Are fear-avoidance beliefs in low back pain patients a risk factor for low physical activity or vice versa? A cross-lagged panel analysis. Psychosoc Med 6:1–12
26. Liddle SD, Baxter GD, Gracey JH (2004) Exercise and chronic low back pain: what works? Pain 107:176–190
27. Linton SJ, van Tulder MW (2001) Preventive interventions for back and neck pain problems: What is the Evidence? Spine 26:778–787
28. Macedo LG, Smeets RJEM, Maher CG, Latimer J, McAuley JH (2010) Graded activity and graded exposure for persistent non-specific low back pain: A systematic review. Phys Ther 90:860–879
29. Macedo LG, Maher CG, Latimer J, McAuley JH (2009) Motor control exercise for persistent, nonspecific low back pain: A systematic review. Phys Ther 89:9–25

30. Maier-Riehle B, Härter M (2001) The effects of back schools – a meta-analysis. Int J Rehabil Res 24:199–206
31. Main CJ, Watson PJ (1996) Guarded movements: Development of chronicity. J Musculoskelet Pain 4:163–170
32. May S, Johnson R (2008) Stabilisation exercises for low back pain: a systematic review. Physiotherapy 94:179–189
33. Mayer J, Mooney V, Dagenais S (2008) Evidence-informed management of chronic low back pain with lumbar extensor strengthening exercises. Spine J 8:96–113
34. Mayer T, Gatchel RJ (Hrsg) (1988) Functional restoration for spinal disorders: the sports medicine approach. Lea & Febiger, Philadelphia
35. Meng K, Seekatz B, Roband H, Worringen U, Vogel H, Faller H (2011) Intermediate and long-term effects of a standardized back school for inpatient orthopedic rehabilitation on illness knowledge and self-management behaviors: A randomized controlled trial. Clin J Pain 27:248–257
36. Moffett JK, Frost H (2000) Back to fitness programme. Physiotherapy 86:295–305
37. Moffett JK, Mannion AF (2005) What is the value of physical therapies for back pain? Best Pract Res Clin Rheumatol 19: 623–638
38. Nelson ME, Rejeski WJ, Blair SN, Duncan PW, Judge JO, King AC, Macera CA, Castaneda-Sceppa C (2007) Physical activity and public health in older adults: recommendation from the American College of Sports Medicine and the American Heart Association. Med Sci Sports Exerc 39:1435–1445
39. Panjabi MM (1992) The stabilizing system of the spine. Part I. Function, dysfunction, adaptation, and enhancement. J Spinal Disord 5:383–389
40. Panjabi MM (1992) The stabilizing system of the spine. Part II. Neutral zone and instability hypothesis. J Spinal Disord 5:390–397
41. Pfeifer K, Hänsel F, Heinz B (Hrsg) (2007) Rückengesundheit. Deutscher Ärzte-Verlag, Köln
42. Pincus T, Smeets RJEM, Simmonds MJ, Sullivan MJL (2010) The fear avoidance model disentangled: Improving the clinical utility of the fear avoidance model. Clin J Pain 26:739–746
43. Rackwitz B, Bie R de, Limm H, Garnier K von, Ewert T, Stucki G (2006) Segmental stabilizing exercises and low back pain. What is the evidence? A systematic review of randomized controlled trials. Clin Rehabil 20:553–567
44. Rainville J, Hartigan C, Martinez E, Limke J, Jouve C, Finno M (2004) Exercise as a treatment for chronic low back pain. Spine J 4:106–115
45. Richardson CA, Jull GA (1995) Muscle control-pain control. What exercises would you prescribe? Man Ther 1:2–10
46. Ryan CG, Grant PM, Dall PM, Gray H, Newton M, Granat MH (2009) Individuals with chronic low back pain have a lower level, and an altered pattern, of physical activity compared with matched controls: an observational study. Aust J Physiother 55:53–58
47. Schaafsma F, Schonstein E, Whelan KM, Ulvestad E, Kenny DT, Verbeek JH (2010) Physical conditioning programs for improving work outcomes in workers with back pain. Cochrane Database Syst Rev (1):CD001822. doi: 10.1002/14651858.CD001822.pub2
48. Slade SC, Ther MM, Keating JL (2006) Trunk-strengthening exercises for chronic low back pain: A systematic review. J Manip Physiol Ther 29:163–173
49. Smeets RJEM, Wade D, Hidding A, van Leeuwen PJCM, Vlaeyen JWS, Knottnerus JA (2006) The association of physical deconditioning and chronic low back pain: a hypothesis-oriented systematic review. Disabil Rehabil 28:673–693
50. Spenkelink CD, Hutten MMR, Hermens HJ, Greitemann BOL (2002) Assessment of activities of daily living with an ambulatory monitoring system: A comparative study in patients with chronic low back pain and nonsymptomatic controls. Clin Rehabil 16:16–26
51. Standaert CJ, Weinstein SM, Rumpeltes J (2008) Evidence-informed management of chronic low back pain with lumbar stabilization exercises. Spine J 8:114–120
52. van den Berg-Emons RJ, Schasfoort FC, Vos LA de, Bussmann JB, Stam HJ (2007) Impact of chronic pain on everyday physical activity. Eur J Pain 11:587–593
53. van der Hulst M, Vollenbroek-Hutten MM, Rietman JS, Schaake L, Groothuis-Oudshoorn KG, Hermens HJ (2010) Back muscle activation patterns in chronic low back pain during walking: A »guarding« hypothesis. Clin J Pain 26:30–37
54. van der Hulst M, Vollenbroek-Hutten MM, Rietman JS, Hermens HJ (2010) Lumbar and abdominal muscle activity during walking in subjects with chronic low back pain: Support of the »guarding« hypothesis? J Electromyogr Kinesiology 20:31–38
55. van Dieën JH, Selen LPJ, Cholewicki J (2003) Trunk muscle activation in low-back pain patients, an analysis of the literature. J Electromyogr Kinesiology 13:333–351
56. van Geen J, Edelaar MJA, Janssen M, van Eijk JTM (2007) The long-term effect of multidisciplinary back training: a systematic review. Spine 32:249–255
57. van Tulder MW, Esmail R, Bombardier C, Koes BW (2000) Back schools for non-specific low back pain. Cochrane Database Syst Rev (2):CD000261
58. Verbunt JA, Smeets RJ, Wittink HM (2010) Cause or effect? Deconditioning and chronic low back pain. Pain 149:428–430
59. Verbunt JA, Seelen HA, Vlaeyen JW, van de Heijden GJ, Heuts PH, Pons K, Knottnerus JA (2003) Disuse and deconditioning in chronic low back pain: concepts and hypotheses on contributing mechanisms. Eur J Pain 7:9–21
60. Vlaeyen JWS, Jong J de, Geilen M, Heuts PHTG, van Breukelen G (2002) The treatment of fear of movement/(re)injury in chronic low back pain: further evidence on the effectiveness of exposure in vivo. Clin J Pain 18:251–261
61. Vogt L, Pfeifer K, Banzer W (2003) Neuromuscular control of walking with chronic low-back pain. Man Ther 8:21–28
62. Waller B, Lambeck J, Daly D (2009) Therapeutic aquatic exercise in the treatment of low back pain: a systematic review. Clin Rehabil 23:3–14
63. WHO (2010) Global recommendations on physical activity for health. Retrieved from http://whqlibdoc.who.int/publications/2010/9789241599979_eng.pdf. Zugegriffen: 29. Mai 2015
64. Zachrisson Forssell M (1981) The Back School. Spine 6:104–106

Rehabilitation und Langzeitbetreuung

Wiedereingliederung

B. Kladny, J. Betz

H.-R. Casser et al. (Hrsg.), *Rückenschmerzen und Nackenschmerzen*,
DOI 10.1007/978-3-642-29775-5_34, © Springer-Verlag Berlin Heidelberg 2016

Die Wiederaufnahme einer Arbeit stellt bei chronischen Rückenschmerzpatienten eine besondere Herausforderung dar. Neben der medizinisch-therapeutischen Behandlung und Rehabilitation ist der Planung der beruflichen Eingliederung in der Betreuung besonderes Augenmerk zu schenken. Behandlungsprogramme haben zunehmend den Fokus auf eine patientenorientierte arbeits- und berufsbezogene Therapie gerichtet. Die sozialmedizinische Beurteilung ist Bestandteil von Therapiemaßnahmen, um Aussagen zum leidensgerechten Einsatz der Patienten treffen zu können. In schwierigen Fällen und bei Unklarheiten ist der Einsatz von Profilvergleichsverfahren zu erwägen. Das Sozialrecht sieht zahlreiche Möglichkeiten von Leistungen verschiedener Kostenträger zur Teilhabe am Arbeitsleben vor, die insbesondere auch die stufenweise Wiedereingliederung umfassen und im Folgenden ausgeführt werden.

34.1 Einleitung

In den industrialisierten Ländern gehören Rückenschmerzen zu den teuersten Erkrankungen. Nach Angaben der Gesundheitsberichtserstattung des Bundes aus dem Jahr 2006 verursachen Rückenschmerzen direkte Kosten in Höhe von 8,4 Mrd. Euro/Jahr. Wesentlich höher sind die durch Arbeits- und Erwerbsunfähigkeit bedingten Kosten und der dadurch bedingte Produktivitätsausfall, der nach internationalen Schätzungen ca. 85 % der Gesamtkosten ausmacht. Nur rund 15 % werden für die medizinische Behandlung aufgewendet. Neuere Erhebungen weisen einen Anteil der indirekten Kosten bei allen Rückenschmerzpatienten von ca. 50 % nach. Ein kleiner Anteil von Patienten mit chronischen Rückenschmerzen verursacht dabei allerdings einen großen Anteil der Gesamtkosten [9]. In der medizinischen Behandlung gilt heute die Durchführung eines multimodalen, multi- und interdisziplinären Therapieprogramms als Standard. Dieses Programm soll berufs- und arbeitsplatzbezogene Elemente beinhalten und sich bereits an den individuellen beruflichen Anforderungen und den noch vorhandenen Fähigkeiten ausrichten [6]. Um im Hinblick auf Erhalt oder Wiederherstellung der beruflichen Leistungsfähigkeit den Erfolg der medizinischen Behandlung und Rehabilitation langfristig zu sichern, bedarf es aber häufig zusätzlicher geeigneter Strategien.

34.2 Planung der beruflichen Wiedereingliederung

Die Rückkehr an den Arbeitsplatz zählt heute in der Behandlung und Rehabilitation von Patienten mit chronischen Rückenschmerzen sicherlich zu einer der größten Herausforderungen. Letztendlich müssen sich auch Behandlungsprogramme an der sog. Back-to-work-Rate messen lassen. Deshalb empfiehlt auch die Nationale Versorgungsleitlinie Kreuzschmerz [6] mit einem hohen Empfehlungsgrad Maßnahmen zur Unterstützung der beruflichen Wiedereingliederung, die sowohl im rehabilitativen als auch im kurativen Bereich geprüft und ggf. initiiert werden sollen. Medizinische Behandlung und medizinische Rehabilitation müssen durch Maßnahmen zur Eingliederung bzw. Wiedereingliederung ins Erwerbsleben ergänzt werden. Auch die Reha-Therapiestandards chronischer Rückenschmerz der Deutschen Rentenversicherung [7] sehen daher eine sozialrechtliche Beratung von mindestens 30 min bei mindestens 50 % der Rehabilitanden vor und die Unterstützung der beruflichen Integration bei mindestens 20 % der Rehabilitanden mit einer Zeitdauer von mindestens 30 min.

Im Rahmen der medizinischen Rehabilitation wird heute der Fokus mehr auf eine patientenorientierte arbeits- und berufsbezogene Therapie gelenkt. Dies setzt die Anwendung diagnostischer Instrumente im Kontext arbeits- und berufsbezogener Maßnahmen voraus. Integrierte medizinisch-berufliche Ansätze werden zunehmend umgesetzt [3].

Die berufliche Wiedereingliederung sollte geplant und organisiert werden, sofern während der Behandlung im Rahmen der sozialmedizinischen Beurteilung absehbar ist, dass die Leistungsfähigkeit im Erwerbsleben wieder hergestellt ist oder werden kann. Die sozialmedizinische Beurteilung setzt eine spezielle Berufs- und Arbeitsplatzanamnese voraus. Die Kontaktaufnahme mit dem Betrieb oder Betriebsarzt kann unter Berücksichtigung der Regelungen zum Sozialdatenschutz notwendig werden, um Informationen über berufs- und arbeitsplatzbezogene Belastungen zu erhalten. Möglichst präzise Informationen sind erforderlich, um im Rahmen der medizinischen Behandlung und Rehabilitation eine arbeitsbezogene Leistungsdiagnostik, berufsspezifische Belastungserprobung und eine arbeits- und berufsbezogene Trainingstherapie sowie eine Beratung zu beruflichen Fragestellungen durchführen zu können. Das Ansprechen von Therapiemaßnahmen und die sich daraus ergebenden Auswirkungen auf das Leistungsvermögen sind zu berücksichtigen. Diese Kenntnisse bilden die Grundlage für die Erstellung des positiven und negativen Leistungsbilds im bisherigen Beruf und auf dem allgemeinen Arbeitsmarkt. Diesbezüglich sei auf die Leitlinie »Sozialmedizinische Beurteilung der Leistungsfähigkeit bei Bandscheiben- und bandscheibenassoziierten Erkrankungen« der Deutschen Rentenversicherung verwiesen [8]. Das physische und psychische Leistungsvermögen ist mit dem Anforderungsprofil des Arbeitsplatzes und den Anforderungen des allgemeinen Arbeitsmarkts abzugleichen.

34.2.1 Profilvergleichsverfahren

Hierzu stehen auch Profilmethoden bzw. Profilvergleichsverfahren zur Verfügung. Es handelt sich dabei um arbeitswissenschaftliche Verfahren, mit deren Hilfe Anforderungen am Arbeitsplatz und Fähigkeiten einer Person anhand katalogisierter Merkmale gegenübergestellt werden. So soll ermittelt werden, welche Arbeitnehmer auf welchen Arbeitsplätzen einsetzbar sind. Beispielhaft sei hier IMBA (Integration von Menschen mit Behinderung in die Arbeitswelt) erwähnt – ein Profilvergleichs- und Dokumentationsverfahren für die Prävention und Rehabilitation. Arbeitsanforderungen und menschliche Fähigkeiten lassen sich durch definierte Merkmale beschreiben und vergleichen. Aus einem daraus resultierenden Handlungsbedarf lassen sich gezielt Maßnahmen zur Gestaltung der Arbeit und Förderung der Fähigkeiten ableiten. Damit sollen Personen möglichst optimal eingesetzt werden, d. h. entsprechend den Arbeitsplatzanforderungen, aber auch entsprechend ihren Fähigkeiten und Neigungen.

34.2.2 FCE-Verfahren (»functional capacity evaluation«)

In den letzten Jahren wurden standardisierte Testverfahren an geeigneten Modellarbeitsplätzen entwickelt. Besonders zu erwähnen sind die FCE-Verfahren (»functional capacity evaluation«, FCE) mit ihren bekanntesten Vertretern ERGOS® und EFL (Evaluation der funktionellen Leistungsfähigkeit). ERGOS® ist eine differenzierte Assessmentmethode zur Überprüfung der körperlichen Belastbarkeit eines Menschen in der Arbeitswelt. Es wird ein Fähigkeitsprofil anhand 260 Einzeltests auf der Basis von 42 Bewertungsparametern erstellt. Der Vergleich erfolgt mit den Anforderungsprofilen von ca. 14.000 im System eingespeicherten Berufstätigkeiten. Die Methode wird z. B. im Rahmen des Reha-Assessments von Berufsförderungswerken eingesetzt. EFL (nach Susan Isernhagen) dient der Beurteilung der funktionellen Leistungsfähigkeit [4]. Das Verfahren sieht 29 standardisierte funktionelle Leistungstests vor, die mit kritischen Arbeitsbelastungen vergleichbar sind (z. B. Leiter steigen, Handkoordination). Die Instrumentarien geben Aufschluss über die Möglichkeit, verschiedene berufliche Belastungssituationen zu bewältigen (z. B. Überkopfarbeit, Heben, längeres Stehen). Das SAPPHIRE-Arbeitskapazitätensystem ist ein Arbeitssimulator, der die Testung des körperlichen Arbeitsvermögens des Rehabilitanden (»Performance«) zum Ziel hat. Das Verfahren, das die körperliche Leistungsfähigkeit testet, sollte zusammen mit Assessmentprozessen eingesetzt werden, die weitere für die Arbeit wichtige Aspekte erfassen.

Die Durchführung der angesprochenen Verfahren ist sehr zeit- und personalaufwendig, und damit auch kostenintensiv, und wird daher nur in ausgewählten Einzelfällen zum Einsatz kommen können. Ein häufig beschriebener Nebeneffekt solcher Testungen besteht in der Möglichkeit, in einem geschützten, medizinisch überwachten Setting die eigene somatische und psychische Leistungs- und Belastungsfähigkeit zu erproben. Dies ermöglicht die Einbeziehung der beruflichen Realität in die medizinische Rehabilitation.

34.3 Leistungen zur Teilhabe am Arbeitsleben

Sofern sich Diskrepanzen zwischen dem Anforderungsprofil des Arbeitsplatzes und der Leistungsfähigkeit des Patienten ergeben, ist zusammen mit allen Beteiligten (Patient, Kostenträger, Betrieb) nach Möglichkeiten zu suchen, wie die berufliche Wiedereingliederung, vorrangig am bisherigen Arbeitsplatz, unterstützt werden kann. Hierzu sollten die Betroffenen über Möglichkeiten und Beantragungswege der beruflichen Wiedereingliederung aufgeklärt und der entsprechende Antrag auf Leistungen gestellt werden bzw. eine Kostenträgerberatung erfolgen. Betriebsärzte und ggf. behandelnde Ärzte sind rechtzeitig und systematisch einzubinden, ebenso wie Reha-Fachberater/Berufshelfer und der jeweilige Arbeitgeber als Verantwortlicher für das betriebliche Eingliederungsmanagement. In der Nachsorge nach multimodalen inter- und multidisziplinären Behandlungsprogrammen sollten berufsorientierte Elemente der Behandlung fortgesetzt werden. Dies bedeutet, dass sich physiotherapeutische und bewegungstherapeutische Verfahren auch in der Nachsorge an den Anforderungen des Arbeitsplatzes orientieren, psychologische Angebote bei Bedarf auf problematische Situationen im Betrieb und am Arbeitsplatz eingehen.

Der Rehabilitand kann während oder nach einer Rehabilitation unabhängig von Krankenstand und Arbeitsplatz Leistungen zur Teilhabe am Arbeitsleben (früher berufliche Rehabilitation) beantragen. Das Ziel dieser Maßnahmen ist die Eingliederung in eine leidensgerechte und sozialversicherungspflichtige Tätigkeit, um die Erwerbsfähigkeit zu erhalten und damit Erwerbsminderungsrenten zu verhindern. Daher ist die Erstellung eines Leistungsbilds mit Berufs- und allgemeiner Erwerbsprognose für Leistungsträger eine wichtige Voraussetzung. Die Maßnahmen setzen eine gewisse Krankheitseinsicht und Eigeninitiative des Versicherten voraus, da sie nur auf freiwilligen Antrag hin genehmigt werden. Die medizinische Rehabilitation muss weitgehend abgeschlossen sein, wobei eine gesundheitliche Benachteiligung oder Behinderung verbleibt und weiter die berufliche Eingliederung gefährdet.

34.3.1 Zuständige Kostenträger

Für gesetzlich versicherte Patienten ist die Deutsche Rentenversicherung zuständig. Die versicherungsrechtlichen Voraussetzungen (15 Jahre Rentenversicherungsbeiträge oder Antragsstellung innerhalb von 6 Monaten nach medizinischer Rehabilitation) müssen erfüllt sein. Ansonsten liegt die Zuständigkeit bei der Agentur für Arbeit/Abteilung Reha-Beratung. Bei Arbeitsunfällen bzw. Wegeunfällen leistet die Berufsgenossenschaft Berufshilfe. Für erwerbsfähige behinderte Leistungsberechtigte, die Grundsicherung nach dem SGB II vom Jobcenter erhalten, ist zum Teil auch die Arbeitsagentur zuständig. Nur bei bestimmten Eingliederungsleistungen ist das Jobcenter für die Teilhabe am Arbeitsleben zuständig.

Ein Antrag auf berufliche Rehabilitation bzw. Leistungen zur Teilhabe am Arbeitsleben wird direkt bei einem Reha-Träger gestellt oder bei einer gemeinsamen Reha-Servicestelle der Reha-Träger. Für alle Landkreise und kreisfreien Städte sind nach dem SGB IX gemeinsame Reha-Servicestellen von den Reha-Trägern eingerichtet worden (► http://www.reha-servicestellen.de), meist bei einer Krankenkasse oder einem Rentenversicherungsträger. Alle Träger für Rehabilitation arbeiten hier eng zusammen. Ein Team von Fachleuten klärt notwendige Sachverhalte und koordiniert bei Bedarf mehrere Reha-Leistungen.

Für den »Antrag auf Leistungen zur Teilhabe am Arbeitsleben« stehen Vordrucke zur Verfügung.

Der Reha-Träger, der einen Antrag entgegengenommen hat, prüft innerhalb von 2 Wochen, ob er zuständig ist. Wenn er zuständig ist, muss innerhalb von 3 Wochen über den Antrag entschieden werden, sofern kein Gutachten einzuholen ist. Sollte ein Gutachten erforderlich sein, dann wird vom Reha-Träger ein Sachverständiger unverzüglich beauftragt und erstellt innerhalb von 2 Wochen ein Gutachten. Nach Vorliegen des Gutachtens hat der Reha-Träger innerhalb von 2 Wochen zu entscheiden.

Sollte der Reha-Träger nicht zuständig sein, dann leitet er den Antrag unverzüglich an den seiner Auffassung nach zuständigen Reha-Träger weiter.

Kostenträger der Teilhabe am Arbeitsleben

- Deutsche Rentenversicherung
- Agentur für Arbeit/Abteilung Reha-Beratung
- Berufsgenossenschaft
- SGB-II-Stellen (Jobcenter der ARGEn/Optionskommunen)

34.3.2 Leistungen im Detail

Nach § 33 SGB IX umfassen Leistungen zur Teilhabe (s. auch Abb. 34.1) am Arbeitsleben insbesondere folgende Elemente:

- Hilfen zur Erhaltung oder Erlangung eines Arbeitsplatzes einschließlich vermittlungsunterstützender Leistungen (Wohnungshilfen, Hilfen zur Berufsausübung, Erstattung von Bewerbungskosten, Erstattung von Reisekosten zur Vorstellung, Trainingsmaßnahmen, Kraftfahrzeughilfe, Mobilitätshilfen wie Fahrtkostenbeihilfe, Umzugskostenbeihilfe, Reisekostenbeihilfe, Ausrüstungsbeihilfe)
- Berufsvorbereitung einschließlich einer wegen der Behinderung erforderlichen Grundausbildung. (Berufsvorbereitende Maßnahmen vermitteln vor einer beruflichen Um- oder Neuorientierung Sach-, Lern- und Sozialkompetenz, wenn der bisherige Beruf oder die bisherige Berufstätigkeit nicht mehr ausgeführt werden kann.)
- Individuelle betriebliche Qualifizierung im Rahmen unterstützter Beschäftigung. (Die individuelle betriebliche Qualifizierung findet in Betrieben auf dem allgemeinen Arbeitsmarkt statt. Begleitet wird diese Phase von einem Jobcoach. Die Phase dauert bis zu 2 Jahre, in Ausnahmefällen 3 Jahre. Teilnehmer sind sozialversichert. Nach der Einarbeitung ist die Vermittlung von berufsübergreifenden Lerninhalten und Schlüsselqualifikationen wesentlicher Bestandteil der Qualifizierung. Wenn allerdings Betroffene für eine bestimmte Ausbildung oder berufsvorbereitende Maßnahme hinsichtlich ihrer Behinderung geeignet sind, dann sollte dieser Maßnahme der Vorzug gegeben werden.)
- Berufliche Anpassung und Weiterbildung, auch soweit die Leistungen einen zur Teilnahme erforderlichen schulischen Abschluss einschließen. (Die berufliche Weiterbildung oder Fortbildung dient dazu, berufliche Kenntnisse und Fähigkeiten zu erhalten, zu erweitern, der technischen Entwicklung anzupassen oder einen beruflichen Aufstieg zu ermöglichen. Im Rahmen der Anpassungsfortbildung werden wichtige Zusatzqualifikationen erworben, damit der bisherige Beruf weiter ausgeübt werden kann. Die Umschulung muss dann erwogen werden, wenn aufgrund der Behinderung der bisherige Beruf nicht mehr ausgeübt werden kann. Eine Aufstiegsweiterbildung ist dann zu erwägen, wenn der bisherige Beruf nur dann weitergeführt werden kann, wenn im Betrieb eine verantwortliche Position übernommen wird.)
- Berufliche Ausbildung, auch soweit die Leistungen in einem zeitlich nicht überwiegenden Abschnitt schulisch durchgeführt werden

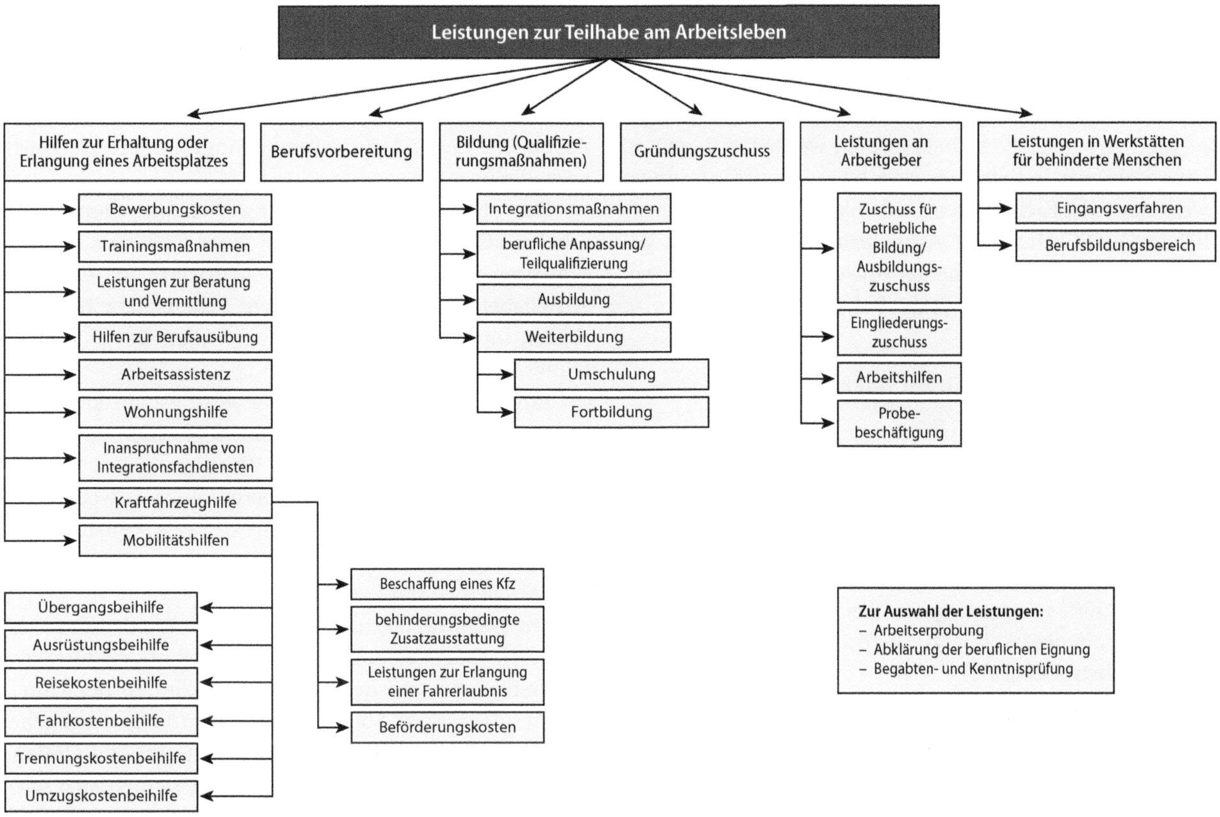

Abb. 34.1 Leistungen zur Teilhabe am Arbeitsleben (Aus Deutsche Rentenversicherung Bund [5] mit freundl. Genehmigung)

- Gründungszuschuss entsprechend § 57 des 3. Buches durch die Rehabilitationsträger. (Menschen mit Schwerbehinderung können Darlehen oder Zinszuschüsse zur Gründung oder zur Erhaltung einer selbstständigen beruflichen Existenz in Anspruch nehmen. Dies setzt aber voraus, dass sie die fachlichen und persönlichen Voraussetzungen erfüllen und dass sie den Lebensunterhalt voraussichtlich auf Dauer durch die Tätigkeit sicherstellen können. Die Tätigkeit muss unter Berücksichtigung der Lage und Entwicklung am Arbeitsmarkt zweckmäßig sein.)
- Sonstige Hilfen zur Förderung der Teilhabe am Arbeitsleben, um behinderten Menschen eine angemessene und geeignete Beschäftigung oder eine selbstständige Tätigkeit zu ermöglichen und zu erhalten

Die Leistungen umfassen auch Kraftfahrzeughilfen nach der Kraftfahrzeughilfenverordnung. Es können weiterhin Kosten für technische Hilfsmittel (z. B. Sitze), die wegen Art oder Schwere der Behinderung zur Berufsausübung, zur Teilnahme an einer Leistung, zur Teilnahme am Arbeitsleben oder zur Erhöhung der Sicherheit auf den Weg vom und zum Arbeitsplatz und am Arbeitsplatz erforderlich sind, übernommen werden. Die Regelung umfasst weiterhin Kosten für technische Arbeitshilfen (z. B. Arbeitsplatzergonomie, Kran oder Hubwagen), die wegen Art oder Schwere der Behinderung zur Berufsausübung erforderlich sind, und Kosten der Beschaffung, der Ausstattung und der Erhaltung einer behinderungsgerechten Wohnung in angemessenem Umfang.

Nach § 34 SGB X sind Leistungen an den Arbeitgeber möglich. Diese können insbesondere als Ausbildungszuschuss zur betrieblichen Ausführung von Bildungsleistungen gewährt werden, als Eingliederungszuschüsse, Zuschüsse für Arbeitshilfen im Betrieb oder die teilweise oder volle Kostenerstattung für eine befristete Probebeschäftigung. Ganz konkret können die Kosten für ergonomische Hilfen wie orthopädische Stühle, höhenverstellbare Arbeitsplätze, ein Stehpult oder andere technische Hilfsmittel übernommen werden. Es wird auch die Umsetzung auf einen gesundheitlich günstigeren Arbeitsplatz im gleichen Betrieb im Sinne einer innerbetrieblichen Umsetzung unterstützt. Gegebenenfalls wird ein Lohnzuschuss an den Arbeitgeber gewährt. Die Übernahme der Lohnkosten für einen Monat im Sinne einer Probebeschäftigung ist möglich, ebenso eine anderweitige Arbeitsvermittlung für gesundheitlich günstige Arbeitsplätze, ggf. ein Einarbeitungszuschuss an den Arbeitgeber.

Leistungen zur Teilhabe am Arbeitsleben bedeuten weiterhin die Übernahme von Kosten für Fortbildungen, Kurse oder berufliche Anpassungsmaßnahmen. Reintegrationsmaßnahmen mit dem Ziel, einen neuen, leidensgerechten Arbeitsplatz zu bekommen, werden unterstützt. Umschulungen in Betrieben oder beim Berufsförderungswerk sowie in Fachschulen sind abhängig von der beruflichen Qualifikation, der Arbeitsmarktsituation, den gesundheitlichen Gegebenheiten sowie von der Motivation, Eignung und dem Interesse des Rehabilitanden.

Übersicht: Leistungen zur Teilhabe am Arbeitsleben

- Hilfen zur Erlangung oder Erhaltung eines Arbeitsplatzes, einschließlich Beratung und Vermittlung, Trainingsmaßnahme und Mobilitätshilfen
- Berufliche Ausbildung
- Berufliche Anpassung und Weiterbildung
- Gründungszuschuss zur Aufnahme einer Selbstständigkeit
- Arbeitsassistenz
- Eingliederungszuschüsse
- Zuschüsse zu Arbeitshilfen im Betrieb (Arbeitsplatzergonomie)
- Probebeschäftigungen
- Leistungen im Eingangsverfahren und Berufsbildungsbereich der Werkstätten für behinderte Menschen

34.4 Stufenweise Wiedereingliederung (STW)

Nach längerer Arbeitsunfähigkeit kann die Möglichkeit einer stufenweisen Wiedereingliederung überprüft und eingeleitet werden. Die stufenweise Wiedereingliederung ist eine freiwillige Möglichkeit von Betroffenen, noch im Krankenstand während der Arbeitsunfähigkeit in Absprache mit dem weiterbehandelnden Arzt und dem Arbeitgeber die Belastung individuell zu steigern. Die Rahmenbedingungen der verschiedenen Kostenträger unterscheiden sich dabei. Beginnt ein Versicherter die stufenweise Wiedereingliederung innerhalb von 4 Wochen nach der Entlassung aus einer Rehabilitationsmaßnahme der Deutschen Rentenversicherung, dann ist diese auch Träger der stufenweisen Wiedereingliederung und bezahlt Übergangsgeld. Liegt der Zeitpunkt des Beginns der stufenweisen Wiedereingliederung 4 Wochen nach der Entlassung, dann wird die zuständige gesetzliche Krankenkasse Träger der stufenweisen Wiedereingliederung und zahlt Krankengeld. Der gesetzliche Unfallversicherungsschutz ist während der stufenweisen Wiedereingliederung durch den zuständigen Träger gewährleistet.

Die Maßnahme kann abgebrochen werden, mit einem neuen Plan verändert, weiter verlängert oder erfolgreich vorzeitig beendet werden.

Die stufenweise Wiedereingliederung dient dazu, arbeitsunfähig Versicherte nach einer länger dauernden, schweren Krankheit wieder schrittweise an die volle Arbeitsbelastung am bisherigen Arbeitsplatz heranzuführen und so den Übergang zur vollen Berufstätigkeit früher zu erreichen.

Ein möglicher Wiedereingliederungsplan kann vorsehen, dass der Arbeitnehmer mit 2 Stunden Arbeit pro Tag beginnt und dann alle 1–2 Wochen um je 2 Stunden Arbeitszeit pro Tag steigert. Andere Vorgehensweisen sind aber ebenso möglich, nach denen mit 1–2 Arbeitstagen pro Woche begonnen wird, um dann je einen Arbeitstag alle 1–2 Wochen zu steigern.

Die Beantragung der stufenweisen Wiedereingliederung ist in jedem Fall an ein Formblatt gebunden. Der Arzt, der Betroffene und der Arbeitgeber können per Unterschrift zustimmen. Sofern Arzt, Patient und Arbeitgeber einwilligen, gilt die STW als genehmigt. Art und Umfang der stufenweisen Wiedereingliederung richten sich nach Arbeitsschwere, den Arbeitsinhalten und den Umsetzungsmöglichkeiten und sind zwischen Patient, (Betriebs-)Arzt und Arbeitgeber abzustimmen.

Der Patient kann neben der stufenweisen Wiedereingliederung unabhängig von Krankenstand und Arbeitsplatz Leistungen zur Teilhabe am Arbeitsleben beantragen. Für Versicherte der gesetzlichen Unfallversicherung kann der behandelnde Arzt eine Belastungserprobung empfehlen. Hierzu wird als Anlage eine Arbeitsplatzbeschreibung erstellt.

Während der STW steht dem arbeitsunfähig Versicherten weiterhin Lohnfortzahlung oder Krankengeld, Verletztengeld oder Übergangsgeld unter Anrechnung des ggf. erzielten Arbeitsentgelts zu. Nach der Aussteuerung aus dem Krankengeld (spätestens nach 78 Wochen Arbeitsunfähigkeit wegen derselben Erkrankung innerhalb von 3 Jahren) ist keine stufenweise Wiedereingliederung mehr durch die GKV möglich. Die Zeit der Wiedereingliederung kann zwischen wenigen Wochen und mehreren Monaten variieren. In der Regel dauert eine stufenweise Wiedereingliederung zwischen 6 Wochen und 6 Monaten. Sie kann prinzipiell von jeder Person oder Stelle angeregt werden, die in das Verfahren der stufenweisen Wiedereingliederung eingebunden ist. Neben dem behandelnden Hausarzt oder Facharzt können Ärzte in ambulanten oder stationären Rehabilitationseinrichtungen, Ärzte des medizinischen Dienstes der Krankenkassen (MDK), Ärzte in den sozialmedizinischen Diensten der Rentenversicherung und Betriebsärzte oder Ärzte in überbetrieblichen Diensten die Maßnahme anregen. Der arbeitsunfähig Versicherte kann aber auch von sich aus an Ärzte und Stellen (gesetzliche Krankenkassen, Unfallversicherungsträger, Rentenversicherungsträger) herantreten. Die Krankenkasse ist eine der zentralen Anlaufstellen für alle, die an der stufenweisen Wiedereingliederung eines arbeitsunfähig Versicherten beteiligt sind.

Hat sich die Notwendigkeit einer stufenweisen Wiedereingliederung während einer vom Rentenversicherungsträger getragenen medizinischen Leistung zur Rehabilitation ergeben und schließt sich die Wiedereingliederung unmittelbar daran an (innerhalb von 28 Tagen), ist die Rentenversicherung für die Durchführung der STW zuständig. Eine Heilmittelanwendung oder IRENA (Intensivierte Rehabilitationsnachsorge) kann selbstverständlich zusätzlich zu einer stufenweisen Eingliederung durchgeführt werden. Die stufenweise Wiedereingliederung kann dann empfohlen und eingeleitet werden, wenn aus medizinischer Sicht eine ausreichende Belastbarkeit und eine günstige Aussicht auf die berufliche Wiedereingliederung am Arbeitsplatz prognostiziert werden und wenn ein Arbeitsverhältnis besteht. Voraussetzung ist, dass der Versicherte arbeitsunfähig aus der medizinischen Rehabilitation entlassen wird und der Zeitpunkt der Wiederherstellung der vollen Arbeitsfähigkeit absehbar ist. Die stufenweise Wiedereingliederung beginnt im unmittelbaren Anschluss an die von der Rentenversicherung getragene medizinische Rehabilitation (28 Tage). Versicherter und Arbeitgeber müssen ihr Einverständnis erklären.

Literatur

1. Bundesarbeitsgemeinschaft für Rehabilitation (Hrsg) (2006) Arbeitshilfe für die Rehabilitation und Teilhabe von Menschen mit Erkrankungen der Bewegungsorgane (rheumatische Erkrankungen), Schriftenreihe der Bundesarbeitsgemeinschaft für Rehabilitation, Heft 5. Frankfurt am Main
2. Bundesarbeitsgemeinschaft für Rehabilitation (Hrsg) (2004) Arbeitshilfe für die stufenweise Wiedereingliederung in den Arbeitsprozess, Schriftenreihe der Bundesarbeitsgemeinschaft für Rehabilitation, Heft 8. Frankfurt am Main
3. Deutsche Rentenversicherung Bund (Hrsg) (2012) Arbeits- und berufsbezogene Orientierung in der medizinischen Rehabilitation, Praxishandbuch, 3. Aufl. (01/2012). http://www.medizinisch-berufliche-orientierung.de/praxishandbuch_2012/. Zugegriffen: 29. Mai 2015
4. Kaiser H, Kersting M, Schian HM et al (2000) Der Stellenwert des EFL-Verfahrens nach Susan Isernhagen in der medizinischen und beruflichen Rehabilitation. Rehabilitation 39:297–306
5. Deutsche Rentenversicherung Bund (Hrsg) Leistungen zur Teilhabe am Arbeitsleben (LTA) Rahmenkonzept der Deutschen Rentenversicherung, 1. Aufl. (04/2009), Deutsche Rentenversicherung Bund, Berlin. http://www.deutsche-rentenversicherung.de/cae/servlet/contentblob/207034/publicationFile/2130/rahmenkonzept_lta_datei.pdf. Zugegriffen: 29. Mai 2015
6. Bundesärztekammer, Kassenärztliche Vereinigung (2010) Nationale Versorgungsleitlinie zum Kreuzschmerz, Dt. Ärzteblatt 107:A2525–2528
7. Deutsche Rentenversicherung (Hrsg) (2010) Reha-Therapiestandards chronischer Rückenschmerz, 1. Aufl. Baxter & Baxter Werbeagentur, Frankfurt
8. Sozialmedizinische Beurteilung der Leistungsfähigkeit bei Bandscheiben- und bandscheibenassoziierten Erkrankungen, AWMF-Leitlinienregister 074/001, Erstellungsdatum 07/2001, letzte Überarbeitung 09/2009. http://www.studer-anwaelte.ch/workspace/documents/beurteilung_der_leistungsfaehigkeit_bei_bandscheibenproblemen.pdf. Zugegriffen: 29. Mai 2015
9. Wenig CM, Schmidt CO, Kohlmann T, Schweikert B (2009) Costs of back pain in Germany. Eur J Pain 13:280–286

Ergonomie – Arbeitsplatzgestaltung

P. Higman

H.-R. Casser et al. (Hrsg.), *Rückenschmerzen und Nackenschmerzen*,
DOI 10.1007/978-3-642-29775-5_35, © Springer-Verlag Berlin Heidelberg 2016

Ergonomie in allen Lebenslagen – bei der Arbeit, zu Hause und in der Freizeit – ist für die Rückengesundheit notwendig. Optimale Bedingungen sind präventiv und machen es möglich, ein aktives Leben trotz Rücken- oder Nackenschmerzen zu führen. Bei der Gestaltung eines bestmöglichen Arbeitsplatzes soll die Umgebung auch mitberücksichtigt werden, z. B. unter dem Apekt von Lärm-, Licht- und Geruchsneutralität. Techniken zum gesunden Heben und Tragen sollten gelernt und geübt werden, bis sie zur Gewohnheit geworden sind. Die Anwendung von höhenverstellbaren Möbeln sowie die Unterstützung bei der Gestaltung von Aktivtäten des täglichen Lebens bei der Arbeit, zu Hause und in der Freizeit können helfen, den Rücken zu schonen, Schmerzen nicht mehr zu provozieren sowie Ängste abzubauen. Rückenschulung kann hilfreich sein, aber da es keine Normen dafür gibt, kann die Qualität von individuellen Programmen sehr unterschiedlich sein.

35.1 Einführung

Ergonomie ist das »Teilgebiet der Arbeitswissenschaft, das sich mit der menschengerechten Gestaltung von Arbeitsvorgängen, -geräten und -plätzen befasst« [3]. Es beinhaltet »die Anpassung der Arbeitsaufgabe und der Arbeitsbedingungen an den Menschen (Arbeitsgestaltung)«, um die Belastungen für den Arbeiter auf ein Minimum zu halten, sowie »die Anpassung des Menschen an die Arbeitsaufgaben und Arbeitsbedingungen: z. B. durch Ausbildung, Einweisung, Vermeidung von Über- und Unterforderung« [3].

Der Arbeitsplatz soll körperliche Belastungen, Lärm, Klima (inklusive Betriebsklima) und Arbeitsorganisation regulieren und optimieren, um das Wohlbefinden der Arbeitenden zu fördern. Denn Arbeitende, die sich wohlfühlen, sind produktiver [7]. Der Mensch verbringt ca. ein Drittel seiner Zeit am Arbeitsplatz, und für manche Personen ist der Haushalt auch ein »Arbeitsplatz«, daher ist es genau so wichtig, zu Hause auf ergonomische Prinzipien zu achten. Ein weiterer wichtiger Teil des Lebens ist die Freizeit. In dieser Zeit haben Menschen die Chance, sich von der Arbeit und ihren Pflichten zu erholen und Energie für den Alltag zu »tanken«. Daher soll die Ergonomie auch hier beachtet werden. Das heißt, so wie chronischer Rückenschmerz oder Nackenschmerz ein biopsychosoziales Problem ist [5], so muss die Ergonomie alle Lebensbereiche abdecken.

35.2 Ergonomische Kriterien am Arbeitsplatz

Bei der ergonomischen Arbeitsplatzgestaltung geht es darum, die Menschen bei der Arbeit, auch bei langfristiger Ausübung ihrer Tätigkeit, vor körperlichen Schäden zu schützen [1]. Es gibt eine Vielzahl an unterschiedlichen Arten von Arbeitsplätzen; hier ist nur Raum, um allgemeine Kriterien bei der Einrichtung von Arbeitsplätzen zu berücksichtigen. Der Arbeitsplatz soll hell, nach Möglichkeit mit Tageslicht, und ohne laute Geräusche sein; ggf. sollten schallschluckende Stoffe für Decke, Wände und Böden benutzt werden. Vor allem sollte auf Arbeitshöhen, Reichweiten und das Heben von Gewichten achtgegeben werden, insbesondere bei Menschen, die schon Rücken- oder Nackenbeschwerden haben. Aber im Sinne von Prävention ist das für alle Personen wichtig. Gut eingerichtete ergonomische Arbeitsplätze sind auch für ältere Arbeitnehmer geeignet – ein ganz wichtiger Aspekt in Anbetracht der zunehmenden Alterung der Arbeitnehmerschaft [4].

Wesentliche Punkte bei der ergonomischen Arbeitsplatzgestaltung

- Möglichkeit, die Arbeitsposition zu wechseln (nicht immer im Sitzen bzw. Stehen)
- Höhenverstellbare Stühle (mit 3-D-Armlehnen bei Bildschirmarbeitsplatz)
- Möglichst höhenverstellbarer Tisch
- Ausreichend große Tischfläche – Form sollte den Arbeitsbedingungen angepasst sein
- Greifbehälter im Greifraum
- Fußstütze
- Individuelle Anordnung der Arbeitsmittel
- Individueller Arbeitsablauf
- Balancer für das Werkzeug
- Nicht reflektierende Arbeitsfläche
- Raumklima: gute Belüftung und der Arbeit entsprechende Temperatur

Es gibt ergonomische Schreibtische, sog. Cockpitarbeitsplätze, bei denen der Tisch vorne gerundet ist und sich rechts und links Arbeitsflächen befinden. Sie sind für viele Schreibtischarbeiten nur bedingt geeignet. Die Produktprüfer von TÜV Süd sprechen sogar von einer »Pseudoergonomie«, da die Armlehnen eines Drehstuhls an die Rundung stoßen und eine gute Sitzposition am Tisch verhindern. Rücken- oder Nackenschmerzen können die Folge sein [8]. Das Deutsche Institut für Normung e.V. (DIN) bietet viele Publikationen an, die sich detailliert mit unterschiedlichen Aspekten der Arbeitsplatzgestaltung befassen (◘ Abb. 35.1).

Die ergonomische Gestaltung des Autos – als ein Teil des Arbeitsplatzes – sollte ebenso in Betracht gezogen werden [6]. Denn auch wenn es beim Fahren für die Sicherheit unerlässlich ist, Pausen mit Bewegung einzuhalten, werden doch manchmal Touren so geplant, dass dafür keine Zeit bleibt.

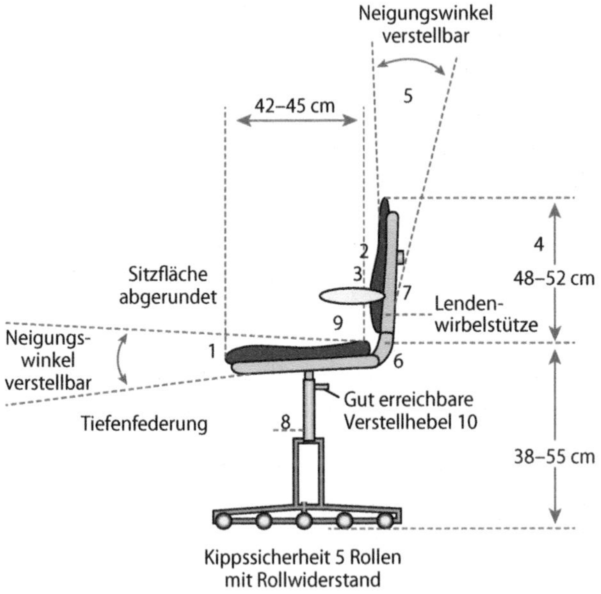

■ **Abb. 35.1** Anforderungen und Maße eines ergonomischen Bürodrehstuhls

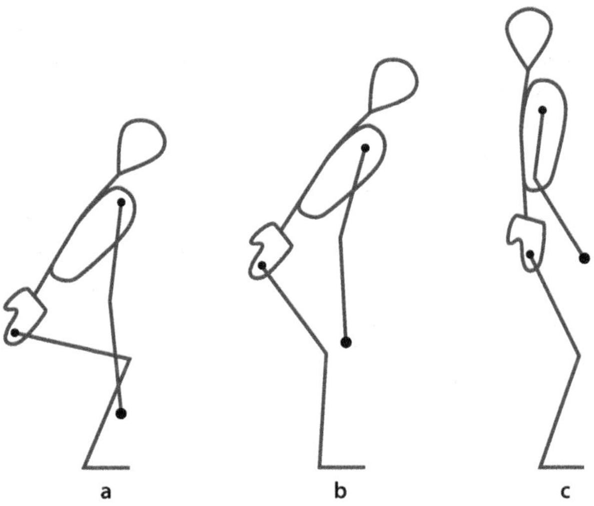

■ **Abb. 35.2** Richtiges Heben aus der Hocke mit geradem Rücken

Auch wenn alles berücksichtigt wird, müssen Arbeitende lernen, wie sie sich am besten am Arbeitsplatz bewegen sollten. Eine Studie aus den Niederlanden hat u. a. Folgendes herausgefunden: »Eine **ergonomische Arbeitsplatzgestaltung** in Kombination mit Trainingseinheiten, in denen schonendere Bewegungsabläufe einstudiert werden, ist bei der Behandlung von Patienten mit chronischen Rückenschmerzen erfolgreicher als die herkömmliche Kombination aus Physiotherapie und medikamentöser Schmerzbehandlung« [7]. In diesem Zusammenhang ist es evtl. sinnvoll, bei besonders gefährdeten Arbeitsplätzen, z. B. solchen, an denen sehr viel gesessen wird oder vieles manuell gehoben wird, eine spezifische Rückenschule einzurichten. Die Evidenz für Rückenschulen ist sehr unterschiedlich [2], problematisch ist der Mangel an Normen dafür.

35.3 Hebetechniken

Gewichte über 15 kg sollten stets mit entsprechenden mechanischen Hilfsmitteln gehoben werden. Das schließt auch das Heben von Patienten in der Pflege ein.

Tipp

In Situationen, in denen manuelles Heben nicht vermieden werden kann, sollten folgende Regeln verinnerlicht und immer beachtet werden:

- Lasten verteilen und nicht einseitig belasten.
- Lasten dicht am Körper halten.
- Lasten in aufrechter Haltung tragen.
- Lasten nicht in verdrehter Haltung weiterreichen.
- Lasten so tragen, dass eine freie Sicht auf den Verkehrsweg möglich ist.

Es ist notwendig, diese Regeln viel und gut zu üben, denn alte Gewohnheiten durch neue zu ersetzen, ist in der Tat viel schwieriger als man denkt (■ Abb. 35.2; ■ Abb. 35.3; ■ Abb. 35.4).

35.4 Ergonomische Prinzipien im Haushalt und bei Freizeitaktivitäten

Es ist nicht einfach, die Bedingungen in privaten Haushalten zu kontrollieren, trotzdem ist es wichtig, den oben genannten Prinzipien zu folgen. Um sie im Alltag richtig umzusetzen, ist es notwendig, die betroffenen Personen zu schulen und zu trainieren; es wäre gut, diese möglichst auch zu Hause und in der Freizeit zu beobachten, um zu sehen, ob sie das Gelernte umsetzten können. In Ergänzung zu den oben genannten Punkten zur ergonomischen Arbeitsplatzgestaltung ist Folgendes zu beachten:

- Positionierung und Höhe von Betten, Stühlen und Tischen sowie Polstermöbel – sind sie frei zugänglich? Oder sind sie so tief, dass das Aufstehen erschwert ist?

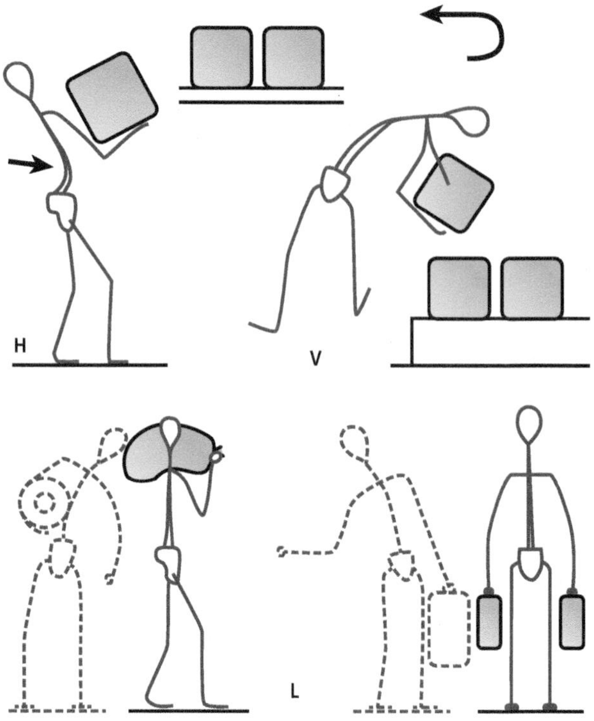

■ **Abb. 35.3** Gefahren beim Heben und Tragen. *H* Gefährliches Hohlkreuz, *V* Verdrehung der Wirbelsäule, *L* Lasten verteilen!

Sind Sitzflächen zu breit, oder zu schmal, sodass die Beine nicht richtig unterstützt sind?

- Gegenstände, die häufig benutzt werden, sollten so verstaut sein, dass sie einfach zu greifen sind – nicht in Schränken oder Schubladen über Kopf oder in Bodennähe.
- Für den Transport von schweren Gegenständen sollten Hilfsmittel wie Sackkarren, Wagen und Rollen mit Bremsen unter den Möbelstücken vorhanden sein.
- Treppen und Stufen brauchen ein Geländer und müssen rutschfest sein.

35.5 Rückengesundheit

Viele Sprichwörter zeigen uns, wie zentral der Rücken im Leben ist. Es ist empfehlenswert, einen guten Umgang mit dem eigenen Körper zu lernen, um möglichst Rückenschmerzen zu vermeiden oder den bestehenden Zustand des Rückens nicht zu verschlechtern. Dafür sollten gefährdete Personen eine Schulung erhalten, bei der sie lernen, wie sie den Rücken bewegen können, wie weit sie ihren Rücken belasten können bzw. wann sie ihn entlasten müssen. Personen mit Rücken- oder Nackenschmerzen haben oft Angst, sich zu bewegen oder sonst aktiv zu sein, weil sie befürchten, damit den Schmerz zu provozieren. Sie profitieren von Angst-/Vermeidungsprogrammen [6]. Für eine Erfolg versprechende Rückkehr zur Arbeit nach einer Krankheitspause ist eine arbeitsbezogene, intensive, zielorientierte und auf kognitive Verhaltensprinzipien basierte Intervention, die Ergonomie am Arbeitsplatz berücksichtigt, vorteilhaft [7].

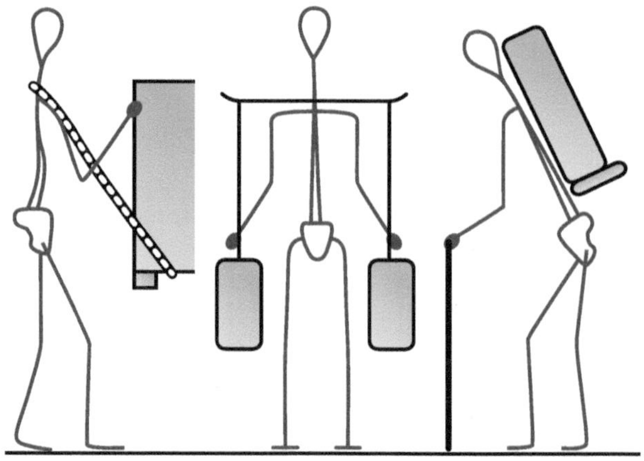

■ **Abb. 35.4** Benutzung von Hilfsmitteln begünstigt das Tragen

> **Regelmäßige Bewegung, ob in einer öffentlichen, exponierten Umgebung, wie im Sportverein oder Fitnessstudio, oder im privaten Bereich, fördert einen gesunden Rücken [6]. Kurse wie z. B. Feldenkrais, Pilates, Tai Chi und autogenes Training können hier unterstützen, aber die Motivation dafür muss vom Individuum ausgehen. Wichtig ist regelmäßige Bewegung ohne Belastung, die möglichst im Lebensalltag integriert ist.**

Literatur

1. Bauer A (2010) Ergonomie am Arbeitsplatz. http://www.arbeitsratgeber.com/ergonomie-arbeitsplatz_0075.html#Z2. Zugegriffen: 02. Mai 2013
2. Brox J, Storheim K, Grotle M, Tveito T, Indahl A, Eriksen H (2008) Evidence-informed management of chronic low back pain with back schools, brief education, and fear-avoidance training. The Spine Journal 8:28–35
3. Bundesärztekammer (BÄK), Kassenärztliche Bundesvereinigung (KBV), Arbeitsgemeinschaft der Wissenschaftlichen Medizinischen Fachgesellschaften (AWMF) (2011) Nationale VersorgungsLeitlinie Kreuzschmerz – Langfassung. Version 1.2. http://www.versorgungsleitlinien.de/themen/kreuzschmerz/pdf/nvl_kreuzschmerz_lang.pdf. Zugegriffen: 19. April 2013
4. Freiberg S, Zieschang H (2007) Ergonomische Arbeitsplatzgestaltung – Prävention für alle Generationen. HVBG/BGAG. http://toolbox.age-management.net/data/freiberg_zieschang.pdf. Zugegriffen: 02. Mai 2013
5. Gatchel R, Mayer T (2008) Evidence-informed management of chronic low back pain with functional restoration. The Spine Journal 8:65–69

6. Kempf H-D (Hrsg) (2010) Die neue Rückenschule. Verhältnisprävention und Verhaltensprävention. Springer, Heidelberg, S 203–221
7. Lambeek L, van Mechelen W, Knol D, Loisel P (2010) Randomised controlled trial of integrated care to reduce disability from chronic low back pain in working and private life. BMJ 340:c1035
8. Schaafsma F, Schonstein E, Whelan K, Ulvestad E, Kenny D, Verbeek J (2010) Physical conditioning programs for improving work outcomes in workers with back pain. Cochrane Database Syst Rev 1:CD001822, doi: 10.1002/14651858.CD001822.pub2.
9. Strasser H (1993) Grundsätze zur Arbeitsplatzgestaltung. In: Hettinger T, Wobbe G (Hrsg) Kompendium der Arbeitswissenschaft. Kile, Ludwigshafen

krankungen befasst. Die vorhandenen Studien scheinen die Vermutung zu stützen, dass eine Umgestaltung der Versorgung im Sinne des Chronic-Care-Modells zu besseren krankheitsspezifischen Zielgrößen führt (z. B. Peakflow bei Asthma, Hospitalisierungsrate bei Herzinsuffizienz). Diese Studien wurden vor allem im amerikanischen Versorgungskontext mit anderen Kooperationsstrukturen als in Deutschland durchgeführt [3]. Angesichts der Vielfältigkeit von Interventionsmöglichkeiten im Sinne des Modells sind die Studien sehr heterogen, und die Wirksamkeit ist in den meisten von ihnen nicht eindeutig auf die Implementierung von Elementen innerhalb des Modells zurückzuführen.

In Deutschland kommt wohl die Versorgung im Rahmen eines Disease-Management-Programms oder eines integrierten Versorgungsprogramms dem Grundgedanken der proaktiven Versorgung am nächsten. Auch hier gibt es Hinweise, dass z. B. das Disease-Management-Programm für Diabetes zu einer verbesserten Mortalität und Lebensqualität der eingeschlossenen Patienten führt. Eine eindeutige Aussage lässt die methodische Qualität der Studien allerdings nicht zu [6].

36.5 Ein Chronic-Care-Modell für Schmerzpatienten

Betrachtet man Schmerz als eine chronische Erkrankung, deren Behandlung zum Ziel hat, die Lebensqualität der Patienten zu verbessern und sie ganzheitlich im Sinne des biopsychosozialen Modells zu behandeln, ist anzunehmen, dass auch diese Patienten von einer Versorgung nach dem Chronic-Care-Modell profitieren würden. Implementierungsversuche des Modells für die Versorgung chronischer Schmerzpatienten gibt es bislang nicht. Im Folgenden werden die oben besprochenen Komponenten des Chronic-Care-Modells auf die Versorgung von Schmerzpatienten angewendet:

Die Anleitung der Patienten zum **Selbstmanagement** ist ein wesentlicher Bestandteil der Versorgung chronischer Schmerzpatienten. Die Patienten sollten die Warnsignale für abwendbar gefährliche Verläufe kennen, die Beschwerden als chronische Krankheit akzeptieren und Selbstmanagementstrategien entwickeln. Neben individuellen Schulungen können Gruppenschulungen und Selbsthilfegruppen für die Patienten hilfreich sein. Allerdings müssen noch wissenschaftliche Untersuchungen darüber folgen, ob Edukation die Versorgung chronischer Schmerzpatienten verbessert [9].

Eine **proaktive Versorgung** ist ebenfalls ein wichtiges und grundlegendes Element in der Betreuung chronischer Schmerzpatienten. Bislang erfolgt die Behandlung von Schmerzpatienten weitestgehend reaktiv: Die Patienten konsultieren ihren betreuenden Arzt in der Regel dann, wenn die Schmerzen sehr stark ausgeprägt sind. Unweigerlich werden sich in einer solchen Situation die Arzt-Patient-Gespräche auf die Schmerzlinderung fokussieren, während andere wichtige Aspekte wie das Sozialverhalten oder körperliche Aktivität in dieser Akutsituation vergleichsweise wenig Aufmerksamkeit erfahren. In einer proaktiven Versorgungssituation dirigiert nicht der Schmerz des Patienten das Versorgungsgeschehen, sondern die Termine erfolgen nach Plan. Es ist dem Arzt möglich, den Patienten auch dann zu erleben, wenn der Leidensdruck weniger ausgeprägt ist. Erst dann entsteht Raum für Gespräche, die den Umgang mit Schmerzen im Alltag betreffen.

Adäquate Versorgungsstrukturen, die den Therapeuten in der Ausgestaltung einer biopsychosozialen Herangehensweise an den Schmerz unterstützen, sind wünschenswert. Ein interdisziplinäres strukturiertes Behandlungskonzept kann helfen, einerseits Überversorgung zu vermeiden und andererseits bei entsprechender Indikation für intensivierte Therapien zeitnah tätig zu werden. Patientensubgruppen, die etwa aufgrund psychischer Belastungssituationen oder Gefährdung der Berufsfähigkeit eine erhöhte Behandlungsintensität benötigen, brauchen funktionierende Schnittstellen. Ein regelmäßiges Screening auf das Vorliegen einer Depression oder Angsterkrankung sollte bei positivem Befund den zügigen Zugang zu einer Psychotherapie nach sich ziehen können. Idealerweise sollte die interdisziplinäre Versorgung chronischer Schmerzpatienten durch ein gemeinsames Kommunikationssystem unterstützt werden. In der Nationalen Versorgungsleitlinie Kreuzschmerz (NVL) werden die Anforderungen an eine multimodale Rückenschmerzbehandlung definiert. Hierzu gehören Fallkonferenzen, Teambesprechungen und Therapiepläne. Vernetzte ambulante Strukturen könnten hier in ähnlicher Weise auch zu einer abgestimmten kontinuierlichen Versorgung beitragen (über EDV-Vernetzung, aber auch Patiententagebücher oder -pässe).

Auch die Notwendigkeit von **Informationssystemen,** wie sie im Chronic-Care-Modell hervorgehoben wurden, lässt sich in der Schmerzbehandlung feststellen. Eine fortlaufende und kontinuierliche Dokumentation erleichtert z. B. das Monitoring der Schmerzmedikation, das Aufdecken medikamentöser und prognostischer Risiken sowie die Güte des Informationstransfers zwischen den Leistungserbringern. Die kontinuierliche und umfassende Datensammlung wird es langfristig vielleicht möglich machen, die lang gesuchten Subgruppen für Therapieeffizienz zu identifizieren.

> **Eine optimale Versorgung der Patienten erfordert ein gutes Patientenselbstmanagement, optimierte Praxisabläufe – den evidenzbasierten Empfehlun-**

gen entsprechend –, unterstützende Versorgungsstrukturen sowie klinische Informationssysteme für ein vorausschauendes und reflektiertes Patientenmanagement.

Für sich genommen sind die einzelnen Elemente des Chronic-Care-Modells weder revolutionär noch erscheinen sie besonders innovativ. Erst in ihrer Gesamtheit können sie in »kollaborativen« Versorgungsformen (Disease-Management-Programmen, Patient-Centered Medical Home, integrierter Versorgung etc.) ihre synergistische und sektorübergreifende Wirkung voll entfalten. In diesem Sinne liefert das Chronic-Care-Modell auch eine international abgestimmte strategische Unterstützung für die Überwindung der ineffektiven Konkurrenz zwischen den Professionen hin zu einer funktionalen Versorgung, die am Bedarf der Bevölkerung orientiert ist. Vieles spricht für die Modernisierung und Förderung insbesondere der Primärversorgung statt einer fortschreitenden Spezialisierung. Nachhaltige Evidenz für die Stärken der Primärversorgung liegt inzwischen vor.

Ein starkes Bündnis von Patienten, Hausarzt und beteiligten Fachgruppen ist Voraussetzung für eine qualitativ hochwertige Versorgung!

Für die aktuell propagierten Modelle zur integrierten Versorgung stehen trotz der im Grundsatz »richtigen« Ansätze die abschließenden wissenschaftlichen Nachweise noch aus, und Messungen sind methodisch schwierig und sehr komplex. So sind z. B. Skaleneffekte und die Auswirkungen von großen Systemen auf die Beziehung (Distanz) zwischen Versorgern und Zielgruppen oder die Auswirkungen von verschiedenen Organisations- bzw. Versorgungsformen auf die Versorgungsqualität nicht abschließend untersucht [14]. Zwar gibt es Bedenken und Entwicklungsbedarf, was den Stellenwert, die Ausgestaltung und den optimalen »Skill-Mix«, also die optimale Zusammensetzung von Berufsgruppen in der Primärversorgung, angeht, jedoch kann dieser u. a. anhand des Chronic-Care-Modells identifiziert und fortentwickelt werden.

Literatur

1. Bodenheimer T (2002) Improving primary care for patients with chronic illness. JAMA 288(14):1775. doi: 10.1001/jama.288.14.1775
2. Bühring P (2012) Patienten mit Chronischen Schmerzen: Vier Jahre warten. Dtsch Arztebl 109(26):A-1361/B-1177/C-1157
3. Coleman K, Austin BT, Brach C, Wagner EH (2009) Evidence on the Chronic Care Model in the new millennium. Health affairs (Project Hope) 28(1):75–85. doi: 10.1377/hlthaff.28.1.75
4. Deyo RA, Mirza SK, Turner JA, Martin, BI (2009) Overtreating chronic back pain: time to back off? J Am Board Fam Med 22(1):62–68. Doi: 10.3122/jabfm.2009.01.080102
5. Epping-Jordan JE, Pruitt SD, Bengoa R, Wagner EH (2004) Improving the quality of health care for chronic conditions. Quality & safety in health care 13(4):299–305. doi: 10.1136/qhc.13.4.299
6. Fuchs S, Henschke C, Blümel M, Busse R (2014) Disease management programs for type 2 diabetes in Germany: a systematic literature review evaluating effectiveness. Dtsch Arztebl int 111(26):453–463. doi: 10.3238/arztebl.2014.0453
7. Gensichen J, Muth C, Butzlaff M, Rosemann T, Raspe H, Müller de Cornejo G et al (2006) Die Zukunft ist chronisch: das Chronic Care-Modell in der deutschen Primärversorgung: Übergreifende Behandlungsprinzipien einer proaktiven Versorgung für chronische Kranke. Z ärztl Fortbild Qual Gesundh wes 100(5):365–374
8. Gerlach FM, Szecsenyi J (2002) Warum sollen Disease-Management-Programme hausarztorientiert sein? Gründe, Grenzen und Herausforderungen. Dtsch Arztebl (Suppl):20–26
9. Haines T, Gross AR, Burnie S, Goldsmith CH, Perry L, Graham N (2009) A Cochrane review of patient education for neck pain. Spine 9(10):859–871. doi: 10.1016/j.spinee.2009.04.019
10. Pruitt SD, Epping-Jordan JE, Díaz J (2002) Innovative care for chronic conditions. Building blocks for actions. Global Report. WHO, Genf
11. Renders CM, Valk GD, Griffin SJ, Wagner EH, Eijk Van JT, Assendelft WJ (2001) Interventions to improve the management of diabetes in primary care, outpatient, and community settings: a systematic review. Diabetes Care 24(10):1821–1833
12. Sachverständigenrat zur Begutachtung der Entwicklung im Gesundheitswesen (2009) Koordination und Integration – Gesundheitsversorgung in einer Gesellschaft des längeren Lebens. Sondergutachten 2009. Baden Baden. http://www.svr-gesundheit.de/index.php?id=14. Zugegriffen: 8. Juni 2015
13. Schwartz F (Hrsg) (1991) Gewonnene Lebensjahre – biologische Betrachtungen und Fragen zur Nutzen- und Kostendiskussion in der Medizin aus sozialmedizinischer Sicht. Unter Mitarbeit von Robert-Bosch-Stiftung. Bleicher-Verlag, Gerlingen
14. Shortell SM, Gillies RR, Anderson DA (1994) The new world of managed care: creating organized delivery systems. Health Aff (Millwood) 13(5):46–64
15. Taylor SJC, Pinnock H, Epiphaniou E, Pearce G, Parke HL, Schwappach A et al (2014) Health services and delivery research. A rapid synthesis of the evidence on interventions supporting self-management for people with long-term conditions: PRISMS – Practical systematic Review of Self-Management Support for long-term conditions. Southampton (UK): NIHR Journals Library. Health Services and Delivery Research
16. Timmreck TC (1987) Dictionary of health services management, 2. Aufl. MD: National Health Pub, Owings Mills
17. Wagner E (2005) Meeting the needs of chronically ill people. Die Zukunft ist chronisch. Das Chronic Care Model in der Primärmedizin. Institut für Allgemeinmedizin, Universität Frankfurt, Frankfurt/Main. http://www.allgemeinmedizin.uni-frankfurt.de/forschung/wagner.pdf. Zugegriffen: 8. Juni 2015
18. Wagner EH, Austin BT, Davis C, Hindmarsh M, Schaefer J, Bonomi A (2001) Improving chronic illness care: translating evidence into action. Health Aff (Millwood) 20(6):64–78
19. Wagner EH, Austin BT, Korff M von (1996) Organizing care for patients with chronic illness. Milbank Q 74(4):511–544
20. Wilson T, Buck D, Ham C (2005) Rising to the challenge: will the NHS support people with long term conditions? BMJ 330(7492):657–661. doi: 10.1136/bmj.330.7492.657
21. Wu SY, Gray A (2000) Projection of chronic illness prevalence and cost inflation. RAND Project Memorandum PM-1144. Rand Health, Santa Monica (CA)

Arbeitsmedizinische Aspekte

S. Letzel

H.-R. Casser et al. (Hrsg.), *Rückenschmerzen und Nackenschmerzen*,
DOI 10.1007/978-3-642-29775-5_37,

Primäre Ziele der Arbeitsmedizin sind die Förderung, der Erhalt und die Mitwirkung bei der Wiederherstellung von Gesundheit sowie Arbeits- und Beschäftigungsfähigkeit. Grundlage sämtlicher arbeitsmedizinischer Präventionsmaßnahmen ist die Gefährdungsbeurteilung. Arbeitsmedizinische Prävention umfasst neben der Gesundheitsförderung Maßnahmen der Primärprävention (Verhältnis- und Verhaltensprävention), der Sekundärprävention (arbeitsmedizinische Vorsorge mit Pflichtvorsorge, Angebotsvorsorge und Wunschvorsorge) und der Tertiärprävention (berufliche Wiedereingliederung). Unter Einhaltung der sozialrechtlichen Randbedingungen können einzelne Erkrankungen des Rückens als Berufskrankheit anerkannt und in Abhängigkeit ihrer Schwere ggf. entschädigt werden. In der Regel bedürfen Erkrankungen und Beschwerden im Bereich von Rücken und Nacken bei berufstätigen Personen eine interdisziplinäre Zusammenarbeit unter Einbeziehung des Betriebsarztes/der Betriebsärztin.

37.1 Einleitung

Das Fach Arbeitsmedizin wird von der Deutschen Gesellschaft für Arbeitsmedizin und Umweltmedizin e.V. (DGAUM) wie folgt definiert: Das Gebiet Arbeitsmedizin umfasst als präventivmedizinisches Fach die Wechselbeziehungen zwischen Arbeits- und Lebenswelten einerseits sowie Gesundheit und Krankheiten andererseits. Im Mittelpunkt stehen dabei:

- Erhalt und die Förderung der physischen und psychischen Gesundheit und Leistungsfähigkeit des arbeitenden Menschen,
- Gefährdungsbeurteilung der Arbeitsbedingungen,
- Vorbeugung, Erkennung, Behandlung und Begutachtung arbeits- und umweltbedingter Risikofaktoren, Erkrankungen und Berufskrankheiten,
- Verhütung arbeitsbedingter Gesundheitsgefährdungen, einschließlich individueller und betrieblicher Gesundheitsberatung,
- Vermeidung von Erschwernissen und Unfallgefahren sowie
- berufsfördernde Rehabilitation.

> **Die Ziele der Arbeitsmedizin bestehen in der Förderung, Erhaltung und Mitwirkung bei der Wiederherstellung von Gesundheit und Arbeits- und Beschäftigungsfähigkeit des Menschen.**

Die Ziele der Arbeitsmedizin werden umgesetzt durch:

- Bereitstellung von wissenschaftlichen Grundlagen für die menschengerechte Gestaltung von Arbeit,
- Aufdeckung von Ursachen und Ableitung von präventiven Maßnahmen bei arbeitsbedingten Gesundheitsgefährdungen, arbeitsbedingten Erkrankungen, Berufskrankheiten und Arbeitsunfällen,
- Mitwirkung bei der Förderung, dem Erhalt und der Wiederherstellung der individuellen Arbeits- und Beschäftigungsfähigkeit.

Die Arbeitsmedizin übernimmt die ärztliche Beratung von Arbeitgebern und Arbeitnehmern an der Schnittstelle zwischen Individuum und Betrieb sowie die Beratung von Handelnden in der integrierten medizinischen Versorgung bei Fragen der betrieblichen Gesundheitsförderung und Prävention, der arbeits- und umweltbezogenen Diagnostik und Therapie, der arbeits- und beschäftigungsfähigkeitsfördernden Rehabilitation sowie bei versicherungsmedizinischen Fragen.

Die Arbeitsmedizin stützt sich auf eine ganzheitliche Betrachtung des arbeitenden Menschen mit Berücksichtigung somatischer, psychischer und sozialer Prozesse. Arbeitsmedizin handelt auf der Grundlage eines wissenschaftlich begründeten medizinischen Methodeninventars und nutzt auch Erkenntnisse und Methoden anderer Wissenschaftsdisziplinen [9].

Diese Definition zeigt, dass der multikausale und interdisziplinäre Ansatz ein wesentliches Anliegen des Fachs ist. Die DGAUM hat daher auch als wissenschaftliche Fachgesellschaft u. a. an der nationalen Versorgungsleitlinie zum Kreuzschmerz [1] mitgearbeitet.

37.2 Belastung-Beanspruchung-Bewältigungskonzept

Als Grundlage für ein interdisziplinäres praktisches Handeln findet im Bereich der Arbeitsmedizin und in den Arbeitswissenschaften das Belastung-Beanspruchung-Bewältigungskonzept große Akzeptanz. Nach Scheuch [19] ist die Grundlage dieses theoretischen Konzepts zunächst die Trennung zwischen dem, was auf den Organismus aus der Umwelt am Arbeitsplatz einwirkt – der Belastung –, und der Reaktion des Organismus auf diese Belastung – der Beanspruchung. Die Belastung ist dabei eine wertfreie Bezeichnung, die sich aus der Art der Arbeitsaufgabe und den aus den Arbeits- und Ausführungsbedingungen resultierenden Einflüssen auf den Arbeitenden ergibt. Häufig werden verschiedene Belastungsarten wie physische, psychische und psychosoziale Belastungen sowie Belastungen durch Umweltfaktoren (physikalische, chemische und biologische Faktoren) singulär betrachtet. Diese monokausale Betrachtungsweise ist aber meist bei multikausal entstehenden Beschwerden und Erkrankungen – wie auch bei Rücken- oder Nackenschmerzen – nicht zielführend.

Aus der Gesamtheit der einzelnen Belastungsarten resultiert die Beanspruchung. Scheuch beschreibt die punkte bei der Beratung des Arbeitsgebers sind Maßnahmen zur Verminderung von Über- und Fehlbelastungen. Das Ziel ist die Erhaltung der Arbeits- und Erwerbsfähigkeit von Beschäftigten. Diese Beratung kann im Zusammenhang mit den Ergebnissen der arbeitsmedizinischen Vorsorge auch auf die generellen Verhältnisse am Arbeitsplatz gerichtet sein, wenn aufgrund von Vorsorge und Gefährdungsbeurteilungen bestimmte Belastungen oder Bedingungen der Tätigkeit als Ursachen dauerhafter Beschwerden anzunehmen sind. Dabei ist ebenfalls die ärztliche Schweigepflicht unbedingt einzuhalten. Die Beratung kann andererseits auf den Einzelfall gerichtet sein, wenn die körperlichen Beschwerden und Erkrankungen des Beschäftigten dem Arbeitgeber bekannt sind oder vom Betriebsarzt eine Mitwirkung an der Lösung eines individuellen Problemfalls erwartet wird. In Einzelfällen können ergonomische, arbeitsorganisatorische und sonstige personenbezogene Maßnahmen am Arbeitsplatz erfolgreicher umgesetzt werden, wenn die Beratung des Arbeitgebers konkret unter Einbeziehung des Beschäftigten und nicht nur als abstrakte Gestaltungsempfehlung erfolgt [12].

37.3.4 Tertiärprävention

Rehabilitations- und Wiedereingliederungsmaßnahmen bei Beschäftigten mit Beschwerden bzw. Erkrankungen im Rücken- und Nackenbereich haben den Erhalt der Erwerbsfähigkeit oder die Wiederherstellung der Arbeitsfähigkeit als wesentliches Ziel. Die Wiedereingliederung ins Erwerbsleben wird in der Praxis häufig nur unbefriedigend erreicht, da die erforderlichen Kenntnisse über den jeweiligen Arbeitsplatz des Patienten seitens der Rehabilitationsmediziner hierfür häufig unzureichend sind. Zudem ist der Informationsfluss zwischen dem zuständigen Betriebsarzt/der Betriebsärztin und den Rehabilitationsmedizinern meist unzureichend.

An der Schnittstelle zwischen Betrieb und Mitarbeiterschaft können Betriebsärzte die Kenntnisse über die Arbeitsplätze mit ihren konkreten Anforderungen und organisatorischen Rahmenbedingungen im Betrieb mit den Kenntnissen über den Gesundheitszustand, die Fähigkeiten und gesundheitlichen Einschränkungen der einzelnen Beschäftigten verbinden. Diese besondere Mittlerrolle erlaubt es dem Betriebsarzt, frühzeitig betrieblichen oder individuellen Rehabilitationsbedarf zu erkennen und Maßnahmen zum Nutzen von Betrieb und Beschäftigten einzuleiten. Das macht ihn zu einem effizienten Partner in der Rehabilitation.

Berufliche Wiedereingliederung sollte interdisziplinär unter Einbindung des Betriebsarztes/der Betriebsärztin erfolgen.

Berufliche Rehabilitation ist ein wesentlicher Bestandteil der Tertiärprävention u. a. von Erkrankungen im Rücken- und Nackenbereich. Der Berufsverband der deutschen Betriebs- und Werksärzte (VDBW) stellt die Handlungsspielräume der Betriebsärzte bei der beruflichen Rehabilitation wie folgt zusammen: »Betriebsärzte können frühzeitig Erholungs- und Rehabilitationsbedarf erkennen, fachlich im Akutfall begleiten, auf Wunsch zu Behandlungsalternativen beraten, bei der Auswahl der Rehabilitationsmaßnahmen helfen, Informationen zum Anforderungsprofil für die Reha-Klinik beschaffen, sozialmedizinische Hilfestellung im Krankheitsprozess leisten, bei der Wiedereingliederung im Betrieb begleiten, im Abgleich zwischen Belastung und Beanspruchung einen nachhaltigen Genesungs- und Rehabilitationserfolg sichern und so den Arbeitsplatz des Mitarbeiters erhalten helfen« [20].

Zum betrieblichen Eingliederungsmanagement wird vom Berufsverband wie folgt Stellung genommen:

> Kernaufgabe des Betriebsarztes ist nach § 3(1) 1.f) ASiG die »Beratung in Fragen des Arbeitsplatzwechsels sowie die Eingliederung und Wiedereingliederung Behinderter«. Eine möglichst frühzeitige Erfassung der Langzeiterkrankungen ermöglicht die rasche Einbindung des Betriebsarztes in den Genesungsprozess und damit die wertvolle Vernetzung der gesundheitlichen Rehabilitation mit den betrieblichen Erfordernissen.
> Die frühzeitige Vorbereitung des Betriebes auf zu erwartende Einschränkungen führt zu einer besseren »Planbarkeit« von Langzeiterkrankungen und so zu einer Kostenreduktion für zusätzliches Personal und dessen Einarbeitung. Ferner können schon frühzeitig externe Partner der Sozialversicherung mit ihren Hilfsangeboten eingebunden werden.
> Der Nutzen für den Mitarbeiter liegt auf der Hand: Mit der »Unterstützung in schweren Zeiten« durch den Betriebsarzt als »Lotse im Medizindschungel« erhöhen sich die Chancen auf eine erfolgreiche Diagnostik und Therapie, das Selbstwertgefühl des Mitarbeiters wird gestärkt und eventuelle Ansprüche an die Träger der Sozialversicherung können frühzeitig geltend gemacht werden.
> Durch engmaschige Begleitung der Wiedereingliederung durch den Betriebsarzt auf der Basis eines positiven Leistungsprofils (...) werden Überforderungen am Arbeitsplatz vermieden und einer drohenden Chronifizierung von Erkrankungen wird vorgebeugt. [20]

Werks- und Betriebsärzte sowie Rehabilitationsträger sollen bei der Einleitung und Durchführung von Rehabilitationsleistungen eng zusammenarbeiten. Das ist Zielsetzung der Gemeinsamen Empfehlung zur Verbesserung der gegenseitigen Information und Kooperation aller beteilig-

Tab. 37.2 Berufskrankheiten des Rückens und Nackens nach der derzeit gültigen Berufskrankheitenverordnung (BMJV [7])

BK-Nummer	Legaldefinition
2107	Abrissbrüche der Wirbelfortsätze
2108	Bandscheibenbedingte Erkrankungen der Lendenwirbelsäule durch langjähriges Heben oder Tragen schwerer Lasten oder durch langjährige Tätigkeiten in extremer Rumpfbeugehaltung, die zur Unterlassung aller Tätigkeiten gezwungen haben, die für die Entstehung, die Verschlimmerung oder das Wiederaufleben der Krankheit ursächlich waren oder sein können
2109	Bandscheibenbedingte Erkrankungen der Halswirbelsäule durch langjähriges Tragen schwerer Lasten auf der Schulter, die zur Unterlassung aller Tätigkeiten gezwungen haben, die für die Entstehung, die Verschlimmerung oder das Wiederaufleben der Krankheit ursächlich waren oder sein können
2110	Bandscheibenbedingte Erkrankungen der Lendenwirbelsäule durch langjährige, vorwiegend vertikale Einwirkung von Ganzkörperschwingungen im Sitzen, die zur Unterlassung aller Tätigkeiten gezwungen haben, die für die Entstehung, die Verschlimmerung oder das Wiederaufleben der Krankheit ursächlich waren oder sein können

ten Akteure nach § 13 Abs. 2 Nr. 8 und 9 SGB IX (Stand: 22. März 2004), die auf der Ebene der Bundesarbeitsgemeinschaft für Rehabilitation (BAR) erarbeitet wurde: »Diese Empfehlung soll einerseits die Grundlage dafür schaffen, dass die Rehabilitationsträger, behandelnde Ärzte/Ärztinnen, Betriebs- und Werksärzte/ärztinnen ihre Zusammenarbeit bei der Einleitung und Ausführung von Leistungen zur Teilhabe intensivieren. Andererseits soll sie einen Informationsaustausch der Rehabilitationsträger mit behinderten Beschäftigten, betrieblichen Arbeitnehmervertretungen, Arbeitgebern/-innen, Integrationsämtern, Beratungsdiensten, gemeinsamen Servicestellen, Einrichtungen der Rehabilitation und Teilhabe sowie Interessenverbänden der behinderten und von Behinderung bedrohten Menschen einschließlich der Interessenvertretungen behinderter Frauen und Selbsthilfegruppen gewährleisten. Vorrangiges Ziel ist es, den Beschäftigten den Arbeitsplatz zu erhalten. Die Kompetenzen der betroffenen Menschen und ihre Selbstbestimmung sind zu fördern. Der Kooperations- und Kommunikationsprozess zwischen den betroffenen Menschen und Beteiligten ist barrierefrei zu gestalten. Die Bestimmungen des Datenschutzes sind zu beachten« [4].

37.4 Berufskrankheiten

Nach § 9 Sozialgesetzbuch VII werden Berufskrankheiten in Deutschland wie folgt definiert: Berufskrankheiten sind Krankheiten, die die Bundesregierung durch Rechtsverordnung mit Zustimmung des Bundesrats als Berufskrankheiten bezeichnet und die Versicherte infolge einer den Versicherungsschutz begründenden Tätigkeit erleiden. Die Bundesregierung wird ermächtigt, in der Rechtsverordnung solche Krankheiten als Berufskrankheiten zu bezeichnen, die nach den Erkenntnissen der medizinischen Wissenschaft durch besondere Einwirkungen verursacht sind, denen bestimmte Personengruppen durch ihre versicherte Tätigkeit in erheblich höherem Grad als die übrige Bevölkerung ausgesetzt sind. Sie kann dabei bestimmen, dass die Krankheiten nur dann Berufskrankheiten sind, wenn sie durch Tätigkeiten in bestimmten Gefährdungsbereichen verursacht worden sind oder wenn sie zur Unterlassung aller Tätigkeiten geführt haben, die für die Entstehung, die Verschlimmerung oder das Wiederaufleben der Krankheit ursächlich waren oder sein können [6].

Wird eine Erkrankung als Berufskrankheit anerkannt, stehen dem Betroffenen die bestmögliche medizinische Versorgung sowie in Abhängigkeit der Schwere der Erkrankung ggf. Rehabilitationsmaßnahmen, Lohnausgleich, Umschulung, Rente und/oder technische Maßnahmen am Arbeitsplatz zu.

Die derzeit gültige Berufskrankheitenliste weist die in Tab. 37.2 angeführten 4 Positionen auf, nach denen bei Einhaltung der sozialrechtlichen Randbedingungen Erkrankungen des Rückens bzw. des Nackens als Berufskrankheiten anerkannt und ggf. entschädigt werden können.

Bei der BK-Nr. 2107 BKV (Tab. 37.2) handelt es sich um Ermüdungsbrüche, vorwiegend der Dornfortsätze der unteren Hals- und oberen Brustwirbelsäule. Diese Berufskrankheit hat primär nur noch historische Bedeutung, sie wurde früher insbesondere nach Erdarbeiten mit der Schaufel beobachtet und wurde daher auch als »Schipperkrankheit« bezeichnet [18].

Bandscheibenbedingte Erkrankungen der Lendenwirbelsäule haben eine multifaktorielle Ätiologie. In Deutschland gab es eine lange Diskussion, bevor die BK-Nr. 2108 BKV im Rahmen der Wiedervereinigung 1992 in die Berufskrankheitenliste aufgenommen wurde [13, 16]. Als anerkennungsfähige Belastungsformen werden in der Legaldefinition der Berufskrankheit 2108 BKV das lang-

■ Tab. 37.3 Anerkannte und entschädigte Berufskrankheiten der BK-Nummern 2107–2110 BKV in den Jahren 2011–2013 (DGUV [11])

Berufskrankheit	BK-Nummer BKV	Angezeigt Anerkannt	2011	2012	2013
Wirbelfortsätze	2107	Angezeigt Anerkannt	3 –	3 1	1 –
Lendenwirbelsäule, Heben und Tragen	2108	Angezeigt Anerkannt	4.739 378	4.806 370	4.722 363
Halswirbelsäule	2109	Angezeigt Anerkannt	920 1	883 1	811 5
Lendenwirbelsäule, Ganzkörper-schwingungen	2110	Angezeigt Anerkannt	232 7	189 3	191 5

jährige Heben oder Tragen schwerer Lasten sowie langjährige Tätigkeiten in extremer Rumpfhaltung genannt. Was hierunter zu verstehen ist, ist Gegenstand kontroverser Diskussionen. Weder die Deutsche Wirbelsäulenstudie [21, 22] noch die DWS-Richtwertestudie [23, 24] konnten hierzu belastbare Ergebnisse liefern.

Das fortgesetzte Tragen schwerer Lasten auf der Schulter führt zu hohen statischen Belastungen der Bewegungssegmente der Halswirbelsäule mit Hyperlordosierung und extremer statischer Belastung der Nackenmuskulatur. Diese Belastung mit entsprechender Bandscheibenschädigung ist bei der Tätigkeit von sog. Fleischträgern beobachtet worden, die Tierhälften im Nacken transportiert hatten, und gilt auch für vergleichende Tätigkeiten. Ein begründeter Verdacht auf die entsprechende Berufskrankheit setzt u. a. mindestens ein über 10 Jahre regelmäßiges (Mehrzahl der Arbeitstage eines Jahres) Tragen von Lasten ab 50 kg auf der Schuler voraus [14].

Vertikale Ganzkörperschwingungen sind dazu geeignet, bandscheibenbedingte Erkrankungen der Lendenwirbelsäule zu verursachen. Diese können bei Einhaltung der sozialrechtlichen Randbedingungen als Berufskrankheit nach der BK-Nr. 2110 BKV anerkannt und ggf. entschädigt werden. Schwingungen im Resonanzbereich zwischen 3 und 5 Hz wirken am stärksten. Eine Gefährdung im Sinne dieser Berufskrankheit wird angenommen, wenn in der Regel eine mindestens 10-jährge (in Extremfällen mindestens 5-jährige) Einwirkung vorwiegend vertikaler Schwingungen in Sitzhaltung vorliegt. Von einer Gefährdung ist in der Regel auszugehen, wenn die Beurteilungsbeschleunigung des Arbeitstags den Wert von 0,63 m/s^2 erreicht oder überschreitet. Insbesondere Fahrer u. a. von Traktoren, Baufahrzeugen und Militärfahrzeugen, die auf unebenen Gelände bewegt werden, können davon betroffen sein [15].

Die in den letzten Jahren bei den Unfallversicherungsträgern der gewerblichen Wirtschaft und der öffentlichen Hand sowie Schülerunfallversicherung angezeigten und anerkannten Berufskrankheiten der BK-Nummern 2107–2110 der Berufskrankheitenverordnung (BKV) sind in ■ Tab. 37.3 zusammengestellt. Die Darstellung zeigt, dass insgesamt nur relativ wenige Erkrankungsfälle im Bereich des Rückens und des Nackens als Berufskrankheit in Deutschland anerkannt und entschädigt werden.

37.5 Ausblick

Beschwerden im Rücken- und Nackenbereich werden auch zukünftig im Zusammenhang mit der Berufstätigkeit eine wichtige Rolle spielen. Ursächlich werden hierfür sowohl Über- als auch Unterforderungen des Halte- und Bewegungsapparats sein.

Unter Berücksichtigung des demografischen Wandels unserer Gesellschaft und der Heraufsetzung des Renteneintrittsalters werden bei einer im Durchschnitt älter werdenden Belegschaft Rücken- und Nackenschmerzen eine immer größere Bedeutung im betriebsärztlichen Umfeld bekommen – zumal sie mit zunehmendem Alter längere Arbeitsunfähigkeitszeiten nach sich ziehen. Aus arbeitsmedizinischer Sicht sind daher Maßnahmen der Primär-, Sekundär- und Tertiärprävention von Beschwerden bzw. Erkrankungen im Rücken- und Nackenbereich besonders bedeutsam.

Damit die Beschäftigungsfähigkeit bis zum Eintritt in die Rente erhalten bleibt, sind technische, organisatorische, aber auch personenbezogene Maßnahmen zur Optimierung der Belastungssituation zweckmäßig. Dafür gibt es verschiedene Wege:

Wege zur Optimierung der Belastungssituation [9]

- Berücksichtigung der Belastbarkeit der Beschäftigten bei der Gestaltung der Arbeitsplätze, z. B. Reduzierung von Lastgewichten oder Bereitstellung geeigneter Hilfsmittel
- Altersgerechte Gestaltung von Arbeitsabläufen, z. B. Reduzierung von Stückzahlen oder Einrichtung von Mischarbeitsplätzen
- Motivation zum gesundheitsgerechten Verhalten, z. B. ausreichende Bewegung und gesunde Ernährung

Sowohl bei der Prävention als auch bei der Behandlung und beruflichen Wiedereingliederung von Beschäftigten mit Rücken- und Nackenschmerzen ist eine interdisziplinäre Zusammenarbeit unter Einbeziehung des zuständigen Betriebsarztes/der Betriebsärztin unverzichtbar.

Literatur

1. AWMF (2011) Nationale VersorgungsLeitlinie Kreuzschmerz. http://www.versorgungsleitlinien.de/themen/kreuzschmerz/pdf/nvl_kreuzschmerz_lang.pdf. Zugegriffen: 8. Juni 2015
2. AWMF (2013) S1-Leitlinie: Körperliche Belastungen des Rückens durch Lastenhandhabung und Zwangshaltungen im Arbeitsprozess. http://www.awmf.org/leitlinien/detail/ll/002-029.html. Zugegriffen: 8. Juni 2015
3. BMAS (2014) Arbeitsmedizinische Vorsorge nach der Verordnung zur arbeitsmedizinischen Vorsorge (ArbMedVV). http://www.bmas.de/DE/Service/Publikationen/a453-arbeitsmedizinischen-vorsorge.html. Zugegriffen: 8. Juni 2015
4. BAR (2004) Gemeinsame Empfehlung zur Verbesserung der gegenseitigen Information und Kooperation aller beteiligten Akteure nach § 13 Abs. 2 Nr. 8 und 9 SGB IX. http://www.bar-frankfurt.de/fileadmin/dateiliste/publikationen/gemeinsame-empfehlungen/downloads/Gemeinsame_Empfehlung_Information_Kooperation.pdf. Zugegriffen: 8. Juni 2015
5. BAuA (ohne Jahresangabe) Gefährdungsbeurteilung mithilfe der Leitmerkmalmethode. http://www.baua.de/de/Themen-von-A-Z/Physische-Belastung/Gefaehrdungsbeurteilung.html. Zugegriffen: 8. Juni 2015
6. BMJV (1996) Gesetz über die Durchführung von Maßnahmen des Arbeitsschutzes zur Verbesserung der Sicherheit und des Gesundheitsschutzes der Beschäftigten bei der Arbeit (Arbeitsschutzgesetz – ArbSchG). http://www.gesetze-im-internet.de/bundesrecht/arbschg/gesamt.pdf. Zugegriffen: 8. Juni 2015
7. BMJV (2014) Berufskrankheiten-Verordnung (BKV). http://www.gesetze-im-internet.de/bundesrecht/bkv/gesamt.pdf. Zugegriffen: 8. Juni 2015
8. DGAUM (2004) Zukunft der Arbeitsmedizinischen Prävention und Gesundheitsförderung. http://www.dgaum.de/index.php/publikationen/positionspapiere/146-zukunft. Zugegriffen: 1. Dezember 2015
9. DGAUM (2013) Definition der Arbeitsmedizin. http://www.dgaum.de/arbeitsmedizin-betriebsmedizin/#c87. Zugegriffen: 8. Juni 2015
10. DGUV (2013) Information: Belastungen für Rücken und Gelenke – was geht mich das an? BGI/GUV-I 7011. http://publikationen.dguv.de/dguv/pdf/10002/i-7011.pdf. Zugegriffen: 8. Juni 2015
11. DGUV (2014) Berufskrankheitengeschehen. http://www.dguv.de/de/Zahlen-und-Fakten/BK-Geschehen/index.jsp. Zugegriffen: 8. Juni 2015
12. Hartmann B (2006) Arbeitsmedizinische Vorsorge bei erhöhten Belastungen des Muskel-Skelett-Systems – der BG-Grundsatz Nr. 46. Prakt Arb med 4:6–10
13. Hartmann B (2014a) BK 2108: Bandscheibenbedingte Erkrankungen der Lendenwirbelsäule durch langjähriges Heben oder Tragen schwerer Lasten oder durch langjährige Tätigkeiten in extremer Rumpfbeugehaltung, die zur Unterlassung aller Tätigkeiten gezwungen haben, die für die Entstehung, die Verschlimmerung oder das Wiederaufleben der Krankheit ursächlich waren oder sein können. In: Triebig G, Kentner M, Schiele R (Hrsg) Arbeitsmedizin. Handbuch für Theorie und Praxis, 4., vollst. überarb Aufl. Gentner Verlag, Stuttgart
14. Hartmann B (2014b) BK 2109: Bandscheibenbedingte Erkrankungen der Halswirbelsäule durch langjähriges Tragen schwerer Lasten auf der Schulter, die zur Unterlassung aller Tätigkeiten gezwungen haben, die für die Entstehung, die Verschlimmerung oder das Wiederaufleben der Krankheit ursächlich waren oder sein können. In: In: Triebig G, Kentner M, Schiele R (Hrsg) Arbeitsmedizin. Handbuch für Theorie und Praxis, 4., vollst. überarb Aufl. Gentner Verlag, Stuttgart
15. Hartmann B (2014c) BK 2110: Bandscheibenbedingte Erkrankungen der Lendenwirbelsäule durch langjährige, vorwiegend vertikale Einwirkung von Ganzkörperschwingungen im Sitzen, die zur Unterlassung aller Tätigkeiten gezwungen haben, die für die Entstehung, die Verschlimmerung oder das Wiederaufleben der Krankheit ursächlich waren oder sein können. In: Triebig G, Kentner M, Schiele R (Hrsg) Arbeitsmedizin. Handbuch für Theorie und Praxis, 4., vollst. überarb Aufl. Gentner Verlag, Stuttgart
16. HVBG (2003) BK-Report 2/03 Wirbelsäulenerkrankungen (BK-Nrn. 2108 bis 2110). http://www.dguv.de/medien/inhalt/versicherung/dokum/bk_02_03.pdf. Zugegriffen: 8. Juni 2015
17. Nöllenheidt C, Brenscheidt S (2014) Arbeitswelt im Wandel: Zahlen – Daten – Fakten, 1. Aufl. Dortmund. http://www.baua.de/de/Publikationen/Broschueren/A90.pdf;jsessionid=E8E616C01C57BC878DAEB261803EEBA5.1_cid323?__blob=publicationFile&v=8. Zugegriffen: 8. Juni 2015
18. Scheidt-Illig R, Schiele R (2014) BK 2107: Abrissbrüche der Wirbelfortsätze. In: Triebig G, Kentner M, Schiele R (Hrsg) Arbeitsmedizin. Handbuch für Theorie und Praxis, 4., vollst. überarb Aufl. Gentner Verlag, Stuttgart
19. Scheuch K (2011) Arbeitsphysiologie. In: Triebig MKG (Hrsg) Arbeitsmedizin – Handbuch für Theorie und Praxis, 3., vollst. neubearb. Aufl. Gentner Verlag, Stuttgart, S 459–504
20. VDBW (ohne Jahresangabe) Beschäftigungsfähigkeit im demografischen Wandel. Ein Leitfaden für Betriebsärzte und die Verantwortlichen im Unternehmen. http://www.vdbw.de/fileadmin/01-Redaktion/02-Verband/02-PDF/Leitfaden/Leitfaden_Demografie.pdf. Zugegriffen: 8. Juni 2015
21. Zentralblatt (2007a) Die Deutsche Wirbelsäulenstudie, Teil 1. Zbl Arbeitsmed 57(9). http://www.dguv.de/medien/ifa/de/pub/grl/pdf/2007_196.pdf. Zugegriffen: 8. Juni 2015
22. Zentralblatt (2007b) Die Deutsche Wirbelsäulenstudie, Teil 2. Zbl Arbeitsmed 57(10). http://www.dguv.de/medien/ifa/de/pub/grl/pdf/2007_200.pdf. Zugegriffen: 8. Juni 2015
23. Zentralblatt (2014a) DWS-Richtwertestudie. Vertiefende Reanalyse der Deutschen Wirbelsäulenstudie, Teil 1. Zbl Arbeitsmed 64(3):149–150
24. Zentralblatt (2014b) DWS-Richtwertestudie. Vertiefende Reanalyse der Deutschen Wirbelsäulenstudie, Teil 2. Zbl Arbeitsmed 64(4)

Spezielle Krankheitsbilder

Nackenschmerzen

H.-R. Casser, M. Graf

H.-R. Casser et al. (Hrsg.), *Rückenschmerzen und Nackenschmerzen*,
DOI 10.1007/978-3-642-29775-5_38, © Springer-Verlag Berlin Heidelberg 2016

Nackenschmerzen nehmen allein aufgrund ihrer anatomischen Lage eine Sonderstellung im Rahmen der Wirbelsäulenbeschwerden ein, wenn auch wie beschrieben viele Parallelen zu den übrigen Wirbelsäulenabschnitten bestehen. Die Verbindung zum Schädel mit den zentralnervösen Strukturen wie auch zur hypomobilen Brustwirbelsäule ergibt eine Vielzahl von strukturellen sowie funktionellen Störungen, die einer gesonderten Betrachtung bedürfen. Die Halswirbelsäule ist somit prädestiniert für Funktionsstörungen, aber auch für gravierende Verletzungen. Konsequenzen für Diagnostik, Therapie und Prävention werden hier gesondert dargestellt.

38.1 Zum Einstieg

Nackenschmerzen sind definiert als Schmerzen in dem Gebiet, das nach oben durch die Linea nuchalis superior, nach unten durch den ersten Brustwirbel und seitlich durch die schultergelenksnahen Ansätze des M. trapezius begrenzt wird. Neben diesen lokalen Nackenschmerzen können die Beschwerden in den Hinterkopf oder die Arme ausstrahlen und werden entsprechend als zervikozephales bzw. zervikobrachiales Syndrom bezeichnet.

Die meisten Menschen müssen damit rechnen, dass sie einmal im Leben Nackenschmerzen haben werden, allerdings wird damit für die Mehrzahl der Allgemeinbevölkerung keine wesentliche Störung ihrer normalen Aktivitäten verbunden sein.

Die Zwölfmonatsprävalenz des Nackenschmerzes beträgt bei Erwachsenen ca. 30–50 %, bei Kindern und Jugendlichen ungefähr 20–40 % und bei Arbeitern 27,1–47,8 %. Erwerbsunfähigkeit ist allerdings deutlich weniger vorhanden: Hier beträgt die Zwölfmonatsprävalenz in der Allgemeinbevölkerung 1,7–11,5 %. Circa 11–14 % der Arbeiter berichten pro Jahr, dass sie in ihren Aktivitäten infolge von Nackenschmerzen beeinträchtigt waren, wobei der Nackenschmerz in allen Berufsgruppen vorkam. Hinzu kommt, dass die Zahl der Patienten, die wegen einer unfallbedingten Halswirbelsäulendistorsion die Notfallambulanz aufsuchten, in den vergangenen drei Jahrzehnten deutlich zugenommen hat. Sie betrifft in Nordamerika und Westeuropa mindestens 0,3 % der Bevölkerung.

38.2 Ätiologie

Die Ursachen der Nackenschmerzen sind meistens ungeklärt und gehen in weniger als 1 % der Fälle eine gefährliche Grunderkrankung zurück wie ZNS-Tumoren oder Infektionen, epidurale Hämatome, Arachnoidalblutungen, Aneurysmen und Dissektionen der A. vertebralis oder der A. carotis interna. Auszuschließen sind ebenso Ursachen wie z. B. eine Meningitis, Diszitis oder Abszesse.

Die Analyse der Risikofaktoren für Nackenschmerzen zeigt, dass hier – wie oft bei Schmerzerkrankungen – eine multifaktorielle Genese vorliegt.

Nicht zu beeinflussende ungünstige Faktoren sind Alter, Geschlecht und Genetik. Es gibt keine Evidenz, dass die häufig radiologisch festzustellenden degenerativen Veränderungen wie Bandscheibenvorwölbungen, Foraminalstenosen, Spondylosen und Unkovertebralarthrosen in der Halswirbelsäule mit dem Schmerzempfinden korrelieren.

Wichtige **Einflussfaktoren** sind Übergewicht, Schwangerschaft, körperliche Arbeit sowie chronischer Stress und psychische Faktoren wie Ängstlichkeit und Depressivität.

Wichtige **Risikofaktoren** für Nackenschmerzen, die sehr wohl veränderbar sind bzw. auch in der Prophylaxe eine Rolle spielen, stellen fehlende körperliche Aktivität und Rauchen dar. Im Arbeitsleben bedeuten hohe Arbeitsplatzanforderungen, hoher fehlender sozialer Rückhalt, ständige Sitzhaltung, monotone, gleiche Arbeitshaltung und Präzisionsarbeit, insbesondere auch die Arbeit am Computer, ein erhöhtes Risiko für Nackenschmerzen. Andererseits gibt es keinen Nachweis, dass ergometrische Maßnahmen am Arbeitsplatz oder auch prophylaktische Interventionen die Häufigkeit des Nackenschmerzes reduzieren.

Bezüglich der traumatischen HWS-Distorsionen zeigte sich, dass bei ca. 85 % der Patienten die Beschwerden innerhalb eines Zeitraumes von 4 bis 6 Wochen folgenlos ausheilen, ebenso wurde eine schnellere Rückbildung der Symptome bei nicht zu erwartenden Versicherungszahlungen festgestellt.

Kopfstützen im Auto erwiesen sich als wirksame präventive Maßnahme zur Vermeidung ausgiebiger Extensionsbewegungen beim Auffahrunfall.

38.3 Verlauf und Prognose

Die überwiegende Zahl der Betroffenen (ca. 50–80 %) berichten auch 1–5 Jahre nach dem Erstauftreten über Nackenschmerzen, d. h. nur eine Minderzahl wird eine komplette Ausheilung ihrer Nackenschmerzen erleben.

Dabei scheint es keinen Unterschied zwischen normaler Bevölkerung, Arbeitern und Unfallbetroffenen zu geben.

Die Prognose der Nackenschmerzen setzt sich aus verschiedenen Faktoren zusammen. Jüngeres Alter hat im Allgemeinen eine bessere Aussicht, während allgemeiner schlechter Gesundheitszustand und frühere Nacken-

Ebenso ist der eventuelle Hinweis auf eine Nervenwurzelirritation (Spurling-Phänomen, sensomotorische Defizite) als Kontraindikation strikt zu beachten (s. oben).

38.7.3 Sicherheit

Die in der Vergangenheit und in Teilen der Ärzteschaft auch heute noch hitzig geführte Diskussion um eine evtl. Schädigung der hirnzuführenden Gefäße durch manualtherapeutische Techniken hat sich mittlerweile u. a. durch die Veröffentlichung vieler in diesem Zusammenhang als fraglich zu beurteilenden bzw. diesen Verdacht auszuräumenden Arbeiten relativiert. Auf der Grundlage der sog. »Bingener Empfehlungen« der DGMM aus dem Jahre 1994 und den Ergebnissen der »Interdisziplinären Konferenz zur Manuellen Medizin an der HWS« in Frankfurt/Main im Jahr 2003 haben sich die Diskussionen versachlicht.

Negative Effekte im Sinne der Schmerzverstärkung kurz nach der Behandlung sind nach Rubinstein (2008) et al. relativ häufig und müssen im Rahmen des Aufklärungsgespräches mit dem Patienten vor der Behandlung erörtert werden.

Als typische, jedoch nur vorübergehende und leichte Nebenwirkungen der manualmedizinischen Behandlung an der HWS werden von Thiel et al. (2007) Kopfschmerz, Unwohlsein und Armschmerz angegeben. Schwere Zwischenfälle oder Nebenwirkungen sind ausgesprochen selten, beziehen sich auf die Verletzung hirnzuführender Gefäße und werden mit einer Häufigkeit zwischen 1:400.000 bis 1:2 Mio. Behandlungen angegeben.

Marx et al. (2009) fanden in ihrem Review keine Hinweise, dass bei den untersuchten Karotis- und Vertebralisdissektionen die manualmedizinische Behandlung ursächlich verantwortlich war. Vielmehr lagen entweder klare Beweise oder aber eine sehr hohe Wahrscheinlichkeit dafür vor, dass die Dissektionen bereits vor der Behandlung bestanden haben. Ebenfalls keinen Zusammenhang zwischen zervikaler Manipulation und erhöhter Schlaganfallhäufigkeit fanden Cassidy et al. (2008) in einer Cross-over-Studie.

Auf die nicht seltene Möglichkeit der Spontandissektion der A. vertebralis sei an dieser Stelle verwiesen. Hier liegt die größte Gefahr einer Fehleinschätzung bzw. Fehlinterpretation relevanter manualmedizinischer Symptomatik und Befunde.

38.7.4 Behandlungseffekte

Unterschiedliche Studien der letzten Jahre sowohl für das akute als auch für das chronische Zervikalsyndrom erbringen Ergebnisse von »limitierten Evidenzen« bis zu »hoch qualifizierten Evidenzen« für die zervikale Manipulation und Mobilisation zur Behandlung des akuten Zervikalsyndroms.

Bronfort et al. (2004) legten eine Studie für das chronische Zervikalsyndrom vor, welche eine Überlegenheit manueller Methoden gegenüber der »Standardtherapie« (nicht näher bezeichnet) mit »moderater Evidenz« nachwies. Ebenso liegen von Jull and Trott (2002) Studien zur Wirksamkeit der manuellen Therapie beim zervikogenen Kopfschmerz vor.

In der Mehrzahl der Arbeiten wird von den Autoren darauf hingewiesen, dass eine Kombination manueller Maßnahmen mit einem assoziierten Kräftigungs- bzw. Übungsprogramm ein besseres Outcome hat als manualmedizinische Behandlungen allein.

38.8 Fazit für die Praxis

Die manuelle Diagnostik und Behandlung der HWS eignet sich besonders für akute und chronische Zervikalsyndrome mit oder ohne zervikal bedingten Kopfschmerz. Funktionelle Defizite mit zusätzlichen radikulären Syndromen sind der manualmedizinischen Behandlung schlechter zugänglich. Kurzzeitige Irritationen der myofaszialen Strukturen und damit verbundene negative klinische Sensationen nach manueller Behandlung sind im Bereich der HWS relativ häufig, aber harmlos. Die manualmedizinische Untersuchung und Behandlung der Halswirbelsäule ist folglich besonders sorgfältig und technisch exakt durchzuführen. Ausgesprochen effizient für die Behandlung von Zervikalsyndromen sind Weichteiltechniken. Die Behandlung mit Impulstechniken dieser Region sollte erfahrenen Behandlern vorbehalten bleiben.

Unerlässlich vor einer manipulativen Behandlung (mit Impulstechnik) der HWS ist eine zeitnahe Röntgenuntersuchung. Vor jeder manuellen Behandlung müssen gefährliche Erkrankungen (»red flags«) ausgeschlossen sein. Nicht plausible oder unerwartete Verläufe erfordern ein erneutes Durchdenken des Diagnostik- und Behandlungskonzeptes unter Einbeziehung funktioneller und struktureller Aspekte.

Bei chronifizierungsgefährdeten bzw. chronifizierten Verläufen ist ein interdisziplinäres Assessment unter Einbezug sämtlicher relevanter medizinischer Fachbereiche und schmerzpsychologischer Diagnostik notwendig. Der häufige Nachweis einer komplexen Befundkonstellation bedarf entsprechend des chronischen Kreuzschmerzes einer interdisziplinären multimodalen Therapie.

Osteoporose

A.A. Kurth, P. Hadji

H.-R. Casser et al. (Hrsg.), *Rückenschmerzen und Nackenschmerzen*,
DOI 10.1007/978-3-642-29775-5_39, © Springer-Verlag Berlin Heidelberg 2016

Die Osteoporose ist eine systemische Skeletterkrankung, die durch eine niedrige Knochenmasse und eine mikroarchitektonische Verschlechterung des Knochengewebes charakterisiert ist, mit einem konsekutiven Anstieg der Knochenfragilität und der Neigung zu Frakturen. Sind bereits eine oder mehrere Frakturen als Folge der Osteoporose aufgetreten, liegt eine manifeste Osteoporose vor. Die Osteoporose ist nach den Ergebnissen der BEST-Studie als eine Volkskrankheit anzusehen. Die WHO hat die Erkrankung in die Liste der 10 bedeutsamsten weltweit auftretenden Erkrankungen aufgenommen. Die klinische Bedeutung der Osteoporose liegt im Auftreten von Knochenbrüchen und in deren Folgen. Die Diagnose einer Osteoporose basiert auf der Evaluation von Risikofaktoren, z. B. einer niedrigen Knochendichte. Zusätzlich zur niedrigen Knochendichte tragen mikroarchitektonische Störungen sowie extraossäre Faktoren wesentlich zur vermehrten Knochenbrüchigkeit bei einer Osteoporose bei.

39.1 Einleitung und Definition

Die Osteoporose ist eine systemische Skeletterkrankung, die durch eine niedrige Knochenmasse und eine mikroarchitektonische Verschlechterung des Knochengewebes charakterisiert ist, mit einem konsekutiven Anstieg der Knochenfragilität und der Neigung zu Frakturen. Sind bereits eine oder mehrere Frakturen als Folge der Osteoporose aufgetreten, liegt eine manifeste Osteoporose vor.

Die Osteoporose ist nach den Ergebnissen der BEST-Studie mit ca. 6,3 Mio. betroffenen Patienten (im Jahr 2009) als eine Volkskrankheit anzusehen [1]. Die WHO hat die Erkrankung in die Liste der 10 bedeutsamsten weltweit auftretenden Erkrankungen aufgenommen [2, 3].

Die klinische Bedeutung der Osteoporose liegt im Auftreten von Knochenbrüchen und in deren Folgen. Die Diagnose einer Osteoporose basiert auf der Evaluation von Risikofaktoren, wie z. B. einer niedrigen Knochendichte. Zusätzlich zur niedrigen Knochendichte tragen mikroarchitektonische Störungen, die zum Teil indirekt über klinische Risikofaktoren erfasst werden können, sowie extraossäre Faktoren, wie z. B. Stürze oder sekundäre Ursachen, wesentlich zur vermehrten Knochenbrüchigkeit bei einer Osteoporose bei [4].

39.2 Epidemiologie

Nach aktuellen Ergebnissen der BEST-Studie ist die Osteoporose mit ca. 6,3 Mio. Betroffenen im Alter ab 50 Jahren eine der bedeutendsten Volkskrankheiten in Deutschland. Die Osteoporose weist eine deutlich geschlechtsspezifische Inzidenz auf [1]. Frauen erkranken 5-mal häufiger als Männer, wobei die Frakturen in einem wesentlich früheren Lebensabschnitt auftreten und Frauen aufgrund ihrer höheren Lebenserwartung länger mit den z. T. drastischen Einschränkungen leben müssen. Etwa 20 % der Patienten werden nach einer osteoporosebedingten Fraktur hilfsbedürftig, ca. 30 % pflegebedürftig und ca. 15–20 % der Patienten sterben im ersten postoperativen Jahr nach einer Schenkelhalsfraktur. Die osteoporosebedingte Fraktur führt somit zu einer massiven Einschränkung der Lebensqualität sowie der Lebenserwartung der betroffenen Frauen [9]. Insgesamt wird jede dritte Frau nach der Menopause von einer osteoporosebedingten Fraktur betroffen sein, wobei sich die Inzidenz in den kommenden 50 Jahren laut der Berechnung einer Expertengruppe der EU verdoppeln wird.

39.2.1 Prävalenz und Inzidenz

Zur **Prävalenz** der Osteoporose auf der Grundlage der WHO-Definition einer erniedrigten Knochendichtemessung (DXA-T-Score <–2,5) gibt es für Deutschland nur wenige Daten. In einer retrospektiven Analyse von Versicherten der Techniker Krankenkasse im Jahr 2009 hatten 14 % der Versicherten (24 % der Frauen und 6 % der Männer) die Diagnose einer Osteoporose, osteoporotischer Frakturen oder eine Osteoporosemedikation. Extrapoliert man diese Zahlen auf die Gesamtbevölkerung, würde dies einer geschätzten Prävalenz von 6,3 Mio. Osteoporosepatienten entsprechen. 52 % der so charakterisierten Personen erlitten in einem 3-jährigen Beobachtungszeitraum von 2006 bis 2009 Frakturen [1].

Betrachtet man die jährliche **Inzidenz** von Hüftfrakturen, so betrug diese in 2004 in Deutschland bei den 50- bis 59-jährigen Frauen 0,045 %, bei den 60- bis 64-jährigen Frauen 0,095 %, bei den 65- bis 69-jährigen Frauen 0,155 %, bei den 70- bis 74-jährigen Frauen 0,351 %, bei den 75- bis 79-jährigen Frauen 0,767 %, bei den 80- bis 84-jährigen Frauen 1,556 %, bei den 85- bis 89-jährigen Frauen 2,54 % und bei den 90-jährigen und älteren Frauen 3,55 % [10]. Diese Daten zeigen ganz klar den direkten Zusammenhang zwischen der Zunahme des Alters und der Zunahme an osteoporosetypischen Frakturen.

Zwischen 1995 und 2010 nahm die Zahl der Patienten in Deutschland mit mindestens einem Krankenhausaufenthalt aufgrund einer Hüftfraktur von 99.146 auf 128.240 zu. Inzidenzdaten zu Wirbelkörperfrakturen gibt es für Deutschland nur in begrenztem Umfang.

39.3 Pathophysiologie

Das Knochengewebe unterliegt einem lebenslangen kontinuierlichen Auf- und Abbau durch Osteoblasten und

Tab. 39.2 Die Therapieschwelle beeinflussende Frakturrisikofaktoren (+0,5). In der Regel wird empfohlen, nicht mehr als 2 der Risikofaktoren bei der Anhebung des Schwellenwerts zu berücksichtigen. (Mod. nach DVO-S-III-Leitlinien 2014 [10])

– Singuläre Wirbelkörperfraktur 1. Grades	– Rheumatoide Arthritis
– Nichtvertebrale Frakturen >50. LJ mit Ausnahme von Finger-, Zehen-, Schädel- und Knöchelfrakturen	– Spondylitis ankylosans
– Proximale Femurfraktur bei Vater oder Mutter	– Primärer Hyperparathyreoidismus
– Multiple intrinsische Stürze	– Hormonablative Therapie oder Hypogonadismus beim Mann
– Immobilität	– Aromatasehemmer
– Rauchen, COPD, und/oder hohe Dosen inhalativer Glukokortikoide	– Wachstumshormonmangel
– Herzinsuffizienz	– Hyperthyreose oder subklinische Hyperthyreose, sofern persistent
– Chronische Einnahme von Protonenpumpeninhibitoren	– Subklinischer Hyperkortisolismus
– Epilepsie/Antiepileptiker	– Glitazone
– Depression/Antidepressiva	– hsCRP-Erhöhung
– Zöliakie	– Knochenumbaumarker im 4. Quartil als Einzelfallentscheidung
»Optional trabecular bone score«: Anhebung der Therapiegrenze um +0,5 pro 1,75 SD-Z-Score	

Liegen ein oder mehrere Frakturrisikofaktoren vor, ist von einem höheren Gesamtfrakturrisiko auszugehen. Hierbei bestehen aufgrund der unterschiedlichen Gewichtung Risikofaktoren, die die Therapieschwelle um einen T-Score-Wert von +1,0 bzw. von nur +0,5 bis zu einem maximalen T-Score-Wert von –2,0 anheben. In der Regel wird empfohlen, nicht mehr als 2 der Risikofaktoren aus Tab. 39.2 bei der Anhebung des Schwellenwerts zu berücksichtigen, da die Interaktionen der Risikofaktoren in vielen Fällen nicht ausreichend bekannt sind. Die Anhebung der Therapiegrenze sollte für alle nachfolgend genannten Risiken allein oder in Kombination nur bis zu einem T-Score von maximal –2,0 erfolgen. Hierbei sollten behebbare Risiken nur dann berücksichtigt werden, wenn das Risiko aktuell besteht oder in weniger als 12–24 Monaten beendet sein wird [10].

39.7.2 Aktive antiosteoporotische medikamentöse Therapie

Für Osteoporosepatienten ohne eine spezifische medikamentöse Osteoporosetherapie wird eine Zufuhr von 1.000 mg Kalzium täglich mit der Nahrung als Basistherapie empfohlen. Wenn die empfohlene Kalziumzufuhr mit der Nahrung nicht erreicht wird, sollte eine Supplementierung mit Kalzium durchgeführt werden. Empfohlen wird eine Supplementierung mit 800–1.000 Einheiten Vitamin D3 täglich.

Sind die Voraussetzungen für eine aktive antiosteoporotische medikamentöse Therapie gegeben, sollte eine spezifische medikamentöse Therapie bei allen Konstellationen einer manifesten Osteoporose eingeleitet werden, bei denen von einem deutlich erhöhten Folgefrakturrisiko auszugehen ist.

Postmenopausale Frauen

Bei postmenopausalen Frauen ist für die folgenden medikamentösen Therapieoptionen ein klarer Beleg einer Frakturreduktion gegeben: Alendronat, Bazedoxifen, Denosumab, Ibandronat, Östrogene, Teriparatid (rhPTH 1-34), Parathormon (PTH 1-84), Raloxifen, Risedronat, Strontiumranelat und Zoledronat [10] (Tab. 39.3). Für alle genannten Substanzen ist eine Frakturreduktion über 3–5 Jahren nachgewiesen. Für einzelne Substanzen gibt es Hinweise für eine frakturreduzierende Wirkung auch über diesen Zeitraum hinaus. Die Studienqualität erlaubt jedoch keine verlässlichen Aussagen zur Langzeiteffektivität der Frakturreduktion.

Zur Therapie einer **glukokortikoidinduzierten Osteoporose** bei postmenopausalen Frauen sind Alendronat (10 mg tgl.), Risedronat (5 mg tgl.), Zoledronat und Teriparatid zugelassen [10].

Männer ab dem 60. Lebensjahr

Für Männer sind Alendronat (10 mg tgl.), Risedronat (35 mg wöchentlich), Strontiumranelat*, Zoledronat, Denosumab und Teriparatid zur Therapie der Osteoporose

Tab. 39.3 Effizienz spezifischer medikamentöser Therapieoptionen für postmenopausale Frauen. (Mod. nach DVO-S-III-Leitlinien 2014 [10])

	Weniger Wirbelkörperfrakturen	Weniger periphere Frakturen	Weniger proximale Femurfrakturen
Alendronat	A	A	A
Bazedoxifen	A	B	–
Denosumab	A	A	A
Ibandronat	A	B	–
Raloxifen	A	–	–
Risedronat	A	A	A
Zoledronat	A	A	A
Teriparatida	A	B	–
Östrogenea	A	A	A
Strontiumranelata	A	A	B

[a]Für einige der oben genannten Präparate bestehen Zulassungsbeschränkungen.

zugelassen. In einigen Studien wurde eine Reduktion vertebraler Frakturen gezeigt. Insgesamt ist die Effizienz der Frakturreduktion bei Männern weniger evident als bei Frauen.

39.8 Prävention

Entsprechend der multifaktoriellen Genese der Osteoporose sind die Ansatzpunkte für die Osteoporoseprävention in erster Linie die Risikofaktoren (**Tab. 39.2**). Hierbei steht im Rahmen der Allgemeinprävention die Motivation zur individuellen eigenverantwortlichen Osteoporoseprävention durch eine knochenstoffwechselgesunde Ernährungsweise und einen entsprechenden Lebensstil im Vordergrund, dazu gehören auch regelmäßige körperliche Aktivität sowie die Reduktion von Alkohol- und Nikotinkonsum. Empfehlenswert ist eine regelmäßige körperliche Aktivität mit der Zielsetzung, Muskelkraft und Koordination zu fördern. Untergewicht (Body-Mass-Index <20) ist ein Risikofaktor für osteoporotische Frakturen und sollte vermieden werden. Eine Gewichtsabnahme ist mit einer Zunahme des Risikos für proximale Femurfrakturen verbunden, eine Gewichtszunahme mit einer Abnahme des Risikos

39.9 Osteoporose und Mortalität

Liegt eine manifeste Osteoporose vor, ist das Mortalitätsrisiko signifikant erhöht. Dies gilt zum einen für den unmittelbaren Zeitraum nach einer Fraktur, vor allem einer Hüftfraktur, jedoch zusätzlich auch über einen längeren Zeitraum als Folge vertebraler Frakturen. Aktive antiosteoporotische Therapeutika sind in der Lage, bei regelmäßiger Einnahme das Frakturrisiko sowohl vertebral als auch nichtvertebral signifikant zu reduzieren. In Studien konnten aber auch positive Effekte auf die Mortalität nach einer osteoporotischen Fraktur gefunden werden.

In einer Metaanalyse [11] konnte nachgewiesen werden, dass die bei Osteoporose erhöhte Mortalität durch eine spezifische Therapie signifikant gesenkt werden kann. In dieser Analyse wurden insgesamt 8 relevante Studien einbezogen. Es erfolgte auch eine Beurteilung von einzelnen Substanzen, bei denen eine signifikante Senkung der Mortalität nachgewiesen wurde. Eine solche Auswertung für Einzelsubstanzen ist schwierig, da die Studien nicht für diesen Endpunkt geplant waren und die Mortalität meist in den Sicherheitsdaten erfasst wurde.

Eine weitere Beurteilung der Mortalität unter spezifischer Therapie wurde [12] vorgenommen: Hierbei handelt es sich um eine prospektive Kohortenstudie über einen Zeitraum von 18 Jahren. Die Autoren kommen zu dem Schluss, dass eine spezifische Therapie mit Bisphosphonaten oder Hormonersatztherapie zu einer Verminderung der Mortalität bei Patientinnen mit Osteoporose führt.

Die wichtigste Studie aus dem orthopädisch-traumatologischen Umfeld ist die Horizon-RFT-Studie, die an über 2.000 Patienten zeigen konnte, dass die Behandlung der Osteoporose bei Patienten nach einer Hüftfraktur die Mortalität senkt: Nach einer Therapie über 3 Jahre mit Zoledronsäure (5 mg 1-mal pro Jahr) nach erlittener Hüftfraktur kam es im Vergleich zu Placebo zu einer signifikanten Reduktion der Mortalität um 28 % – unabhängig von der Ausgangsknochendichte. Daraus muss die Schlussfolgerung gezogen werden, dass durch eine adäquate Behandlung der manifesten Osteoporose nicht nur die Qualität des Knochens verbessert und so das Frakturrisiko gesenkt wird – auch die bei der Osteoporose erhöhte Mortalität kann relevant reduziert werden.

Literatur

1. Hadji P1, Klein S, Gothe H, Häussler B, Kless T, Schmidt T, Steinle T, Verheyen F, Linder R (2013) The epidemiology of osteoporosis – Bone Evaluation Study (BEST): an analysis of routine health insurance data. Dtsch Arztebl Int 110(4):52–57
2. Consensus Development Conference (1993) Diagnosis, prophylaxis and treatment of osteoporosis. Am J Med 94:646–650

3. Kanis JA on behalf of the World Health Organization Scientific Group (2007) Assessment of osteoporosis at the primary health-care level. Technical Report. World Health Organization Collaborating Centre for Metabolic Bone Diseases, University of Sheffield. http://www.iofbonehealth.org/sites/default/files/WHO_Technical_Report-2007.pdf. Zugegriffen: 9. Oktober 2015
4. Parkinson IH, Fazzalari NL (2003) Interrelationships between structural parameters of cancellous bone reveal accelerated structural change at low bone volume. J Bone Miner Res 18(12):2200–2205
5. Leslie WD, Adler RA, El-Hajj Fuleihan G, Hodsman AB, Kendler DL, McClung M, Miller PD, Watts NB (2006) International Society for Clinical Densitometry Application of the 1994 WHO classification to populations other than postmenopausal caucasian women: the 2005 ISCD Official Positions. J Clin Densitom 9(1):22–30
6. Haentjens P, Magaziner J, Colón-Emeric CS, Vanderschueren D, Milisen K, Velkeniers B, Boonen S (2010) Meta-analysis: excess mortality after hip fracture among older women and men. Ann Intern Med 152(6):380–390
7. Icks A, Haastert B, Wildner M, Becker C, Meyer G (2008) Trend of hip fracture incidence in Germany 1995–2004: a population-based study. Osteoporos Int 19(8):1139–1145
8. Icks A, Arend W, Becker C, Rapp K, Jungbluth P, Haastert B (2013) Incidence of hip fractures in Germany, 1995–2010. Arch Osteoporos 8(1–2):140
9. Cummings SR, Bates D, Black DM (2002) Clinical use of bone densitometry: scientific review. JAMA 288(15):1889–1897
10. Dachverband Osteologie e. V. (DVO) (2014) DVO-Leitlinie 2014 zur Prophylaxe, Diagnostik und Therapie der Osteoporose bei Frauen ab der Menopause und bei Männern ab dem 60. Lebensjahr. http://www.dv-osteologie.org/dvo_leitlinien/osteoporose-leitlinie-2014. Zugegriffen: 9. Oktober 2015
11. Bolland MJ, Grey AB, Gamble GD, Reid IR (2010) Effect of osteoporosis treatment on mortality: a meta-analysis. J Clin Endocrinol Metab 95(3):1174–1181. doi: 10.1210/jc.2009-0852
12. Center JR, Bliuc D, Nguyen ND, Nguyen TV, Eisman JA (2011) Osteoporosis medication and reduced mortality risk in elderly women and men. J Clin Endocrinol Metab 96(4):1006–1014

Bandscheibenvorfall

R.H. Richter, S. Richter, R. Forst

H.-R. Casser et al. (Hrsg.), *Rückenschmerzen und Nackenschmerzen*,
DOI 10.1007/978-3-642-29775-5_40,

Ein Bandscheibenvorfall (BSV) ist eine Verlagerung von Bandscheibengewebe nach dorsal oder lateral, häufig verbunden mit neurologischen Ausfallerscheinungen durch Kompression nervaler Strukturen. Im HWS- und LWS-Bereich (C5/6, C6/7 und C7/8 sowie L4/5 und L5/S1) sind vor allem die unteren Segmente betroffen. Länger bestehende Kreuzschmerzen sind ein Leitsymptom. Der Verlauf der Schmerzausstrahlung ins Bein lässt eine relativ exakte Höhenlokalisation des Vorfalls mittels differenzierter klinischer Untersuchung zu. Radiologisch ist die MRT allen anderen Verfahren überlegen. Absolute OP-Indikationen sind das Konus-Kauda-Syndrom und Paresen. Alle anderen Formen des BSV sollten zunächst konservativ therapiert werden. Bei persistierendem Schmerz nach Ausschöpfen aller konservativen Maßnahmen ist individuell mit dem Patienten die Entscheidung über eine Operation zu treffen. Es besteht postoperativ die Gefahr eines Postdiskotomiesyndroms. Evidenzbasierte Studien hinsichtlich OP-Verfahren und OP-Technik fehlen. Die richtige Indikationsstellung und die Erfahrung des Operateurs sind entscheidend für den Erfolg einer Bandscheibenoperation.

40.1 Definition

Ein **Bandscheibenprolaps bzw. -vorfall (Diskushernie)** ist die Verlagerung von Bandscheibengewebe nach dorsal oder lateral, häufig verbunden mit neurologischen Ausfallsymptomen durch Kompression von Nervenstrukturen. Dabei gibt es unterschiedliche Schweregrade der pathomorphologischen Veränderungen:

- **Protrusion**: Vorwölbung des Anulus fibrosus und des hinteren Längsbands,
- **Prolaps**: Austritt von Bandscheibengewebe aus dem Anulus fibrosus,
- **Sequester**: Austritt von Bandscheibengewebe mit Verlust der Verbindung zur ursprünglichen Bandscheibe [2].

Die Inzidenz lumbaler Bandscheibenvorfälle beträgt 5,1 % bei der männlichen und 3,7 % bei der weiblichen Bevölkerung [24].

40.2 Anatomische Gegebenheiten

Jedes einzelne Bewegungssegment der Wirbelsäule ist eine funktionelle Einheit. Seine komplexen Strukturen wirken funktionell wie ein einziges Gelenk. Das Bewegungssegment ist das – aus verschiedenen Anteilen zusammengesetzte – Gelenk zwischen 2 Wirbeln. Es funktioniert als Ganzes.

Der vordere Abschnitt besteht aus der Bandscheibe, zusammengehalten durch den Anulus fibrosus, der hintere aus den Wirbelgelenken und den dorsalen Bändern. Dazwischen tritt je eine Nervenwurzel durch ein Zwischenwirbelloch.

Die 25 Bewegungssegmente der Wirbelsäule haben alle dasselbe komplizierte anatomische Grundschema. Derart komplexe Strukturen sind einerseits schwer erfassbar, andererseits sehr störungsanfällig [2].

Die Bandscheibe entspricht mechanisch einem druckelastischen, hydrostatischen System, bestehend aus einer zugfesten Hülle, dem Faserring (Anulus fibrosus) und einem druckfesten Inhalt, dem Gallertkern (Nucleus pulposus). Auf diese Weise bildet die Bandscheibe eine Art »Wasserkissen« zwischen den 2 benachbarten Wirbelkörpern, das als Stoßdämpfer und zur gleichmäßigen Druckverteilung auf die Deckplatten dient. Der Gallertkern nimmt durch Imbibition Wasser auf und bekommt dadurch einen starken Turgor. Er steht unter erheblichem hydrostatischen Druck, der vom zugfesten Faserring des Anulus fibrosus aufgefangen wird. Aufgrund der Belastung, die tagsüber vorhanden ist, wird Wasser abgegeben, dadurch wird die Bandscheibe etwas niedriger. Nachts bzw. in Ruhe nimmt sie wieder Wasser auf, erholt sich somit und erreicht wieder ihre ursprüngliche Höhe. Die mechanische Wirkung dieses Wasserkissensystems besteht darin, dass die statischen und dynamischen Kräfte, die auf die Wirbelsäule wirken, gleichmäßig über den ganzen Wirbelkörperquerschnitt verteilt werden [2].

Als Drehpunkt der Bewegung zwischen 2 benachbarten Wirbelkörpern wirkt der Nucleus pulposus in der Art eines Kugelgelenks. Die kleinen Wirbelgelenke führen die Bewegung im Segment und die dorsalen interspinalen Bänder stabilisieren diese zusätzlich [2].

40.3 Pathologie des Bewegungssegments

Als Ursache von Rückenschmerzen stehen nach den Muskelschmerzen an erster Stelle Störungen im Bewegungssegment. Ein großer Teil von Läsionen am Achsenorgan hängt mit den Degenerations- und Altersvorgängen der Bandscheibe zusammen. Der Turgor nimmt im Verlauf des Lebens ab und die Bandscheibe wird im mittleren Lebensalter zum schwächsten Punkt.

Insuffizienz, Instabilität, Osteochondrose (▫ Abb. 40.3a; ▫ Abb. 40.4a,b) und Spondylose als chronische Erkrankungen sowie Diskushernien als akute Ereignisse gehören zu den häufigsten Krankheiten am Bewegungsapparat überhaupt [2].

Schmerzhaft ist nicht die degenerierte Bandscheibe selbst. Schmerzen entstehen erst, wenn Bandscheiben-

material mit Nervengewebe in Kontakt kommt (chemische Theorie), und vor allem, wenn dadurch Nervenwurzeln komprimiert werden (Diskushernien) [2].

Die Bandscheibendegeneration zieht aber auch den dorsalen Teil des Bewegungssegments in Mitleidenschaft. Inkongruenz, Verschiebungen und Blockierungen der kleinen Wirbelgelenke verursachen Schmerzen [2].

40.4 Schwachstellen der Bandscheibe

Der unter Druck stehende Gallertkern wird an der schwächsten Stelle des Faserrings herausgepresst. Während des Wachstums ist die Deckplatte die schwächste Stelle. Bei der Scheuermann-Krankheit können Teile des Gallertkerns durch Lücken in der Deckplatte in die Wirbelkörperspongiosa hineingedrückt werden und sind als Schmorl-Knötchen im Röntgenbild sichtbar. Beim Erwachsenen ist der Faserring die schwächste Stelle. Bandscheibenteile können als Diskushernie durch Lücken im Anulus fibrosus gedrückt werden und durch Kompression von Nervenelementen erhebliche Beschwerden auslösen [2].

Im Verlauf des degenerativen Prozesses weitet sich der Anulus fibrosus aus und wird durch den Druck des Nucleus pulposus (Gallertkern) nach hinten vorgewölbt, was als Protrusion bezeichnet wird. In der nächsten Phase können Lücken im Faserring aufbrechen, durch die degeneriertes Material aus dem Gallertkern hinausgepresst wird, meistens nach dorsal oder dorsolateral. Dieses degenerierte Material bildet dann die eigentliche Hernie bzw. den Sequester, der irreponibel sein kann [2].

Je nach anatomischer Konstellation im Wirbelkanal kann die Hernie eine Nervenwurzel komprimieren, und zwar üblicherweise dort, wo diese den Duralsack verlässt. Wenn eine Hernie weit lateral liegt, kann sie auch die nächsthöhere Nervenwurzel im Foramen intervertebrale bedrängen. Liegt eine Hernie im LWS-Bereich median, kann die im Duralsack liegende Cauda equina komprimiert werden, was als eine der wenigen orthopädischen Notfallsituationen angesehen wird [2].

40.5 Lokalisation und klinische Symptomatik

40.5.1 Halswirbelsäule (HWS) und ihre Besonderheiten

Zervikale Diskushernien sind nicht selten. Ihre Pathologie ist über weite Strecken ähnlich wie die der lumbalen Diskushernie (► Abschn. 40.5.3). Häufig betroffen sind die beweglichsten Segmente zwischen C5 und C7. Im Halsbereich kommen zusätzlich Veränderungen der Unkovertebralgelenke hinzu. Die hier entstehenden Osteophyten können sich seitlich berühren und verursachen Nearthrosen. Die Processi uncinati liegen aber auch in unmittelbarer Nähe der Foramina intervertebralia und der Foramina transversalia, wo Osteophyten leicht auf die zervikalen Nervenwurzeln oder die Arteria vertebralis drücken können. Hieraus ergeben sich typische klinische Symptome: Zervikalsyndrom, zervikozephales Syndrom, zervikobrachiales Syndrom, zervikale Myelopathie [2].

Tab. 40.1 Häufigkeitsverteilung monoradikulärer Zervikobrachialsyndrome [4]

Betroffene Spinalnervenwurzel	Häufigkeit (%)
C5	4,1
C6	36,1
C7	34,6
C8	25,2

▪ Zervikalsyndrom

Davon sind vorwiegend ältere Menschen betroffen. Charakteristisch sind Nackenschmerzen mit Ausstrahlung in den Hinterkopf und die Schulter, evtl. bis in die Arme, ohne neurologische Symptome sowie Nackensteife mit Muskelhartspann. Diesem Syndrom liegen Störungen der gelenkigen Wirbelverbindungen (Wirbelgelenke, Unkovertebralarthrose, Bandscheibe) zugrunde [2].

▪ Zervikozephales Syndrom

Der Schmerz ist meist migräneartig mit Schwindel, Ohrensausen, Sehstörungen. Typisch ist das intermittierende Auftreten der Symptome in Abhängigkeit von Kopf- und Halsbewegungen. Beschwerden sind heterogen, schlecht erfassbar und therapieresistent. Psychosomatische Faktoren spielen eine große Rolle [2].

▪ Zervikobrachiales Syndrom (bzw. radikuläres Zervikalsyndrom)

Hier treten zusätzlich zum Zervikalsyndrom in die Arme ausstrahlende Schmerzen auf sowie manchmal, aber nicht immer, neurologische Symptome mit sensiblen bzw. motorischen Ausfällen in Arm und Hand vom radikulären Typ (meistens Nervenwurzel C6, C7 oder C8 betroffen). Eine Häufigkeitsverteilung gibt ◘ Tab. 40.1 wieder [4]. Ursache ist eine Kompression des Plexus cervicalis/brachialis, der dort lokalisierten Blutgefäße und/oder sympathischen Nervengeflechte bzw. der betreffenden Nervenwurzel im Foramen intervertebrale. Ein chronisches Zervikobrachialsyndrom wird häufiger durch Facettengelenk- oder Unko-

Tab. 40.2 Klinische Etagendiagnostik bei radikulären Irritationen im Bereich der Halswirbelsäule [4]

Nervenwurzel	Schmerzausstrahlung	Kennmuskeln (Schwäche bzw. Parese)	Reflexstörung	Sensible Dermatome
C5	Schulterbereich über dem M. deltoideus	M. supraspinatus M. deltoideus M. biceps brachii	Bizepssehnenreflex abgeschwächt	Region der Schulterkappe Außenseite Oberarm
C6	Radialseite des Ober- und Unterarms bis zum Daumen	M. biceps brachii M. brachioradialis (und andere Handgelenkstrecker)	Evtl. Bizepssehnenreflex abgeschwächt oder erloschen Radiusperiostreflex abgeschwächt oder erloschen	Radialseite des Ober- und Unterarms Streck- und Beugeseite des Daumens
C7	Ab der Ellenbeuge laterodorsal abwärts bis in die Finger II–IV (v. a. III)	M. triceps brachii M. pronator teres Muskulatur des Daumenballens Handgelenkbeuger	Trizepssehnenreflex abgeschwächt oder erloschen	Rückseite des mittleren Unterarms Streck- und Beugeseite der Finger II–IV (v. a. III)
C8	Vom ulnaren Bereich des Unterarms bis in den Kleinfinger	Mm. interossei Muskulatur des Kleinfingerballens (An- und Abspreizung der Langfinger)	Evtl. Abschwächung des Trizepssehnenreflexes Evtl. Trömnerreflex abgeschwächt	Streck- und Beugeseite des ulnaren Bereichs des Unterarms bis zum Kleinfinger
Th1	In den ulnaren Anteil des Ellenbogens	An- und Abspreizung der Langfinger		Ulnarer Anteil des Oberarms, des Ellenbogens und des proximalen Unterarms

vertebralarthrose hervorgerufen, seltener durch einen akuten Diskusprolaps [2, 4].

Zervikale Myelopathie

Siehe dazu ▶ Abschn. 41.2, »Zervikale Spinalkanalstenose«.

Klinische Symptomatik

Meist klagt der Patient über Schmerzen im Schulter- und Nackenbereich, die längere Zeit bestehen. Es liegen mehr oder weniger klare Begrenzungen einer segmentalen Irritation mit neuralgieformer Ausstrahlung in den homolateralen Arm vor [4]. Haltungsanomalien und paravertebrale Muskelverspannungen (Nackenstrecker, obere Trapeziusränder) können vorliegen [4]. Zu Schmerzverstärkungen kann es durch Husten oder Niesen sowie durch Reklinieren und gleichzeitigem Rotieren des Kopfs zur erkrankten Seite kommen [4]. Motorische Defizite sind eher selten.

Eine ausführliche klinische Untersuchung lässt in der Regel eine exakte Lokalisation der zervikalen Pathologie zu (Tab. 40.2) [4].

Die Bildgebung ist mit der bei lumbalen Prozessen vergleichbar (▶ Abschn. 40.6 »Radiologische Diagnostik«).

Differenzialdiagnosen

Differenzialdiagnostisch müssen periphere Pathologien ausgeschlossen werden (Tab. 40.3) [4]. Hier ist besonders die Abgrenzung zum degenerativen Impingementsyndrom der homolateralen Schulter zu erwähnen [4].

Therapie

Die Therapieentscheidung ist individuell zu treffen. Evidenzbasierte Studien fehlen.

40.5.2 Brustwirbelsäule (BWS)

Thorakale Diskushernien sind außerordentlich selten. Zervikale und thorakale Diskushernien sind potenziell gefährlich für das in unmittelbarer Nähe liegende Rückenmark, das in der Regel auf Höhe von L1 endet [2].

40.5.3 Lendenwirbelsäule (LWS)

Lumbale Diskushernien können nur einzelne Nervenwurzeln bedrängen. Am häufigsten ist die untere LWS betroffen, vor allem die Segmente L4/5 und L5/S1. Eine Häufigkeitsverteilung von lumbalen Bandscheibenvorfällen gibt Tab. 40.4 wieder [5].

Aufgrund ihrer besonderen topografischen Anatomie bzw. ihrer Lokalisation (median, mediolateral, lateral) können Bandscheibenvorfälle (BSV) in Höhe L3/4 sowie ke und Erweiterung des lumbalen Spinalkanals. Eine milde Traktion ist ebenfalls schmerzlindernd. Unter Anwendung des Schlingentisches kann der Patient das Ausmaß dieser Extension (Distraktion) individuell selbst steuern [5, 6].

Bettruhe für maximal 1 Woche in entspannter Lagerung, z. B. Stufenbettlagerung, ist als effizient evaluiert [22].

Krankengymnastik und manuelle Therapie

Die Bewegungstherapie hat zum Ziel, eine mechanische Entlastung der unteren Rumpfwirbelsäule durch Förderung der muskulären Stabilisierung der Rückenmuskulatur (Rückenstrecker), Becken- sowie der Bauchmuskulatur zu bewirken. Hierbei stehen entlordosierende Flexionsübungen, aber auch Traktionen der Rumpfwirbelsäule im Vordergrund [18, 19]. Nach Heisel [5, 6] bieten vor allem die propriozeptive neuromuskuläre Faszilitation (PNF), die funktionelle Bewegungslehre, aber auch die manuelle Therapie sowie die Krankengymnastik nach McKenzie wirkungsvolle Einzelmaßnahmen beim schmerzhaften Lumbalsyndrom.

Nach initialer Beschwerdebesserung sollten dann repetitive Übungen im Rahmen von gerätegestützter Krankengymnastik (auch bekannt als medizinische Trainingstherapie, MTT) zu einem gezielten Aufbau der Muskulatur angewandt werden. Die »Kieser-Rückenschule« z. B. bietet hier eine durchaus probate Alternative. Laut Heisel [5, 6] sind Übungsmaßnahmen in kleinen Gruppen weniger personalaufwendig und damit ökonomischer, zusätzlich fördern sie die subjektive Motivation zum späteren Eigentraining.

Hydro-, Thermo- und Balneotherapie

Primäre Ziele sind hier einerseits eine muskuläre Detonisierung durch Anwendung feuchter Wärme, andererseits auch eine unbelastete Mobilisation im Fall schmerzbedingter Bewegungsstörungen. Thermalbadanwendungen – soweit örtlich vorhanden – mit Schwimmprogrammen können ebenfalls angewendet werden [6].

Physikalische Maßnahmen

Eine Detonisierung der Rückenstrecker durch Erhöhung der lokalen Blutzirkulation ist durch eine gezielte Massagetherapie erreichbar. Die lokale Blutzirkulation wird durch eine vorausgehende Wärmeapplikation (z. B. Fango, heiße Rolle) gefördert. Im Rahmen der Elektrotherapie können die unterschiedlichen Wirkweisen des elektrischen Stroms eingesetzt werden. Man unterscheidet niederfrequente Gleichströme, mittelfrequente Ströme und hochfrequente Ströme. Niederfrequente Ströme, z. B. Stangerbad und TENs-Gerät, wirken bei korrekter Polung analgetisch, mittelfrequente Ströme, z. B. Interferenzströme, führen zu einer muskulären Hyperämisierung und hieraus resultierend zu einer Detonisierung. Hochfrequente Ströme (z. B. Kurzwelle) fördern die lokale Wärmewirkung auch in tieferen Gewebeschichten [6].

Psychologische Therapie

Zur Vermeidung einer Chronifizierung ist eine psychologische Behandlung durch einen diesbezüglich versierten Psychologen sehr sinnvoll. Hier sollten die Verbesserung der Wahrnehmung und die Verarbeitung des Schmerzerlebens, der Ängstlichkeit und einer möglicherweise zusätzlich bestehenden Depressionen behandelt werden. Für die meisten Patienten ist der Erhalt des Arbeitsplatzes bzw. die Wiedererlangung der Arbeitsfähigkeit ein wesentlicher prognostischer Faktor [6].

Ergotherapeutische Maßnahmen

Selbsthilfetraining sowie die Verordnung adäquater Hilfsmittel ist sowohl bei der konservativen als auch bei der frühen postoperativen Rehabilitation von großer Bedeutung. Als Hilfsmittel sind z. B. Schuh- oder Strumpfanziehhilfen sowie Greifzangen einsetzbar. Darüber hinaus erfolgt die Versorgung mit adäquaten Gehhilfen oder Schuhzurichtungen. Laut Heisel [6] ist die Beachtung der ergonomischen Ausrichtung des Arbeitsplatzes prospektiv-präventiv, vor allem, um eine ungünstig einseitige Körperhaltung zu vermeiden. Eine wissenschaftlich begründete Bewertung der Effizienz der einzelnen Behandlungsmaßnahmen ist laut Heisel [6] heutzutage evidenzbasiert nicht möglich. Berichtete Behandlungsergebnisse beruhen in der Regel auf empirischen Erfahrungen.

Die Konföderation der deutschen Rückenschulen hat die »Neue Rückenschule« konzipiert. Im Fokus stehen körperliche Aktivität, der Abbau psychosozialer Belastungen und gesundheitsförderliche Einstellungen zu Rückenschmerzen. Die ursprüngliche Lehre von falschen und richtigen Verhaltensweisen gilt als veraltet [26].

Inhalte der präventiven »Neuen Rückenschule« [26]

1. Körperwahrnehmung und Körpererfahrung.
2. Training der motorischen Grundeigenschaften.
3. Entspannung und Stressmanagement.
4. Kleine Spiele / Spielformen und Parcours.
5. Haltungs- und Bewegungsschulung.
6. Wissensvermittlung und Information.
7. Strategien zur Schmerzbewältigung.
8. Verhältnisprävention.
9. Vorstellung von Life-Time-Sportarten.
10. Gruppen- und Einzelgespräche.
11. Evaluation.

Nach Schiltenwolf [22] besteht zwischen der Größe des Bandscheibenprolapses und dem Schmerz keine Korrelation. Der bildgewonnene pathologische Bandscheibenbefund allein ist weder symptomerklärend noch befundkorrelierend. Die Größe des Vorfalls hat ebenso wenig eine prognostische Relevanz [21]. Scale u. Zichner [21] konnten bereits 1994 eine klinische Befundbesserung bei 90 % aller konservativ behandelten Patienten mit einem lumbalen Bandscheibenprolaps nachweisen. Es zeigte sich, dass diese klinische Besserung nicht unbedingt an eine radiologisch nachgewiesene Regression des Prolapses gebunden sein muss [21].

40.7.2 Operative Therapie

Vorrangiges Ziel der Bandscheibenbehandlung ist das Vermeiden einer Schmerzchronifizierung. Dementsprechend muss bei ausbleibendem konservativem Therapieerfolg an eine operative Therapie gedacht werden. Über den Zeitraum der konservativen Therapie werden in der Literatur unterschiedliche Angaben gemacht. Nach Schiltenwolf [22] ist eine operative Therapie dann zu fordern, wenn der Zeitrahmen von 8 Wochen nach radikulärem Schmerz trotz Ausschöpfens systematisch durchgeführter konservativer Maßnahmen überschritten wird und gleichzeitig weiterhin körperliche Symptome wie radikulärer Schmerz bestehen. Andere Autoren geben kein Zeitintervall vor.

> **Für die Entscheidung, ob ein lumbaler Bandscheibenvorfall konservativ oder operativ behandelt werden soll, ist neben dem subjektiven Beschwerdebild des Patienten der klinisch-neurologische Befund maßgebend. Die bildgebenden Befunde sind zweitrangig [11].**

Operationsindikationen

Eine absolute OP-Indikation besteht, wenn durch einen Bandscheibenvorfall ein Kaudasyndrom eingetreten ist oder wenn funktionell wichtige Muskeln relevante Paresen aufweisen. Funktionell wichtig bedeutet z. B. eine deutliche Schwäche der Fußheberfunktion. Eine Schwäche des Großzehenhebers oder eine mäßige Fußsenker- oder Quadrizepsschwäche ist bei mäßiger subjektiver Schmerzangabe noch kein zwingender Anlass zur sofortigen Operation [11].

Wenn keine Lähmung vorliegt, ist ein stark anhaltender Schmerz sowie eine erhebliche Behinderung im Alltagsleben trotz Ausschöpfung aller gebotenen konservativen Behandlungsmaßnahmen mit Vorliegen eines eindeutigen Befunds im CT oder MR ebenfalls als OP-Indikation zu werten [11].

Nach Krämer u. Ludwig [11] sind, abgesehen vom Leidensdruck, ein hoher Medikamentenverbrauch sowie die erzwungene Immobilisation und die damit verbundene Thrombosegefahr erhebliche Risiken und müssen bei der Entscheidung für oder gegen eine Bandscheibenoperation bedacht werden. Nach Krämer u. Ludwig [11] sollte sich der Arzt immer selbst die Frage stellen, ob er sich beim vorliegenden Befund operieren lassen würde.

Nach einem Zeitraum von 6 Wochen konservativer Therapie bei ausbleibendem Erfolg und vorliegendem Prolaps sollte nach Krämer u. Ludwig [11] die Indikation zur operativen Therapie gestellt werden.

Kontraindikationen sind anhaltende Kreuzschmerzen **ohne** radikuläre Symptomatik trotz einer möglicherweise vorliegenden Bandscheibenvorwölbung im CT oder MRT. Jedwede Unklarheit in der Diagnose mit fehlender Korrelation zwischen klinischem Befund und Befund des bildgebenden Verfahrens stellt ebenfalls eine Kontraindikation zur operativen Therapie dar. Des Weiteren sind die fehlende Bereitschaft des Patienten sowie das Vorliegen einer Wirbelsäulenhypochondrie Kontraindikationen.

> **Das Kaudasyndrom und/oder relevante Paresen wichtiger Muskeln sind absolute OP-Indikationen!**

Operationsmethoden

Für die operative Behandlung des lumbalen Bandscheibenvorfalls stehen verschiedene Techniken zur Verfügung. Die konventionelle lumbale Diskotomie (engl. »lumbar discectomy«) ist nach Scholz u. Salis-Soglio [23] das Standardverfahren. Selbst unter dem Aspekt der verfeinerten Techniken (Mikrodiskotomie bzw. perkutane Verfahren) hat die offene lumbale Diskotomie auch heute noch ihren Platz in der Behandlung von lumbalen Bandscheibenvorfällen. Der Vorzug der konventionellen Technik mit Lupenbrille ist darin zu sehen, dass nahezu alle im Bedarfsfall zusätzlich durchzuführenden Verfahren abgedeckt werden können. Nach Scholz u. Salis-Soglio [23] resultieren Fehlschläge häufiger aus einer fehlerhaften Indikationsstellung oder einer ungenügend präoperativen Planung als aus technischen Verfahrensunterschieden.

Die offene lumbale Bandscheiben-OP (Diskotomie) ist die häufigste und wichtigste Operation an der Wirbelsäule. In Deutschland werden jährlich 22.000 Diskotomien durchgeführt [11]. Krämer u. Ludwig [11] unterscheiden in der Indikationsstellung zur offenen oder perkutanen Diskotomie, ob eine Bandscheibenprotrusion oder ein prolaps vorliegt. Protrusion steht für Bandscheibenvorwölbung mit mehr oder weniger gut erhaltenem Anulus fibrosus und Prolaps für den Bandscheibenvorfall mit Perforation des Anulus fibrosus und Austritt von Bandscheibengewebe in den Spinalkanal. Für Protrusionen kommen laut Krämer u. Ludwig [11] alle intradiskalen Verfahren wie z. B. perkutane Nukleotomie und perkutane Laserbehandlung infrage. Beim Prolaps sollte eine offene Operation gewählt werden [11] (■ Abb. 40.3a–d; ■ Abb. 40.4a–g).

■ Tab. 40.9 Minimal-invasive Behandlung der Lumbalsyndrome – evidenzbasiert [11]

Behandlung	Wirkung	Nebenwirkung	Evidenzniveau
»Epidural single-shot«	+++	+	A
Lumbale Spinalnervenanalgesie	+++	+	B
Facetteninfiltration	+	+	C
Epiduralkatheter	++	++	C
Chemonukleolyse	+++	+++	A
Perkutaner Laser	–	++	B
Perkutane Nukleotomie	–	++	B
Intradiskale elektrothermale Therapie (IDET)	+	++	B
Facettenkoagulation	+	++	C

A: viele randomisierte kontrollierte Studien; B: wenige randomisierte kontrollierte Studien; C: Expertenmeinung, nicht-randomisierte Studien
Evidenz: stark (+++), mittel: (++), gering (+), keine (–)

Eine wesentliche Rolle sowohl hinsichtlich der operativen Komplikationsrate als auch im Hinblick auf das Endergebnis spielt die Erfahrung des Operateurs. Ziel aller OP-Techniken ist es, fehlerhafte Indikationsstellungen und einen durch unzureichende operationstechnische Durchführung verursachten Beschwerdekomplex bei den Patienten zu vermeiden, den man als Postdiskotomiesyndrom bezeichnet.

Aus einer unzureichend durchgeführten Operation kann letztlich ein chronisch schmerzkranker rückenoperierter Problempatient resultieren. Für das Postdiskotomiesyndrom werden neben der Instabilität auch postoperative Narbenbildungen in der Umgebung von Dura und Nervenwurzeln verantwortlich gemacht. Daher hat es nicht an Versuchen gefehlt, durch minimal-invasive perkutane intradiskale und transforaminale Verfahren Manipulationen im Periduralraum zu reduzieren, um an das dislozierte Bandscheibengewebe zu gelangen. Alle sog. minimal-invasiven Techniken weisen Probleme auf und müssen erst durch kontrollierte Studien überprüft werden, die bis heute fehlen [11].

Krämer u. Ludwig [11] unterscheiden zwischen der minimal-invasiven Behandlung und der operativen Therapie. Minimal-invasive Therapie in Zusammenhang mit der Behandlung von Lumbalsyndromen bedeutet perkutane Einbringung von Nadeln, Kathetern oder endoskopischen Instrumenten zur Behandlung beschwerdeauslösender Veränderungen im lumbalen Bewegungssegment. Die minimal-invasive Wirbelsäulentherapie steht somit zwischen der konservativen und der offen operativen Behandlung.

Auswahl minimal-invasiver Behandlungen
- Lumbale Spinalnervenanalgesie bzw. periradikuläre Therapie
- Lumbale Facetteninfiltration
- Perkutane Facettenkoagulation
- Epidurale periradikuläre Therapie
- Epidural-sakrale Injektion
- Peridurale Katheter
- Intradiskale Injektion
- Chemonukleolyse
- Perkutan-lumbale Diskotomien mittels Endoskopen
- Perkutan-lumbale Lasertherapie
- Intradiskale elektrothermale Therapie (IDET)

Eine Übersicht über den evidenzbasierten Einsatz dieser Verfahren gibt ■ Tab. 40.9 [11].

Die operative Therapie ist nach Krämer u. Ludwig [11] definiert durch die operative Freilegung des betroffenen Wirbelsäulenabschnitts. Dies kann sowohl makrochirurgisch als auch mikrochirurgisch erfolgen. Das mikrochirurgische Vorgehen an der Lendenwirbelsäule bedeutet, den Situs in der Tiefe über einen schmalen Zugang mit Ausleuchtung und Vergrößerung des Operationsfelds zu erreichen sowie spezielle abgewinkelte Instrumente zu verwenden.

Schwetlick [24] sieht die mikrochirurgische Technik nicht in der Verwendung einer Stirnlampe und eines Spekulumspreizersystems, mit dem kleinere Zugänge erreicht werden können, sondern in der Anwendung eines speziellen Operationsmikroskops und eines mikrochirurgischen Instrumentariums.

Nach Schwetlick [24] ist die mikrochirurgische Diskotomie nicht zeitaufwendiger als die makrochirurgische. Durch die mikrochirurgische OP-Technik können der postoperative Krankenhausaufenthalt und die Zeit der Arbeitsunfähigkeit reduziert werden. OP-Komplikationen in der mikrochirurgischen Technik unterscheiden sich nicht von denjenigen der offenen Technik [24].

Komplikationsmöglichkeiten sind sowohl für offene als auch für mikrochirurgische Verfahrenstechniken Duraverletzungen, Nervenwurzeldehnung, epidurale Blutungen, Verletzung der Iliakalgefäße sowie Lagerungsschäden.

Die Komplikationsrate ist wie bei den meisten anderen Operationsverfahren auch von der Erfahrung des Operateurs abhängig. Die Vorteile der mikrochirurgischen

Tab. 40.10 Postdiskotomiesyndrom – Schweregrade [11]

Grad	Schmerzen	Lasègue	Medikamente	Leistungsfähigkeit	Gutachten	Grad der Behinderung
I	Kein Ruheschmerz, leichter Belastungsschmerz	Negativ	Gelegentlich	Eingeschränkt für Schwerarbeit und Leistungssport	Arbeitsfähig, keine Schwerarbeit	unter 20 %
II	Leichter Ruheschmerz, starker Belastungsschmerz	Positiv	Regelmäßig leichte, gelegentlich starke	Keine wirbelsäulenbelastende Arbeit, kein Sport	Häufig arbeitsunfähig, berufsunfähig für wirbelsäulenbelastende Arbeiten	30–80 %
III	Starker Dauerschmerz	Unter 30°	Dauernd starke	Gehhilfen, Hilfsperson	Erwerbsunfähig	100 %

Technik sind u. a. die exaktere Blutstillung an epiduralen Gefäßen, die gefäßschonende Operationstechnik bei guter Übersicht der anatomischen Strukturen und die Möglichkeit einer qualifizierenden Ausbildung von OP-Assistenten, die zu jedem Zeitpunkt die intraoperative Präparation verfolgen und unter Anwendung des OP-Mikroskops angeleitet werden können [24].

Nachteile der mikrochirurgischen Nervenwurzeldekompression bestehen nach Krämer [11] im gewöhnungsbedürftigen beschränkten Operationsfeld mit indirekter Betrachtung des Operationssitus im Mikroskop und in der fehlenden Möglichkeit, sich an Nachbarstrukturen zu orientieren.

Prinzipiell sollte eine Bandscheibenoperation bei gegebener Indikationsstellung nicht zu lange hinausgezögert werden, da bei einer radikulären Beschwerdedauer von mehr als 6 Monaten die Ergebnisse von Bandscheibenoperationen (mit oder ohne Operationsmikroskop) signifikant schlechter werden und sich die Wahrscheinlichkeit einer Wiederaufnahme der Arbeit verringert [11, 24].

Fehlschläge in der mikrochirurgischen Bandscheibenchirurgie sind vor allem auf eine schlechte Patientenselektion und unzureichende präoperative Diagnostik zurückzuführen [24].

40.8 Postdiskotomiesyndrom

Dieser Terminus fasst eine Reihe von postoperativen Symptomkomponenten zusammen, die sehr unterschiedliche krankhafte Veränderungen der LWS zur Ursache haben. Es liegt kein einheitliches Krankheitsbild mit klarer Definition vor.

Lediglich Krämer u. Ludwig [11] haben versucht, den Begriff zu definieren: »Als Postdiskotomiesyndrom bezeichnet man alle anhaltenden starken Beschwerden nach der offenen lumbalen Bandscheibenoperation, die durch Segmentinstabilität und Verwachsungen im Wirbelkanal hervorgerufen werden.«

Nach Bandscheibenoperationen ist bei etwa 15 % der Patienten mit einem Postdiskotomiesyndrom zu rechnen [14].

Potenzielle Gründe für die Entstehung eines Postdiskotomiesyndroms [14]

1. Inkorrekte Diagnose
2. Schlechte Patientenauswahl
3. Falsche Operation
4. Falsches Bandscheibenfach operiert
5. Technische Mängel
6. Unzureichende Dekompression
7. Fortschreiten der Grunderkrankung
8. Infektionen

Nach Krämer u. Ludwig [11] entstehen nach jeder operativen Entfernung von Bandscheibengewebe 2 einschneidende Veränderungen am Bewegungssegment, die für die Ätiologie und Pathogenese des Postdiskotomiesyndroms eine entscheidende Rolle spielen:

- Lockerung und Höhenminderung des Zwischenwirbelraums durch Entfernung von Bandscheibengewebe,
- Entwicklung von narbigen Verwachsungen im Operationsbereich.

Krämer u. Ludwig [11] unterscheiden 3 Schweregrade (Tab. 40.10).

Als Risikofaktoren für die Entstehung eines Postdiskotomiesyndroms sind laut Klinger et al. [10] negative psychische Faktoren, eine vorbestehende Schmerzchronifizierung und psychische Störungen relevant. Diese sollten vor Durchführung einer Bandscheibenoperation berücksichtigt werden. Therapeutische Maßnahmen reichen von konservativer Therapie bei chronischem Schmerzsyndrom zu Renukleotomien, Versteifungsoperation (◘ Abb. 40.4f,g) bis hin zur Implantation von Bandscheibenprothesen [14].

Eine weitere mögliche Komplikation einer offenen Bandscheibenoperation mit ggf. gleichzeitiger Dekompression einer knöchernen Stenose durch Teilentfernung des Wirbelbogens oder der Wirbelgelenke kann die Ausbildung einer Instabilität mit Pseudospondylolisthese und hieraus resultierender spinaler Enge nach sich ziehen [2]. Evidenzbasierte Studien darüber liegen bisher nicht vor.

Nach Leu [16] hat die endoskopische Nukleotomie in den letzten Jahren eine Renaissance erfahren. Durch die Einführung optisch hoch auflösender koaxialer Arbeitsendoskope hat sich gezeigt, dass bei korrekter Indikationsstellung mit diesen minimal-invasiven Techniken Ergebnisse möglich sind, die sich mit dem Goldstandard der Mikrodiskotomie messen lassen.

Es liegt bisher keine evidenzbasierte Aussage darüber vor, welches Verfahren bzw. welche OP-Technik von belegtem Vorteil ist. Entscheidend für den Erfolg der Bandscheibenoperation sind vor allem die richtige Indikationsstellung und die Erfahrung des Operateurs.

Literatur

1. Böhm B, Giesa M, Meinig H, Eckardt A, Schadmand-Fischer S, Heine J (2005) Korrelation degenerativer Bandscheibenveränderungen im MRT mit dem Befund der Diskographie bei Rückenschmerzpatienten. Orthopäde 34:1144–1149
2. Debrunner A (2005) Orthopädie, Orthopädische Chirurgie, 4. Aufl. Hans Huber, Bern
3. Flamme CH (2005) Übergewicht und Bandscheibeschaden. Orthopäde 34:652–657
4. Heisel J (2010) Kompressionssyndrome der Hals- und Brustwirbelsäule. Orthopädie und Rheuma 12:37–42
5. Heisel J (2011) Kompressionssyndrome der Lendenwirbelsäule. Orthopädie & Rheuma 1:41–45
6. Heisel J (2009) Konservative Behandlungspalette des Rückenschmerzes. Orthopäde 38:896–906
7. Jäckel WH, Cziske R, Gerdes N, Jacobi E (1990) Überprüfung der Wirksamkeit stationärer Rehabilitationsmaßnahmen bei Patienten mit chronischen Rückenschmerzen. Rheumatologe 29:129–133
8. Kayser R, Mahlfeld K, Heyde CE (2008) Das Konzept der stationären Stufendiagnostik bei Patienten mit lumbalem Rückenschmerz. Orthopäde 37:285–299.
9. Keel P (1998) Das Schweizer Modell: Ergebnisse des Nationalen Forschungsprogrammes 26 B (Chronifizierung des Rückenschmerzes). In: Pfingsten M, Hildebrandt J (Hrsg) Chronischer Rückenschmerz – Weg aus dem Dilemma. Huber, Bern, S 163–184
10. Klinger R, Geiger F, Schiltenwolf M (2008) Lässt sich eine »failed back surgery« verhindern. Orthopäde 37:1000–1006
11. Krämer J, Ludwig J (1999) Die operative Behandlung des lumbalen Bandscheibenvorfalls. Orthopäde 28:579–584
12. Krämer J (1996) Besonderheiten der orthopädischen Schmerztherapie bei Erkrankungen der Wirbelsäule. Schmerz 10:269
13. Krappel FA, Harland U (2001) Diskusdiagnostik im MRT. Orthopäde 30:502–513
14. Krödel A (2008) Postnukleotomiesyndrom. Orthopäde 37: 300–306
15. Kügelen B (2001) Leitlinien zum Rückenmanagement – Kommentar aus der Sicht der Physikalischen und Rehabilitativen Medizin. In: Kügelen B, Hildebrandt J (Hrsg) Leitlinien zum modernen Rückenmanagement (Neuroorthopädie 8). Zuckerschwerdt, München, S 240–247
16. Leu H (2011) Endoskopische Nukleotomie – Renaissance eines Verfahrens. Orthopäde 40:126–129
17. Pfingsten M, Hildebrandt J (2001) Auswirkung von Patienten- und Settingmerkmalen auf die Effektivität multimodaler Behandlungsprogramme bei chronischen Rückenschmerzen (Abstract). Schmerz 15(Suppl 1):88
18. Rhode J (2002) Schmerzreduktion bei Patienten mit akuten lumbalen Radikulär- und Pseudoradikulärsyndromen nach stationärer manueller Therapie und komplexer Physio- und Schmerztherapie: Manuelle Medizin 40:203–209
19. Rohde J, Steiniger J, Gerlach T, Jaschke B, Rudolph U (2007) Die Wirksamkeit von Traktion der Lendenwirbelsäule bei lumbalem Diskusprolaps: Manuelle Medizin 45:183–190
20. Rohde J (2011) Stand- und Gangstörungen (Hinken) beim lumbalen Radikulärsyndrom. Manuelle Medizin 49:19–24
21. Scale D, Zichner L (1994) Spontanverlauf beim lumbalen Bandscheibenvorfall. Orthopäde 23:236–242
22. Schiltenwolf M (1999) Aspekte konservativer Ischialgiebehandlung. Orthopäde 28:966–974
23. Scholz R, Salis-Soglio G Freiherr von (1999) Offene lumbale Bandscheibenoperation. Orthopäde 28:585–592
24. Schwetlick G (1998) Mikrochirurgische lumbale Bandscheibenoperationen. Orthopäde 27:457–465
25. Wirtenberg R (2004) Orthopädische Schmerztherapie. Schmerz 18:451–452
26. Konföderation der deutschen Rückenschulen. Inhalte der präventiven Rückenschule; Hannover 2006; http://www.kddr.de/wp-content/uploads/2011/09/Inhalte-der-Praeventiven-Rueckenschule.pdf

Spinalkanalstenose

R. H. Richter, S. Richter, R. Forst

H.-R. Casser et al. (Hrsg.), *Rückenschmerzen und Nackenschmerzen*,
DOI 10.1007/978-3-642-29775-5_41, © Springer-Verlag Berlin Heidelberg 2016

Die lumbale Spinalkanalstenose (LSS) ist ein Beschwerdekomplex aus Rückenschmerz und belastungsabhängigen Schmerzen in den Beinen. Die Inzidenz symptomatischer LSS nimmt aufgrund des steigenden Lebensalters der Patienten und des hohen Anspruchs an Lebensqualität exponentiell zu. Nach ausführlicher Anamneseerhebung und klinischer Untersuchung erfolgt eine weiterführende radiologische Diagnostik mittels Röntgen und ggf. Schnittbilddiagnostik. Die Therapie ist in erster Linie vom Beschwerdebild der Patienten abhängig und sekundär vom Ergebnis der bildgebenden Verfahren. Nach Ausschöpfen aller konservativen Maßnahmen im Sinne einer multimodalen Schmerztherapie steht die operative Therapie im Vordergrund. Aufgrund der großen Vielfalt an Operationsmethoden ist es schwierig, einen Behandlungsalgorithmus zu definieren. Die Wahl des Operationsverfahrens sollte immer individuell für den Patienten getroffen werden.

41.1 Lumbale Spinalkanalstenose (LSS)

41.1.1 Definition

Unter lumbaler Spinalkanalstenose (LSS) wird eine umschriebene, knöchern-diskoligamentäre Einengung des Spinalkanals verstanden, die mit einem klinischen Beschwerdekomplex aus Rückenschmerzen und belastungsabhängigen Schmerzen in den Beinen (Claudicatio spinalis) verbunden ist [10].

Ubiquitäre Degenerationsprozesse führen mit zunehmendem Alter speziell an der LWS zur Einengung des Spinalkanals. Als Folge der sich verändernden Altersstruktur nimmt die Inzidenz symptomatischer Spinalkanalstenosen exponentiell zu [13]. Aufgrund des steigenden Anspruchs älterer Menschen an Lebensqualität und insbesondere an Mobilität sowie Flexibilität gewinnt die Spinalkanalstenose eine immer größere Bedeutung. Auch die steigende Qualität und Verfügbarkeit radiologischer Schnittbildverfahren sowie die wachsende Zahl möglicher Behandlungskonzepte bewirken, dass immer mehr Spinalkanalstenosen diagnostiziert und behandelt werden [10]. Bei Patienten über 60 Jahre kann MR-tomografisch in mehr als 20 % der Fälle eine LSS diagnostiziert werden [13]. Die Operationsinzidenz in den USA hat sich von 1979 bis 1992 verachtfacht [13]. Sowohl die Indikationsstellung zur Operation als auch die Wahl des chirurgischen Verfahrens wird durch die gleichzeitig voranschreitende Entwicklung neuer Therapieansätze erschwert, zumal evidenzbasierte Entscheidungshilfen für die Behandlung dieser Patienten fehlen [13].

> **Die lumbale Spinalkanalstenose ist mittlerweile der häufigste Grund für eine LWS-Operation [10]. Die jährliche Inzidenz der lumbalen Spinalkanalstenose wird in der Literatur mit 5 pro 100.000 angegeben [10].**

41.1.2 Ursache

Es werden die kongenitalen (anlagebedingten) Ursachen der sog. primäre LSS und die degenerativen Ursachen der sog. sekundären LSS unterschieden. Die primäre LSS fasst die intrinsischen, konstitutionellen Engen des Spinalkanals (isoliert oder im Rahmen einer systemischen Grunderkrankung, z. B. Achondroplastie/Arachnopathien) und die lytischen Spondylolisthesen zusammen. Die häufigste Ursache der sekundären lumbalen Spinalkanalstenosen liegt in der degenerativen Struktur. Eine Spondylolisthese (◘ Abb. 41.1a–i; ◘ Abb. 41.2c) sowie eine De-novo-Skoliose können ebenfalls Ursache einer sekundären LSS sein.

41.1.3 Pathophysiologie und Pathoanatomie

Die LSS kann mono- oder multisegmental, ein- oder beidseitig vorliegen. Man unterscheidet zwischen einer zentralen Stenose, einer Recessusstenose (laterale Stenose) und einer Foramenstenose [10]. Eine relative LSS (Sagittaldurchmesser des Spinalkanals 10–14 mm) ist häufig asymptomatisch und zeigt in der Bildgebung noch einen Restsaum an epiduralem Fettgewebe sowie einen deutlichen Liquorraum. Demgegenüber ist die absolute LSS (Sagittaldurchmesser <10 mm) häufig symptomatisch und zeigt radiologisch keinen Reserveraum mehr [10].

> **Die häufigste Form der LSS entsteht im Rahmen einer chronischen Degeneration des Bewegungssegments (► Übersicht »Pathogenesefaktoren«) [10].**

Durch Verschleiß der Bandscheibe kommt es zu einer Protrusion mit der Folge einer ventralen Spinalkanaleinengung. Die Höhenminderung des Zwischenwirbelraums wiederum führt zu einer Einengung der Recessus und der Foramina intervertebralia sowie zu einer zunehmenden Belastung der Facettengelenke (◘ Abb. 41.2d). Diese Mehr- bzw. Überlastung der Facettengelenke zieht eine Facettengelenkarthrose mit weiteren Folgeerscheinungen nach sich, und zwar:

- Hypertrophie der Gelenkkapsel,
- knöcherne Anbauten der Gelenkpartner,
- Entwicklung von raumfordernden Gelenkzysten,
- Instabilität.

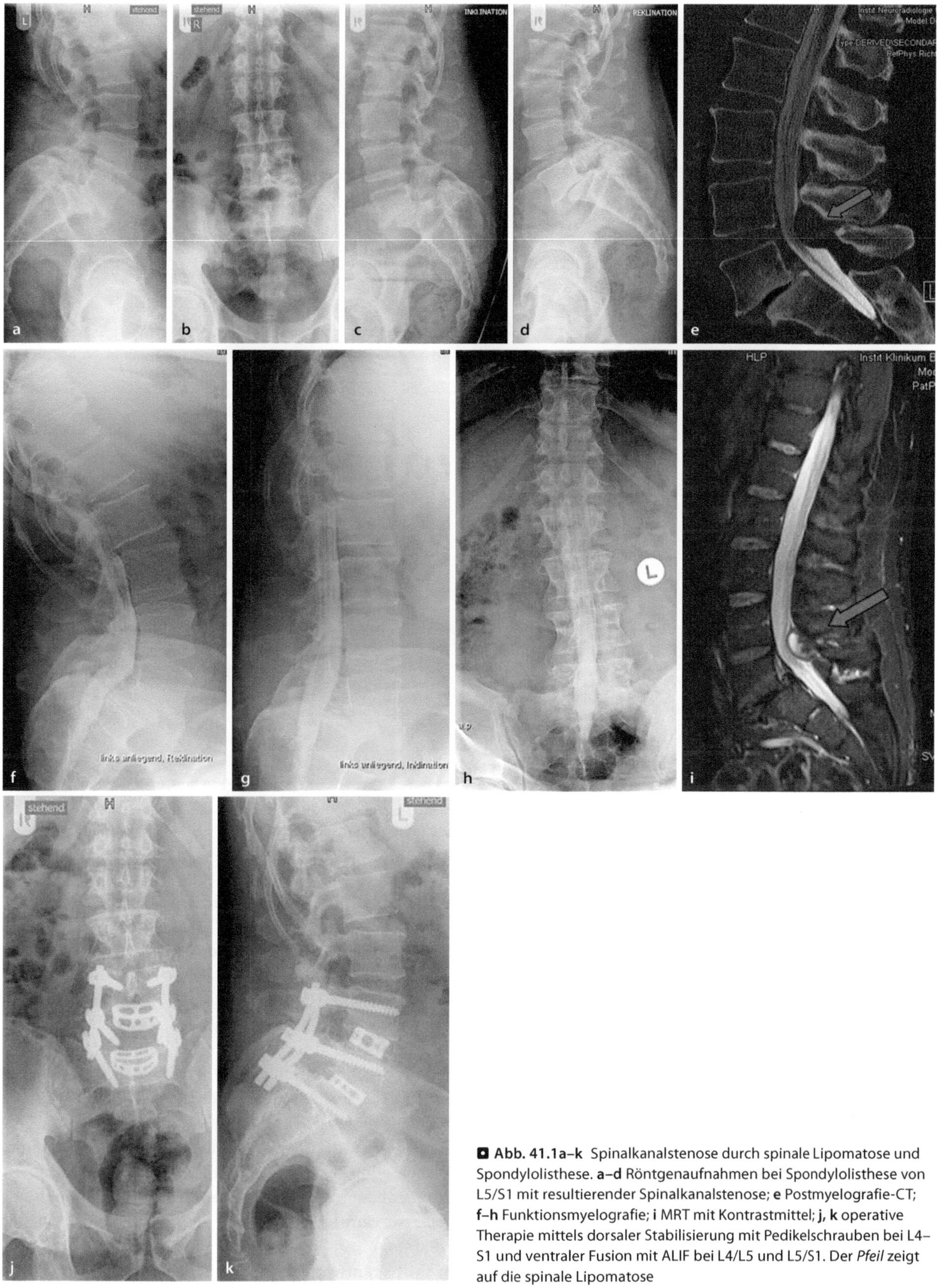

Abb. 41.1a–k Spinalkanalstenose durch spinale Lipomatose und Spondylolisthese. **a–d** Röntgenaufnahmen bei Spondylolisthese von L5/S1 mit resultierender Spinalkanalstenose; **e** Postmyelografie-CT; **f–h** Funktionsmyelografie; **i** MRT mit Kontrastmittel; **j, k** operative Therapie mittels dorsaler Stabilisierung mit Pedikelschrauben bei L4–S1 und ventraler Fusion mit ALIF bei L4/L5 und L5/S1. Der *Pfeil* zeigt auf die spinale Lipomatose

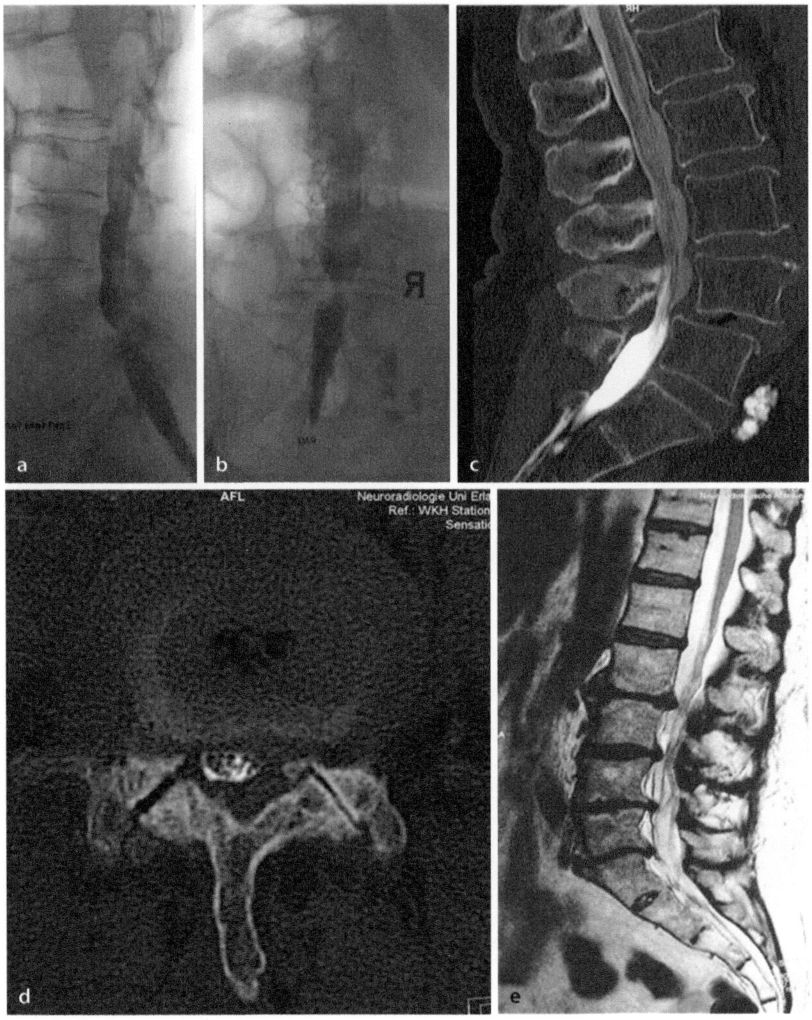

Abb. 41.2a–e Absolute Spinalkanalstenose. **a, b** Myelografie mit Kontrastmittelstopp bei absoluter Spinalkanalstenose; **c, d** Postmyelo-CT; **d** MRT mit Kontrastmittel: deutlich degenerative Veränderungen mit resultierender LSS

Pathogenesefaktoren der LSS [10]

- Höhenminderung des Segments
- Spondylose
- Bandscheibenprotrusion
- Spondylarthrose
- Band-/Kapselhypertrophie
- Spondylolisthese
- Instabilität/Hypermobilität

Die Ligamenta flava legen sich durch Höhenminderung des Segments in Falten und führen so ebenfalls zu einer Raumforderung, jedoch von dorsal. Zu einer Hypertrophie der Ligamenta flava kommt es, wenn eine begleitende Instabilität vorliegt. Generell führt eine Segmentinstabilität dazu, dass der Körper im Rahmen eines Selbstheilungsprozesses bemüht ist, das instabile Segment zu stabilisieren. Dies geschieht durch Bildung knöcherner Anbauten und Hypertrophien stabilisierender Bandstrukturen [10] (Abb. 41.2d).

Eine seltene Ursache für eine LSS ist gehäuft im Segment L5/S1 bei Vorliegen einer spinalen Lipomatose zu beobachten (Abb. 41.1e,i). Im Fall einer degenerativen Spondylolisthese resultiert allein durch den Wirbelversatz bereits eine Einengung des Spinalkanals (Abb. 41.2a–c). Die degenerative Spondylolisthese trifft gehäuft im Segment L4/5 auf [10]. Letztendlich führt die LSS zu einer Kompression der Cauda equina, einzelner Nervenwurzeln, der Hirnhäute und intraspinaler Gefäße. Die Kompression einer Nervenwurzel kann eine Radikulitis zur Folge haben [10].

Mitverantwortlich für die Entstehung der Claudicatio spinalis bei LSS scheint der Effekt an den Gefäßen zu sein.

Tab. 41.1 Differenzialdiagnose Claudicatio spinalis (neurogen) vs. Claudicatio intermittens (vaskulär) [10]

	Claudicatio spinalis	Claudicatio intermittens
Schmerzausbreitung in den Beinen	Von proximal nach distal	Von distal nach proximal
Schmerzlinderung	Im Sitzen, Liegen	Im Stehen
Schmerz beim Liegen	Keine	Linderung beim Aufstehen
Gehen	Bergauf leichter	Bergab leichter
Radfahren	Gut möglich	Führt zu Schmerzen
Flexionshaltung der LWS	Linderung	Kein Effekt
Extensionshaltung der LWS	Verschlechterung	Kein Effekt
Pulsstatus (peripher)	Unauffällig	Abgeschwächt
Hautstatus	Normal	Haarverlust, trophische Störungen
Körperhaltung	Gebeugt	Unauffällig

Hier werden 2 sich gegenseitig beeinflussende Phänomene diskutiert: die Ischämie als Folge einer arteriellen Minderdurchblutung und die venöse Stauung zwischen 2 Stenosen mit dadurch bedingter Kompression der Nerven und sekundärer Minderperfusion.

Das Ausmaß der Kompression ist abhängig vom Profil und der axialen Belastung der LWS. Eine Hyperextension (Abb. 41.1d) der LWS führt zu einer zusätzlichen Einengung des Spinalkanals, eine Hyperflexion (Abb. 41.1c) dagegen zu dessen Erweiterung [10, 13]. Die axiale Belastung eines Segments bedingt die Zunahme der Stenose. Nach Schulte et al. [10] zeigten experimentelle Messungen, dass der epidurale Druck beim Stehen und in Extension erhöht ist; im Liegen, im Sitzen und in Flexion ist er erniedrigt. Beim Gehen kommt es zu einer zusätzlichen Steigerung des epiduralen Drucks.

41.1.4 Diagnostik

Eine generelle Schwierigkeit der klinischen Beurteilung von Patienten mit LSS liegt darin, dass die Patienten in der Regel älter sind (über 50 Jahre) und somit diverse Komorbiditäten aufweisen. Speziell im Bereich der LWS zeigt sich ein vielfältiges Bild an Verschleißerscheinungen. Ein großes Problem wird darin gesehen, bei einem multifaktoriellen Schmerzgeschehen jeweils diejenigen Anteile diagnostisch zu identifizieren, die durch die LSS bzw. durch weitere Faktoren bedingt sind, wie z. B. Instabilität, Facettengelenkarthrose, Knochenschmerz (z. B. bei Osteoporose), Arthroseschmerz der unteren Extremität sowie internistische und neurologische Komorbiditäten (z. B. Polyneuropathie) [10, 13].

Anamnese und Klinik

Es werden ein- oder beidseitige Rücken-Bein-Schmerzen beklagt, die langsam progredient sind und bereits seit mehreren Monaten oder Jahren bestehen. Der Rückenschmerz ist lumbal lokalisiert und strahlt mitunter nach gluteal, in die Leisten und in die Beine aus. Dabei folgt die Schmerzausstrahlung nicht immer einem radikulären Muster [10, 13]. Bei einer reinen LSS klagt der Patient typischerweise über eine neurogene Claudicatio (Claudicatio spinalis), die das spezifische Symptom der LSS darstellt. Die neurogene Claudicatio lässt sich klinisch von der vaskulären Claudicatio abgrenzen. Dies wird in Tab. 41.1 sichtbar [10].

Es liegt eine schmerzhafte Einschränkung der Gehfähigkeit sowie eine reduzierte Gehstrecke vor. Im Gegensatz dazu ist eine Gehstörung bei Vorliegen einer Myelopathie in der Regel schmerzlos und unabhängig von Gehzeit und Gehstrecke [10]. Zur klinischen Orientierung hat sich das Verhältnis der Kreuzschmerzkomponente im Vergleich zur Beinschmerzkomponente als hilfreich herausgestellt. Das Ausmaß der Kreuzschmerzkomponente gibt Hinweis auf eine begleitende Segmentinstabilität oder eine Facettengelenkarthrose. Zu einer isolierten Radikulopathie kann es bei Vorliegen einer lateralen Recessus- oder Foramenstenose kommen. Gelegentlich zeigen die Patienten sensomotorische Defizite, häufig geringer im Ruhezustand und verstärkt bei Gehbelastung. Typische Nervendehnungszeichen wie das Zeichen nach Lasègue oder der Femoralisdehnungsschmerz sind oft negativ [10, 13].

Das Gefühl der »schweren Beine« wird oft beschrieben, vor allem bei längerem Gehen. Hier sollten differenzialdiagnostisch die peripheren Neuropathien abgeklärt werden. Nur in Ausnahmefällen findet sich ein Kaudasyndrom. Blasen- und Mastdarmentleerungsstörungen bei LSS sind ebenfalls sehr selten, da die sakralen Nervenwurzeln innerhalb der Kauda zentral lokalisiert sind und bei Kompression zunächst die peripheren lumbalen Fasern in Mitleidenschaft gezogen werden [10, 13]. Bei Vorliegen von Blasen-/Mastdarmentleerungsstörungen sowie zusätzlichem Ausfall der langen Bahnen (Babinski-Zeichen, Klonus sowie Hyperreflexien) ist verstärkt nach einer Pathologie im Bereich des zervikalen oder thorakalen Spinalkanals zu suchen (Myelopathie) [10, 13].

Beschwerden des Iliosakralgelenks, die ebenfalls als Differenzialdiagnose der LSS anzusehen sind, führen in der Regel zu Beschwerden beim Sitzen, Hinsetzen oder Aufstehen aus sitzender Position und zeigen eine typische Druckschmerzhaftigkeit des Gelenks.

Die wichtigsten Differenzialdiagnosen der LSS sind in der folgenden ▶ Übersicht zusammengefasst [10]. Circa 20 % der Patienten mit LSS sind depressiv und mit ihrem Leben unzufrieden [10, 13].

Differenzialdiagnosen der LSS [10]

- Lumbaler Bandscheibenvorfall
- Spondylolisthese
- Wirbelfrakturen
- Zervikale oder thorakale Spinalkanalstenosen mit Myelopathie
- (Spinale) Tumoren
- Entzündungen (Spondylodiszitis, epiduraler Abszess, Borreliose)
- Spondylitis ankylosans
- Iliosakralgelenkarthrose
- Facettengelenksyndrom
- Koxarthrose
- Tendopathien
- Kardiovaskuläre Erkrankungen (KHK, pAVK)
- Bauchaortenaneurysma
- Spinale Lipomatose
- Neuropathien/Polyneuropathien

Radiologische Diagnostik

Röntgen

Die radiologische Routinediagnostik umfasst Röntgenbilder der LWS im Stehen in 2 Ebenen (◘ Abb. 41.1a,b), inklusive seitlicher Funktionsaufnahmen in Inklination (◘ Abb. 41.1c) und Reklination (◘ Abb. 41.1d). An diesen Bildern lassen sich bereits typische Veränderungen erkennen, wie z. B. die Höhenminderung des Segments und Facettengelenkarthrosen. Zudem können sich schon Hinweise auf zusätzliche Pathologien oder Differenzialdiagnosen ergeben, wie z. B. das Vorliegen von Osteolysen, (osteoporotischen) Frakturen etc.

Zur Beurteilung der Segmentstabilität sind seitliche Röntgenfunktionsaufnahmen im Stehen unverzichtbar, da das Ausmaß der Hypermobilität nur in Hyperflexion und extension beurteilbar ist [10].

Magnetresonanztomografie (MRT)

Die MRT ist das Schnittbildverfahren der Wahl, obwohl der Patient in der Regel im Liegen ohne axiale Belastung untersucht wird. Großer Vorteil der MRT ist die Kombinierbarkeit mit einer Kernspinmyelografie (◘ Abb. 41.1i; ◘ Abb. 41.2d). Das Vorliegen eines intraradikulären Ödems kann Hinweis auf eine kompressionsbedingte Radikulitis sein. Dieser Effekt führt dazu, dass die entzündete Nervenwurzel Kontrastmittel (Gadolinium) aufnimmt.

Computertomografie (CT)

Das CT bietet im Vergleich zur MRT-Untersuchung eine deutlich bessere Darstellung knöcherner Strukturen. Häufig wird das CT im Anschluss an eine Funktionsmyelografie als ein sog. Postmyelografie-CT (◘ Abb. 41.1e; ◘ Abb. 41.2c) angefertigt.

Funktionsmyelografie

Sie ist derzeit noch das beste Verfahren, um den Einfluss von Hyperextension und flexion auf das Ausmaß einer Stenosierung des Spinalkanals zu untersuchen (◘ Abb. 41.1f,g; ◘ Abb. 41.2a,b). Allerdings ist die Durchführung dieser invasiven Methode im Zeitalter der MR-Myelografie kritisch zu indizieren. Die Funktionsmyelografie erlaubt zudem die Untersuchung der LWS im Stand unter »normaler Belastung« durch das Körpergewicht [10].

Neuere Arbeiten haben nach Schulte et al. [10] ergeben, dass sich die diagnostischen und prädiktiven Werte von Myelografie, Myelo-CT und MRT nicht signifikant unterscheiden.

Bei der Beurteilung der radiologischen Bildgebung muss betont werden, dass der radiologische Grad einer LSS – weder vor noch nach einer Operation – nicht mit dem Grad der klinischen Beschwerden korreliert [10, 13].

Zusatzdiagnostik

Eine gefäßchirurgische Abklärung sollte zum Ausschluss einer vaskulären Genese der Beschwerden erfolgen. Bei Unklarheiten bzw. bei Verdacht auf eine periphere Neuropathie sollten zudem elektrophysiologische Untersuchungen angestrebt werden.

Laboruntersuchungen spielen bei der Diagnostik der LSS keine Rolle, helfen aber, Differenzialdiagnosen auszuschließen (z. B. CRP-Erhöhung bei Spondylodiszitis). Bei Vorliegen chronischer Schmerzen kann eine schmerzpsychologische Abklärung in Erwägung gezogen werden.

Zur Differenzierung der einzelnen Schmerzkomponenten, die den Gesamtschmerz des Patienten ausmachen, sind selektiv diagnostische Infiltrationen sinnvoll. Abhängig vom individuellen Fall sind z. B. Infiltrationen der Facettengelenke, der Iliosakralgelenke, der Hüftgelenke sowie Wurzelblockaden zu diskutieren.

41.1.5 Therapie

Natürlicher Verlauf der LSS

Die individuelle therapeutische Entscheidung (operativ oder konservativ) hängt im Wesentlichen vom Spontanverlauf dieser Erkrankung ab [13]. Überraschenderweise gibt es jedoch keine prospektiven Langzeitstudien, die den natürlichen Verlauf einer LSS aufzeigen [10]. Einzelne Studien, die verschiedene Behandlungswege untersuchten, enthalten Untergruppen von Patienten, die nicht therapiert wurden. Diese Studien berichten von einer Zunahme der Symptome in ca. 20 % der Fälle [10]. Johnson et al. [4] berichten von einem natürlichen Verlauf mit einer Verschlechterung der Schmerzen in 15 %, einer Verbesserung in ebenfalls 15 % und einer Schmerzkonstanz in 70 % der Fälle nach 49 Monaten.

Ziel jeder Behandlung ist die Schmerzreduktion und die Verlängerung der schmerzfreien Gehstrecke [10]. Nur selten liegen absolute OP-Indikationen vor, wie z. B. bei einem Kaudasyndrom oder isolierten progredienten Paresen. Bei den meisten Patienten liegt eine relative OP-Indikation vor. Dies erschwert bei dem dazu noch vorliegenden Mangel an evidenzbasisierten Therapieempfehlungen und der Vielfalt verschiedener Therapiemöglichkeiten die Entscheidung für das weitere Prozedere. Vor allem prospektiv randomisierte Studien, die verschiedene Therapien vergleichen, sind noch zu selten [10].

Konservative Therapie

Die konservative Therapie ist aufgrund des häufig wellenförmigen Verlaufs der Beschwerden in der Regel das initiale Behandlungskonzept. Es kommt eine Vielzahl an Verfahren zum Einsatz. Idealerweise wird ein multimodales Therapiekonzept empfohlen, bestehend aus einer Kombination medikamentöser, krankengymnastischer, physikalischer und psychologischer Strategien [13]. Als weitere Verfahren stehen Ergotherapie, **Verhaltenstherapie**, Orthesen, Mieder, Haltungsschulung, Patienteninformationen, Akupunktur und manuelle Medizin zur Verfügung.

Ziel vieler krankengymnastischer Ansätze sind Flexion, Distraktion und neurale Mobilisation sowie die Entlastung der betroffenen Segmente; stabilisierende Übungen werden zur Steigerung der allgemeinen körperlichen Fitness eingesetzt [10].

Bei der medikamentösen Therapie stehen schmerzlindernde und entzündungshemmende Medikamente wie NSAR im Vordergrund. Ebenso werden kurzfristig Kortikoide sowie ggf. Opioide und Muskelrelaxanzien eingesetzt [13]. Die Elektrotherapie, die transkutane elektrische Nervenstimulation (TENS) sowie passive Maßnahmen und entlordosierende Orthesen werden ebenfalls angewendet. Die Wirksamkeit all dieser Maßnahmen ist bislang weder nachgewiesen noch widerlegt [13]. Lediglich die Gabe von Kalzitonin hat sich als eindeutig unwirksam gezeigt [13].

Es gehört ebenfalls zum konservativen Behandlungskonzept, dass der Patient über den natürlichen Verlauf der Erkrankung aufgeklärt wird, insbesondere darüber, dass keine akuten Paresen drohen, aber eine generelle Verschlechterung der körperlichen Kondition als Ergebnis der Inaktivität eintreten kann [10]. Therapeutische Infiltrationen können dem Patienten zunächst eine kurz- bis mittelfristige Besserung bringen. Hier werden üblicherweise Steroide in Verbindung mit einem Lokalanästhetikum im Rahmen epiduraler, tiefer paravertebraler, periradikulärer oder Facettengelenkinfiltrationen eingesetzt. Epidurale Kathederbehandlungen sind aufgrund von Komplikationsmöglichkeiten eher kritisch zu indizieren [10].

Da die meisten Patienten unter chronischen, stagnierenden oder langsam progredienten Beschwerden leiden, die sich durch konservative Maßnahmen nur unbefriedigend kontrollieren lassen, ist oft eine kausale Therapie der pathoanatomischen Einengung des Spinalkanals erforderlich.

> **Insbesondere die Claudicatio spinalis lässt sich konservativ kaum beeinflussen.**

Im Gegensatz zum Bandscheibenvorfall, der zu spontaner Regredienz neigt, ist bei der Spinalkanalstenose eine chronische, langsame Progredienz der ursächlichen degenerativen Veränderungen zu erwarten [13]. Zeitfang et al. [17] überprüften 2003 in einer prospektiven Studie den Erfolg **multimodaler** Therapiemaßnahmen bei Patienten mit über 6 Monaten andauernder Symptomatik einer Spinalkanalstenose. Sie konnten mit der durchgeführten konservativen Therapie eine kurzfristige Besserung der Gehstrecke erzielen. Das mittel- und langfristige Ergebnis bleibt jedoch unklar. Prädiktoren für einen Therapieerfolg (Alter, Geschlecht, BMI, Funktionskapazität, Gehvermögen vor der Behandlung) konnten jedoch nicht gefunden werden.

> **Aus der Literatur kann zu multimodalen Therapiemaßnahmen bisher ebenfalls keine wissenschaftliche Evidenz abgeleitet werden. Weitere prospektive Studien sind demnach erforderlich.**

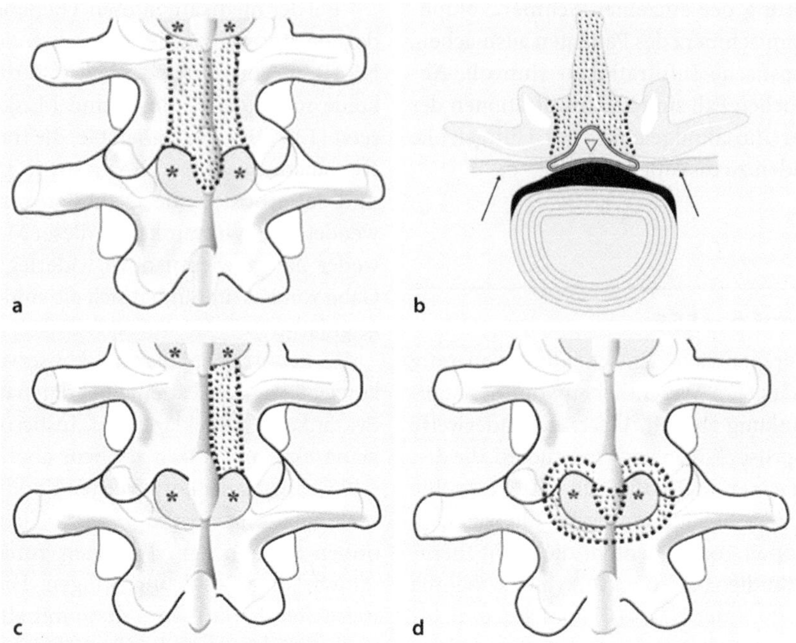

Abb. 41.3a–d Laminektomietechniken: **a** Laminektomie, Ansicht von dorsal; **b** Laminektomie, Ansicht von axial; **c** Hemilaminektomie, Ansicht von dorsal; **d** beidseitige Fensterung, Ansicht von dorsal. *Gepunktet*: zu resezierende knöcherne Strukturen. *Stern* (*): Lig. flavum. *Pfeil* (▼): Spinalkanalstenose. *Pfeil* (→): abgehende Nervenwurzel [10]. (Aus Schulte at al. [10])

Operative Therapie

Die Indikation zur Operation wird dann gestellt, wenn konservative Therapiemaßnahmen über mindestens 12 Wochen nicht zu einer zufriedenstellenden Besserung der subjektiven Beschwerden geführt haben [10, 13]. Des Weiteren dürfen keine Kontraindikationen (z. B. inakzeptables Narkoserisiko, psychosoziale Auffälligkeiten) bestehen. Die **beklagten Beschwerden** müssen mit den Befunden der Bildgebung, der Anamnese, der Klinik und ggf. den zusätzlichen Untersuchungsergebnissen (Ausschluss anderer Ursachen wie z. B. PAVK) in nachvollziehbare Übereinstimmung zu bringen sein [10, 13]. Bestehen auch nur geringe Zweifel, ist von einer operativen Therapie abzusehen. Toyone et al. [14] konnten zeigen, dass vor allem LSS-Patienten häufig unrealistische Erwartungen an eine Operation haben. Daher kommt der präoperativen Aufklärung besondere Bedeutung zu. Auch hier sollte man die Frage stellen: »Was ist es, was Sie ein Jahr nach der Operation wieder machen möchten, was Sie derzeit nicht können?« Wenn das Gewünschte unrealistisch ist – und man würde vor der Operation nicht darüber sprechen –, dann hat man von vornherein ein schlechtes Ergebnis zu erwarten!

▪ Dekompression

Ziel der Dekompression ist es, Nervenwurzeln, Duralsack und Gefäße ausreichend zu entlasten und gleichzeitig die Stabilität der Segmente nicht zu beeinträchtigen, um ihnen die Chance zur Erholung zu geben [10]. Die Dekompression führt in der Regel zu einer spontanen Besserung der Beinschmerzkomponente, weniger der Kreuzschmerzkomponente [10].

Verschiedene dekomprimierende Verfahren

- Die **Laminektomie** ist der »Klassiker« der Dekompression und stellt als sog. Dekompressionslaminektomie die traditionelle Standardoperation dar. Es werden Dornfortsätze, Wirbelbögen, Ligamenta flava und auch Anteile der Facettengelenke bei dieser Entdachung des Spinalkanals abgetragen. Daraus resultiert jedoch eine vollständige Resektion der dorsalen Zuggurtungsstrukturen, die im Vergleich zu den anderen dekomprimierenden Verfahren (s. unten) ein relevantes Risiko für das Auftreten einer Instabilität mit sich bringt (◘ Abb. 41.3a,b) [10].
- Die **Hemilaminektomie** erlaubt die Erhaltung der dorsalen Zuggurtungsstrukturen (supra- und interspinöse Bänder) und der gesamten kontralateralen Strukturen. Die Lamina mit dem angrenzendem Ligamentum flavum wird einseitig reseziert (◘ Abb. 41.3c) [10, 13].
- Die **weite Fensterung** beinhaltet die Resektion des medialen Anteils der hypertrophen Facettengelenkfortsätze sowie des angrenzenden Ligamentum flavum und von Anteilen der hypertrophen Gelenkkapsel (◘ Abb. 41.3d) [10, 13].

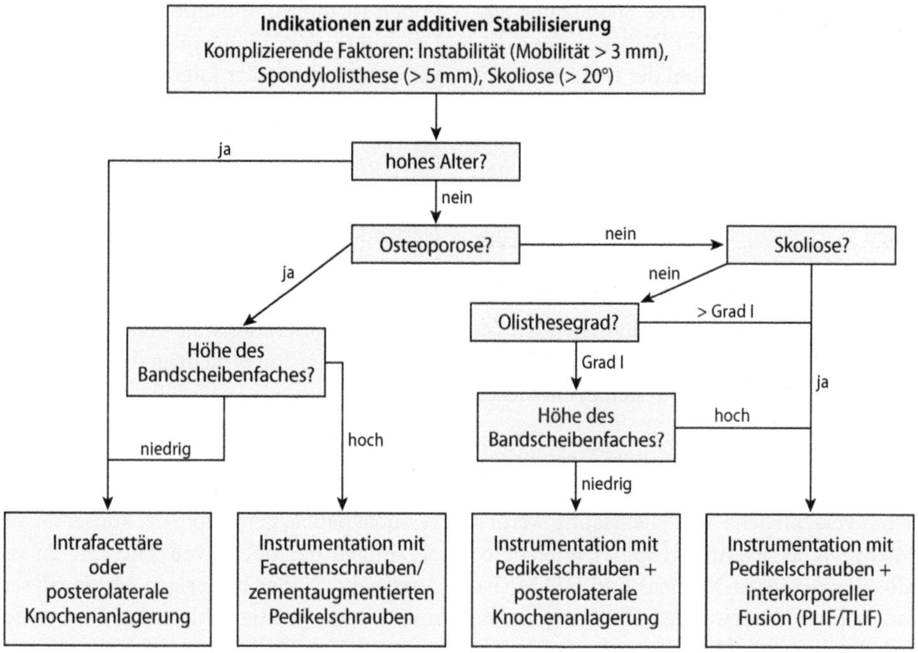

Abb. 41.4 Algorithmus zur additiven Stabilisierung. (Aus Thomè et al. [13] mit freundl. Genehmigung)

Mikroendoskopische Verfahren werden mittlerweile eingesetzt, Langzeitergebnisse liegen darüber allerdings noch nicht vor [10, 13].

Welches Verfahren und welche Instrumente angewendet werden (Fräsen oder Stanze) oder ob ein Mikroskop oder eine Lupenbrille eingesetzt wird, hängt jeweils individuell vom Operateur ab. Bislang gibt es daüber keine randomisierten Studien, die die Überlegenheit einer bestimmten Vorgehensweise klar belegen [10].

Die Dekompression kann mit verschiedenen weiteren Operationsmethoden kombiniert werden.

Unter der Annahme, dass die Entwicklung einer LSS Ausdruck einer segmentalen Instabilität ist, wird nicht selten zusätzlich zur Dekompression eine Segmentstabilisierung befürwortet [13]. Die Stenosen und Hypertrophien sind biomechanisch als Reaktion auf eine segmentale Hypermobilität zu sehen. Die im Rahmen einer Dekompression durchgeführte Resektion dieser ligamentären und ossären Strukturen kann potenziell eine zunehmende Instabilität bedingen [13].

In den aktuellen Empfehlungen wird jedoch nach Resnick et al. [8, 9], basierend auf einer detaillierten Literaturanalyse, eine prinzipielle Stabilisierung abgelehnt.

Einige Autoren empfehlen eine zusätzliche Stabilisierung, wenn bei Patienten Faktoren vorliegen, die eine Beeinträchtigung der Stabilität des zu komprimierenden Segments nahelegen (z. B. Vorliegen von Spondylolisthesen oder Skoliosen) [8, 9]. Hier ist besonderes Augenmerk auf die Röntgenfunktionsaufnahmen zu richten, die eine pathologische Hypermobilität identifizieren können. Nach Resnick et al. [8, 9] wird ebenfalls heftig diskutiert, ob eine Stabilisierung ohne Instrumentation (nur durch Knochenanlagerung) oder mit Instrumentation (mit Pedikelschrauben) durchgeführt werden soll bzw. inwieweit Fusionsmethoden unter Verwendung verschiedener interkorporeller Platzhalter (Cages) eingesetzt werden. Da die Evidenzlage bezüglich der Art der additiven Stabilisierung nicht sehr hoch ist, haben einige Autoren zur Orientierung einen eigenen Behandlungsalgorithmus erstellt [8, 9, 13] (Abb. 41.4).

Bei der Indikationsstellung zur Fusion wird heute in der Regel eine instrumentierte Fusion angestrebt. Ausnahmen bilden schwerkranke multimorbide Patienten, bei denen die angestrebte Minimierung der Operationszeit eine Instrumentation verbietet [10].

Es stehen verschiedene Typen der instrumentierten Fusion zur Verfügung:

- ALIF (anteriore lumbale interkorporelle Fusion) (Abb. 41.1j,k),
- PLIF (posteriore lumbale interkorporelle Fusion),
- TLIF (transforaminale interkorporelle Fusion),
- posteriore instrumentierte Fusion mittels Pedikelschrauben (Abb. 41.1j,k).

Unserer Erfahrung nach sollte eine interkorporelle Fusion immer mit einer dorsalen instrumentierten Spondylodese kombiniert werden, da durch eine interkorporelle Fusion als sog. Stand-alone-Methode keine ausreichende Stabilität erreicht wird.

Bei allen Techniken wird eine indirekte Spinalkanaldekompression durch Distraktion – unter Wahrung des sagittalen Profils – mit Erweiterung sowohl der Intervertebralforamina als auch des zentralen Spinalkanals beschrieben. Vorteile der Instrumentation sind die Erlangung einer Primärstabilität, die eine rasche Mobilisation des Patienten ermöglicht, die Korrekturmöglichkeiten einer möglicherweise vorliegenden Wirbelsäulendeformität sowie die hohen Fusionsraten im Vergleich zur nicht instrumentierten Fusion [15, 16].

Bei Vorliegen einer geringgradig vorbestehenden Instabilität im stenotischen Segment sind sog. dynamische Stabilisierungstechniken (Non-fusion-Systeme) entwickelt worden [5].

Eine weitere Form der OP, jedoch ohne Dekompression, stellt die Implantation eines interspinösen Implantats dar. Hier existieren verschiedene Modelle. Häufig werden X-Stop (Fa. Ormed), Wallis (Fa. Abbott Spine), interspinöses U (später Co-Flex, Fa. Arca-Medica) und DIAM (Fa. Medtronic Sofamor Danek) verwendet. Diese Implantate sollen die lumbale Extension bei Erhaltung der freien Flexion limitieren. So sollen die Reduktion des intradiskalen Drucks, vor allem im posterioren Anteil, sowie die Entlastung der Facettengelenke, Straffung der Ligamenta flava und letztendlich eine Erweiterung der Neuroforamina und des Spinalkanals erfolgen [11, 12]. Teilweise werden die Implantate auch additiv nach erfolgter Dekompression zur Stabilisierung des Segments eingesetzt. Reinhardt u. Hufnagel [7] untersuchten 2010 Langzeitergebnisse des interspinösen Distraktionssystems X-Stop, welches der am häufigsten implantierte interspinöse Spreizer ist. Sie wiesen darauf hin, dass generell keine Literaturangaben zu Langzeitverläufen nach Implantation interspinöser Spacer (Spreizer bzw. Platzhalter) vorliegen. Selbst mittelfristige Ergebnisse sind nur in beschränktem Umfang vorhanden. Entscheidend für die Erzielung eines guten Ergebnisses ist die strenge Indikationsstellung; bei einer Spondylolisthese ist die Implantation eines X-Stops nicht geeignet. Derzeit scheint das X-Stop-Implantat eine gute Alternative zur operativen Dekompression bei moderater Spinalkanalstenose zu sein bzw. für solche Patienten, die keine größeren Operationen verkraften oder wünschen. Zuchermann et al. [18] zeigten 2005 in einer prospektiven Studie, dass Patienten mit moderater Symptomatik 2 Jahre nach Spacerimplantation über eine Beschwerdebesserung um 45 % berichteten gegenüber 7 % Beschwerdebesserung nach konservativer Therapie. Siddiqui [11, 12] konnte 2007 dieses primär ermutigende Ergebnis jedoch nicht bestätigen.

▪ Komplikationen

Nach Schulte et al. [10] liegen die Komplikationsraten während bzw. nach operativer Therapie einer lumbalen Spinalkanalstenose bei bis zu 40 %. Bei Fusionsoperationen ist die Komplikationsrate größer als bei alleiniger Dekompression. Eine typische Komplikation ist die Duraverletzung, die in der Literatur mit bis zu 20 % angegeben wird. Weitere Komplikationen sind epidurale Hämatome (ca. 3,8 %), ungenügende Dekompression mit Verbleib einer Reststenose, Instabilität, Neubildung von Knochen im dekomprimierten Bereich mit der Folge einer erneuten Nervenkompression [10]. Die Reoperationsraten werden in der Literatur 1, 2, 5 und 10 Jahre nach Dekompression mit 2, 5, 8 und 11 % angegeben [10]. Atlas et al. [1, 2] fanden eine Reoperationsrate von 23 % nach 10 Jahren. Eine zusätzliche Fusion erniedrigt das Risiko einer Reoperation [10].

Fazit

In der Literatur gibt es bisher mehrere Metaanalysen, die versucht haben, den Erfolg der konservativen Therapie mit derjenigen der operativen Therapie zu vergleichen. Die Aussagekraft aller bisherigen Metaanalysen leidet jedoch unter einem relativ schlechtem Design der gerade noch auswertbaren Studien, sodass bisher kein evidenzbasiertes Behandlungskonzept empfohlen werden kann [10].

In ihrer Maine-Lumbar-Spine-Study von 2005 veröffentlichten Atlas et al. [1, 2] 8- bis 10-Jahres-Ergebnisse. Die 1- bzw. 4-Jahres-Ergebnisse zeigten Vorteile der operativen Therapie gegenüber der konservativen. Nach 8–10 Jahren unterscheiden sich jedoch beide Gruppen nicht mehr bezüglich Kreuzschmerzen und Zufriedenheit, wobei initial operierte Patienten eine deutliche Reduktion der Beinschmerzkomponente und bessere Funktionsscores zeigten. Von den initial konservativ behandelten Patienten wurden 37 % im Verlauf operiert. Nach 8–10 Jahren gab ca. die Hälfte aller Patienten eine Besserung der Kreuzschmerzen im Vergleich zu ihrer Ausgangssituation an, unabhängig von der initialen Therapieweise. Eine Besserung der Beinschmerzkomponente zeigte sich bei 67 % der operierten und bei 41 % der konservativ behandelten Patienten.

Bezüglich der konservativen Therapie wird ein multidisziplinärer Therapieansatz empfohlen. Es besteht Einigkeit darüber, dass Bettruhe bei chronischen und auch bei akuten Schmerzen nicht im Vordergrund der Therapie stehen sollte [10]. Die Evidenz therapeutischer Infiltrationen bei LSS ist ebenfalls nicht sicher belegt [10]. Trotzdem werden die verschiedenen Infiltrationstechniken häufig mit gutem klinischem Kurzzeiterfolg bei geringen Nebenwirkungen eingesetzt.

Van Tulder et al. [15, 16] konnten 2006 in einer Metaanalyse keine Evidenz für die Effektivität operativer Behandlungen nachweisen. Lediglich bei schwergradiger LSS mit neurologischen Defiziten oder bei schwergradiger neurogener Claudicatio ist eine operative Therapie zu empfehlen, was ausschließlich auf der Basis klinischer Erfahrungen basiert. Es wurden in mehreren Studien unterschiedliche Operationsverfahren (Dekompression mit und ohne Fusion, ALIF plus Pedikelschrauben plus posterolaterale Fusion vs. ALIF und Pedikelschrauben ohne zusätzliche posterolaterale Fusion) miteinander verglichen. In anderen Studien wurde generell die operative Therapie mit unterschiedlichen konservativen, vor allem physiotherapeutischen Maßnahmen verglichen (wobei die eingesetzten Techniken der Physiotherapie variierten). Van Tulder et al. [15, 16] bemängeln in allen Studien eine große Heterogenität hinsichtlich Patienteneinschlusses und Therapieoption. Es seien weitere Studien nötig, die unterschiedliche operative Methoden mit Placebos, konservativer Therapie sowie dem natürlichen Verlauf der jeweiligen Erkrankung vergleichen [15, 16]. Bezüglich der »operativen Therapie« (alleinige Dekompression, Fusion und Dekompression, posterolaterale Fusion bzw. dorsale Fusion und ALIF im Sinne 360°-Spondylodese) werden in der Literatur Erfolgsraten von 40–90 % beschrieben [15, 16]), die jedoch von verschiedensten Faktoren abhängig sind [10]. Diese Faktoren sind z. B. die Art der Dekompression, das Alter des Patienten, präoperative Dauer der Claudicatio, Komorbiditäten, Fusion/Instrumentation. Es findet sich jedoch keine Evidenz für eine spezielle Art der Dekompression [10]. Bezüglich des Alters der Patienten gilt: Je älter der Patient, desto kritischer sollte die Indikation zur operativen Therapie geprüft werden, da mit steigendem Alter auch die Anzahl der Komorbiditäten zunimmt. Entscheidend sind jedoch der Allgemeinzustand des Patienten sowie sein Aktivitätsgrad. Das Alter des Patienten hat initial keinen Einfluss auf das klinische Ergebnis nach Dekompression, sodass auch bei über 80-Jährigen gute Ergebnisse erzielt werden können [10].

Generell ist davon auszugehen, dass die Aussichten auf eine klinische Besserung nach Dekompression umso besser sind, je kürzer die Dauer der Beschwerden ist. Es gibt jedoch keine Evidenz dafür, dass ein konservativer Therapieversuch unterbleiben sollte, nur um Zeit zu sparen [10].

Ebenfalls ist in der Literatur beschrieben, dass die Aussichten auf eine klinische Besserung nach Dekompression umso besser seien, je weniger Komorbiditäten vorhanden sind. Vor allem kardiovaskuläre oder muskuloskelettale Erkrankungen reduzieren die Aussicht auf gute Ergebnisse. Komorbiditäten sollten im Gesamttherapiekonzept der LSS eine wesentliche Rolle spielen [10].

Resnick et al. [8, 9] fanden in ihrer Metaanalyse eine gute Evidenz für die Wirksamkeit einer Fusion, die bei Patienten mit vorbestehender Spondylolisthese und LSS zusätzlich zur Dekompression eingesetzt wird (■ Abb. 41.1j,k). Jedoch gibt es nur eine mäßige Evidenz, die dafür spricht, diese Fusion zusätzlich z. B. mittels Pedikelschrauben zu instrumentieren. Bei vorbestehender Instabilität oder Kyphose fand sich eine gute Evidenz für eine instrumentierte Fusion [8, 9].

Bei einer LSS mit relevanter und konservativ therapieresistenter Symptomatik ist eine operative Therapie sinnvoll und indiziert, auch wenn wenig evidenzbasierte Kenntnisse zu den Behandlungsoptionen vorliegen. Die vielfältige chirurgische Technik erlaubt es, auf die individuelle Situation des einzelnen Patienten einzugehen. Langzeitergebnisse liegen jedoch noch nicht vor.

Schlussfolgerungen [10]

- Entscheidend ist die Anamnese, weniger der radiologische Grad der LSS.
- Leichte bis mittelschwere Beschwerden sollten konservativ behandelt werden, hierzu sind epidurale Infiltrationen, entlordosierende Maßnahmen und medikamentöse Therapie als sinnvoll zu bewerten.
- Nach 3-monatigem konservativem Therapieversuch ist bei schwerer symptomatischer LSS eine Operation indiziert.
- Evidenzbasiert kann keine konservative oder operative Therapiemaßnahme besonders empfohlen werden.
- Generelles Ziel einer Operation ist die ausreichende Dekompression und die Erhaltung bzw. die Wiederherstellung der Segmentstabilität.

41.2 Zervikale Spinalkanalstenose (ZSS)

Neben der LSS ist auch die zervikale Spinalkanalstenose (ZSS) ein zunehmendes Krankheitsbild in unserer Gesellschaft [6]. Bei 26 % eines asymptomatischen älteren Patientenkollektivs wurden MR-tomografisch zervikale Affektionen des Rückenmarks gefunden [6]. In Jahre 2000 lag in den USA die Operationshäufigkeit an der HWS bei 55 pro 100.000 Einwohner [6].

Normalerweise bietet der zervikale Spinalkanal ausreichend Platz für alle neuralen Elemente. Der Sagittaldurchmesser des Spinalkanals variiert interindividuell sowie auch höhenabhängig [6]. Per Definition liegt eine ZSS bei jedweder Form einer generalisierten Einengung der »lichten Weite« [3] des zervikalen Wirbelkanals (<13 mm) vor. Kongenitale Stenosen sind selten, meist handelt es sich, analog zur LSS, um sekundäre Stenosen infolge ausgeprägter knöcherner Veränderungen, die durch einen degenerativen Bandscheibenschaden verursacht wurden [3]. Zusätzlich können spondylarthrotische Veränderungen mit resultierender Bedrängung der Nervenwurzel im Foramen intervertebrale sowie hypertrophierte Ligamenta flava bestehen [3]. Hauptlokalisationen sind die Etagen C5/C6 und C6/C7 [3]. Zusätzlich zur Stenose liegt häufig

Tab. 41.2 Nurick-Klassifikation des klinischen Schweregrads einer zervikalen Myelopathie [3]

Schweregrad	Klinisches Bild
0	Unauffällig
1	Keine wesentlichen Beschwerden, geringe spinale Symptomatik, keine Gangstörung
2	Leichte Gangstörung
3	Deutliche Gangstörung, keine fremde Hilfe erforderlich
4	Gehfähig nur mit fremder Hilfe oder am Gehwagen
5	Rollstuhlbedürftig bzw. bettlägerig

auch eine Instabilität vor [6], sodass diese spondylolythische Einengung des Spinalkanals mit Spannungs- und Scherkräften auf das Rückenmark wirkt [6].

41.2.1 Klinische Symptomatik

Die klinische Symptomatik ist anfangs eher unspezifisch und variabel [3, 6]. Nackenschmerzen können auftreten, müssen aber nicht. Typisch sind pseudoradikuläre und auch radikuläre Störungen, die jedoch sehr unscharf segmental begrenzt sind und überwiegend die obere Extremität betreffen, ohne eigentliche Ausfälle (sensibel bzw. motorisch) [3]. Die Beschwerden können durch Kopfbewegungen (Rotation, Seitneigung, Reklination) oder Stauchung der HWS provoziert werden. Oft liegen gesteigerte Muskeleigenreflexe (BSR, TSR, PSR) vor. Im Spätstadium können Atrophien der kleinen Handmuskulatur vorliegen, die zu Ungeschicklichkeit (z. B. beim Zuknöpfen des Hemdes) führen können [3].

Zervikale Myelopathie

Bei einem kleinen Teil der vor allem älteren Patienten kann als Spätfolge eine zervikale Myelopathie mit neurologischer Dekompensation resultieren [3]. Eine Übersicht über den Schweregrad gibt Tab. 41.2 [3]. Ein kongenital vorliegender enger Spinalkanal begünstigt das Auftreten der zervikalen Myelopathie. Es können diffuse Parästhesien der oberen, teilweise auch der unteren Extremität bis hin zu Pyramidenbahnzeichen auftreten. Pathognomonisch ist eine nur sehr langsame Progredienz der Paraparese der Beine mit breitbeinigem, unsicherem Gang (Spastik, Ataxie) [3]. Die Muskeleigenreflexe sind in der Höhe der Läsion erloschen, darunter sind sie gesteigert.

Die radiologische Diagnostik entspricht der Diagnostik bei der LSS (▶ Abschn. 41.1.4, »Radiologische Diagnostik«).

Tab. 41.3 Therapiemöglichkeiten der zervikalen Myelopathie [6]

Konservativ	Operativ
· Immobilisation mit HWS-Krawatte · Medikamentös (NSAR, Muskelrelaxanzien) · Intermittierende Bettruhe · Traktionsbehandlung · Vermeidung von Aktivitäten, die die HWS belasten · Zervikothorakalstabilisierende Maßnahmen: – Stärkung der Nackenmuskulatur – Stärkung der Muskulatur des oberen Quadranten – Stärkung der Scapula	**Ventrale Verfahren:** – Interkorporale Spondylodese – Korporektomie u. Plattenosteosynthese – Mobilitätserhaltende Verfahren (Bandscheibenprothese) **Dorsale Verfahren:** – Laminektomie – Laminektomie mit Fusion – Laminoplastie **Kombinierte Verfahren:** – Kombination einer ventralen Fusion mit einer Laminoplastie oder auch Laminektomie ohne bzw. mit dorsaler Stabilisation

41.2.2 Therapie

Die Entscheidung bezüglich konservativer oder operativer Therapie ist individuell zu treffen. Evidenzbasierte Studien über Vor- bzw. Nachteile einer Therapieform fehlen [6]. Verschiedene Therapiemöglichkeiten sind in Tab. 41.3 aufgeführt [6].

Jüngere Studien zeigen nach Meyer et al. [6], dass verschiede operative Verfahren dazu geeignet sind, die Progression einer Myelopathie zu verhindern und bei einem Großteil der Patienten zu einer Besserung der neurologischen Defizite führen. Mit einer teilweisen Rückbildung der Beschwerden kann bei bis zu 90 % der Patienten gerechnet werden [6]. Operativ sind die besten Resultate zu erwarten, wenn innerhalb von 6 bis 12 Monaten nach dem Auftreten von milden Symptomen operiert wird und die transversale Fläche des Spinalkanals >40 mm^2 beträgt [6]. Schlechte Resultate treten bei Patienten mit weit fortgeschrittenen Myelopathien auf [6].

Ziele einer Operation sind – ebenfalls analog zur LSS – die Dekompression der nervalen Strukturen und die Neutralisation einer eventuell vorliegenden Instabilität [6].

Auf die einzelnen Operationsverfahren wird hier nicht eingegangen. Lediglich gilt zu erwähnen, dass nach der Durchführung einer Laminoplastie (Bögen werden nicht reseziert, sondern gespalten und auseinandergedrängt) eine erhöhte Rate von anschließenden Nackenschmerzen durch die Patienten beschrieben wird [6].

Literatur

1. Atlas SJ, Delitto A (2006) Spinal stenosis: surigcal versus nonsurgical treatment. Clin Orthop Relat Res 443:198–207
2. Atlas SJ, Keller RB, Wu YA (2005) Long-term outcomes of surigal and nonsurgical management of lumbar spinal stenosis: 8 to 10 year results from the maine lumbar spine study. Spine 30: 936–943
3. Heisel J (2010) Kompressionssyndrome der Hals- und Brustwirbelsäule. Orthopädie und Rheuma12:37–42
4. Johnsson KE, Rosen I, Uden A (1992) The natural course of lumbar spinal stenosis. Clin Orthop Relat Res 279:82–86
5. Klöckner C (2010) Langzeitergebnisse der Dynesys-Implantation. Orthopäde 39:559–564
6. Meyer F, Börm W, Thomé C (2008) Die degenerative zervikale Spinalkanalstenose. Dtsch Arztebl 20:366–372
7. Reinhardt A, Hufnagel S (2010) Langzeitergebnisse des interspinösen Distraktionssystems X-STOP. Orthopäde 39:573–579
8. Resnick DK, Choudhri TF, Dailey AT (2005) Guidelines fort he performance of fusion procedures for degenerative disease of the lumbar spine. Part 10: fusion following decompression in patients with stenosis without spondylolisthesis. J Neurosurg Spine 2:686–691
9. Resnick DK, Choudhri TF, Dailey AT (2005) Guidelines fort he performance of fusion procedures for degenerative disease of the lumbar spine. Part 9: fusion following decompression in patients with stenosis and spondylolisthesis. J Neurosurg Spine 2:679–685
10. Schulte TL, Bullmann V, Lerner T, Schneider M, Marquardt B, Liljenqvist U, Pietilä TA, Hackenberg L (2006) Lumbale Spinalkanalstenose. Orthopäde 35:675–694
11. Siddiqui M, Nicol M, Karadimas E (2005) The positional magnetic resonance imaging changes in the lumbar spine following insertion of a novel interspinous process distraction device. Spine 30:2677–2682
12. Siddiqui M, Smith FW, Wardlaw D (2007) One-year results of X-STOP interspinous implant for the treatment of lumbar spine stenosis. Spine 32:1345–1348
13. Thomé C, Börm W, Meyer F (2008) Die degenerative lumbale Spinalkanalstenose. Dtsch Arztebl 20:373–379
14. Toyone T, Tanaka T, Kato D (2003) Patients' expectations and satisfaction in lumbar spine surgery. Spine 30:2689–2694
15. Tulder M van, Becker A, Bekkering T (2006) Chapter 3 European guidelines fort he management of acute nonspecific low back pain in primary care. Eur Spine J 15:169–191
16. Tulder MW van, Koes B, Seitsalo S, Malmlvaara A (2006) Outcome of invasive treatment modalities on back pain sciatica: an evidence-based review. Eur Spine J 15:82–92
17. Zeitfang F, Abel R, Schiltenwolf M (2003) Möglichkeiten konservativer Beahndlungsmethoden bei Patienten mit Claudicatio spinalis. Orthopäde 32:906–910
18. Zucherman JF, Hsu KY, Hartjen CA (2005) A multicenter, prospective, randomized trial evaluating the X-STOP interspinous process decompression system for the treatment of neurogenic intermiitent claudication: two-year follow-up results. Spine 30:1351–1358

Spondylitis und Spondylodiszitis

S. Richter, R.H. Richter, R. Forst

H.-R. Casser et al. (Hrsg.), *Rückenschmerzen und Nackenschmerzen*,
DOI 10.1007/978-3-642-29775-5_42, © Springer-Verlag Berlin Heidelberg 2016

Hauptmanifestationsorte der Spondylitis/Spondylodiszitis sind die thorakolumbale und die lumbale Wirbelsäule. Bei der unspezifischen Form stehen Staphylokokken, gramnegative Bakterien und Streptokokken im Vordergrund, bei der spezifischen Form die Tuberkelbakterien. Der Altersgipfel liegt im 5.–7. Lebensjahrzehnt. Als wichtigste Differenzialdiagnose ist die erosive Osteochondrose zu nennen. Klinische Symptome sind sehr unspezifisch und reichen von diskreten Rückenschmerzen bis zur völligen Immobilität. Der wichtigste Laborparameter ist das CRP. Die Diagnosestellung ist oft schwierig und verzögert. Die MRT ist das radiologische Mittel der Wahl. Eine CT-gesteuerte Punktion sollte nach Möglichkeit zur Keimgewinnung und gezielten antibiotischen Therapie durchgeführt werden. Konsequente Ruhigstellung des befallenen Gebiets ist neben einer testgerechten Antibiose Grundvoraussetzung einer erfolgreichen Therapie. Je nach Ausmaß der Destruktion des Wirbelsäulenabschnitts sind verschiedene operative Verfahren einzusetzen.

42.1 Definition

Spondylitis Spondylitis ist eine Osteomyelitis der Wirbelkörper, ausgelöst von bakteriellem Knochenbefall mit Destruktion von Wirbelkörpergrund- und -bodenplatte und sekundärem Kollaps des Wirbels selbst. Im Lauf der weiteren Infektionsausbreitung wird zuerst der angrenzende Bandscheibenraum erfasst.

Spondylodiszitis Bei der Spondylodiszitis handelt es sich um eine primäre Infektion des Bandscheibenraums mit sekundärem Befall des Wirbelkörpers.

> **Cave: Im klinischen Alltag werden die Begriffe Spondylitis und Spondylodiszitis oft nicht konsequent unterschieden, sondern synonym verwandt, da zum Zeitpunkt der Diagnosestellung meist ein Mischbild vorliegt.**

Hauptmanifestationsorte der Spondylodiszitis sind die lumbale (LWK 2 bis SWK 1) und die thorakolumbale (BWK 10 bis LWK 2) Wirbelsäule mit ca. 60 % [3, 13] bzw. 71 % [6, 13]. Zervikale (HWK 1 bis BWK 1) Spondylodiszitiden sind selten [13], in einer Untersuchung von Ewald et al. [3] ca. 18 %. Thorakale Spondylodiszitiden (BWK 1–10) sind in 20–30 % der Fälle beschrieben [3, 13].

42.2 Klassifikation und Pathogenese

Es werden spezifische und unspezifische Spondylodiszitiden unterschieden. Häufigste Erreger der **unspezifischen** Spondylodiszitis sind nach Nolla et al. [12, 16]:

- Staphylokokken 39 %
  - Staphylococcus aureus 36 %,
  - Staphylococcus epidermidis 3 %
- Gramnegative Bakterien 39 %
  - Escherichia coli 23 %
  - Pseudomonas aeruginosa 5 %
  - Proteus mirabilis 3 %
  - Eikenella corrodens 3%
- Streptokokken 19 %
  - Streptococcus sanguis 8 %
  - Streptococcus agalactiae 5 %.

Bei Immungeschwächten findet sich neben diesem Erregerspektrum auch ein mykotischer Befall (z. B. durch Candida oder Aspergillen) sowie durch Parasiten (Bandwurm).

Die **spezifische Spondylodiszitis** wird meist von einer Infektion durch Tuberkelbakterien (Mycobacterium tuberculosis) hervorgerufen. In seltenen Fällen spielen auch Salmonella typhosa, Treponema pallidum, Mycobacterium leprae oder Brucellen eine Rolle.

Die Hälfte aller Knochentuberkulosen betrifft die Wirbelsäule. In der Regel geht diese Infektion von den bandscheibennahen Randleisten aus und verursacht eine Spondylodiszitis [2]. Im Gegensatz zu unspezifischen Infektionen handelt es sich bei der spezifischen Spondylodiszitis um eine eher langsam fortschreitende chronische Erkrankung mit teilweise mehrsegmentalem Befall. Nichttuberkulöse spezifische Verlaufsformen sind ebenfalls bei immungeschwächten Patienten zu finden, insgesamt aber sehr selten.

Zwei Infektionswege der unspezifischen Spondylodiszitis

- **Exogene Infektion:** Sie wird z. B. durch offene Verletzungen oder iatrogen durch operative Eingriffe, Punktionen und Infiltrationen verursacht.
- **Endogene Infektion:** Sie entsteht in der Hälfte der Fälle durch eine Keimstreuung fern vom betroffenen Wirbelsäulenabschnitt, z. B. bei Infektionen des Bauchraums, der Harnwege oder des Pleuraraums. Es kommt meist zur hämatogenen Aussaat, aber auch die lymphogene und die Ausbreitung per continuitatem sind möglich. Bei der hämatogenen Infektion kommt es meist arteriell, aber auch venös über die subchondrale Vaskularisierung im Bereich der Endplatten zur Keimstreuung im Wirbelkörper mit sekundärem Befall der Bandscheibe.

Nach Verletzungen oder Operationen kommt es zur Revaskularisierung der eigentlich im Erwachsenenalter

Eine hohe Patientencompliance ist Voraussetzung für die konservative Therapie!

Ein weiteres Problem der konservativen Therapie liegt darin, dass die meist älteren Patienten durch eine lange Immobilisation ihren Allgemeinzustand weiter schwächen. Dadurch steigt prinzipiell die Gefahr von Dekubitalulzera, Lungenembolien und Pneumonien im Rahmen der Hospitalisation [2, 10, 17].

Pseudarthrosen werden mit 16–50 % angegeben. Daraus können kyphotische Fehlstellungen und chronische Schmerzsyndrome resultieren [2, 4, 5, 7, 8].

Als nicht erfolgreich ist die konservative Therapie bei ausbleibender Fusionsreaktion oder fortschreitender Destruktion bzw. ausbleibender klinischer Besserung nach 6 Wochen zu betrachten [5, 8, 15].

42.6.2 Operative Therapie

Eine absolute Operationsindikation besteht bei Abszedierung, neurologischen Ausfallerscheinungen sowie knöcherner Destruktion und Deformität. Nicht beherrschbare Schmerzen sowie fehlende Patientencompliance für eine konservative Behandlung stellen relative Indikationen dar [2, 4, 5, 7, 16].

Operationsziele

- Verhinderung sowie Beseitigung einer nervalen Kompression
- Radikales Débridement des entzündlichen Herds mit gleichzeitigen Probenentnahmen zum Keimnachweis
- Beseitigung einer Instabilität bei radiologisch nachweisbarer Wirbelkörperdestruktion
- Wiederherstellung der Wirbelsäulenstabilität (knöcherne Fusion bzw. Blockwirbelbildung mit oder ohne Instrumentation) und des Wirbelsäulenprofils [9]

Das Ausmaß der jeweiligen operativen Behandlungsmaßnahme variiert in der Literatur je nach anatomischer Höhenlokalisation und Autorengruppe. Es finden sich Befürworter der reinen Abszessausräumung ohne weitere Stabilisierung [17]. Andere Autoren empfehlen eine zusätzliche Beckenkammspaneinbolzung nach Ausräumung von Segmenten ohne Instrumentation als Möglichkeit der Defektüberbrückung [8]. Bei all diesen Behandlungsformen ist eine Immobilisation über einige Wochen, sei es mit Korsett oder mit primärer Bettruhe, weiterer Bestandteil des Vorgehens.

Die höchste mechanische Stabilität erreicht man mit einer sog. 360°-Fusion (Abb. 42.2f,g). Durch das hohe Maß an Stabilität gelingt es, die Form des Achsskeletts wieder herzustellen bzw. zu erhalten. Dazu ist ein hoher Materialaufwand bzw. Implantatbedarf aufseiten des Behandlers bzw. der Klinik erforderlich, und für den Patienten besteht ein relativ großes Operationsrisiko. Postoperativ ist eine rasche Mobilisierung gegeben, je nach Operateur mit oder ohne Orthese.

Ob eine kombinierte ventrodorsale, eine dorsoventrale oder eine dorsoventrodorsale Vorgehensweise gewählt wird, ist vom Ausmaß der Instabilität, von der Implantatauswahl sowie dem jeweiligen Regime der behandelnden Klinik bzw. des Operateurs abhängig. Bei der Rekonstruktion werden winkelstabile Implantate und Titankörbe als Wirbelkörperersatz eingesetzt. Vorteile der Titankörbe gegenüber autologen kortikospongiösen Spänen sind u. a. der Wegfall der zusätzlichen Morbidität der Knochenspanentnahme sowie der Wegfall einer möglichen Spannekrose [10].

Die operative Therapie kann prinzipiell ein- oder zweizeitig erfolgen. Die zweizeitige Vorgehensweise hat den Vorteil, dass sich der Patient von dem ersten Eingriff erholen kann. Dieser Zweiteingriff wird in Abhängigkeit von der Rekonvaleszenz nach einem ein- bis mehrwöchigen Intervall durchgeführt. Hierzu sind die Empfehlungen in der Literatur sehr heterogen [2, 4, 5, 8, 16].

Abhängig von der Ausgangssituation ist ein einzeitiges Vorgehen mit dorsaler Instrumentierung im Sinne einer Spondylodese und anschließender Ausräumung des ventralen Infektherds möglich. Der Zeitpunkt des ventralen Eingriffs variiert je nach Schweregrad der Erkrankung und Allgemeinbefinden des Patienten. Nach Bedarf kann die ventrale Operation mono- oder mehrsegmental erfolgen. Wichtig ist, dass die Resektionsgrenzen in gut durchblutetem, gesichert infektfreiem Gewebe liegen. Hier gelten die gleichen Anforderungen wie beim Resektionsdébridement der Osteomyelitis anderer Körperabschnitte.

Müller et al. [11] bevorzugen bei Patienten ohne neurologische Defizite in der Regel ein zweizeitiges Vorgehen mit initial dorsaler, mehrsegmentaler Stabilisierung und sekundär ventraler Ausräumung und Abstützung. Mit diesem Vorgehen kann der Patient, der sich oftmals in einem reduzierten Allgemeinzustand befindet, sofort mobilisiert werden. Damit bleibt ihm ein zeitaufwendiger und belastender primär-zweiseitiger Eingriff erspart. Bis zum ventralen Eingriff lässt sich der Allgemeinzustand des Patienten deutlich verbessern und unter gleichzeitig suffizienter i.v.-Antibiose der lokale Entzündungsherd behandeln. Müller et al. [11] verzichten auf ein ventrales Vorgehen, wenn eine nur geringe ventrale Destruktion vorliegt. Hier komme es oftmals zu einer spontanen Ausheilung mit knöcherner Überbrückung.

Mückley et al. [10] beschreiben in einigen Fallberichten, dass ausgeprägte Wirbelkörperdefekte unter Verwendung von Titankörben überbrückt und mit zusätzlich ventralen Implantaten stabilisiert werden können. In Abhängigkeit vom Grad der Instabilität und der bestehenden Fehlstellung kann ggf. auch auf eine dorsale Instrumentation verzichtet werden.

Klöckner et al. [8] verglichen Ergebnisse von rein ventraler Spanfusion und ventrodorsaler Stabilisierung. Aufgrund dieser Studien empfehlen sie, nur noch monosegmentale Spondylodiszitiden ohne wesentliche Instabilität ausschließlich von ventral zu versorgen. Alle anderen Situationen ohne dorsale Zuggurtung führten in ihren Studien zu deutlichen Korrekturverlusten und zu einer schlechteren Einschätzung der vom Patienten empfundenen postoperativen Schmerzreduktion.

42.6.3 Behandlungskonzept der orthopädischen Uniklinik Erlangen

In Abhängigkeit von der klinischen Symptomatik sowie der radiologischen Ausdehnung des Befunds (Spondylitis/Spondylodiszitis, mono-/mehrsegmental, Psoasbeteiligung, epidurale Abszesse, ggf. neurologische Symptomatik) gehen wir konservativ oder operativ vor. Eine CT-gesteuerte Punktion wird obligat durchgeführt. Ist ein Abszess vorhanden, erfolgt im Rahmen der CT-gesteuerten Punktion eine Abszessdrainage. Nach Erhalt des mikrobiologischen Ergebnisses wird testgerecht i.v.-antibiotisch behandelt.

Bei konservativer Therapie erfolgt die primäre Immobilisierung des Patienten mit Bettruhe. Eine Ruhigstellung im Gipsbett führen wir nicht durch. Wenn der Patient auf die Antibiose angesprochen hat – erkennbar am CRP-Abfall und der Besserung der klinischen Symptomatik – wird frühzeitig mit einer stufenweisen, belastungssteigernden Mobilisation mittels eines rumpfumfassenden und stabilisierenden Korsetts (ggf. mit Reklinationsbügeln) begonnen.

Eine i.v.-Antibiose führen wir bis zur Normalisierung des CRP-Werts durch. Die unmittelbar anschließende orale Antibiose erfolgt über 3 Monate unter engmaschiger klinischer, laborchemischer und radiologischer Kontrolle.

Bei der operativen Therapie erfolgt ein radikales chirurgisches Débridement mit Dekompression und zunächst ausschließlicher dorsaler Stabilisierung. Im weiteren Verlauf wird eine ventrale Operation mit ggf. nochmaligem Débridement und ventraler Stabilisierung (je nach Befund Wirbelkörperersatz und ggf. ventrale Verplattung oder ALIF-Implantation) durchgeführt (■ Abb. 42.2f,g). Der konkrete Zeitpunkt des ventralen Eingriffs richtet sich nach dem klinischen Befinden des Patienten. Postoperativ erfolgt die Mobilisation des Patienten mittels des oben genannten Korsetts. Die antibiotische Therapie ist analog zum konservativen Vorgehen.

42.6.4 Prognose

Sowohl nach konservativer als auch operativer Therapie verbleiben häufig Restbeschwerden, die auf Destruktion und/oder degenerative Veränderungen der angrenzenden Segmente zurückgeführt werden können [3]. Die Rezidivquote wird in der Literatur mit 0–7 % angegeben [4, 5, 8].

> **Fazit: Bei unklaren Rückenschmerzen und allgemeinen Krankheitssymptomen muss an eine Spondylodiszitis gedacht werden [16].**

Literatur

1. Behre I (2000) Die konservativ-orthopädische Behandlung der Spondylodiszitis. Inauguraldissertation, Medizinische Hochschule Hannover
2. Cramer J, Haase N, Behre I, Ostermann PAW (2003) Spondylitis und Spondylodiszitis. Trauma und Berufskrankheit 5:336–341
3. Ewald C, Gartemann J, Kuhn S, Walter J, Kalff R (2009) Operative Therapie der bakteriellen Spondylodiszitis. Orthopäde 38: 248–255
4. Eysel P, Hopf C, Meurer A (1994) Korrektur und Stabilisierung der infektbedingten Wirbelsäulendeformität. Orthopädische Praxis 11:696–703
5. Eysel P, Peters KM (1997) Spondylodiszitis. In: Peters KM, Klosterhalfen B (Hrsg) Bakterielle Infektionen der Knochen und Gelenke. Enke, Stuttgart, S 52–93
6. Flamme CH, Frischalowski T, Gossé F (2000) Möglichkeiten und Grenzen der konservativen Therapie bei Spondylitis und Spondylodiszitis. Z Rheumatol 59:233–239
7. Frangen TM, KälickeT, Gottwald M (2006) Die operative Therapie der Spondylodiszitis. Eine Analyse von 78 Patienten. Unfallchirurg 109:743–753
8. Klöckner C, Valencia R, Weber U (2001) Die Einstellung des sagittalen Profils nach operativer Therapie der unspezifischen destruierenden Spondylodiszitis: ventrales und ventrodorsales Vorgehen – ein Ergebnisvergleich. Orthopäde 30:965–967
9. Mahlfeld k, Franke J, Graßhoff H (2002) Operationen der spezifischen und unspezifischen Spondylitis der Brustwirbelsäule. Oper Orthop Traumatol 14:299–312
10. Mückley T, Kirschner M, Hierholzer C, Hofmann G (2003) Spondylitis-Spondylodiszitis. Trauma und Berufskrankheit 5:296–304
11. Müller EJ, Russe OJ, Muhr G (2004) Osteomyelitis der Wirbelsäule. Orthopäde 33:305–315
12. Nolla JM, Ariza J, Gomez-Vaquero C, Fiter J et al. (2002) Spontaneous pyogenic vertebral osteomyelitis in non-drug-users. Semin Arthritis Rheum 31:271–8
13. Robinson Y, Heyde C, Kayser R (2007) Diagnostik und Therapie der thorakalen Spondylodiszitis. Manuelle Medizin 45:17–20
14. Sapico F, Montomerie J (1990) Vertebral osteomyelitis. Infect Dis Clin North Am 77:539–550
15. Schinkel C, Gottwald M, Andress H-J (2003) Surgical Treatment of Spondylodiszitis. Surgical Infections 4:387–391
16. Sobottke R, Seifert H, Fätkenheuer G, Schmidt M, Goßmann A, Eysel P (2008) Aktuelle Diagnostik und Therapie der Spondylodiszitis. Dtsch Ärztebl 105(10):181–187
17. Strempel A von (2001) Entzündungen. In: Strempel A von (Hrsg) Die Wirbelsäule. Thieme, Stuttgart, S 289–299

Skoliose

S. Richter, R.H. Richter, R. Forst

H.-R. Casser et al. (Hrsg.), *Rückenschmerzen und Nackenschmerzen*,
DOI 10.1007/978-3-642-29775-5_43,

Die idiopathische Skoliose ist mit ca. 85 % die häufigste Form. Mädchen sind 3,5-mal häufiger betroffen als Jungen. In der Regel verursacht die idiopathische Skoliose keine Schmerzen, was die Diagnosestellung erschwert. Im sog. Vorneigetest wird das Ausmaß der Skoliose ersichtlich. Ein Beckengeradstand ist Voraussetzung für eine exakte klinische Beurteilung der Skoliose und muss immer vorher überprüft werden. Die klinische Untersuchung wird durch Röntgenbilder der gesamten Wirbelsäule in 2 Ebenen komplettiert. Anhand der Seitausbiegung der Wirbelsäule wird der Cobb-Winkel berechnet, die Rotation der Wirbelkörper wird nach Nash und Moe geschätzt. Die Therapie richtet sich nach dem Cobb-Winkel und nach der Wachstumsreserve. Bei noch vorhandenem Wachstum und einem Cobb-Winkel über 20° ist zusätzlich zur Physiotherapie ein Korsett indiziert. Ab einem Cobb-Winkel von 45° bzw. 50° ist eine Operation zu diskutieren. Operationsindikation und verfahren sind individuell mit dem Patienten zu besprechen.

43.1 Definition

Das Wort Skoliose stammt aus dem Griechischen »skolios« und bedeutet krumm bzw. verkrümmt. Die Skoliose ist eine Wachstumsdeformität der Wirbelsäule mit fixierter Seitausbiegung, Torsion der Wirbelkörper und Rotation des Achsorgans. Die Einteilung der Skoliosen erfolgt nach dem Scheitelpunkt ihrer Deformität (Tab. 43.1) [16].

Die Prävalenz von Skoliosen beträgt unabhängig von ihrer Ursache in der Bevölkerung ca. 2 % bei Frauen und 0,5 % bei Männern. Davon werden etwa 10 % behandlungsbedürftig [16].

43.2 Ursachen

Ursachen der Skoliose [12]

- Neuropathisch (z. B. Zerebralparese, Meningomyelozele)
- Myopatisch (z. B. Muskelatrophie, Muskeldystrophie)
- Kongenital (Fehlbildungsskoliosen z. B. bei Halb- oder Keilwirbelausbildung)
- Mesenchymal (z. B. Marfan-Syndrom, Ehlers-Danlos-Syndrom)
- Metabolisch (z. B. Rachitis, juvenile Osteoporose, Osteogenesis imperfecta)
- Systemerkrankungen (z. B. Polysaccharidose)
- Posttraumatisch
- Neoplastisch
- Inflammatorisch
- Statisch (z. B. Beinlängendifferenz)
- Degenerativ (z. B. De-novo-Skoliosen)

Etwa 85 % der Skoliosen sind jedoch idiopathischen Ursprungs, d. h., die ursächliche Störung ist nicht bekannt [5]. Eine genetische Prädisposition wird heute diskutiert [11]. Obwohl die multifaktorielle Genese der idiopathischen Adoleszentenskoliose allgemein anerkannt ist, sind die genetischen Ursachen jedoch noch weitgehend unbekannt. Moreau et al. [11] deuteten in ihrer Studie darauf hin, dass eine generalisierte Funktionsstörung bei der Übertragung von Melatonin vorliegt.

43.3 Einteilung

Bei der Prognose der Entwicklung einer Skoliose sowie der Beeinträchtigung von Wachstum und Entwicklung wird unterschieden, ob Skoliosen früh, also vor dem 5. Lebensjahr (sog. Early-onset-Skoliose), oder nach dem 5. Lebensjahr (sog. Late-onset-Skoliose) auftreten [16].

Ein wesentliches Merkmal der sich früh manifestierenden Skoliosen ist die wesentlich höhere Neigung zur Progredienz [16]. Die Wirbelsäule (Th1–S1) wächst von der Geburt bis zum Wachstumsabschluss ca. 25 cm, 40 % (10 cm) davon in den ersten 5 Lebensjahren. Zwischen dem 5. und dem 10. Lebensjahr ist das Wachstum auf 5 cm reduziert, während anschließend erneut ca. 10 cm Wachstum erwartet werden [16].

Demzufolge tritt bei unbehandelten, sog. Early-onset-Skoliosen in vielen Fällen eine Deformität der Wirbelsäule und des Brustkorbs auf, die die Lebenserwartung aufgrund pulmonaler und kardialer Probleme reduziert. Stücker [16] fordert daher, dass die Behandlung dieser Skoliosen aufgrund des schwierigen Managements und der damit einhergehenden hohen Anforderungen an den Kinderorthopäden in Zentren erfolgen sollte.

Bei den sog. Late-onset-Skoliosen ist eine Progredienz relativ gering, wenn diese innerhalb des 5. bis 10. Lebensjahr auftritt. Nach dem 10. Lebensjahr ändert sich jedoch das Progredienzverhalten erneut [16].

Zum Zeitpunkt des maximalen Wachstumsschubs wird auch die maximale Progredienz einer Skoliose beob-

Tab. 43.1 Bezeichnungen der Skoliose [16]

Bezeichnung	Scheitelpunkt
Zervikal	C2–C6
Zervikothorakal	C7–Th1
Thorakal	Th2–Th11
Thorakolumbal	Th12–L1
Lumbal	L2–L4
Lumbosakral	L5 und unterhalb

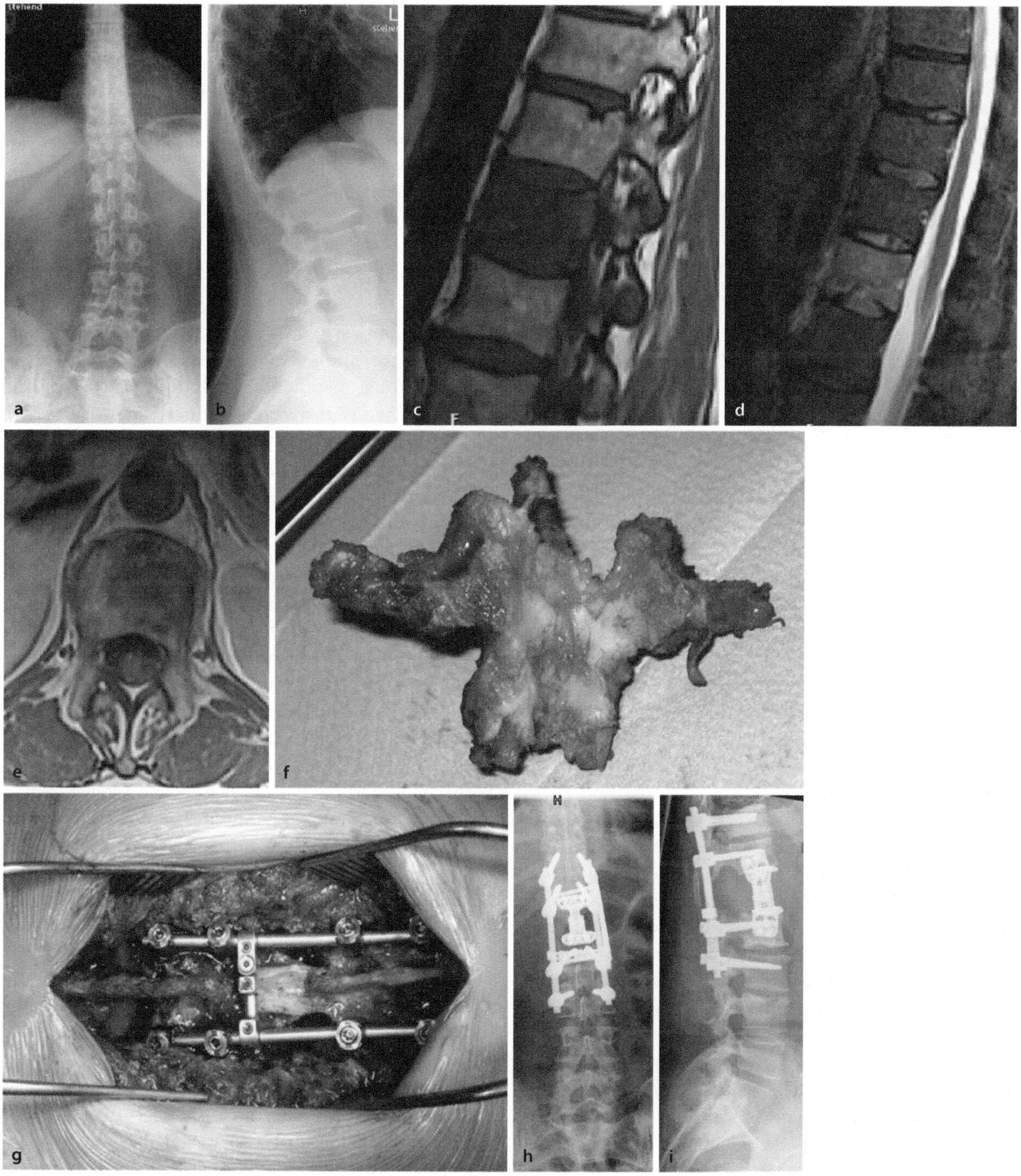

Abb. 44.7 a, b Mammakarzinommetastase des 12. Brustwirbelkörpers; **c** sagittale T1-Wichtung; **d** sagittale T2-Wichtung; **e** axiale T1-Wichtung; **f** En-bloc-Resektat des 12. Brustwirbels; **g** intraoperativer Situs nach dorsaler Spondylodese und Dekompression; **h, i** postoperatives Röntgenbild nach dorsaler Stabilisierung mittels Fixateur interne und ventraler Cageimplantation sowie ventrolateraler Platte

Tab. 44.9 Mögliches Ausmaß der Tumorentfernungen, Begriffe und ihre Definitionen [6]

Begriff	Definition
Intra-läsional	Stückweise Exzision innerhalb der Tumormasse
Marginal	En-bloc-Resektion entlang der Pseudokapsel
Weit	En-bloc-Resektion außerhalb der Pseudokapsel
Radikal	En-bloc-Resektion des gesamten Kompartiments

- Ausdehnung des Tumors im Wirbelkörper und im paravertebralen Gewebe,
- Zustand des Patienten und seine prospektive Lebenserwartung [7].

Während sich bei der dorsalen Stabilisierung winkelstabile Fixateur-interne-Systeme mit transpedikulären Schrauben oder Massa-lateralis-Schrauben als akzeptierter Standard durchgesetzt haben, variieren die empfohlenen Rekonstruktionstechniken der nach Korporektomie oder Spondylektomie resultierenden ventralen Resektionsdefekte. Hier ist das erklärte Ziel, eine hohe, definitive Primärstabilität ohne Implantatversagen oder die Notwendigkeit von Revisionseingriffen zu erreichen [18]. Deshalb ist die alleinige Verwendung autologer, trikortikaler Beckenspaninterponate oder Allografts nicht empfehlenswert, da ein sicher zu erwartender Korrekturverlust, die Entnahmemorbidität und eine in der Regel nicht zu erwartende interkorporelle Fusion (reduzierte Lebenserwartung, Steroidmedikation, perioperative Radiochemotherapie) resultieren [18]. Daher befürworten viele Autoren bei Rekonstruktion onkologischer Resektionsdefekte der ventralen Säule die Verwendung von Wirbelkörperersatzimplantaten (◼ Abb. 44.8a–f; ◼ Abb. 44.7h,i). Diese liegen als konventionelle Titan- oder Carboncages und auch als distrahierbare Implantate vor und sind in der Regel mit einer dorsalen Instrumentierung zu kombinieren [18] (◼ Abb. 44.7g–i). Die Cages werden ventral verwendet und sind entweder mit PMMA-Knochenzement (PMMA: Polymethylmetacrylat) allein oder mit homo-/autologer Spongiosa gefüllt. Zusätzlich stehen zur ventralen Stabilisierung auch noch winkelstabile Plattenfixateursysteme zur Verfügung [18] (◼ Abb. 44.8a–f; ◼ Abb. 44.7h,i). Im Zusammenhang mit der Einbringung der dorsalen Fixateursysteme kann durch eine Zementaugmentation der Pedikelschrauben eine höhere Stabilität erzielt werden [18].

Perkutane/minimal-invasive Techniken

Aufgrund zunehmender technischer Entwicklungen der Fixateur-interne-Systeme ist eine dorsale Stabilisierung auch minimal-invasiv durch Einbringen von Pedikelschrauben in subkutaner Technik möglich. Dies kann über mehrere Segmente erfolgen. Vorteil dieses Verfahrens ist eine kleinere Wundhöhle sowie eine deutlich geringere Muskel- und Weichteilschädigung, da die Zugangswege nicht median, sondern paramedian über die Pedikel verlaufen. Zusätzlich kann im Rahmen dieser OP-Technik durch einen kleinen Medianschnitt eine Dekompression erfolgen.

Vertebroplastie/Kyphoplastie

Die Kypho-/Vertebroplastie wurde für die Therapie vertebraler Angiome erstmals 1987 von Galibert beschrieben. Beide Verfahren können als erfolgreiche operative Anwendungen bei metastatisch bedingten Osteolysen und pathologischen Wirbelkörperfrakturen angesehen werden [9, 12]. Im Einzelnen erfolgt unter biplanarer Bildwandlerkontrolle eine perkutane, transpedikuläre Injektion von Knochenzement (PMMA) in den frakturierten Wirbelkörper ohne partielle Wiederaufrichtung (Vertebroplastie) oder aber nach vorheriger partieller Wiederaufrichtung der Wirbelkörperhöhe durch Balloninflation (Kyphoplastie) (◼ Abb. 44.9a–e). Entscheidend ist, dass ein hochvisköser Zement eingebracht wird, um die Gefahr des Abschwemmens von Zement in die umliegenden Gefäße zu minimieren [9, 12]. Im Bereich der oberen BWS kann bei dünnen Pedikeln auch ein extrapedikuläres Vorgehen nötig sein. Das primäre Ziel einer Kypho-/Vertebroplastie ist die Schmerzreduktion sowie das Erlangen einer Wirbelkörperstabilisierung. Für die signifikante Schmerzreduktion wird der zytotoxische, tumorizide und thermische Effekt des PMMA verantwortlich gemacht. So werden umliegende Nervenendigungen denerviert und mikrovaskuläre Strukturen ischämisch. Es liegt eine schnelle (innerhalb von 48 h) postoperative Schmerzreduktion bei bis zu 80 % aller behandelten Patienten vor [9, 12, 18].

> **Das primäre Ziel einer Kypho-/Vertebroplastie ist die Schmerzreduktion sowie die Erlangung einer Wirbelkörperstabilisierung.**

Plasmozytompatienten und solche mit absehbar reduzierter Lebenserwartung, aber auch Patienten, die bereits die maximale Strahlendosis erreicht haben bzw. an strahlenresistenten Tumoren leiden oder aufgrund des Gesamtzustands für eine offene chirurgische Intervention ungeeignet sind, stellen geeignete Kandidaten zur Vertebro-/Kyphoplastie dar. Kontraindikationen beinhalten den maximalen Wirbelkörperkollaps (Vertebra plana), Gerinnungsstörungen oder einen großen epiduralen Tumoranteil. Läsionen mit partieller Hinterkantenbeteiligung sind keine absolute Kontraindikation, obgleich das Risiko von Zementleckagen in den Spinalkanal, in die Neuroforamina oder in den epiduralen und paravertebralen Venen-

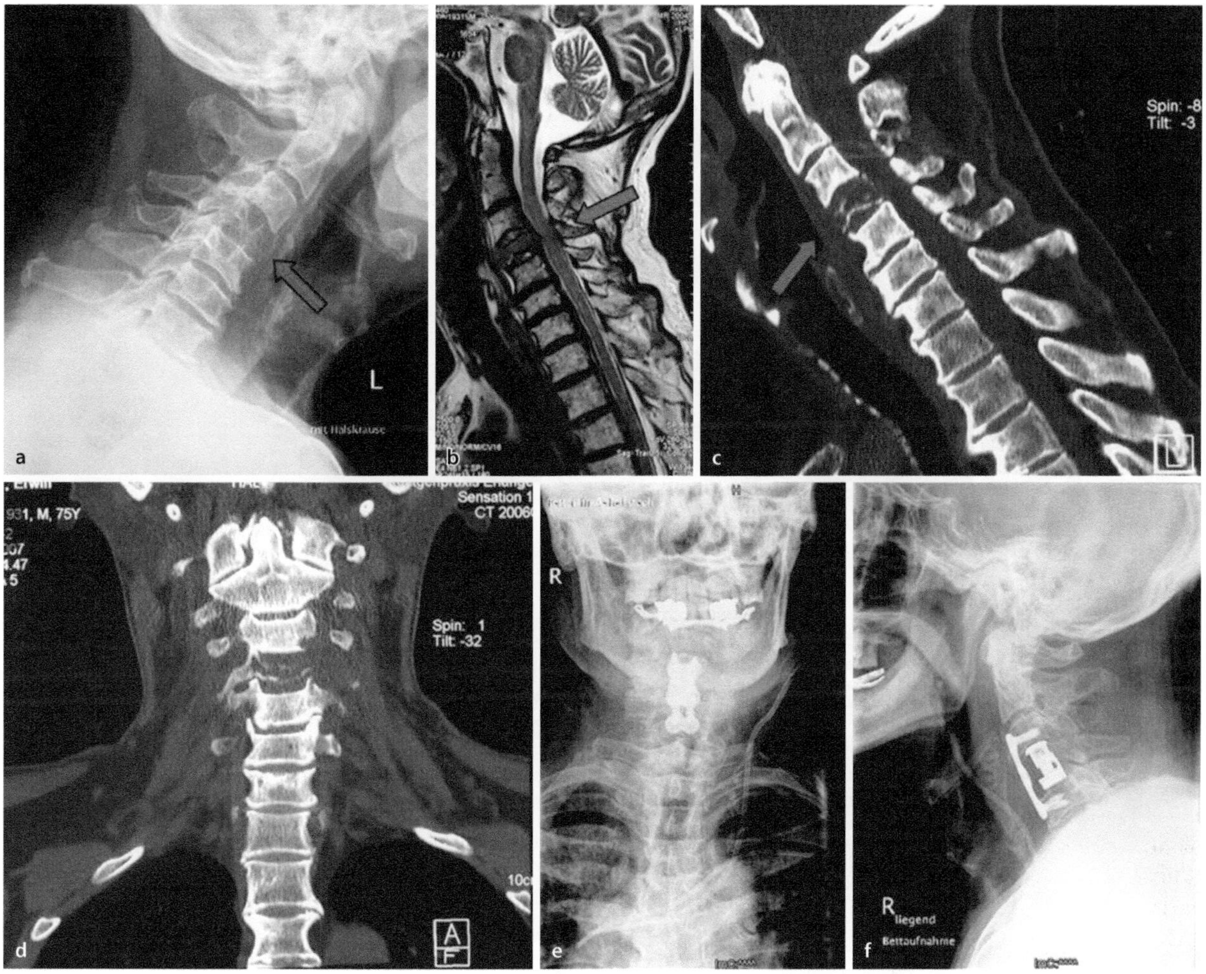

Abb. 44.8 a–d Nahezu komplette Osteolyse des 4. Halswirbelkörpers bei Ösophaguskarzinommetastase *(Pfeil)*. **e, f** Operative Versorgung mittels Resektion des 4. Halswirbelkörpers, Wirbelkörperersatz mittels Distraktionscage, ventrale Stabilisation mittels Platte

plexus erhöht ist [9, 12, 18]. Vorteil dieses OP-Verfahrens ist eine rasche Mobilisation der Patienten sowie eine kurze Hospitalisierung [9, 12, 18].

En-bloc-Resektion

Die En-bloc-Resektion (Abb. 44.7a–i) ist der einzige kurative Ansatz zur Behandlung von Primärtumoren der Wirbelsäule und solitären Metastasen. In einer Studie von Halm et al. [6] zeigten sich gute Ergebnisse für die Überlebensrate von Patienten nach En-bloc-Resektion bei primär malignen Knochentumoren, sofern der Tumor extraläsional resektabel war und einen guten Resektionsgrad aufwies. Schlechtere Prognosen sind bei solitären Metastasen zu verzeichnen, sodass vor allem die lokale Tumorkontrolle im Vordergrund steht, wenngleich auch hier ein primär kurativer Therapieansatz besteht [6].

44.6 Ergebnisse

Nach operativer Therapie kann eine Schmerzreduktion bei ca. 80 % aller operierten Patienten erzielt werden [7, 16, 18]. Durch die Schmerzreduktion kann eine frühzeitige Mobilisierung des Patienten mit rascher Entlassung aus stationärer Behandlung erfolgen. Bezüglich des neurologischen Outcomes werden in der Literatur unterschiedliche Angaben gemacht. Josten u. Franck [10] konnten keinen Zusammenhang zwischen Operationszeit und neurologischem Outcome feststellen. Nach Schaser et al. [18] werden neurologische Verbesserungen mit durchschnittlich 50–70 % angegeben, jedoch in Abhängigkeit vom Schweregrad, dem Zeitpunkt und dem Zeitraum des Auftretens von neurologischen Komplikationen. Eine deutlich schlechtere Prognose für die Regredienz neurologischer Defizite zeigt sich, wenn die operative Intervention in einem Zeitraum von mehr als 24 h nach Auftreten einer

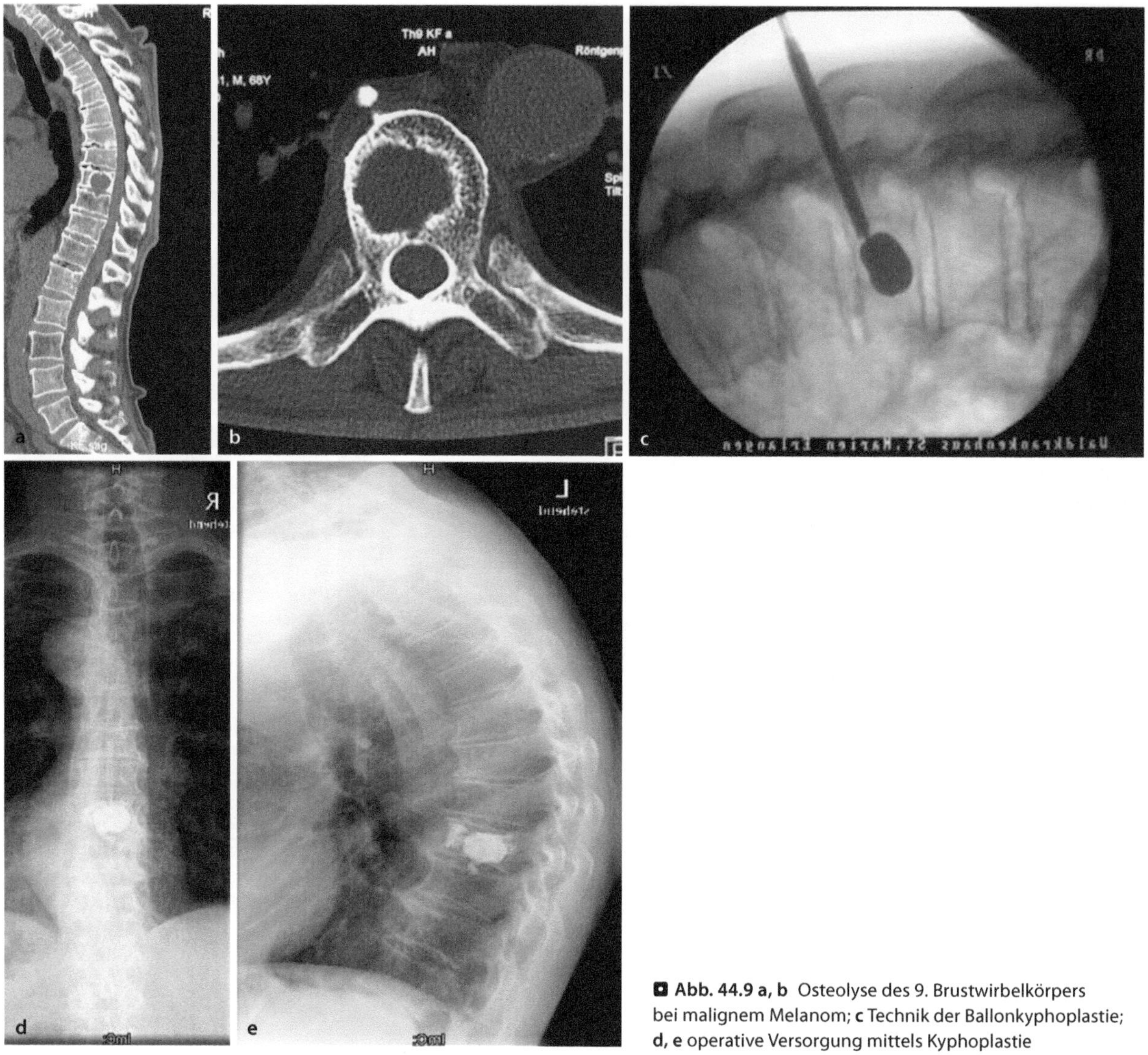

■ **Abb. 44.9 a, b** Osteolyse des 9. Brustwirbelkörpers bei malignem Melanom; **c** Technik der Ballonkyphoplastie; **d, e** operative Versorgung mittels Kyphoplastie

Paraplegie erfolgt. Eine neurologische Progression über einen längeren Zeitraum birgt eine 28- bis 35%-ige Gefahr einer permanenten Paraplegie [18]. Tritt eine Paraplegie innerhalb von 48 h auf, zeigt sich diese postoperativ in 60–76 % aller Fälle als nicht regredient [18]. In einer Übersichtsarbeit von 2007 berichten Schaser et al. [18] von einer kollektivabhängigen Variabilität der postoperativen Überlebensrate. Es wurde eine minimale postoperative Überlebensrate nach chirurgischer Therapie mit 3–6 Monaten und eine mittlere postoperative Überlebensrate mit 13–27 Monaten angegeben. Dabei zeigte sich, dass die Überlebensrate von verschiedenen Faktoren wir Primärtumor, Alter und Geschlecht abhängig ist. Das Risiko, nach chirurgischer Intervention zu sterben, steigt proportional mit zunehmendem Alter, wobei Männer im Gegensatz zu Frauen in der Regel eine geringere mittlere postoperative Lebenserwartung aufweisen. Ähnliche Ergebnisse wiesen auch Josten u. Franck [10] nach.

44.7 Komplikationen

Zu den intraoperativen Komplikationen zählen neben Gefäß-, Nerven- und Duraverletzung vor allem Materialfehlplatzierungen.

Postoperative Komplikationen sind sekundäre Implantatdislokationen, Wundheilungsstörung, pulmonale Komplikationen, Thrombosen und revisionspflichtige Hämatome.

Vor allem bei stark vaskularisierten Tumoren werden vermehrt intraoperativ auftretende Blutungen mit sekundär revisionspflichtigen Hämatomen sowie hämatombe-

Rückenschmerz durch Störung des frühmorgendlichen Nachtschlafs und bessert sich auf Bewegung; bei einer Spondylitis liegt meist ein langsam progredienter bewegungs- und belastungsabhängiger Schmerz vor, oft begleitet von Husten- und Niesschmerz, die letzten beiden Symptome zeigen sich auch bei einem Bandscheibenvorfall; ein heftiger Dauerschmerz imponiert hingegen bei bakterieller Diszitis. Bei entzündlich-rheumatischen Erkrankungen sollte eine Arthritis der stammnahen Gelenke als Ursache für die Rückenschmerzen ausgeschlossen werden. Schmerzausstrahlung in die Beine mit eventuell begleitenden sensiblen und/oder motorischen Ausfällen lässt primär an einen Bandscheibenvorfall denken. Die Größenabnahme ist oft ein Indiz für eine manifeste Osteoporose. Komplettiert wird die Anamnese durch Fragen nach einem Unfallgeschehen, operativen Interventionen an der Wirbelsäule sowie internistischen und gynäkologischen Begleiterkrankungen.

Klinische Untersuchung

Die klinische Untersuchung fokussiert u. a. auf:

- Beinlängendifferenz,
- Beckenschiefstand,
- pathologische statische Wirbelsäulenveränderungen: Skoliose, Hyperkyphose/Hyperlordose (u. a. bei Osteoporose), Abflachung der Lendenlordose (u. a. bei ankylosierender Spondylitis),
- Thoraxsteife (u. a. bei ankylosierender Spondylitis, Spondylosis hyperostotica),
- starke Druck- und Klopfschmerzhaftigkeit einzelner Segmente (bei Spondylitis),
- Bewegungsschmerz der Iliosakralgelenke (Mennell-Zeichen bei Sakroiliitis),
- Einschränkungen der Wirbelsäulenbeweglichkeit: Zeichen nach Ott, Schober, Finger-Boden-Abstand, Kinn-Jugulum-Abstand, Hinterhaupt-Wand-Abstand, Rotation und Lateralflexion der Wirbelsäule (bei ankylosierender Spondylitis).

Komplettiert wird die klinische Wirbelsäulenuntersuchung durch die Erhebung des muskulären Befunds (Myogelosen? Muskelhypertrophie/-atrophie? Muskelverkürzungen?) und einer orientierenden neurologischen Untersuchung (Prüfung der Sensibilität, Motorik, Reflexe, Nervendehnungsschmerz – Lasègue-Zeichen) als Hinweise für ein Nervenwurzelkompressionssyndrom.

Laborchemische Analysen

Laborchemische Analysen sind meist nicht hilfreich, es sei denn zum Ausschluss eines entzündlichen Gelenk- und Wirbelsäulengeschehens (BSG, CRP – erhöht bei Arthritis, aber nicht immer bei einer Spondylitis!). Bei einer Spondyloarthritis ist oft HLA-B27 nachweisbar, ein negativer Befund schließt jedoch eine solche Erkrankung keineswegs aus, und wiederum haben etwa 8 % der gesunden Europäer HLA-B27, ohne eine Spondyloarthritis zu entwickeln. Mittels der Serumeiweißelektrophorese geht es um den Ausschluss einer monoklonalen Gammopathie bei Plasmozytom, und das Serum-Kalzium mit Albumin sowie die alkalische Phosphatase dienen zum Ausschluss eines primären Hyperparathyreoidismus.

Bildgebende Diagnostik

Die bildgebende Diagnostik beinhaltet je nach Schmerzlokalisation im Wirbelsäulenbereich Röntgenaufnahmen in 2 Ebenen (degenerative/entzündliche Veränderungen, atlantoaxiale Dislokation – AAD?). Zur Frühdiagnose einer Sakroiliitis empfiehlt sich die Durchführung der Magnetresonanztomografie (MRT) der Iliosakralgelenke, ebenso bei spinalen Abszessen oder Verdacht auf eine bakterielle Spondylitis. Die Computertomografie wie auch das MRT kommen zum Einsatz bei Verdacht auf Spinalkanalstenose, Bandscheibenprolaps, Myelonkompression durch Pannusgewebe oder eine AAD. Die Szintigrafie bietet qualitative Zusatzinformationen über Ausdehnung und Intensität entzündlicher Prozesse, aber sie ist trotz Sensitivität unspezifisch. Ergänzende neurologische Untersuchungstechniken umfassen die Messung der Nervenleitgeschwindigkeit (NLG) und das Elektromyogramm (EMG).

Eine internistische und gynäkologische Abklärung empfiehlt sich generell bei unauffälligem oder nicht plausiblem Befund an der Wirbelsäule.

> **Tipp**
>
> Rückenschmerzen können vertebragener als auch nicht vertebragener Genese sein. Bei der differenzialdiagnostischen Abklärung sind Anamnese, klinische Untersuchung, Labor, Bildgebung und eventuell neurologische Untersuchungstechniken hilfreich.

45.1.2 Die häufigsten Differenzialdiagnosen und Therapieempfehlungen beim Leitsymptom Rückenschmerz

In der ◘ Tab. 45.1 sind zu den unterschiedlichen Diagnosen, die mit dem Leitsymptom Rückenschmerz einhergehen können, die richtungsweisenden Befunde aus rheumatologischer Sicht aufgeführt [1–3, 5–10].

Degenerativ bedingte Rückenschmerzen

Die Ursachen degenerativer und statischer Veränderungen sind vielfältig und meist schwer zu analysieren: Ist es soma-

◘ Tab. 45.1 Rheumatologische Differenzialdiagnosen beim Leitsymptom Rückenschmerz

Chondrosis vertebralis	Röntgen: reaktionslose Verschmälerung des Zwischenwirbelraums im Röntgenbild
Osteochondrosis intervertebralis (◘ Abb. 45.1)	Röntgen: s. oben, zusätzliche subchondrale Deckplattensklerose
Unkovertebralarthrose	Röntgen: degenerative Anbauten an den kleinen Wirbelgelenken mit z. T. aufgehobener Beweglichkeit im betroffenen Segment
Spondylosis hyperostotica (◘ Abb. 45.2)	Röntgen: grobe Spondylophyten, Knochenappositionen an den Wirbelkörpern
Baastrup-Phänomen	Röntgen: »Dornfortsätze reiben aneinander«, Schliffflächen, häufig asymptomatisch!
Ankylosierende Spondylitis (◘ Abb. 45.3)	Röntgen: Syndesmophyten, Spondylitis anterior, Kasten-/Tonnenwirbel, »Bambusstab«, Andersson- und Romanus-Läsionen, Sakroiliitis (bilateral); Frühdiagnose der Sakroiliitis mittels MRT Klinik: entzündliche Dorsalgien, Einschränkung WS-Beweglichkeit, tiefsitzende Rückenschmerzen (Sakroiliitis), HLA-B27-Assoziation
Arthritis/Spondylitis psoriatica (◘ Abb. 45.4)	Röntgen: Parasyndesmophyten, buntes Iliosakralbild; Klinik: begleitend Oligo- oder Polyarthritis (oft mit »Strahlbefall«), Enthesiopathie, Haut- und Nagelpsoriasis (kann aber auch fehlen)
Reaktive Arthritis	Röntgen: Parasyndesmophyten, evtl. Sakroiliitis (meist unilateral) Klinik: begleitend Urogenital- oder Enteralinfektion Labor: positive Serologie
Rheumatoide Arthritis (◘ Abb. 45.5)	Röntgen: ventrale atlantoaxiale Dislokation (>3 mm) mit/ohne Myelonkompression, Densarrosionen, Spondylodiszitis, knöcherne Ankylose der Wirbelgelenke, erosive Arthritis der Intervertebralgelenke
Infektiöse Spondylitis (◘ Abb. 45.6)	Röntgen: reaktionslose Diskushöhenabnahme mit/ohne Deckplattenunschärfe/-erosion, später Gibbus, Sequester CT und MRT: perivertebraler Abszess Klinik: meist akute Symptomatik mit hohem Fieber, lokalisierter Klopfschmerz Labor: BSG/CRP deutlich erhöht
Osteomyelitis vertebrae	Röntgen: Osteolysezone im Wirbelkörper ohne Diskusbeteiligung Klinik: Fieber Labor: BSG/CRP erhöht
Osteoporose (◘ Abb. 45.7)	Röntgen: Silberstiftphänomen, Ballonierung der Zwischenwirbelräume, längstrabekulär betonte Spongiosastruktur, Wirbelkörperdeformierungen, -frakturen
Osteomalazie	Röntgen: Zeichen der Osteopenie/Osteoporose, Pseudofrakturen (Looser-Umbauzonen) Klinik: diffuser Knochenschmerz Labor: AP erhöht, 25-Vitamin-D3-Mangel
Primärer Hyperparathyreoidismus	Röntgen: subperiostale Resorptionssäume Labor: Kalzium und PTH erhöht
Paget-Krankheit (◘ Abb. 45.8)	Röntgen: herdförmige Aufhellungs- und Sklerosezonen (Plasmazellvermehrung im Knochenmark) Szintigrafie: gesteigerter Knochenstoffwechsel in betroffenen Arealen Labor: AP erhöht
Plasmozytom	Röntgen: Osteolysen Labor: Elektrophorese – monoklonale Gammopathie, BSG-Erhöhung
Osteolytische Metastasen	Röntgen: rundliche, z. T. unscharfe Konturdefekte, Randsaum, pathologische Frakturen
Fehlstatik der Wirbelsäule	Eventuell radiologischer Nachweis; klinische Diagnose
Fehlbildungen	Evaluierung mittels Röntgen
Fibromyalgie	Röntgen: unauffällig Klinik: Myalgien, Dorsalgien, »tender points« Labor: keine auffälligen Werte
Spondylolisthesis	Röntgen: ventrales Wirbelgleiten im Röntgenbild mit Spondylodese (Spaltbildung des Wirbelbogens)
Pseudospondylolisthesis (◘ Abb. 45.9)	Röntgen: ventrale Wirbelkörperdislokation mit erhaltenem Wirbelbogen
Dorsale Wirbelkörperdislokation	Evaluierung mittels Röntgen

Tab. 45.1 (Fortsetzung)

Scheuermann-Krankheit	Röntgen: dominierend im BWS-Bereich keilförmige Wirbelkörper, Schmorl-Knötchen bzw. Abschlussplattenirregularitäten Klinik: Beginn in der Pubertät
Diskusprolaps (Abb. 45.10)	Evaluierung mittels MRT oder CT Klinik: blitzartige Kreuzschmerzen, Verstärkung beim Husten und Niesen, Schonhaltung, evtl. dermatombezogene sensible und motorische Ausfälle
Pseudoradikuläre Kreuzschmerzen	Klinik: schmerzhafter Muskelhartspann ohne Reflexstörungen oder Paresen
Psychogener Kreuzschmerz	Klinik: Dorsalgien ohne Korrelat bei der klinischen Untersuchung sowie der weiterführenden Diagnostik
Postdiskektomiesyndrom	Klinik: Schmerzen durch Narbengewebe oder Verwachsungen nach Bandscheibenoperation

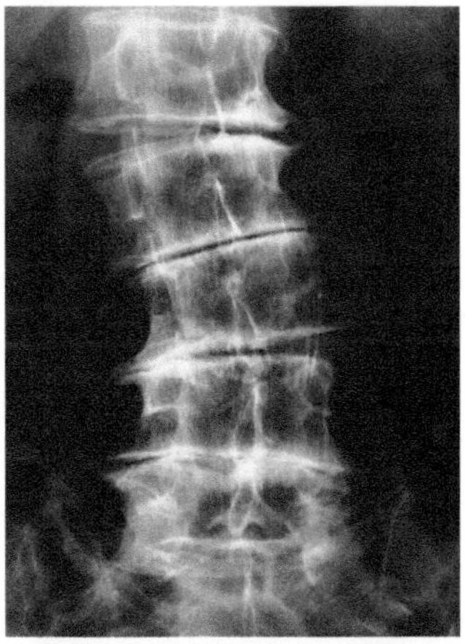

Abb. 45.1 Multisegmentale Osteochondrosen (Höhenminderung der Bandscheibenzwischenräume plus subdiskale Knochenverdichtung plus Spondylophyten) mit konsekutiver Fehlstatik der Wirbelsäule

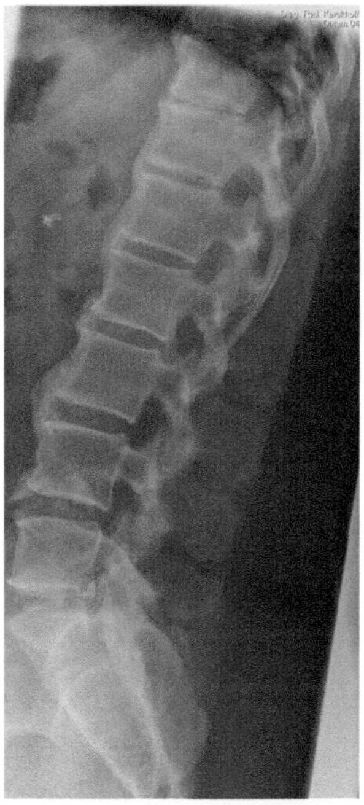

Abb. 45.2 Spondylosis hyperostotica – ventral ausgeprägte hyperostotische Knochenbrücken, meist mit unauffälligen Zwischenwirbelräumen über 3 Segmente

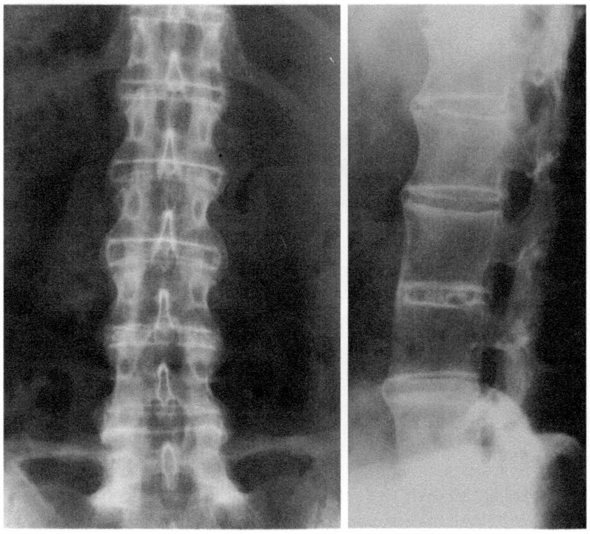

Abb. 45.3 Ankylosierende Spondylitis – durchgehende Ankylose durch Syndesmophytenbildung, Verknöcherung der kleinen Wirbelgelenke und des Ligamentum ileolumbale beidseits

tischer, radikulärer, neurogener, viszeral-reflektorischer, psychogener Rückenschmerz? Essenziell ist daher eine diagnostische Abgrenzung von degenerativen und nichtmechanischen Ursachen. Die bei der Bildgebung pathologischen Befunde korrelieren dabei nicht immer mit einer entsprechenden klinischen Symptomatik.

Bei den Differenzialdiagnosen müssen entzündliche Wirbelsäulenerkrankungen (besonders die ankylosierende Spondylitis), Tumoren, Skeletterkrankungen (Osteoporose, Osteomalazie, Tumoren), statische Wirbelsäulenveränderungen, psychosomatische Störungen und Erkrankungen anderer Organe bedacht werden.

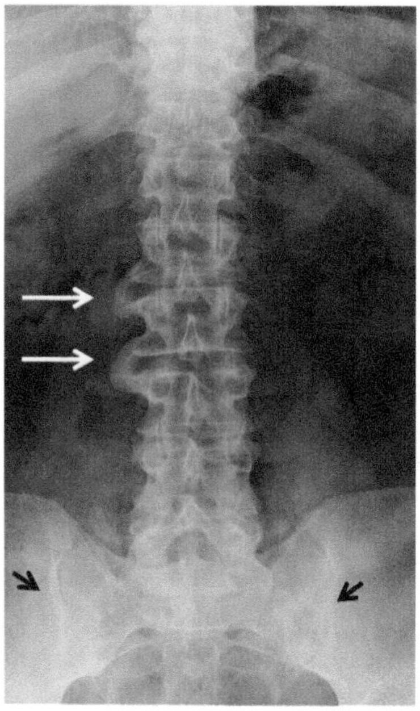

Abb. 45.4 Spondylitis psoriatica – überbrückende Parasyndesmophyten *(Pfeile oben)* und Sakroiliitis beidseits *(Pfeile unten)*

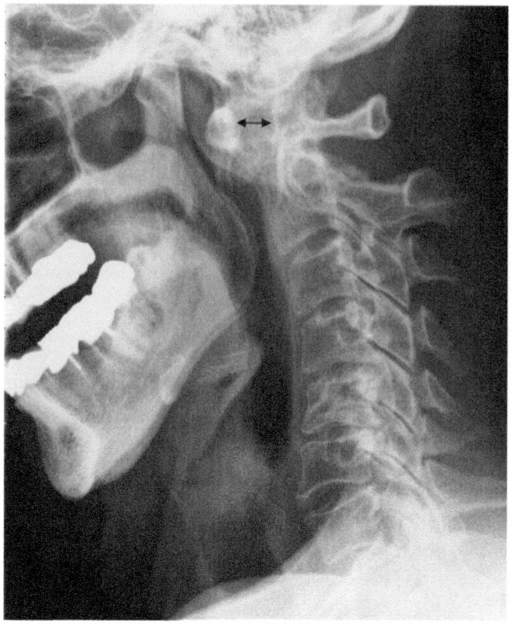

Abb. 45.5 Antlantoaxiale Dislokation *(Pfeil)* bei rheumatoider Arthritis in der Inklinationsaufnahme

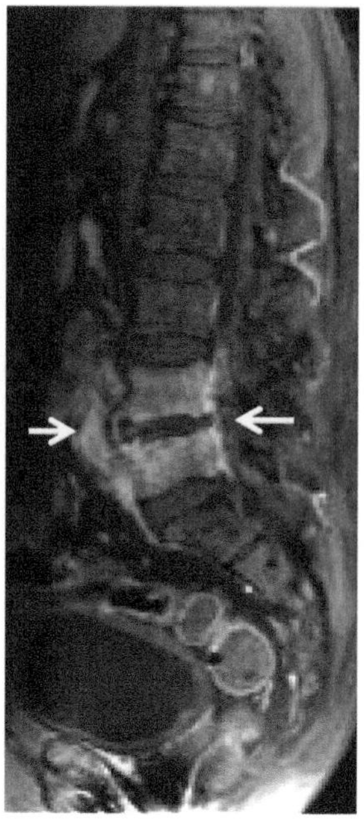

Abb. 45.6 Bakterielle Spondylitis und Diszitis LWK 4/5 mit Abszessbildung in den Epiduralraum *(Pfeil rechts)* des Spinalkanals und den vorderen Paravertebralraum *(Pfeil links)*; MRT Tl-gewichtet nach KM-Gabe

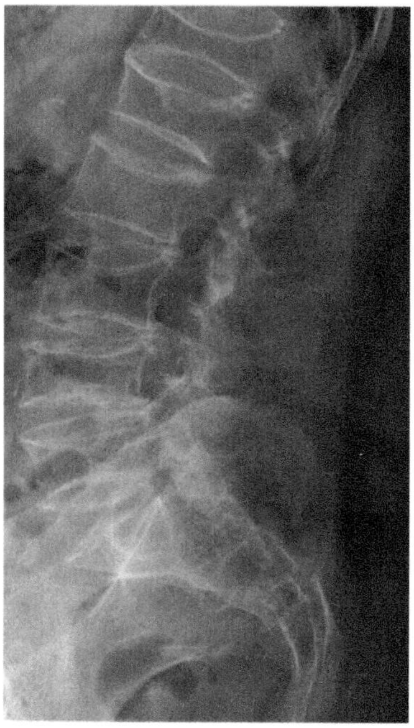

Abb. 45.7 Osteoporose mit multiplen Wirbelkörperfrakturen

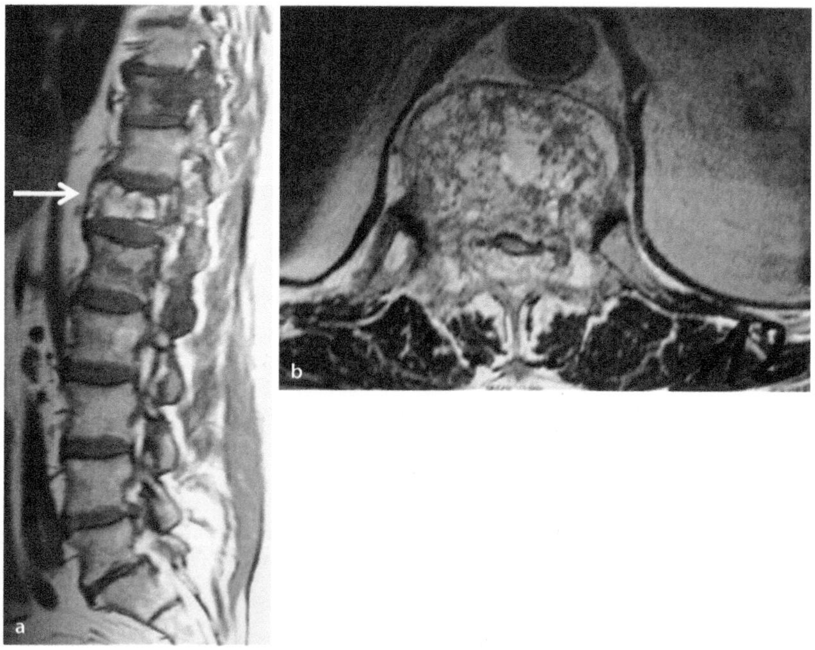

Abb. 45.8 **a** Paget-Krankheit isoliert an BWK 12 *(Pfeil)* mit Wirbelkörperkompression und konsekutiver Myelonkompression; **b** Kombination von osteoplastischen und osteolytischen Knochenveränderungen im Wirbelkörper, grotesk wirkende Spongiosastruktur

Hierbei beschränkt sich der Läsionsumfang einseitig oder eventuell auch doppelseitig auf die vorderen Myelonanteile mit der Ausbildung einer zentral-motorischen Lähmung und einer dissoziierten Empfindungsstörung unterhalb des myelopathischen Schädigungsorts; dabei befindet sich die zentral konfigurierte motorische Störung ipsilateral und die Empfindungsstörung kontralateral aufgrund der »Leitungsbesonderheiten« im Myelon.

Dieses Schädigungsmuster ist charakteristisch für Durchblutungsstörungen der Arteria spinalis anterior, die die entsprechenden Myelonareale versorgt. Die A. spinalis anterior ist bei ischämischen Ereignissen besonders häufig betroffen und hat deshalb zum Begriffssynonym des Spinalis-anterior-Syndroms geführt. Als mögliche andere Ursache kommt noch die Ausbildung einer Syringomyelie als isoliertes Syndrom oder im Rahmen einer komplexeren Missbildung in Betracht.

Das in der Region der dissoziierten Empfindungsstörung im weiteren Verlauf eventuell entstehende Schmerzsyndrom trägt in aller Regel einen typisch neuropathischen Charakter. In Korrelation zum Ausmaß einer spastischen Tonuserhöhung der gelähmten Muskelgruppen kann sich auch ein lokales Myalgiesyndrom entwickeln.

Die Therapie der Durchblutungsstörung richtet sich so weit wie möglich gegen die systemischen oder lokalen Ursachen bzw. hat eine stark protektive Ausrichtung zur Vermeidung weiterer spinaler oder auch zerebraler Insulte (z. B. mit der Verordnung von Thrombozytenaggregationshemmern).

Für eine Syringomyelie stehen kausale Behandlungsverfahren nicht zur Verfügung, neurochirurgische Korrekturmaßnahmen können vereinzelt versucht werden.

Für die algesiologische Behandlung gelten die allgemeinen Prinzipen der Behandlung akuter bzw. im Verlauf chronisch-neuropathischer Schmerzsyndrome bzw. der Beeinflussung einer ggf. entstandenen spastischen Muskeltonussteigerung.

Weitere Teilläsionen des Rückenmarks sind in recht variabler Ausprägungsform denkbar, was sich auch aus neuroanatomischen Querschnittskonfiguration plausibel ableiten lässt.

Im klinischen Praxisalltag lässt sich beobachten, dass schleichend entstehende Myelopathien während einer chronischen Druckeinwirkung – durch langsam wachsende extramedulläre Tumoren oder durch schwere degenerative Verschleißerscheinungen mit fortschreitender knöcherner Einengung des Spinalkanals – häufig das Symptomprofil einer spastischen Paraparese kaudal des Läsionsorts induzieren. Dies geschieht als Ausdruck einer Pyramidenbahnläsion ohne wesentliche Sensibilitätsstörungen und oft auch nur mit geringer Schmerzentwicklung.

> **Auch bei chronischen Rückenschmerzen bleibt ein Monitoring des neuronalen Beeinträchtigungsprofils im Verlauf wichtig, um eventuell voranschreitende Erkrankungsprozesse mit kausaler Behandlungserfordernis auch dann rechtzeitig zu erkennen, wenn ihre Manifestation durch die vorbestehende Schmerzkrankheit zunächst »maskiert« ist.**

Radikulopathien

Das Schädigungsmuster einzelner Nervenwurzeln ist gekennzeichnet durch die Manifestation eines Ausfalls bzw. Defizits der zugehörigen sensomotorischen Funktionen und eventuell durch die Entwicklung eines dermatomal zuzuordnenden radikulär-neuropathischen Schmerzsyndroms.

Neben monoradikulären Affektionen sind insbesondere auch im Lumbalbereich unterhalb des Myelons polyradikuläre Affektionen anzutreffen. Als Vollbild ist das Kaudasyndrom zu nennen mit einer Schädigung sämtlicher im lumbosakralen Spinalkanal verlaufenden Nervenwurzeln. Als Ursache finden sich im praktischen Alltag meist Bandscheibenvorfälle, wobei diese bei lateraler oder mediolateraler Konfiguration in aller Regel ein monoradikuläres Störungsbild verursachen. Bei medialer Ausdehnung aber sind sie durchaus in der Lage, das Vollbild eines Kaudasyndroms hervorzurufen mit entsprechend dringlich entstehendem Handlungsbedarf. Allerdings dürfen andere Entstehungsmöglichkeiten nicht außer Acht gelassen werden: Radikulitis bei Borrelien-, Zoster- oder Luesinfektion, Guillain-Barrè-Polyradikulitis mit einer entsprechend polyradikulopathischen Störungskonfiguration, lokale Raumforderungen wie Abszesse, Granulome, Neurinome, Meningeome oder eine Meningeosis carcinomatosa bzw. blastomatosa, häufig mit polyradikulärer Konfiguration und Durchblutungsstörungen der Spinalarterien bei schweren Gefäßprozessen unter Einbeziehung der Aorta degenerativer oder vaskulitischer Natur. Grundsätzlich sollte ein radikuläres Störungsbild, für das bildgebend kein entsprechendes Korrelat im Bereich der Wirbelsäule zu identifizieren ist, nicht »sich selbst überlassen werden«; es bedarf einer Komplettierung der Abklärung mittels einer Liquorpunktion inkl. einer sofortigen zytopathologischen Aufarbeitung des Nativpunktats und eventuell auch einer erweiterten vaskulären Diagnostik.

Eine klinische Besonderheit stellt die Claudicatio spinalis dar. Hierbei berichten die Patienten über die Entwicklung mono- oder polyradikulärer Schmerzen nach einer gewissen Gehstrecke mit regelhafter Besserung durch Einlegen einer Ruhephase. Eine Entlastung erfahren die Patienten häufig auch durch ein Vornüberbeugen des Rumpfs mit einer Entfaltung der Neuroforamina. Aus diesem Grund wird auch eine Fortbewegung mittels Fahrrad entsprechend positiv erlebt. Die beschriebene Symptomkonfiguration ist relativ pathognomonisch für eine Einengung der betroffenen Nervenwurzeln durch eine degenerativ entstandene Spinalkanalstenose. Hierbei sind laterale Rezessuseinengungen mit einem jeweils monoradikulären Erscheinungsbild abzugrenzen von zentralen Stenosen für den Lumbalkanal mit einer Kneifzangenkompression der Kauda und einer bilateralen Beschwerdeausbildung entsprechend der Konfiguration eines Kaudasyndroms unterhalb der betroffenen Höhe. Betroffen von diesem Störungsbild sind in der Regel ältere Patienten. Als Ursache wird (insbesondere aufgrund des typischen Erschöpfungscharakters) ein Zusammenwirken zwischen mechanischer Kompression und vaskulären Veränderungen wie z. B. einer Kongestion des Venenplexus diskutiert.

Eine wichtige differenzialdiagnostische Abgrenzung ist hierbei die ebenfalls mit einer Claudicatio intermittens einhergehende Manifestation einer arteriellen Verschlusskrankheit. Diese lässt allerdings den Entlastungseffekt durch ein Vornüberbeugen des Rumpfs vermissen.

Die geltenden Behandlungsrichtlinien sind zunächst weitgehend an einer Ursachenbeseitigung ausgerichtet. Hier aber aber verlangt insbesondere die Bewertung der tatsächlichen Symptomrelevanz von bildgebend dargestellten Auffälligkeiten (z. B. in Form von Bandscheibenvorfällen oder Rezessusstenosen) eine differenzierte Korrelation mit dem klinisch bestehenden Störungsmuster, um tatsächlich eine beeinträchtigungsgerechte Therapiekonzeption gewährleisten zu können.

Die symptomatische Therapie radikulärer Schmerzen richtet sich insbesondere im Fall einer Chronifizierung nach den Behandlungsprinzipien für neuropathische Schmerzen, wobei aber speziell ein »Mixed-pain-Syndrom« ohne begleitende sensomotorische Ausfälle in seiner differenzialtypischen Zuordnung häufig ein Problem darstellt mit entsprechend hohen Anforderungen an die Behandlungsplanung.

45.2.2 Untersuchungsgang

Die Anamnese zur Charakterisierung des Beschwerdebilds verläuft nach folgenden Kriterien:

- **Schmerzausdehnung**: Lokalisation auf den Rücken beschränkt, mit oder ohne dermatomale Fortleitung bzw. radikuläre Ausstrahlung;
- **Schmerzqualität**: neuropathischer Charakter (brennend, stechend, einschießend) oder nozizeptiv-muskuloskeletal generierte Beschwerdecharakteristik (z. B. drückend-ziehend, bohrend);
- **Schmerzintensität**: numerische Analogskala von 0 bis 10;
- **Schmerzmodulation**: Besserung oder Verschlechterung durch Ruhe/Bewegung, bestimmte Körperhaltungen, Handlungsabläufe; zeitliche Rhythmik.

Anamnese und Untersuchung zur Erfassung folgender **neuronaler Schädigungsmuster** (s. auch ▶ Abschn. 12.3, »Klinisch-neurophysiologische Diagnostik bei Rückenschmerzen«):

- motorische Paresen,
- Sensibilitätsausfälle,
- Blasen- und Mastdarmstörungen.

Das weitere diagnostische und therapeutische Vorgehen richtet sich insbesondere in zeitlicher Hinsicht nach dem gefundenen Symptomprofil auf der Ebene der Syndrombeschreibung:

- **Akuter/subakuter Rückenschmerz** ohne/mit dermatomaler Fortleitung:
  - orthopädisch-rheumatologische Untersuchung,
  - Bestimmung der Entzündungsparameter,
  - symptomatische Schmerztherapie.
- **Akutes einseitig-radikuläres Schmerzsyndrom** ohne neuronale Defizite:
  - Bestimmung der Entzündungsparameter, klinischer Ausschluss eines Herpes zoster,
  - symptomatische Schmerztherapie.
- **Subakut therapieresistentes, einseitig-radikuläres Schmerzsyndrom** ohne neuronale Defizite:
  - Bestimmung der Entzündungsparameter, klinischer Ausschluss eines Herpes zoster,
  - Bestimmung der Borrelien-Antikörper und elektive MRT-Diagnostik,
  - Ausweitung der symptomatischen Schmerztherapie.
  - Zu differenzierende Diagnosen:
    - Bandscheibenvorfälle,
    - hochgradige Rezessusstenosen,
    - Frakturen oder tumoröse Raumforderungen (z. B. Neurinome) mit Kompression der betroffenen Nervenwurzeln,
    - Monoradikulopathien (Verdickung bzw. KM-Enhacement von Nervenwurzeln).
  - Eventuell Planung einer Liquordiagnostik zum Ausschluss einer Meningeosis carcinomatosa oder Radikulitis.
  - Weitere Therapie nach Diagnose.
- **Beidseitiges mono- oder polyradikuläres Schmerzbild** ohne neuronale Defizite:
  - Bestimmung der Entzündungsparameter und Borrelienantikörper, klinischer Ausschluss eines Herpes zoster und Planung einer MRT-Diagnostik der Wirbelsäule zeitnah, entsprechend der neuroanatomisch-topischen Eingrenzbarkeit des Entstehungsorts;
  - symptomatische Schmerztherapie.
  - Zu differenzierende Diagnosen:

  - Bedrängung von Kaudafasern oder bds. Nervenwurzelirritation durch Bandscheibenvorfälle,
  - Spinalkanalstenosen,
  - Frakturen (evtl. pathologisch) bzw. Tumoren jeglicher Art oder durch Polyradikulopathien (Verdickung bzw. KM-Enhancement von Nervenwurzeln).
- Eventuell Planung einer weiteren Liquordiagnostik zum Ausschluss einer Meningeosis carcinomatosa oder Polyradikulitis).
- Weitere Therapie nach Diagnose.

- **Einseitiges radikuäres Schmerzsyndrom** mit sensiblen Ausfällen:
  - Bestimmung der Entzündungsparameter und der Borrelienantikörper, klinischer Ausschluss eines Herpes zoster, Planung einer MRT-Diagnostik zeitnah,
  - symptomatische Schmerztherapie.
  - Zu differenzierende Diagnosen:
    - Bandscheibenvorfälle oder hochgradige Rezessusstenosen mit Kompression der betroffenen Nervenwurzeln,
    - tumoröse Raumforderungen (z. B. Neurinome),
    - Frakturen (evtl. pathologisch),
    - Monoradikulopathien (Verdickung bzw. KM-Enhancement von Nervenwurzeln).
  - Eventuell Planung einer weiteren Liquordiagnostik zum Ausschluss einer Meningeosis carcinomatosa oder Monoradikulitis.
  - Weitere Therapie nach Diagnose.
- **Einseitiges oder doppelseitiges mono- oder polyradikuläres Schmerzsyndrom** mit entsprechenden motorischen oder sensomotorischen Ausfällen:
  - Bestimmung der Entzündungsparameter und der Borrelienantikörper, klinischer Ausschluss eines Herpes zoster, akute MRT-Diagnostik,
  - symptomatische Schmerztherapie.
  - Zu differenzierende Diagnosen:
    - Bandscheibenvorfälle,
    - ausgeprägtere Spinalkanaleinengungen,
    - hochgradige Rezessusstenosen
    - tumoröse Raumforderungen (z. B. Neurinome, Metastasen, Meningeome, Gliome),
    - Frakturen (evtl. pathologisch) mit Kompression der betroffenen Nervenwurzeln,
    - Monoradikulopathien (Verdickung bzw. KM-Enhacement von Nervenwurzeln).
  - Eventuelle Planung einer weiteren Liquordiagnostik zum Ausschluss einer Meningeosis carcinomatosa oder Radikulitis.
  - Therapiemaßnahmen müssen notfallmäßig anhand der erhobenen Befunde festgelegt und umgesetzt werden zur Vermeidung irreversibler neuronaler Ausfälle (z. B. Notoperation eines akuten Bandscheibenvorfalls).
- **Zentrales neuropathisches Schmerzsyndrom** mit einer vollständigen oder partiellen Querschnittskonfiguration sensibler und/oder motorischer Ausfälle und/oder mit Blasen- und Mastdarmstörungen:
  - notfallmäßige MRT-Diagnostik der spinalen Achse,
  - symptomatische Schmerztherapie.
  - Zu differenzierende Diagnosen:
    - Bandscheibenvorfälle,
    - ausgeprägtere Spinalkanaleinengungen und tumoröse Raumforderungen (z. B. Neurinome, Metastasen, Meningeome, Gliome) mit Kompression des Myelons bzw. der Cauda equina,
    - vaskuläre oder entzündliche Myelopathien,
    - seltener zentrale Spaltbildungen,
    - Myelonherniation.
  - Eventuell weitere Liquordiagnostik zum Ausschluss einer Myelitis z. B durch Borreliose, Lues oder autoimmunologisch generiert, wobei eine multiple Sklerose oder ein systemischer Entzündungsprozess ebenso wie eine Sarkoidose oder ein Lupus erythematodes zugrunde liegen können.
  - Eventuell vaskuläre Diagnostik zum Ausschluss eines Aortenaneurysmas oder einer Dissektion vor allem auch bei apoplektoform aufgetretener Symptomatik.
  - In diesem Zusammenhang entstehen (wie oben beschrieben) auch inkomplette Myelopathien der vorderen Rückenmarkanteile für das Versorgungsgebiet der A. spinalis anterior. Diese gehen außer mit einer zentralmotorischen Symptomatik in charakteristischer Weise mit einer sog. dissoziierten Empfindungsstörung einher – schwerpunktmäßig für die Schmerz- und Temperaturempfindung in den kaudal gelegenen Körperbereichen –, die unbemerkt bleiben kann, wenn bei der klinischen Untersuchung in Notfallsituationen evtl. nur auf die epikritische Wahrnehmung fokussiert wird.

Über einem Querschnittsyndrom darf »die Sonne nicht auf- oder nicht untergehen«, da die Regenerationsfähigkeit des Myelons insbesondere bei mechanischer Affektion sehr begrenzt ist und innerhalb von Stunden abnimmt. Daher sind insbesondere erforderliche operative Dekompressionseingriffe immer als Notfallmaßnahme durchzuführen. Für den Untersuchungsablauf ergibt sich daraus folgende Konsequenz: Die Diagnose »muss stehen«, noch bevor die neurologischen Befunde z. B. eine sichere Unterscheidung zwischen einem zentralen, auf das Myelon zu beziehenden und einem peripheren Schädigungsmuster offenbaren, da sich insbesondere das Rückenmark über viele Tage im Stadium des »spinalen Schocks« befinden kann – mit Fehlen von Pyramidenbahnzeichen oder einer spastischen Steigerung des Muskeltonus mit gesteigerten Muskeleigenreflexen. Auch eine isoliert auftretende, akute Blasen- und Mastdarmlähmung spinalen Ursprungs ist eine absolute Notfallkonstellation. Als eine mögliche Ursache kommt z. B. eine Konusmyelitis infrage (Diagnosesicherung durch MRT- und Liquordiagnostik).

45.2.3 Zusammenfassung

Die Dringlichkeit diagnostischer und ursachenbezogener therapeutischer Maßnahmen bei vertebragenen Beschwerdebildern richtet sich hauptsächlich nach dem neuronalen Störungsmuster und erst in zweiter Linie nach Art und Ausmaß des entstandenen Schmerzsyndroms. Das Syndrom des »plötzlichen Wurzeltods« bei schwerer radikulärer Kompression ist sogar gekennzeichnet durch ein Nachlassen des Schmerzes bei einer gleichzeitig zu beobachtenden massiven Verstärkung sensomotorischer Ausfallserscheinungen. Obwohl diese Zustandsveränderung von den Patienten selbst oft als Erleichterung erlebt wird, stellt sie tatsächlich ein Bedrohungsmerkmal dar mit der Notwendigkeit einer sofortigen Notfalltherapie.

Die Möglichkeit einer »funktionellen« Beschwerdeentstehung oder -überlagerung mit einer entsprechenden Akzentuierung der sensomotorischen Ausfallsmuster wird speziell für das Krankheitsspektrum der Rückenschmerzen häufig zur Realität. Allerdings ist die somatische Ausschlussdiagnostik immer in aller Konsequenz durchzuführen, ehe dann im weiteren Verlauf eine Evaluation des psychosozialen Belastungsspektrums unter dem Blickwinkel einer erhöhten körperlichen Affektresonanz mit der Ausbildung einer somatoformen Schmerz- und/oder Körperstörung zu erfolgen hat.

Elektrophysiologische Untersuchungen (Neurografie, motorisch bzw. sensibel evozierte Potenziale, Elektromyografie) sind im Verlauf eine wichtige Hilfe zur genaueren Eingrenzung des neuronalen Schädigungsmusters in Ausmaß und topischer Schwerpunktbildung. Für die akut zu fällenden Therapieentscheidungen sind sie aber allenfalls in Ausnahmesituationen von richtungsweisender Bedeutung, da die charakteristischen Veränderungen einer Waller-Degeneration peripherer Nervenstämme distal des Schädigungsorts – oder myografisch nachweisbare frische Denervierungspotenziale in den dazugehörigen Myotommuskeln – erst nach Tagen eintreten.

Insgesamt ist das Ursachenspektrum vertebragener Beschwerdebilder auf neurologischem Fachgebiet sehr breit gefächert. Aufgrund des sehr unterschiedlichen Gefährdungspotenzials der einzelnen Erkrankungsformen für die künftige Funktionsintegrität der betroffenen Patienten bedarf es immer einer zeitgerechten und genauen differenzialdiagnostischen Abklärung.

Literatur

Literatur zu Abschn. 45.1

1. Bolten W (2001) Rückenschmerz. UNI-MED, Bremen
2. Giehl J, Willms R (2001) Deformitäten der Wirbelsäule und des Rückens. In: Zeidler H, Zacher J, Hiepe F (Hrsg) Interdisziplinäre klinische Rheumatologie. Springer, Berlin, S 973–997
3. Giehl J, Willms R (2001) Sonstige Deformitäten der Wirbelsäule und des Rückens. In: Zeidler H, Zacher J, Hiepe F (Hrsg) Interdisziplinäre klinische Rheumatologie. Springer, Berlin, S 998–1003
4. Hettenkofer HJ (Hrsg) (2003) Rheumatologie: Diagnostik-Klinik-Therapie, 5. Aufl. Thieme, Stuttgart
5. Hämmerle G (2008) The non-operative treatment of the degenerative lumbar spine. arthritis + rheuma 28:81–88
6. Lichti G (2008) Kreuzschmerz. In: Lange U (Hrsg) Physikalische Medizin in der Rheumatologie unter Berücksichtigung evidenzbasierter Daten. Ligatur-Verlag, Stuttgart, S 121–130
7. Mau W, Zeidler H, Willms R, Giehl J (2001) Spondylopathien. In: Zeidler H, Zacher J, Hiepe F (Hrsg) Interdisziplinäre klinische Rheumatologie. Springer, Berlin, S 1004–1038
8. AWMF (2010) Nationale VersorgungsLeitlinie Kreuzschmerz. Version 1.0, 30. November 2010, AWMF-Register: nvl/007. http://www.versorgungsleitlinien.de/themen/kreuzschmerz. Zugegriffen: 13. August 2015
9. Rudwaleit M (2004) Integrierte Schmerztherapie bei Rückenschmerzen. In: Wendler W, Baerwald C (Hrsg) Rheuma und Schmerz. UNI-MED, Bremen, S 139–148
10. Willms R, Giehl J (2001) Sonstige Erkrankungen der Wirbelsäule und des Rückens. In: Zeidler H, Zacher J, Hiepe F (Hrsg) Interdisziplinäre klinische Rheumatologie. Springer, Berlin, S 973–997

Weiterführende Literatur zu Abschn. 45.2

1. Baron R, Freynhagen R (2006) Neuropathischer Schmerz. Pfizer, Karlsruhe
2. Bitsch A, Prange H (2006) Neue Virustatika. Aktuelle Neurologie 33:257–262
3. Casser HR (2008) Der chronische untere Rückenschmerz. Nervenheilkunde 27:251–264
4. Dietz V (2001) Syndrom der spastischen Parese. Aktuelle Neurologie 28:49–52
5. Dietz V (2007) Komplikationen und Spätfolgen nach Rückenmarktrauma. Aktuelle Neurologie 34:478–487
6. Eicker S et al (2010) Diagnostik und Therapie der spinalen vaskulären Malformationen. Nervenarzt 81(6):719–726
7. Kaiser R, Fingerle V (2009) Neuroborreliose. Nervenarzt 80(10):1239–124
8. Lindner V, Rehm S (2011) Neurologische Erkrankungen und Schmerz. In: Baron R, Koppert W, Strumpf M, Willweber-Strumpf A (Hrsg) Praktische Schmerztherapie. Springer, Berlin, S 477–486

zeigte sich bei Frauen eine kontinuierliche und nach dem 50. Lebensjahr sprunghafte Zunahme des Rückenschmerzes, bei Männern ging seine Häufigkeit nach dem 69. Lebensjahr zurück. Die 3. Welle der telefonischen Befragung durch das Robert Koch-Institut von 2009 sieht die Jahresprävalenz des Rückenschmerzes beider Geschlechter bei den über 65-Jährigen weniger unterschiedlich, macht aber deutlich, dass der Rückenschmerz auch jenseits des 60. Lebensjahrs ein bedeutsames Problem bleibt (55,9 % bei den Männern, 61,5 % bei den Frauen).

Die in den verschiedenen Studien erhaltenen Prävalenzzahlen sind wegen der unterschiedlichen Kriterien, nach denen der Schmerz erfasst wurde, schwierig zu vergleichen. Zu beachten ist zudem, dass ältere Menschen, die kommunikative Einschränkungen haben, weder in Interviews noch in telefonischen Surveys erfasst werden, sodass wegen vorhandener Komorbidität möglicherweise die Prävalenz unterschätzt wurde. Weiterhin muss davon ausgegangen werden, dass auf den Rücken oder Nacken beschränkte Schmerzen im Alter seltener sind und dass häufiger als bei Jüngeren andere Schmerzorte hinzukommen. Die häufige Multimorbidität erschwert die Diagnostik. Hinzu kommt, dass Schmerzen von vielen älteren Menschen als normales »Übel des Alterns« wahrgenommen und daher nicht thematisiert werden. Die publizierten Prävalenzangaben sind möglicherweise fehlerbehaftet. Deutlich wird allerdings in allen Studien, dass Schmerz im Spinalbereich insbesondere bei einem chronisch rezidivierenden Verlauf beträchtlich zum Verlust der Alltagskompetenz beiträgt [2, 17].

48.2.2 Verschiedene Schmerzformen

Die Abgrenzung eines akuten von einem chronischen Schmerz durch das Kriterium der Zeitdauer erscheint unter therapeutischen Gesichtspunkten im Alter wenig hilfreich, wichtiger für die Therapieplanung sind die Auswirkungen des Schmerzes auf Funktion und Lebensqualität.

Cave: Warnhinweise auf bösartige Erkrankungen sollten ernst genommen werden!

Akute starke Schmerzen im Spinalbereich können im Alter häufiger als bei Jüngeren ein Warnsignal für eine **bösartige Erkrankung** sein. **Spezifischer Rücken- und Nackenschmerz** tritt häufiger auf als im mittleren Erwachsenenalter. Geachtet werden sollte auf folgende Hinweise:

- Krebserkrankungen in der Vorgeschichte,
- unerklärliche Gewichtsabnahme in kurzer Zeit sowie Fieber und Appetitverlust in Kombination mit den Schmerzen,
- starke Schlafstörungen durch den Schmerz,
- Schmerzen, die durch Erholung oder Schlaf keine Linderung erfahren,
- Schmerzen, die trotz angemessener Behandlung fortschreiten.

Gewichtsabnahme und Fieber als bekannte »red flags« können im Alter jedoch auch mit vielen anderen komorbid vorhandenen Erkrankungen in Verbindung stehen. Eine genaue Kenntnis der Krankengeschichte sowie eine gründliche körperliche Untersuchung sind daher unabdingbar.

Bei vorausgegangenen Infektionskrankheiten oder Entzündungszuständen ist auch eine **infektiöse Spondylodiszitis** (Entzündung von Grund- und Deckplatte der Wirbel sowie der Bandscheibe) möglich. Diese verläuft im Alter häufig subakut und wird oft spät erkannt, kann dann jedoch wegen der Gefahr neurologischer Ausfälle zu einem Notfall werden. Typisch dafür sind dumpfe, belastungsabhängige Schmerzen sowie eine Erhöhung von Entzündungsparametern im Blut und erhöhte Temperatur. Mögliche Erreger sind das Tuberkulosebakterium, aber auch Viren oder Pilze (bei immungeschwächten Patienten) (► Kap. 42, »Spondylitis und Spondylodiszitis«).

Für **subakute und chronische Schmerzen** im Alter kommen häufig mehrere Ursachen gleichzeitig infrage. Grunderkrankungen können zwar mitverursachend sein, müssen es aber nicht und haben daher möglicherweise für eine akute Symptomatik keine Bedeutung. Dennoch kann es notwendig sein, Pathologien zu berücksichtigen, um zukünftige Komplikationen zu verhindern. Folgende Erkrankungen sind bei spinalen Schmerzen im Alter häufig anzutreffen:

Osteoporose Osteoporose verursacht bei vielen Frauen schmerzhafte Knochenbrüche an der Wirbelsäule. 80 % aller Osteoporosen betreffen postmenopausale Frauen. Dumpfe Schmerzen im Spinalbereich entstehen hier häufig auch durch Haltungsveränderungen und Fehlbelastungen (► Kap. 39, »Osteoporose«).

Rheumatoide Arthritis Hier werden oft reißende, ziehende Schmerzen im Stütz- oder Bewegungsapparat empfunden, die häufig auch zu funktionellen Einschränkungen führen. Eine Druckschmerzhaftigkeit im Bereich der Dornfortsätze ist möglich.

Arthrose Dieser häufige Schmerz im Alter kann neben Knie- oder Hüftgelenk auch die Facettengelenke der Wirbelsäule betreffen und wird v. a. als Anlauf- oder Belastungsschmerz wahrgenommen. Die Schmerzen werden nicht durch den abgeriebenen Knorpel, sondern hauptsächlich durch Muskelfehlspannungen und durch das Fehlen von Gelenkflüssigkeit hervorgerufen.

Herpes zoster Die Post-Zoster-Neuralgie kann heftigste, oft brennende Schmerzen verursachen. Jeder zweite ältere Mensch mit Herpes-zoster-Infektion ist davon betroffen.

Tumoren oder Metastasen in der Wirbelsäule Tumoren können sich durch brennende Schmerzen im Wirbelsäulenbereich äußern, die am frühen Morgen besonders intensiv sein können. Auffällig ist hierfür auch ein Schmerz, der intensiviert wird, wenn die betroffenen Bereiche der Wirbelsäule direkt belastet werden. Knochenmetastasen können jedoch auch schmerzlos auftreten (► Kap. 44, »Wirbelsäulentumoren und -metastasen«).

Fibromyalgie (v. a. bei Frauen) Fibromyalgie ist auch bei älteren Frauen häufig und wird manchmal erst durch gezielte Nachfrage aufgrund spontaner Berichte über spinale Schmerzzustände als Hauptbeschwerden offensichtlich.

Spinalkanalstenose Patienten mit einer Spinalkanalstenose leiden unter chronischen Rückenschmerzen, die sich beim aufrechten Gehen deutlich verstärken und in die Beine ausstrahlen (Claudicatio spinalis). Dabei kommen auch sensomotorische Ausfallserscheinungen und Parästhesien vor (► Kap. 41, »Spinalkanalstenose«).

Auch im Alter wird **unspezifischer spinaler Schmerz** eine häufige Diagnose sein, insbesondere wenn Bandscheibenverschleiß und Abnutzung der Wirbelgelenke berücksichtigt werden. Genaue Prävalenzzahlen sind nicht zu finden. Ursache hierfür sind die uneinheitlichen Definitionskriterien, das unterschiedliche Berichtsverhalten älterer Menschen und der Mangel an Studien, die explizit auch Ältere und Hochaltrige einschließen.

48.2.3 Komorbidität

Personen mit Nacken- oder Rückenschmerz in hohem Lebensalter weisen so hohe Komorbiditätsraten auf, dass Hartvigsen et al. [7] zu dem Schluss kommen, es handele sich nicht um eigenständige Gesundheitsprobleme, sondern um einen Indikator für einen allgemein schlechten Gesundheitszustand. Neben zahlreichen somatischen und psychischen Befunden gehören dazu auch Einschränkungen der funktionalen Kapazität.

Im Alterssurvey 2002 des Deutschen Zentrums für Altersfragen (DZA) zeigte sich, dass im Durchschnitt über die Hälfte der alten Menschen zwischen 2 und 4 Erkrankungen aufwies. Je intensiver in der Studie von Vogt et al. [20] der Nackenschmerz beschrieben wurde, desto häufiger wurden Schmerzen auch in anderen Bereichen des Skelett-Muskel-Systems angegeben.

In einer Untersuchung älterer Schmerzpatienten in der Geriatrie, in allgemeinmedizinischen Praxen und in einem Schmerzzentrum fanden sich im Durchschnitt 5 weitere betroffene Körperbereiche neben dem Hauptschmerz [2].

Es muss also damit gerechnet werden, dass spinaler Schmerz nur eine von vielen möglichen Beschwerden ist. Depression und Ängste sind häufige Begleiterscheinungen. Über die Hälfte der Befragten in der Untersuchung von Basler et al. [2] gab an, sich häufig traurig und niedergeschlagen zu fühlen. Deutlich erhöhte Depressionsscores wurden auch für Personen mit Nacken- und Schulterschmerzen berichtet [20].

Angst vor Einschränkung der Mobilität und vor Abhängigkeit von fremder Hilfe kann die Betroffenen veranlassen, den Schmerz nicht zu thematisieren. Neben Schmerzängsten muss bei muskuloskeletalen Erkrankungen im Alter auch mit Sturzängsten gerechnet werden, die häufig zur Bewegungsvermeidung führen und die Symptomatik z. B. bei Arthrose verschlimmern können [10].

Sturzängste sind bei über 65-Jährigen mit Nackenschmerzen durchaus begründet. Poole et al. [15] konnten im Vergleich mit gesunden Kontrollpersonen experimentell nachweisen, dass Personen mit Nackenschmerzen über ein schlechtes Gleichgewicht und über ungünstige Gangparameter verfügen. Bei den Gleichgewichtsübungen wurde das besonders deutlich, wenn die Augen geschlossen blieben, und bei den Gangübungen, wenn der Kopf von rechts nach links und zurück bewegt wurde.

> **Spezifischer Schmerz tritt im höheren Lebensalter häufiger auf als im mittleren Lebensalter. Eine Erfassung der »red flags« und der Komorbiditäten sowie eine gründliche körperliche Untersuchung sind daher unumgänglich.**

48.3 Altersspezifische Diagnostik

Einer altersspezifischen Diagnostik bedürfen nur gebrechliche Patienten, die aufgrund eingeschränkter physischer, psychischer oder sozialer Kompetenz nicht in der Lage sind, von den in vorausgegangenen Kapiteln beschriebenen Messinstrumenten zu profitieren. Hierbei handelt es sich im Regelfall um hochbetagte Patienten, die durch den Verlust von Selbstständigkeit und Selbsthilfefähigkeit bedroht sind bzw. ihre Selbsthilfefähigkeit bereits verloren haben. Häufig werden sie in der Geriatrie behandelt.

Wie in ► Teil V, »Diagnostik«, dargestellt, bezieht sich ein umfassendes Schmerzassessment neben dem Schmerz auf die physische Funktion (z. B. Aktivitäten des täglichen Lebens, Mobilität, Schlaf, Appetit), die psychosoziale Funktion (Stimmung, interpersonale Beziehungen, aktivitätsbezogene Angst) und die kognitive Funktion (schmerzbezogene Kognitionen, in der Geriatrie auch Gedächtnis und intellektuelle Kapazität) [3].

Zusätzlich ist bei geriatrischen Patienten auch die Erfassung der Komorbidität von großer Bedeutung.

Bei geriatrischen Patienten steht als Therapieziel die Förderung der Alltagskompetenz im Vordergrund. Diese wird stärker durch das Ausmaß der Komorbidität als durch die erlebte Schmerzintensität beeinflusst.

48.3.1 Schmerzdiagnostik

Die Diagnostik der Schmerzintensität bei hochbetagten Personen ist bereits im ► Kap. 11, »Diagnostik der Schmerzintensität«, abgehandelt worden. Zur Erfassung der affektiven Komponente des Schmerzes sind über die zuvor beschriebenen Instrumente hinaus keine altersspezifischen Verfahren entwickelt worden. Zur Kennzeichnung der Lokalisation des Schmerzes kann ebenso wie bei jüngeren Personen das Körperschema verwendet werden.

Tipp

Bei geriatrischen Patienten sollte der Diagnostiker die schmerzenden Körperbereiche mit dem Zeigefinger umfahren lassen und diese anschließend selbst im Körperschema markieren.

48.3.2 Diagnostik der physischen Funktionen

Die physische Funktion kann sowohl durch Performancetests als durch standardisierte Testverfahren ermittelt werden. Beide beziehen sich auf Verhaltensbeobachtungen und sind daher nicht auf Selbst- oder Fremdberichte angewiesen, die weniger valide sind. Beim Performancetest wird die Person gebeten, eine zuvor beschriebene, klar umrissene Tätigkeit auszuführen. Dies ist zwar auch bei den Testverfahren der Fall, zusätzlich sind aber psychometrische Gütekriterien ermittelt worden.

»Timed up and go« Der Patient sitzt auf einem Stuhl mit Armlehne (Sitzhöhe etwa 46 cm). Die Arme liegen locker auf der Lehne, der Rücken ist angelehnt. Nach Aufforderung geht der Patient bis zu einer Linie 3 m vor dem Stuhl, kommt zurück und setzt sich erneut. Dabei ist die Benutzung eines Hilfsmittels (z. B. Stock) erlaubt. Die Zeit von der Aufforderung bis zur Rückkehr in die Ausgangsposition wird gestoppt. Bei <12 sec gilt die Alltagsmobilität als unauffällig.

Maximale Gehgeschwindigkeit Es wird eine Strecke von 3–10 m markiert, wobei es wichtig ist, das Ende der Strecke nicht durch ein Hindernis (Wand, Möbel) zu verstellen. Die Zeit vom Start bis zum Ziel wird bestimmt. Eine Geschwindigkeit bis zu 0,5 m/sec wird als unauffällig angesehen.

Barthel-Index Der Barthel-Index gilt als Goldstandard für die Bewertung grundlegender Alltagskompetenzen [12] (■ Tab. 48.1). Ein Patient wird dann als alltagskompetent angesehen, wenn er über die verschiedenen Beobachtungskategorien hinweg einen Punktwert von 100 erreicht. Sinkende Punktzahlen geben einen zunehmenden Rehabilitationsbedarf an. Bei weniger als 40 Punkten wird Pflegebedürftigkeit angenommen.

Schlaf und Appetit Die Güte des Schlafs und des Appetits sollte quantifiziert werden, um Veränderungen dokumentieren zu können. Hierbei sind Ratingskalen in Analogie zur Erfassung der Schmerzintensität einzusetzen (z. B. als Schulnotenskala 1 = sehr gut, 2 = gut, 3 = befriedigend, 4 = ausreichend, 5 = ungenügend, 6 = sehr schlecht). Im Bedarfsfall können diese Parameter auch durch Tagebücher dokumentiert werden.

48.3.3 Diagnostik der psychosozialen Funktionen

Altersspezifische Erhebungsinstrumente sind sowohl für die Stimmung als auch für das soziale Verhalten entwickelt worden.

Depressivität Als Screeninginstrument hat die geriatrische Depressionsskala weite Verbreitung gefunden [22]. Anhand von 15 Fragen, die dem Patienten vorgelesen werden, wird seine emotionale Situation eingeschätzt (Beispielitems: »Haben Sie viele Ihrer Interessen und Aktivitäten aufgegeben?« – »Fühlen Sie sich oft hilflos?«) Werden mehr als 6 Fragen im Sinne einer depressiven Verstimmung bejaht, sollte eine weiterführende Diagnostik erfolgen.

Angst Von besonderer Bedeutung bei Personen mit spinalem Schmerz ist die Erfassung der aktivitätsbezogenen Angst, die zu einem Vermeidungsverhalten, zunehmender Bewegungsunsicherheit und Verstärkung des Schmerzerlebens führen kann. Zur altersspezifischen Messung ist die AMIKA (**Ä**ltere **M**enschen **i**n **k**örperlicher **A**ktion) entwickelt worden [16] (■ Abb. 48.1; ■ Abb. 48.2). Hier handelt es sich um eine fotobasierte Skala, wobei auf den Fotos ältere Menschen in unterschiedlichen Aktivitäten des täglichen Lebens dargestellt sind. Es sind Bewegungsabläufe abgebildet, die die Lendenwirbelsäule beanspruchen, wie Bücken, Heben oder Gehen. Sie sind in Haushaltstätig-

Tab. 48.1 Basale Alltagskompetenz: der Barthel-Index. (Mod. nach [3])

Essen	Unabhängig, isst selbstständig, benutzt Geschirr und Besteck	10
	Braucht etwas Hilfe, z. B. um Fleisch oder Brot zu schneiden	5
	Nicht selbstständig, auch wenn oben genannte Hilfe gewährt wird	0
Bett/(Roll-) Stuhltransfer	Unabhängig in allen Phasen der Tätigkeit	15
	Geringe Hilfen oder Beaufsichtigung erforderlich	10
	Erhebliche Hilfe beim Transfer, Lagewechsel, Liegen; Sitz selbstständig	5
	Nicht selbstständig, auch wenn oben genannte Hilfe gewährt wird	0
Gehen auf Flurebene bzw. Rollstuhlfahren	Unabhängig beim Gehen über 50 m, Hilfsmittel erlaubt, nicht Gehwagen	15
	Geringe Hilfe oder Überwachung erforderlich, kann mit Hilfsmitteln 50 m gehen	10
	Nicht selbstständig beim Gehen, kann aber Rollstuhl selbstständig bedienen, auch um Ecken und an einen Tisch heranfahren, Strecke mind. 50 m	5
	Nicht selbstständig beim Gehen oder Rollstuhlfahren	0
Treppensteigen	Unabhängig bei der Bewältigung einer Treppe (mehrere Stufen)	10
	Benötigt Hilfe oder Überwachung beim Treppensteigen	5
	Nicht selbstständig, kann auch mit Hilfe nicht Treppe steigen	0
Waschen	Unabhängig beim Waschen von Gesicht, Händen; Kämmen, Zähneputzen	5
	Nicht selbstständig bei oben genannter Tätigkeit	0
Baden	Unabhängig bei Voll- oder Duschbad in allen Phasen der Tätigkeit	5
	Nicht selbstständig bei oben genannter Tätigkeit	0
An- und Auskleiden	Unabhängig beim An- und Auskleiden (ggf. auch Korsett oder Bruchband)	10
	Benötigt Hilfe, kann aber 50 % der Tätigkeit selbstständig durchführen	5
	Nicht selbstständig, auch wenn oben genannte Hilfe gewährt wird	0
Toiletten-benutzung	Unabhängig in allen Phasen der Tätigkeit (inkl. Reinigung)	10
	Benötigt Hilfe, z. B. wegen unzureichenden Gleichgewichts oder bei Kleidung/Reinigung	5
	Nicht selbstständig, auch wenn oben genannte Hilfe gewährt wird	0
Stuhlkontrolle	Ständig kontinent	10
	Gelegentlich inkontinent, maximal 1-mal/Woche	5
	Häufiger/ständig inkontinent	0
Urinkontrolle	Ständig kontinent, ggf. unabhängig bei Versorgung eines DK/Cystofix	10
	Gelegentlich inkontinent, max. 1-mal/Tag, Hilfe bei externer Harnableitung	5
	Häufiger/ständig inkontinent	0
Gesamtpunkte		

keiten, Gartenarbeiten oder Freizeitaktivitäten eingebettet. Der Patient soll auf einer Ratingskala angeben, wie schädlich er die dargestellten Aktivitäten für den Rücken einschätzt. Aus der Höhe des Summenwerts über alle Aktivitäten wird die aktivitätsbezogene Angst erschlossen. Die Skala zeigt gute psychometrische Gütekriterien auf und wird wegen ihrer hohen Anschaulichkeit von den Patienten geschätzt. Eine elektronische Version ist in Planung, wodurch die Anwendung erleichtert werden soll. Die Skala wird bereits im Rahmen einer multimodalen Seniorenschmerzgruppe bei einzelnen Patienten an der Universitätsklinik Erlangen bei konfrontierenden Therapieansätzen eingesetzt (s. unter ► Abschn. 48.4.4, »Fallbeispiel«).

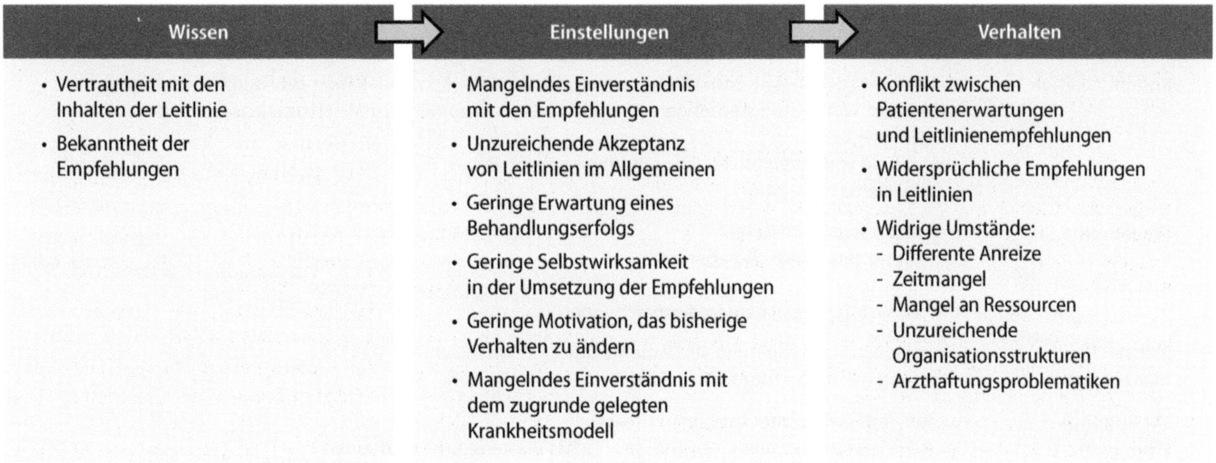

Abb. 57.1 Hindernisse in der Umsetzung von Leitlinien

Regelversorgung nur in Ausnahmen verfügbar. Hinzu kommt, dass nicht wenige Einrichtungen der tertiären Versorgung wie spezialisierte Schmerzambulanzen nicht mit Überweisung aus der primären, hausärztlichen Versorgungsebene in Anspruch genommen werden dürfen – eine fachspezialistische Überweisung wird gefordert, die unter Umständen von entsprechenden Fachgruppen aber verweigert wird, woraus sich lange und für den Patienten quälende Wartezeiten ergeben.

Zeitliche Restriktionen begrenzen die Abfrage und Bearbeitung von »yellow flags« sowie den Einsatz von Fragebögen. Die in der NVL Kreuzschmerz und der DEGAM-Leitlinie Nackenschmerzen empfohlenen Screeninginstrumente Mainzer Stadienmodell der Schmerzchronifizierung (MPSS), Heidelberger Kurzfragenbogen Rückenschmerz (HKF-R 10), Risikoanalyse der Schmerzchronifizierung-Rücken (RISC-R) oder Neck Pain and Disability Scale (NPAD) sind weder im primär- noch im sekundärmedizinischen Versorgungsbereich etabliert. Ihre Implementierung geht mit einem erheblichen Aufwand einher – die Effektivität ihres Einsatzes müsste erst noch evaluiert werden.

57.6 Wege aus dem Dilemma

Wo immer über Leitlinien versucht wird, Veränderungen in die individuelle Behandlungssituation eines Patienten zu tragen, gibt es – selbst bei den Befürwortern von Leitlinien – Widerstände und damit Schwierigkeiten bei der Umsetzung. Das Zusammenkommen von Negativempfehlungen ohne Alternativen und von schwierigen Kommunikationssituationen sowie die mangelnde Umsetzbarkeit der wenigen Positivempfehlungen zeugen jedoch insbesondere bei der NVL Kreuzschmerzen von einer speziellen Situation. Wie die Auswertung von Gruppendiskussionen mit Hausärzten zeigte, schildern selbst Ärzte, die mit dem Inhalt der Empfehlungen einverstanden sind, Probleme in deren Anwendung [4]: Vorherrschend sind Befürchtungen, dass sie als Ärzte den Erwartungen der Patienten nicht entsprechen können. Die unzureichende Kooperation mit anderen Fachgruppen könne dazu führen, dass das Vorgehen nicht einheitlich ist und dass die Patienten zu Ärzten überwechseln, die auf herkömmliche Weise behandeln. Der mangelnde Zugang zu multimodalen Behandlungsprogrammen lässt manche Empfehlung bei subakuten und chronischen Beschwerden gegenstandslos werden. Die Umsetzung der Leitlinienempfehlungen scheint also vor allem an Faktoren zu scheitern, die in einer Übersichtsarbeit von Cabana et al. [3] als externe Hindernisse bezeichnet werden und die – selbst bei vorhandenem Wissen um die Empfehlungen und einer grundsätzlich positiven Einstellung ihnen gegenüber – es unmöglich machen, entsprechend zu intervenieren (Abb. 57.1). Unterstützende Maßnahmen müssen hier angreifen.

Beispielhaft ist hier eine Studie von Rosemann et al. [9] zu nennen: Die Autoren konnten zeigen, dass die Ausgabe einer Patienteninformation zu den Risiken intramuskulär verabreichter, nicht steroidaler Antirheumatika die Häufigkeit des Patientenwunsches, solche Spritzen zu bekommen, signifikant und relevant senkt. Der Erhalt der Broschüre musste von den Patienten unterschrieben werden [9].

Neben Aufklärungsmaterialien könnte ein Kommunikationstraining zum Umgang mit kontrastierenden Patientenpräferenzen helfen, schwierige Gesprächssituationen in der Behandlung der Rückenschmerzpatienten zu üben. Teile der Gespräche könnten an medizinische Assistenzberufe abgegeben werden. Die Implementierung einer Rückenschmerzleitlinie der Deutschen Gesellschaft für

Tab. 57.1 Mögliche Maßnahmen zur Unterstützung der Leitlinienumsetzung

Kommunikation	– Erleichterung des Datentransfers und der interdisziplinären Kommunikation, z. B. durch IT-Lösungen – Schulungen von Leistungserbringern hinsichtlich eines biopsychosozialen Krankheitsverständnisses und motivationaler Beratung – Entwicklung von unterstützenden computerbasierten Behandlungsstools zur Entscheidungsfindung und individualisierten Beratung
Kooperation	– Kooperationsvereinbarungen – Etablierung eines Case-Managements – Befundaustausch – Ambulante interdisziplinäre Fallbesprechungen
Selbst-management	– Entwicklung und Verbreitung von Patienteninformationen/schulungen – Förderung gesundheitsförderlicher aktiver Verhaltensweisen
Versorgungs-strukturen	– Ausbau ambulanter interdisziplinärer Teams – Proaktive Versorgung subakuter und chronischer Rückenschmerzpatienten
Gemeinwesen	– Etablierung von leicht zugänglichen Bewegungs- und Sportmöglichkeiten für Menschen unterschiedlicher Altersgruppen und unterschiedlichen Geschlechts – Etablierung ambulanter Gruppen für Reha-Sport und Funktionsgymnastik für subakute und chronische Rückenschmerzpatienten
Forschung	– Entwicklung und Evaluation von Stratifizierungsmechanismen für die Primärversorgung – Evaluation von Implementierungsmaßnahmen

Allgemeinmedizin hat tendenziell bessere Ergebnisse in den Patientenzielgrößen gezeigt, wenn die medizinischen Fachangestellten darin geschult sind, eine motivationale Beratung zu mehr körperlicher Aktivität durchzuführen. Die Ergebnisse waren allerdings nicht signifikant [1].

Bezüglich der »yellow flags« kann im empathischen Gespräch die psychosoziale Situation der Patienten erfragt werden. Durch das Eingehen auf die Patientenwünsche – selbst, wenn abweichend von den Empfehlungen der NVL- oder der DEGAM-Leitlinie – kann eine Vertrauensbasis zur Patientin/zum Patienten geschaffen werden. Diese erlaubt später, erklärend auf das Verständnis der Patienten darüber hinzuarbeiten, dass ein aktives Vorgehen zu einer besseren Prognose ihrer Schmerzen führt. An dieser Stelle muss angemerkt werden, dass bislang nicht ausreichend untersucht wurde, welche Interventionen bei Auffälligkeiten von »yellow flags« für den primärärztlichen Rückenschmerzpatienten sinnvoll und effektiv sind. Auch das weitverbreitete Konzept der »red flags« ist nur wenig evidenzgestützt. Viele Warnhinweise führen zu keiner oder nur wenig erhöhter Post-Test-Wahrscheinlichkeit von maximal 62 %. Erst die Kombination der Kriterien scheint die Vorhersage deutlich auf Werte zu verbessern von z. B. 90 % für die Vorhersage von Frakturen. Möglicherweise wäre die Entwicklung von Scores für die hausärztliche Versorgung erfolgversprechender [7].

Daneben sind strukturelle Änderungen notwendig. Der Überdiagnostik und -therapie kann man mit einem primärmedizinischen Versorgungssystem begegnen wie in den hausärztlichen Selektivverträgen nach § 73b und c SGB V. Der gemeinsame Bundesausschuss hat sich zudem für die Einführung eines Disease-Management-Programms (DMP) für Rückenschmerz ausgesprochen. Ob ein solches Programm für Patienten mit chronischen Rückenschmerzen tatsächlich zu einer verbesserten Versorgung führt, bleibt zu untersuchen. Voraussetzung für dieserart Untersuchung wäre, dass die Einführung eines DMP in verschiedenen Regionen zeitversetzt erfolgt, damit zumindest im Verlauf mögliche Erfolge des Programms evaluiert werden können.

Sowohl für anhaltende Kreuz- als auch Nackenschmerzen müssen primärmedizinische Interventionen im Bereich der Psycho- oder Physiotherapie, der Sozial- oder rehabilitativen Medizin für solche Patienten entwickelt bzw. evaluiert werden, die auch von einem niedrigschwelligen Programm unter nicht spezialistischer Betreuung profitieren würden. Weitere Forschung ist notwendig, um zu differenzieren, welche Patienten aufgrund biopsychosozialer Kriterien von welcher Therapieart und intensität profitieren, und um so eine effektivere und schnellere Versorgungszuweisung gewährleisten zu können, z. B. bei »yellow flags« oder bei Bedarf an multimodalen Therapieformen.

Ohne Hilfen und ohne strukturelle Änderungen der aktuellen Versorgung wird die reine Bekanntmachung von Leitlinien keine ausreichend großen Effekte auf die Krankheitsverläufe der Patienten und die Kosten im Gesundheitssystem zeigen. Insbesondere in der Versorgung subakuter und chronischer Kreuz- und Nackenschmerzpatienten können Leitlinien nur ein Element in einer

komplexen Versorgungslogistik darstellen. Das gesamte System aus Leistungserbringern, dem Gesundheitswesen und seinen Entscheidungsträgern sowie das Gemeinwesen müssen auf die Umsetzung der Leitlinienempfehlungen ausgerichtet sein (▣ Tab. 57.1; vgl. auch ▸ Kap. 36, »Chronic-Care-Management«).

Patienten mit subakuten und chronischen Beschwerden brauchen Versorgungsstrukturen, die Anreize und Unterstützung für eine proaktive und interdisziplinäre Behandlung bieten.

Literatur

1. Becker A, Leonhardt C, Kochen MM, Keller S, Wegscheider K, Baum E et al (2008) Effects of two guideline implementation strategies on patient outcomes in primary care. a cluster randomized controlled trial. Spine (Phila Pa 1976) 33(5):473–480. doi: 10.1097/BRS.0b013e3181657e0d
2. Bundesärztekammer (BÄK), Kassenärztliche Bundesvereinigung (KBV), Arbeitsgemeinschaft der Wissenschaftlichen Medizinischen Fachgesellschaften (AWMF) (2011) Nationale Versorgungs-Leitlinie Kreuzschmerz – Langfassung, Version 1.2. http://www.leitlinien.de/nvl/kreuzschmerz/. Zugegriffen: 5. Oktober 2015
3. Cabana MD, Rand CS, Powe NR, Wu AW, Wilson MH, Abboud PA, Rubin HR (1999) Why don't physicians follow clinical practice guidelines? JAMA 282(15):1458. doi: 10.1001/jama.282.15.1458
4. Chenot J-F, Scherer M, Becker A, Donner-Banzhoff N, Baum E, Leonhardt C et al (2008) Acceptance and perceived barriers of implementing a guideline for managing low back in general practice. Implementation Science 3:7. doi: 10.1186/1748-5908-3-7
5. Chenot J-F, Pieper A, Kochen MM, Himmel W (2009) Kommunikation und Befundaustausch zwischen Hausärzten und Orthopäden bei Rückenschmerzen: Eine retrospektive Beobachtungsstudie. Schmerz 23(2):173–179. doi: 10.1007/s00482-009-0776-7
6. Deutsche Gesellschaft für Allgemeinmedizin und Familienmedizin (DEGAM) (2009) Nackenschmerzen, DEGAM-Leitlinie Nr. 13, Langfassung. http://www.degam.de/files/Inhalte/Leitlinien-Inhalte/Dokumente/DEGAM-S3-Leitlinien/LL-13_Nackenschmerzen-13_Langfassung_ZD.pdf. Zugegriffen: 30. September 2015
7. Downie A, Williams CM, Henschke N, Hancock MJ, Ostelo RWJG, de Vet HCW et al (2013) Red flags to screen for malignancy and fracture in patients with low back pain: systematic review. BMJ 347(1):f7095. doi: 10.1136/bmj.f7095
8. Marschall J, Nolting H, Hildebrandt S, Sydow S (2015) DAK-Gesundheitsreport: Analyse der Arbeitsunfähigkeitsdaten. Update: Doping am Arbeitsplatz, 1. Aufl. medhochzwei, Heidelberg. http://www.dak.de/dak/download/Gesundheitsreport_2015_Update_Doping_am_Arbeitsplatz-1587940.pdf. Zugegriffen: 8. Dezember 2015
9. Rosemann T, Joos S, Koerner T, Heiderhoff M, Laux G, Szecsenyi J, (2006) Use of a patient information leaflet to influence patient decisions regarding mode of administration of NSAID medications in case of acute low back pain. European Spine Journal 15(11):1737–1741. doi: 10.1007/s00586-006-0068-1
10. Barmer GEK (Hrsg) (2015) Barmer GEK Report Krankenhaus 2015. Schwerpunkt: Lumbale Rückenschmerzen. Schriftenreihe zur Gesundheitsanalyse, Bd 33. Asgard Verlagsservice, Siegburg. http://docs.dpaq.de/9353-barmer_gek_report_krankenhaus_2015.pdf. Zugegriffen: 8. Dezember 2015